Enfermagem na Prática Materno-Neonatal

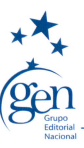

O GEN | Grupo Editorial Nacional – maior plataforma editorial brasileira no segmento científico, técnico e profissional – publica conteúdos nas áreas de ciências da saúde, exatas, humanas, jurídicas e sociais aplicadas, além de prover serviços direcionados à educação continuada e à preparação para concursos.

As editoras que integram o GEN, das mais respeitadas no mercado editorial, construíram catálogos inigualáveis, com obras decisivas para a formação acadêmica e o aperfeiçoamento de várias gerações de profissionais e estudantes, tendo se tornado sinônimo de qualidade e seriedade.

A missão do GEN e dos núcleos de conteúdo que o compõem é prover a melhor informação científica e distribuí-la de maneira flexível e conveniente, a preços justos, gerando benefícios e servindo a autores, docentes, livreiros, funcionários, colaboradores e acionistas.

Nosso comportamento ético incondicional e nossa responsabilidade social e ambiental são reforçados pela natureza educacional de nossa atividade e dão sustentabilidade ao crescimento contínuo e à rentabilidade do grupo.

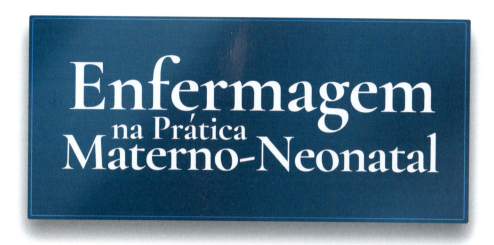

Enfermagem na Prática Materno-Neonatal

Luciane Pereira de Almeida

Enfermeira e Mestre em Enfermagem pela Escola de Enfermagem Alfredo Pinto da Universidade Federal do Estado do Rio de Janeiro (UNIRIO). Especialista em Enfermagem Obstétrica pela Escola de Enfermagem da Universidade do Estado do Rio de Janeiro (UERJ). Professora Assistente do Departamento de Enfermagem Materno-Infantil da Faculdade de Enfermagem da UERJ. Coordenadora do Projeto de Extensão pela UERJ: "Colo de Mulher: Acolhimento e Participação da Mulher nas Consultas de Enfermagem Ginecológica".

Adriana Teixeira Reis

Doutora em Enfermagem pela Escola de Enfermagem Anna Nery da Universidade Federal do Rio de Janeiro (UFRJ). Mestre em Enfermagem pela Faculdade de Enfermagem da Universidade do Estado do Rio de Janeiro (UERJ). Professora Assistente do Departamento de Enfermagem Materno-Infantil da Faculdade de Enfermagem da UERJ. Tecnologista em Saúde Pública do Instituto Nacional de Saúde da Mulher, da Criança e do Adolescente Fernandes Figueira da Fundação Oswaldo Cruz (IFF/Fiocruz). Especialista em Gestão Hospitalar pela Escola Nacional de Saúde Pública Sergio Arouca (ENSP/Fiocruz). Especialista em Enfermagem Pediátrica e Neonatal pela UERJ.

Segunda edição

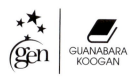

- As autoras deste livro e a editora empenharam seus melhores esforços para assegurar que as informações e os procedimentos apresentados no texto estejam em acordo com os padrões aceitos à época da publicação, *e todos os dados foram atualizados pelas autoras até a data do fechamento do livro*. Entretanto, tendo em conta a evolução das ciências, as atualizações legislativas, as mudanças regulamentares governamentais e o constante fluxo de novas informações sobre os temas que constam do livro, recomendamos enfaticamente que os leitores consultem sempre outras fontes fidedignas, de modo a se certificarem de que as informações contidas no texto estão corretas e de que não houve alterações nas recomendações ou na legislação regulamentadora.

- Data do fechamento do livro: 06/01/2021

- As autoras e a editora se empenharam para citar adequadamente e dar o devido crédito a todos os detentores de direitos autorais de qualquer material utilizado neste livro, dispondo-se a possíveis acertos posteriores caso, inadvertida e involuntariamente, a identificação de algum deles tenha sido omitida.

- **Atendimento ao cliente: (11) 5080-0751 | faleconosco@grupogen.com.br**

- Direitos exclusivos para a língua portuguesa
  Copyright © 2021 by
  Editora Guanabara Koogan Ltda.
  Uma editora integrante do GEN | Grupo Editorial Nacional
  Travessa do Ouvidor, 11
  Rio de Janeiro – RJ – 20040-040
  www.grupogen.com.br

- Reservados todos os direitos. É proibida a duplicação ou reprodução deste volume, no todo ou em parte, em quaisquer formas ou por quaisquer meios (eletrônico, mecânico, gravação, fotocópia, distribuição pela Internet ou outros), sem permissão, por escrito, da Editora Guanabara Koogan Ltda.

- Capa: Bruno Sales

- Imagens da capa: PaulBiryukov (iStock); mmpile (iStock)

- Editoração eletrônica: Diretriz

- Ficha catalográfica

CIP-BRASIL. CATALOGAÇÃO NA PUBLICAÇÃO
SINDICATO NACIONAL DOS EDITORES DE LIVROS, RJ

A448e
2. ed.

    Almeida, Luciane Pereira de
    Enfermagem na prática materno-neonatal / Luciane Pereira de Almeida, Adriana Teixeira Reis. - 2. ed. - Rio de Janeiro : Guanabara Koogan, 2021.
    il.

    Inclui apêndice
    Inclui índice
    ISBN 978-85-277-3662-6

    1. Enfermagem pediátrica. 2. Enfermagem obstétrica. I. Reis, Adriana Teixeira. II. Título.

20-68169
                                                            CDD: 618.920231
                                                            CDU: 616-083-053.2

Camila Donis Hartmann – Bibliotecária – CRB-7/6472

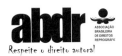

Colaboradores

Aline Cerqueira Santos Santana da Silva
Doutora em Enfermagem pela Universidade Federal do Rio de Janeiro (UFRJ). Mestre em Enfermagem pelo Programa de Pós-Graduação em Enfermagem pela UFRJ. Licenciatura Plena em Enfermagem pela Universidade Gama Filho. Enfermeira Especialista em Pediatria e Neonatologia pela UFRJ. Professora Adjunta da Universidade Federal Fluminense (UFF). Coordenadora Acadêmica do Curso de Pós-Graduação *Lato Sensu* em Enfermagem Neonatal pela Universidade Gama Filho (2003-2013).

Andréia Neves Sant'Anna
Doutora em Ciências. Mestre na Área de Desenvolvimento da Enfermagem no Brasil. Enfermeira do Hospital Universitário Pedro Ernesto da Universidade do Estado do Rio de Janeiro (HUPE/UERJ). Professora Credenciada do Programa de Pós-Graduação em Enfermagem e Biociências da Universidade Federal do Estado do Rio de Janeiro (UNIRIO). Especialista em Gerência e Neonatologia. Docente no Curso de Graduação e Pós-Graduação pela Universidade Estácio de Sá. Líder do Grupo de Pesquisa LACUIDEN/Sulacap.

Bárbara Bertolossi Marta de Araújo
Doutora em Enfermagem pela Universidade do Estado do Rio de Janeiro (UERJ). Especialista em Pediatria pela Escola de Enfermagem Anna Nery da Universidade Federal do Rio de Janeiro (UFRJ) e em Enfermagem Neonatal pela Associação Brasileira de Obstetrizes e Enfermeiros Obstetras do Rio de Janeiro (ABENFO/RJ). Professora Adjunta do Departamento de Enfermagem Materno-Infantil da Faculdade de Enfermagem da UERJ.

Camila de Souza Gomes
Enfermeira Atuante na Sala Lilás pela Secretaria Municipal de Saúde do Rio de Janeiro (SMS/RJ). Preceptora no Programa de Residência "Estratégia Saúde da Família" pelo convênio entre SMS/RJ, Universidade do Estado do Rio de Janeiro (UERJ) e Universidade Federal do Rio de Janeiro (UFRJ). Pós-Graduanda em Políticas Sociais e Ações Interdisciplinares Junto à Mulher pela Faculdade de Administração e Ciências Econômicas (FACEC). Especialista em Gestão de Emergência no Sistema Único de Saúde (SUS) pelo Hospital Sírio-Libanês, em São Paulo. Especialista em Promoção de Saúde da Família pela Universidade Federal Fluminense (UFF).

Carlos Sérgio Corrêa dos Reis
Doutor em Enfermagem pela Faculdade de Enfermagem da Universidade do Estado do Rio de Janeiro (UERJ). Mestre em Enfermagem pela Universidade Federal do Estado do Rio de Janeiro (UNIRIO). Professor Adjunto do Departamento de Enfermagem Materno-Infantil da Faculdade de Enfermagem da UERJ.

Caroline Vieira de Araújo
Enfermeira. Graduada pela Universidade Gama Filho.

Edymara Tatagiba Medina
Professora Assistente do Departamento Materno-Infantil da Faculdade de Enfermagem da Universidade do Estado do Rio de Janeiro (UERJ). Doutoranda em Epidemiologia em Saúde Pública pela Escola Nacional de Saúde Pública Sergio Arouca da Fundação Oswaldo Cruz (ENSP/Fiocruz). Mestre em Enfermagem na Área de Saúde da Mulher pela UERJ. Especialista em Enfermagem Obstétrica pelo Centro Universitário de Barra Mansa (UBM). Atuou como Enfermeira Obstétrica, desde 1988, em Maternidades do Município do Rio de Janeiro e na Casa de Parto David Capistrano Filho, e como Docente na Área de Saúde da Mulher desde 1990. Tem experiência na Área de Enfermagem, com ênfase em Enfermagem Obstétrica e em Saúde da Mulher, atuando principalmente nos seguintes temas: Saúde da Mulher, Obstetrícia, Enfermagem Obstétrica, Casa de Parto, Humanização do Parto, Tecnologias de Cuidado e Cuidado Pré-Natal.

Elzeni dos Santos Braga
Mestre em Enfermagem. Especialista em Enfermagem Pediátrica pela Escola de Enfermagem Anna Nery da Universidade Federal do Rio de Janeiro (UFRJ). Especialista em Enfermagem Médico-Cirúrgica pela Universidade Federal do Estado do Rio de Janeiro (UNIRIO). Especialista em Gestão Hospitalar pelo Hospital Sírio-Libanês/Fundação Oswaldo Cruz (Fiocruz). Gestora da Unidade de Terapia Intensiva Neonatal Cirúrgica do Instituto Nacional de Saúde da Mulher, da Criança e do Adolescente Fernandes Figueira (IFF/Fiocruz). Professora da Universidade Veiga de Almeida.

Enirtes Caetano Prates Melo
Doutora e Mestre em Saúde Pública pela Fundação Oswaldo Cruz (Fiocruz). Especialista em Saúde Pública pela Escola Nacional de Saúde Pública Sergio Arouca (ENSP/Fiocruz). Pesquisadora em Saúde Pública do Departamento de Epidemiologia da ENSP/Fiocruz. Coordenadora do Programa de Pós-Graduação de Epidemiologia da Fiocruz.

Heloisa Helena S. de Santana
Enfermeira. Especialista em Enfermagem Pediátrica pela Universidade Gama Filho.

Joana Iabrudi Carinhanha
Enfermeira pela Universidade do Estado do Rio de Janeiro (UERJ). Especialista em Enfermagem Obstétrica pela UERJ. Doutora e Mestre em Enfermagem pela UERJ. Professora Adjunta do Departamento de Enfermagem Materno-Infantil da Faculdade de Enfermagem da UERJ. Tem experiência na Área de Enfermagem, com ênfase em Saúde da Mulher e Saúde do Adolescente, atuando principalmente nos seguintes temas: Violências, Vulnerabilidades em Saúde, Desafiliação e Atenção Psicossocial de Mulheres e Adolescentes, Educação em Saúde e Consulta de Enfermagem Ginecológica e Obstétrica. Membro do Grupo de Pesquisa "Gênero, Violências e Práticas em Saúde e Enfermagem".

José Antonio de Sá Neto

Enfermeiro. Doutorando em Enfermagem pela Escola de Enfermagem Anna Nery da Universidade Federal do Rio de Janeiro (UFRJ). Mestre em Enfermagem pela Universidade do Estado do Rio de Janeiro (UERJ). Professor Assistente do Departamento de Enfermagem Materno-Infantil da UERJ. Coordenador Adjunto da Residência em Enfermagem Neonatal do Hospital Universitário Pedro Ernesto (HUPE/UERJ).

Juliana Amaral Prata

Doutora em Enfermagem pela Faculdade de Enfermagem da Universidade do Estado do Rio de Janeiro (UERJ). Mestre em Enfermagem e Especialista em Enfermagem Obstétrica pela UERJ. Especialista em Aleitamento Materno e Bancos de Leite Humano pelo Instituto Nacional de Saúde da Mulher, da Criança e do Adolescente Fernandes Figueira da Fundação Oswaldo Cruz (IFF/Fiocruz). Docente do Departamento de Enfermagem Materno-Infantil da UERJ.

Juliana Ferreira Mafilzo

Especialista em Enfermagem Obstétrica pela Faculdade de Enfermagem da Universidade do Estado do Rio de Janeiro (UERJ). Enfermeira Obstétrica da Rede UHG (Hospital Pasteur).

Kátia Aparecida Andrade Coutinho

Mestre em Enfermagem na Área de Enfermagem, Saúde e Sociedade pela Faculdade de Enfermagem da Universidade do Estado do Rio de Janeiro (UERJ). Especialista em Enfermagem Neonatal pelo Instituto Nacional de Saúde da Mulher, da Criança e do Adolescente Fernandes Figueira da Fundação Oswaldo Cruz (IFF/Fiocruz) e em Enfermagem em Estomaterapia pela UERJ. Membro da Equipe do Serviço de Treinamento e Avaliação de Enfermagem do Hospital Universitário Pedro Ernesto (HUPE/UERJ). Atuou como Enfermeira da Unidade Neonatal do HUPE/UERJ de 2004 a 2019. Atuou na Faculdade Bezerra de Araújo como Professora Supervisora de Estágio e como Professora Assistente do Curso de Graduação em Enfermagem, Disciplina Saúde da Criança e do Adolescente, de 2004 a 2019. Enfermeira Aposentada da Secretaria Municipal de Saúde do Rio de Janeiro (SMS/RJ), tendo atuado no Hospital Municipal Jesus, na área Pediátrica, com ênfase na Assistência em Terapia Intensiva e a Crianças com Necessidades Especiais de Saúde.

Kelly Curitiba Pimenta de Carvalho Queiroz

Enfermeira Atuante na Sala Lilás pela Secretaria Municipal de Saúde do Rio de Janeiro (SMS/RJ). Responsável Técnica pela Sala Lilás de Mangaratiba. Preceptora no Programa de Residência "Estratégia Saúde da Família" pelo convênio entre SMS/RJ, Universidade do Estado do Rio de Janeiro (UERJ) e Universidade Federal do Rio de Janeiro (UFRJ). Pós-Graduanda em Impactos da Violência na Saúde pela Fundação Oswaldo Cruz (Fiocruz). Pós-Graduanda em Docência de Nível Superior e Metodologias Ativas pela Faculdade Metropolitana. Pós-Graduanda em Políticas Sociais e Ações Interdisciplinares Junto à Mulher pela Faculdade de Administração e Ciências Econômicas (FACEC). Especialista em Gestão de Redes de Atenção à Saúde pela Fiocruz. Residência em Enfermagem Clínica pela UERJ.

Lucia Helena Garcia Penna

Enfermeira com Habilitação em Enfermagem Obstétrica pela Universidade do Estado do Rio de Janeiro (UERJ). Especialista em Metodologia do Ensino Superior pela Faculdade de Educação da UERJ. Especialista em Saúde da Mulher e Obstetrícia Social pela UERJ. Mestre em Enfermagem pela Universidade Federal do Estado do Rio de Janeiro (UNIRIO). Doutora em Saúde da Criança e da Mulher pelo Instituto Nacional de Saúde da Mulher, da Criança e do Adolescente Fernandes Figueira da Fundação Oswaldo Cruz (IFF/Fiocruz). Professora Associada do Departamento de Enfermagem Materno-Infantil e do Programa de Pós-Graduação em Enfermagem da UERJ. Tem experiência na Área de Enfermagem, com ênfase em Saúde da Mulher e Enfermagem Obstétrica, atuando principalmente nos seguintes temas: Saúde da Mulher, Enfermagem Obstétrica, Saúde Reprodutiva, Cuidado de Enfermagem, Vulnerabilidades, Violência, Gênero, Sexualidade e Consulta de Enfermagem Pré-Natal. Líder do Grupo de Pesquisa "Gênero, Violências e Práticas em Saúde e Enfermagem".

Luciane Marques de Araujo

Enfermeira Especialista em Enfermagem Obstétrica. Doutora em Enfermagem pela Universidade do Estado do Rio de Janeiro (UERJ). Professora Adjunta da Faculdade de Enfermagem da UERJ, lotada no Departamento de Enfermagem Materno-Infantil, com atuação na Área da Saúde da Mulher. Desenvolve atividades de ensino, pesquisa e extensão, com ênfase na Área da Saúde da Mulher, atuando principalmente nos temas: Cuidado de Enfermagem, Consulta de Enfermagem, Câncer Ginecológico, Infecções Sexualmente Transmissíveis, Direitos Sexuais e Reprodutivos, Gênero, Diversidade de Gênero, Sexualidades, Identidades e Violências.

Luiza Mara Correia

Enfermeira. Doutora em Enfermagem pela Escola de Enfermagem Anna Nery da Universidade Federal do Rio de Janeiro (UFRJ). Mestre em Enfermagem pela UFRJ. Especialista em Enfermagem Obstétrica pela Faculdade de Enfermagem da Universidade do Estado do Rio de Janeiro (UERJ). Docente do Departamento de Enfermagem Materno-Infantil da UERJ.

Maíra Domingues Bernardes Silva

Doutora em Epidemiologia em Saúde Pública pela Escola Nacional de Saúde Pública Sergio Arouca da Fundação Oswaldo Cruz (ENSP/Fiocruz). Mestre em Enfermagem pela Universidade Federal do Estado do Rio de Janeiro (UNIRIO). Especialista em Enfermagem Pediátrica pelo Instituto Nacional de Saúde da Mulher, da Criança e do Adolescente Fernandes Figueira da Fundação Oswaldo Cruz (IFF/Fiocruz) e em Controle de Infecção em Assistência à Saúde pela Universidade Federal Fluminense (UFF). Tecnologista em Saúde Pública pela Fiocruz. Coordenadora da Assistência em Aleitamento Materno do Banco de Leite Humano do IFF/Fiocruz. Coordenadora do Programa de Residência de Enfermagem em Aleitamento Materno e Banco de Leite Humano do IFF/Fiocruz.

Marcele Zveiter

Doutora em Enfermagem pela Universidade Federal do Rio de Janeiro (UFRJ). Mestre em Ciências pela Fundação Oswaldo Cruz (Fiocruz). Especialista em Enfermagem Obstétrica pela Associação Brasileira de Obstetrizes e Enfermeiros Obstetras do Rio de Janeiro (ABENFO/RJ). Professora Adjunta do Departamento Materno-Infantil da Faculdade de Enfermagem da Universidade do Estado do Rio de Janeiro (UERJ). Enfermeira Obstétrica Autônoma e Psicóloga.

Marcelle Campos Araújo
Doutoranda em Pesquisa Clínica Aplicada à Saúde da Criança e da Mulher pelo Instituto Nacional de Saúde da Mulher, da Criança e do Adolescente Fernandes Figueira da Fundação Oswaldo Cruz (IFF/Fiocruz). Mestre em Enfermagem. Especialista em Enfermagem Neonatal e Gestão Hospitalar. Enfermeira Rotina da Unidade Neonatal do IFF/Fiocruz. Enfermeira da Unidade Neonatal do Núcleo Perinatal do Hospital Universitário Pedro Ernesto da Universidade do Estado do Rio de Janeiro (HUPE/UERJ).

Mariana Gomes Cardim
Enfermeira. Doutora em Saúde da Mulher e da Criança pelo Instituto Nacional de Saúde da Mulher, da Criança e do Adolescente Fernandes Figueira da Fundação Oswaldo Cruz (IFF/Fiocruz). Mestre em Enfermagem pela Universidade Federal do Estado do Rio de Janeiro (UNIRIO). Gestora da Enfermaria de Doenças Infecciosas Pediátricas do IFF/Fiocruz. Coordenadora da Residência de Enfermagem Pediátrica do IFF/Fiocruz.

Paula Pitombeira
Enfermeira e Mestre em Enfermagem pela Escola de Enfermagem Alfredo Pinto da Universidade Federal do Estado do Rio de Janeiro (UNIRIO). Professora Auxiliar da Graduação em Enfermagem da Universidade Estácio de Sá. Orientadora da Liga Universitária em Enfermagem Materno-Infantil da Universidade Estácio de Sá.

Priscilla Barboza Paiva
Enfermeira Especialista em Controle de Infecção Hospitalar pelo Instituto Nacional de Saúde da Mulher, da Criança e do Adolescente Fernandes Figueira da Fundação Oswaldo Cruz (IFF/Fiocruz) e pela Universidade Federal Fluminense (UFF). Enfermeira Coordenadora da Comissão de Controle de Infecção Hospitalar (CCIH) e do Núcleo de Segurança do Paciente na Prefeitura Municipal do Rio de Janeiro e no Hospital Riomar. Docente da Universidade Estácio de Sá. Presidente da TopControl Consultoria e Serviços para Saúde.

Priscilla Rodrigues Menezes
Enfermeira Neonatologista pelo Hospital Universitário Pedro Ernesto da Universidade do Estado do Rio de Janeiro (HUPE/UERJ).

Rachel Leite Soares de Vasconcelos
Mestre em Enfermagem pela Universidade Federal do Rio de Janeiro (UFRJ). Enfermeira Especialista em Terapia Intensiva Neonatal. Professora Assistente do Departamento de Enfermagem Materno-Infantil da Universidade do Estado do Rio de Janeiro (UERJ). Docente Coordenadora da Residência em Enfermagem Neonatal no Hospital Universitário Pedro Ernesto (HUPE/UERJ).

Ricardo José Oliveira Mouta
Doutor e Mestre em Enfermagem pela Universidade do Estado do Rio de Janeiro (UERJ). Especialista em Enfermagem Obstétrica pela UERJ e pela Secretaria Municipal de Saúde do Rio de Janeiro (SMS/RJ), em Gestão em Saúde Pública pela Universidade Federal Fluminense (UFF), em Gênero e Sexualidade pelo Instituto de Medicina Social da UERJ, e em Acupuntura e Medicina Tradicional Chinesa pelo Colégio Brasileiro de Acupuntura (CBA). Professor Adjunto do Departamento Materno-Infantil da Faculdade de Enfermagem da UERJ. Coordenador do Programa de Residência em Enfermagem Obstétrica da UERJ.

Sandra Cristina de Souza Borges Silva
Professora Assistente do Departamento de Enfermagem Materno-Infantil da Faculdade de Enfermagem da Universidade do Estado do Rio de Janeiro (UERJ). Enfermeira Obstétrica pela Faculdade de Enfermagem da UERJ. Especialista em Atenção Materno-Infantil pela Maternidade-Escola da Universidade Federal do Rio de Janeiro (UFRJ). Mestre em Enfermagem pela Escola de Enfermagem Anna Nery da UFRJ. Doutoranda em Enfermagem, Linha de Pesquisa em Gestão em Saúde e Exercício Profissional de Enfermagem, pela UFRJ. Coordenadora do Projeto de Extensão "Consulta Coletiva: uma Proposta de Atenção à Saúde da Mulher".

Sandra Teixeira de Araújo Pacheco
Doutora em Enfermagem pela Escola de Enfermagem Anna Nery da Universidade Federal do Rio de Janeiro (UFRJ). Mestre em Enfermagem pela Faculdade de Enfermagem da Universidade do Estado do Rio de Janeiro (UERJ). Professora Permanente do Programa de Pós-Graduação da Faculdade de Enfermagem da UERJ. Professora Adjunta do Departamento de Enfermagem Materno-Infantil da Faculdade de Enfermagem da UERJ. Pró-Cientista da UERJ. Líder do Grupo de Pesquisa "Cuidando da Saúde das Pessoas: Aspectos Filosóficos e Bioéticos" da UERJ. Membro do Grupo de Pesquisa "Enfermagem em Saúde da Criança e do Adolescente" da UFRJ.

Agradecimentos

Quando nos propusemos a compartilhar experiências e direcionar novos ensinamentos na vida acadêmica, refletimos sobre como chegamos a conquistar esta grandiosa obra intitulada *Enfermagem na Prática Materno-Neonatal*.

Primeiramente, tudo é possível quando a energia do universo que nos envolve, nos direciona, nos protege e nos ilumina permite que em nossa trajetória estejam pessoas transformadoras, representadas como o alicerce de nossas vidas e que sempre nos impulsionam para vitórias, ou seja: nossos pais. E aos meus pais, Rosilma e Roberto, dedico a gratidão eterna por todo o amor e apoio.

No seguimento dessa caminhada, aos meus filhos, Ivo e Isis, lindos, dedico também o agradecimento deste livro, pois vocês são responsáveis diretos pelos novos aprendizados que alcanço todos os dias na minha relação com a maternidade.

Aos familiares próximos, aos amigos pessoais de longos anos, aos amigos profissionais que tanto admiro, aos meus professores e aos meus inúmeros amigos carinhosamente chamados de alunos ou "ex-alunos" que me proporcionam, ao longo da minha história de vida pessoal e profissional, o meu crescimento enquanto MULHER, ENFERMEIRA e DOCENTE, dedico este livro como forma de agradecimento.

À equipe WCursos, dedico esta obra pela paixão e pelo compromisso aos nossos alunos, que nos confiam seus propósitos nas conquistas dos seus sonhos profissionais.

Todo esse encantamento para a construção deste livro envolve o que é mais importante na essência humana: a vida, o amor pelo que fazemos, os encontros, desencontros, práticas, saberes, o que desejamos de bom ao universo, as expressões de carinho dedicadas e recebidas, o toque "virtual" (em meio a uma pandemia, as telas nos aproximam), palavras, gestos, sorrisos, olhares. Todas essas trocas nos permitem seguir e, por isso, este livro expressa em cada capítulo uma dedicação de tantos de nós; de representar cada pessoa que em algum momento das nossas vidas fez uma passagem ou que ainda permanece.

Luciane Pereira de Almeida

Criar uma obra literária é um desafio. Nesta segunda edição, procuramos com a máxima dedicação trazer alicerces para um melhor cuidado à mulher e ao recém-nascido. Como enfermeira, sinto que é uma missão profissional e social cumprida.

Agradeço a Deus pelo dom da vida.

A todos os colaboradores e à amiga Luciane, que tornaram esta obra possível: obrigada!

Eterna gratidão à minha família, principalmente na figura de minha mãe, a quem dedico meus sucessos na vida.

E ao meu filho, Lucas, a maior e melhor experiência da minha vida, meu mais profundo e verdadeiro amor...

Espero que aproveitem muito!

Adriana Teixeira Reis

Prefácio

A publicação desta segunda edição foi motivada pela necessidade de compartilharmos atualizações e o lançamento de quatro novos capítulos. A relevância desta obra é contribuir para a construção do conhecimento em um livro-texto específico para a prática da enfermagem no cuidado da saúde da mulher e do recém-nascido inseridos no Sistema Único de Saúde e em outros espaços de cuidado, fundamentando-se segundo as políticas públicas de saúde da mulher e do neonato.

O lançamento desta obra também visa fortalecer a produção de conhecimento e a assistência do serviço de saúde na atenção materno-neonatal, tendo por objetivo principal a redução eficaz e sustentável da mortalidade, tanto das mulheres como dos recém-nascidos. Uma enfermagem qualificada é condição primordial para gestar, parir e nascer com segurança no país.

Este livro nos apresenta a adoção de melhores práticas pautadas nas evidências científicas para a saúde da mulher e do recém-nascido, práticas essas que são promotoras de melhores indicadores de desfechos obstétricos e neonatais.

Assim como a anterior, esta edição enfatiza e enobrece a prática profissional da enfermagem obstétrica e neonatal, agora em trinta e cinco capítulos e um apêndice sobre exames complementares. Destaca-se a inclusão de quatro capítulos, bem como a revisão atualizada do texto da edição anterior. Temas como violência obstétrica, tecnologias, banco de leite humano e síndrome congênita associada ao vírus Zika são atualizações relevantes para a assistência perinatal no contexto brasileiro.

É uma produção que subsidia conceitos fundamentais e teórico-práticos de um grupo de profissionais, enfermeiros e docentes, que congregam profunda *expertise* nos assuntos-chave para a atuação na área obstétrica e neonatal.

Assim, *Enfermagem na Prática Materno-Neonatal* é uma construção coletiva de docentes e enfermeiros de excelência, que muito colaboraram na revisão e na atualização deste livro, pela presteza de replicar seus conhecimentos.

Aos alunos de graduação e pós-graduação, aos profissionais que assistem as mulheres e os neonatos, as autoras apresentam esta obra com base nas melhores políticas e evidências de saúde disponíveis, traduzindo o conhecimento em prática, promovendo a efetividade e a segurança das intervenções, e implicando mudança de comportamento, superação de barreiras e preenchimento de lacunas do conhecimento ao cuidado materno-infantil.

Profa. Dra. Luiza Mara Correia
Professora Adjunta do Departamento de Enfermagem Materno-Infantil da
Faculdade de Enfermagem da Universidade do Estado do Rio de Janeiro (UERJ).
Diretora da Faculdade de Enfermagem da UERJ.

Material Suplementar

Este livro conta com o seguinte material suplementar:

- Ilustrações da obra em formato de apresentação (restrito a docentes cadastrados).

O acesso ao material suplementar é gratuito. Basta que o leitor se cadastre e faça seu *login* em nosso *site* (www.grupogen.com.br), clicando em GEN-IO, no *menu* superior do lado direito.

O acesso ao material suplementar online fica disponível até seis meses após a edição do livro ser retirada do mercado.

Caso haja alguma mudança no sistema ou dificuldade de acesso, entre em contato conosco (gendigital@grupogen.com.br).

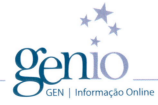

GEN-IO (GEN | Informação Online) é o ambiente virtual de aprendizagem do GEN | Grupo Editorial Nacional

Sumário

Parte 1 Enfermagem Materna, *1*

1 Sistema Reprodutor Feminino, *3*

Introdução, *3*
Organismo feminino, *3*
Começo da gravidez, *7*
Períodos da gestação e diagnóstico de gravidez, *7*
Referências bibliográficas, *10*

2 Modificações Fisiológicas na Gestação, *11*

Introdução, *11*
Alterações anatômicas e fisiológicas, *11*
Sistema circulatório, *13*
Sistema respiratório, *14*
Sistema urinário, *14*
Sistema gastrintestinal, *14*
Sistema tegumentar, *14*
Sistema musculoesquelético, *15*
Sistema endócrino, *15*
Referências bibliográficas, *17*

3 Consulta de Enfermagem em Ginecologia, *18*

Introdução, *18*
Aspectos legais e assistenciais da consulta de enfermagem
   ginecológica, *18*
Anamnese, *19*
Exame físico, *19*
Principais intervenções de enfermagem, *25*
Pontos de direcionamento para o registro de evolução
   de enfermagem, *25*
Exemplo fictício de uma evolução de enfermagem, *26*
Referências bibliográficas, *27*

**4 Violência e Saúde da Mulher | Considerações
para o Cuidado de Enfermagem na Atenção
ao Processo Gestacional e de Parturição, *28***

Introdução, *28*
Compreensão da violência como um problema de saúde pública, *28*
Violência contra a mulher | Relação entre gênero e saúde, *29*
Violência contra a mulher no período perinatal, *31*
Enfrentamento da violência contra a mulher, *33*
Referências bibliográficas, *34*

**5 Sala Lilás | Abordagem da Enfermagem
na Violência Sexual, *36***

Introdução, *36*
Breve contexto histórico, *36*

Aspectos legais da violência sexual, *37*
Projeto Sala Lilás, *39*
Referências bibliográficas, *42*

**6 Planejamento Reprodutivo e
Métodos Contraceptivos, *44***

Introdução, *44*
Métodos contraceptivos comportamentais ou naturais, *45*
Métodos contraceptivos de barreiras física, química ou físico-química, *48*
Métodos contraceptivos hormonais, *50*
Dispositivos intrauterinos, *52*
Métodos contraceptivos cirúrgicos, *53*
Consulta de Enfermagem na prevenção de gravidez indesejada
   na adolescência, *53*
Conclusão, *54*
Referências bibliográficas, *55*

**7 Atenção à Saúde da Mulher |
Consulta de Enfermagem no Pré-Natal, *56***

Introdução , *56*
Assistência ao pré-natal de baixo risco, *56*
Consulta de pré-natal de enfermagem, *57*
Ações educativas no pré-natal, *64*
Referências bibliográficas, *65*

8 Fatores Mecânicos do Parto, *66*

Introdução, *66*
Trajeto do parto, *66*
Tipos de pelve, *67*
Estática fetal, *70*
Motor, *74*
Referências bibliográficas, *75*

9 O Mecanismo do Parto e Nascimento, *76*

Introdução, *76*
Dor no trabalho de parto, *77*
Humanização da assistência obstétrica, *77*
Nomenclaturas obstétricas, *78*
Verdadeiro trabalho de parto, *78*
Períodos clínicos do parto, *79*
Intervenções gerais e de enfermagem nos estágios clínicos do parto, *82*
Fases mecânicas do parto, *85*
Referências bibliográficas, *88*

**10 Tecnologias Não Invasivas de Cuidado
da Enfermagem Obstétrica | Aspectos
Históricos, Conceituais e Práticos, *89***

Mudança paradigmática na assistência ao parto | Do modelo medicalizado
   ao humanizado, *89*

xiv Enfermagem na Prática Materno-Neonatal

Do modelo humanizado à desmedicalização da assistência à mulher | Utilização das tecnologias não invasivas de cuidado pelas enfermeiras obstétricas, *90*

Recomendações sobre a utilização das TNICEO no cuidado às mulheres durante o trabalho de parto e parto | Bases para a atuação da enfermeira obstétrica, *91*

Referências bibliográficas, *96*

11 Período Puerperal, *98*

Introdução, *98*

Alojamento conjunto, *98*

Adaptações fisiológicas no período puerperal, *99*

Mucosas vaginal e perineal, *100*

Avaliação clínica no período puerperal, *101*

Orientações para o período puerperal, *101*

Intervenções de enfermagem no período puerperal, *102*

Modelos de registros no alojamento conjunto – puérpera (mãe), *102*

Puerpério patológico, *103*

Consulta puerperal na Unidade Básica em Saúde, *108*

Referências bibliográficas, *109*

12 Nutrição do Recém-Nascido | Aleitamento Materno e Principais Orientações, *110*

Introdução, *110*

Principais vantagens do aleitamento materno, *110*

Anatomia da mama, *111*

Hormônios e reflexos, *111*

Composição do leite materno, *113*

Preparo das mamas para a lactação | Cuidados no pré-natal, *114*

Início da amamentação, *114*

Posicionamento da mãe e da criança, *115*

Término da mamada, *115*

Avaliação das mamadas, *116*

Uso de mamadeiras, chucas, chupetas e protetor de mamilo (bicos intermediários), *116*

Intercorrências na amamentação, *116*

Técnica de ordenha manual, *119*

Armazenamento e degelo do leite humano, *119*

Contraindicações para a amamentação, *120*

Inibição láctea, *121*

Referências bibliográficas, *122*

13 Aleitamento Materno e Banco de Leite Humano para Recém-Nascidos e Lactentes de Alto Risco, *123*

Introdução, *123*

Recém-nascido de risco, *123*

Benefícios específicos do leite humano ou da amamentação para recém-nascidos e lactentes de alto risco, *124*

Riscos dos substitutos do leite humano, *124*

Desafios para o aleitamento materno no contexto de alto risco, *124*

Estratégias facilitadoras para o aleitamento materno no contexto de alto risco, *125*

Banco de leite humano, *125*

Referências bibliográficas, *126*

14 Complexidades do Período Gestacional, *128*

Introdução, *128*

Sangramento no período gestacional, *129*

Achados patológicos do líquido amniótico, *139*

Hiperêmese gravídica, *140*

Doença hemolítica perinatal ou aloimunização materna do Rh, *141*

Síndromes hipertensivas na gravidez, *142*

Diabetes gestacional, *147*

Trabalho de parto prematuro e ruptura prematura das membranas ovulares, *149*

Patologias clínicas e infecciosas, *150*

Referências bibliográficas, *161*

Parte 2 O Recém-Nascido, *163*

15 A Prática da Enfermagem Neonatal, *165*

Bases fundamentais para o cuidado do recém-nascido | Descrição e organização das unidades neonatais, *165*

Prática de enfermagem na unidade neonatal, *165*

Sistematização da assistência de enfermagem neonatal, *166*

Segurança do paciente em unidades neonatais, *169*

Referências bibliográficas, *170*

16 Tecnologias de Cuidados ao Recém-Nascido e à Família na Unidade Neonatal, *171*

Introdução, *171*

Tecnologias leves, leve-duras e duras nas unidades neonatais, *171*

Exemplos de tecnologias utilizadas nas unidades neonatais, *172*

Conclusão, *179*

Referências bibliográficas, *180*

17 Adaptações Neonatais à Vida Extrauterina, *182*

Introdução, *182*

Sistema cardiovascular e transição da circulação fetal para a neonatal, *182*

Alterações cardiovasculares e hematopoéticas, *183*

Sistema respiratório, *183*

Sistema hepático, *185*

Sistema urinário, *185*

Sistema digestório, *185*

Sistema imunológico, *186*

Sistema neurológico, *186*

Sistema endócrino e metabólico, *186*

Referências bibliográficas, *187*

18 Exame Físico Neonatal, *188*

Introdução, *188*

Classificação do recém-nascido, *188*

Conhecimento do histórico de saúde perinatal, *189*

Exame físico do recém-nascido, *192*

Referências bibliográficas, *200*

19 A Pele do Recém-Nascido, *201*

Introdução, *201*

Funções e características da pele, *201*

Anatomia da pele, *201*

Embriologia da pele, *202*

A pele do recém-nascido, *202*

Fatores de risco para ocorrência de lesões cutâneas no recém-nascido (Association of Women's Health, Obstetric and Neonatal Nurses [AWHONN], 2001; Lund *et al.*, 2013), *203*

Causas determinantes de lesões cutâneas em recém-nascido (AWHONN, 2001; Lund *et al.*, 2013), *203*

Cuidados com a pele dos recém-nascidos a termo e prematuros, *203*

O papel da pele no desenvolvimento neurológico | Mínimo manejo e método Canguru, *205*

Cuidados com a mucosa ocular do recém-nascido por ocasião do nascimento, *205*

Referências bibliográficas, *207*

20 A Família na Unidade Neonatal, *208*

Introdução, *208*

Chegada de um novo membro na família | Adaptações maternas, *208*

Construção do papel parental | Reações da família, *209*

Fundamentos para o cuidado de enfermagem centrado na família em unidades neonatais, *209*

Desenvolvimento do vínculo entre família e recém-nascido, *210*

Necessidades psicoafetivas do recém-nascido, *210*

Promoção do encontro entre pais e recém-nascido na UTIN, *210*

Intervenções de enfermagem, *211*

Suporte nas situações de perda, *211*

Referências bibliográficas, *212*

21 Avaliação e Manejo da Dor no Recém-Nascido, *213*

Introdução, *213*

A dor e suas repercussões no recém-nascido, *213*

Avaliação da dor do recém-nascido, *214*

Escalas multidimensionais de dor no recém-nascido, *214*

Estratégias e intervenções para minimizar e tratar a dor do recém-nascido, *215*

Referências bibliográficas, *218*

22 Manejo da Estabilidade Térmica no Recém-Nascido, *219*

Introdução, *219*

Fisiologia da regulação térmica no recém-nascido, *219*

Características do recém-nascido, *220*

Ambiente térmico neutro, *222*

Métodos de proteção térmica e reaquecimento | Tecnologias disponíveis, *222*

Distúrbios da (des)regulação térmica, *223*

Referências bibliográficas, *225*

23 Cuidados Imediatos e Mediatos ao Recém-Nascido, *226*

Cuidados de enfermagem ao recém-nascido, *226*

Cuidados imediatos, *226*

Cuidados mediatos, *229*

Rastreamento (*screening*) neonatal, *232*

Orientações para o cuidado com o recém-nascido | O processo de alta hospitalar, *234*

Referências bibliográficas, *237*

24 Reanimação Neonatal, *238*

Preparo para recepção e avaliação do recém-nascido em sala de parto, *238*

Reanimação do recém-nascido, *239*

Referências bibliográficas, *245*

25 Cuidados de Enfermagem Voltados para o Desenvolvimento Neurocomportamental do Recém-Nascido, *246*

Introdução, *246*

Desenvolvimento dos sistemas sensoriais, *247*

Intervenções para prevenção de danos, *247*

Promoção de cuidados e manejo individualizados, *247*

Referências bibliográficas, *250*

26 Administração de Medicamentos ao Recém-Nascido, *251*

Introdução, *251*

Adoção de boas práticas, *251*

Conceitos de farmacocinética, *252*

Vias de administração de medicamentos, *252*

Referências bibliográficas, *258*

27 Equilíbrio Hidreletrolítico e Nutricional, *259*

Equilíbrio hidreletrolítico, *259*

Equilíbrio nutricional, *263*

Referências bibliográficas, *268*

28 Prematuridade, *269*

Assistência de enfermagem nos principais distúrbios neonatais, *269*

Classificação e características, *269*

Fatores relacionados, *269*

Principais problemas da prematuridade, *270*

Intervenções de enfermagem, *272*

Referências bibliográficas, *272*

29 Distúrbios Respiratórios, *273*

Introdução, *273*

Patologias respiratórias do período neonatal, *273*

Oxigenoterapia, *278*

Referências bibliográficas, *280*

30 Distúrbios Neurológicos, *281*

Introdução, *281*

Hemorragia intraventricular ou intracraniana, *281*

Síndrome congênita associada ao vírus Zika, *284*

Encefalopatia hipóxico-isquêmica, *284*

Defeitos de fechamento do tubo neural, *286*

Hidrocefalia, *288*

Referências bibliográficas, *290*

31 Distúrbios Gastrintestinais, *291*

Introdução, *291*

Enterocolite necrosante, *291*

Refluxo gastresofágico, *293*

Referências bibliográficas, *294*

xvi Enfermagem na Prática Materno-Neonatal

32 Distúrbios Hematológicos, *295*

Introdução, *295*
Hiperbilirrubinemia neonatal, *295*
Policitemia, *299*
Anemia neonatal, *300*
Anemia da prematuridade, *300*
Referências bibliográficas, *301*

33 Afecções Cirúrgicas e Malformações Congênitas no Período Neonatal, *302*

Introdução, *302*
Malformações congênitas mais comuns no período neonatal, *303*
Manejo do recém-nascido cirúrgico | Revisão de cuidados, *313*
Referências bibliográficas, *317*

34 Infecção Neonatal, *318*

Introdução, *318*
Causas de infecções relacionadas com a assistência à saúde no período neonatal, *318*
Fatores de risco, *319*
Indicadores epidemiológicos, *319*
Diagnóstico, *319*
Tratamento, *320*

Intervenções de enfermagem, *320*
Referências bibliográficas, *323*

35 Cuidados Paliativos em Neonatologia, *324*

Introdução, *324*
Definição, *324*
Cuidados paliativos | Brasil *versus* mundo, *325*
Filosofia, *326*
Importância, *326*
Adequação terapêutica e pacientes elegíveis, *326*
A família e os cuidados paliativos em neonatologia, *327*
O papel da enfermagem, *327*
Aspectos éticos e legais, *328*
Referências bibliográficas, *329*

Apêndice Exames Complementares, *331*

Introdução, *331*
Exame ultrassonográfico, *331*
Dopplervelocimetria, *333*
Cardiotocografia, *333*
Referências bibliográficas, *335*

Índice Alfabético, *337*

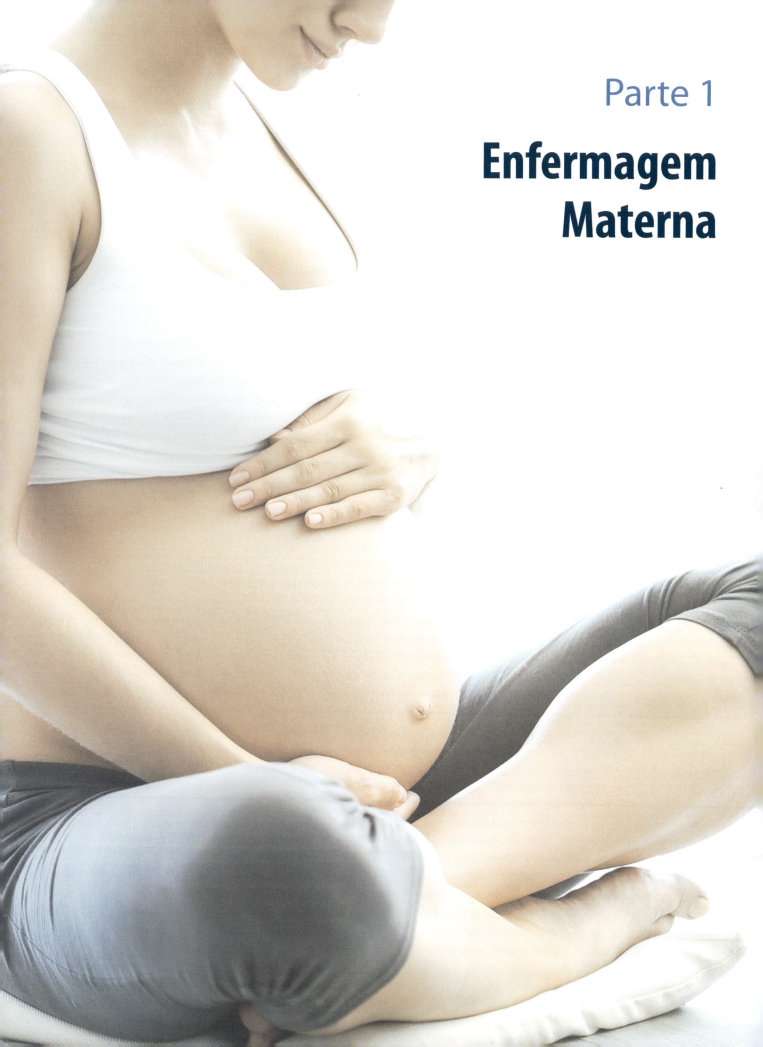

Parte 1
Enfermagem Materna

1 Sistema Reprodutor Feminino, *3*

2 Modificações Fisiológicas na Gestação, *11*

3 Consulta de Enfermagem em Ginecologia, *18*

4 Violência e Saúde da Mulher | Considerações para o Cuidado de Enfermagem na Atenção ao Processo Gestacional e de Parturição, *28*

5 Sala Lilás | Abordagem da Enfermagem na Violência Sexual, *36*

6 Planejamento Reprodutivo e Métodos Contraceptivos, *44*

7 Atenção à Saúde da Mulher | Consulta de Enfermagem no Pré-Natal, *56*

8 Fatores Mecânicos do Parto, *66*

9 O Mecanismo do Parto e Nascimento, *76*

10 Tecnologias Não Invasivas de Cuidado da Enfermagem Obstétrica | Aspectos Históricos, Conceituais e Práticos, *89*

11 Período Puerperal, *98*

12 Nutrição do Recém-Nascido | Aleitamento Materno e Principais Orientações, *110*

13 Aleitamento Materno e Banco de Leite Humano para Recém-Nascidos e Lactentes de Alto Risco, *123*

14 Complexidades do Período Gestacional, *128*

1
Sistema Reprodutor Feminino

Luciane Pereira de Almeida

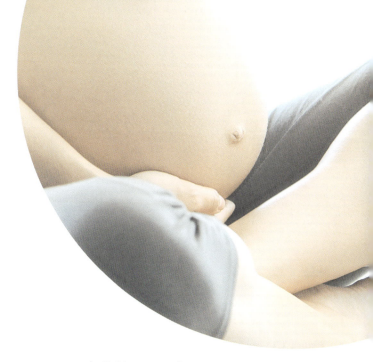

INTRODUÇÃO

Embriologicamente, o ser humano origina-se de uma única célula-ovo que forma progressivamente, ao se dividir, tecidos e órgãos, até constituir o corpo humano.

Para a reprodução da espécie humana, os gametas sexuais feminino (óvulo) e masculino (espermatozoide) precisam fundir os seus núcleos (cada um com 23 cromossomos) e formar uma única célula, denominada zigoto ou óvulo fertilizado com 46 cromossomos. É por meio dessa combinação de cromossomos maternos e paternos que ocorrem a determinação do sexo biológico e a variação da espécie humana.

Assim, para a concepção de um novo ser humano, é necessário o processamento de uma sequência de eventos complexos, desde a fertilização, que seguem percursos singulares para a formação de cada indivíduo.

A determinação do sexo biológico é também definida no momento da fertilização, porém os duetos que levarão à constituição do genital masculino ou feminino ainda não foram acionados, e o embrião em desenvolvimento não apresenta os ovários ou os testículos diferenciados.

Conforme explicação de Moore e Persaud (2000), antes da 7ª semana de vida intrauterina as gônadas dos dois sexos têm aspecto idêntico, sendo anatomicamente indistinguíveis. O desenvolvimento do fenótipo masculino requer um cromossomo XY, que dá origem à formação dos testículos; já dois cromossomos X desenvolvem o fenótipo feminino, com consequente formação dos ovários. Entretanto, a distinção das genitálias externas masculina e feminina tem início em torno da 9ª semana e completa-se na 12ª semana. Na puberdade, as gônadas em efetivo funcionamento produzirão hormônios que determinarão as características sexuais secundárias, como o aparecimento puberal de mamas, coxins adiposos e ciclos menstruais (nas mulheres), e aumento da massa muscular e desenvolvimento puberal da genitália externa (nos homens). Percebe-se, portanto, que o sexo fenotípico (aparência do indivíduo) depende de seus genitais internos, externos e das características secundárias.

ORGANISMO FEMININO

O sistema reprodutor feminino é constituído internamente por dois ovários, duas tubas uterinas, também conhecidas como trompas de Falópio, um útero e uma vagina (Figura 1.1A). Externamente, a vulva compreende um conjunto de órgãos que compõem a genitália feminina: monte pubiano, grandes e pequenos lábios, clitóris, introito vaginal e glândulas de Bartholin (Figura 1.1B).

Anatomicamente, conforme cita Rezende (2018), a pelve é composta de quatro ossos: dois ilíacos, o sacro e o cóccix, unidos por uma fibrocartilagem e mantidos juntos pelos ligamentos. Os ossos unem-se na parte anterior com a sínfise pubiana e, posteriormente, com as articulações sacroilíacas e sacrococcigiana, conforme ilustra a Figura 1.2.

Os ilíacos são estruturas ósseas amplas, simétricas e proeminentemente alargadas em cada lado da pelve. Têm o formato de uma concha e anatomicamente são divididos em cinco partes:

- **Ílio**: corresponde à parte mais larga, em forma de leque, situada no alto do ilíaco
- **Ísquio**: apresenta estrutura óssea pesada e situa-se abaixo do ílio, que forma a parte inferior do ilíaco. São essas saliências inferiores dos dois ísquios – conhecidas como tuberosidades isquiáticas – que servem como pontos de referência para mensuração do segmento inferior da pelve. Também compõem a estrutura óssea do ísquio as espinhas isquiáticas, que são duas saliências ósseas pontiagudas que se projetam no interior da cavidade pélvica, tendo imensa importância no processo de parturição, pois servem como ponto de referência de avaliação da progressão fetal quando realizado o toque vaginal pelo examinador
- **Púbis**: representa a parte anterior da pelve e os ossos que se unem na linha mediana por uma grossa cartilagem e um ligamento, constituindo a junção sínfise púbica
- **Sacro**: estrutura óssea formada pela fusão de cinco vértebras que se unificam em cada lado dos ilíacos por meio de cartilagem e fortes ligamentos. Nele, encontra-se o promontório sacral que, anatomicamente, tem representações significativas no trajeto do parto, as quais serão aprofundadas no Capítulo 8, *Fatores Mecânicos do Parto*
- **Cóccix**: tem formato triangular e compõe a parte terminal da coluna vertebral. É ligado ao sacro por uma junção sacrococcígea, que em geral possibilita movimentos do cóccix para trás durante a passagem do feto por meio do canal de parto a fim de facilitar a sua descida. Conforme destacam

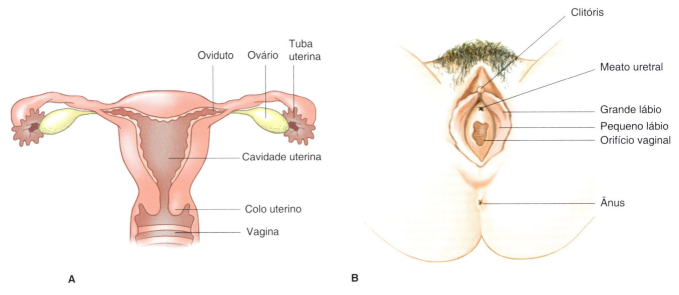

Figura 1.1 Genitália feminina interna (**A**) e externa (**B**). Os órgãos que compreendem a genitália interna feminina localizam-se no interior da cavidade pélvica, que constitui uma demarcação óssea rígida com função protetora.

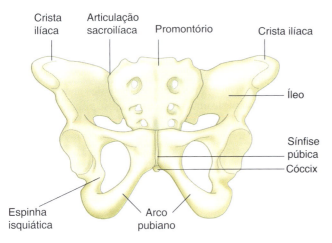

Figura 1.2 Estrutura óssea pélvica.

Martini *et al.* (2009), o *sistema reprodutor feminino* exerce as seguintes funções:

- Ovulação
- Fecundação (conjugação dos fatores hereditários do espermatozoide com o óvulo)
- Nidação (acomodação do óvulo fecundado)
- Gestação (desenvolvimento do embrião/feto)
- Parto.

Genitália externa feminina

A genitália externa ou vulva é delimitada e protegida por duas pregas cutaneomucosas intensamente irrigadas e inervadas – os *grandes lábios* –, que formam seus limites laterais. Na mulher reprodutivamente madura, os grandes lábios são recobertos externamente por pelos pubianos. Mais internamente, encontram-se duas pregas menores, sem pelos, que envolvem a abertura da vagina – os *pequenos lábios*. Na vulva também está o *clitóris*, localizado na parte anterior dos pequenos lábios, formado por tecido esponjoso erétil, homólogo ao pênis do homem (Martini *et al.*, 2009).

Na abertura da vagina, também denominada *introito vaginal*, encontram-se duas glândulas denominadas *glândulas de Bartholin*, que secretam um muco lubrificante, principalmente durante a excitação sexual.

A entrada da vagina é protegida por uma membrana circular – o *hímen* –, que fecha parcialmente o orifício vulvovaginal e é quase sempre perfurado no centro, podendo ter formatos diversos. Geralmente, essa membrana rompe-se nas primeiras relações sexuais.

Genitália interna feminina

Os órgãos que constituem a genitália interna feminina estão localizados dentro da cavidade pélvica. De forma sucinta, pode-se afirmar que a *vagina* é um canal de 8 a 10 cm de comprimento, de paredes elásticas, que liga o colo do útero aos genitais externos.

As células epiteliais que compõem a vagina são estimuladas por estrógenos a sintetizar e armazenar grandes depósitos de glicogênio, que é liberado no lúmen quando células epiteliais da vagina descamam. A flora bacteriana vaginal normal metaboliza o glicogênio, formando o ácido láctico, o qual é responsável pelo pH no lúmen vaginal, especialmente na metade do ciclo menstrual. O pH baixo ajuda a diminuir a invasão por patógenos (Martini *et al.*, 2009).

Por esse canal, a mulher elimina a menstruação, o pênis deposita os espermatozoides na relação sexual, e, na hora do parto, ocorre a saída do bebê. Desse modo, por ter uma membrana característica que lhe confere elasticidade, a vagina apresenta grande capacidade de distensão durante o trabalho de parto e o parto, facilitando a expulsão fetal (Ziegel e Cranley, 1985).

O *útero* é um órgão oco situado na cavidade pélvica anteriormente à bexiga e posteriormente ao reto, tem parede muscular espessa (miométrio) e com formato piriforme (de uma pera invertida). É revestido internamente por um tecido vascularizado rico em glândulas – o endométrio –, que, no decorrer da vida reprodutiva, sofre alterações cíclicas que modificam as características celulares. Outras camadas da musculatura uterina são: miométrio, que constitui o revestimento intermediário, e o perimétrio, mais externo.

Considerando as *partes do útero*: fundo, corpo, istmo e colo do útero, destaca-se o corpo do útero como a maior parte desse órgão. O fundo é a porção arredondada do corpo do útero, localizada superiormente à penetração das tubas uterinas. O corpo termina em uma constrição conhecida como istmo do útero. O colo do útero é a porção inferior que se estende do istmo até a vagina.

As *tubas uterinas* são dois ductos que unem o útero ao ovário. Seu epitélio de revestimento é formado por células ciliadas. Os batimentos dos cílios microscópicos e os movimentos peristálticos das tubas uterinas impulsionam o gameta feminino (oócito secundário) até o útero. Ou seja, sua função é transportar o oócito secundário para maturação final e fertilização. Para ocorrer a fertilização, que tipicamente corre na ampola da tuba uterina, o oócito secundário deve encontrar o espermatozoide. Além da função de transporte, a tuba uterina também oferece um meio nutritivo contendo lipídios e glicogênio, sendo essa mistura uma fonte de nutrientes para o futuro embrião em desenvolvimento (Martini et al., 2009).

Os *ovários* são estruturas ovais, localizadas na parte superior da cavidade pélvica, uma em cada lado do útero, exercendo duas principais funções: atividade endócrina (liberação de hormônios ovarianos); e formação e desenvolvimento dos gametas sexuais femininos.

Cabe ressaltar que, ao final de seu desenvolvimento embrionário, a menina apresentará todas as células que irão se transformar em gametas nos seus dois ovários. Essas células – os oócitos primários – encontram-se dentro de estruturas denominadas folículos de *Graaf* ou folículos ovarianos. A partir da adolescência, sob ação hormonal, os folículos ovarianos começam a crescer e a se desenvolver. Os folículos em desenvolvimento secretam o hormônio estrogênio (Figura 1.3).

A cada mês, apenas um folículo geralmente completa o desenvolvimento e a maturação, rompendo-se e liberando o oócito secundário (gameta feminino) – fenômeno conhecido como ovulação. Após seu rompimento, a massa celular resultante transforma-se em corpo lúteo ou amarelo, que passa a secretar os hormônios progesterona e estrogênio. Com o tempo, o corpo lúteo regride e converte-se em corpo *albicans* ou branco, uma pequena cicatriz fibrosa que permanecerá no ovário.

Ciclo menstrual

Caracteriza-se por uma ordenada sequência de eventos que ocorre pela interação dinâmica e cíclica no eixo hipotalâmico-hipofisário-ovariano. Essa interação inclui a produção de hormônios e alterações morfológicas em diversos órgãos, especificamente na genitália interna feminina, que resultam na ovulação e no preparo do útero para um possível processo de implantação embrionária.

Sob ação dos hormônios ovarianos produzidos por estímulo da hipófise, o endométrio sofre modificações estruturais cíclicas que constituem o ciclo menstrual.

Para melhor compreensão do ciclo menstrual, ele pode ser dividido em dois segmentos: ciclo ovariano e ciclo uterino.

O *ciclo ovariano* pode ser subdividido em duas fases: folicular e lútea (Quadro 1.1 e Figura 1.4); e o *ciclo uterino* em três fases: endométrio proliferativo, endométrio secretor e endométrio menstrual (Quadro 1.2) (Ziegel e Cranley, 1985).

No primeiro dia do ciclo (primeiro dia da menstruação), o endométrio que está bem desenvolvido (espesso e vascularizado) pela ação dos hormônios do ciclo anterior começa a descamar.

A liberação de hormônio foliculestimulante (FSH) inicia esse novo ciclo desencadeando um sinal para o desenvolvimento folicular* no ovário. Em torno de 15 ou mais folículos iniciam o processo de desenvolvimento em cada ciclo, mas apenas um amadurece por completo.

---

* O desenvolvimento folicular é um processo contínuo e dinâmico que só se interrompe quando a reserva ovariana chega ao fim, isto é, quando os folículos crescem e entram em atresia continuamente.

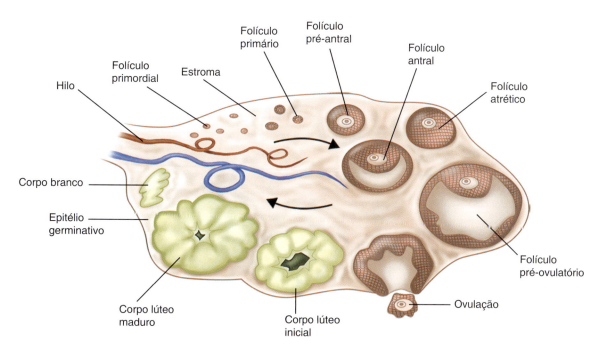

Figura 1.3 Maturação folicular. O gameta feminino liberado na superfície de um dos ovários é recolhido por finas terminações das tubas uterinas – as fímbrias.

Quadro 1.1 Ciclo ovariano.

Fase folicular

Consiste no período em que o folículo dominante é selecionado e se desenvolve sob ação do FSH até se tornar um folículo maduro. Nessa fase, o folículo destinado à ovulação passa pelos estágios primordial, pré-antral, antral e pré-ovulatório. A duração da fase folicular dura, em média, de 10 a 14 dias. O período ovulatório corresponde à ruptura folicular, com ocorrência da ovulação propriamente dita

O folículo pré-ovulatório corresponde ao folículo maduro, que é também denominado folículo de *Graaf*

Fase lútea

Após a ovulação propriamente dita, o folículo organiza-se para formar o corpo lúteo ou amarelo. A fase lútea consiste no período em que o folículo ovulatório se converte em corpo lúteo. Essa estrutura é encarregada de produzir a progesterona, isto é, um hormônio fundamental no preparo do endométrio, tornando-o receptivo à implantação embrionária. A função lútea é controlada pela secreção hipofisária de LH e a duração dessa fase normalmente é fixa, com duração de 14 dias. Se não ocorrer fecundação e/ou implantação embrionária, o corpo lúteo entra em regressão. Em casos de gestação, o funcionamento do corpo lúteo é mantido pela ação da hCG, que mantém a liberação hormonal ovariana até que a função hormonal placentária se estabeleça plenamente

FSH: hormônio foliculestimulante; hCG: gonadotrofina coriônica humana; LH: hormônio luteinizante.

Quadro 1.2 Ciclo uterino.

Endométrio proliferativo

Após a menstruação, a camada basal do endométrio que não descamou começa a proliferar e se tornar espessa, constituindo um tecido vascularizado. As glândulas tubulares simples também se reproduzem. No início da fase folicular, o endométrio tem aproximadamente 2 mm de espessura e alcança cerca de 10 mm no período pré-ovulatório

Esta fase do ciclo uterino mantém-se até a ovulação pela crescente produção de estrogênio pelos folículos ovarianos em desenvolvimento

Endométrio secretor

Esta fase, que se inicia após a ovulação, caracteriza-se pela ação da progesterona produzida pelo corpo lúteo. Há produção de secreção espessa e rica em glicogênio pelas glândulas endometriais, e o endométrio tem seu crescimento restrito, com consequente colabamento dos vasos espiralados

Endométrio menstrual

Caracteriza-se por uma ruptura irregular do endométrio, por meio de uma sequência de eventos, devido ao término da vida funcional do corpo lúteo, o que ocasiona redução da produção de estrogênio e de progesterona. A diminuição dos níveis destes hormônios induz reações vasomotoras, perda decidual e menstruação

O fluxo menstrual é interrompido como resultado dos efeitos combinados da vasoconstrição prolongada, do colapso tecidual, da estase vascular e da reparação induzida pela ação estrogênica

Quando o folículo começa a ser estimulado pelo FSH, as células foliculares multiplicam-se, formando uma camada granular, que por sua vez desencadeia a produção de estrogênio, responsável pela revitalização do endométrio. Além disso, o estrogênio (hormônio ovariano) ativa a liberação de hormônio luteinizante (LH) pela adeno-hipófise e, por volta do 11º ao 16º dia do ciclo, o pico da secreção de LH desencadeia a ovulação.

Após ocorrer a ovulação, há formação do corpo lúteo dentro do ovário, que favorece o aumento da produção de progesterona de maneira progressiva, especializando ainda mais o endométrio para uma possível implantação de um ovo fertilizado (nidação).

Com o aumento dos níveis de estrogênio e progesterona, ocorre uma queda dos níveis de FSH e LH.

Nas situações em que não houver implantação do óvulo fertilizado no útero, o declínio dos níveis do LH, que mantém a atividade do corpo lúteo, causará uma queda brusca dos níveis de estrogênio e progesterona no sangue. Em consequência, o endométrio que estava desenvolvido por ação desses hormônios não se sustenta e é parcialmente destruído sob a forma de menstruação.

Assim, o ciclo uterino é acompanhado por alterações que têm o objetivo de preparar o endométrio para a implantação do ovo fertilizado; quando isso não ocorre, a menstruação acontece. A menstruação é caracterizada pela descamação periódica e cíclica do endométrio, acompanhada de sangramento, com duração média de 4 a 5 dias, realizando-se em intervalos de aproximadamente 28 a 30 dias, com uma perda sanguínea de 20 a 60 ml. É válido ressaltar que a duração do ciclo menstrual é determinada pela variação no período da fase folicular, ou seja, o tempo necessário para que o folículo se desenvolva e alcance a maturidade.

Nos casos em que ocorrem a fertilização e a implantação do óvulo fecundado na cavidade uterina, a gonadotrofina coriônica humana (hCG) impede a regressão do corpo lúteo e mantém a secreção de estrogênio e progesterona, desencadeando o processo gestacional.

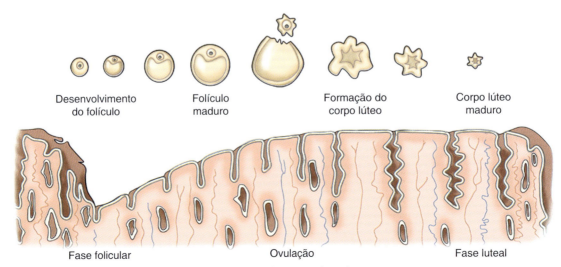

Figura 1.4 Esquema ilustrativo do ciclo ovariano.

COMEÇO DA GRAVIDEZ

Aproximadamente 14 dias antes da menstruação ocorre a ovulação, com liberação do óvulo que será fecundado pelo espermatozoide na ampola tubária, cerca de 6 a 8 horas após a atividade sexual. Após a fusão do material genético dos dois gametas, forma-se uma nova célula, que recebe a denominação zigoto.

O zigoto passa por divisões sucessivas, denominadas clivagens. Cada célula originada pela divisão embrionária é chamada de blastômero, e a cada divisão são formados blastômeros menores. O ovo fertilizado percorre seu trajeto pela tuba uterina, seguindo em direção ao útero. Geralmente, essa fase inicia-se em torno de 30 horas após a fecundação. Inicialmente, a clivagem do zigoto dá origem a dois blastômeros, que se dividirão sucessivamente, culminando com a formação de uma esfera compacta de células. Em torno do 4º dia após a fecundação, já com 16 blastômeros, o zigoto denomina-se mórula.

É nesse estágio que os blastômeros se alinham e sofrem um processo de compactação (comprimem-se uns contra os outros). No 5º dia após a fecundação, ocorre a formação do blastocisto, que coincide com a chegada do embrião à cavidade uterina (Figura 1.5). Nesta nova célula embrionária denominada blastocisto, começa a se formar um espaço cheio de líquido no interior do zigoto, de maneira a rechaçar as células centrais para a periferia, com consequente formação de uma ampla cavidade (blastocele). Observam-se um conjunto de células agrupadas em um dos polos (embrioblasto), que dará origem ao futuro feto, e uma camada celular externa achatada chamada trofoblasto.

Apesar do desenvolvimento de um novo ser já ter começado no momento da fecundação, a gravidez só se inicia, por definição, a partir do contato entre o blastocisto no endométrio, quando passará a ter íntima relação com o organismo materno. A implantação do blastocisto na cavidade uterina (nidação) acontece comumente na parte mais vascularizada do endométrio, isto é, no fundo e na face posterior alta do útero. O processo inicia-se em torno do 6º dia após a fecundação e termina aproximadamente no 10º dia. A nidação, conforme ilustra a Figura 1.6, é um processo complexo que requer receptividade endometrial adequada. Assim que o trofoblasto se implanta no endométrio, ele se prolifera rapidamente e se divide em duas camadas com funções distintas: o citotrofoblasto e o sinciciotrofoblasto. O citotrofoblasto é uma estrutura responsável pela invasão placentária, de maneira a ancorar a placenta à decídua e ao miométrio. Já o sinciciotrofoblasto é um epitélio especializado que recobre as vilosidades placentárias, responsável pelo transporte de gases, nutrientes, metabólitos e produção de hormônios (estrogênio, progesterona, glicocorticoides, lactogênio placentário, hCG) que irão participar no controle metabólico, materno e fetal. Com todo processo favorável, inicia-se a gravidez.

PERÍODOS DA GESTAÇÃO E DIAGNÓSTICO DE GRAVIDEZ

A seguir são listados alguns termos e expressões muito usados sobre gestação:

- **Ovo**: designa o produto da concepção nas fases iniciais da gravidez
- **Embrião**: concepto durante a fase de diferenciação orgânica (entre a 2ª e a 8ª semana de gravidez)
- **Feto**: da 9ª semana de gravidez até o nascimento
- **Abortamento**: processo (espontâneo ou provocado) pelo qual a cavidade uterina se esvazia de seu conteúdo gestacional antes que a gravidez alcance 22 semanas ou que o concepto ultrapasse 500 g
- **Parto prematuro**: também conhecido como pré-termo. Ocorre antes de a gestação completar 37 semanas, ou seja, segue da 22ª até a 36ª semana e 6 dias
- **Gestação a termo**: gravidez entre a 37ª e a 41ª semana e 6 dias
- **Gestação pós-termo**: gestação com duração igual ou superior a 42 semanas.

A gravidez humana é caracterizada por muitas transformações que acontecem, em média, ao longo das 40 semanas de gestação, o que equivale aproximadamente a 280 dias. Além do diagnóstico clínico representado pelos sinais e sintomas, existem outras maneiras de sugerir ou determinar uma gravidez, dentre elas, respectivamente, os exames hormonal e ultrassonográfico.

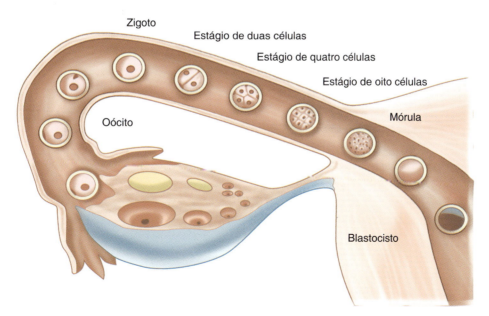

Figura 1.5 Estágios de desenvolvimento pré-embrionário.

As diferentes maneiras de manifestação da gravidez podem ser classificadas em 3 grupos: presuntivos (ou presunção), probabilidade e certeza. O primeiro, os achados *presuntivos*, representados por sinais subjetivos (Quadro 1.3), normalmente observados pela própria mulher, levam-na a supor que está grávida. Os achados de *probabilidade* evidenciam sinais e sintomas muito sugestivos de uma gravidez, e geralmente o examinador detecta sinais indicativos ao exame físico e/ou obstétrico ou ao realizar a leitura do exame hormonal (Quadro 1.4).

Na prática assistencial, as mulheres acolhidas pelas Unidades Básicas de Saúde, com história de atraso menstrual de mais de 15 dias deverão ser encaminhadas para a realização do teste imunológico de gravidez (TIG). De acordo com o Ministério da Saúde (2012), esse teste é considerado o método mais sensível e confiável para rastreamento e início precoce do pré-natal. Isso porque a dosagem da fração beta da gonadotrofina coriônica humana (β-hCG) para o diagnóstico precoce da gravidez é precisa e seu resultado é rápido, tornando-se assim um teste mundialmente reconhecido para confirmar a probabilidade de uma gravidez.

Após a concepção, é possível detectar o β-hCG no sangue periférico da mulher grávida entre 8 e 11 dias, quando a maioria dos testes tem sensibilidade para detecção de gravidez entre 25 e 30 mUI/mℓ. Os níveis plasmáticos aumentam rapidamente até alcançar um pico entre 60 e 90 dias de gravidez. Geralmente os resultados falso-positivos ocorrem na faixa entre 2 e 25 mUI/mℓ e, na visão da prática laboratorial, níveis menores que 5 mUI/mℓ são considerados negativos e acima de 25 mUI/mℓ são considerados positivos (Brasil, 2012).

Quando em situações clínico-obstétricas, se a mulher apresentar atraso menstrual superior a 12 semanas, o exame laboratorial por meio da dosagem do β-HCG não será o método de eleição. O diagnóstico de gravidez poderá ser feito pelo exame clínico, uma vez que é possível identificar o processo gestacional em 90% das pacientes por intermédio dos sinais clínicos, dos sintomas e do exame físico em gestações mais avançadas (Brasil, 2012).

Já os sinais de *certeza* são caracterizados por sintomas definitivos, causados especificamente pela gravidez (Quadro 1.5).

Na composição deste capítulo, após a abordagem do sistema reprodutor feminino e do início da gestação, percebe-se a importância de os profissionais de Enfermagem compreenderem integralmente a anatomia e a fisiologia do sistema reprodutor feminino, para que possam prestar cuidados à mulher de acordo com o contexto sociocultural em que ela está inserida.

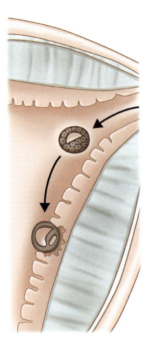

Figura 1.6 Implantação do blastocisto no epitélio endometrial.

Quadro 1.3 Sinais e sintomas de presunção de gravidez.

- Amenorreia
- Náuseas e vômito (início entre 5 e 6 semanas)
- Sialorreia (produção excessiva de saliva)
- Alteração do apetite e fadiga
- Polaciúria (aumento da frequência urinária – 6 semanas)
- Cloasma gravídico ou melasma – hiperpigmentação na face
- "Linha nigra"
- Sinal de Halban – lanugem na testa, nos limites do couro cabeludo
- Alterações mamárias (hipersensibilidade); e rede de Haller.

Observação: em geral, com 8 semanas de gestação, surgem a aréola primária (hiperpigmentação e espessamento do tecido) e os tubérculos de Montgomery (aproximadamente em número de 12 a 15 – regridem no puerpério). Com 20 semanas, aparece uma pigmentação de limites imprecisos ao redor do mamilo denominada aréola secundária (sinal de Hunter).

Quadro 1.4 Sinais de provável gravidez.

Alterações da vulva e da vagina (6 a 8 semanas)
- Aspecto violáceo da mucosa vulvar (sinal de Chadwick ou Jacquemier) e vaginal (sinal de Kluge), resultante de grande aumento da vascularização, causado por uma congestão venosa. Esses sinais podem ser observados 6 a 8 semanas após a concepção e geralmente surgem como um sinal precoce de gravidez
- Paredes vaginais aumentadas, com aumento da vascularização, o que consequentemente provoca maior sensação de umidade na vulva

Alterações anatômicas no formato e na consistência do útero (6 a 8 semanas)
- Sinal de Piskacek – caracteriza-se pelo abaulamento e amolecimento na zona de implantação do blastocisto
- Aumento do diâmetro anteroposterior do útero
- 12 semanas – aumento do volume abdominal, quando o útero torna-se palpável logo acima da sínfise púbica
- Amolecimento do colo do útero (cérvice) detectado

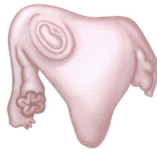

Sinal de Piskacek

(continua)

Quadro 1.4 Sinais de probabilidade (*continuação*).

- Sinal de Hegar – em torno de 6 a 8 semanas de gravidez, o útero assume consistência elástica e amolecida, sobretudo na região do istmo. Esse fato possibilita a flexão do corpo sobre o colo do útero, quando é realizado o toque bimanual, conforme ilustrado. A sensação é semelhante à separação do corpo do útero da cérvice

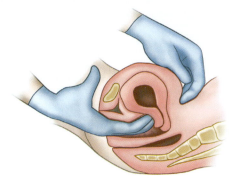

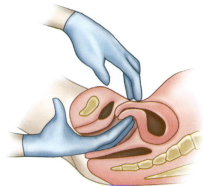

Sinal de Hegar

- Sinal de Nobile-Budin: a matriz piriforme torna-se globosa, sendo percebida pelo toque no fundo de saco de Douglas

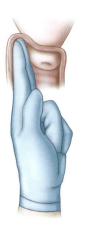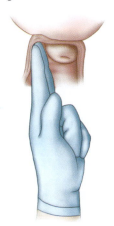

Sinal de Nobile Budin

Diagnóstico hormonal

Apesar de o diagnóstico hormonal ser utilizado com grande frequência para certificar uma gestação, cabe destacar que a presença do hormônio gonadotrófico tanto na urina como no sangue não representa certeza de gravidez, pois o processo patológico conhecido como mola hidatiforme, caracterizado pela proliferação anormal do trofoblasto na cavidade uterina, promove alterações significativas nos níveis de gonadotrofina coriônica. Cabe esclarecer que a hCG é um hormônio sintetizado pelo sinciciotrofoblasto, composto por duas subunidades: alfa e beta. A segunda subunidade é específica da gonadotrofina coriônica. Uma de suas principais funções é inibir a involução do corpo lúteo, que é a principal fonte de progesterona nas primeiras 8 a 10 semanas de gravidez. Após esse período, essa função é assumida pela placenta

- Teste imunológico de gravidez (TIG) e teste para gravidez (β-hCG) – sua detecção, respectivamente na urina ou no sangue, indica probabilidade de gravidez. No sangue, é possível detectar o hormônio no primeiro dia após a implantação do ovo fertilizado no endométrio, o que ocorre aproximadamente entre o 8º e o 11º dia após a fecundação.

Observação: a produção de gonadotrofina coriônica humana (hCG) inicia-se logo no primeiro dia após a fecundação e seus valores ascendem no primeiro trimestre, alcançando níveis máximos (100.000 mUI/mℓ) entre a 10ª e a 12ª semana, depois diminuem gradativamente, declinando para valores de 10.000 a 20.000 mUI/mℓ com 20 semanas.

Quadro 1.5 Sinais de certeza.

- Ausculta dos batimentos cardíacos fetais a partir de 12 semanas pelo Sonar-Doppler; ou com o estetoscópio de Pinard em gestantes não obesas, a partir da 20ª semana de gestação
- Percepção de movimentos fetais ativos pelo examinador, em média após 18 a 20 semanas de gestação
- Visualização do embrião ou do contorno esquelético fetal realizado pelo exame ultrassonográfico. Entre 4 e 5 semanas, é possível visualizar saco gestacional e vesícula vitelínica. Em torno de 6 semanas, pode-se detectar a atividade cardíaca do concepto. Cabe destacar que o exame ultrassonográfico é indicado para determinar com maior precisão a idade gestacional, sendo idealmente realizado entre 10 e 13 semanas, avaliando-se o comprimento fetal cabeça-nádegas; ou a partir da 15ª semana pela medida do diâmetro biparietal. O exame de imagem também auxilia na detecção de malformações, gestações múltiplas, implantação placentária, vitalidade do concepto, entre outros

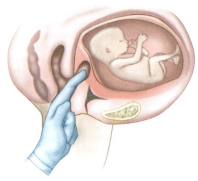

Sinal de Puzos

Observação: alguns autores citam o sinal de Puzos como diagnóstico de certeza. Esse sinal consiste em realizar uma manobra no colo do útero, tornando possível sentir o choque do feto quando impulsionado pelo dedo do examinador. Após impulsionado, o feto volta a ocupar a sua posição, mergulhando no líquido amniótico e na cavidade uterina.

Questões de autoavaliação

1. O ciclo menstrual caracteriza-se por uma sequência de eventos que ocorre pela interação dinâmica e cíclica influenciada pela ação dos hormônios ovarianos. Na divisão do ciclo menstrual, o ciclo uterino envolve as fases:
   (A) Endometrial e ovariana
   (B) Folicular e lútea
   (C) Endométrio proliferativo, endométrio secretor e endométrio menstrual
   (D) Hipofisária e ovariana

2. O ciclo ovariano é dividido nas fases folicular e lútea. A fase lútea consiste no período em que o folículo ovulatório se converte em corpo lúteo. Essa estrutura, que é encarregada de produzir progesterona, possui sua ação controlada pelo(a):
   (A) Gonadotrofina coriônica humana (hCG)
   (B) Hormônio foliculestimulante (FSH)
   (C) Estrogênio
   (D) Hormônio luteinizante (LH)

3. A pelve, também conhecida como bacia, é a região de transição entre o tronco e os membros inferiores. Ao que se refere à pelve óssea, assinale a alternativa que identifica a sua estrutura:
   (A) Dois ilíacos, sacro e cóccix
   (B) Dois ilíacos, vértebras lombares, sacro e cóccix
   (C) Ílios, ísquios e púbis
   (D) Ílios, ísquios e púbis e cóccix

4. A gravidez humana caracterizada por muitas transformações que acontecem, em média, ao longo das 40 semanas de gestação. No que tange aos sinais de probabilidade especificamente nas alterações de formato e consistência do útero, pode-se identificar:
   (A) Sinal de Chadwick
   (B) Sinal de Hegar
   (C) Sinal de Halban
   (D) Sinal de Kluge

5. As diferentes formas de manifestação da gravidez podem ser classificadas em sinais de presunção, probabilidade e certeza. De acordo com essas três categorias de classificação, a alternativa que identifica sinais presuntivos de gravidez é:
   (A) Rede de Haller, polaciúria e melasma
   (B) Sinal de Jacquemier, náuseas e vômito, e sialorreia
   (C) Movimentos fetais ativos, amenorreia e polaciúria
   (D) Sinal de Piskacek, náuseas e vômito, e amenorreia

REFERÊNCIAS BIBLIOGRÁFICAS

Brasil. Ministério da Saúde. Atenção ao pré-natal de baixo risco. Brasília: Ministério da Saúde; 2012.

Martini FH, Timmons MJ, Tallitsch RB. Anatomia Humana. 6. ed. Porto Alegre: Artmed; 2009.

Moore KL, Persaud TVN. Embriologia Clínica. 6. ed. Tradução de Ithamar Vugman e Mira de Casrilevitz Engelhardt. Rio de Janeiro: Guanabara; 2000.

Rezende J. Obstetrícia Fundamental. 14. ed. Rio de Janeiro: Guanabara; 2018.

Ziegel EE, Cranley MS. Enfermagem Obstétrica. 8. ed. Rio de Janeiro: Guanabara; 1985.

Gabarito das questões: Questão 1 – letra C; Questão 2 – letra D; Questão 3 – letra A; Questão 4 – letra B; Questão 5 – letra A.

2
Modificações Fisiológicas na Gestação

Luciane Pereira de Almeida

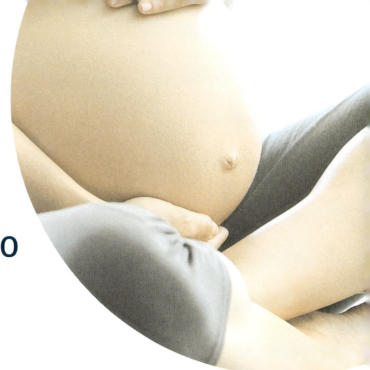

INTRODUÇÃO

Durante a gestação, o organismo materno vivencia inúmeras alterações fisiológicas na tentativa de se adaptar às necessidades do produto de concepção em desenvolvimento. As adaptações anatômicas e bioquímicas normalmente ocorrem como modo de reação orgânica à presença do concepto, à sobrecarga hormonal experimentada pela gestante ou à ação mecânica desencadeada pelo útero gravídico.

De maneira geral, todas as alterações visam promover condições para um desenvolvimento fetal adequado e em completo equilíbrio com o organismo materno. No entanto, algumas modificações, mesmo que fisiológicas, podem causar situações e sintomas incômodos para a mulher grávida.

Essas modificações que ocorrem praticamente em todos os sistemas devem ser bem compreendidas pelos profissionais de enfermagem para a correta interpretação dos achados fisiológicos e patológicos desencadeados no período gestacional. Em variadas situações, é durante a assistência pré-natal que a enfermeira pode assegurar à mulher uma gestação bem-sucedida, pelo simples fato de diferenciar precocemente os sinais e sintomas decorrentes das adaptações fisiológicas e das condições patológicas.

Assim, dentre as principais condutas de enfermagem no decorrer da assistência pré-natal, podem-se destacar:

- Orientação quanto às mudanças fisiológicas* que ocorrem no organismo materno, as quais, muitas vezes, se associam a alguns desconfortos
- Explicações a respeito do desenvolvimento fetal, incluindo as necessidades maternas quanto à alimentação e ao repouso
- Promoção de momentos individuais ou em grupos para a gestante expressar seus sentimentos, minimizar dúvidas e tranquilizar-se, em caso de ansiedade
- Incentivo ao autocuidado e à boa higiene feminina.

Desse modo, este capítulo tem como propósito abordar os processos fisiológicos que ocorrem na mulher em virtude da gestação, devendo a enfermeira estar ciente das adaptações específicas do sistema reprodutor feminino, assim como das mudanças gerais relacionadas ao sistema orgânico.

ALTERAÇÕES ANATÔMICAS E FISIOLÓGICAS

As modificações desencadeadas no sistema reprodutor feminino em decorrência da gravidez, em geral, têm início precoce, especificamente pela ação hormonal das células trofoblásticas que proliferam no momento da implantação do produto de concepção no endométrio. Apesar de as mamas não estarem inclusas nesse sistema, elas serão descritas junto com ele em função da sua íntima relação na perpetuação da espécie humana.

Mamas

Nas primeiras semanas da gravidez, surgem sintomas mamários característicos, tais como a hipersensibilidade, que muitas vezes se manifesta como relato doloroso e tensão mamária. A hipersensibilidade mamária costuma ser um dos primeiros sinais de desconforto na gestação, sendo identificado antes mesmo da amenorreia e, em geral, diminui até a 10ª semana.

À medida que a mama aumenta de tamanho, geralmente ao longo do segundo trimestre gestacional, em decorrência da hipertrofia alveolar mamária, as veias subcutâneas tornam-se mais visíveis (rede de Haller). Além disso, as papilas e aréolas tornam-se mais pigmentadas, e aumentam as glândulas sebáceas dispersas na região areolar (tubérculos de Montgomery), conforme ilustra a Figura 2.1.

É importante recomendar o uso de sutiã com orifício central e de alças largas para uma boa sustentação das mamas.

Útero

▪ Hipertrofia, elasticidade e contratilidade

O útero modifica-se intensamente em consistência, volume, peso, formato, posição e coloração no decorrer da gestação.

---
* Ao realizar uma consulta de pré-natal, a enfermeira pode revisar sinais e sintomas fisiológicos da gestação, a fim de estabelecer uma base de dados para o desenvolvimento de planos de cuidados. Desse modo, é importante esclarecer algumas informações para a gestante, como o período de amenorreia, as modificações que ocorrem nas mamas, a possibilidade de náuseas e vômito, pirose, aumento da frequência urinária, sonolência, movimentos fetais, dentre outras.

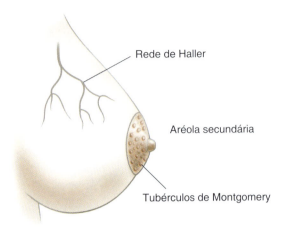

Figura 2.1 Alterações das mamas na gestação.

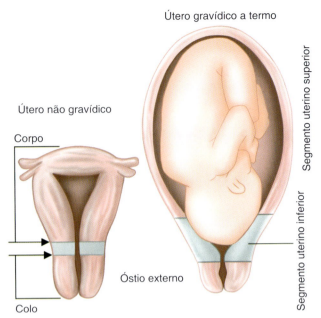

Figura 2.2 Morfologia do útero durante a gestação.

Além de apresentar extrema sensibilidade a estímulos hormonais e nervosos, outro aspecto relevante na gestação é a capacidade desse órgão aumentar de tamanho, acompanhando o crescimento do concepto, assim como de involuir rapidamente à sua dimensão habitual em apenas algumas semanas após o parto. Isso ocorre em função da disposição simétrica dos feixes musculares entrelaçados do órgão, que é constituído de musculatura lisa – miométrio.* Em geral, o útero tem seu peso modificado após uma gestação. Sendo este uma estrutura quase maciça, com formato de pera invertida, pesa cerca de 60 g em uma mulher nuligesta e pode alcançar um peso médio de 70 g em uma mulher que já vivenciou o período gestacional (Ziegel e Cranley, 1985).

Durante a gravidez, esse órgão de volume crescente transforma-se em uma cavidade de parede fina capaz de comportar o feto, a placenta e o líquido amniótico, podendo alcançar, ao término da gestação, um tamanho de 15 a 20 vezes maior do que seu estado pré-gravídico (Figura 2.2). Ou seja, com a distensão e a hipertrofia das células musculares uterinas, ao final da gravidez o útero pode chegar a pesar cerca de 1.100 g.

Essa camada muscular uterina passível de grande capacidade de elasticidade e de resistência desenvolve, durante a gravidez, um acúmulo de tecido fibroso especificamente na camada mais externa, acompanhada por aumento considerável dos tecidos elástico e conjuntivo. A estimulação da hipertrofia e da hiperplasia uterina se dá, em um primeiro momento, em função dos hormônios que promovem a manutenção da gestação (essencialmente pelas ações do estrogênio e da progesterona). No início do segundo trimestre de gestação, o aumento do tamanho do útero está relacionado, em grande parte, com o efeito da pressão exercida pelo feto em desenvolvimento.

É válido ressaltar que a espessura da parede uterina que sofre hipertrofia nas fases iniciais da gestação tende a diminuir (fica mais fina) à medida que a gravidez evolui. Esse fato ocorre devido ao alongamento das fibras musculares, o que possibilita ao examinador a realização da manobra de Leopold com mais facilidade (Capítulo 7, *Atenção à Saúde da Mulher | A Consulta de Enfermagem no Pré-Natal*).

Ao longo do período gestacional, é comum a ocorrência de contrações irregulares, indolores, denominadas contrações de Braxton Hicks, que podem ser percebidas pela palpação abdominal externa. São desconfortáveis e esporádicas ao longo do segundo trimestre. Contudo, podem assumir certo grau de ritmo e aumento da frequência no decorrer do terceiro trimestre de gestação, preparando, desse modo, a gestante e o feto para o processo de parto e nascimento (Capítulo 9, *Mecanismo do Parto e Nascimento*).

Alterações de tamanho, formato e posição

Nas semanas iniciais da gestação, o útero aumenta de tamanho de maneira desigual, sendo mais importante o crescimento da zona de implantação, o que lhe proporciona um formato assimétrico (sinal de *Piskacek*).

Aproximadamente na 12ª semana de gestação, o órgão transpõe os limites da pelve e torna-se abdominal. A partir disso, continua a crescer, ocupando grande parte da cavidade abdominal anterior, sendo desviado para a direita pelas estruturas abdominais, em especial o cólon sigmoide.

Na medida em que a gravidez avança, o corpo e o fundo do útero assumem uma configuração globosa ou esférica. Desse momento até a 20ª semana, o aumento uterino continua pela hipertrofia das fibras musculares, chegando ao seu limite por isquemia no final do terceiro trimestre. Nesse momento, ocorre a conversão uterina de formato globoso para cilíndrico ou ovoide, devido ao alongamento das fibras musculares (Guyton e Hall, 1996).

Na tentativa de atender às demandas de nutrientes e de oxigênio essenciais para o desenvolvimento do concepto, a circulação uteroplacentária sofre um aumento fisiológico do fluxo sanguíneo durante o período gestacional. Ou seja, em uma mulher não grávida, o útero recebe um fluxo sanguíneo de aproximadamente 50 mℓ por minuto e, durante uma gestação a termo, pode chegar a 500 mℓ por minuto. Com o aumento da vascularização, o útero também adquire mudança na coloração, tornando-se mais vinhoso (Burroughs, 1995).

---

* Conforme explica Rezende (2018), antes da gravidez a espessura do miométrio varia entre 7 e 12 mm e pode alcançar nos primeiros meses de gestação uns 25 mm por distensão e hipertrofia das células, mantendo-se assim até 20 semanas. Com 5 meses de gestação, o útero começa a assumir uma forma ovoide em virtude do crescimento fetal, o que promove o afinamento da musculatura desse órgão, alcançando no termo da gestação uma espessura média de 4 a 10 mm.

Colo do útero, ovários e tubas uterinas

O colo do útero tem sua estrutura formada por tecido conjuntivo, com poucas fibras musculares. Geralmente, ao longo das primeiras 4 semanas após a fecundação, surgem amolecimento e cianose pronunciados dessa estrutura, ou seja, alterações precoces de gravidez resultantes do aumento da vascularização, o que proporciona também uma alteração em sua consistência, tornando-a edemaciada (ao toque, colo amolecido – *sinal de Goodell*).

As glândulas cervicais também vivenciam um processo de hipertrofia e secretam no início da gestação um muco opaco muito espesso que resulta na obstrução do canal cervical, denominado tampão mucoso ou rolha de Schroeder (Figura 2.3). Sua eliminação, no termo de uma gestação, é um indicativo do início do trabalho de parto.

Os ovários cessam o processo ovulatório durante a gravidez, assim como o mecanismo de maturação de novos folículos. Contudo, o corpo lúteo que se originou previamente à nidação da atual gestação mantém seu funcionamento durante as primeiras 10 semanas, produzindo progesterona até que a placenta, ao se formar por volta de 10 a 12 semanas, assuma essa função.

Torna-se válido ressaltar que as tubas uterinas não sofrem alterações apreciáveis e significativas durante a gestação.

Vagina e períneo

Os músculos do períneo e da vulva (também chamada de pudendo feminino) sofrem aumento da vascularização durante a gravidez, assim como amolecimento do tecido conjuntivo dessa região. Esse aumento do fluxo sanguíneo proporciona uma diferenciação na coloração da mucosa, tornando-a mais arroxeada ou violácea (*sinal de Chadwick*).

Como preparo para a distensão a que serão submetidas no processo do trabalho de parto e parto, as células musculares lisas das paredes vaginais ficam hipertrofiadas, aumentando a sua espessura e perdendo sua rugosidade característica. A vascularização também aumentada causa mudança de tonalidades das paredes vaginais para um tom arroxeado, denominado *sinal de Kluge*.

As secreções cervicais e vaginais estão consideravelmente elevadas na gravidez e consistem em um muco espesso, de coloração branca, com pH ácido (3,5 a 6) que resulta de um aumento da produção de ácido láctico a partir do glicogênio do epitélio vaginal por ação do *Lactobacillus acidophilus* (Cunningham *et al.*, 2000).

SISTEMA CIRCULATÓRIO

A alteração hemodinâmica é a mais importante modificação na gestação. O débito cardíaco* normal de 5 ℓ da mulher começa a aumentar com 5 a 6 semanas de gravidez, alcançando níveis mais elevados a partir da 24ª semana e pico em torno da 32ª à 34ª semana, com níveis de 30 a 50% acima do normal. Permanece nesses níveis até o período da 36ª à 38ª semana, com pequena queda até o parto. Contudo, o aumento volêmico dependerá especificamente de cada mulher, relacionando-se com fatores como peso e estatura, número de gestações e paridades, assim como gestação de feto único ou gemelar. Além disso, o débito cardíaco torna-se muito sensível a alterações posturais. Essa sensibilidade aumenta ao longo da gravidez, visto que o útero comprime a veia cava inferior, diminuindo o retorno venoso.

Dessa maneira, o débito cardíaco eleva-se por aumento da volemia e por diminuição da resistência vascular periférica, ocasionando, consequentemente, aumento da frequência cardíaca em 10 a 15 bpm.

O processo de hipervolemia induzida pela gravidez tende a suprir as necessidades de um útero extremamente aumentado, com um sistema vascular hipertrofiado, além de salvaguardar a mãe das perdas sanguíneas desencadeadas no processo de parturição.

O fluxo sanguíneo aumentado também é direcionado para órgãos como rins e pele, especialmente nos pés e nas mãos, com o propósito de dissipar o calor excessivo produzido pelo aumento do metabolismo, o que propicia à mulher uma sensação maior de calor.

Outro fator relevante é que o aumento do volume sanguíneo requer também elevação da massa eritrocitária. Isso é necessário, pois, quando o volume plasmático se eleva na gestante e fisiologicamente não ocorre o aumento da massa eritrocitária, há queda do hematócrito por hemodiluição. Logo, esse parâmetro não deve ser valorizado para o diagnóstico de anemia gestacional, levando-se em consideração os parâmetros de uma anemia fisiológica. Assim, a elevação da massa eritrocitária, em geral, aumenta na medida em que as quantidades necessárias de ferro e ácido fólico são repostas na gestação. Segundo explicação de Cunningham *et al.* (2000), torna-se necessária a reposição, pois a quantidade de ferro absorvida na dieta, juntamente com o ferro mobilizado das reservas, é insuficiente para atender às demandas impostas pela gravidez.

Logo, na ausência de suplementação de ferro e de ácido fólico, a concentração de hemoglobina e de hematócrito maternos sofrerá um decréscimo considerável conforme o volume

---

* O débito cardíaco é o produto do volume de ejeção pela frequência cardíaca.

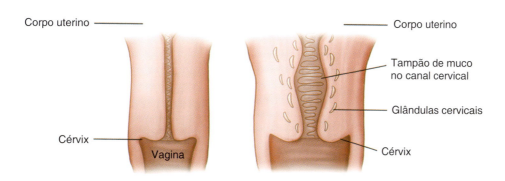

Figura 2.3 Localização do tampão mucoso ou rolha de Schroeder.

SISTEMA RESPIRATÓRIO

plasmático aumentar. No entanto, a produção de hemoglobina no feto não é prejudicada, visto que a placenta obtém ferro da mãe em quantidades suficientes para o feto manter uma concentração de hemoglobina normal mesmo quando a mãe apresenta uma anemia grave. No entanto, essa deficiência de ferro na mulher grávida pode aumentar o risco de abortamento e partos prematuros.

SISTEMA RESPIRATÓRIO

No decorrer da gravidez, acontecem alterações funcionais no sistema respiratório a fim de atender às necessidades metabólicas da mãe e do feto. Tais alterações são mais pronunciadas no termo da gestação e retornam ao normal após o parto.

De acordo com Cunningham *et al.* (2000), a função pulmonar não é comprometida pela gravidez; entretanto, doenças do sistema respiratório podem ser mais graves se desenvolvidas nesse período.

Nas vias respiratórias superiores, ocorrem vasodilatação, edema da mucosa, congestão nasal e aumento das secreções.

A caixa torácica apresenta um aumento médio de 2 cm em seu diâmetro transverso, e a circunferência torácica pode aumentar em até 6 cm. Assim, há maior movimentação do diafragma e do tórax, promovendo o aumento da frequência respiratória na gestante em resposta a um crescente consumo de oxigênio.

Consequentemente, o volume corrente aumenta progressivamente ao longo da gravidez, enquanto o volume de reserva expiratória diminui à medida que o feto se desenvolve e o útero cresce, ocorrendo uma compressão do diafragma* e da caixa torácica. Ou seja, de acordo com Rezende (2018), no termo da gestação a capacidade expiratória diminui em aproximadamente 15%, o que favorece a hiperventilação e, consequentemente, aumenta a concentração de oxigênio no sangue materno, beneficiando melhores suprimentos ao feto. Outra vantagem da hiperventilação, segundo o mesmo autor, é a diminuição da concentração de gás carbônico, facilitando as trocas fetais por meio da placenta.

SISTEMA URINÁRIO

As alterações morfológicas do sistema urinário durante a gestação estão enfocadas: no aumento do peso do rim, de aproximadamente 30%, e discreta ampliação do seu comprimento (cerca de 1 cm), ambos resultantes de maior vascularização; nos ureteres dilatados, provavelmente pelo efeito da progesterona, geralmente ocorrendo estase urinária, elevando a suscetibilidade às infecções urinárias; na compressão da bexiga anteroposteriormente, o que propicia aumento da frequência das micções (polaciúria).

SISTEMA DIGESTÓRIO

São muitas as alterações que ocorrem nas gestantes relacionadas com o sistema digestório. Dentre elas, destacam-se as seguintes:

- Geralmente, a mulher tende a repousar durante mais tempo, conservando energia e melhorando a nutrição fetal
- As náuseas e o vômito são sintomas comuns no primeiro trimestre gestacional, normalmente relacionados com os níveis elevados da gonadotrofina coriônica humana (hCG),

e tendem a desaparecer ao término do primeiro trimestre, quando os níveis desse hormônio começam a decair
- Em algumas mulheres, podem ocorrer: perversão alimentar (desejo de comer coisas bizarras: sabão, carvão, dentre outros) ou aumento do apetite
- A salivação excessiva, também denominada sialorreia ou ptialismo, pode surgir por causa da dificuldade da deglutição associada às náuseas
- É comum a queixa de pirose (azia), normalmente acompanhada de refluxo gástrico, devido à diminuição do tônus e ao relaxamento do esfíncter esofágico inferior, em resposta ao aumento dos níveis de progesterona que promovem o deslocamento do estômago e a elevação da pressão abdominal
- A motilidade gastresofágica, intestinal e biliar, bem como a tonicidade dos esfíncteres, apresenta-se diminuída durante a gravidez devido ao aumento de progesterona
- O esvaziamento gástrico é lento, e o tempo do trânsito alimentar intestinal pode acarretar reabsorção de água superior ao normal, levando a situações de constipação intestinal
- A queixa decorrente de sintomas de hemorroida é comum durante a gravidez e deve-se, em grande parte, à constipação intestinal e ao aumento da pressão nas veias abaixo do nível do útero.Quando necessário, além do encaminhamento para um profissional especializado, algumas orientações podem ser fornecidas pela enfermeira para minimizar alguns sintomas desconfortáveis durante o período gestacional, diante das alterações gastrintestinais, tais como: orientar a gestante a comer alimentos secos meia hora antes de se levantar, para evitar náuseas e vômito
- Manter-se sentada após as refeições, ou seja, não se deitar, para evitar refluxo
- Não beber líquido durante as refeições, a fim de evitar náuseas e vômito
- Aumentar a ingestão de líquidos e fibras para aliviar constipação intestinal
- Diminuir a quantidade de alimentos em uma refeição, porém aumentar a frequência da alimentação
- Informar sobre alimentos que podem ser evitados para minimizar o desconforto de flatulências e azia.

SISTEMA TEGUMENTAR

No decorrer da gestação, muitas mulheres desenvolvem um aumento da pigmentação cutânea, mais evidente em determinadas regiões corporais: na face (cloasma ou melasma gravídico), nas aréolas mamárias e também no abdome. Além do estímulo dos melanócitos, que favorecem o surgimento de manchas, existe também o aumento da secreção das glândulas sebáceas, tornando a pele mais oleosa, predispondo a proliferação de acne.

As alterações pigmentares desencadeadas pela condição hormonal na gestação, especificamente pelo aumento na produção de estrogênio e de progesterona, ocorrem em função da liberação de maiores concentrações de alfamelanotropina pela hipófise (com ação estimulante nos melanócitos). Esse é um importante fator que desencadeia as alterações pigmentares que tendem a aumentar de acordo com a exposição solar.

A *linha nigra* corresponde à pigmentação de cor preto-acastanhada na linha média do abdome, resultante da ação estimulante nos melanócitos.

Com relação às estrias gravídicas, estas são alterações que traduzem a hiperdistensão da pele, e seu aparecimento está condicionado à diminuição da hidratação e ao estiramento das fibras

---

* Segundo Rezende (2018), estudos radiológicos comprovaram que o diafragma se eleva cerca de 4 cm, ampliando, dessa forma, o diâmetro transverso que, por sua vez, propicia uma respiração predominantemente diafragmática.

de colágeno. Sua incidência é mais frequente no abdome, nas mamas, nas nádegas e nas coxas. Em mulheres multíparas, essas lesões, que representam soluções de continuidade da derme, mostram-se de cor avermelhada quando originadas em gestação atual ou recente. As estrias de características mais claras, de coloração acinzentada, representam cicatrizes de gestações anteriores.

SISTEMA MUSCULOESQUELÉTICO

As alterações posturais alteram a anatomia da coluna vertebral da grávida, sobretudo da coluna lombar, o que possibilita a ocorrência frequente de lombalgia.

O peso adicional da gravidez (útero, feto e anexos) desestabiliza o equilíbrio materno ao colocar seu centro de gravidade para a frente. A fim de corrigir seu eixo corporal, a gestante assume a atitude involuntária de lordose lombar. Dessa maneira, posiciona seu tórax para trás e volta a coincidir seu centro de gravidade com o eixo do seu corpo (Figura 2.4).

Na medida em que o volume uterino aumenta, acentua-se a lordose lombar e desloca-se o eixo da gravidade para os membros inferiores. Assim, a gestante amplia a sua base de sustentação, afastando discretamente um pé do outro, em tentativa compensatória de manter o eixo de equilíbrio, e, assim, modifica sua marcha. O andar oscilante, com passos curtos e lentos, base de sustentação alargada e maior ângulo dos pés com a linha média, descreve a marcha típica da gestante denominada *marcha anserina*.

Ao final do período gestacional, o desconforto postural acentua-se e pode surgir dor na região cervical, causada pela flexão mantida no pescoço.

Contudo, a dor lombar é a queixa mais comum, sobretudo no último trimestre, e na maior parte dos casos as alterações posturais são responsáveis pelo quadro álgico.

As orientações cabíveis para essas queixas incluem a observação de postura adequada, massagens e exercícios de relaxamento muscular (hidroginástica e ioga) com acompanhamento profissional especializado, além do uso de sapatos baixos e confortáveis.

SISTEMA ENDÓCRINO

O organismo da gestante experimenta variadas alterações hormonais desde as primeiras semanas de gestação, sendo essas mudanças fundamentais para a continuidade do processo gestacional, assim como para atender às necessidades do feto em crescimento e desenvolvimento. Embora sejam muitos os agentes endócrinos que sofrem alterações (glândula tireoide, pâncreas, dentre outras), neste capítulo são abordados os hormônios secretados especificamente pela placenta:* hCG, progesterona, estrogênio, lactogênio placentário humano (hPL) e relaxina.

Gonadotrofina coriônica humana

Hormônio fundamental para assegurar o desenvolvimento do concepto no decorrer do primeiro trimestre gestacional, assumindo a função de manter o corpo lúteo íntegro, além da sua duração habitual (14 dias, quando não há concepção).

A hCG é uma glicoproteína composta pelas subunidades alfa (α) e beta (β), e os seus níveis plasmáticos aumentam crescentemente até atingir um pico máximo entre a 10ª e a 12ª semana; depois desse período, o valor decresce ligeiramente e desaparece da circulação materna cerca de 12 a 24 horas após o parto.

É secretada pelo sinciciotrofoblasto e pode ser detectada no sangue no primeiro dia após a implantação do zigoto no endométrio, ou seja, aproximadamente entre o 8º e o 10º dia após a fecundação.

No organismo materno, a hCG pode estimular a síntese de relaxina e inibir a secreção hipofisária de hormônio luteinizante (LH). Seus principais receptores localizam-se no endométrio e no miométrio, os quais tendem a inibir as contrações induzidas pela ocitocina. Assim, a hCG poderá ser ainda um relaxante uterino, especialmente no início da gravidez, enquanto a musculatura uterina vivencia seu processo de hipertrofia e consequente estiramento.

---

* A placenta é descrita como órgão acessório da gestação (glândula endócrina) e conforme Rezende (2018), a partir de 16 a 18 semanas, mostra-se completamente formada, pois já adquiriu morfologia e estrutura peculiar. Apresenta duas faces: fetal, que fica diretamente em contato com a cavidade amniótica, feto e cordão umbilical; face materna, a qual fica em contato com a musculatura uterina.

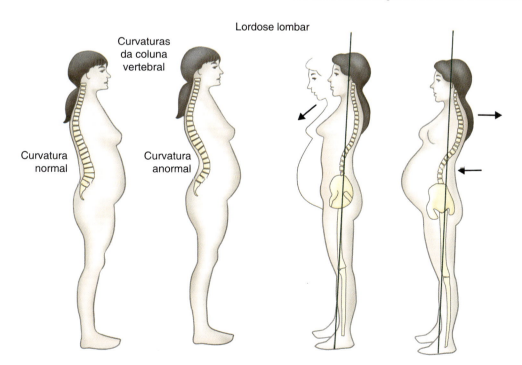

Figura 2.4 Postura da mulher grávida e seu eixo de sustentação.

16 Parte 1 • Enfermagem Materna

Progesterona

Hormônio de grande importância, responsável diretamente pela instalação e manutenção do crescimento e desenvolvimento fetal na cavidade uterina até o momento do nascimento.

A progesterona também tem ação sobre a secreção da hCG e do hPL, além de desempenhar outras funções importantes durante a gravidez, como:

- Impedir as contrações uterinas, por meio da inibição da produção de prostaglandinas e também pela diminuição da sensibilidade à ocitocina, evitando a expulsão prematura do feto
- Estimular o desenvolvimento dos sacos alveolares mamários. Com a chegada do termo da gestação, os níveis de progesterona decaem e tem-se o início do trabalho de parto, quando a ocitocina age no útero iniciando o processo de contratilidade para expulsão fetal.

Estrogênio

A produção de estrogênio também aumenta na gravidez, e esse hormônio é responsável por estimular o crescimento contínuo do miométrio uterino, preparando este órgão para desempenhar uma importante função de contratilidade durante o trabalho de parto e parto.

Assim como a progesterona, o estrogênio inicialmente é sintetizado pelo corpo lúteo sob a ação da hCG, papel que mais tarde é assumido pela placenta.

O estrogênio estimula o desenvolvimento do sistema ductal mamário, do qual se desenvolverão os alvéolos. Além disso, em conjunto com o hormônio relaxina, promove o relaxamento dos ligamentos pélvicos.

Lactogênio placentário humano

O hPL, ou somatomamotropina coriônica humana, é um hormônio proteico sintetizado pelo sinciciotrofoblasto e pode ser detectado logo na 4ª semana de gestação.

Esse hormônio placentário tem ações similares às da prolactina* e atua diretamente no desenvolvimento da glândula mamária, junto com o estrogênio e a progesterona, assim como estimula, após o parto, as glândulas mamárias a produzirem leite. Além disso, durante a gestação o hPL tende a alterar o metabolismo dos carboidratos e dos lipídios de modo a assegurar um bom suprimento de nutrientes para o feto. Para algumas mulheres, pode aumentar a resistência insulínica, o que favorece o surgimento da diabetes gestacional por intolerância glicêmica ao final do segundo trimestre gestacional.

Relaxina

A relaxina humana é secretada inicialmente pelo corpo lúteo durante a gravidez, por estimulação do hormônio gonadotrófico, até o momento de a placenta assumir a sua produção.

No primeiro trimestre gestacional, atua como um importante relaxante miometrial, a fim de impedir o abortamento espontâneo. Em fases mais tardias da gestação, pode facilitar a passagem do feto pelo canal do parto, por tornar mais flexíveis tanto a estrutura óssea como os ligamentos pélvicos.

---

* A prolactina é um hormônio produzido pela adeno-hipófise e sua principal função é assegurar a lactação. Entretanto, mesmo com seu início de produção no decorrer do primeiro trimestre, permanece inibido durante a gestação pela ação do estrogênio e da progesterona.

Questões de autoavaliação

1. Profundas alterações ocorrem no corpo da gestante envolvendo todos os sistemas. No que tange à influência hormonal no desenvolvimento mamário durante a gravidez, os hormônios secretados pela placenta são:
   - (A) Insulina, estrogênio e progesterona
   - (B) Estrogênio, progesterona e somatomamotropina coriônica humana
   - (C) Estrogênio, progesterona e prolactina
   - (D) Ocitocina e prolactina

2. A gonadotrofina coriônica humana (hCG) é um hormônio fundamental para assegurar o desenvolvimento do concepto no decorrer do primeiro trimestre gestacional. A sua liberação decorre do processo de nidação e sua função é substituir o hormônio:
   - (A) Luteinizante
   - (B) Estrogênio
   - (C) Progesterona
   - (D) Foliculestimulante

3. Dentre as orientações que podem ser fornecidas pela enfermeira para minimizar alguns sintomas desconfortáveis durante o período gestacional em virtude das alterações gastrintestinais, não é recomendado para náuseas, vômito e constipação intestinal:
   - (A) Comer alimentos secos meia hora antes de se levantar, para evitar náuseas e vômitos
   - (B) Manter-se sentada após as refeições, ou seja, não se deitar, para evitar refluxo
   - (C) Aumentar a ingestão de líquidos durante as refeições, a fim de aumentar a hidratação

   - (D) Ampliar o consumo de líquidos e fibras para aliviar constipação intestinal

4. A gestação é um período marcado por adaptações progressivas no organismo materno no que tange aos achados fisiológicos e anatômicos. A respeito dessas modificações, assinale a alternativa incorreta:
   - (A) O peso adicional da gravidez faz com que a mulher grávida ajuste o seu centro de gravidade assumindo uma postura que involuntariamente leva ao surgimento de lordose lombar
   - (B) A "linha nigra" corresponde à pigmentação de cor preto-acastanhada na região areolar, dando surgimento à aréola secundária
   - (C) O volume plasmático eleva-se na gestante e fisiologicamente não ocorre aumento da massa eritrocitária; há queda do hematócrito por hemodiluição
   - (D) A vascularização também aumentada causa mudança de tonalidades das paredes vaginais para um tom arroxeado, denominado sinal de Kluge.

5. O período gestacional promove uma série de modificações anatomo-fisiológicas no organismo da mulher, entre as quais a mudança da coloração da mucosa vaginal e do pudendo feminino, tornando-a mais arroxeada, que é denominada sinal de:
   - (A) Piskacek
   - (B) Goodell
   - (C) Chadwick
   - (D) Hegar

Gabarito das questões: Questão 1 – letra B; Questão 2 – letra A; Questão 3 – letra C; Questão 4 – letra B; Questão 5 – letra C.

REFERÊNCIAS BIBLIOGRÁFICAS

Burroughs A. Uma Introdução à Enfermagem Materna. Porto Alegre: Artes Médicas; 1995.

Calais-Germain B. O Períneo Feminino e o Parto: Elementos de Anatomia e Exercícios Práticos. Barueri: Manole; 2005.

Cunningham FG *et al.* Williams Obstetrícia. 20. ed. Tradução de Claudia Lúcia Caetano de Araújo. Rio de Janeiro: Guanabara Koogan; 2000.

Guyton AC, Hall JE. Tratado de Fisiologia Médica. Rio de Janeiro: Guanabara Koogan; 1996.

Kathryn AM *et al.* Enfermagem Materno-Infantil: Planos de Cuidados. 3. ed. Rio de Janeiro: Reichmann & Affonso Editores; 2002.

Rezende J. Obstetrícia Fundamental. 14. ed. Rio de Janeiro: Guanabara Koogan; 2018.

Ricci SS. Enfermagem Materno-Neonatal e Saúde da Mulher. Tradução de Maria de Fátima Azevedo. Rio de Janeiro: Guanabara Koogan; 2015.

Ziegel EE, Cranley MS. Enfermagem Obstétrica. 8. ed. Rio de Janeiro: Guanabara Koogan; 1985.

3
Consulta de Enfermagem em Ginecologia

Luciane Pereira de Almeida • Luciane Marques de Araujo

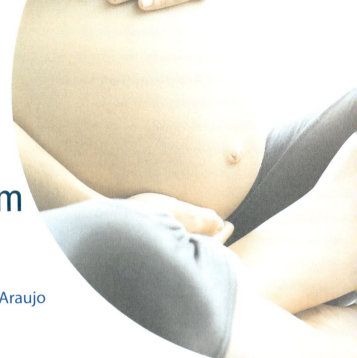

INTRODUÇÃO

No Brasil, a saúde da mulher foi incorporada às políticas nacionais de saúde apenas nas primeiras décadas do século XX, sendo limitada, nesse período, às demandas relacionadas com a gravidez e o parto. Os programas materno-infantis, elaborados nas décadas de 1930, 1950 e 1970, traduziam uma visão restrita sobre a mulher, com base em sua especificidade biológica e no seu papel social de mãe e doméstica, responsável pela criação, pela educação e pelo cuidado com a saúde dos filhos e demais familiares (Brasil, 2004).

Ao final de 1983, o Ministério da Saúde, com expressiva participação do movimento de mulheres, elaborou o Programa de Assistência Integral à Saúde da Mulher (PAISM), marcando, sobretudo, uma ruptura conceitual com os princípios norteadores da política de saúde das mulheres e os critérios de prioridades nesse campo (Brasil, 1984).

O PAISM incorporou como princípios e diretrizes as propostas de descentralização, hierarquização e regionalização dos serviços, bem como a integralidade e a equidade da atenção, em um período em que, paralelamente, no âmbito do Movimento Sanitário, se concebia o arcabouço conceitual que embasaria a formulação do Sistema Único de Saúde (Brasil, 1984).

Assim, em 2004, esse Programa torna-se, de fato, uma Política de Saúde, a Política Nacional de Atenção Integral à Saúde da Mulher (PNAISM), que reconhece que a humanização e a qualidade da atenção em saúde são condições essenciais para que as ações nessa área se direcionem para resolução dos problemas identificados, satisfação das usuárias, fortalecimento da capacidade das mulheres, frente à identificação de suas demandas, reconhecimento e reivindicação de seus direitos e promoção do autocuidado (Brasil, 2004).

Apesar disso, ainda hoje, muitos dos direitos das mulheres, incluindo-se aqueles relacionados com o campo da saúde, não estão plenamente assegurados, e a atenção oferecida, além de não ser uniforme em todas as regiões do país, abrange serviços de qualidade questionável, o que certamente contribui para os elevados índices de morbimortalidade entre as mulheres brasileiras.

Reconhece-se a importância da atenção à saúde das mulheres em seu ciclo gravídico-puerperal, pois são complexos os problemas obstétricos em nosso meio. Entretanto, privilegiar a atenção obstétrica em detrimento das demais demandas de saúde das mulheres, presentes ao longo de toda a sua vida, significa vincular seus direitos de acesso à saúde e de cidadania à reprodução.

Atualmente, a mulher está inserida no mercado de trabalho cada vez mais precocemente, acumulando tarefas laborais e domésticas, fazendo uso de contraceptivos hormonais, tabaco, álcool e outras substâncias e/ou fármacos, incluindo-se os ansiolíticos. Toda essa problemática faz com que as necessidades de saúde desse segmento se diferenciem, por isso é necessário que sejam atendidas em suas singularidades e, para tanto, impõe-se a qualificação da atenção à saúde.

Para que a assistência à saúde da mulher seja eficiente e tenha impacto positivo nos indicadores dessa área, é preciso proporcionar condições de integralidade e equidade nos cuidados à saúde. Desse modo, acredita-se que a consulta de enfermagem seja uma importante estratégia promotora da visão holística da assistência.

ASPECTOS LEGAIS E ASSISTENCIAIS DA CONSULTA DE ENFERMAGEM GINECOLÓGICA

A consulta de enfermagem em ginecologia é uma atividade que proporciona ao profissional de enfermagem condições para atuar de forma direta e independente, caracterizando, desse modo, sua autonomia profissional e favorecendo a elaboração compartilhada de um plano de cuidados que atenda às reais e singulares necessidades de cada mulher.

A consulta, seja individual ou coletiva, configura-se como um instrumento estratégico ao desenvolvimento de práticas educativas que favoreçam o empoderamento das mulheres e a efetivação das ações propostas pelas políticas de saúde, de modo a assegurar sua eficácia, impactando nos indicadores de saúde. Além disso, é durante a consulta ginecológica que, muitas vezes, se tem a oportunidade de identificar e orientar as mulheres sobre muitos dos agravos clínicos à saúde e não apenas aqueles reconhecidos como da área ginecológica.

Legitimada como atividade privativa da enfermeira pela Lei nº 7.498, de 1986, e regulamentada pelo Decreto-Lei nº 94.496, de 1987, na consulta de enfermagem devem-se utilizar métodos científicos para identificar situações de saúde/doença, prescrever e implementar ações que contribuam para prevenção, promoção, proteção, recuperação e reabilitação do indivíduo, família ou comunidade.

Assim, o roteiro da consulta compreende história de vida da mulher (anamnese), exame físico, diagnóstico, prescrição e evolução de enfermagem, de maneira que possibilite uma assistência integral à mulher, desenvolvida de modo sistematizado e contribuindo efetivamente para melhora da sua qualidade de vida. Para isso, é necessário compreender a mulher como um ser complexo, observando-a em todos os aspectos: emocionais, biológicos, sociais, culturais, entre outros.

Cabe comentar que os roteiros e rotinas institucionais devem servir para ajudar e facilitar o trabalho da enfermeira, não devendo ser seguidos de maneira rígida e inflexível, sendo ajustados conforme a situação apresentada por cada mulher.

A fase inicial da consulta, denominada no processo de enfermagem como história, compreende a coleta de dados por meio de entrevista e exame físico. A coleta de informações deve abranger os dados biológicos, sociais, econômicos, culturais, ou seja, deve haver um olhar holístico para que seja possível prosseguir com segurança para as fases seguintes: diagnósticos e intervenções de enfermagem.

Para a realização de intervenções de enfermagem adequadas às reais necessidades das mulheres, é necessário que o profissional estabeleça um vínculo de confiança com elas, proporcionando-lhes uma relação terapêutica e possibilitando-lhes uma postura ativa, com verbalização de todas as suas demandas, dúvidas e ansiedade. Assim, a enfermeira contribuirá para a melhora efetiva da qualidade de vida das mulheres, sensibilizando-as, abrindo caminho para novas ideias que visem alcançar a resolução de suas necessidades.

Em toda consulta de enfermagem, é necessário garantir à mulher um ambiente tranquilo, acolhedor e com garantia de privacidade. A enfermeira deve ser atenciosa e paciente para ouvir suas dúvidas, anseios e questionamentos, propiciando uma relação de confiança com a mulher. Isso porque, em razão das especificidades inerentes ao campo da ginecologia, as questões relacionadas com a sexualidade constituem objeto privilegiado de atenção, exigindo dos profissionais habilidades intrínsecas para sua abordagem. A simples escuta atenta e livre de julgamentos de ordem moral por parte do profissional de enfermagem possibilita a discussão de questões que envolvem a autoimagem, as percepções subjetivas em relação a gênero, sexualidade, vivências de violência, dentre outras reconhecidas como momentos delicados da consulta.

ANAMNESE

No momento da coleta de dados, é necessário obter as seguintes informações: nome, estado civil, ocupação, profissão, data de nascimento e idade, nacionalidade, naturalidade e escolaridade.

Para que a relação entre o profissional e a paciente seja mais estreita, é fundamental chamá-la pelo nome. Com relação à idade, pode-se afirmar que facilita a estratificação dos problemas, tornando possível o estabelecimento de relação com algumas doenças como, por exemplo, o fato de os carcinomas invasivos acometerem com mais frequência mulheres com mais de 40 anos de idade (Brasil, 2013).

Ter ou não uma união estável pode interferir na vida sexual, econômica e social da mulher. Com frequência, as mulheres em união estável acabam aderindo menos às medidas de prevenção das infecções sexualmente transmissíveis (ISTs), por acreditarem na fidelidade de seus(suas) parceiros(as) sexuais, ficando mais vulneráveis a essas doenças.

O esclarecimento quanto à atividade laboral da mulher é útil para o estabelecimento de sua jornada de trabalho e das necessidades relacionadas a ele. Com a mulher cada vez mais inserida no mercado de trabalho, sem desvincular-se de suas funções domésticas e dos cuidados com os filhos, ela acaba assumindo uma jornada tripla, o que propicia riscos ocupacionais que antes eram predominantemente do sexo masculino.

A identificação da escolaridade é primordial para que a enfermeira adote uma linguagem de fácil entendimento para a mulher. Da mesma maneira, a nacionalidade e a naturalidade esclarecem sobre a possibilidade de desenvolvimento de doenças endêmicas ou epidêmicas de região específica.

Religião, raça/cor e condição socioeconômica também são marcadores sociais importantes que fornecem à enfermeira um panorama das vulnerabilidades das mulheres.

Orientação sexual e identidade de gênero também são determinantes sociais de saúde que devem ser abordados e considerados, pois as vivências que contrariam as normas sociais hegemônicas costumam ser alvo de prejulgamentos e discriminação, inclusive nos serviços de saúde. Sua abordagem durante a consulta deve ser realizada de modo respeitoso e livre de preconceitos.

O motivo da consulta é extremamente relevante, e a mulher deve ser encorajada a falar sobre ele. Entretanto, a prática profissional mostra que o motivo da consulta costuma ser devidamente esclarecido no decorrer do atendimento, apenas quando se estabelece um vínculo de confiança entre o profissional e a mulher.

Conhecer as condições em que vive a paciente é essencial para a elaboração de intervenções de enfermagem adequadas, pois estas devem ser coerentes com a realidade da mulher. É extremamente importante descobrir os hábitos de vida da mulher. Caso o tabagismo ou o etilismo estejam presentes, a mulher fica predisposta ao desenvolvimento do câncer de colo de útero (Brasil, 2013).

Para que se possa realizar uma avaliação completa, é necessário investigar os padrões de sono e repouso, assim como o estado nutricional, o qual deverá ser relacionado com o meio em que a mulher está inserida, pois, além de registrar o número de refeições diárias, o horário em que são feitas e o que as compõe, é relevante identificar os alimentos habitualmente consumidos e disponíveis na região onde mora.

Após a investigação desses dados, torna-se indispensável conhecer os antecedentes familiares e pessoais – este último dividido em:

- Gerais: cirurgias anteriores, dor pélvica, utilização de hemocomponentes, medicações, doenças crônicas, neoplasias, verminoses, distúrbios urinários, dentre outros
- Ginecológicos: menarca, menopausa, duração do ciclo menstrual, corrimentos, contracepção utilizada, distúrbios mamários, ISTs, dentre outros
- Obstétricos: números de gestações, parturições e abortos, tipos de partos, ocorrência e quantidade de natimortos e/ou neomortos, amamentação, dentre outros.

EXAME FÍSICO

Na etapa seguinte, realiza-se o exame físico, que abrange essencialmente inspeção, ausculta, palpação, percussão e expressão.

Para iniciar a inspeção, o(a) enfermeiro(a) deve orientar a mulher a despir-se, colocar o avental próprio com a abertura para a frente e esvaziar a bexiga. Deve-se garantir à mulher que sua privacidade será respeitada e que ela não será exposta desnecessariamente.

20 Parte 1 • Enfermagem Materna

Inicia-se o exame físico geral no sentido cefalocaudal – cabeça, tórax, abdome, genitália e extremidades dos membros. Sendo assim, é de extrema relevância que sejam observadas mucosas (integridade e coloração); pele (integridade, coloração e turgor), gânglios (presença, simetria e dor); ausculta cardíaca, pulmonar e ruídos hidroaéreos (peristaltismo); membros superiores e membros inferiores (perfusão periférica, varicosidade e edema); peso, altura e pressão arterial.

Após essas verificações, inicia-se a avaliação ginecológica, que deve compreender mamas, abdome e genitália.

Mamas

O exame das mamas é dividido em inspeção (estática e dinâmica), palpação e expressão, e seu maior objetivo é a detecção precoce do câncer de mama. Na prática ginecológica, recomenda-se que o exame clínico seja realizado semestralmente nas mulheres que tenham algum risco para o desenvolvimento de câncer de mama, anualmente naquelas que não apresentam risco e imediatamente nas que detectarem alguma alteração no autoexame das mamas.*

Segundo a publicação *Cadernos de Atenção Básica: Controle dos Cânceres do Colo do Útero e da Mama* (Brasil, 2013), a recomendação para o rastreamento do câncer de mama de mulheres assintomáticas é por meio do exame clínico das mamas (ECM) (a partir de 40 anos de idade), com periodicidade anual; e mamografia (entre 50 e 69 anos de idade), com intervalo máximo de 2 anos entre os exames. Para situações em que a mulher está inserida em grupos populacionais de alto risco para o desenvolvimento do câncer de mama, tanto o ECM como a mamografia são indicados a partir de 35 anos de idade, com periodicidade anual.

Cabe destacar que, de acordo com o manual supracitado, os fatores de risco para o desenvolvimento do câncer de mama incluem história familiar, menarca precoce (idade da primeira menstruação menor que 12 anos), menopausa tardia (instalada após os 50 anos de idade), nuliparidade, exposição à radiação, terapia de reposição hormonal – pós-menopausa, principalmente se prolongada por mais de 5 anos –, obesidade e sedentarismo.

A inspeção das mamas deverá ser realizada em local de boa iluminação, com a mulher sentada, com o tronco desnudo e os braços dispostos ao longo do tórax, e voltada para a enfermeira. Garantidas essas condições, devem-se observar:

- Número: frequentemente tem-se duas, mas, em algumas situações cirúrgicas ou na vigência de anomalias congênitas, poderá haver apenas uma ou mais de duas
- Simetria: normalmente são simétricas, mas algumas condições podem provocar assimetria, como escoliose e tumorações
- Volume: distúrbios de desenvolvimento ou condições patológicas podem ocasionar hipertrofia ou retração da mama
- Formato: as mamas podem ser pendulares, cônicas ou esféricas

- Consistência: túrgidas ou flácidas
- Contorno: a enfermeira deve estar atenta a contornos irregulares proporcionados por protuberâncias, retrações ou depressões
- Pele: modificações fisiológicas, como a rede de Haller em gestantes e as víbices (estrias), que geralmente surgem após o estiramento do tecido epitelial. Além disso, é importante que a enfermeira observe alterações oriundas de processos patológicos, tais como: pele que se assemelha a casca de laranja (geralmente causada por modificações neoplásicas) e pregueamento da pele (geralmente causado por carcinomas). Os mamilos (ou papilas) também deverão ser observados para identificação de retração, ulcerações, descamações ou fissuras
- Mamilos podem ser:
  - Protrusos: apresentam ângulo de 90° em relação à junção mamiloareolar
  - Planos ou semiprotrusos: não mantêm ângulo de 90° com a base, mostrando-se pouco salientes; porém, quando estimulados, salientam-se
  - Hipertróficos ou compridos: protrusos, de tamanho maior
  - Falsos ou pseudoinvertidos: apresentam-se em sentido oposto ao regular, mas quando estimulado, pouco se exteriorizam, ficando quase planos e retornando, logo em seguida, ao estado invertido
  - Invertidos: apresentam-se invaginados e em repouso após estímulos. Sua aderência interna impede a sua evasão.

Em seguida, o(a) enfermeiro(a) deve solicitar à mulher que eleve e abaixe os braços, repetidas vezes, e depois coloque as mãos sobre o quadril, realizando contrações musculares para a frente. Esses movimentos possibilitarão à enfermeira, na inspeção dinâmica, melhor visualização do contorno da mama, conforme ilustra a Figura 3.1.

Terminada a inspeção, o(a) enfermeiro(a) prossegue a sua avaliação com a palpação. Deve-se avaliar desde a linha medioesternal até a linha axilar posterior, e desde a axila até a prega inframamária. O(a) enfermeiro(a) divide imaginariamente a mama em quatro quadrantes, tendo como eixo o mamilo. Os movimentos palpatórios, de acordo com a Figura 3.2, deverão ser circulares e começar de fora para dentro, indo até a região areolar.

Essa etapa do exame deverá ser realizada em dois momentos: com a mulher sentada e com a mulher deitada. Na primeira posição, busca-se evidenciar a existência de linfonodos. O(a) enfermeiro(a) se posicionará à frente da mulher e palpará toda a região axilar profundamente de ambos os hemisférios, buscando linfonodos: quantidade, localização, dor, mobilidade e consistência. Após a palpação da região axilar, deverão ser examinadas as regiões submandibulares, supra e infraclaviculares.

Com a mulher deitada em decúbito dorsal, com as mãos atrás da nuca, a enfermeira inicia a palpação da mama utilizando as polpas digitais, procurando tumores: quantidade, sensibilidade, localização, tamanho (avaliado em milímetros ou centímetros considerando-se o maior diâmetro), mobilidade e contorno.

Em seguida, o(a) enfermeiro(a) deve realizar a expressão mamilar de maneira suave. Com os dedos indicador e polegar, o avaliador deve partir da base areolar e realizar a expressão (Figura 3.3). Caso a descarga mamilar esteja presente, a enfermeira deve observar sua coloração, odor, quantidade e registrar em instrumento próprio. Secreção pode significar processo

---

* Atualmente, o autoexame das mamas, quando realizado isoladamente, não é considerado efetivo na detecção precoce do câncer de mama e, consequentemente, não influencia diretamente na diminuição da mortalidade. Entretanto, recomenda-se que profissionais de saúde estimulem a prática do autoexame das mamas não somente como estratégia complementar, mas também com o intuito de ajudar a mulher no autocuidado com vistas a alcançar melhor conhecimento do seu próprio corpo (Brasil, 2013).

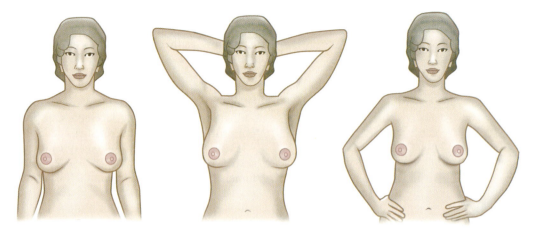

Figura 3.1 Exame de inspeção das mamas.

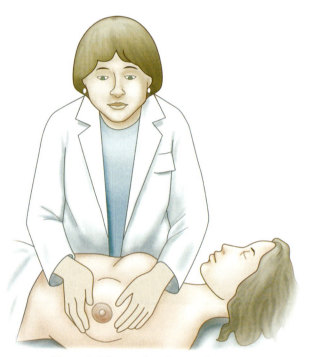

Figura 3.2 Exame de palpação das mamas.

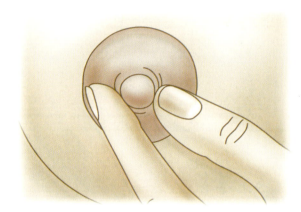

Figura 3.3 Técnica de expressão mamilar para avaliar descarga papilar.

inflamatório, lesões benignas ou malignas, e por isso o material deve ser coletado e encaminhado para análise citológica.

Além do ECM, é necessário orientar as mulheres quanto à realização do autoexame das mamas. A enfermeira deverá informar que:

- A periodicidade do exame é mensal e ele deve ser realizado 7 a 10 dias após o início da menstruação
- A amamentação não impede a realização do exame, que deve ser realizado após o esvaziamento da mama
- As mulheres menopausadas (apresentaram a última menstruação) devem escolher uma data fixa no mês
- O exame inicia-se com a observação e, portanto, a mulher deve estar com o tronco desnudo em frente ao espelho. A mulher deverá observar se existem alterações visuais em ambas as mamas
- Logo após a inspeção, deverá realizar a palpação das mamas e dos linfonodos das regiões axilares, supra e infraclaviculares e cervicais, sempre com movimentos circulares, da base em direção ao mamilo
- Observada qualquer anormalidade, a paciente deverá procurar imediatamente um serviço de saúde.

Abdome

A avaliação do abdome será dividida em: inspeção, ausculta, percussão e palpação. Para isso, é necessário relembrar a divisão topográfica do abdome, como apresentado na Figura 3.4.

Na inspeção abdominal, o(a) enfermeiro(a) deve estar atento(a) para:

- Pele: víbices, lesões, cicatrizes, veias dilatadas e tortuosas
- Formato: gravídico, globoso, ascítico, escavado, plano
- Massas ou visceromegalias
- Pulsações: a pulsação aórtica é normalmente visível no epigástrio.

A ausculta deverá ser realizada antes do manejo do abdome para que não haja interferência. Com o auxílio de um estetoscópio, o(a) enfermeiro(a) realizará a ausculta nos quatro quadrantes, buscando identificar os ruídos hidroaéreos que poderão estar aumentados (diarreia) ou diminuídos (íleo paralítico).

A percussão será a próxima etapa do exame desenvolvido pelo(a) enfermeiro(a). Também realizada em todos os quadrantes,

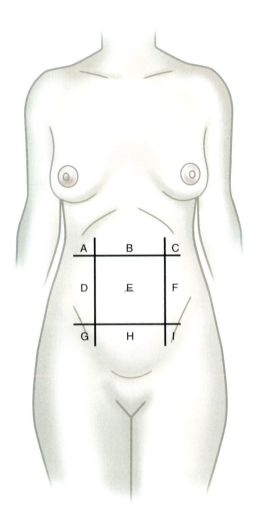

A – Hipocôndrio direito
B – Epigástrio
C – Hipocôndrio esquerdo
D – Flanco direito
E – Mesogástrio
F – Flanco esquerdo
G – Inguinal ou fossa ilíaca direita
H – Hipogástrio
I – Inguinal ou fossa ilíaca esquerda

Figura 3.4 Topografia do abdome.

devem-se observar timpanismo (predominantes nessa região em virtude dos gases no sistema digestório) e som maciço (presente na ocorrência de líquidos ou fezes nesse sistema).

A palpação deverá ser superficial e profunda, e, antes de iniciá-la, o profissional de enfermagem deve aquecer suas mãos para não causar desconforto para a mulher. Nessa etapa, buscam-se sensibilidade abdominal, resistência muscular, massas e visceromegalias. Cabe destacar que, não havendo gravidez ou tumores, o útero não é palpável pelo abdome.

Genitália feminina

A genitália feminina é compreendida por estruturas:

- Externa: grandes e pequenos lábios, vestíbulo, clitóris, monte pubiano
- Interna: vagina, útero, tubas uterinas e ovários.

Após a vestimenta do avental ou da camisola e a confirmação da mulher com relação ao completo esvaziamento da bexiga, ela deve ser orientada para assumir a posição ginecológica. O profissional lava as mãos e insere as luvas. Deve-se garantir à mulher um ambiente agradável e uma relação de confiança para que o exame transcorra com o menor desconforto possível.

O(a) enfermeiro(a) deve separar os grandes e os pequenos lábios, e inspecionar toda a região vulvar. Deverão ser observados aspectos de higiene, lacerações, ulcerações (ocasionadas por prurido) e lesões características de ISTs.

O introito vaginal de mulheres que nunca tiveram atividade sexual com penetração apresenta-se recoberto pela membrana himenal. Por outro lado, nas mulheres que já iniciaram a prática sexual, o introito encontra-se entreaberto, podendo ser observados em seu contorno restos himenais.

Também é necessário observar as glândulas de Bartholin e de Skene, paravaginais e parauretrais, respectivamente, pois podem estar aumentadas em virtude de processos inflamatórios e/ou infecciosos; o clitóris e as secreções presentes na vagina, caracterizando-as quanto a odor, coloração, característica e quantidade.

Contudo, cabe ressaltar que as secreções vaginais podem ser fisiológicas ou oriundas de processos patológicos.

A secreção fisiológica é inodora, incolor, intermitente, constituída por células epiteliais descamadas, transudato vaginal, secreções vulvares e uterinas. Essa secreção contribui para a manutenção do pH vaginal (ácido), que funciona como proteção para as mulheres.

As secreções patológicas são geralmente causadas por colpites (inflamações da mucosa vaginal), mas podem estar associadas a cervicocolpites ou vulvites. A intensidade das manifestações clínicas está diretamente relacionada com a duração da infecção. As causas mais comuns são:

- Tricomoníase: tem como agente causador o protozoário *Trichomonas vaginalis*. É considerada uma IST e provoca secreção de odor fétido, de coloração amarelo-esverdeada, fluida e espumosa/bolhosa. Costuma causar prurido, polaciúria, dispareunia, disúria e hiperemia da mucosa vaginal
- Candidíase: tem como agente causador um fungo denominado *Candida albicans*. Os fatores de risco são gravidez, contraceptivos, diabetes, antibioticoterapia e qualquer condição em que a imunidade esteja diminuída. Provoca um corrimento tipo "nata de leite", leitoso e grumoso. Costuma associar-se a prurido intenso e hiperemia da mucosa vaginal, da região perineal e da vulva
- *Gardnerella vaginalis*: bactéria que causa corrimento acinzentado, de odor fétido (peixe podre), que se acentua após as relações sexuais.

Outros microrganismos são capazes de provocar resposta inflamatória no sistema genital interno feminino. A *Neisseria gonorrhoeae* e a *Chlamydia trachomatis* são causas frequentes de cervicites e promovem mucopus endocervical, friabilidade do colo do útero e dor à mobilização do mesmo.

Os principais causadores da cervicocolpite são o herpes-vírus e o papilomavírus humano (HPV). O herpes-vírus simples do tipo II ocasiona lesões vesiculares, muito dolorosas e ulcerativas. O corrimento varia de aquoso a purulento e surgem mal-estar, náuseas, cefaleia e vômito. O HPV, também conhecido como condiloma acuminado, pode ser oncogênico e representa um grande problema da atualidade. Na dependência do subtipo do vírus, pode provocar verrugas na genitália, corrimento com odor fétido e que, muitas vezes, se assemelha a "água de carne".

Com o uso de dispositivo intrauterino* (DIU) e contraceptivos hormonais à base de estrogênio, pode haver aumento da secreção fisiológica de muco, que será inodoro, incolor e fluido, denominada mucorreia.

Além das secreções, o(a) enfermeiro(a) deve observar a posição ocupada pelo útero, estando atento(a) aos prolapsos genitais. Podem-se citar a colpocele – projeção da coluna rugosa do útero através da vagina; e a histerocele – prolapso uterino. Em geral, as mulheres queixam-se de sensação de peso e de corpo estranho que se exterioriza da vagina, incontinência urinária de esforço, polaciúria e desconforto pélvico.

Para avaliar a genitália interna, o profissional de enfermagem realizará o exame especular e, em seguida, o toque vaginal bimanual.

Uma avaliação importante da genitália interna é feita por meio do exame especular. Com o auxílio do espéculo (instrumento de válvulas articuladas), o(a) enfermeiro(a) visualizará o canal vaginal e o colo do útero, que deverá preceder o toque quando o objetivo for a coleta de material para colpocitologia oncótica (preventivo ou exame de Papanicolaou).

Recomenda-se que o espéculo seja oferecido à mulher para que ela o introduza no canal vaginal, certificando-se que esteja com as mãos devidamente limpas. Esta é uma estratégia que promove uma participação mais ativa da mulher durante o exame e contribui com a redução de desconforto e ansiedade, frequentemente envolvidos nesse momento do exame.

Acresce-se que, com auxílio de um espelho acoplado a um foco de luz, é possível que a própria mulher possa visualizar o seu colo de útero e paredes vaginais, o que em nossa experiência facilitará tanto o autoconhecimento sobre o corpo quanto a compreensão sobre possíveis situações de saúde apresentadas e identificadas por ocasião desse exame.

O rastreamento precoce de células precursoras do câncer do colo do útero pode ser realizado por exame colpocitológico e o diagnóstico confirmado por colposcopia e exame histopatológico. Conforme informação do Ministério da Saúde (Brasil, 2013), esse tipo de câncer apresenta um dos mais altos potenciais de prevenção e cura, chegando perto de 100%, quando diagnosticado precocemente e podendo ser tratado em nível ambulatorial em aproximadamente 80% dos casos.

No período da menacme, que é conhecido como a fase reprodutiva da mulher, a junção escamocolunar (JEC) situa-se no nível do orifício externo da cérvice uterina ou para fora desse – ectopia ou eversão. A JEC é caracterizada pelo encontro de dois tipos de mucosas do colo do útero (endocérvice e ectocérvice). Assim, o canal cervical ou endocérvice é revestido por uma camada única de células cilíndricas produtoras de muco – epitélio colunar simples. E na parte externa, que mantém contato com a vagina, denominada ectocérvice, o revestimento se dá por um tecido de várias camadas de células planas – epitélio escamoso e estratificado.

Na vigência de ectopia, o epitélio colunar fica em contato com um ambiente vaginal ácido, hostil a essas células. Assim, células subcilíndricas, de reserva, bipotenciais, por meio de metaplasia, transformam-se em células mais adaptadas (escamosas), dando origem a um novo epitélio, situado entre os tecidos originais, denominado terceira mucosa ou zona de transformação. Nessa região pode ocorrer obstrução dos ductos excretores das glândulas endocervicais subjacentes, criando estruturas císticas sem significado patológico, conhecidas como cistos de Naboth. Cabe destacar que é na zona de transformação que se localizam mais de 90% das lesões precursoras ou malignas do colo do útero.

É no período reprodutivo da mulher que existe a maior propensão para as alterações celulares no colo do útero. Por esse motivo, o Ministério da Saúde recomenda o início da coleta colpocitológica aos 25 anos de idade para as mulheres que já tiveram atividade sexual, seguindo até os 64 anos de idade, com intervalo entre os exames de 3 anos, após dois exames anuais consecutivos negativos para câncer. Após essa idade, podem ser interrompidos quando as mulheres tiverem pelo menos dois exames negativos consecutivos nos últimos 5 anos.

Entretanto, para mulheres que fazem uso rotineiro de métodos contraceptivos hormonais e que estão em atividade sexual regular, recomenda-se a realização do exame anualmente.

A prevenção primária do câncer do colo do útero está relacionada diretamente com a diminuição do risco de contágio pelo HPV. Todavia, além dos aspectos relacionados à própria infecção por esse vírus, outros fatores de risco também estão envolvidos no desenvolvimento do câncer do colo do útero como: comportamento sexual, ou seja, início da atividade sexual precoce, multiplicidade de parceiros, higiene íntima inadequada, aquisição de ISTs; imunidade, genética e tabagismo, que está proporcionalmente relacionado ao número de cigarros fumados por dia (Brasil, 2013).

Na prática assistencial, o exame ginecológico é realizado envolvendo coleta dupla em lâmina única, ou seja, de ectocérvice e endocérvice, usando a espátula de Ayre e a escovinha tipo Campos da Paz, respectivamente (Figura 3.5A e B). No caso de mulheres grávidas, a coleta endocervical não é contraindicada e pode ser realizada, desde que utilizada técnica adequada. Admite-se que a coleta de material exclusiva da ectocérvice seja suficiente para obter material celular da zona de transformação, tendo em vista a frequência com que a ectopia ocorre nos casos de gravidez. No caso de mulheres histerectomizadas, recomenda-se verificar a permanência do colo; se estiver presente, deve-se proceder à coleta normalmente.

Cabe ressaltar que, para realizar o exame, a mulher deve ser orientada a aguardar o 5º dia após o término da menstruação. No caso de sangramento vaginal anormal, o exame ginecológico é necessário e a coleta é recomendada. Para tanto, deve-se retirar o excesso de sangue do canal vaginal e do colo do útero com gaze seca antes da coleta.

Nas 48 horas que antecedem o exame, deve-se evitar o uso de lubrificantes, espermicidas, duchas ou medicamentos vaginais; não ter realizado exame ultrassonográfico transvaginal e abster-se de relações sexuais,* mesmo com o uso de preservativos, já que a lubrificação do produto pode propiciar alterações no resultado do material coletado. A presença de espermatozoides não compromete a avaliação.

Na consulta de enfermagem em ginecologia, em virtude da magnitude do câncer de cérvice uterina, a coleta de material para exame preventivo é parte obrigatória. Assim, o Ministério da Saúde, por meio de *Protocolos da Atenção Básica: Saúde das Mulheres* (Brasil, 2016), padronizou as ações preventivas e, com isso, a coleta de material, o tratamento e as condutas.

---

* *Actinomyces*: bactéria encontrada no sistema genital de um significativo percentual de mulheres usuárias de DIU (10 a 20%); raramente estão presentes em não usuárias. A conduta é expectante: não se trata nem se retira o DIU (Brasil, 2016).

* Conforme afirmado pelo Ministério da Saúde (2013), embora seja rotineira a recomendação de abstinência sexual prévia à realização do exame colpocitológico, cabe ressaltar que a presença de espermatozoides não compromete a avaliação microscópica.

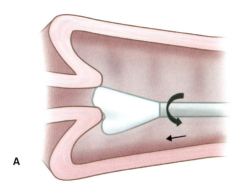 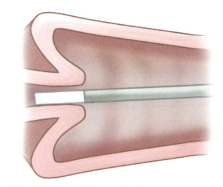

Figura 3.5 A. Coleta de material da ectocérvice com espátula de Ayre. **B.** Coleta de material da endocérvice com escovinha Campos da Paz.

No que tange ao resultado do exame citopatológico normal indicando achados microbiológicos, por serem considerados achados normais, pois fazem parte da microbiota própria da vagina, na ausência de sinais e sintomas, não caracteriza infecção que necessite de tratamento. A recomendação que segue é manter a rotina de rastreamento citológico.

Para resultados de amostras insatisfatórias, com leitura prejudicada do material fixado em lâmina, muito comum em casos de microrganismos que são capazes de provocar uma resposta inflamatória no sistema genital interno feminino, a recomendação é realizar o tratamento preconizado, conforme quadro sintomático, e repetir o exame entre 6 e 12 semanas após terapêutica empregada.

Para resultados dentro da normalidade que indicam atrofia com inflamação, na ausência de atipias, pode ser um achado comum no período climatérico, muitas vezes associado a sintomas como secura vaginal e dispareunia. Para tais casos a recomendação a ser seguida é manter a rotina de rastreamento citológico. Para isso, deverá ser prescrito estrogênio para tratamento* da colpite atrófica, com coleta citológica a ser realizada 7 dias após a finalização do esquema terapêutico.

A colpocitologia oncótica não é método adequado para diagnóstico de infecções microbianas, inclusive por ISTs. No entanto, diante da indisponibilidade de realização de métodos mais sensíveis e específicos para confirmar esses microrganismos, tais achados microbiológicos são oportunidade para a identificação de agentes que devem ser tratados.

As recomendações citadas pelo Manual *Diretrizes brasileiras para o rastreamento do câncer do colo do útero* (Instituto Nacional de Câncer [Inca], 2016) para resultados de exame citopatológico anormal seguem uma conduta diferenciada para leituras de células escamosas atípicas de significado indeterminado, possivelmente não neoplásica, que inclui a repetição da citologia em 6 meses para mulheres com idade igual ou superior a 30 anos ou em 12 meses para mulheres entre 25 e 29 anos de idade.

Nas atipias em células escamosas com resultado de lesão intraepitelial de baixo grau (LSIL), indica-se a repetição da citologia em 6 meses para mulheres com idade igual ou acima de 25 anos.

Nos demais casos, incluindo-se lesão intraepitelial escamosa de alto grau (HSIL), células escamosas atípicas de significado indeterminado, quando não se pode excluir lesão intraepitelial de alto grau, células glandulares atípicas de significado indeterminado, células atípicas de origem indefinida e câncer, a mulher deve ser encaminhada para unidades de maior complexidade, conforme o fluxograma dos procedimentos de cuidado usados para o câncer do colo do útero (Brasil, 2019).

Exame colpocitológico

Para sua realização:

- Técnica para colocação do espéculo:
  - Material: espéculo de Collins (aço ou material descartável), em tamanho apropriado, e luva de procedimento
  - Passo a passo:
    - Colocar a mulher em posição ginecológica
    - Vestir as luvas
    - Afastar os pequenos lábios e expor o introito vaginal. O espéculo deverá ser introduzido em posição vertical e ligeiramente inclinado, procedendo-se, em seguida, à rotação no sentido horário para a abertura das válvulas, que deverão permanecer no canal vaginal
- Técnica de coleta do material cervicovaginal:
  - Material: foco de luz, preferencialmente com espelho articulado, mesa ginecológica, pinça de Cheron, gaze, lâmina com banda fosca, recipiente para acondicionar a lâmina, fixador* (álcool a 96% ou *spray* de polietilenoglicol), lápis grafite preto, espátula de Ayre, escovinha, lixeira, balde com solução desinfetante (quando utilizar pinças e espéculos de metal)
  - Passo a passo:
    - Identificar na parte fosca da lâmina, com lápis grafite preto, as iniciais do nome da paciente e o número de prontuário, e outros tipos de registro, conforme a unidade de saúde
    - Identificar o recipiente de acondicionamento da lâmina com o nome da paciente e o número de prontuário, e outros tipos de registro
    - Preencher o tubo com álcool a 96%, de modo a possibilitar a total imersão do esfregaço
    - No caso da fixação celular com solução de polietilenoglicol em *spray*, manter a lâmina em posição horizontal e borrifar a solução, respeitando-se a distância de 20 cm
    - Selecionar o espéculo adequado à mulher, de acordo com sua história ginecológica e obstétrica, dando

---

* O tratamento da colpite atrófica pode ser realizado por meio da aplicação vaginal de creme de estrogênios conjugados ou de creme de estriol. Recomenda-se o uso dos cremes vaginais de preferência à noite, por 1 a 3 meses, em dois esquemas alternativos: durante 21 dias, com intervalo de 7 dias, ou 2 vezes/semana, sempre nos mesmos dias (Brasil, 2016).

* Conforme o manual *Controle dos Cânceres do Colo de Útero e da Mama* (Brasil, 2006), o álcool a 96% é considerado o melhor fixador para os esfregaços citológicos, embora possam ser utilizados fixadores líquidos ou *spray* de polietilenoglicol.

preferência ao menor tamanho possível, com vistas à redução do desconforto
- Posicionar a paciente
- Vestir as luvas
- Introduzir o espéculo, sem o uso de lubrificantes, pois podem interferir no resultado
- Se houver excesso de muco, deve-se removê-lo com o auxílio da pinça de *Cheron* e gaze
- Visualizar o colo do útero e iniciar a coleta de material da endocérvice e da ectocérvice da seguinte maneira: com a extremidade da espátula de Ayre em chanfradura, coleta-se material da ectocérvice (parte visível do colo do útero ao exame especular). A enfermeira deverá apoiar a parte maior da chanfradura no orifício externo e realizar um movimento firme e único de 360°. Depois, deve-se coletar o material firmemente na lâmina no sentido vertical (Figura 3.6A). Em seguida, a espátula deve ser descartada.

O(A) enfermeiro(a) pega a escovinha e coleta material da endocérvice. Deve-se introduzir a escovinha pelo orifício externo do colo do útero e realizar um movimento giratório de 360°. Retira-se a escovinha com cuidado para não encostá-la nas paredes do canal vaginal. Deposita-se o material na lâmina horizontalmente, sem que haja mistura com o material da ectocérvice (Figura 3.6B). A escovinha deve ser desprezada logo após seu uso. A mulher deve ser orientada quanto à possibilidade de um pequeno sangramento.

A lâmina, devidamente identificada com as iniciais do nome da paciente e o número de registro do prontuário (dentre outros registros obrigatórios da unidade), deve receber imediatamente a substância fixadora a fim de preservar a integridade do material.

O profissional de enfermagem comunica à paciente o término da primeira parte do exame e, antes de retirar o espéculo, oferece a possibilidade de a mulher, por meio do espelho, visualizar seu colo de útero e paredes vaginais, esclarecendo sobre a avaliação das condições de saúde e retirando suas dúvidas. Segue-se, então, para o toque vaginal (unidigital ou bidigital) combinado (abdominovaginal, vaginorretal ou abdominorretal).

Para fazer o toque vaginal simples, o(a) enfermeiro(a) deverá colocar as luvas e entreabrir os pequenos lábios com os dedos anular e polegar. Feito isso, deverá introduzir os dedos indicador e médio pelo canal vaginal, tendo sempre o cuidado de manter o polegar lateralizado para evitar o contato com o clitóris. Nesse momento, a enfermeira avaliará o assoalho perineal, a vagina e o colo do útero.

O toque vaginal combinado deverá ser bimanual. Com uma das mãos posicionada na vagina e a outra no abdome, a enfermeira deverá avaliar, além das características da vagina e do colo do útero, o corpo uterino e seus anexos.

Cabe destacar que, nas situações em que a mulher apresentar desconforto acentuado pela diminuição de lubrificação vaginal, o profissional de enfermagem poderá utilizar na luva, antes de iniciar o toque vaginal, soro fisiológico a 0,9% ou lubrificante líquido à base de água. Todavia, o uso de lubrificantes oleosos só deve acontecer após a coleta do material cervical, de modo que não provoque alterações do esfregaço.

PRINCIPAIS INTERVENÇÕES DE ENFERMAGEM

- Explicar a finalidade e a periodicidade do exame preventivo
- Esclarecer as dúvidas da mulher com relação à coleta de material no exame preventivo
- Explicar a anatomia e a fisiologia do sistema reprodutivo utilizando recursos didáticos
- Informar a finalidade, a técnica e a periodicidade de realização do autoexame das mamas
- Proporcionar espaço para discussão de dúvidas relacionadas com a sexualidade
- Indicar métodos contraceptivos disponíveis
- Incentivar a adesão da paciente às medidas de prevenção das ISTs e orientá-la adequadamente sobre as práticas sexuais
- Ensinar a higienização correta
- Oferecer testes rápidos para os vírus da imunodeficiência humana (HIV), hepatite tipos B e C e sífilis, conforme o protocolo de abordagem sindrômica
- Informar sobre vacinas e encaminhar quando necessário para o setor de imunização
- Promover a participação ativa da mulher, compartilhando a elaboração do plano de cuidados
- Explicar a importância do retorno para entrega do resultado do exame preventivo e tratamento adequado
- Encorajar as consultas de retorno da mulher à unidade de saúde, mesmo na ausência de sinais ou sintomas, para que adote um comportamento preventivo
- Conquistar a parceria das mulheres na luta pela mobilização de outras mulheres, de seu convívio cotidiano, para aderirem às recomendações para rastreamento e detecção precoce do câncer ginecológico e demais cuidados com a saúde.

PONTOS DE DIRECIONAMENTO PARA O REGISTRO DE EVOLUÇÃO DE ENFERMAGEM

Anamnese: idade, raça, escolaridade, trabalho/ocupação, moradia/familiares, menarca, sexarca; ISTs; atividade sexual e orientação sexual (heterossexual, homossexual, bissexual, transexual); métodos contraceptivos. Ciclos menstruais e DUM (menopausa). Gesta/para/aborto (G/P/A). Aleitamento materno. Atividade física e hábitos e vida. Alimentação e eliminação. Sono e repouso. Antecedentes pessoais (AP). Antecedentes familiares (AF). História de violência sexual e/ou doméstica.

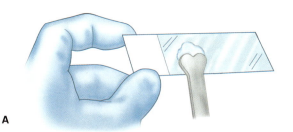

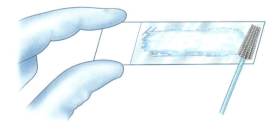

Figura 3.6 A. Disposição do esfregaço da ectocérvice. **B.** Colocação do esfregaço da endocérvice.

Parte 1 • Enfermagem Materna

Ao exame físico: mamas (pequenas/médias/grandes), simétricas, aréolas centralizadas, mamilos protrusos (semiprotrusos ou invertidos), pele íntegra, sem estrias, ausência de retrações ou abaulamentos à inspeção dos movimentos simultâneos das mamas. À palpação clavicular, axilar e mamária com ausência de nódulos. Não apresenta descarga papilar espontânea nem à expressão.

Ao exame especular: pudendo e períneo sem anormalidades aparentes; glândula de Bartholin obstruída, porém sem sinais de processo inflamatório (ou sinais sugestivos de Bartholinite à direita). Colo uterino visualizado, centralizado (ou posterior/anterior) ectópico, epitelizado, orifício externo puntiforme (ou em fenda), friável à coleta, sem alterações sugestivas de neoplasias e IST (ou visualizada lesão única de coloração escura localizado em 4 horas/visualizado cisto de Naboth/pólipos/condilomas localizados em 9 horas). Apresenta leucorreia de coloração branca, grumosa, característica fisiológica.

Ao toque vaginal: colo do útero de consistência normal, fundo de saco livre, sem alterações, indolor à mobilidade (avaliar nódulos ou tumorações). Útero retrovertido/anterovertido, móvel, indolor à mobilização.

EXEMPLO FICTÍCIO DE UMA EVOLUÇÃO DE ENFERMAGEM

Mulher, 33 anos, parda. Mora com seus dois filhos de 9 e 12 anos em casa alugada com saneamento básico. Ensino médio completo. Trabalha como frentista em um posto de gasolina, próximo de sua residência. Menarca aos 12 anos. Sexarca aos 16 anos. Nega histórico de ISTs, porém queixa-se de corrimento branco com sensação de prurido. Vida sexual ativa, sem parceiro fixo. Heterossexual. Refere uso de preservativo em algumas relações como método contraceptivo, mas informa vontade de iniciar uso de hormônio oral. Ciclos menstruais regulares: 4/30, com dismenorreia. Relata na história obstétrica de G III/P II/A I (provocado); partos vaginais, sem distócias. Informa ter amamentado o primeiro filho por 7 meses e o segundo por mais 2 anos. Não realiza atividade física, tabagista e consome bebidas alcóolicas socialmente nos finais de semana; nega uso de drogas ilícitas. Alimentação pobre em fibras e baixa ingestão hídrica diária. Refere constipação intestinal. Dorme cerca de 6 horas por noite. AP: nega doenças crônicas e uso de medicamentos diários. AF: mãe hipertensa falecida há 5 anos (infarto). Pai desconhecido. Irmã mais velha (42 anos) com histórico de câncer do colo do útero, seguindo em tratamento. Nega ter sofrido violência sexual e doméstica.

Ao exame clínico: mucosas coradas; linfonodos impalpáveis; palpação abdominal sem alterações.

Ao exame das mamas: mamas de tamanho médio, simétricas, aréolas centralizadas, mamilos protrusos; pele íntegra, sem estrias, ausência de retrações ou abaulamentos à inspeção dos movimentos simultâneos das mamas. Ausência de nódulos à palpação clavicular, axilar e mamária. Não apresenta descarga papilar espontânea nem à expressão. À inspeção vulvar (ou do pudendo), distribuição dos pelos pubianos sem alteração aparente, porém a mucosa do introito vaginal mostra-se hiperemiada.

Ao exame especular: colo do útero centralizado ectópico, epitelizado, cérvice com abertura em fenda, colo friável à coleta; parede vaginal com presença de leucorreia sugestiva de candidíase. Ao toque vaginal: colo de consistência normal, fundo de saco livre. Útero anterovertido, móvel, indolor à mobilização. Membros inferiores livre de edemas. Prescrevo creme vaginal para candidíase e oriento quanto ao uso do mesmo. Oriento quanto ao retorno em 30 dias para reavaliação e entrega do resultado do exame. Informo sobre a periodicidade do exame, sobre os métodos contraceptivos e encaminho para o Grupo de Planejamento Reprodutivo da Unidade.

Questões de autoavaliação

1. Com relação ao câncer de mama, à mamografia e ao exame clínico das mamas (ECM) são os métodos preconizados para o rastreamento desse tipo oncológico na rotina de atenção integral à saúde da mulher. No que se refere à avaliação diagnóstica, assinale a alternativa incorreta:
   - (A) Na periodicidade do exame de rastreamento, o ECM deve ser anual para mulheres de 40 a 49 anos de idade e, se alterado, indica-se a mamografia
   - (B) Para o rastreamento de mulheres com risco elevado de câncer de mama, a rotina de exames deve iniciar-se aos 40 anos de idade, com ECM e mamografia anuais.
   - (C) Para as mulheres de 50 a 69 anos de idade, a mamografia deve ser realizada a cada 2 anos e o ECM, anualmente.
   - (D) Um dos achados no ECM que necessitam de encaminhamento urgente para investigação diagnóstica é a alteração unilateral na pele da mama, como eczema, edema cutâneo semelhante à casca de laranja, retração cutânea ou distorções do mamilo.

2. Os principais fatores de risco para câncer de mama são:
   - (A) Histórico familiar, tabagismo, nuliparidade e hipertensão arterial
   - (B) Idade, histórico familiar, menarca precoce e obesidade
   - (C) Idade, menopausa tardia, multiparidade e não ter amamentado
   - (D) Primeira gravidez após os 35 anos de idade, exposição à radiação, diabetes e histórico familiar.

3. A prevenção primária do câncer do colo do útero está relacionada com a diminuição do risco de contágio pelo papilomavírus humano (HPV). Entretanto, outros fatores também estão envolvidos com o desenvolvimento do câncer do colo do útero. Assinale a alternativa que não apresenta essa relação de risco:
   - (A) Multiplicidade de parceiros
   - (B) Tabagismo
   - (C) Higiene íntima inadequada
   - (D) Menarca precoce e menopausa tardia

4. Após a realização de exame citopatológico, uma mulher de 32 anos de idade apresentou resultado que indica anormalidade, com atipias de significado indeterminado em células escamosas, provavelmente não neoplásica, sendo a conduta mais adequada:
   - (A) Encaminhar para colposcopia
   - (B) Repetir a citologia em 6 meses
   - (C) Repetir a citologia em 12 meses
   - (D) Repetir a citologia em 24 meses

5. A infecção vaginal cujo diagnóstico é confirmado pelo método da "gota pendente" e cujos achados clínicos são caracterizados por secreção espumosa, abundante, irritante, de coloração verde-amarelada e com odor desagradável, que produz um prurido intenso, é classificada como:
   - (A) Vaginite por *Trichomonas* (tricomoníase)
   - (B) Candidíase
   - (C) *Gardnerella vaginalis*
   - (D) Gonorreia

Gabarito das questões: 1 – letra C; 2 – letra B; 3 – letra D; 4 – letra B; 5 – letra A.

REFERÊNCIAS BIBLIOGRÁFICAS

Araujo LM, Progianti JM, Vargens OMC. A consulta de enfermagem ginecológica e a redução da violência de gênero. Rio de Janeiro: Rev Enferm UERJ. 2004;12(3):328-31.

Brasil. Conselho Federal de Enfermagem (COFEN). Decreto-Lei nº 94.406/87. Disponível em: http://site.portalcofen.gov.br/node/4173. Acesso em: 03/05/2009.

Brasil. Conselho Federal de Enfermagem (COFEN). Lei nº 7.498 de 25 de junho de 1986. Dispõe sobre a Regulamentação do Exercício de Enfermagem e dá Outras Providências. Brasília: Diário Oficial da União; 1986. Seção 1, pp. 9273-5.

Brasil. Ministério da Saúde. Assistência Integral à Saúde da Mulher: Bases da Ação Programática. Brasília: Ministério da Saúde; 1984.

Brasil. Ministério da Saúde. Controle dos Cânceres do Colo do Útero e da Mama. Brasília: Ministério da Saúde; 2013.

Brasil. Ministério da Saúde. Instituto Nacional de Câncer (Inca). Diretrizes Brasileiras para o Rastreamento do Câncer do Colo do Útero. 2. ed. rev. atual. Rio de Janeiro: Inca; 2016.

Brasil. Ministério da Saúde. Instituto Nacional de Câncer (Inca). Parâmetros Técnicos para o Rastreamento do Câncer do Colo do Útero. Rio de Janeiro; 2019.

Brasil. Ministério da Saúde. Instituto Nacional do Câncer (Inca). Coordenação de Prevenção e Vigilância. Estimativa 2010: Incidência de Câncer no Brasil. Rio de Janeiro: Inca; 2010.

Brasil. Ministério da Saúde. Protocolos da Atenção Básica: Saúde das Mulheres. Brasília: Ministério da Saúde; 2016.

Brasil. Ministério da Saúde. Saúde Sexual e Saúde Reprodutiva. Cadernos de Atenção Básica, nº 26, 1ª edição, 1ª reimpressão. Brasília: Ministério da Saúde; 2013.

Brasil. Ministério da Saúde. Secretaria de Atenção à Saúde. Departamento de Ações Programáticas Estratégicas. Plano de Atenção Integral à Saúde da Mulher: Princípios e Diretrizes. Brasília: Ministério da Saúde; 2009.

Brasil. Ministério da Saúde. Secretaria de Atenção à Saúde. Departamento de Ações Programáticas Estratégicas. Política Nacional de Atenção Integral à Saúde da Mulher: princípios e diretrizes. Brasília: Ministério da Saúde; 2004.

Brasil. Ministério da Saúde. Secretaria Especial de Políticas para as Mulheres. Agenda da Mulher. Brasília: Ministério da Saúde; 2006.

Horta WA. Processo de Enfermagem. São Paulo: EPU; 1979.

Vargens OMC, Progianti JM, Araujo LM. Humanização como princípio norteador do cuidado à mulher. In: Fernandes RAQ, Narchi NZ (Org.). Enfermagem e Saúde da Mulher. São Paulo: Manole; 2007. p. 277-87.

4

Violência e Saúde da Mulher | Considerações para o Cuidado de Enfermagem na Atenção ao Processo Gestacional e de Parturição

Joana Iabrudi Carinhanha • Juliana Amaral Prata •
Lucia Helena Garcia Penna • Juliana Ferreira Mafilzo

INTRODUÇÃO

A violência é um fenômeno com ampla dimensão que afeta toda a sociedade, incluindo crianças, adolescentes, homens e mulheres, por determinados períodos ou durante toda a vida desses indivíduos, incidindo em danos, adoecimentos, perdas e mortes.

Considerando que a violência se configura como uma das causas de morbimortalidade entre as mulheres e que suas estratégias de enfrentamento requerem abordagem integrada e multifacetada, este capítulo tem como objetivos: apresentar as inter-relações entre violência, saúde e mulher; descrever os tipos e as manifestações de violência contra as mulheres, inclusive no período perinatal; e apresentar as estratégias de enfrentamento dessa violência.

COMPREENSÃO DA VIOLÊNCIA COMO UM PROBLEMA DE SAÚDE PÚBLICA

A temática da violência encontra repercussão nas discussões que percorrem os mais variados setores da sociedade civil. Trata-se de fenômeno complexo por suas diversas facetas e significados, cujas raízes estão no interior das relações sociais humanas, perpassando todos os níveis sociais, idades, culturas e gênero (Habigzang, 2018).

A Organização Mundial da Saúde (OMS) define a violência como

> o uso de força ou poder físico, de fato ou como ameaça, contra si mesmo, outra pessoa ou um grupo ou comunidade, que cause ou tenha muita probabilidade de causar lesões, morte, danos psicológicos, transtornos do desenvolvimento ou privações [tradução livre] (Organização Pan-Americana da Saúde [OPAS], 2003, p. 5).

Envolvendo questões políticas e econômicas, em variadas áreas – Direito, Psicologia, Moral e Ética –, tanto no âmbito filosófico quanto no das ciências humanas, a violência não é uma temática exclusiva da saúde, uma vez que afeta, direta ou indiretamente, a saúde do ser humano e da coletividade, acarretando lesões físicas e emocionais, letais ou não (Minayo, 2006).

No Brasil, o índice de morte por variados tipos de violência é crescente, alcançando o nível de 60 a 65 mil mortes por ano (correspondente a 30 vezes a taxa da Europa, por exemplo) em estados que apresentam até 256,9% de aumento nas taxas de homicídio em 2016 (Cerqueira, 2018).

Para a compreensão da crescente morbidade e mortalidade por violência no Brasil, devem-se considerar alguns fatores, tais como: desigualdade, injustiça, corrupção, impunidade, deterioração institucional, violação dos direitos humanos, banalização e pouca valorização da vida (Penna, 2005).

Nesta perspectiva, a OPAS publicou o *Informe Mundial sobre la Violencia y la Salud*, oferecendo o aporte necessário para detecção e caracterização da violência como um problema mundial de saúde pública que, apesar de sua complexidade, é passível de ser enfrentado (OPAS, 2003). Assim, esse documento propõe um modelo ecológico que mostra a inter-relação dos vários tipos de violência e fatores individuais e contextuais que se associam à manifestação de comportamentos violentos (Figura 4.1).

O *nível individual* (primeiro nível) envolve os fatores biológicos e da história do indivíduo que aumentam suas chances de tornar-se vítima ou perpetrador de violência, tais como: impulsividade, baixo nível de escolaridade, uso de drogas ilícitas, antecedentes de comportamentos agressivos ou ter sofrido maus-tratos.

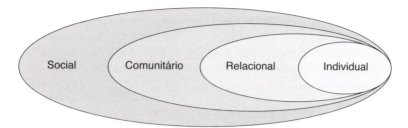

Figura 4.1 Modelo ecológico para a compreensão da violência. (Fonte: OPAS, 2003.)

O *nível relacional* (segundo nível) trata da influência das relações interpessoais mais próximas para o desenvolvimento de comportamentos de risco, seja como vítima ou agressor, nos quais a família e os parceiros parecem ser determinantes.

O *nível comunitário* (terceiro nível) abrange o contexto no qual são demarcadas as relações sociais. Assim, características presentes na escola, no trabalho e na vizinhança associam-se fortemente com a produção de violência, a saber: pobreza, infraestrutura inadequada, criminalidade, desemprego, desigualdade social ou pouco apoio institucional.

O *nível social* (quarto nível) engloba fatores sociais gerais que determinam as taxas de violência. Trata-se, portanto, de normas social e culturalmente construídas que colaboram para um clima de aceitação da violência ou reduzem a possibilidade de inibi-la. Nesse nível incluem-se também as políticas sanitárias, educacionais, econômicas e sociais que mantêm altos índices de desigualdade, social ou econômica, entre distintos grupos da sociedade.

Compreendendo os diferentes níveis que se inter-relacionam com comportamentos violentos, o *Informe Mundial sobre la Violencia y la Salud* classifica a violência em três categorias: *violência dirigida contra si mesmo, violência interpessoal* e *violência coletiva*. Além de dividi-la de acordo com a pessoa que comete atos violentos, também considera que a violência pode ser de natureza *física, sexual, psíquica* ou incluir *privação* e *negligência* (Figura 4.2).

VIOLÊNCIA CONTRA A MULHER | RELAÇÃO ENTRE GÊNERO E SAÚDE

Em uma sociedade patriarcal como a brasileira, as questões de gênero, que implicam a construção cultural diferenciada do papel social do homem e da mulher, também estabelecem distinções nas manifestações e repercussões da violência entre eles. Nesse sentido, homens tendem a ser vítimas de violências praticadas no espaço público, e mulheres sofrem com um fenômeno que se manifesta dentro de seus próprios lares e é praticado, na maioria das vezes, por seus companheiros e familiares.

É importante ressaltar que essa realidade vai de encontro à Política Nacional de Atenção Integral à Saúde da Mulher (PNAISM), que, desde a sua publicação em 2004, estabelece como um dos objetivos específicos «promover a atenção às mulheres e adolescentes em situação de violência doméstica e sexual" (Brasil, 2004).

Conceito da violência contra a mulher

A expressão "violência contra a mulher" foi definida na Declaração das Nações Unidas sobre Eliminação da Violência contra a Mulher e reafirmada na Convenção Interamericana para Prevenir, Punir e Erradicar a Violência contra a Mulher (Convenção de Belém do Pará) como "todo ato baseado no gênero, que cause morte, dano ou sofrimento físico, sexual ou psicológico à mulher, tanto na esfera pública como privada" (Organização das Nações Unidas [ONU], 1993; Organização dos Estados Americanos [OEA], 1994).

Essa definição introduz a questão do gênero, cuja origem está na desigualdade de poder entre homens e mulheres, estabelecida histórica e culturalmente, que determina a superioridade de direitos do homem sobre a mulher. Trata-se, portanto, de uma violência de gênero cometida, especificamente, contra as mulheres com base no fato de serem mulheres e que pode acontecer em vários lugares, como: em casa, na rua, no trabalho, em uma unidade de saúde etc. (Krantz e Garcia-Moreno, 2005).

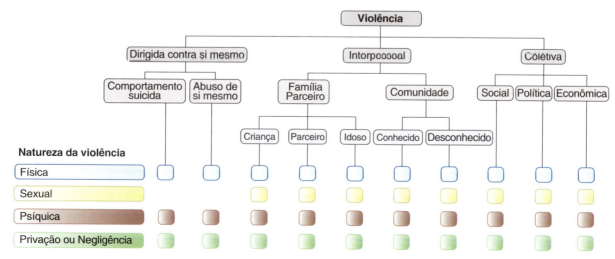

Figura 4.2 Tipologias da violência. (Fonte: OPAS, 2003.)

Segundo a Convenção de Belém do Pará, o direito de toda mulher a ser livre de violência abrange, entre outros, o impedimento de todas as formas de discriminação e a promoção de sua valorização e educação independentemente de padrões estereotipados de comportamento e costumes socioculturais fundamentados em conceitos de inferioridade ou subordinação (OEA, 1994).

Em consonância com convenções e tratados internacionais ratificados pelo Brasil, o artigo 2º da Lei nº 11.340/2006 (Lei Maria da Penha) estabelece:

> Toda mulher, independentemente de classe, raça, etnia, orientação sexual, renda, cultura, nível educacional, idade e religião, goza dos direitos fundamentais inerentes à pessoa humana, sendo-lhe asseguradas as oportunidades e facilidades para viver sem violência, preservar sua saúde física e mental e seu aperfeiçoamento moral, intelectual e social (Brasil, 2006).

Magnitude da violência contra a mulher

No mundo, a violência apresenta estatísticas alarmantes, independentes de classe social, raça, idade ou religião. Sob diversas formas e intensidades, a violência contra as mulheres configura-se como grave violação dos direitos humanos e relaciona-se com crimes hediondos (Brasil, 2011; Waiselfisz, 2015).

Nesse contexto, o Brasil ocupa o 5º lugar entre os países com maior número de homicídios femininos. Segundo o mapa da violência publicado pela ONU, 106.093 mulheres brasileiras foram assassinadas no período de 1980 a 2013, sendo 33,3% no ambiente doméstico e 55,3% pelo parceiro ou ex-parceiro (Waiselfisz, 2015).

Apesar das dificuldades para alcançar a real magnitude da violência contra as mulheres, a Fundação Perseu Abramo afirma que 1 em cada 5 mulheres considera já ter sofrido alguma vez "algum tipo de violência de parte de algum homem, conhecido ou desconhecido" (Fundação Perseu Abramo, 2010). Corroborando o dimensionamento desse fenômeno, os indicadores nacionais compilados no "Panorama da Violência contra a Mulher" (Brasil, 2018) revelam que:

- Comparando dados do Sistema de Informação sobre Mortalidade (SIM) do Ministério da Saúde para os anos de 2006, 2014 e 2015, as taxas de homicídios de mulheres, apesar da discreta queda, ainda são muito elevadas no Brasil, apresentando índice de 4,4 mulheres assassinadas por 100 mil habitantes, em 2015. Além disso, é possível verificar que a morte de mulheres atinge de forma diferenciada as negras e pardas, cuja taxa de homicídio é 5,2, enquanto a de mulheres brancas é 3, indicando que as mulheres negras são as maiores vítimas de assassinato
- Nos registros de casos de violência por meio do Ligue 180,* os índices estatísticos são crescentes. Em 2011, foram 530.542 ligações e no ano de 2015 foram realizados 749.024 atendimentos, dos quais 76.651 relacionavam-se a situações de violência contra as mulheres, sendo: 50,16% de violência física; 30,33% de violência psicológica; 7,25% de violência moral; 2,1% de violência patrimonial; 4,54% de violência sexual; 5,17% de cárcere privado; e 0,46% de tráfico de pessoas

- Dados do Sistema de Informação de Agravos de Notificação* (Sinan) relacionados com a violência contra as mulheres indicam que, de um total de 182.287 notificações em 2016, se confirmou uma taxa de 138,8 registros de agravos de violência contra a mulher por 100 mil habitantes, sendo 101.218 de violência física, 50.955 de violência psicológica/moral, 27.059 de violência sexual e 3.055 de violência patrimonial.

Apesar dos avanços em relação à abordagem da violência contra a mulher como uma questão de desrespeito aos direitos humanos e um agravo à sua saúde, verifica-se que ainda vigora o paradigma de naturalização e banalização desse tipo de violência na sociedade. Nesse sentido, a pesquisa «Tolerância social à violência contra as mulheres» constatou que 63% dos entrevistados concordam, total ou parcialmente, que «casos de violência dentro de casa devem ser discutidos somente entre os membros da família»; 89% concordam que «a roupa suja deve ser lavada em casa»; e 82% consideram que «em briga de marido e mulher não se mete a colher" (Instituto de Pesquisa Econômica Aplicada [IPEA], 2014).

De acordo com alguns dados, determinados tipos de violência têm registro por minutos/hora (Instituto Patrícia Galvão, 2017):

- 1 estupro a cada 11 minutos (11ª Edição do Anuário Brasileiro de Segurança Pública. FBSP, 2017)
- 1 mulher assassinada a cada 2 horas (11ª Edição do Anuário Brasileiro de Segurança Pública. FBSP, 2017)
- 503 mulheres vítimas de agressão a cada hora (Pesquisa visível e invisível: vitimização de mulheres no Brasil. Data Folha/FBSP, 2017)
- 5 espancamentos a cada 2 minutos (Mulheres brasileiras nos espaços público e privado. Fundação Perseu Abramo – FPA/SESC, 2010).

Tipos e manifestações da violência contra a mulher

Uma das formas mais antigas e comuns de violência contra as mulheres é a *violência entre os parceiros íntimos (violência conjugal)*, a qual, frequentemente, está associada às noções tradicionais da honra masculina e da obediência feminina, que justificam a punição da mulher pelo parceiro diante do que julga ser um descumprimento do seu papel. Essa dinâmica de abuso tende a ser amparada pela dependência emocional e financeira, bem como pela falta de apoio sociofamiliar das mulheres (Krug *et al.*, 2002).

A violência perpetrada pelo parceiro íntimo pode ser reconhecida apenas em situações em que a vítima e o agressor possuem um relacionamento íntimo, independentemente de esse relacionamento ser oficializado legalmente e/ou de os cônjuges morarem na mesma residência. Cabe destacar que tal violência entre os parceiros íntimos se dá no contexto da *violência doméstica/intrafamiliar* que ocorre principalmente no ambiente da casa, mas não só (Habigzang, 2018).

---

* Central de atendimento – serviço oferecido pela Secretaria de Políticas para as Mulheres (SPM)

* Sistema gerenciado pelo Ministério da Saúde que consolida todos os registros realizados obrigatoriamente pelos centros de saúde do país dos casos de doenças e agravos constantes da lista nacional de doenças de notificação compulsória. A violência contra a mulher passou a constar como agravo de notificação obrigatória a partir da publicação da Portaria nº 104, de 25 de janeiro de 2011.

Quadro 4.1	Tipos e manifestações de violência contra a mulher.
Tipo de violência	**Manifestações**
Violência física: qualquer comportamento que ofenda a integridade ou a saúde corporal	• Tapas • Empurrões • Chutes • Bofetadas • Tentativa de asfixia • Ameaça com faca • Tentativas de homicídios • Puxões de cabelo • Beliscões • Mordidas • Queimaduras
Violência psicológica: qualquer conduta que cause dano emocional e diminuição da autoestima ou que prejudique e perturbe o pleno desenvolvimento ou que vise degradar ou controlar ações, comportamentos, crenças e decisões da mulher	• Humilhações • Ameaças de agressão • Privação da liberdade • Impedimento ao trabalho ou estudo • Danos propositais a objetos queridos • Danos a animais de estimação • Danos ou ameaças a pessoas queridas • Impedimento de contato com a família e os amigos
Violência sexual: conduta ofensiva à mulher que a obrigue a presenciar, manter ou participar de relação sexual não desejada, mediante intimidação, ameaça, coação ou uso da força; que a induza a comercializar ou utilizar, de qualquer modo, a sua sexualidade; que a impeça de usar método contraceptivo ou que a force ao matrimônio, à gravidez, ao aborto ou à prostituição, mediante coação, chantagem, suborno ou manipulação; ou que limite ou anule o exercício de seus direitos sexuais e reprodutivos	• Expressões verbais ou corporais que não são do agrado da pessoa • Toques e carícias não desejados • Exibicionismo e *voyeurismo* • Prostituição forçada • Participação forçada em pornografia
Violência patrimonial: qualquer conduta que configure retenção, subtração, destruição parcial ou total de seus objetos, instrumentos de trabalho, documentos pessoais, bens, valores e direitos ou recursos econômicos, incluindo os destinados a satisfazer suas necessidades	• Destruição, venda ou furto de objetos pertencentes à vítima • Destruição, venda ou furto dos instrumentos de trabalho da vítima • Destruição de documentos da vítima ou de seus filhos • Venda, aluguel ou doação de imóvel pertencente à vítima ou ao casal, sem a autorização da mulher
Violência moral: qualquer conduta que configure calúnia, difamação ou injúria	• Fazer comentários ofensivos na frente de estranhos e/ou conhecidos • Humilhar a mulher publicamente • Expor a vida íntima do casal para outras pessoas, inclusive nas redes sociais • Acusar publicamente a mulher de cometer crimes • Inventar histórias e/ou falar mal da mulher para os outros com o intuito de diminuí-la perante amigos e parentes

Fonte: Lei Maria da Penha (art. 7º).

Segundo o Ministério da Saúde (MS), a *violência doméstica/ intrafamiliar* é toda ação ou omissão que prejudique o bem-estar, a integridade física e/ou psicológica, a liberdade e o direito ao pleno desenvolvimento de outro membro da família. Esse tipo de violência não se refere apenas ao espaço físico onde a violência ocorre, mas também às relações em que se constrói e efetua. Por isso, pode ser cometida dentro ou fora de casa por algum membro da família, incluindo pessoas sem laços de consanguinidade como aquelas que passam a assumir função parental, ou por pessoas que convivam no espaço doméstico, tais como empregados(as) e pessoas que convivem esporadicamente, e agregados (Brasil, 2001; Brasil, 2011).

Manifestada de diversas maneiras, a violência doméstica/ intrafamiliar contra a mulher tem sido classificada de acordo com o disposto no art. 7º da Lei Maria da Penha (Brasil, 2006) e apresentado no Quadro 4.1.

Considerando a dimensão das relações de gênero na sociedade, a violência contra a mulher se dá na violação dos corpos e da saúde psicológica das mulheres. Assim, além da violência doméstica/intrafamiliar, há outros tipos de violência contra a mulher, como a *violência ocorrida na comunidade e a violência institucional* (Brasil, 2011).

No contexto comunitário, a violência contra a mulher pode ser perpetrada por qualquer pessoa e compreende, entre outros, violação, abuso sexual, tortura, tráfico de mulheres, prostituição forçada, assédio moral, sequestro e assédio sexual no lugar de trabalho, bem como em instituições educacionais, estabelecimentos de saúde ou qualquer outro lugar. Já a violência institucional é perpetrada ou tolerada pelo Estado ou por seus agentes, onde quer que ocorra. Acrescentam-se também outros contextos de violência contra as mulheres: *feminicídio, violência obstétrica, violência contra as mulheres lésbicas, bis e trans, violência contra mulheres negras, violência de gênero na internet* (Brasil, 2011).

VIOLÊNCIA CONTRA A MULHER NO PERÍODO PERINATAL

Violência contra a mulher na gestação

A violência, independentemente da tipologia, torna-se ainda mais grave quando a mulher estiver grávida, pois proporciona consequências significativas para a saúde materna e fetal, tais como: baixo peso do recém-nascido, abortos, parto e nascimento prematuros e até mortes materna e fetal (Medina e Penna, 2008).

A violência na gestação está frequentemente associada às mulheres que vivem com parceiros violentos, de modo que a gravidez pode ter sido uma consequência da própria violência ou a causa para sua ocorrência (OPAS/OMS, 2012). Estudos apontam que as agressões perpetuam-se durante a gestação, com agravamento, manutenção ou diminuição da intensidade e frequência da violência (Ramalho *et al.*, 2017; Teixeira *et al.*, 2015; Medina e Penna, 2008).

A violência perpetrada pelo parceiro íntimo é responsável por grande parte da mortalidade materna, porém não é reconhecida (Krug, 2002). As evidências científicas apontam para a prevalência da violência psicológica contra a gestante, muitas vezes associada às agressões física e sexual (Ramalho *et al.*, 2017).

Alguns fatores podem estar associados à ocorrência de violência na gestação (Couto *et al.*, 2015; Silva *et al.*, 2015; Sgobero *et al.*, 2015; Pires *et al.*, 2017; Menezes *et al.*, 2003), como:

- História familiar de violência da mulher, principalmente, mas do parceiro também (violência doméstica na infância e na adolescência, expressa por abandono e rejeição pelos pais e também pela exposição à violência conjugal destes)
- Mulheres adolescentes/jovens
- Mulheres multigestas
- Mulheres que sofreram violência psicológica em gestações anteriores
- Gravidez indesejada aumenta a prevalência de violência psicológica durante a gestação

32 Parte 1 • Enfermagem Materna

- Parceiro sem trabalho remunerado
- Mulheres sem renda própria
- Baixa escolaridade da mulher e do parceiro
- Uso de álcool e/ou drogas ilícitas pela mulher e pelo parceiro
- Brigas frequentes entre o casal (inclui conflito interpessoal, insatisfação com a relação, comunicação precária e dificuldade para resolver problemas, especialmente discussões sobre a atividade sexual podem levar ao aumento de violência sexual)
- Parceiro com comportamento controlador
- Agressão física perpetrada pela mulher contra seu parceiro.

Dentre as repercussões da violência vivida pela mulher, destacam-se algumas particularidades da agressão no período gestacional: acompanhamento pré-natal inadequado (início tardio, menor número de consultas ou ambos); desmame precoce (associado a depressão, ansiedade, estilo de vida prejudicial, como uso abusivo de tabaco e álcool, transtornos alimentares, comportamento de risco para a sexualidade, transtornos do sono, além de baixa autoestima e autoeficácia); interrupção da gravidez em contextos diversos, sendo uma das principais causas de mortalidade materna (Marques *et al.*, 2017; Carneiro *et al.*, 2016; Mariano *et al.*, 2016; Couto, 2015).

O acompanhamento pré-natal constitui espaço privilegiado para que os profissionais da saúde, sobretudo as(os) enfermeiras(os), atuem em identificação, acolhimento e acompanhamento das mulheres em situação de violência. Apesar da possibilidade de afastamento dessas mulheres por medo, imposição ou vergonha, a escuta interessada configura uma ferramenta potente que pode favorecer maior adesão ao pré-natal e redução da mortalidade materna e perinatal (Sgobero *et al.*, 2015; Teixeira *et al.*, 2015; Medina e Penna, 2008).

Violência contra a mulher no parto e no puerpério

Seja por meio de abuso, maus-tratos, negligência ou desrespeito, quando a violência ocorre nas instituições de saúde durante a assistência à mulher em qualquer momento da gestação, do parto, do puerpério e do abortamento, trata-se de situações de violência obstétrica (OMS, 2014).

A violência obstétrica pode ser compreendida como quaisquer atos exercidos por profissionais da saúde no que diz respeito ao corpo e aos processos reprodutivos das mulheres, característicos de uma atenção desumanizada, do uso abusivo de procedimentos intervencionistas, da medicalização do parto e da concepção patológica dos processos fisiológicos da parturição (Juárez e Tessio, 2012).

Corroborando as leis da Argentina e da Venezuela, a violência obstétrica é definida como o apoderamento do corpo e dos processos de reprodução das mulheres pelos profissionais de saúde, quando se retiram a autonomia e a liberdade de decisão da mulher, reverberando tratamento desumanizado, uso indevido de medicações e patologização de processos naturais (Defensoria Pública, 2013).

A invisibilidade desse tipo de violência é um fator limitador para alcançar sua real magnitude no Brasil e que contribui para sua reprodução por diferentes agentes nas instituições de saúde. Porém, calcula-se que 1 em cada 4 mulheres sofre algum tipo de violência obstétrica durante o parto, ou seja, em 25% dos partos normais que aconteceram em maternidades, houve alguma forma dessa violência (Diniz *et al.*, 2015; OMS, 2014; Fundação Perseu Abramo, 2010).

Acometendo, principalmente, mulheres solteiras, de baixo nível socioeconômico, adolescentes, usuárias de drogas ilícitas, soropositivas e minorias étnicas, a violência obstétrica pode expressar-se de diferentes maneiras (OMS, 2014), como exposto no Quadro 4.2.

Apesar de a expressão "violência obstétrica" ter conquistado espaços em debates da sociedade nos últimos anos, sua gênese consiste no modelo assistencial tecnocrático que compreende o parto como patológico, o corpo da mulher como imprevisível e incapaz de lidar com a gestação e a parturição. Com base nessas concepções e diante da necessidade de controlar os riscos e de conduzir o concepto a um desfecho seguro, verificou-se a entrada da figura masculina na obstetrícia, acompanhada de intervenções médicas expressas no uso excessivo de medicamentos para indução ou aceleração do parto, amniotomia, anestesia e episiotomia, trazendo consigo altos índices de cesarianas

Quadro 4.2 Tipos e manifestações da violência obstétrica.

Tipos de violência	Manifestações
Física: ações que incidam sobre o corpo da mulher, que interfiram, causem dor ou dano físico, sem recomendação baseada em evidências científicas	• Privação de alimentos • Interdição à movimentação da mulher • Tricotomia • Manobra de Kristeller • Uso rotineiro de ocitocina • Cesariana eletiva sem indicação clínica • Não utilização de analgesia quando tecnicamente indicada
Psicológica: toda ação verbal ou comportamental que cause na mulher sentimentos de inferioridade, vulnerabilidade, abandono, instabilidade emocional, medo, acuação, insegurança, dissuasão, ludibriamento, alienação, perdas de integridade, dignidade e prestígio	• Ameaças • Mentiras • Chacotas, piadas, humilhações, grosserias, chantagens ou ofensas • Omissão de informações • Informações prestadas em linguagem pouco acessível • Desrespeito ou desconsideração de seus padrões culturais
Sexual: toda ação imposta à mulher que viole sua intimidade ou pudor, incidindo sobre seu senso de integridade sexual e reprodutiva, podendo ter acesso ou não aos órgãos sexuais e partes íntimas do seu corpo	• Episiotomia • Assédio • Exames de toque invasivos, constantes ou agressivos • Lavagem intestinal • Cesariana sem consentimento informado • Ruptura ou descolamento de membranas sem consentimento informado • Imposição da posição supina para dar à luz • Exames repetitivos dos mamilos sem esclarecimento ou consentimento
Institucional: ações ou formas de organização que dificultem, retardem ou impeçam o acesso da mulher aos seus direitos constituídos, sejam estes ações ou serviços, de natureza pública ou privada	• Impedimento do acesso aos serviços de atendimento à saúde • Impedimento à amamentação • Omissão ou violação dos direitos da mulher durante seu período de gestação, parto e puerpério • Falta de fiscalização das agências reguladoras e demais órgãos competentes • Protocolos institucionais que impeçam ou contrariem as normas vigentes

Fonte: Cielo *et al.*, 2012.

desnecessárias e, consequentemente, aumento significativo nas taxas de nascimentos prematuros (Sena e Tesser, 2017; Leal e Gama, 2014).

Sob esta ótica, quando o processo do parto é transformado em um evento medicalizado, com o uso abusivo de intervenções e em desrespeito ao funcionamento fisiológico do corpo feminino e à autonomia da mulher, verificam-se situações de violência obstétrica (Rezende, 2015).

Nesse contexto, circunscrevem-se algumas atitudes, condutas obstétricas e rotinas hospitalares, a saber: injúrias verbais; falta de explicação e de consentimento para a realização de procedimentos; desrespeito ao direito da mulher a acompanhante de sua escolha durante o trabalho de parto, parto e puerpério; realização de episiotomia e da amniotomia de rotina e sem indicação precisa; uso indiscriminado de ocitocina sintética; realização da manobra de Kristeller; realização do toque vaginal repetitivo, uso rotineiro da tricotomia e do enema (Ministério Público, 2014; Leal *et al.*, 2014; Andrade e Aggio, 2014).

Para além de serem classificadas em documentos oficiais como prejudiciais ou ineficazes e que, por isso, devem ser banidas do cenário assistencial (OMS, 1996; Brasil, 2017a; OMS, 2014), essas práticas obstétricas e rotinas hospitalares configuram situações de violência obstétrica, pois, independentemente de como se manifestam, representam desrespeito aos direitos humanos fundamentais, como ameaça à vida, à saúde, à integridade física e à não discriminação (OMS, 2014).

Por esses motivos, a violência obstétrica constitui uma violação da cidadania, pois todas as mulheres têm direito: ao acesso aos serviços de saúde; a informações em linguagem adequada e compreensível sobre o seu estado de saúde; a esclarecimento sobre as terapêuticas propostas, seus riscos, complicações e alternativas, inclusive à recusa ou ao consentimento livre, voluntário e esclarecido, sobre os procedimentos a serem realizados em seu corpo; à assistência digna, de qualidade, segura e livre de qualquer discriminação e/ou violência; bem como ao direito de participar dos processos decisórios, sendo corresponsáveis pelas escolhas realizadas de modo informado (Conselho Nacional dos Direitos da Mulher, 2014; OMS, 2014).

ENFRENTAMENTO DA VIOLÊNCIA CONTRA A MULHER

No que diz respeito ao enfrentamento à violência contra as mulheres no Brasil, é possível apontar importantes iniciativas governamentais para lidar com esse problema, como a Política Nacional de Redução da Morbimortalidade por Acidentes e Violências (Brasil, 2001), o Pacto e a Política Nacional de Enfrentamento à Violência contra as Mulheres (Brasil, 2007; 2011) e o Plano Nacional de Enfrentamento ao Tráfico de Pessoas, bem como os Planos Nacionais de Política para as Mulheres (PNPM), em suas versões I, II e III (Brasil, 2004, 2007 e 2013), que propõem ações de enfrentamento da violência contra mulheres. Nos campos jurídico e legislativo, a promulgação da Lei Maria da Penha, em 2006, é considerada o principal marco no enfrentamento à violência doméstica e familiar contra as mulheres no Brasil.

A noção de enfrentamento da violência contra a mulher compreende a questão do *combate*, bem como as dimensões da *prevenção*, da *assistência* e da *garantia de direitos das mulheres* (Figura 4.3) (Brasil, 2011).

A Lei Maria da Penha, Lei nº 11.340 de 2006, cria mecanismos para coibir e prevenir a violência doméstica e familiar contra a mulher (tipifica a violência, responsabiliza o agressor, dá ênfase à proteção das mulheres). Além disso, define uma política nacional voltada para a promoção da equidade de gênero e a redução das diferentes maneiras de vulnerabilidade social das mulheres. Essa política estabelece uma rede intersetorial de enfrentamento ao problema, que deve ter integração operacional das áreas de segurança pública, assistência social, saúde, educação, trabalho e habitação com o Poder Judiciário, o Ministério Público e a Defensoria Pública (D'Oliveira e Schraiber, 2017).

Apesar dos muitos avanços na institucionalização dos direitos, o contexto social marcado por contradições de classe, gênero e étnico-raciais não possibilita a concretização desses direitos na vida de milhares de mulheres e homens.

Assim, é importante entender o papel que as masculinidades e feminilidades (padrões de comportamentos tidos como "inatos" ou "naturais" de homens e mulheres) cumprem na reprodução da violência e avançar em concepções e práticas que revertam o quadro discriminatório que autoriza e perpetua agressões reiteradas contra mulheres e meninas. É preciso desnaturalizar papéis para construir uma cultura de respeito aos direitos humanos das mulheres em sua diversidade (Instituto Patrícia Galvão, 2017).

No âmbito da atenção à saúde, apesar das conquistas de leis, políticas e programas, observa-se crescente aumento no número de casos de violência vivida pela mulher nos serviços de saúde: ainda se verifica uma "invisibilidade da violência", bem como certa "surdez" em atender à demanda das mulheres que vivenciam situações de violência (Penna *et al.*, 2004; D'Oliveira e Schraiber, 2017).

Considerando os dados de que a violência contra a mulher acontece sobremaneira nos domicílios e de forma reiterada, a Atenção Básica, por estabelecer relação mais próxima com a

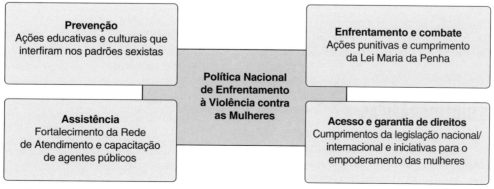

Figura 4.3 Eixos estruturantes da Política Nacional de Enfrentamento à Violência contra as Mulheres. (Brasil, 2011.)

34 Parte 1 • Enfermagem Materna

comunidade e com o cotidiano das pessoas no território, tem papel importante na identificação de situações de violência e no cuidado integral e humanizado às mulheres cujos direitos sejam violados (Brasil, 2016). Contudo, muitos são os desafios e impasses para a efetivação da atenção integral nesse contexto, dadas as fragilidades e limitações no preparo dos profissionais para lidar com as situações de violência contra a mulher, demandando o fortalecimento das ações intersetoriais de enfrentamento das violências e implementação das redes (Moreira *et al.*, 2014; Brasil, 2017b).

A instrumentalização do profissional para a interrupção do ciclo de violência requer sensibilização para o atendimento das situações de violência, a notificação compulsória do caso e o conhecimento da rede intrassetorial de seu município para garantir o encaminhamento adequado para outros serviços e unidades das redes: Serviços da Atenção Básica – Núcleos de Apoio à Saúde da Família (NASF), Ambulatórios Especializados, Policlínicas, Núcleos de Prevenção das Violências e Promoção da Saúde, Centros de Atenção Psicossocial (CAPS), Hospitais, Centros de Referência de Assistência Social (CRAS), Centros de Referência Especializados em Assistência Social (CREAS), Centro de Referência de Atenção à Saúde da Mulher em Situação de Violência (CRAM), Casa da Mulher Brasileira, entre outros (Brasil, 2016).

No âmbito do governo, a Rede de Atendimento à Mulher em situação de violência é composta pelos seguintes serviços: Centros de Referência de Atendimento à Mulher, Núcleos de Atendimento à Mulher, Casas-Abrigo, Casas de Acolhimento Provisório, Delegacias Especializadas de Atendimento à Mulher (DEAM), Núcleos ou Postos de Atendimento à Mulher

nas Delegacias Comuns, Polícias Civil e Militar, Instituto Médico-Legal, Defensorias da Mulher, Juizados de Violência Doméstica e Familiar, Central de Atendimento à Mulher – Ligue 180 –, Ouvidorias, Ouvidoria da Mulher da Secretaria de Políticas para as Mulheres, serviços de saúde voltados para o atendimento dos casos de violência sexual e doméstica, Posto de Atendimento Humanizado nos Aeroportos, Núcleo da Mulher da Casa do Migrante (Brasil, 2011).

A notificação das situações de violência contra a mulher, por sua vez, constitui uma medida fundamental para o dimensionamento da violência e de suas consequências, fornecendo subsídios para a elaboração de ações de intervenção. Os marcos legais para essa proposta foram constituídos pela Lei Federal nº 10.778, em 24 de novembro de 2003, que estabeleceu a notificação compulsória dos casos de violência contra a mulher em todo o território nacional, em serviços públicos e privados de saúde. Em 2011, o Ministério da Saúde publicou a Portaria nº 104, que estabeleceu a violência doméstica, sexual e outras violências interpessoais como o 45º evento de notificação compulsória, apresentando fluxos, critérios, responsabilidades e atribuições dos profissionais da saúde.

Destaca-se a importância de haver profissionais, particularmente enfermeiras(os), preparados para perceber a situação de violência e cuidar dessas mulheres, percepção esta nem sempre explícita. Tal lacuna pode ser preenchida de forma relevante e viável a partir da inserção da temática no currículo da graduação, proporcionando a formação de profissionais qualificados, sensibilizados e instrumentalizados para esse atendimento (Penna, 2005; Penna *et al.*, 2004).

Questões de autoavaliação

1. Sabendo que a violência obstétrica pode ser compreendida como quaisquer atos exercidos por profissionais da saúde que desrespeitam o corpo e os processos reprodutivos das mulheres, característicos de uma atenção desumanizada, a prática de exames de toque invasivos, constantes ou agressivos pode ser classificada como uma prática de:
   (A) Violência institucional
   (B) Violência sexual
   (C) Violência física
   (D) Violência psicológica

2. Situações de omissão ou violação dos direitos da mulher durante seu período de gestação, parto e puerpério, podem ser consideradas uma prática de violência:
   (A) Psicológica
   (B) Física
   (C) Sexual
   (D) Institucional

3. A conduta que causa dano e diminuição da autoestima ou que prejudica e perturba o pleno desenvolvimento ou que vise degradar ou controlar ações, comportamentos, crenças e decisões da mulher pode ser definida como violência:

   (A) Psicológica
   (B) Física
   (C) Patrimonial
   (D) Moral

4. Dentre os tipos e as manifestações de violência contra a mulher, de acordo com o art. 7º da Lei Maria da Penha, aquele que corresponde a qualquer comportamento que ofenda a integridade ou a saúde corporal é um tipo de violência:
   (A) Sexual
   (B) Moral
   (C) Psicológica
   (D) Física

5. Entre as repercussões da violência vivida pela mulher no processo de parturição, destacam-se a realização da manobra de Kristeller e a episiotomia, que são classificadas, respectivamente, como tipos de violência:
   (A) Institucional e sexual
   (B) Sexual e física
   (C) Física e sexual
   (D) Física e psicológica

REFERÊNCIAS BIBLIOGRÁFICAS

Andrade BP, Aggio CDM. Violência obstétrica: a dor que cala. Anais do III Simpósio Gênero e Políticas Públicas. Londrina, Paraná; 2014.

Brasil. Lei nº 11.340, de 7 de agosto de 2006. Cria mecanismos para coibir a violência doméstica e familiar contra a mulher, nos termos do § 8º do art.

226 da Constituição Federal, da Convenção sobre a Eliminação de Todas as Formas de Discriminação contra as Mulheres e da Convenção Interamericana para Prevenir, Punir e Erradicar a Violência contra a Mulher; dispõe sobre a criação dos Juizados de Violência Doméstica e Familiar contra a Mulher; altera o Código de Processo Penal, o Código Penal e a Lei de Execução Penal; e dá outras providências. Brasília: Diário Oficial [da] República Federativa do Brasil; 8 ago. 2006.

Gabarito das questões: 1 – letra B; 2 – letra D; 3 – letra A; 4 – letra D; 5 – letra C.

Brasil. Ministério Público do Estado de São Paulo. Violência obstétrica é tema de audiência pública no MP-SP [Recurso eletrônico]: 9-11; 2014. Disponível em: <http://www.mpsp.mp.br/portal/page/portal/noticias/noticia?id_noticia=12741378&id_grupo=118>. Acesso em: 20/10/2019.

Brasil. Ministério da Saúde. Política Nacional de Redução da Morbimortalidade por Acidentes e Violências. Portaria gm/ms nº 737/2001. Brasília: Ministério da Saúde; 2001.

Brasil. Ministério da Saúde. Protocolos da Atenção Básica: Saúde das Mulheres. Brasília: Ministério da Saúde; 2016. 230 p.

Brasil. Ministério da Saúde. Secretaria de Atenção à Saúde. Departamento de Ações Programáticas Estratégicas. Política Nacional de Atenção Integral à Saúde da Mulher: princípios e diretrizes. Brasília: Ministério da Saúde; 2004. 82 p.

Brasil. Ministério da Saúde. Secretaria de Ciência, Tecnologia e Insumos Estratégicos. Departamento de Gestão e Incorporação de Tecnologias em Saúde. Diretrizes nacionais de assistência ao parto normal: versão resumida [recurso eletrônico]. Brasília: Ministério da Saúde; 2017a.

Brasil. Ministério da Saúde. Secretaria de Políticas de Saúde. Violência intrafamiliar: orientações para prática em serviço (série Cadernos de Atenção Básica; n. 8). Brasília: Ministério da Saúde; 2001. 96 p.

Brasil. Ministério da Saúde. Secretaria de Vigilância em Saúde. Departamento de Vigilância de Doenças e Agravos Não Transmissíveis e Promoção da Saúde. Saúde Brasil 2015/2016: uma análise da situação de saúde e da epidemia pelo vírus Zika e por outras doenças transmitidas pelo Aedes Aegypti [recurso eletrônico]. Brasília: Ministério da Saúde; 2017b. 386 p.

Brasil. Secretaria de Políticas para as Mulheres. Pacto Nacional de Enfrentamento à Violência Contra as Mulheres. Brasília: Secretaria de Políticas para as Mulheres; 2007.

Brasil. Secretaria de Políticas para as Mulheres. Plano Nacional de Políticas para as Mulheres. Brasília: Secretaria de Políticas para as Mulheres; 2013. 114 p.

Brasil. Secretaria de Políticas para as Mulheres. Secretaria Nacional de Enfrentamento à Violência contra as Mulheres. Política Nacional de Enfrentamento à Violência Contra as Mulheres. Brasília: Secretaria de Políticas para as Mulheres; 2011.

Brasil. Senado Federal. Observatório da Mulher Contra a Violência. Panorama da violência contra as mulheres no Brasil [recurso eletrônico]: indicadores nacionais e estaduais nº 2. Brasília: Senado Federal; 2018.

Carneiro JF, Valongueiro S, Ludermir AB et al. Violência física pelo parceiro íntimo e uso inadequado do pré-natal entre mulheres do Nordeste do Brasil. Revista Brasileira de Epidemiologia [online]. 2016;19(2):243-55. Disponível em: <https://doi.org/10.1590/1980-5497201600020003>. Acesso em: 09/10/2019.

Cerqueira D (Org.). Atlas da violência 2018 [recurso eletrônico]. Rio de Janeiro: IPEA/FBSP; 2018.

Conselho Nacional dos Direitos da Mulher (CNDM). Nota de repúdio ao Ministério da Saúde às violações aos direitos humanos de Adelir Carmem Lemos de Góes. 2014.

Couto TM, Nitschke RG, Lopes RLM et al. Cotidiano de mulheres com história de violência doméstica e aborto provocado. Texto & Contexto Enfermagem. 2015;24(1):263-9.

Diniz SG, Salgado HO, Andrezzo HFA et al. Abuse and disrespect in childbirthcare as a public health issue in Brazil: Origins, definitions, impacts on maternal health, and proposals fot its prevention. Journal of Human Growth and Development. 2015;25(3):377-84.

D'Oliveira AF.PL, Schraiber LB. Políticas públicas e atenção às mulheres em situação de violência: contribuições acerca da integralidade em saúde. In: Pinheiro R, Engel T, Asensi FD (Org.) Vulnerabilidades e Resistências na Integralidade do Cuidado: Pluralidades Multicêntricas de Ações, Pensamentos e a (Re)forma do Conhecimento. Rio de Janeiro: CEPESC/IMS/UERJ/ABRASCO; 2017.

Fundação Perseu Abramo. Mulheres brasileiras e gênero nos espaços público e privado. 2010. Disponível em: <https://tpabramo.org.br/publicacoes/wp-content/uploads/sites/5/2017/05/pesquisaintegra_0.pdf>. Acesso em: 20/10/2019.

Habigzang LF (Org.). Manual de Capacitação Profissional para Atendimentos em Situações de Violência. [recurso eletrônico]. Porto Alegre: PUCRS; 2018.

Instituto de Pesquisa Econômica Aplicada (IPEA). SIPS 2014 – Sistema de Indicadores de Percepção Social – Tolerância social à violência contra as mulheres. 2014. Disponível em: <http://www.ipea.gov.br/portal/images/stories/PDFs/SIPS/140327_sips_violencia_mulheres_novo.pdf>. Acesso em: 12/09/2019.

Instituto Patrícia Galvão. Dossiê "Violência contra as mulheres". São Paulo: Instituto Patrícia Galvao; 2017. Disponível em: <https://dossies.agencia-patriciagalvao.org.br/violencia/violencias/cultura-e-raizes-da-violencia/>. Acesso em: 12/09/2019.

Juárez DP, Tessio A. Violencia sobre las mujeres: herramientas para el trabajo de los equipos comunitarios. Buenos Aires: Ministerio de Salud de la Nación; 2012.

Krantz G, Garcia-Moreno C. Violence against women. J Epidemiol Community Health (on line). 2005;59:818-21. Disponível em: <http://jech.bmj.com/cgi/content/full/59/10/818>. Acesso em: 12/11/2006.

Krug EG, Dahlberg LL, Mercy JA et al. (Eds.). Relatório mundial sobre violência e saúde [Internet]. Genebra: Organização Mundial da Saúde; 2002 [cited 2015 Oct 21]. Disponível em: http://www.opas.org.br/wp-content/uploads/2015/09/relatorio-mundial-violencia-saude.pdf. Acesso em: 12/09/2019.

Leal MC, Gama SGN. Nascer no Brasil. Sumário Executivo Temático da Pesquisa. Rio de Janeiro: Fiocruz; 2014.

Leal MDC, Gama SGND, Pereira APE et al. A cor da dor: iniquidades raciais na atenção pré-natal e ao parto no Brasil. Rio de Janeiro: Cadernos de Saúde Pública. 2017;33(Suppl. 1):e00078816. Disponível em: <http://www.scielo.br/scielo.php?script=sci_arttext&pid=S0102-311X2017001305004&lng=en&nrm=iso>. Acesso em: 27/09/2019.

Mariano LMB, Monteiro JCS, Stefanello J et al. Aleitamento materno exclusivo e autoeficácia materna entre mulheres em situação de violência por parceiro íntimo. Texto & Contexto Enfermagem. 2016;25(4):1-10.

Marques SS, Riquinho DL, Santos MC et al. Estratégias para identificação e enfrentamento de situação de violência por parceiro íntimo em mulheres gestantes. Rev Gaúcha Enferm. 2017;38(3):e67593.

Medina ABC, Penna LHG. Violência na gestação: um estudo da produção científica de 2000 a 2005. Esc Anna Nery Rev Enferm. 2008;12(4):793-8.

Menezes TC, Amorim MMR, Santos LC et al. Violência física doméstica e gestação: resultados de um inquérito no puerpério. RBGO. 2003;25(5).

Minayo MCS. Violência e saúde. Rio de Janeiro: Fiocruz; 2006.

Moreira TNF, Martins CL, Feuerwerker LCM et al. A construção do cuidado: o atendimento às situações de violência doméstica por equipes de Saúde da Família. Saúde Soc. São Paulo. 2014;23(3):814-27.

Organização das Nações Unidas (ONU). Resolução nº 48/104, de 20 de dezembro de 1993. Declaração sobre a eliminação da violência contra as mulheres. Genebra: ONU; 1994.

Organização dos Estados Americanos (OEA). Convenção interamericana para prevenir, punir e erradicar e violência contra a mulher, "Convenção de Belém do Pará". Belém do Pará: OEA; 1994.

Organização Mundial da Saúde (OMS). Prevenção e eliminação de abusos, desrespeito e maus-tratos durante o parto em instituições de saúde. 2014. Disponível em: <http://apps.who.int/iris/bitstream/10665/134588/3/WHO_RHR_14.23_por.pdf>. Acesso em: 27/09/2019.

Organização Mundial da Saúde (OMS). Assistência ao parto normal: um guia prático. Genebra: OMS; 1996.

Organização Pan-americana da Saúde (OPAS)/Organização Mundial da Saúde (OMS. Prevenção da violência sexual e da violência pelo parceiro íntimo contra a mulher: ação e produção de evidência [Recurso eletrônico]. Genebra: OPAS/OMS; 2012 [citado 2012 jun. 22]. Disponível em: <http://apps.who.int/iris/bitstream/10665/44350/3/9789275716359_por.pdf>. Acesso em: 27/09/2019.

Organização Pan-americana da Saúde. Informe Mundial sobre la Violencia y la Salud. Washington: OPAS; 2003.

Penna LHG, Tavares CM, Sousa ER. The importance of the insert of the thematic "violence against the woman" in the curriculum of nursing. Online Brazilian Journal of Nursing. 2004;3(2). Disponível em: <www.uff.br/nepae/objn302 pennaetal.htm>. Acesso em: 24/09/2006.

Penna LHG. A temática da violência contra a mulher na formação da enfermeira. Tese (Doutorado em Saúde da Mulher e da Criança). 2005. Rio de Janeiro: IFF/Fiocruz; 2005.

Pires MRM, Locatelli TZ, Rojas PFB et al. Prevalência e os fatores associados da violência psicológica contra gestantes em capital no Sul Do Brasil. Florianópolis: Saúde & Transf Soc. 2017;8(1):29-39.

Ramalho NMG, Ferreira JDL, Lima CLJ et al. Violência doméstica contra a mulher gestante. Recife: Rev Enferm UFPE [online]. 2017;11(12):4999-5008. Disponível em: <https://periodicos.ufpe.br/revistas/revistaenfermagem/article/view/22279/25328>. Acesso em: 16/10/2019.

Rezende CNDV. Violência obstétrica: uma ofensa a direitos humanos ainda não reconhecida legalmente no Brasil. Faculdade de Ciências Jurídicas e Sociais do Centro Universitário de Brasília – UniCEUB; 2015.

Sena LM, Tesser CD. Violência obstétrica e o ciberativismo de mulheres mães: relato de duas experiências. Interface Comunicação Saúde Educação. 2017;21(60):209-20.

Sgobero JKGS, Monteschio LVC, Zurita RCM et al. Violência física por parceiro íntimo na gestação: prevalência e alguns fatores associados. Aquichan. 2015;15(3):339-50.

Silva EP, Valongueiro S, Araújo TVB et al. Incidência e fatores de risco para violência por parceiro íntimo no período pós-parto. São Paulo, Universidade de São Paulo: Revista de Saúde Pública. 2015;49:1-9.

Teixeira SVB, Moura MAV, Silva LR et al. Violência perpetrada por parceiro íntimo à gestante: o ambiente à luz da teoria de Levine. Rev Esc Enferm USP. 2015;49(6):882-9. Disponível em: <www.ee.usp.br/reeusp>. Acesso em: 13/10/2019.

Waiselfisz JJ. Mapa da violência 2015: homicídio de mulheres no Brasil. Flacso Brasil. 2015. Disponível em: <http://www.mapadaviolencia.org.br/pdf2015/MapaViolencia_2015_mulheres.pdf>. Acesso em: 13/10/2019.

5

Sala Lilás | Abordagem da Enfermagem na Violência Sexual

Camila Souza Gomes • Kelly Curitiba Pimenta de Carvalho Queiroz

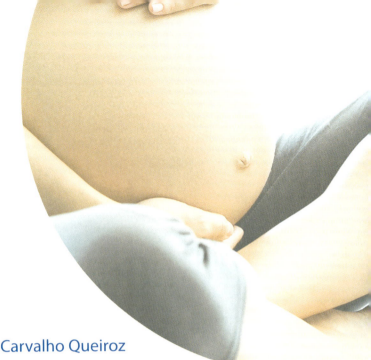

INTRODUÇÃO

A violência contra as mulheres é um dos fenômenos sociais que mais ganharam visibilidade nos últimos anos. Isso se deve ao seu efeito devastador sobre a dignidade humana e a saúde pública, pelo elevado número de vítimas que atinge e pelos impactos sociais, econômicos e pessoais que provoca, e à magnitude de sequelas orgânicas e emocionais que produz. Por isso, em todo o mundo, as políticas públicas de combate à violência doméstica e familiar, incluindo a sexual, contra a mulher têm sido prioridade nas políticas governamentais.

Os dados sobre as violências são alarmantes e remetem a uma necessidade real de implementações efetivas de políticas públicas eficazes, a que todos possam ter acesso, e de investimento em ações educativas e de prevenção à saúde junto à sociedade.

A violência sexual, como já comentado no Capítulo 4, *Violência e Saúde da Mulher | Considerações para o Cuidado de Enfermagem na Atenção ao Processo Gestacional e de Parturição*, é uma forma muito antiga de violência utilizada nas penumbras da humanidade. Consiste em uma arma de dominação, poder e/ou lascívia por parte do agressor, e, de acordo com Ministério da Saúde é "uma das formas de violência mais cruéis e persistentes" que vitimizam milhares de mulheres de todas as idades cotidianamente no Brasil e no mundo. De acordo com o Fórum Brasileiro de Segurança Pública (FBSP), em seu 13º Anuário de Segurança Pública (2019), foram registrados 66.041 casos de violência sexual em 2018, equivalente a 180 estupros por dia, com acréscimo de 4,1%. Os dados mostraram ainda que 81,8% eram do sexo feminino, e 53,8% tinham até 13 anos de idade, 50,9% eram negras e 48,5 brancas e quatro meninas de até 13 anos foram estupradas por hora.

As consequências para as vítimas de violências sexuais são graves e devastadoras e têm sérios efeitos nas esferas física e mental, a curto e longo prazo. Entre as consequências físicas imediatas estão gravidez, infecções do sistema reprodutivo e infecções sexualmente transmissíveis (ISTs). A longo prazo, as mulheres podem desenvolver distúrbios na esfera da sexualidade, apresentando ainda maior vulnerabilidade para transtornos psiquiátricos, principalmente depressão, pânico, somatização, tentativa de suicídio, uso abusivo e dependência de substâncias psicoativas. Por isso a importância do atendimento multidisciplinar, interdisciplinar e intersetorial, e do conhecimento, pelos profissionais da saúde, sobre rede de atendimento, legislações, protocolos de atendimentos a mulheres, crianças e adolescentes vítimas de violência sexual.

É importante ressaltar a relevância do acolhimento humanizado a mulheres, crianças e adolescentes vítimas de violências, visto que somente por meio da escuta qualificada, sem julgamentos ou preconceitos, haverá troca entre profissional e vítima(as), e será possível elencar os riscos, as necessidades sociais e de saúde a que esses indivíduos estão expostos.

Não existe um modelo pronto para cuidar; porém, profissionais mais bem preparados terão condições de estabelecer uma relação de cuidado que extrapole as ações técnicas com estabelecimento de vínculos com os(as) usuários(as).

Ressalta-se que o processo não ocorre isoladamente, mas por meio de intencionalidade, interação, disponibilidade e confiança entre enfermeiro e paciente (Ferraz *et al.*, 2009).

Assim, neste capítulo propõe-se a abordagem especializada e humanizada da enfermagem na Sala Lilás, uma referência para acolhimento das mulheres vítimas de violência, em especial as violências física e sexual.

BREVE CONTEXTO HISTÓRICO

Ao falar sobre o fenômeno da violência, do ponto de vista das mulheres, é necessário conhecer um pouco do contexto histórico, partindo do princípio de que, apesar de ímpar sua participação na humanidade como aquela que traz vidas ao mundo, seus direitos sempre foram reprimidos e negados, em virtude de uma sociedade machista e patriarcal, que por sua vez faz questão de subjulgar sua capacidade intelectual e física, condicionando-a a ocupar papel secundário submetido a obediência, dominação e autoridade masculina, e vitimado pelo controle social promovido pelo "sexo forte", negando a ela o protagonismo de suas escolhas, seu destino e sua autonomia.

Dessa maneira, é importante compreender que as conquistas dos direitos das mulheres somente foram possíveis por meio das lutas dos movimentos sociais femininos que surgiram com relevância no fim do século XVIII, pleiteando a equidade de direitos entre os gêneros. Assim, é importante destacar duas convenções importantes nesse processo de conquistas de direitos: a Convenção sobre a Eliminação de Todas as Formas de Discriminação contra a Mulher, em 1979, também denominada CEDAW (do inglês, *Convention on the Elimination of All Forms of Discrimination Against Women*) ou a Convenção da Mulher, que é o primeiro tratado internacional que dispõe amplamente sobre os direitos humanos das mulheres, e a Convenção Interamericana para Prevenir, Punir e Erradicar a Violência contra a Mulher. São duas as frentes propostas na CEDAW: (1) promover os direitos da mulher na busca da igualdade de gênero; e (2) reprimir quaisquer discriminações contra as mulheres. O Brasil tornou-se um dos países a se engajarem nessa luta em 1984, por meio do Decreto nº 89.460.

Após a Convenção da Mulher, citada no parágrafo anterior, houve a Convenção Interamericana para Prevenir, Punir e Erradicar a Violência contra a Mulher, ou Convenção de Belém do Pará, como ficou conhecida, que conceitua a violência contra as mulheres como qualquer ato ou conduta com base no gênero, que cause morte, dano ou sofrimento físico, sexual ou psicológico à mulher, tanto na esfera pública quanto na esfera privada. Adotada em Belém, no dia 9 de junho de 1994, reconhece as violências como uma violação aos direitos humanos e estabelece deveres aos Estados signatários para coibi-las – entre eles o Brasil, onde a Convenção passou a vigorar a partir do Decreto nº 1.973, de 01/08/1996.

Com a ratificação da Convenção de Belém do Pará, o Brasil assumiu responsabilidade de estabelecer uma política para fazer frente a todas as formas de violência contra as mulheres; então, em 7 de agosto de 2006 entra em vigor a Lei nº 11.340, conhecida como *Lei Maria da Penha*, com o objetivo de coibir e prevenir a violência doméstica e familiar, estabelecer medidas de assistência e proteção e punir adequadamente o agressor. Essa Lei trouxe visibilidade à questão da violência à mulher em todas as suas formas e aos indicadores da violência de gênero, os quais subsidiam as políticas públicas direcionadas para tal questão, desencadeando outras leis nesse contexto, de modo a promover, mesmo que em passos lentos, a equidade de direitos.

A violência sexual ou estupro, mencionada na Lei nº 11.340/06, é citada como uma das formas de violência, contudo é necessário ressaltar que esse crime não se limita apenas ao ambiente doméstico; pode tratar-se apenas de uma violência de gênero contida dentro das pró-formas determinadas e permitidas pela sociedade machista e patriarcal já referida.

ASPECTOS LEGAIS DA VIOLÊNCIA SEXUAL

O acolhimento é uma diretriz da Política Nacional de Humanização, que objetiva ampliar o acesso, fornecer uma resposta resolutiva à demanda apresentada e ser um dispositivo organizador do processo de trabalho em função das necessidades de saúde do usuário (Brasil, 2010b). Diante disso, é importante que o profissional de saúde e de segurança pública tenha conhecimento do Decreto nº 7.958/2013, que estabelece diretrizes para o atendimento humanizado às vítimas de violência sexual pelos profissionais da área de segurança pública e da rede de atendimento do Sistema Único de Saúde, a fim de prestar uma assistência humanizada, acolhedora, instrutiva e integral

às vítimas de violência sexual, garantindo os direitos delas e propiciando esse atendimento por profissionais qualificados.

A violência sexual é definida pela Organização Mundial da Saúde (OMS) como:

Todo ato sexual, tentativa de consumar um ato sexual ou insinuações sexuais indesejadas, ou ações para comercializar ou usar de qualquer outro modo a sexualidade de uma pessoa por meio da coerção por outra pessoa, independentemente da relação desta com a vítima, em qualquer âmbito, incluindo o lar e o local de trabalho.

No Brasil, é conceituada juridicamente como ato de "constranger alguém, mediante violência ou grave ameaça, a ter conjunção carnal ou a praticar ou permitir que com ele se pratique outro ato libidinoso" (Brasil, 2009).

De acordo com a Lei nº 11.340/1996, entende-se por violência sexual:

Qualquer conduta que a constranja a presenciar, a manter ou a participar de relação sexual não desejada, mediante intimidação, ameaça, coação ou uso da força; que a induza a comercializar ou a utilizar, de qualquer modo, a sua sexualidade, que a impeça de usar qualquer método contraceptivo ou que a force ao matrimônio, à gravidez, ao aborto ou à prostituição, mediante coação, chantagem, suborno ou manipulação; ou que limite ou anule o exercício de seus direitos sexuais e reprodutivos.

É muito importante que o profissional tenha conhecimento das legislações que amparam os direitos das mulheres em situação de violência sexual, visto que o profissional da saúde precisa se apropriar desses conhecimentos para poder acolher, orientar e encaminhar a vítima para a rede de atendimento de forma assertiva, evitando suas idas e vindas desnecessárias.

A mulher vítima de violência sexual tem direito a uma ampla assistência à saúde, que vai desde a profilaxia pós-exposição (PEP), indicada pelo Ministério da Saúde, até o acesso ao abortamento previsto no Decreto-Lei nº 2.848/40, mencionado também no artigo 128, inciso II do Código Penal, que afirma que o abortamento é um procedimento lícito, quando a gravidez resulta de estupro.

É relevante considerar que, para casos de violência sexual, a Lei nº 12.845/2013 dispõe sobre o atendimento obrigatório e integral de pessoas em situação de violência sexual, evitando-se, assim, encaminhamentos e transferências desnecessários. A medida necessita ter um caráter ágil, que não consista em um entrave à realização do serviço demandado. Deve ser resolutiva no seu caráter informativo e focada na necessidade da pessoa em atendimento (Brasil, 2016b).

Assim, no estado e no município do Rio de Janeiro, as unidades de saúde, maternidades, hospitais gerais, Unidades de Pronto Atendimento (UPA) e Clínicas da Família estão aptas para acolher e realizar o protocolo PEP sem fazer outros encaminhamentos desnecessários.

Torna-se importante ressaltar que a mulher adulta, vítima de violência sexual, agora, de acordo com a Lei da Importunação Sexual (Lei nº 13.718, de 24 de setembro de 2018), que tipifica os crimes de importunação sexual e de divulgação de cena de estupro e torna pública incondicionada a natureza da ação penal dos crimes contra a liberdade sexual e dos crimes sexuais contra vulnerável, estabelece causas de aumento de pena para esses crimes e define como causas de aumento de pena o estupro coletivo e o estupro corretivo; e revoga dispositivo do Decreto-Lei nº 3.688, de 3 de outubro de 1941 (Lei das Contravenções Penais). Contudo, embora seja ação incondicionada à vontade da mulher, esta não precisa ter em mãos o boletim de ocorrência, tanto para ser atendida como ser encaminhada para o abortamento legal: "a lei não exige autorização judicial para a prática do aborto sentimental" e "não é necessário que exista processo contra o autor do crime sexual, nem muito menos que haja sentença condenatória" (Brasil, 2011). Essa conduta baseia-se no fato de que a mulher deve gozar de credibilidade e, pelo menos para o serviço de assistência à saúde, deve ser recebida com presunção de veracidade, não cabendo ao serviço de saúde exercer função da justiça criminal.

De acordo com o conceito médico, entende-se por abortamento legal a interrupção do processo gestacional até a 20ª ou 22ª semana de gravidez, desde que o produto da concepção pese, pelo menos, 500 gramas. A partir dessa idade gestacional, fala-se em antecipação do parto. Já para o conceito jurídico-penal, abortamento é a conduta de interrupção da gestação, a qualquer tempo, antes de seu termo final, dolosamente, causando a morte fetal. Esse tipo de abortamento está previsto no Código Penal, nos termos do artigo 128, incisos I e II, do Decreto-Lei nº 2.848/40.

Ainda a despeito do abortamento legal, é importante ressaltar que a maternidade responsável pelo procedimento deve estar estruturada para acolher a mulher vítima de violência sexual e, mediante os procedimentos adequados como anamnese (histórico da violência, última relação sexual consentida e sem proteção), exames clínicos, de imagem, dentre outros necessários, verificação da idade gestacional, entrevistas com psicólogos e assistentes sociais para que possam descartar uma possível gravidez não relacionada à violência sexual.

Todas as 12 maternidades do município do Rio de Janeiro estão aptas a realizar o abortamento legal. São elas:

- Hospital Maternidade Maria Amélia Buarque de Hollanda
- Hospital Maternidade Fernando Magalhães
- Maternidade do Hospital Municipal Miguel Couto
- Hospital Maternidade Carmela Dutra
- Hospital Maternidade Herculano Pinheiro
- Maternidade Mariana Crioula (Hospital Municipal Ronaldo Gazolla)
- Hospital Maternidade Alexander Fleming
- Maternidade Leila Diniz (Hospital Municipal Lourenço Jorge)
- Hospital da Mulher Mariska Ribeiro
- Maternidade do Hospital Municipal Pedro II
- Maternidade do Hospital Municipal Albert Schweitzer
- Maternidade do Hospital Municipal Rocha Faria.

O atendimento a mulheres, crianças e adolescentes vítimas de violências inclui, obrigatoriamente, o preenchimento da ficha de notificação individual, cujo objetivo é conhecer a magnitude e a gravidade dessa violência por meio da produção e difusão de informações epidemiológicas e definir políticas públicas de enfrentamento, como estratégias e ações de intervenção, prevenção, atenção e proteção às pessoas em situação de violência.

Atualmente, está em vigência a Lei nº 13.931/2019, que altera a 10.778/03 e constitui objeto de notificação compulsória, em todo o território nacional, os casos em que houver indícios ou confirmação de violência contra mulher atendida em serviços de saúde público e privado onde essa nova lei determina que a notificação deve ser feita às autoridades sanitárias e para autoridade policial a fim de que ela tome as providencias cabíveis, devendo ocorrer no prazo de até 24 horas. Torna-se importante ressaltar a diferença entre notificação e denúncia, visto que a denúncia é ato verbal ou escrito pelo qual alguém leva ao conhecimento da autoridade competente um fato contrário à lei, à ordem pública ou a algum regulamento e suscetível de punição. Já a notificação produz e difunde informações epidemiológicas importantes para definir Políticas Públicas. Ela se dá de forma sigilosa e é entregue diretamente à vigilância epidemiológica de referência da unidade.

Portanto, seriam dois procedimentos diferentes: a notificação e a denúncia à autoridade policial.

É importante sabermos da existência e da importância dessa lei no que tange à proteção da mulher; contudo, devemos refletir sobre o direito à autonomia dessa mulher e sempre contextualizar (o território onde acontece, quem é esse agressor, rede familiar de apoio) a violência para entendermos se a denúncia poderá acarretar em represálias, por parte do agressor, em desfavor a essa mulher em sua volta ao lar.

Quando a violência for praticada contra criança e adolescente, o conselho tutelar também deve ser comunicado, obrigatoriamente, por meio do relatório.

Os profissionais da saúde em unidades públicas ou privadas devem notificar os casos de violência que se enquadrarem no objeto de notificação da ficha, a saber: caso suspeito ou confirmado de violência doméstica/intrafamiliar, sexual, autoprovocada, tráfico de pessoas, trabalho escravo, trabalho infantil, tortura, intervenção legal e violências homofóbicas contra mulheres e homens em todas as idades. No caso de violência extrafamiliar/comunitária, somente serão objetos de notificação as violências contra crianças, adolescentes, mulheres, pessoas idosas, pessoas com deficiência, indígenas e população de lésbicas, *gays*, bissexuais, transexuais e intersexuais, e outras identidades de gênero e sexualidade não contempladas (LGBTI +).

O preenchimento da ficha é compulsório (24 horas nas violências sexuais), embasado em: Lei nº 10.778/03, sobre notificação compulsória em todo o território nacional; Lei Estadual nº 4.638/05, sobre notificação compulsória contra mulher atendida em serviços de saúde das redes pública e privada; e reforçada pela Resolução do Conselho Federal de Enfermagem (Cofen) nº 564/2017, no Capítulo II – Dos Deveres, artigo 52, sobre manter o sigilo profissional "exceto nos casos previstos na legislação ou por determinação judicial".

§4º É obrigatória a comunicação externa, para os órgãos de responsabilização criminal, independentemente de autorização, de casos de violência contra: crianças e adolescentes, idosos e pessoas incapacitadas ou sem condições de firmar consentimento;

§5º A comunicação externa para os órgãos de responsabilização criminal em casos de violência doméstica e familiar contra mulher adulta e capaz será devida, independentemente de autorização, em caso de risco à comunidade ou à vítima, a juízo do profissional e com conhecimento prévio da vítima ou do seu responsável.Nos finais de semana, a equipe deve comunicar à Vigilância em Saúde os casos de notificação compulsória de 24 horas, por meio do plantão da Coordenação de Informação Estratégica em Vigilância em Saúde (CIEVS).

Torna-se importante ressaltar a diferença entre notificação e denúncia, visto que esta última se trata de ato verbal ou escrito pelo qual alguém comunica à autoridade competente um fato contrário à lei, à ordem pública ou a algum regulamento e suscetível de punição. Já a notificação, como dito antes, produz e difunde informações epidemiológicas importantes para definir políticas públicas. Ocorre de modo sigiloso e é entregue diretamente à vigilância epidemiológica de referência da unidade.

PROJETO SALA LILÁS

O projeto Sala Lilás surgiu em virtude da solicitação da juíza Adriana Mello, do I Juizado da Violência Doméstica e Familiar da Comarca da Capital (Rio de Janeiro), ao estado e município do Rio de Janeiro, para a criação de um espaço para acolhimento às mulheres vítimas de violência familiar e doméstica. Assim, foi criado um convênio entre a Polícia Civil, o Tribunal de Justiça do Rio de Janeiro, a Secretaria Estadual de Saúde, a Secretaria Municipal de Saúde e o Rio Solidário.

O objetivo da Sala Lilás é prestar atendimento especializado e humanizado às mulheres vítimas de violência física e sexual. Existem duas funcionando dentro do Instituto Médico-legal da Leopoldina e de Campo Grande, ambas situadas no município do Rio de Janeiro.

O local é equipado para fazer exames periciais e possui uma equipe multiprofissional composta por duas enfermeiras e uma assistente social (esta última desde 2018). O ambiente é acolhedor e aconchegante com mensagens escritas nas paredes ou quadros que servem de apoio para as vítimas que estão em momentos de extrema fragilidade física e emocional.

A priori o projeto era direcionado para atendimentos às mulheres vítimas de violência doméstica; contudo, as demandas de outras formas de violências infundiram-se e o projeto estendeu o atendimento às violências sexuais a crianças e adolescentes, *gays*, lésbicas e transexuais. Então, atualmente, a sala atende todas as formas de violências e todos os ciclos de vida.

A primeira Sala Lilás foi inaugurada em 5 de dezembro de 2015, no Instituto Médico-Legal (IML) Doutor Afrânio Peixoto, no centro do Rio de Janeiro (Leopoldina). A segunda foi inaugurada em 11 de setembro de 2018, no IML de Campo Grande – zona Oeste do Rio de Janeiro.

É importante ressaltar que a Sala Lilás não é um serviço de saúde, logo, não é a porta de entrada para o sistema de saúde. As usuárias atendidas são aquelas que fizeram a denúncia na delegacia e de lá foram encaminhadas ao IML para realização de exame de corpo de delito, com acolhimento na Sala Lilás e posterior acompanhamento na rede de atendimento.

O atendimento na Sala Lilás ocorre das segundas às sextas-feiras, das 08h00 às 17h00, exceto em feriados, quando não é realizado.

Natureza do atendimento

A equipe da sala recebe a vítima, realiza apresentação pessoal e explica o objetivo e o sigilo do atendimento. Assim, inicia-se:

- Aconselhamento e acolhimento de forma humanizada, sem julgamentos e discriminação de quaisquer tipos
- Escuta qualificada evitando revitimização por meio da leitura do registro de ocorrências, deixando, contudo, claro que o espaço está aberto para que ela se exponha, caso queira
- Preenchimento da ficha de notificação individual, explicando sua importância e obrigatoriedade perante a lei
- Auxílio à vítima com o objetivo de estabelecer vínculo de confiança, individual e institucional, para poder avaliar a história da violência e as possibilidades de mobilizar recursos sociais e familiares
- Compreensão do contexto da agressão e elaboração de estratégias de proteção e enfrentamento à violência
- Avaliação de ideações, tentativas de suicídio e automutilações, tomadas de providências imediatas necessárias por meio da comunicação à respectiva Coordenação de Área Programática/Grupo Articulador Regional (GAR)
- Realização de encaminhamentos a outros órgãos competentes quando necessário: Centros Especializados de Atendimentos às Mulheres (CEAM/CIAM), Plantão Judiciário (Central de Abrigamento Provisória – CEJUVIDA), Defensoria Pública (Núcleo Especial de Direito da Mulher e de Vítimas de Violências [NUDEM]), Centro de Referência de Assistência Social (CRAS), Centro de Referência Especializado de Assistência Social (CREAS), Conselho Tutelar, Central de Atenção Psicossocial (CAPS) e Central de Atenção Psicossocial Infantil (CAPSi)
- Encaminhamento para acompanhamento na Atenção Primária, na Clínica da Família de referência ou de vínculo (ou outra fora da sua área, conforme solicitação da vítima) com apoio do GAR
- Orientação sobre os direitos à saúde: do acompanhamento pela equipe de Saúde da Família e equipe multiprofissional ao acesso a medicações pós-exposição e testes rápidos e ao abortamento legal
- Avaliação do tipo de exposição e tempo decorrido entre a ocorrência do fato e o momento do atendimento, orientação sobre a importância do início da PEP (se até 72 horas) e do acompanhamento das sorologias na unidade de referência
- Encaminhamento para unidade de saúde para realizar PEP a ISTs, vírus da imunodeficiência humana (HIV), contracepção de emergência e direcionamento a maternidades para o abortamento legal, se gestação até 20 semanas. Caso contrário, orienta-se sobre a possibilidade da entrega do recém-nascido para adoção
  - Ainda em relação ao protocolo de pós-exposição, é importante ressaltar que na Sala Lilás avaliam-se o tipo, o tempo e os riscos da exposição; contudo, não se realiza o protocolo PEP, visto que não há médico para prescrição do antirretroviral. Logo, para que não haja fragmentação do cuidado, a vítima é encaminhada para realização de todo o procedimento em um só lugar
  - O protocolo utilizado pela Atenção Primária e orientado pela Sala Lilás é o do Ministério da Saúde, referenciado pelas *Diretrizes para organização da Rede de Profilaxia Antirretroviral Pós-Exposição de Risco à Infecção pelo HIV – PEP* (BRASIL, 2016b), que trata dos exames e das medidas profiláticas a serem utilizadas de acordo com as possíveis exposições às ISTs
  - Na Sala Lilás, a vítima realiza testes rápidos para sífilis, HIV (testes 1 e 2), hepatite tipos B e C, e PEP até 72 horas após a exposição; se indicado, inicia antirretroviral por 28 dias, profilaxia para sífilis (2,4 milhões UI de penicilina G benzatina – por via intramuscular [IM], sendo 1,2 milhão em cada nádega), clamídia (2 comprimidos de 500 mg, dose única), gonococo (ceftriaxona 500 mg, 1 ampola, IM, dose única) e tricomoníase (metronidazol 500 mg, 4 comprimidos, por via oral, dose única) (Brasil, 2016b)
  - Em relação à profilaxia da hepatite tipo B, deve-se avaliar cada caso mediante a caderneta de vacinação, pois mulheres imunizadas contra hepatite tipo B, com esquema vacinal completo, não necessitam de reforço ou do uso de imunoglobulina humana anti-hepatite tipo B (IGHAHB)
  - Se a vítima não for vacinada ou estiver com esquema vacinal incompleto (ou desconhece seu *status* vacinal), deve receber a primeira dose da vacina* e completar o esquema

---

* A vacina contra hepatite tipo B deve ser aplicada no músculo deltoide, uma vez que a aplicação na região glútea resulta em menor imunogenicidade (Brasil, 2012).

posteriormente, considerando o intervalo indicado pelo Programa Nacional de Imunização e usando a IGHAHB
- Cabe destacar que para a mulher grávida em condições de violência sexual não haverá contraindicação da imunização contra a hepatite tipo B nem a oferta de IGHAHB
- O uso da IGHAHB é indicado quando a vítima é suscetível e o responsável pela violência seja HBsAg-reagente ou pertencente a grupo de risco. Quando indicado, a IGHAHB deve ser aplicada o mais precocemente possível, preferencialmente nas primeiras 48 horas, mas pode ser administrada em até, no máximo, 14 dias após a exposição, devendo a vítima ser encaminhada ao Centro de Referência para Imunobiológicos Especiais (CRIE) (Brasil, 2012)
- A vítima de violência sexual realizará o exame para detecção do HIV no momento do atendimento, depois de 4 a 6 semanas após a exposição e novamente após 3 meses da ocorrência. Em relação ao monitoramento da hepatite tipos B e C, realiza o exame no momento do atendimento e 6 meses após exposição
- Em relação aos exames periciais de conjunção carnal ou ato libidinoso (atual crime de estupro), as enfermeiras da Sala Lilás acompanham a vítima no exame pericial junto com o perito, visto que a mesma, por estabelecimento de vínculo durante o acolhimento, se sente mais segura na hora do exame. Nesse tipo de exame, de acordo com a solicitação da delegacia, pode haver inspeção da genitália, bem como coleta de material genético, oral, vaginal e anal, conforme o caso. Esses materiais devem ser obtidos em um prazo de até 72 horas após a exposição e guardados para serem utilizados conforme solicitação judicial para compor como prova no processo. O fluxo de atendimento da Sala Lilás ocorre de acordo com o esquema da Figura 5.1.

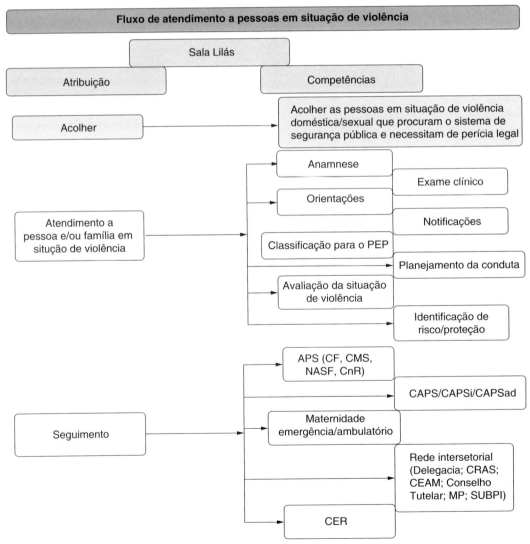

Figura 5.1 Sala Lilás: fluxo de atendimento a pessoas em situação de violência. APS: Atenção Primária à Saúde; CAPS: Central de Atenção Psicossocial; CAPSi: Central de Atenção Psicossocial Infantil; CAPSad: Central de Atenção Psicossocial a usuários de álcool e outras drogas; CEAM: Centro Especializado de Atendimento à Mulher; CF: Clínica da Família; CMS: Centro Municipal de Saúde; CnR: Consultório na Rua; CRAS: Centro de Referência de Assistência Social; MP: Ministério Público; NASF: Núcleo Ampliado de Saúde da Família; SUBPI: Subsecretaria de Políticas para o Idoso.

Potencialidades evidenciadas pelo projeto

- Articulação entre as instituições, Secretaria Municipal de Saúde do Rio de Janeiro, Tribunal de Justiça do RJ, Secretaria Estadual de Saúde e Secretaria Estadual de Segurança Pública
- Maior integração do trabalho da saúde com os peritos e recepção do IML: atendimentos conjuntos
- Boa aceitação do projeto pela clientela atendida
- Maior visibilidade dos casos de violência para os profissionais da área da saúde e outros serviços
- Fortalecimento da articulação com as Unidades de Atenção Primária em Saúde, garantindo a continuidade do atendimento
- Aumento da notificação dos casos de violência pelo Sinan. Atualmente a Sala Lilás é a terceira em número de notificações de violência do município do Rio de Janeiro, sendo superada apenas pelo conjunto das unidades de emergência e das unidades da atenção primária
- Criação de ferramenta de monitoramento dos casos de violência nos territórios pelos GARs
- Participação das equipes em eventos acadêmicos e profissionais contribuindo para a formação de profissionais da saúde e de outras áreas no enfrentamento à violência doméstica e sexual
- Articulação com a rede de serviços de outros municípios, especialmente de Seropédica e Itaguaí
- Repercussão no aumento do número de atendimentos de outros serviços da rede de enfrentamento à violência contra a mulher, devido aos encaminhamentos realizados pela Sala Lilás
- Campo de estágio para residentes de Enfermagem, que tem contribuído para a qualidade do cuidado e a produção de pesquisa e trabalhos acadêmicos
- Importante para a redução das iniquidades de gênero e uma ferramenta poderosa para a proteção das vítimas de diversos tipos de violência, à medida que fortalece a articulação dos setores da Secretaria de Saúde, possibilitando melhor acompanhamento das vítimas e suas famílias
- Para a gestão em saúde, evidencia a violência como um problema de saúde pública que requer abordagem

- Possibilita um trabalho mais integrado entre as diversas instituições que compõem a rede de proteção à mulher no estado do Rio de Janeiro.

Dados estatísticos das salas do Centro e de Campo Grande, no Rio de Janeiro

Os dados do Quadro 5.1 mostram os atendimentos das salas do Centro e de Campo Grande, no município do Rio de Janeiro, no período de janeiro de 2018 a julho de 2019, em que se evidencia um total de 1.917 atendimentos.

Torna-se importante trazer à luz o Quadro 5.2 e sua interpretação dos dados, visto que a maioria dos casos em relação às crianças e adolescentes são as violências sexuais contra ambos os sexos. E nos casos da violência contra adultas e idosas do sexo feminino, a predominância é a violência doméstica e familiar.

É importante ressaltar que, incluídos nas violências sexuais e domésticas, há outros dados nesse contexto, visto que podem ocorrer outras formas de agressão nesse ato; contudo, não são queixa principal da notificação, como a exemplo: psicológica (296 relatos), patrimonial (29 relatos), autoprovocada (7 relatos), tortura (2 relatos). Todos esses dados estão incluídos no contexto das violências exemplificadas no Quadro 5.3.

No Quadro 5.4, observa-se que o principal lugar onde acontecem as violências é no âmbito familiar, tanto para violência doméstica como para sexual. Já na via pública, a maioria dos casos é de violência sexual contra mulheres adultas.

O Quadro 5.5 evidencia que, na maioria dos casos, a mulher já sofreu agressões outras vezes, podendo ter feito denúncias anteriores ou ter sido a primeira.

A motivação para a denúncia é muito pessoal e, de acordo com relatos, pode ser por: "medo de morrer, descoberta de uma traição, cansaço das agressões, esgotamento psicológico, descrença na mudança do companheiro ou namorado, dentre outros".

Na discussão que envolve os variados tipos de violência, percebe-se que o acolhimento e a resolutividade são fundamentais para minimizar o estresse e o trauma vivenciados nesse momento, assim como possibilita condições para que esse evento possa ser superado. Além disso, a responsabilidade sanitária, o acesso aos serviços e aos benefícios que são direito da mulher enquanto cidadã precisam sempre estar disponíveis para o momento em que os problemas chegarem à porta da unidade.

Quadro 5.1 Número de notificações de violência por mês e ano de notificação.

Ano de notificação	Mês de notificação												Total
	Jan.	Fev.	Mar.	Abr.	Maio	Jun.	Jul.	Ago.	Set.	Out.	Nov.	Dez.	
2018	114	64	67	67	55	55	80	141	153	166	111	102	1.175
2019*	130	105	94	99	107	107	100	0	0	0	0	0	742
Total	**244**	**169**	**161**	**166**	**162**	**162**	**180**	**141**	**153**	**166**	**111**	**102**	**1.917**

*Dados parciais, sujeitos à revisão, registrados no município do Rio de Janeiro em 2018-2019. Fonte: SVS/CVE – Sinan (2018-2019).

Quadro 5.2 Número de notificações de violência por mês e ano de notificação.

Sexo	Criança	Adolescente	Adulto	Idoso	Total
Masculino	29	11	3	1	44
Feminino	124	178	385	11	698
Total	**153**	**189**	**388**	**12**	**742**

*Dados parciais, sujeitos à revisão, registrados no município do Rio de Janeiro em 2018-2019. Fonte: SVS/CVE – Sinan (2018-2019).

Quadro 5.3 Número de notificações e tipo de violência.

Tipo de violência	2019*
Violência física	420
Violência sexual	318
Outra violência	4
Total	**742**

*Dados parciais, sujeitos à revisão, registrados no município do Rio de Janeiro em 2019. Fonte: SVS/CVE – Sinan (2019).

42 Parte 1 • Enfermagem Materna

Quadro 5.4 Número de notificações de violência por local de ocorrência.

Local de ocorrência	2019*
Residência	555
Via pública	113
Comércio/serviços	14
Bar ou similar	11
Escola	10
Habitação coletiva	3
Local de prática esportiva	3
Indústrias/construção	1
Outros	23
Ignorado	9
Total	**742**

*Dados parciais, sujeitos à revisão, registrados no município do Rio de Janeiro em 2019. Fonte: SVS/CVE – Sinan (2019).

Quadro 5.5 Número de notificações de violência e reincidência.

Reincidência	2019*
Sim	506
Não	202
Não mencionada	34
Total	**742**

*Dados parciais, sujeitos à revisão, registrados no município do Rio de Janeiro em 2019. Fonte: SVS/CVE – Sinan (2019).

Essa temática envolve constantes discussões, pois referencia um grave problema de saúde pública de grande magnitude, uma vez que contempla a integralidade e a interdisciplinaridade para lidar com os impactos significativos na vida das mulheres, seja no aspecto físico, subjetivo, sexual ou afetivo. Com isso, acredita-se que as abordagens sobre as formas de violências nessa obra possam oportunizar momentos de reflexão e iniciativa de aprofundamentos, ratificando a importância do acolhimento e do cuidado humanizado.

Questões de autoavaliação

1. Para as mulheres vítimas de violência sexual, a conduta adequada com relação à profilaxia para hepatite tipo B é:
   - (A) Se a vítima não for vacinada, deve apenas administrar imunoglobulina (IGHAHB) em até 48 horas
   - (B) Se a vítima apresentar esquema vacinal incompleto, deve reiniciá-lo
   - (C) Se a vítima possuir esquema vacinal completo, deve apenas administrar imunoglobulina (IGHAHB), preferencialmente em até 48 horas
   - (D) Se a mulher desconhecer seu *status* vacinal, deve receber a primeira dose da vacina e completar o esquema posteriormente, além de receber dose única de imunoglobulina (IGHAHB), em sítio de aplicação diferente daquele da vacina.

2. Quando indicada a profilaxia antirretroviral (ARV), nos casos de violência sexual, ela deve ser iniciada preferencialmente nas primeiras _____, mas pode ser realizada em até _____. A alternativa que corresponde corretamente ao preenchimento das lacunas é:
   - (A) 12/24 horas
   - (B) 24/72 horas
   - (C) 24/48 horas
   - (D) 12/48 horas

3. A prevalência de infecções sexualmente transmissíveis (ISTs) em situações de violência sexual é elevada, e o risco de contágio depende de diversas variáveis, tais como: tipo de violência sofrida (vaginal, anal ou oral) e número de agressores, assim como o tempo de exposição (única, múltipla ou crônica). De acordo com os protocolos ministeriais, a profilaxia atende especificamente às seguintes ISTs:
   - (A) Sífilis, clamídia, gonococo e tricomoníase
   - (B) Sífilis, clamídia, herpes-vírus e tricomoníase
   - (C) Sífilis, papilomavírus humano (HPV), gonococo e clamídia
   - (D) Sífilis, gonococo, clamídia, tricomoníase e HPV

4. Uma vítima de violência que compareceu ao serviço de saúde informando ter sofrido agressão sexual há menos de 24 horas tem seu teste rápido para sífilis indicando não reagente. Com base nesse resultado, qual conduta deverá ser adotada pelo profissional da saúde?
   - (A) Administrar o esquema de penicilina G benzatina, 7,2 milhões UI, por via intramuscular (IM)
   - (B) Administrar o esquema de penicilina G benzatina, 1,2 milhão UI, IM
   - (C) Administrar o esquema de penicilina G benzatina, 4,8 milhões UI, IM
   - (D) Administrar o esquema de penicilina G benzatina, 2,4 milhões UI, IM

5. Uma vítima de violência sexual realizará o exame para detecção do vírus da imunodeficiência humana (HIV) no momento do atendimento, depois de 4 a 6 semanas após a exposição e novamente após 3 meses da ocorrência. Em relação ao monitoramento da hepatite tipos B e C, realiza-se o exame no momento do atendimento e, posteriormente:
   - (A) 2 meses após a exposição
   - (B) 3 meses após a exposição
   - (C) 6 meses após exposição
   - (D) 12 meses após a exposição

REFERÊNCIAS BIBLIOGRÁFICAS

Andrade VRP. A soberania patriarcal: o sistema de justiça criminal no tratamento da violência sexual contra a mulher. Sequência: Estudos Jurídicos e Políticos. Florianópolis: UFSC; 2005. pp. 71-102. Disponível em: <https://periodicos.ufsc.br/index.php/sequencia/article/view/15185>. Acesso em: 26/09/2019.

Brasil. Código Penal. 2. ed. Barueri: Manole; 2017.

Brasil. Lei nº 13.931 de 10 de dezembro de 2019. Altera a Lei nº 10.778, de 24 de novembro de 2003, para dispor sobre a notificação compulsória dos casos de suspeita de violência contra a mulher. Brasília: Diário Oficial da União; 2019. Disponível em: <http://www.planalto.gov.br/ccivil_03/_Ato2019-2022/2019/Lei/L13931.htm>. Acesso em: 12/08/2020.

Brasil. Lei nº 13.718 de 25 de setembro de 2018. Altera o Decreto-Lei nº 2.848, de 7 de dezembro de 1940 (Código Penal), para tipificar os crimes de importunação sexual e de divulgação de cena de estupro, tornar pública incondicionada a natureza da ação penal dos crimes contra a liberdade sexual e dos crimes sexuais contra vulnerável, estabelecer causas de aumento de pena para esses crimes e definir como causas de aumento de pena o estupro coletivo e o estupro corretivo; e revoga dispositivo do Decreto-Lei nº 3.688, de 3 de outubro de 1941 (Lei das Contravenções Penais). Brasília: Diário Oficial da União; 2018. Disponível em: <http://

Gabarito das questões: 1 – letra D; 2 – letra B; 3 – letra A; 4 – letra D; 5 – letra C.

www.planalto.gov.br/ccivil_03/_Ato2015-2018/2018/Lei/L13718.htm>. Acesso em: 12/08/2020.

Brasil. Lei nº 12.015, de 7 de agosto de 2009. Altera o Título VI da Parte Especial do Decreto-Lei nº 2.848, de 7 de dezembro de 1940 – Código Penal, e o art. 1º da Lei nº 8.072, de 25 de julho de 1990, que dispõe sobre os crimes hediondos, nos termos do inciso XLIII do art. 5º da Constituição Federal e revoga a Lei nº 2.252, de 10 de julho de 1954, que trata de corrupção de menores. Brasília: Diário Oficial da União; 2009.

Brasil. Ministério da Saúde. Acolhimento e classificação de risco nos serviços de urgência. Brasília: Ministério da Saúde; 2010b.

Brasil. Ministério da Saúde. Aspectos jurídicos do atendimento às vítimas de violência sexual, perguntas e respostas para profissionais de Saúde. Brasília: Ministério da Saúde; 2011.

Brasil. Ministério da Saúde. Diretrizes para organização da rede de profilaxia antirretroviral pós-exposição de risco à infecção pelo HIV – PEP. Brasília: Ministério da Saúde; 2016b.

Brasil. Ministério da Saúde. Prevenção e tratamentos dos agravos resultantes da violência sexual contra mulheres e adolescentes: norma técnica. 3. ed. atual e ampl., 1 reimpr. Brasília: Ministério da Saúde; 2012.

Brasil. Ministério da Saúde. Protocolo clínico e diretrizes terapêuticas para profilaxia pós-exposição (PEP) de risco à infecção pelo HIV, IST e hepatites virais. Brasília: Ministério da Saúde; 2018. Disponível em: <http://www.AIDS.gov.br/pt-br/pub/2015/protocolo-clinico-e-diretrizes-terapeuticas-paraprofilaxia-pos-exposicao-pep-de-risco>. Acesso em: 30/09/2019.

Brasil. Planalto. Decreto nº 7.958, de 13 de março de 2013. Estabelece diretrizes para o atendimento às vítimas de violência sexual pelos profissionais de segurança pública e da rede de atendimento do Sistema Único de Saúde. Disponível em: <http://www.planalto.gov.br/ccivil_03/_ato2011-2014/2013/decreto/d7958.htm>. Acesso em: 7/10/2019.

Brasil. Planalto. Lei nº 10.778, de 24 de novembro de 2003. Disponível em <http://www.planalto.gov.br/ccivil_03/LEIS/2003/L10.778.htm>. Acesso em: 25/9/2019.

Brasil. Planalto. Lei nº 11.340, de 7 de agosto de 2006. Disponível em: <http://www.planalto.gov.br/ccivil_03/_ato2004-2006/2006/lei/l11340.htm>. Acesso em: 25/9/2019.

Davis A. Mulheres, Raça e Classe. Tradução de Heci Regina Candiani. São Paulo: Boitempo; 2016.

Ferraz MIR *et al.* O Cuidado de Enfermagem a Vítimas de Violência Doméstica. Cogitare Enferm. 2009;14(4):755-9.

Fórum Brasileiro de Segurança Pública. 13º Anuário Brasileiro de Segurança Pública. 2019. Disponível em: <http://www.forumseguranca.org.br/wp-content/uploads/2019/09/Anuario-2019-FINAL-v3.pdf>. Acesso em: 30/09/2019.

Pimentel S. Convenção sobre a Eliminação de Todas as Formas de Discriminação contra a Mulher – CEDAW. 1979.

Saffioti H. Gênero, Patriarcado, Violência. São Paulo, Fundação Perseu Abramo: Expressão Popular; 2015.

6
Planejamento Reprodutivo e Métodos Contraceptivos

Luciane Pereira de Almeida

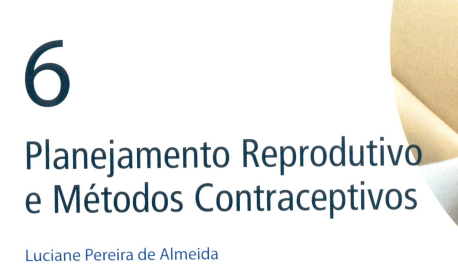

INTRODUÇÃO

A noção de saúde reprodutiva é consideravelmente recente e suas raízes podem ser identificadas historicamente nas últimas décadas do século XX, quando movimentos feministas lançaram questionamentos e ideias que reivindicavam igualdade e liberdade na esfera da vida reprodutiva e que, de certa maneira, serviu de base para a construção atual dos direitos sexuais e reprodutivos.

Assim, no contexto da perspectiva feminista, os direitos reprodutivos dizem respeito à igualdade e à liberdade na vida reprodutiva; e os direitos sexuais também, porém no exercício da sexualidade. Isso significa tratar sexualidade e reprodução como dimensões previstas na constituição, nos direitos de cidadania e, consequentemente, na vida democrática.

No século atual, as mulheres em idade fértil, completamente inseridas nas atividades diárias que envolvem o trabalho e os cuidados com os filhos, a família e o lar, preocupam-se com a contracepção e o planejamento reprodutivo, questões discutidas e definidas com base em aspectos religiosos, socioculturais e econômicos.

Assim, em relação aos direitos reprodutivos e à capacidade de a mulher desfrutar de uma vida sexual satisfatória e sem riscos, assim como a decisão de querer ou não ter filhos, em que momento deseja tê-los e quantos planeja ter, gestores e profissionais da saúde estão diretamente envolvidos em ações que possibilitem o acesso dessa mulher/homem/casal às informações, aos meios e métodos para regulação da fecundidade (Brasil, 2013).

Dessa maneira, o planejamento familiar é definido pela Lei nº 9.263, de 12 de janeiro de 1996, como "conjunto de ações de regulação da fecundidade que garanta direitos iguais de constituição, limitação do aumento da prole pela mulher, pelo homem ou pelo casal".

A escolha do método contraceptivo deve ser de livre vontade da mulher, do homem e/ou do casal.

No Brasil, o Ministério da Saúde disponibiliza gratuitamente diversas opções para a população usuária dos serviços públicos de saúde, como métodos de barreira, hormonais e de esterilização cirúrgica. O acesso às informações sobre o uso e a indicação de cada método é normalmente esclarecido pelos profissionais de enfermagem em salas de espera ou em grupos de *planejamento familiar*.* Contudo, para a escolha mais adequada de um método, devem ser respeitadas as particularidades da mulher, do homem ou de cada casal, levando-se em consideração sua realidade econômica, social e cultural.

Todos os métodos contraceptivos são avaliados quanto à eficácia e, para isso, a Organização Mundial da Saúde (OMS) recomenda a utilização do índice de *Pearl*, em que é contabilizado, para cada método, o número de gestações em cada 100 mulheres, ao fim de 1 ano. Ou seja, o índice avalia especificamente o número de falhas que ocorreram na utilização de determinado método contraceptivo.

Assim, nessa relação, quanto menor o índice de *Pearl*, maior será a eficácia de um método contraceptivo. Logo, a OMS recomenda a utilização de métodos que apresentem um índice de falha menor que 4 gestações por 100 mulheres ao longo de 1 ano.

Para melhor elegibilidade do método, de acordo com a individualidade de cada homem ou mulher, eles foram classificados em quatro categorias pela OMS, levando-se em consideração os riscos e os benefícios, com a finalidade de orientar os profissionais da saúde e os casais na escolha do método ideal (Quadro 6.1). Resumidamente, na prática clínica, consideram-se as categorias 1 e 2 como de uso permitido; para as categorias 3 e 4, não se recomenda o método.

Por esse critério de elegibilidade, o profissional deve considerar os fatores individuais relacionados com os usuários do método, tais como: condições econômicas, estado de saúde, características da personalidade da mulher e/ou do homem, fase da vida, padrão de comportamento sexual, aspirações reprodutivas e outros fatores, como medo, dúvidas e vergonha.

Assim, o planejamento reprodutivo deve estar inserido de maneira integrada aos aspectos que envolvem a saúde da mulher e ter como principal objetivo a garantia para mulheres, assim como para os homens, de um direito básico de cidadania, previsto na Constituição brasileira: o direito de ter ou não filhos (Brasil, 2009).

---

* Em grupos de planejamento familiar, atualmente sendo intitulado como Planejamento Reprodutivo, as(os) enfermeiras(os) atuam dinamicamente em palestras educativas, apresentando os sistemas reprodutivos feminino e masculino, os métodos contraceptivos reversíveis e irreversíveis, suas indicações, contraindicações, assim como as implicações no organismo. Esclarece ainda os métodos disponíveis na rede pública de saúde e sua forma de aquisição ou de realização.

Quadro 6.1 Categorias para elegibilidade do método contraceptivo.

Categoria 1	Sem restrição de uso
Categoria 2	Os benefícios superam os riscos
Categoria 3	Os riscos superam os benefícios
Categoria 4	O uso é inaceitável

Nesse sentido, a atuação dos profissionais de enfermagem na assistência à anticoncepção envolve, necessariamente, as atividades educativas, de aconselhamento, e as atividades clínicas, que garantam à mulher, ao homem ou ao casal os elementos necessários para a opção livre e consciente do método que a eles melhor se adapte (Quadro 6.2), levando em consideração os seguintes aspectos:

- A escolha da mulher, do homem ou do casal
- Fatores individuais e situacionais relacionados com os usuários do método: condições econômicas, estado de saúde, características da personalidade da mulher e/ou do homem, fase da vida, padrão de comportamento sexual, aspirações reprodutivas, fatores culturais e religiosos, além de outros fatores, como medo, dúvidas e vergonha
- Características dos métodos: eficácia, efeitos secundários, aceitabilidade, disponibilidade, facilidade de uso, reversibilidade, proteção às infecções sexualmente transmissíveis (ISTs) e infecção pelo vírus da imunodeficiência humana (HIV).

Os métodos contraceptivos podem ser classificados em:

- Temporários (reversíveis)*
  - Comportamentais ou naturais
    - Tabela ou calendário (Ogino-Knaus)
    - Curva térmica basal ou de temperatura
    - Método sintotérmico
    - Método *Billings* (muco cervical)

Quadro 6.2 Classificação dos métodos contraceptivos orientados e disponibilizados pelo Sistema Único de Saúde.

Métodos de comportamento (naturais)	Ogino-Knaus; *Billings*; temperatura basal; sintotérmico; coito interrompido
Métodos de barreira	Mecânicos – preservativos (masculino e feminino); diafragma e esponja
	Químicos – espermicidas
Dispositivos intrauterinos	Não medicados
	Medicados
Contracepção hormonal	Oral – combinado (monofásico, bifásico e trifásico), minipílula (isolado) e pílula do dia seguinte
	Injetável – mensal (combinado) e trimestral (isolado)
Contracepção cirúrgica	Feminina – ligadura tubária
	Masculina – Vasectomia

---

* Cabe destacar que muitos métodos comportamentais são utilizados para os casais que também desejam engravidar. Assim, casais que apresentam 1 ano de vida sexual ativa, com frequência de coito de pelo menos 2 vezes/semana e sem uso de método contraceptivo, que não engravidam, podem ser inseridos na classificação de infertilidade.

- Coito interrompido (ejaculação extravaginal)
- Método de lactação e amenorreia (ou método amenorreia lactacional)
  - Barreira
    - Feminino – diafragma, espermicida, esponjas, capuz cervical e preservativo feminino
    - Masculino – preservativo masculino
  - Hormonais
    - Orais
    - Injetáveis – mensais e trimestrais
    - Implantes subcutâneos
    - Percutâneos – adesivos
    - Vaginais – comprimidos e anel
  - Dispositivos intrauterinos (DIUs)
    - Medicados: DIU de cobre e DIU com levonorgestrel
    - Não medicados
- Definitivos (esterilização) – feminino (ligadura tubária)/masculino (vasectomia).

MÉTODOS CONTRACEPTIVOS COMPORTAMENTAIS OU NATURAIS

Também denominados abstinência periódica, esses métodos são embasados em técnicas para obter ou evitar a gravidez mediante a auto-observação de sinais e sintomas que surgem no organismo feminino ao longo do ciclo menstrual. Ou seja, pela observação das diversas fases do ciclo, a mulher deve abster-se de relações sexuais no período fértil.*

É válido ressaltar que, em situações que a mulher ou o casal optar pelo método contraceptivo natural, taxas de falhas podem alcançar 20% no primeiro ano. Na prevalência de ciclos irregulares, assim como de ciclos muito curtos (menores que 26 dias) ou muito longos (maiores que 32 dias), esse método deve ser evitado por ser menos efetivo.

Os métodos comportamentais incluem: Ogino-Knaus (tabelinha), temperatura corporal basal, *Billings* (muco cervical), sintotérmico, coito interrompido e o método de lactação e amenorreia (ou método amenorreia lactacional).

Método Ogino-Knaus

Conhecido como "tabelinha", "calendário" ou "ritmo", este método é indicado para mulheres com ciclo regular e requer abstinência sexual no período fértil.

A mulher deve ser orientada a registrar a duração do seu ciclo menstrual por, pelo menos, 6 meses e, a partir daí, deve ser calculada a diferença entre o ciclo mais longo e o ciclo mais curto. Caso a diferença seja superior a 10 dias, o método não deve ser usado.

Após realizar a contagem e o registro da duração de seis ciclos menstruais consecutivos, o cálculo do período fértil é realizado pela subtração de 18 do ciclo mais curto e 11 do ciclo mais longo. Logo, consegue-se determinar a duração do período fértil da seguinte maneira:

- Subtraindo-se 18 do ciclo mais curto, obtém-se o dia do início do período fértil
- Subtraindo-se 11 do ciclo mais longo, obtém-se o dia do fim do período fértil.

---

* Uma vez que o tempo médio de vida de um espermatozoide dentro do sistema genital feminino é de 2 a 3 dias e o óvulo tem tempo de vida de 24 a 48 horas, o casal deve permanecer em abstinência sexual por 3 dias antes e depois da data presumida da ovulação.

Por exemplo: uma mulher negra, 24 anos de idade, realizou os registros dos seus ciclos menstruais em um período de 6 meses, conforme orientações da enfermeira em sua última consulta ginecológica.

Meses	Março/abril	Abril/maio	Maio/junho	Junho/julho	Julho/agosto	Agosto/setembro
Duração do ciclo em dias	27	26	31	32	28	33

Conforme a situação exemplificada, segue o seguinte esquema:

- Diferença entre o ciclo mais longo e o mais curto: 33 − 26 = 7 → O método pode ser usado, pois a diferença corresponde a um valor menor que 10
- Cálculo entre o ciclo fértil:
  - Subtrai-se 18 do ciclo mais curto: 26 − 18 = 8 → início do período fértil
  - Subtrai-se 11 do ciclo mais longo: 33 − 11 = 22 → término do período fértil.

Conclusão: o casal deve abster-se de relações sexuais do o 8º ao 22º dia do ciclo menstrual.

A enfermeira deve esclarecer na consulta que antecede o início da contagem dos ciclos que cada mulher tem um padrão menstrual próprio e que pode ser alterado por doenças, estresse, depressão, modificações no ritmo e no tempo de trabalho, dentre outros aspectos. Após essa consulta, recomenda-se o primeiro retorno após 30 dias e os subsequentes a cada 6 meses.

Temperatura corporal basal

Este método compreende as alterações térmicas que ocorrem no organismo feminino ao longo do ciclo menstrual, possibilitando, portanto, por meio da mensuração diária da temperatura basal, a determinação da fase infértil pós-ovulatória, conforme ilustra a Figura 6.1. Ou seja, antes da ovulação, a temperatura basal corporal permanece em nível baixo; após a ovulação, ela se eleva ligeiramente (alguns décimos de grau centígrado), conservando-se nesse novo nível até a próxima menstruação.

O registro térmico deve iniciar a partir do primeiro dia do ciclo menstrual, quando a mulher deve escolher uma via de aferição da temperatura, geralmente axilar, e, diariamente pela manhã, antes de se levantar, registrar o grau centígrado. É válido ressaltar que para a validação desse método a mulher deve:

- Ter um período de repouso de pelo menos 5 horas
- Usar sempre o mesmo termômetro; em caso de substituição, anotar o dia.

Nesse método, o período de abstinência sexual compreende toda a fase pré-ovulatória,* ou seja, desde o primeiro dia da menstruação até a quarta manhã após o aumento da temperatura, que pode ser entre 0,3 e 0,8°C. No período ovulatório, ocorre um aumento da temperatura basal, mantendo-se persistente por um período de 4 dias. Desse modo, o período fértil termina na manhã do 4º dia em que for observada a temperatura elevada.

Contudo, existem alguns fatores que podem alterar a temperatura basal, como:

- Modificações no horário de verificação da temperatura
- Mudanças de ambiente (principalmente nos períodos de férias)
- Relações sexuais na madrugada
- Alterações do padrão de sono (necessidade de se levantar com frequência, insônia, dormir muito tarde)
- Ingestão de bebidas alcoólicas
- Refeição muito próxima do horário de dormir
- Perturbações emocionais (fadiga, estresse)
- Processos patológicos (resfriados, gripes ou infecções).

Esse método não é indicado para mulheres com ciclo menstrual irregular, alterações do nível de consciência e as que sofrem de estresse. O profissional deve ficar atento, pois até mesmo a aferição diária pode levar ao estado de ansiedade.

Para indicação desse método, a enfermeira deve avaliar a capacidade de compreensão e de interpretação da mulher/do

---

* Com base nos registros realizados ao longo de 6 meses, o casal poderá predizer a data da ovulação e, assim, a abstinência sexual pode ficar limitada ao período de 4 a 5 dias antes da data prevista da ovulação até a manhã do 4º dia da temperatura elevada

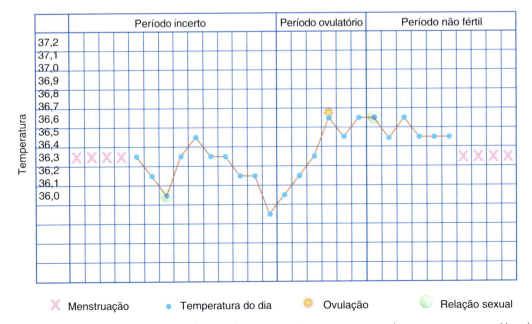

Figura 6.1 Modo de utilização do método contraceptivo comportamental: temperatura corporal basal.

casal frente à qualidade dos registros da temperatura corporal basal. A periodicidade da consulta de retorno deve ser mensal nos 6 primeiros meses, quando a mulher estiver aprendendo a utilizar o método. Após esse período, as consultas subsequentes devem ser anuais.

Muco cervical

Também conhecido como método *Billings*, identifica o período fértil por meio da auto-observação das características do muco cervical e da sensação por ele provocada na vulva.

No início do ciclo menstrual, esse muco apresenta-se mais espesso, opaco e grumoso, o que dificulta a ascensão dos espermatozoides pelo canal cervical. Ao longo do ciclo, o muco cervical, sob ação estrogênica, torna-se transparente, elástico, escorregadio e fluido (semelhante à clara-do-ovo), produzindo na vulva sensação de umidade e lubrificação, indicando o tempo da fertilidade, momento em que os espermatozoides têm mais facilidade de penetração no colo do útero (Figura 6.2).

Resumidamente, as três fases que compreendem as características do muco cervical as quais a mulher deve conhecer são:

- **Fase pré-ovulatória**: mucosa vaginal com sensação mais seca, seguindo ao longo dos dias para liberação de um muco grumoso, pegajoso e opaco
- **Fase ovulatória**: o muco é elástico e lubrificante
- **Fase pós-ovulatória**: ocorre 4 dias após a fase ovulatória, quando se inicia o período de infertilidade.

Esse método é contraindicado para mulheres que apresentem alterações psicológicas. Além disso, cabe destacar que as principais causas de falha desse método são: prática sexual no período fértil, ápice do muco muito precoce, avaliação confusa do muco devido a leucorreia ou presença de sêmen.

Para acompanhamento desse método, é importante que as consultas sejam semanais durante o primeiro mês; quinzenais nos 3 meses seguintes e mensais nos 6 meses subsequentes. Após esse período de acompanhamento do método, recomenda-se que a periodicidade de retorno seja semestral.

Método sintotérmico

Baseia-se na combinação de múltiplos indicadores da ovulação, com a finalidade de determinar o período fértil com maior precisão e confiabilidade. Ou seja, o método combina a observação dos sinais e sintomas relacionados com a temperatura basal corporal e com o muco cervical, associado ainda a parâmetros subjetivos (físicos e ou psicológicos) indicadores de possível ovulação.

O término do período fértil deve ser identificado por meio da temperatura corporal basal, quando, no 4º dia após a manutenção da temperatura elevada (aumento entre 0,3 e 0,8°C), considera-se o período infértil. Para as alterações do método do muco cervical, considera-se o período infértil a 4ª noite após o ápice do muco.

Os parâmetros subjetivos relacionados com a ovulação variam de uma mulher para outra. Contudo, na maioria pode ser suspeitada por: dor no baixo abdome – também descrita como "dor no meio" (*Mittelschmerz* – dor à ovulação), sensação de peso nas mamas, mamas inchadas ou doloridas (hipersensibilidade mamária), variações de humor e/ou da libido. Algumas mulheres também apresentam queixas de sinais e sintomas mais específicos, como: enxaqueca, náuseas, acne, aumento de apetite, ganho de peso, sensação de distensão abdominal, sangramento intermenstrual, dentre outros.

O método não tem eficácia para mulheres com ciclos menstruais irregulares, amenorreia, em lactação e com alterações psíquicas.

Para acompanhamento desse método, é importante que as consultas sejam semanais durante o primeiro mês, quinzenais nos 3 meses seguintes, mensais nos 6 meses subsequentes e trimestrais no decorrer de 1 ano. Após esse período de acompanhamento do método, recomenda-se que a periodicidade de retorno seja semestral.

Ejaculação extravaginal

Também conhecida como método do "coito interrompido", envolve a prática sexual na qual o casal interrompe a penetração momentos antes da ejaculação. O uso desse método necessita de grande controle do homem com relação ao momento de ejacular; além disso, normalmente a retirada do pênis antecipadamente deixa o casal com a sensação de ansiedade e de ato sexual incompleto.

É válido ressaltar que esse método demonstra elevado índice de falhas e que, com a finalidade de minimizar os riscos, é de extrema importância que o homem urine antes de iniciar a relação sexual, na tentativa de retirar restos de sêmen de relação sexual anterior.

Método de lactação e amenorreia

Recurso provisório com base no efeito natural que a amamentação tem sobre a fertilidade. A sigla LAM tem sua tradução em:

- **Lactacional**: relacionado com a amamentação
- **Amenorreia**: ausência de menstruação.

O método funciona pela inibição da ovulação, uma vez que a amamentação altera temporariamente a secreção dos hormônios naturais que desencadeiam o processo de maturação folicular e, consequentemente, a ovulação.

Para indicação desse método, a mulher deverá estar ciente do cumprimento de algumas condições:

- Que a menstruação* não tenha retornado
- Que o bebê esteja sendo alimentado em seio materno de modo exclusivo** ou quase e que seja amamentado com frequência (dia e noite)
- Que o bebê tenha menos de 6 meses de idade.

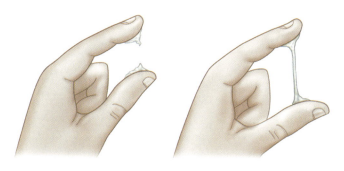

Figura 6.2 Características do muco nas fases pré-ovulatória (pegajoso e opaco) e ovulatória (elástico e gelatinoso).

---

* Sangramento nos primeiros 56 dias ou até 8 semanas após o parto não é considerado sangramento menstrual (BRASIL, 2013).

** Aleitamento exclusivo significa que a criança não recebe nenhum outro tipo de alimento (suco, chá, água ou papinhas), somente o leite materno.

Ou seja, para a eficácia do método, a mulher deverá cumprir as três condições citadas. Contudo, é válido ressaltar que o método de lactação e amenorreia não fornece proteção contra ISTs.

MÉTODOS CONTRACEPTIVOS DE BARREIRAS FÍSICA, QUÍMICA OU FÍSICO-QUÍMICA

Usam obstáculos mecânicos ou químicos à penetração dos espermatozoides no canal cervical, imobilizando-os e impedindo o contato com o óvulo e, consequentemente, a fecundação.

Os métodos de barreira disponíveis em nosso meio são: o preservativo, também denominado *condom* ou camisinha (podem ser de uso masculino ou feminino), diafragma e espermicidas químicos.

Preservativo masculino

O preservativo masculino, popularmente conhecido como camisinha, consiste em um envoltório de látex que recobre o pênis durante o ato sexual retendo o sêmen por ocasião da ejaculação e impedindo o contato com a vagina. Ou seja, para utilizar esse método, tanto para colocar como para retirar o preservativo masculino, é necessário que o pênis esteja ereto (Figura 6.3). É um método que, além de evitar a gravidez, reduz o risco de transmissão do HIV e de outras ISTs, apresentando um índice de falha que varia entre 3 e 14% (Brasil, 2013).

Cabe destacar fatores que podem propiciar a ruptura do preservativo ou escape da ejaculação e que, consequentemente, comprometerão a segurança do método. Para que isso ocorra, dependerá diretamente:

- Das condições de armazenamento
- Da não observação do prazo de validade
- Da presença de ar e/ou ausência de espaço para recolher o sêmen na extremidade do preservativo
- Da lubrificação vaginal insuficiente
- Do sexo anal sem lubrificação adequada
- Da perda de ereção durante a prática sexual
- Da utilização do mesmo preservativo em todas as relações sexuais, assim como o uso de dois preservativos (devido à fricção que ocorre entre eles)
- De retirar o pênis da vagina sem que se segure a base do preservativo após a ejaculação.

Preservativo feminino

Tubo de poliuretano com aproximadamente 17 cm de comprimento, tem uma extremidade fechada e outra aberta, e é acoplado a dois anéis flexíveis também de poliuretano.

Um anel fica solto dentro do tubo (interno) e serve para ajudar a mulher ou o parceiro na inserção e na fixação de preservativo no interior da vagina, recobrindo, assim, todo o colo do útero. O segundo anel (externo) constitui o reforço externo do preservativo que, quando corretamente colocado, cobre toda a vagina; os grandes lábios, ficando cerca de 3 cm para fora da vagina; durante a penetração, o pênis deve ser guiado para o centro do anel externo (Figura 6.4). Este preservativo, diferente do masculino, pode ser colocado 1 a 2 horas antes do ato sexual.

Todavia, as mulheres referem dificuldades para sua colocação, pois ao pinçar o anel interno para sua introdução no canal vaginal, o mesmo escapa entre os dedos por ser escorregadio pela lubrificação. Mas essa queixa pode ser superada com orientação adequada. Outro comentário comum entre as mulheres que utilizaram o método é a vergonha de mostrar o preservativo ao parceiro, pois esteticamente o anel externo acaba gerando constrangimento, assim como o ruído que ocorre durante a relação sexual. Outra queixa é que o preservativo feminino pode ter deslocamento durante o ato sexual, o que o torna, portanto, inapropriado para algumas posições sexuais.

Segundo o Cadernos de Atenção Básica (Brasil, 2013), esse método evita ISTs e tem um índice de falha inferior a 21%.

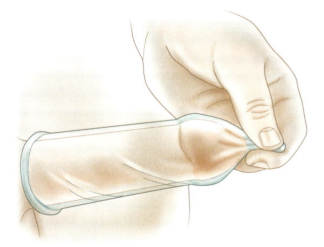

Figura 6.3 O preservativo masculino deve ser colocado após obtenção da ereção peniana; a ponta do preservativo deve ser contorcida e fixada na glande peniana a fim de retirar o ar do seu interior, desenrolando em seguida o anel do preservativo até a base do pênis. Após a ejaculação, o preservativo deve ser retirado com o pênis ainda ereto.

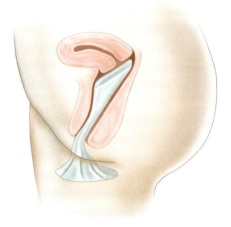

Figura 6.4 Para o alcance da eficácia do preservativo feminino, seu anel móvel deve ser introduzido na vagina e empurrado o mais profundamente, próximo de alcançar o colo do útero (não pode ficar retorcido). O anel externo fica cerca de 3 cm para fora da vagina.

É válido ressaltar que o preservativo feminino não deve ser usado juntamente com o masculino porque aumenta o risco de rompimento e o índice de falha do método.

Espermicida

Substância química adicionada no canal vaginal antes do ato sexual, recobrindo tanto a vagina como o colo do útero, impedindo a penetração dos espermatozoides no canal cervical e, tanto mecânica como bioquimicamente, imobiliza e os destrói. Encontrado nas formas de creme, geleias, *sprays* e supositórios.

Contudo, o produto espermicida tem base de nonoxinol-9 (N-9) a 2%, o que pode ainda aumentar o risco de transmissão sexual do HIV e de outras ISTs, em virtude de essa substância provocar lesões (fissuras ou microfissuras) nas mucosas vaginal e retal, dependendo da frequência de uso e do volume aplicado.

Para utilizar esse método, é necessário que o profissional de enfermagem esclareça à mulher ou ao casal que o espermicida é efetivo por um período de 1 a 2 horas após sua aplicação. Portanto, a orientação deve ser complementada quando a relação sexual não ocorrer nesse período de tempo e uma nova dose deve ser aplicada antes do coito, assim como se deve reaplicar uma nova dose a cada relação.

Nesse período devem ser evitadas as duchas vaginais, a fim de não comprometer a eficácia do método.

É válido ressaltar que os espermicidas são comumente indicados para serem usados junto com o diafragma.

Diafragma

Contraceptivo de uso feminino que consiste em um anel flexível, coberto no centro com uma delgada membrana de látex ou silicone em forma de cúpula que se coloca pela vagina cobrindo completamente o colo do útero (Figura 6.5A), impedindo a penetração dos espermatozoides no útero e nas tubas uterinas.

A vida média útil do diafragma é em torno de 3 anos, se observadas as recomendações do produto. Para maior eficácia desse método, antes da sua introdução, recomenda-se colocar creme espermicida na parte côncava (Figura 6.5B). Entretanto, mesmo com a utilização desses métodos de barreira, a mulher não se previne contra ISTs.

Existem diafragmas de diversos tamanhos, sendo necessária a medição por profissional de saúde treinado, para determinar o tamanho adequado para cada mulher, que corresponde exatamente ao comprimento diagonal do canal vaginal, ou seja, a distância entre o fundo de saco posterior até a sínfise púbica. Esta distância (ponta do dedo médio ou indicador até o polegar) deve ser aproximadamente o tamanho do diafragma que será indicado pelo profissional. Após o exame manual, a mulher deverá testar dois ou três tamanhos do diafragma medidor a fim de obter a medida mais adequada, justa e confortável para ela. Deve, então, escolher a medida de maior tamanho dentre as que serviram a ela. Isso se deve ao fato de que, ao usar o diafragma, a mulher estará mais relaxada, garantindo, assim, que a medida escolhida continuará bem ajustada.

A mulher pode começar a usar o diafragma a qualquer momento durante o ciclo menstrual. Entretanto, não pode ser ajustado antes de 6 a 12 semanas após um parto a termo ou um aborto no segundo trimestre. O ajuste somente poderá ser feito quando o colo e o útero retornarem ao tamanho normal (Brasil, 2013).

O diafragma pode ser colocado minutos ou até 2 horas antes da relação sexual. O posicionamento inadequado ou a manutenção desse aparato na vagina por período superior a 24 horas poderá acarretar irritação da mucosa vaginal e infecções urinárias.

O diafragma só deve ser retirado de 6 a 8 horas após a última relação sexual, não devendo permanecer mais de 24 horas, com a finalidade de se evitarem efeitos colaterais, como citado no parágrafo anterior. Durante a menstruação, ele deve ser retirado, evitando a possibilidade de acúmulo de sangue na vagina/no útero, o que pode favorecer o risco de infecção genital.

Após o uso, imediatamente depois de retirá-lo, deve-se lavá-lo com água e sabão neutro, secá-lo bem com um pano

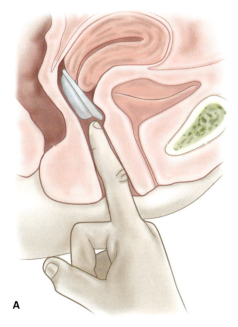

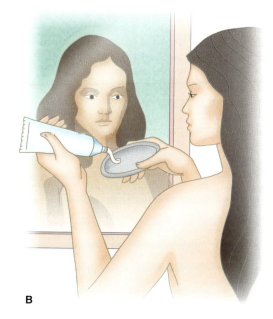

Figura 6.5 A. Posicionamento do diafragma no colo do útero. **B.** Adição de espermicida na parte côncava do diafragma, a fim de aumentar a eficácia desse método.

50 Parte 1 • Enfermagem Materna

macio e guardá-lo em um estojo, em lugar seco, fresco, não exposto à luz do sol. Não se deve polvilhar o diafragma com talcos, pois estes podem danificá-lo ou causar irritação na vagina ou no colo do útero.

Seu índice de falha é inferior a 20% e durante o período de uso desse método devem-se evitar duchas vaginais (Brasil, 2002). É contraindicado para mulheres que nunca tiveram relação sexual, com diagnóstico de cistocele* ou retocele** acentuada, configuração anormal da vagina, desvios uterinos acentuados tanto em anteversão como retroversão.

Após a instituição desse método, recomendam-se consultas após a primeira semana para acompanhamento por profissional da saúde e retorno subsequente em 1 mês; depois, a cada 6 meses para reavaliar o número do diafragma.

Cabe também destacar as seguintes orientações à mulher para procurar o profissional de saúde nas seguintes situações:

- Sempre que a usuária não estiver segura com a colocação ou sentir dificuldade para retirar o diafragma
- Se o diafragma sair do lugar, quando: andar, correr, tossir ou ficar de cócoras
- Quando observar sangue no diafragma após a retirada e não estiver no período menstrual
- Caso se perca ou ganhe 10 kg, após o parto, aborto ou cirurgia ginecológica para medir novamente o tamanho do diafragma, pois nessas situações o colo do útero pode sofrer alterações de tamanho.

MÉTODOS CONTRACEPTIVOS HORMONAIS

Os contraceptivos hormonais são uma combinação de hormônios sintéticos similares com os produzidos pelos ovários da mulher, que modificam a regulação endócrina do ciclo menstrual. Classificam-se em combinados, quando em sua composição um estrogênio está associado a um progestógeno, ou isolados, quando em sua composição encontra-se apenas o progestógeno.

Para essas duas classificações hormonais, há apresentações injetáveis e por via oral.

Para os métodos hormonais por via oral, as pílulas combinadas apresentam três tipos de formulações que contêm doses variadas de hormônios: monofásicos, bifásicos e trifásicos. Nos monofásicos, a dosagem dos esteroides é constante nos 21 ou 22 comprimidos da cartela, o que os torna, ainda, os mais utilizados por manterem estável a dose hormonal durante o ciclo. As pílulas bifásicas e trifásicas contêm tipos de comprimidos diferentes com os mesmos hormônios em proporções diferentes, ou seja, apresentam variações na quantidade hormonal. As pílulas hormonais isoladas são conhecidas como minipílulas.

Pílula contraceptiva oral combinada

A pílula anticoncepcional tenta confundir o ovário simulando o hormônio que ele produz, deixando-o inativo. Esse método contraceptivo apresenta componentes que contêm dois hormônios sintéticos, o estrogênio e o progestógeno, semelhantes aos produzidos pelo ovário da mulher. As pílulas combinadas

atuam por meio da inibição da ovulação, além de provocar alterações nas características físico-químicas do endométrio e do muco cervical.

Para o uso desse método, a mulher deve, no primeiro mês de uso, ingerir o 1º comprimido no 1º dia do ciclo menstrual (primeiro dia em que ocorrer a menstruação) ou, no máximo, até o 5º dia. A partir daí a mulher deve ingerir um comprimido por dia até o término da cartela, preferencialmente no mesmo horário. Ao final da cartela (21 dias), ela fará uma pausa de 7 dias e iniciará nova cartela, independentemente do dia de início do fluxo menstrual. Se a cartela tiver 22 pílulas, descansará só 6 dias. Alguns tipos já têm 7 dias de placebo, quando deve ocorrer o sangramento, não havendo necessidade de interrupção da ingestão de comprimidos.

Caso não ocorra a menstruação no intervalo entre as cartelas, a mulher deve iniciar uma nova cartela e procurar o serviço de saúde para descartar a hipótese de gravidez.

Não há necessidade de interromper o uso do método para descanso, pois não existe amparo científico que o justifique, sendo causa frequente de ocorrência de gestações. Além disso, o exame clínico-ginecológico deve ser realizado em intervalos regulares de 12 meses.

Em situações de vômito e/ou diarreias, com duração de 2 ou mais dias, as relações sexuais devem ser evitadas ou o uso de métodos de barreira instituídos por 7 dias consecutivos após o término do quadro, pois existem possibilidades da não absorção dos esteroides da pílula, com consequente perda da ação contraceptiva.

Os anticoncepcionais orais promovem alguns efeitos benéficos para a saúde da mulher como, por exemplo, regularizar o ciclo menstrual, aliviar a tensão pré-menstrual, reduzir o risco de neoplasia de ovário e endométrio, aumentar a densidade óssea e prevenir endometriose. Todavia, são contraindicados para mulheres com mais de 40 anos de idade, fumantes acima de 35 anos, com suspeita de gravidez, hipertensão arterial sistêmica, diabetes, câncer de mama ou do sistema genital, entre outros fatores.

Os efeitos colaterais mais comuns relacionados com o uso da pílula são alterações de humor, cefaleia, tontura, mastalgia, sangramento intermenstrual, náuseas, vômito e alteração no peso.

Cabe destacar que, conforme critérios de elegibilidade clínica para uso de anticoncepcionais orais combinados de baixa dosagem constantes no Caderno de Atenção Básica *Saúde sexual e saúde reprodutiva* (Brasil, 2010), incluem-se na categoria 1, em que o método pode ser usado sem restrições para nuliparidade ou multiparidade, dismenorreia grave, pois a pílula pode aliviar os sintomas, e doença trofoblástica gestacional benigna ou maligna. Na categoria 2, em que o método pode ser usado com restrições, pois as vantagens geralmente superam riscos possíveis ou comprovados, incluem-se mulheres que amamentam exclusivamente nos 6 primeiros meses. Ou seja, a pílula combinada só possui indicação 6 meses ou mais de pós-parto. Também restringe o uso por mulheres tabagistas com menos de 35 anos de idade e em condições de obesidade (índice de massa corporal [IMC] maior ou igual a 30 kg/m²), pois é fator de risco para tromboembolismo venoso.

Nas categorias 3 e 4, em que o método não deve ser usado, pois os riscos possíveis e comprovados superam seus benefícios, incluem-se as lactantes com menos de 6 semanas após o parto e entre 6 semanas e menos de 6 meses pós-parto. Mulheres não lactantes com menos de 21 dias pós-parto também não devem usar esse método, pois há preocupações sobre risco de

---

* Cistocele refere-se ao prolapso ou à herniação da bexiga e da parede anterior da vagina para dentro da cavidade vaginal, podendo ou não causar incontinência urinária.

** A retocele é definida como uma herniação da parede anterior do reto e posterior da vagina em direção ao lúmen vaginal, ocasionando constipação intestinal por obstrução.

trombose em virtude da associação entre anticoncepcionais orais combinados antes de 3 semanas pós-parto. O profissional de enfermagem deve estar atento para mulheres tabagistas (mais de 20 cigarros/dia) com idade maior ou igual a 35 anos, pois esse método promove riscos de trombose e acidente vascular cerebral (AVC) (Brasil, 2010).

Minipílula

Pílula que contém uma dose muito baixa de progestógenos, que promovem o espessamento do muco cervical, dificultando a penetração dos espermatozoides, além de reduzir a ovulação em pouco mais da metade dos ciclos menstruais. Segundo a OMS, a minipílula inibe a ovulação em aproximadamente 60% dos ciclos.

A cartela desse contraceptivo contém 35 minipílulas indicadas para mulheres que ainda estão amamentando, pois não prejudica o bebê ou a produção de leite. Nas lactantes, o seu uso deve ser iniciado após 6 semanas do parto e deve ser diário, sempre no mesmo horário e sem intervalos.

Assim, se a mulher atrasou a ingestão da pílula mais do que 3 horas ou esqueceu de tomá-la, deve ingeri-la assim que possível e continuar o esquema de um comprimido por dia, normalmente. Entretanto, além disso, a(o) enfermeira(o) deve orientar a usuária a evitar relações sexuais ou usar camisinha por 2 dias consecutivos. Cabe também instruí-la de que não deve haver interrupção entre uma cartela e outra, nem durante a menstruação.

Mesmo tendo menor eficácia, a baixa concentração hormonal da minipílula é compensada pelo efeito hormonal da lactação; além disso, no período da lactação a mulher apresenta-se com a fertilidade diminuída.

Durante a consulta, a mulher deve ser informada sobre possíveis alterações no padrão menstrual: intervalo, duração e sangramentos intermenstruais.

O profissional de enfermagem também deve orientá-la sobre casos de vômito em até 1 hora após a tomada da minipílula, quando a mulher deverá ingerir outra pílula (de outra cartela). Em caso de diarreia grave ou vômito durante mais de 24 horas, aconselhá-la a continuar o uso da pílula; se for possível, usar preservativo (masculino ou feminino) ou evitar relações sexuais até que tenha tomado uma pílula por dia, durante 7 dias seguidos, depois que a diarreia e o vômito cessarem.

As contraindicações para o uso desse método incluem amamentação com menos de 6 semanas do parto, câncer de mama atual, sangramento vaginal inexplicado, doença cardíaca isquêmica atual ou passada, história de AVC, enxaqueca com aura, cirrose descompensada, hepatite aguda, uso de rifampicina e anticonvulsivantes.

Contraceptivos injetáveis

Anticoncepcionais hormonais que contêm progestógeno (trimestral) ou associação de estrogênios e progestógenos (mensal) para administração intramuscular, com doses hormonais de longa duração (Quadro 6.3).

O *anticoncepcional injetável combinado mensal* (injetável mensal) é muito eficaz, pois inibe a ovulação e provoca alterações no endométrio. Em média, o retorno da ovulação acontece em 60 a 90 dias após a última injeção (Brasil, 2013).

Quando iniciado o método, a primeira injeção deve ser aplicada até o 5º dia do início da menstruação. As administrações subsequentes devem ocorrer a cada 30 dias, podendo ser antecipadas ou atrasadas em, no máximo, 3 dias da data agendada, independentemente da menstruação. A via de administração é intramuscular profunda, na nádega (músculo glúteo, quadrante superior lateral), onde não deve ser feita massagem ou aplicação de calor local após a administração, para evitar difusão do material injetado. Cabe destacar que, se ocorrer um atraso de mais de 3 dias da data indicada para a aplicação da nova injeção, a mulher deve ser orientada para o uso da camisinha ou evitar relações sexuais até a próxima injeção.

Dentre os efeitos secundários do anticoncepcional injetável combinado mensal, destacam-se as alterações do ciclo menstrual – manchas ou sangramento nos intervalos entre as menstruações, sangramento prolongado e amenorreia –, assim como ganho de peso, cefaleia e mastalgia. Por apresentarem riscos às lactantes, seu uso deve ser evitado pelo menos até o 6º mês após o parto. Também deve ser evitado antes de 21 dias após o parto em mulheres não lactantes, pelo risco de doença tromboembólica no período puerperal. Por esse mesmo risco de doença tromboembólica – AVC e infarto agudo do miocárdio –, também não possui indicação para mulheres tabagistas (mais de 20 cigarros/dia) com 35 anos de idade ou mais.

O *anticoncepcional hormonal injetável* só de progestógeno (injetável trimestral) se diferencia do anterior em especial no retorno da fertilidade, que pode levar de 4 meses após o término do seu efeito (cerca de 7 meses após a última injeção). Entretanto, conforme informações do Caderno de Atenção Básica *Saúde sexual e saúde reprodutiva* (Brasil, 2013), as mulheres engravidam entre 9 e 16 meses após ter recebido a última injeção. Essa demora no retorno da fertilidade não está relacionada com o tempo de uso.

Dentre os efeitos secundários, a amenorreia é bastante comum, ocorrendo em mais de 50% dos casos, assim como o aumento de peso, que, em média, alcança aproximadamente 1,5

Quadro 6.3 Quadro comparativo dos contraceptivos hormonais injetáveis.

Progestógeno isolado (obtenção de efeito anticonceptivo, IM, por períodos de 3 meses)	Combinado (associação de estrogênio e progestógeno, IM, uso mensal)
• Em média, o retorno à fertilidade pode levar 4 meses após o término do efeito do método (7 meses após a última injeção)	• A primeira injeção deve ser aplicada até o 5º dia do início da menstruação. As administrações subsequentes devem ocorrer a cada 30 dias, com atraso de mais ou menos 3 dias, independentemente da menstruação
• Mulheres não lactantes em pós-parto (portadoras do HIV ou com outra condição que contraindique a lactação); preferencialmente, a injeção deve ser aplicada na alta hospitalar ou a partir dos 40 dias após o parto, na visita do puerpério. Nos casos de abortamento, pode ser iniciada imediatamente	• Deve-se aplicar IM profunda, abstendo-se de massagem ou calor local para evitar difusão do material injetado
• Deve-se repetir a injeção a cada intervalo definido, para não aumentar o risco de falha	• Se houver atraso de mais de 3 dias para a nova injeção, a mulher deve ser orientada para o uso de preservativo/espermicida ou evitar relações sexuais até a próxima injeção
• Efeitos colaterais: ganho de peso, queda de cabelo, acne, cefaleia, alteração do humor, sangramento irregular	• Efeitos colaterais: alterações menstruais, cefaleia, náuseas e/ou vômito, mastalgia e aumento de peso
• É recomendável o uso da anticoncepção de emergência na ocorrência de coito desprotegido, quando houver atraso em mais de 15 dias na administração da injeção	• É recomendável o uso de contracepção de emergência na ocorrência de coito desprotegido quando houver atraso em mais de 3 dias na administração da injeção

HIV: vírus da imunodeficiência humana; IM: via intramuscular.

a 2 kg (ou mais) ao fim do primeiro ano de uso. No entanto, algumas mulheres continuam ganhando peso, mesmo após o primeiro ano.

Para condições de uso, a primeira injeção deve ser aplicada até o 7º dia do início da menstruação. As administrações subsequentes devem ocorrer a cada 3 meses, independentemente da menstruação. O prazo máximo permitido entre cada injeção subsequente é de 2 semanas (14 dias) antes ou depois da data prevista. Para mulheres que tenham recebido a primeira injeção depois do 7º dia do início da menstruação, aconselha-se o uso de método adicional, de barreira, durante 7 dias, até que o hormônio comece a exercer seu efeito anticonceptivo.

A via de administração é intramuscular profunda, na nádega (músculo glúteo, quadrante superior lateral), onde não deve ser feita massagem ou aplicação de calor local após a administração, para evitar difusão do material injetado.

Contracepção de emergência

A contracepção de emergência, também conhecida como "pílula do dia seguinte", é um uso alternativo do método contraceptivo hormonal oral para evitar gravidez depois da relação sexual desprotegida. Contudo, para a eficácia desse método, é necessário que a mulher faça a ingestão oral desse medicamento preferencialmente nas primeiras 72 horas (3 dias) após o coito desprotegido, embora possa receber a medicação em até 120 horas, ou seja, 5 dias.

A probabilidade média de ocorrer gravidez decorrente de uma única relação sexual desprotegida na segunda ou terceira semana do ciclo menstrual é de 8%; com a anticoncepção oral de emergência, essa taxa cai para 2% (Brasil, 2002).

Esse método atua inibindo ou adiando a ovulação, podendo ainda interferir na capacitação espermática e possivelmente na maturação do ovócito. Além disso, pode interferir na produção hormonal normal após a ovulação e, consequentemente, no processo de nidação. A anticoncepção oral de emergência não tem nenhum efeito após a implantação ter se completado, assim como não interrompe uma gravidez em andamento.

O profissional da saúde deverá esclarecer, durante o atendimento à mulher, que a anticoncepção de emergência não protege contra posteriores relações sexuais desprotegidas e, dessa maneira, a mulher deverá utilizar algum método regular de anticoncepção para futuras relações sexuais, já que a "pílula do dia seguinte" não deve ser utilizada rotineiramente.

Os efeitos colaterais mais comuns são: náuseas, vômito, tontura, fadiga, cefaleia, mastalgia, diarreia, dor abdominal e irregularidades menstruais.

DISPOSITIVOS INTRAUTERINOS

Artefatos de polietileno e DIU não hormonal, com ou sem adição de substâncias metálicas ou hormonais que exercem efeito contraceptivo quando inseridos na cavidade uterina (Quadro 6.4 e Figura 6.6). Esse método contraceptivo atua impedindo a fecundação, pois torna mais difícil a passagem do espermatozoide pelo sistema reprodutivo feminino, reduzindo a possibilidade de fertilização do óvulo.

Para a OMS, o DIU interfere nas diferentes etapas do processo reprodutivo que ocorrem previamente à fertilização, como, por exemplo: atrofia endometrial e inibição da passagem do espermatozoide pela cavidade uterina.

Diferente dos métodos hormonais injetáveis, as concentrações das substâncias metálicas ou hormonais sofrem uma queda abrupta após a remoção do DIU e, dessa forma, a recuperação da fertilidade é imediata.

O DIU pode ser inserido a qualquer momento do ciclo, desde que haja a certeza de que a mulher não esteja grávida, que ela não tenha malformação uterina e não existam sinais de infecção. Contudo, os profissionais realizam esse procedimento preferencialmente durante a menstruação, pois o colo do útero apresenta-se mais entreaberto fisiologicamente, tornando a inserção mais fácil e menos incômoda e dolorosa.

O profissional da saúde que realiza a inserção do DIU deve ser especializado e capacitado para esse procedimento, além de receber um treinamento especial a fim de evitar perfurações uterinas e malposicionamento, que pode levar à expulsão do aparelho.

No hospital, em situações de pós-parto, o dispositivo também pode ser inserido por profissionais capacitados, e o momento mais indicado para isso é logo após a expulsão da placenta. Porém, pode ser inserido também a qualquer momento em até 48 h após o parto. Passado esse período, deve-se aguardar, pelo menos, 4 semanas. Em pós-abortamento, espontâneo ou induzido, a inserção do DIU pode ser feita imediatamente, se não houver infecção.

Recomenda-se o retorno da mulher à Unidade de Saúde para avaliação do posicionamento do DIU a cada 90 dias no 1º ano,

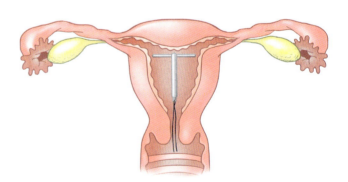

Figura 6.6 Posicionamento do dispositivo intrauterino na cavidade uterina.

Quadro 6.4 Comparativo dos tipos de dispositivo intrauterino (DIU).

DIU de cobre	DIU hormonal
Composto de polietileno e revestido com filamentos e/ou anéis de cobre. Altera a consistência do muco cervical, apresenta ação espermicida e irritativa. É muito eficaz e não interfere na vida sexual do casal. Pode provocar doença inflamatória pélvica no primeiro mês de uso e aumenta o fator de risco de IST em mulheres com menos de 20 anos de idade, sendo importante a orientação do método de barreira	Composto de polietileno, em forma de T, que libera continuamente pequenas quantidades de levonorgestrel. Sua duração é de 5 a 7 anos, causa espessamento do muco cervical e dificulta a passagem do espermatozoide através do canal cervical. Algumas contraindicações: gravidez, sangramento vaginal sem explicação, câncer no sistema genital, 48 h a 4 semanas após o parto

IST: infecção sexualmente transmissível.

Capítulo 6 • Planejamento Reprodutivo e Métodos Contraceptivos 53

assim como respeitar o tempo de validade do mesmo (geralmente 5 anos), devendo ainda ser retirado quando a mulher solicitar.

A remoção do DIU é relativamente simples. Pode ser feita em qualquer momento do ciclo menstrual, embora possa ser um pouco mais fácil durante a menstruação, quando o canal cervical está dilatado. Para removê-lo, o profissional da saúde deve puxar delicadamente os seus fios com uma pinça. Em situações de dificuldade de retirada do dispositivo ou se os fios não estiverem visíveis, a mulher deverá ser encaminhada para um serviço de maior complexidade.

De acordo com o Caderno de Atenção Básica *Saúde sexual e saúde reprodutiva* (Brasil, 2010), entre os critérios de elegibilidade clínica para uso do DIU de cobre na categoria 2, em que as vantagens geralmente superam riscos possíveis ou comprovados, destacam-se nuliparidade e emprego em mulheres com menos de 48 horas pós-parto (lactante ou não) e pós-aborto no segundo trimestre, pois para todas as condições citadas há aumento do risco de expulsão do DIU.

Nas categorias 3 e 4, em que o método não deve ser usado, pois os riscos possíveis e comprovados superam seus benefícios, destacam-se: inserções do aparelho em mulheres após 48 horas a 4 semanas do parto, já que existe aumento do risco de perfuração uterina nesse caso, assim como após aborto séptico e DIP atual ou nos últimos 3 meses (Brasil, 2010).

Em outras situações específicas, o aparelho deve ser removido, por indicação médica, nos casos de doença inflamatória pélvica (DIP); na gestação, avaliar o risco; sangramento vaginal anormal e volumoso que põe em risco a saúde da mulher; perfuração do útero e expulsão parcial do DIU.

O profissional da saúde deve esclarecer à mulher que é frequente a ocorrência de cólicas, menstruação volumosa e um pouco de secreção vaginal após a inserção do DIU. Além disso, a mulher deve ser orientada a procurar o serviço de saúde nas seguintes situações: ausência de menstruação; exposição a ISTs; dor intensa no baixo ventre; sangramento volumoso; prazo de validade do DIU vencido e/ou se perceber um objeto de consistência dura na vagina ou no colo do útero.

MÉTODOS CONTRACEPTIVOS CIRÚRGICOS

A esterilização é um método contraceptivo cirúrgico definitivo que pode ser realizado tanto na mulher como no homem (Quadro 6.5).

Cabe ressaltar que a OMS reconhece que o planejamento familiar é uma intervenção com grande potencial de impacto na saúde das populações, desde que se propicie a disponibilidade dos métodos e seu emprego adequado. Desse modo, o profissional de enfermagem tem posição importante na atenção primária

para auxiliar mulheres, homens e/ou casais a compreenderem as opções de métodos contraceptivos disponíveis no serviço, como elemento essencial na prevenção primária de saúde, fornecendo informações necessárias para a escolha e uso efetivo dos métodos anticoncepcionais que melhor se adaptem às suas condições de saúde.

CONSULTA DE ENFERMAGEM NA PREVENÇÃO DE GRAVIDEZ INDESEJADA NA ADOLESCÊNCIA

Diante de uma consulta de Enfermagem com uma adolescente, cabe esclarecê-la sobre os riscos de gravidez indesejada nessa fase. A prescrição de métodos anticoncepcionais para menores de 14 anos de idade deve ser criteriosa, sendo importante o profissional certificar-se de que não se trata de situação de abuso ou violência sexual. Ressalta-se a importância de o profissional registrar em prontuário as informações necessárias, assegurando-se de qualquer penalidade legal.

De modo geral, os adolescentes podem usar a maioria dos métodos anticoncepcionais apresentados neste capítulo. Contudo, destacam-se alguns critérios de elegibilidade como sendo mais adequados para essa fase da vida. Assim, com relação à anticoncepção na adolescência, cabe ao profissional da saúde (Brasil, 2013):

- Estimular sempre o uso do preservativo masculino ou feminino em todas as relações sexuais, por ser o único método que protege contra as ISTs e o HIV/a síndrome da imunodeficiência adquirida (AIDS)
- Atentar para as indicações hormonais nessa fase, pois, apesar de os hormônios combinados (compostos de estrogênio e progestógeno – anticoncepcionais orais combinados, injetáveis mensais, adesivos anticoncepcionais transdérmicos e anéis vaginais) poderem ser usados desde a menarca, é necessário evitar o uso de anticoncepcionais só de progestógeno (injetável trimestral e pílula só de progesterona – minipílula) antes dos 18 anos de idade. Essa recomendação deve-se ao fato de que o hormônio isolado promove o bloqueio do eixo hipotalâmico-hipófisário-ovariano, causando supressão na produção de estrogênio, o que aumentaria a reabsorção óssea e, consequentemente, o risco de diminuição da calcificação óssea
- O diafragma é um ótimo método para adolescentes bem informadas e motivadas a usá-lo
- O DIU tem seu uso criterioso em adolescentes, pois apresenta maior risco de expulsão e infecções, em especial as ISTs, para as adolescentes que têm mais de um parceiro sexual ou cujos parceiros têm outros parceiros/parceiras e não usam camisinha em todas as relações sexuais
- Os métodos comportamentais ou naturais são pouco recomendados para adolescentes, pois a irregularidade menstrual

---

Quadro 6.5 Comparativo dos métodos contraceptivos cirúrgicos.

Esterilização feminina	Esterilização masculina
Esse método é permitido somente em mulheres com mais de 25 anos de idade ou com pelo menos dois filhos vivos, desde que a um prazo mínimo de 60 dias entre a manifestação da vontade de realização desse procedimento e o ato cirúrgico. A esterilização cirúrgica em mulheres durante o parto ou abortamento é proibida pela legislação brasileira. O método de laqueadura tubária é seguro e irreversível. É realizado sob anestesia regional ou geral, por uma incisão abdominal transumbilical. Necessita de consentimento pós-esclarecimento do casal. Como o índice de arrependimento é maior em mulheres durante o ciclo gravídico-puerperal, o profissional deve orientar a mulher e/ou casal sobre todos os outros métodos contraceptivos reversíveis	Esse método é considerado seguro, eficaz e irreversível. É realizado por intermédio da secção do ducto deferente, procedimento denominado vasectomia. De execução mais fácil do que a laqueadura tubária, pode ser realizado em ambulatórios e utiliza-se anestesia local. Antes de decidir pela cirurgia permanente, o casal deve ser devidamente orientado pelo profissional da saúde sobre os outros métodos reversíveis e utilizar outros contraceptivos até que o exame de espermograma confirme azoospermia, que geralmente ocorre após 3 meses depois do procedimento de vasectomia

54 Parte 1 • Enfermagem Materna

é muito comum nessa fase e, além disso, eles exigem disciplina e planejamento, e as relações sexuais nessa fase, em geral, não são planejadas

- Os métodos cirúrgicos – laqueadura tubária e vasectomia – só se justificam nos casos em que existam condições clínicas ou genéticas que façam com que seja imperativo evitar a gravidez permanentemente.

CONCLUSÃO

Para conclusão deste capítulo, cabe destacar que, dentre as iniciativas ministeriais, em 2004 foi instituída a Política Nacional de Assistência Integral à Saúde da Mulher (PNAISM), que amplia conceitos, enfoques e propostas como: atenção à concepção e infertilidade, atenção humanizada ao abortamento, à saúde mental, ao climatério, à participação masculina no planejamento reprodutivo, à saúde de mulheres lésbicas, trabalhadoras rurais, negras, indígenas, adolescentes e mulheres privadas de liberdade (presidiárias) (Brasil, 2009).

Na PNAISM, nota-se explícita a importância do gênero como instrumento conceitual e político para a compreensão das formas de adoecimento de mulheres e homens, inclusive aquelas relacionadas com a vivência da sexualidade e da reprodução (Brasil, 2009).

Outra iniciativa foi a Política Nacional de Direitos Sexuais e Reprodutivos, e, dentre os critérios de prioridades, foi proposto um conjunto de ações para:

- Ampliação da oferta dos métodos anticoncepcionais reversíveis e do acesso à esterilização cirúrgica voluntária na rede do Sistema Único de Saúde (SUS)
- Assistência à infertilidade e implementação de serviços de reprodução humana assistida
- Implementação de serviços para vítimas de violência sexual e doméstica, e de atenção humanizada às mulheres em situação de abortamento.

Contudo, culturalmente os tabus e preconceitos sobre a vida sexual e reprodutiva têm constituído inúmeras dificuldades para o alcance de atenção integral e de qualidade assistencial, associados aos fatores econômicos e de redistribuição que assegurem recursos suficientes para a promoção e a garantia da saúde sexual e reprodutiva.

Questões de autoavaliação

1. Os métodos de planejamento familiar natural baseiam-se no princípio de que as mulheres são férteis apenas em certos dias do ciclo menstrual. Sendo assim, assinale a opção que completa corretamente as lacunas das sentenças abaixo:

   O método (do[a]) _____ é o mais simples da consistência da fertilidade e é calculado estendendo-se a abstinência sexual do 18º dia antes do término do ciclo mais curto até o 11º dia antes do término do ciclo mais prolongado. E o método (do[a]) _____ consiste na avaliação de alterações cíclicas na consistência do muco cervical.

   (A) Sintotérmico/temperatura corporal basal
   (B) temperatura corporal basal/ovulação
   (C) Sintotérmico/ritmo
   (D) Ritmo/ovulação

2. Os métodos anticoncepcionais mecânicos são os que fornecem uma barreira material entre os espermatozoides e o óvulo ou entre a fecundação e o implante. São métodos mecânicos:

   (A) *Condom* e diafragma
   (B) Ritmo e diafragma
   (C) *Condom* e coito interrompido
   (D) Temperatura basal e esponja anticoncepcional

3. Os métodos contraceptivos comportamentais ou naturais, também denominados métodos de abstinência periódica, são os meios embasados em técnicas para obtenção ou prevenção de gravidez mediante a auto-observação de sinais e sintomas que surgem no organismo feminino ao longo do ciclo menstrual. Com base nesses métodos, marque V para as verdadeiras e F para as falsas e, em seguida, marque a sequência correta:

   ( ) O método Ogino-Knaus é indicado para mulheres com ciclo regular, e o cálculo do período fértil é realizado após a contagem de seis ciclos menstruais consecutivos, subtraindo-se 18 do ciclo mais curto e 11 do ciclo mais longo

   ( ) No método da temperatura corporal basal, o período de abstinência sexual compreende toda a fase pré-ovulatória, ou seja, desde o primeiro dia da menstruação até a quarta manhã após o aumento da temperatura de base, que pode variar entre 0,3 e 0,8°C

   ( ) No método *Billings*, a fase pós-ovulatória ocorre 4 dias após a fase ovulatória, que é caracterizada por muco elástico e lubrificante

   ( ) O método sintotérmico baseia-se na combinação de múltiplos indicadores da ovulação, além da associação da temperatura corporal basal e das alterações do muco cervical

   (A) V, V, F, V
   (B) V, F, V, F
   (C) V, V, V, V
   (D) F, V, V, V

4. Assinale a opção que completa corretamente as lacunas da sentença a seguir:

   "O anticoncepcional injetável trimestral, geralmente, é de hormônio _____, e a primeira aplicação da injeção deve ser realizada até o _____ dia do início da menstruação, e as aplicações subsequentes deverão ocorrer a cada _____ mês(es), com variação da nova aplicação até o _____ dia, antes ou depois da data prevista, independentemente da menstruação."

   (A) Combinado/7º/3/14º
   (B) Isolado/7º/3/14º
   (C) Combinado/5º/1/3º
   (D) Isolado/5º/1/3º

5. Em uma consulta de Enfermagem para orientação do método Ogino-Knaus, a enfermeira Renata obtém informações do ciclo menstrual de uma mulher de 23 anos de idade, que nos últimos 6 meses apresentou o ciclo mais curto com 26 dias e o mais longo com 32 dias. Assim, para evitar a gravidez, a cliente deverá abster-se de relações sexuais com contato genital durante o período fértil, nesse caso, compreendido entre o:

   (A) 10º e o 22º dia
   (B) 8º e o 28º dia
   (C) 8º e o 21º dia
   (D) 9º e o 23º dia

Gabarito das questões: 1 – letra D; 2 – letra A; 3 – letra C; 4 – letra C; 5 – letra C.

REFERÊNCIAS BIBLIOGRÁFICAS

Brasil. Ministério da Saúde. Anticoncepção de emergência: perguntas e respostas para profissionais de saúde. Brasília: Ministério da Saúde; 2011.

Brasil. Ministério da Saúde. Departamento de Atenção Básica. Saúde sexual e saúde e reprodutiva. Brasília: Ministério da Saúde; 2010.

Brasil. Ministério da Saúde. Direitos sexuais, direitos reprodutivos e métodos anticoncepcionais. Brasília: Ministério da Saúde; 2009.

Brasil. Ministério da Saúde. Política Nacional de Atenção Integral à Saúde da Mulher: princípios e diretrizes. Brasília: Ministério da Saúde; 2011.

Brasil. Ministério da Saúde. Saúde sexual e saúde reprodutiva. Cadernos de Atenção Básica, nº 26, 1. reimp. Brasília: Ministério da Saúde; 2013.

Brasil. Ministério da Saúde. Secretaria de Atenção à Saúde. Departamento de Ações Programáticas Estratégicas. Política Nacional de Atenção Integral à Saúde da Mulher: princípios e diretrizes. Brasília: Ministério da Saúde; 2009.

Brasil. Ministério da Saúde. Secretaria de Políticas de Saúde. Área Técnica de Saúde da Mulher. Assistência em Planejamento Familiar: Manual Técnico. 4. ed. Brasília: Ministério da Saúde; 2002.

Brasil. Lei nº 9.263, de 12 de janeiro de 1996. Regula o § 7º do art. 226 da Constituição Federal, que trata do planejamento familiar, estabelece penalidades e dá outras providências. Brasília: Diário Oficial República Federativa do Brasil; 1996. Seção 1.

Coelho EAC, Fonseca RMGS. Atuação de enfermeiras no campo da regulação da fecundidade em um serviço público de saúde. Rev Esc Enferm USP. 2004;38(1):37-45.

7

Atenção à Saúde da Mulher | Consulta de Enfermagem no Pré-Natal

Luciane Pereira de Almeida • Luiza Mara Correia • Ricardo José Oliveira Mouta

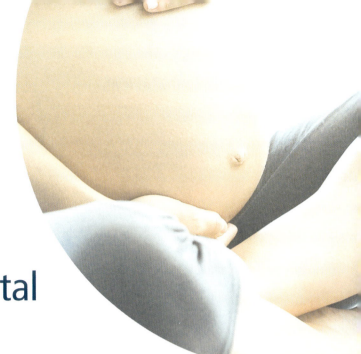

INTRODUÇÃO

No âmbito do Sistema Único de Saúde (SUS), as ações de atenção à mulher são prioridades e expressam-se por meio da Política Nacional de Atenção Integral à Saúde da Mulher (PNAISM). Dentre as linhas de cuidado prioritárias desta política, existe a atenção obstétrica e neonatal qualificada e humanizada com base em evidências científicas. As ações desenvolvidas por essas diretrizes têm como princípios a humanização, a defesa dos direitos humanos, o respeito às diversidades cultural, étnica e racial e às diferenças regionais, a promoção da equidade, o enfoque de gênero e a garantia dos direitos sexuais e reprodutivos.

Com base nesta política pública, o Ministério da Saúde (MS), objetivando reduzir a mortalidade materna e infantil, implantou em 2011 a Rede Cegonha, voltada para a atenção materno-infantil, cuja finalidade é reorganizar a sistema assistencial, garantindo acesso, acolhimento e resolutividade, tendo como focos o direito reprodutivo, a atenção qualificada e humanizada desde o planejamento familiar, perpassando pelo pré-natal, parto e puerpério, até o nascimento seguro e a atenção integral à criança de 0 a 24 meses de vida (Brasil, 2011).

A atuação do profissional de enfermagem está inserida nesse contexto de desenvolvimento das linhas de cuidado na assistência ao pré-natal à gestante de risco habitual. Ele pode acompanhar inteiramente o pré-natal de baixo risco e o puerpério em hospitais e na atenção primária à saúde (APS), conforme estabelecido pelo Ministério da Saúde, além de estar respaldado pela Lei do exercício profissional nº 7.498/1986, regulamentada pelo Decreto nº 94.406/1987, além das Resoluções do Conselho Federal de Enfermagem (COFEN) nºs 195/1997, 223/1999, 317/2007 e 358/2009 e de seus Pareceres nºs 40/1995 e 15/1997. Caso ocorra alguma intercorrência durante a gestação, a mulher deverá ser encaminhada para a unidade de saúde de referência de risco.

Além da competência técnica para atuar na atenção à saúde da mulher, o(a) enfermeiro(a) deverá promover acolhimento humanizado com escuta qualificada, avaliação e acompanhamento sistemático do processo gestacional, parto e puerpério com enfoque nas linhas de cuidados prioritários e ações de promoção da saúde, redução de risco ou manutenção de baixo risco, rastreamento/detecção precoce, diagnóstico, tratamento e reabilitação de doenças, considerando-se individualidade, necessidades e direitos da mulher. Ao exercer o papel educativo, esse profissional poderá contribuir para a produção de mudanças concretas e saudáveis nas atitudes da mulher, da família e da comunidade.

Por outro lado, para as consultas que demandam maior complexidade, relacionadas com as gestações de alto risco, os médicos são os profissionais indicados para acompanhamento da consulta de pré-natal, que geralmente são realizadas nas unidades de referência (maternidades). Nas unidades básicas de saúde e maternidades de baixo risco, o acompanhamento do pré-natal pode ser realizado tanto pelo médico como pelo(a) enfermeiro(a).

ASSISTÊNCIA AO PRÉ-NATAL DE BAIXO RISCO

A gestação é um período de mudanças físicas e emocionais que cada mulher/acompanhante/família vivenciam de modo distinto. Momento em que se devem considerar as demandas e a subjetividade das mulheres assistidas com a responsabilização pela integralidade do cuidado, a partir do acolhimento da mulher/acompanhante/família com escuta qualificada favorecendo o vínculo, a avaliação de risco e as vulnerabilidades, de acordo com o contexto social.

A atenção ao pré-natal de baixo risco é fortalecida por meio do vínculo do profissional com a mulher e sua família, sendo o fio condutor de um processo de acompanhamento com cuidados preventivos e atividades educativas, inclusive abordando aspectos psicossociais, assegurando o desenvolvimento da gestação, permitindo o parto de um recém-nascido saudável, sem impacto para a saúde materna (Brasil, 2012).

Para o melhor desenvolvimento dessa atenção obstétrica e neonatal de forma equânime, o Ministério da Saúde criou os 10 passos de direcionamento para o *Pré-Natal de Qualidade* na Atenção Básica (Brasil, 2012), descritos a seguir:

- **Passo 1**: iniciar o pré-natal na APS até a 12ª semana de gestação (captação precoce)

- **Passo 2**: garantir os recursos humanos, físicos, materiais e técnicos necessários à atenção pré-natal
- **Passo 3**: assegurar solicitação, realização e avaliação em termo oportuno do resultado dos exames preconizados no atendimento pré-natal
- **Passo 4**: promover a escuta ativa da gestante e de seus(suas) acompanhantes, considerando aspectos intelectuais, emocionais, sociais e culturais, e não somente um cuidado biológico – "rodas de gestantes"
- **Passo 5**: garantir o transporte público gratuito da gestante para atendimento pré-natal, quando necessário
- **Passo 6**: é direito do(a) parceiro(a) ser cuidado (por meio da realização de consultas, exames e do acesso a informações) antes, durante e depois da gestação – "pré-natal do(a) parceiro(a)"
- **Passo 7**: garantir o acesso à unidade de referência especializada, caso seja necessário
- **Passo 8**: estimular e informar os benefícios do parto fisiológico, incluindo a elaboração do "plano de parto"
- **Passo 9**: toda gestante tem direito de conhecer e visitar previamente o serviço de saúde no qual irá dar à luz (vinculação)
- **Passo 10**: as mulheres devem conhecer e exercer os direitos garantidos por lei no período gravídico-puerperal.

Diagnóstico da gravidez

A mulher buscará a unidade de saúde da sua área de abrangência com história de atraso menstrual de mais de 15 dias e deverá ser orientada pela equipe de saúde a realizar o teste imunológico de gravidez (TIG), também denominado β-hCG urinário, obtido mediante amostra de urina para detecção da fração beta da gonadotrofina coriônica humana (β-hCG).

Se o atraso menstrual for superior a 12 semanas, o diagnóstico de gravidez poderá ser confirmado pelo exame clínico associado à ausculta dos batimentos cardíacos fetais (BCFs) pelo sonar Doppler, tornando-se desnecessária a solicitação do TIG. O diagnóstico da gravidez pode ser efetuado em 90% das mulheres por intermédio dos sinais clínicos, dos sintomas e do exame físico em gestações mais avançadas (Quadro 7.1). Entretanto, a ausculta dos BCFs constitui um indicativo de certeza de gravidez.

CONSULTA DE PRÉ-NATAL DE ENFERMAGEM

A consulta de enfermagem no pré-natal visa prestar assistência progressiva e integral às gestantes sadias mediante reconhecimento e atendimento de suas necessidades básicas, com incentivo à participação da mulher no seu autocuidado e promoção de parto e puerpério sem intercorrências.

Dentre as atribuições do profissional de enfermagem nas equipes de saúde, são preconizadas a assistência humanizada à mulher desde o início de sua gravidez, a solicitação de exames complementares e testes rápidos, além da prescrição de medicamentos previamente estabelecidos em programas de saúde pública e de rotina aprovada pela instituição de saúde.

Importante lembrar que a gestação normal do ser humano dura cerca de 280 dias, o que equivale a uma média de 40 semanas completas. No entanto, existe uma variação considerável deste período, pois a gravidez é um fenômeno biológico e, assim, existe a possibilidade de nascimento a termo a partir da 37ª semana completa até a 41ª semana e 6 dias (259 a 293 dias completos). Ela pode ser dividida em três trimestres:

- O primeiro trimestre compreende da nidação até o final da 13ª semana de idade gestacional (IG) (0 a 3 meses)

Quadro 7.1 Sinais diagnósticos de gravidez.

Sinais de presunção	• Atraso menstrual
	• Manifestações clínicas (náuseas, vômito, tonturas, sialorreia, mudança de apetite, polaciúria e sonolência)
	• Modificações anatômicas (aumento do volume das mamas, hipersensibilidade mamária, aumento dos tubérculos de Montgomery, saída de colostro pelo mamilo, sinal de *Chadwick* ou *Jacquemier*, sinal de *Kluge*, aumento do volume abdominal)
Sinais de probabilidade	• Sinal de *Goodell*, com posterior aumento do seu volume
	• Paredes vaginais aumentadas, com aumento da vascularização (pode-se observar pulsação da artéria vaginal nos fundos de sacos laterais)
	• Positividade da fração do exame laboratorial β-hCG no soro materno a partir do oitavo ou nono dia após a fertilização
Sinais de certeza	• BCFs, que são detectados pelo sonar a partir de 12 semanas e pelo estetoscópio de Pinard a partir de 20 semanas
	• Percepção dos movimentos fetais pelo examinador (a partir de 18 a 20 semanas)
	• Detecção pela imagem – realização de ultrassonografia: o saco gestacional pode ser observado por via transvaginal com apenas 4 a 5 semanas gestacionais, e a atividade cardíaca é a primeira manifestação do embrião com 6 semanas gestacionais

β-hCG: fração beta da gonadotrofina coriônica humana; BCFs: batimentos cardíacos fetais.

- O 2º trimestre engloba as gestações da 14ª ao final da 27ª semana de IG (de 4 a 6 meses)
- O 3º trimestre engloba as gestações a partir de 28 semanas de IG (de 7 a 9 meses).

Após a confirmação da gravidez, dá-se início ao acompanhamento da gestante, com o preenchimento do Cartão da Gestante e da ficha perinatal. Os procedimentos e as condutas que se seguem devem ser realizados sistematicamente e avaliados em toda consulta de pré-natal. As orientações e os achados diagnósticos sempre devem ser anotados na ficha de pré-natal e no Cartão da Gestante, no qual deve constar a identificação da gestante, o número do Cartão Nacional da Saúde, o hospital de referência para o parto e as orientações sobre ele.

O acompanhamento deve ser iniciado precocemente (no primeiro trimestre), sendo este um indicador de qualidade do cuidado pré-natal. O total de consultas deverá ser de, no mínimo, 6 (seis) ao longo da gestação, mas o(a) enfermeiro(a), assim como a equipe de saúde, deverá agendar as consultas, sempre que possível, conforme o seguinte cronograma:

- Até 28ª semana – mensalmente
- Da 28ª até a 36ª semana – quinzenalmente
- A partir da 37ª semana – semanalmente.

Em todas as consultas de pré-natal, é necessário realizar a avaliação de risco gestacional com o objetivo de identificar os fatores complicadores do processo gestacional. Esses fatores de risco devem ser destacados no Cartão da Gestante. A caracterização de uma situação que envolve risco real e/ou fatores evitáveis que demandem intervenções com maior densidade tecnológica deve ser, necessariamente, referenciada (Brasil, 2012).

Parte 1 • Enfermagem Materna

A classificação de risco é um processo dinâmico de identificação dos pacientes que necessitam de tratamento imediato, de acordo com o potencial de risco, os agravos à saúde ou o grau de sofrimento. A caracterização de uma situação de risco não implica necessariamente referência da gestante para acompanhamento em pré-natal de alto risco, conforme o Quadro 7.2.

Cabe salientar que não existe alta do pré-natal. O acompanhamento da mulher no ciclo gravídico-puerperal encerra-se apenas após a realização de pelo menos duas consultas puerperais, que deverão ocorrer nos primeiros 15 dias após o parto (preferencialmente entre 7 e 10 dias) e, posteriormente, entre 4 e 6 semanas de pós-parto (entre 30 e 42 dias). O acompanhamento e o agendamento das consultas poderão ser modificados (antecipados e/ou prolongados) se forem observados riscos no período puerperal.

Primeira consulta de pré-natal

A consulta deve ser iniciada buscando-se informações sobre a gestação atual. É necessário que o(a) enfermeiro(a) informe-se a respeito da data da última menstruação (DUM), que, além de possibilitar informações referentes ao mês do provável nascimento, é fundamental para o acompanhamento e a evolução da IG e para definir o trimestre em que a gestante iniciou o pré-natal, levando-se em consideração que a taxa de captação precoce é considerada um dos indicadores de qualidade da assistência.

O cálculo para a definição da data provável do parto (DPP) pode ser realizado de várias formas, utilizando-se a regra de Nägele ou instrumentos como calendário, gestograma (disco obstétrico) e até mesmo aplicativos de *smartphones*.

A base estimada para o provável nascimento se faz sobre 40 semanas de gestação. Assim, a data do primeiro dia da última

---

Quadro 7.2 Fatores de risco gestacional.

Fatores de risco que permitem a realização do pré-natal pela equipe de Atenção Básica	Fatores de risco que podem indicar encaminhamento ao pré-natal de alto risco	Fatores de risco que indicam encaminhamento à urgência/emergência obstétrica
Fatores relacionados com as características individuais e as condições sociodemográficas desfavoráveis: • Idade inferior a 15 anos e superior a 35 anos • Ocupação • Situação familiar insegura e não aceitação da gravidez • Baixa escolaridade • Condições ambientais desfavoráveis • Altura inferior a 1,45 m • IMC que evidencie baixo peso, sobrepeso ou obesidade **Fatores relacionados com a história reprodutiva anterior:** • Recém-nascido com restrição de crescimento, pré-termo ou malformado • Macrossomia fetal • Síndromes hemorrágicas ou hipertensivas • Intervalo interpartal menor do que 2 anos ou maior do que 5 anos • Nuliparidade e multiparidade (cinco ou mais partos) • Cirurgia uterina anterior • Três ou mais cesarianas **Fatores relacionados com a gravidez atual:** • Ganho ponderal inadequado • Infecção urinária • Anemia	**Fatores relacionados com doenças preexistentes:** • Cardiopatias • Pneumopatias graves • Nefropatias graves • Endocrinopatias • Doenças hematológicas • Hipertensão arterial sistêmica crônica • Dependência de drogas lícitas ou ilícitas • Doenças neurológicas • Transtornos psiquiátricos • Doenças autoimunes • Alterações genéticas maternas • Infecções maternas • Hanseníase • Tuberculose **Fatores relacionados com a gravidez atual:** • Restrição do crescimento intrauterino • Polidrâmnio ou oligoidrâmnio • Gemelaridade • Malformações fetais ou arritmia fetal • Distúrbios hipertensivos da gestação • Infecção urinária de repetição ou dois ou mais episódios de pielonefrite • Anemia grave ou não responsiva a 30 a 60 dias de tratamento com sulfato ferroso • Portadoras de doenças infecciosas como hepatites, toxoplasmose, infecção pelo HIV, sífilis terciária (USG com malformação fetal) e outras ISTs (condiloma) • Infecções como a rubéola e a citomegalovirose, adquiridas na gestação atual • Evidência laboratorial de proteinúria • Diabetes melito gestacional • Desnutrição materna grave • Obesidade mórbida ou baixo peso extremo • NIC III (nesses casos, deve-se encaminhar a gestante ao oncologista) • Alta suspeita clínica de câncer de mama ou mamografia com BI-RADS III ou mais (nesses casos, deve-se encaminhar a gestante ao oncologista) • Adolescentes com fatores de risco psicossocial	• Síndromes hemorrágicas (incluindo descolamento prematuro de placenta e placenta prévia), independentemente da dilatação cervical e da IG • Suspeita de pré-eclâmpsia: PA > 140×90 mmHg, medida após um mínimo de 5 min de repouso, na posição sentada. Quando estiver associada à proteinúria, pode-se usar o teste rápido de proteinúria Obs.: edema não é mais considerado critério diagnóstico (grau de recomendação C) • Sinais premonitórios de eclâmpsia em gestantes hipertensas: escotomas cintilantes, cefaleia típica occipital, epigastralgia ou dor intensa no hipocôndrio direito • Eclâmpsia (crises convulsivas em pacientes com pré-eclâmpsia) • Crise hipertensiva (PA > 160×110 mmHg) • Amniorrexe prematura: perda de líquido vaginal (consistência líquida, em pequena ou grande quantidade, mas de forma persistente), podendo ser observada mediante exame especular com manobra de Valsalva e elevação da apresentação fetal • Isoimunização Rh • Anemia grave (hemoglobina < 8) • Trabalho de parto prematuro (contrações e modificação de colo de útero em gestantes com menos de 36 semanas) • IG a partir de 41 semanas confirmadas • Hipertermia (Tax ≥ 37,8°C), na ausência de sinais ou sintomas clínicos de IVAS • Suspeita/diagnóstico de abdome agudo em gestantes • Suspeita/diagnóstico de pielonefrite, infecção ovular ou outra infecção que necessite de internação hospitalar • Suspeita de trombose venosa profunda em gestantes (dor em membro inferior, edema localizado e/ou varicosidade aparente) • Investigação de prurido gestacional/icterícia • Episódios incoercíveis de vômito não responsivos ao tratamento, com comprometimento sistêmico com menos de 20 semanas • Episódios inexplicáveis de vômito no 3º trimestre • Restrição de crescimento intrauterino • Oligoidrâmnio • Casos clínicos que necessitem de avaliação hospitalar: cefaleia intensa e súbita, sinais neurológicos, crise aguda de asma etc. Nos casos com menos de 20 semanas, as gestantes podem ser encaminhadas à emergência clínica

BI-RADS (*Breast Imaging Reporting and Data System*): sistematização internacional de avaliação mamária; HIV: vírus da imunodeficiência humana; IG: idade gestacional; IMC: índice de massa corporal; ISTs: infecções sexualmente transmissíveis; IVRS: infecções das vias respiratórias superiores; NIC: neoplasia intraepitelial cervical; Tax: temperatura axilar; USG: ultrassonografia menstruação é base de referência para todas as formas de cálculos.

No caso de utilização da regra de Nägele, primeiramente somam-se 7 dias à DUM; em seguida, diminuem-se 3 meses ao referido mês.

É importante frisar que, nas situações em que o somatório de 7 dias à DUM avançar para o mês seguinte ao do último ciclo menstrual, esse novo mês é o que deve ser utilizado para o cálculo da diminuição do mês, atentando também para a adequação do ano. Ou seja, para que não ocorra erro na regra de Nägele, é necessário que, primeiramente, seja feito o somatório dos 7 dias para depois calcular a diminuição dos meses.

Exemplos:
DUM: 13 de setembro de 2018
13 + 7 dias = 20 de setembro
Setembro − 3 meses = junho
DPP: 20 de junho de 2020

Se a DUM foi dia 27 de julho (mês 7), a data provável do parto será dia 3 de maio.

O mês de julho possui 31 dias.
27 de julho + 7 dias = 3 de agosto
Agosto − 3 meses = maio
DPP = 3 de maio

Para as situações em que a DUM for desconhecida, mas se conhece o período do mês em que ela ocorreu (início, meio ou final), devem-se considerar como DUM os dias 5, 15 e 25, respectivamente, e, com essas informações, proceder ao cálculo já descrito. Além disso, também é possível realizar a avaliação por meio do exame físico, medindo-se a altura do crescimento do útero.

Com a definição da DPP, é preciso verificar o cálculo da IG na data da consulta. Para isso, o profissional precisa fazer um somatório do período que corresponde à DUM até a data da consulta; em seguida, divide-se o total por 7 (que corresponde ao número de dias em 1 semana), assim o resultado será em semanas e o resto da divisão será expresso em dias.

Por exemplo:
No dia 15/01/2020, L.S.M compareceu à consulta de pré-natal, referindo sua DUM em 10 de setembro de 2019. A enfermeira encontrou a seguinte IG:
DUM em 10/09/2019 e consulta em 15/01/2020

Setembro = 20 dias (do dia 10 de setembro até o dia 30 do mesmo mês contam-se 20 dias)
Outubro = 31 dias
Novembro = 30 dias
Dezembro = 31 dias
Janeiro = 15 dias (dia da consulta)
Cálculo: 20 (setembro) + 31 (outubro) + 30 (novembro) + 31 (dezembro) + 15 (janeiro) = 127
127 ÷ 7 = 18 semanas e 1 dia

▪ *Anamnese*

Para a compreensão da história pessoal, familiar e social, registram-se:

- **Idade/maturidade**: o profissional deve avaliar aspectos relacionados com o desejo e a aceitação da gestação atual; a maturidade frente às alterações no corpo, assim como a segurança emocional. Investigar as expectativas e o apoio dos familiares e amigos próximos

- **Grau de escolaridade e condição socioeconômica**: nas situações em que o nível de instrução é baixo, o profissional deve atentar para detalhes, como informações e orientações fornecidas à gestante. Relacionado com esse fator, deve investigar sobre a situação socioeconômica dessa mulher, a fim de direcioná-la, quando necessário, aos programas sociais governamentais
- **Estado civil**: averiguar sobre a relação com o companheiro; se a união é legitimada em cartório ou se é amigável. Mulheres sem companheiro podem evoluir com sentimentos de negação à gestação
- **Profissão/ocupação**: a prática de algumas atividades e/ou tarefas pode levar a situações de risco, como, por exemplo: abortamento, malformação, parto prematuro e ruptura de membrana
- **Nacionalidade e naturalidade**: sua origem tende a revelar as características éticas, assim como sua procedência pode apresentar influências negativas decorrentes de doenças predominantes em algumas regiões
- **Antecedentes familiares**: investigar história de doenças em parentes de primeiro grau, como, por exemplo: hipertensão arterial sistêmica, diabetes, cardiopatias, malformações, gemelaridade. Também é importante questionar sobre os familiares do parceiro
- **Antecedentes pessoais**: indagar sobre a sua infância, tipo de alimentação e doenças infectocontagiosas comuns. Investigar história de doenças crônico-degenerativas
- **Antecedentes ginecológicos**: obter dados sobre a menarca e características dos ciclos menstruais; idade da primeira relação sexual; atividade sexual (se mantém parceiro fixo); assim como as práticas contraceptivas
- **Antecedentes obstétricos**: indagar sobre as gestações anteriores, história de abortamentos, tipos de parto, peso de nascimento dos filhos, sua lactação; registrar a história obstétrica (Quadro 7.3) – sempre utilizar algarismos romanos
- **Relato sobre intercorrências**: questionar sobre alergia medicamentosa; se já realizou algum tipo de cirurgia; investigar história pregressa de infecção urinária, diabetes e hipertensão gestacional, parto prematuro, malformações e óbito fetal
- **Hábitos de vida atual**: avaliar o estado nutricional da gestante e o tipo de alimentação que consome; eliminação vesical e intestinal, assim como práticas de higiene pessoal; conhecer padrões de sono e repouso. Questionar sobre o uso atual de antibióticos, tranquilizantes, antiácidos, hipoglicemiantes orais, quimioterápicos e outras substâncias que podem provocar risco ao feto. Averiguar consumo e dependência de drogas lícitas (tabagismo e etilismo) e/ou ilícitas (maconha, cocaína, *crack*, *ecstasy*, inalantes, dentre outras). Dependendo do hábito de vida, o profissional poderá atentar para os possíveis riscos gestacionais.

▪ *Exames físico e obstétrico*

Para a realização do exame físico durante uma consulta pré-natal, é necessário um ambiente que assegure privacidade e conforto à gestante. Para isso, o profissional deve ter habilidades em inspeção, palpação, percussão e ausculta; deve estar corretamente envolvido com a rotina da prática assistencial humanizada, a fim de promover um elo de segurança e respeito com a mulher. Essa prática inclui:

- Explicar, com uma linguagem simples e compreensível, a finalidade do exame, como ele será feito e como a mulher poderá colaborar

60 Parte 1 • Enfermagem Materna

Quadro 7.3 História obstétrica.

Gesta	Para	Aborto
O sufixo "gesta" refere-se ao número de gestações que a paciente já apresentou, não importando a duração de cada uma delas. Dessa maneira, tem-se: nuligesta (nunca concebeu), primigesta (uma gravidez), secundigesta, tercigesta e assim por diante. Uma mulher com duas ou mais gestações pode ser chamada de multigesta	O sufixo "para" refere-se ao número de gestações em que houve viabilidade fetal. Não se leva em consideração o número de fetos nascidos em cada parto nem quantos sobreviveram. Assim, a paridade não é maior se o parto é gemelar, nem é menor se o feto já nasce morto	Consideram-se os fetos com menos de 22 semanas e/ou pesando menos de 500 g. As situações que envolverem eliminação ou extração fetal após 22 semanas não são contabilizadas como aborto, mas sim como indução do parto ou trabalho de parto prematuro

Para Rezende (2018) e Ziegel (1985), quando a mulher vivencia a primeira gestação com a presença de dois fetos (gestação gemelar), entende-se como gesta I/para 0 (zero). Após o parto, a mesma mulher terá a seguinte história obstétrica: gesta I/para I, pois a quantidade de fetos não altera a paridade. Ou seja, a mulher que teve gêmeos em sua primeira gestação, após o parto, contabiliza paridade I, mesmo tendo dois filhos.

- Informar sobre a permissão da presença do acompanhante durante todas as consultas, principalmente do parceiro. É válido ressaltar a possibilidade de participação ativa do parceiro (ou de algum parente próximo) durante o exame, como, por exemplo, posicionar o sonar ou o estetoscópio de Pinard[1] e auscultar os BCFs
- Ajudá-la a subir e descer da mesa de exames
- Mantê-la coberta durante o exame
- Oferecer um local com iluminação adequada e tentar minimizar ruídos
- Não permitir a interrupção do exame por outros membros da equipe
- Providenciar para que o material auxiliar fique sempre à mão.

Durante o pré-natal, a avaliação da gestante deve compreender os exames geral e específico, este último também conhecido como gineco-obstétrico.

De maneira ampla, o exame físico geral inclui avaliação de cabeça e face, pescoço, tórax, abdome e membros inferiores; o específico refere-se à avaliação das mamas, dos genitais externos e internos.

Assim, na cabeça devem-se observar estado de hidratação da pele e das mucosas, sinal de *Halban* (lanugem) e cloasma gravídico; avaliar a ocorrência de gengivite para possível encaminhamento ao serviço de odontologia.

No tórax, a enfermeira precisa avaliar as mamas para identificar rede de *Haller*, hiperpigmentação areolar, tubérculos de Montgomery e estrias. A avaliação da papila (mamilo) possibilitará orientações adequadas visando ao sucesso da amamentação.

À inspeção do abdome, o profissional pode notar a linha *albicans* ("linha *nigra*"); depressão ou protrusão da cicatriz umbilical; estrias gravídicas.

Manobra de Leopold-Zweifel

A avaliação do abdome gravídico deve compreender a realização da manobra de Leopold-Zweifel, que é uma sistematização da palpação abdominal, com objetivo de se avaliarem os pontos da estática fetal (Capítulo 8, *Fatores Mecânicos do Parto*). Essa manobra, dividida em quatro tempos (Quadro 7.4), é recomendada ao longo do segundo trimestre de gestação, quando é possível identificar a altura do fundo de útero.

A medida do fundo de útero é estimada conforme a IG em que a mulher se encontra, e as variações no seu tamanho podem fornecer informações a respeito dessa IG aproximada, quando a mulher desconhece a DUM, assim como suspeitar de alguns riscos gestacionais como, por exemplo, aqueles que envolvem anormalidades do líquido amniótico (Capítulo 14, *Complexidades do Período Gestacional*).

Como no início da gestação o útero encontra-se inserido na cavidade pélvica, torna-se difícil a sua palpação e, consequentemente, a descrição da estática fetal, pois, como o feto ainda é pequeno, pode mover-se com bastante facilidade na cavidade uterina. Somente com a evolução da gestação, a partir do 2º trimestre gestacional, a palpação do fundo de útero torna-se viável, o que possibilita correlacionar a altura uterina com a IG (Figura 7.1). Conforme o Caderno de Atenção Básica *Atenção ao Pré-Natal de Baixo Risco* (Brasil, 2012), apresenta-se a seguinte correlação:

- Aproximadamente com 12 semanas, o fundo de útero começa a ser palpado na altura ou logo acima da sínfise pubiana
- Com 16 semanas, o fundo de útero encontra-se entre a sínfise pubiana e a cicatriz umbilical
- Em torno de 20 semanas, o fundo de útero já se encontra próximo da cicatriz umbilical
- A partir de 20 semanas até 30 a 32 semanas, a medida do fundo de útero correlaciona-se bem com a IG em centímetros, ou seja, a relação de centímetros da medida da fita métrica corresponde à semana de IG em que a mulher se encontra.

Em geral, a manobra de Leopold-Zweifel esclarece a situação, a posição e a apresentação fetal. Também possibilita uma estimativa da altura da apresentação em gestações que alcançaram o 3º trimestre; entretanto, é válido ressaltar que, para se obter maior precisão desse achado, assim como as variedades de posições fetais, é necessário realizar o toque vaginal em situações que a mulher encontra-se em verdadeiro trabalho de parto e parto propriamente dito.

Pelo exame ginecológico, ao inspecionar os órgãos genitais externos, a(o) enfermeira(o) pode notar o sinal de *Chadwick* ou *Jacquemier* (coloração violácea da vulva). Havendo necessidade de realizar a coleta de material citológico, pode-se observar o sinal de *Kluge* (coloração violácea da vagina), além das características do muco e das secreções do colo do útero.

Com o aumento da volemia durante a gravidez e, consequentemente, da pressão venosa nos membros inferiores, percebe-se uma predisposição ao aparecimento de varizes. Associado a isso, como o retorno venoso também é prejudicado pela compressão do útero gravídico à veia cava inferior, observa-se edema em membros inferiores.

• *Avaliação do estado nutricional da gestante e seu ganho de peso durante a gestação*

A avaliação do estado nutricional da gestante consiste na tomada da medida do peso e da altura e o cálculo da semana gestacional, o que permite a classificação do índice de massa corporal (IMC) por semana gestacional. Com base no IMC obtido na

Quadro 7.4 Manobra de Leopold-Zweifel.

Primeiro tempo (delimitação do fundo de útero e avaliação da situação fetal)	O examinador se coloca à direita da paciente, de frente para ela. Com as duas mãos encurvadas, delimita o fundo de útero e observa qual polo fetal que o ocupa. Em seguida, realiza a medida em centímetros da altura do fundo de útero	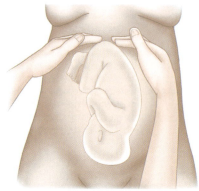 Delimitação do fundo uterino

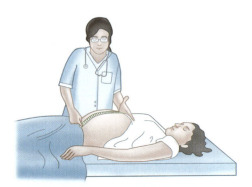

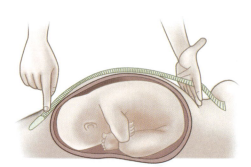

Técnica da medida da altura de fundo uterino

Segundo tempo (determinação da posição por meio da localização do dorso fetal)	O examinador desliza as mãos do fundo de útero em direção ao polo inferior para identificar o dorso fetal de um lado e os membros de outro. O dorso caracteriza-se por ser uma região resistente e contínua. Conhecer a posição fetal auxilia na procura do foco máximo de ausculta dos batimentos cardíacos do feto	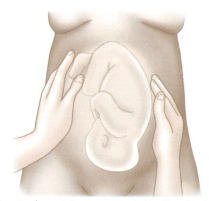 Determinação da posição por meio da localização do dorso fetal
Terceiro tempo (exploração da mobilidade da apresentação com o estreito superior da pelve)	O examinador deve procurar apreender o polo de apresentação entre o dedo polegar e o indicador ou médio, imprimindo-lhe movimentos de lateralidade para verificar o grau de penetração da apresentação na cavidade pélvica. Quando a apresentação está alta e móvel, o polo da apresentação balança de um lado para o outro. Caso a apresentação esteja encaixada, a mobilidade é pequena	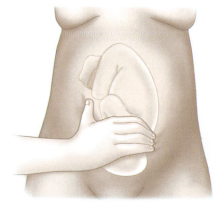 O examinador explora a mobilidade da apresentação com o estreito superior da pelve

(*continua*)

Quadro 7.4 Manobra de Leopold-Zweifel. *(continuação)*	
Quarto tempo (exploração do grau de insinuação do polo de apresentação no estreito superior da pelve)	O examinador deve permanecer de frente para o dorso dos pés da gestante. Nesta posição, o profissional deve exercer, com as pontas dos dedos, uma pressão na altura das fossas ilíacas, encaminhando-as em direção ao eixo de entrada da cavidade pélvica. Dessa maneira, utilizando as pontas dos dedos, procura-se penetrar na pelve contornando o polo que aí se encontra para averiguar o grau de penetração do concepto na pelve. A entrada dos dedos depende do grau de insinuação do polo apresentado. Em geral, essa manobra é pouco utilizada na prática obstétrica por causar imenso desconforto, além de sensação dolorosa para a gestante

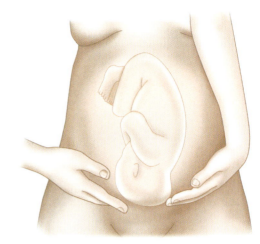

O examinador explora o grau de insinuação do polo de apresentação no estreito superior da pelve

Para Rezende (2018) e Ziegel (1985), quando a mulher vivencia a primeira gestação com a presença de dois fetos (gestação gemelar), entende-se como gesta I/para 0 (zero). Após o parto, a mesma mulher terá a seguinte história obstétrica: gesta I/para I, pois a quantidade de fetos não altera a paridade. Ou seja, a mulher que teve gêmeos em sua primeira gestação, após o parto, contabiliza paridade I, mesmo tendo dois filhos.

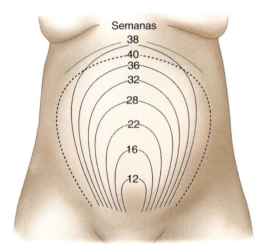

Figura 7.1 Evolução média de fundo do útero, de acordo com a idade gestacional, em gestações sem anormalidades.

primeira consulta de pré-natal, é possível conhecer o estado nutricional atual e acompanhar o ganho de peso até o final da gestação. Para determinar o IMC, realiza-se o cálculo com base na fórmula a seguir:

$$IMC = \frac{Peso}{Altura\ (m)^2}$$

A partir do resultado do IMC, é preciso classificar o estado nutricional da gestante, na relação por semana gestacional, como: baixo peso, peso adequado, sobrepeso ou obesidade, conforme auxograma* de acompanhamento nutricional no Cartão da Gestante. Cabe lembrar que, idealmente, o IMC a ser considerado refere-se ao pré-gestacional, ou, então, o IMC calculado ainda no primeiro trimestre gestacional. Caso isso não seja possível, inicie a avaliação da gestante com os dados da primeira consulta de pré-natal, mesmo que esta ocorra após a 13ª semana gestacional (Brasil, 2012).

- *Exames básicos/complementares e de imagem, conforme Protocolos de Atenção Básica*

No Quadro 7.5, são listados os exames solicitados na assistência pré-natal.

- *Esquema de vacina*

A vacinação para gestantes é indicada por este grupo populacional apresentar maior morbimortalidade por doenças imunopreveníveis, em consequência de mudanças fisiológicas próprias desta condição. É também importante para o feto, pois algumas infecções maternas podem resultar em anomalias congênitas, aborto espontâneo, parto prematuro e baixo peso ao nascer. Além do benefício materno direto, a vacinação da gestante também promove efeitos positivos para a saúde fetal e infantil através da transferência (passagem) transplacentária de anticorpos e pela prevenção da transmissão de doenças da mãe para o bebê após o nascimento (Sociedade Brasileira de Imunizações, 2017). No Quadro 7.6, é apresentado o esquema básico de vacinação para a gestante.

Consultas subsequentes | Avaliação e registro de outros dados

Em todo caso, torna-se válido ressaltar que, além da importância de se realizar o exame físico em todas as consultas de pré-natal, cabe também à enfermeira efetivar as seguintes intervenções:

- Entrevistar a gestante sobre a evolução da gestação e o seu estado de saúde atual, a fim de avaliar os fatores de risco durante o pré-natal

---
* Método gráfico de coordenadas cartesianas que relacionam a idade cronológica da gestação com o peso, para definir diagnóstico de distúrbios nutricionais da gestante.

Capítulo 7 • Atenção à Saúde da Mulher | Consulta de Enfermagem no Pré-Natal **63**

Quadro 7.5 Exames básicos e complementares de acompanhamento gestacional.

Primeiro trimestre de gestação	Segundo trimestre de gestação	Terceiro trimestre de gestação
• Hemograma • Tipagem sanguínea e fator Rh • Teste de Coombs indireto (se for Rh negativo) • Glicemia em jejum • Teste rápido de triagem para sífilis e/ou VDRL/RPR • Teste rápido diagnóstico anti-HIV • Anti-HIV • Toxoplasmose (IgM e IgG) • HBsAg • Urocultura + urina tipo I (SU) • Ultrassonografia transvaginal* para avaliar implantação e IG • Citopatológico de colo de útero (se for necessário) • Exame da secreção vaginal (se houver indicação clínica) • Parasitológico de fezes (se houver indicação clínica) • Eletroforese de hemoglobina (se a gestante for negra, tiver antecedentes familiares de anemia falciforme ou apresentar história de anemia crônica)	• Teste de tolerância à glicose (75 g), se a glicemia estiver acima de 90 mg/dℓ ou se houver fator de risco (realize este exame preferencialmente entre a 24ª e a 28ª semana) • Teste de Coombs indireto (se for Rh negativo) • Ultrassonografia obstétrica para avaliar desenvolvimento e vitalidade fetal, placenta, volume de LA. A ultrassonografia morfológica é indicada para avaliar morfologia fetal entre a 20ª e a 22ª IG	• Hemograma • Glicemia em jejum • Teste de Coombs indireto (se for Rh negativo) • VDRL • Anti-HIV • Sorologia para hepatite tipo B (HBsAg) • Repetir o exame de toxoplasmose se o IgG não for reagente • Urocultura + urina tipo I (SU) • Bacterioscopia de secreção vaginal (a partir de 37 semanas de gestação) • Ultrassonografia obstétrica para avaliar o crescimento e a vitalidade fetal, maturidade da placenta, volume de LA, apresentação fetal

*Tanslucência nucal (TN) é um exame ultrassonográfico realizado por via transvaginal entre a 11ª e a 14ª semana. Avalia a medida da prega na nuca do feto, decorrente de um acúmulo de líquido subcutâneo na região cervical, para rastreamento de síndromes fetais (cromossomopatias). VDRL (*venereal disease research laboratory*)/RPR (*rapid test reagin*): sorologia para sífilis/teste rápido de reagina plasmática; anti-HIV: anticorpos de vírus da imunodeficiência humana; HBsAG: sorologia para hepatite tipo B; IG: idade gestacional; IgG: imunoglogulina G; IgM: imunoglobulina M; LA: líquido amniótico. Fonte: Brasil, 2016.

Quadro 7.6 Esquema vacinal recomendado na gestação.

Vacinas	Esquemas e recomendações	
Tríplice bacteriana acelular do tipo adulto (difteria, tétano e coqueluche) – dTpa* ou dTpa – VIP dupla adulto (difteria e tétano) – dT	**História vacinal** • Previamente vacinada, com pelo menos três doses de vacina contendo o componente tetânico • Em gestantes com vacinação incompleta tendo recebido uma dose de vacina contendo o componente tetânico • Em gestantes com vacinação incompleta tendo recebido duas doses de vacina contendo o componente tetânico • Em gestantes não vacinadas e/ou histórico vacinal desconhecido	**Condutas na gestação** • Uma dose de dTpa a partir da 20ª semana de gestação, o mais precocemente possível • Uma dose de dT e uma dose de dTpa; esta última deve ser aplicada a partir da 20ª semana de gestação, o mais precocemente possível. Respeitar intervalo mínimo de um mês entre elas • Uma dose de dTpa a partir da 20ª semana de gestação, o mais precocemente possível • Duas doses de dT e uma dose de dTpa; esta última deve ser aplicada a partir da 20ª semana de gestação. Respeitar intervalo mínimo de 1 mês entre elas
Hepatite tipo B	Três doses, no esquema 0-1-6 meses	A vacina contra hepatite tipo B é recomendada para todas as gestantes suscetíveis.
Influenza (gripe)	Dose única anual	A gestante é grupo de risco para as complicações da infecção pelo vírus influenza. A vacina é recomendada nos meses da sazonalidade do vírus, mesmo no primeiro trimestre de gestação

*A dTpa é recomendada em todas as gestações, pois além de proteger a gestante e evitar que ela transmita a *Bordetella* pertussis ao recém-nascido, permite a transferência de anticorpos ao feto, protegendo-o nos primeiros meses de vida até que possa ser imunizado. Caso as gestantes não tenham se vacinado, elas devem ser orientadas e vacinadas no puerpério, o mais precocemente possível, em até 45 dias após o término da gestação. Na falta de dTpa, a puérpera pode ser vacinada com dTpa-VIP, ficando a critério médico o uso *off-label* em gestantes (SBIM, 2019).

- Verificar a estatura* da gestante e seu peso em cada consulta, comparando o seu ganho ao registro de peso pré-gestacional
- Aferir a medida da pressão arterial, a fim de detectar precocemente picos hipertensivos e evitar complicações
- Observar o cartão de vacina e encaminhar para esquema de antitetânica, quando necessário (ver Quadro 7.6)
- Solicitar exames laboratoriais de rotina na 28ª semana
- Calcular e documentar a DPP e a IG

- Indagar sobre a percepção da gestante sobre os movimentos fetais (lembrar que isso é comum após 16 a18 semanas nas multigestas e 20 semanas nas primigestas)
- Medir a altura do útero com vistas a acompanhar a evolução fetal
- Realizar ausculta dos BCFs para verificar ritmo, frequência e normalidade
- Identificar posição, situação e apresentação fetal por meio da realização da manobra de Leopold-Zweifel
- Questionar possíveis perdas de sangue ou secreções por via vaginal
- Inspecionar os membros inferiores para pesquisa de edema
- Iniciar o esquema de sulfato ferroso associado ao ácido fólico, a partir da 20ª semana de gestação, conforme orientações do Caderno de Atenção Básica *Atenção ao Pré-natal de Baixo Risco* (Brasil, 2012).

---

* Conforme o manual técnico *Pré-natal e Puerpério: Atenção Qualificada e Humanizada* (Brasil, 2006), a estatura da gestante com idade superior a 19 anos deve ser medida apenas na primeira consulta. Para a gestante adolescente, ou seja, com idade inferior a 19 anos, recomenda-se medir a altura pelo menos trimestralmente.

AÇÕES EDUCATIVAS NO PRÉ-NATAL

Em qualquer nível socioeconômico, para uma gestação saudável é necessário reconhecer a importância das orientações e informações que devem ser fornecidas, tanto para a mulher que vivencia o ciclo gravídico-puerperal como também para os familiares e amigos que a acompanham.

Contudo, em virtude da sobrecarga de atendimentos vivenciada por muitos profissionais nas unidades de saúde, torna-se vantajosa a divulgação de informações em salas de espera, em uma única vez, para uma grande quantidade de pessoas. Isso possibilita uma ação construtiva e educativa visando que os atendimentos fiquem com uma qualidade satisfatória e minimizando as angústias e o medo por parte do desconhecimento das gestantes e dos seus familiares.

O Ministério da Saúde reconhece a eficácia da divulgação das informações sobre a gestação, o trabalho de parto, o parto e os cuidados com o recém-nascido; tem estimulado, principalmente, a atuação dos profissionais de enfermagem junto à população, estabelecendo uma relação de confiança na medida em que a comunicação possa ser a principal estratégia que a(o) enfermeira(o) utilize no cuidado à mulher durante o seu ciclo gravídico-puerperal.

É válido ressaltar que as percepções do profissional de saúde e da mulher influenciam o processo de interação e, para isso, torna-se dever da enfermeira informar as gestantes sobre suas possibilidades e responsabilidades durante a sua gestação, o seu trabalho de parto e parto, assim como no período puerperal. Portanto, recomenda-se que os profissionais enfatizem às gestantes e aos familiares as seguintes colocações:

- Esclarecer sobre a importância das consultas de pré-natal e da realização dos exames solicitados no decorrer da gestação
- Despertar o autocuidado com o banho, a pele, a saúde bucal, assim como o uso de roupas apropriadas
- Estimular uma dieta com nutrientes essenciais para uma gestação e um recém-nascido saudáveis
- Incentivar ingestão diária de líquidos e fibras a fim de evitar constipação intestinal
- Orientar a realização de curtas caminhadas por dia, com duração média de 5 a 15 minutos
- Informar a importância de descanso pelo menos 2 vezes/dia. Nas situações em que não for possível repousar, orientar à gestante que eleve os membros inferiores sempre que puder, evitando permanecer sentada ou em pé por longos períodos do dia, a fim de evitar edemas
- Solicitar à gestante que use somente medicamentos prescritos pelo médico
- Reforçar orientações sobre que o uso de drogas lícitas e ilícitas pode prejudicar a formação e a saúde do bebê
- Orientar a gestante a dialogar com seu parceiro frente às posições que propiciam mais conforto durante o ato sexual.

Por meio da assistência educativa fornecida ao longo do ciclo gravídico-puerperal, a mulher poderá receber uma assistência de qualidade que atenda a suas necessidades, incluindo o recém-nascido, com vistas a priorizar a promoção qualificada da saúde e do bem-estar materno-neonatal, assim como a prevenção dos agravos durante esse período.

Todavia, diante da complexidade dos cuidados que envolvem as consultas de pré-natal, percebe-se a importância de um acompanhamento multidisciplinar à saúde da gestante e do recém-nascido, visando, desse modo, contribuir para redução dos índices de mortalidade materna e perinatal. Na medida em que o profissional de enfermagem auxilia a estruturação do conhecimento da gestante sobre as suas responsabilidades, minimiza a ocorrência de possíveis intervenções. Nas consultas subsequentes, os seguintes dados devem ser avaliados e devidamente registrados:

- Revisão da ficha perinatal
- Avaliação das queixas mais comuns
- Confirmação do cálculo e avaliação da IG
- Controle do calendário de vacinação
- Exames físicos geral e obstétrico
- Acompanhamento das consultas realizadas em serviços clínicos especializados
- Realização de ações educativas
- Estímulo ao parto normal e resgate do parto como ato fisiológico
- Agendamento de consultas subsequentes. Em cada consulta, a(o) enfermeira(o) deverá propiciar um encontro no qual a gestante e seu acompanhante possam sentir confiança, esclarecer dúvidas, trocar experiências e, ao final, sentir-se acolhidos para a evolução de um parto e nascimento humanizados.

Questões de autoavaliação

1. Uma mulher comparece à consulta de pré-natal em 2015 e relata à enfermeira que não se recorda da data da sua última menstruação; entretanto, lembra que foi no final do mês de fevereiro. Para essa condição, marque a alternativa correta sobre a data provável do parto (DDP):
   - (A) 04/11/2015
   - (B) 04/12/2015
   - (C) 03/11/2015
   - (D) 03/12/2015

2. A palpação abdominal sistemática denominada manobra de Leopold-Zweifel é um método utilizado para determinar os achados fetais na relação com a pelve materna. Nesse sentido, correlacione os tempos das manobras com seus respectivos objetivos:
   - (1) Primeira manobra
   - (2) Segunda manobra
   - (3) Terceira manobra
   - (4) Quarta manobra
   - ( ) Localização do dorso fetal em relação aos lados direito e esquerdo da mãe
   - ( ) Grau de insinuação do polo de apresentação no estreito superior da pelve
   - ( ) Mobilidade da apresentação com o estreito superior da pelve
   - ( ) Delimitação do fundo do útero

   A sequência correta é:
   - (A) 2, 4, 3, 1
   - (B) 4, 3, 1, 2
   - (C) 2, 3, 4, 1
   - (D) 3, 4, 1, 2

(continua)

Questões de autoavaliação (*continuação*)

3. Na consulta de rotina do pré-natal, dentre os exames básicos que são solicitados na primeira consulta, aqueles que devem ser repetidos no terceiro trimestre são:
   (A) Dosagem de hemoglobina e hematócrito (Hb/Ht); sorologia para sífilis (VDRL); grupo sanguíneo e fator Rh, bacterioscopia de secreção vaginal e glicemia em jejum
   (B) Sorologia para hepatite tipo B (HBsAg), colpocitológico, hemograma, urocultura e urina tipo I, VDRL e glicemia em jejum
   (C) VDRL, bacterioscopia de secreção vaginal, grupo sanguíneo e fator Rh, HBsAg e parasitológico de fezes
   (D) Hemograma, urocultura e urina tipo I, VDRL; sorologia para hepatite B (HBsAg), toxoplasmose, glicemia em jejum e anti-HIV

4. Os sinais de probabilidade são prováveis indicativos de gestação em curso identificados por médicos ou enfermeiros, após exame cuidadoso. No que tange às alterações uterinas, correlacione a provável altura de fundo com a IG:
   (1) 8 semanas de gestação
   (2) 10 semanas de gestação
   (3) 12 semanas de gestação
   (4) 16 semanas de gestação
   (5) 20 semanas de gestação

   ( ) O fundo do útero encontra-se na altura da cicatriz umbilical
   ( ) O útero enche a pelve, de modo que é palpável na sínfise púbica
   ( ) O útero corresponde ao dobro do tamanho normal
   ( ) O fundo de útero encontra-se entre a sínfise púbica e a cicatriz umbilical
   ( ) O útero corresponde a três vezes o tamanho habitual
   (A) 5, 4, 3, 2, 1
   (B) 5, 1, 2, 3, 4
   (C) 5, 3, 1, 4, 2
   (D) 5, 2, 1, 4, 3

5. Uma gestante com 32 anos de idade vai a uma consulta de pré-natal e relata ter três filhos vivos: dois meninos com 6 anos de idade, de uma gestação gemelar, e uma menina de 3 anos de idade. Informa ter sofrido um aborto há 10 anos. Qual a história obstétrica dessa gestante?
   (A) G IV/P II/A I
   (B) G III/P III/A I
   (C) G IV/P III/A I
   (D) G III/P III/A I

REFERÊNCIAS BIBLIOGRÁFICAS

Brasil. Lei nº 7.498, de 25 de junho de 1986. Dispõe sobre a Regulamentação do Exercício de Enfermagem e dá Outras Providências. Diário Oficial da União; 1986. Seção 1, pp. 9273-5.

Brasil. Ministério da Saúde. Política Nacional de Atenção Integral à Saúde da Mulher: Princípios e Diretrizes. Brasília: Ministério da Saúde; 2011.

Brasil. Ministério da Saúde. Portaria nº 1.459, de 24 de junho de 2011. Institui no âmbito do Sistema Único de Saúde – SUS – a Rede Cegonha. Disponível em: <http://bvsms.saude.gov.br/bvs/saudelegis/gm/2011/prt1459_24_06_2011.html>. Acesso em: 01/06/2019.

Brasil. Ministério da Saúde. Protocolos da Atenção Básica: Saúde das Mulheres. Brasília: Ministério da Saúde; 2016.

Brasil. Ministério da Saúde. Secretaria de Atenção à Saúde. Departamento de Atenção Básica. Atenção de pré-natal de baixo risco. Cadernos da Atenção Básica, nº 32. Brasília: Ministério da Saúde; 2012.

Rezende J, Montenegro CAB. Rezende – Obstetrícia. 14. ed. Rio de Janeiro: Guanabara Koogan; 2018.

Sociedade Brasileira de Imunizações (SBIm). Calendário de vacinação SBIm gestante: Recomendações da Sociedade Brasileira de Imunizações (SBIm) – 2019/2020 (atualizado até 24/04/2019). Disponível em: <https://sbim.org.br/images/calendarios/calend-sbim-gestante.pdf>. Acesso em: 01/06/2019.

Sociedade Brasileira de Imunizações (SBIm). Calendários de Vacinação. Revista Imunizações. 2017;10(4).

Ziegel EE, Cranley MS. Enfermagem Obstétrica. 8. ed. Rio de Janeiro: Guanabara Koogan; 1985.

Gabarito das questões: 1 – letra B; 2 – letra A; 3 – letra D; 4 – letra C; 5 – letra A.

8
Fatores Mecânicos do Parto

Luciane Pereira de Almeida • Marcele Zveiter

INTRODUÇÃO

Os fatores mecânicos do parto manifestam-se ao longo do processo do parto e no nascimento, quando a mulher e o recém-nascido passam por momentos de grande demanda energética (Zveiter et al., 2005). Este capítulo apresenta apoio para estudos sobre os esforços maternos no parto, no que tange aos marcos importantes na anatomia da pelve, no crânio fetal e na musculatura perineal. Também contém bases para desdobramentos sobre a participação do bebê no seu próprio nascimento, como as estruturas ósseas fetais e o modo como o seu corpo se organiza no processo.

Na tradição da racionalidade biomédica, classificam-se os fatores componentes do mecanismo do parto como trajeto, objeto e motor. O *trajeto* é representado pela bacia óssea, pela camada muscular que a reveste e pela vagina. Ou seja, é o caminho a ser percorrido pelo feto de dentro do útero materno até o mundo exterior. O *objeto* é o feto (também conhecido como "o passageiro") – quem percorrerá o trajeto. O *motor* é caracterizado pela força (contrações uterinas) que impulsiona o feto (passageiro) através do canal de parto (trajeto). Essa força é gerada pela musculatura do útero por meio das contrações (contrações/metrossístoles) (Cranley e Ziegel, 1985).

TRAJETO DO PARTO

Didaticamente, divide-se o estudo do trajeto percorrido pelo feto no seu processo de nascimento em: trajeto duro e trajeto mole do parto.

O trajeto mole é constituído por tecidos encaixados que se encontram entre o feto e o trajeto duro. Do útero até o anel vulvar, o feto seguirá pelas seguintes estruturas, alcançando, assim, o nascimento completo: segmento inferior do útero, colo uterino, vagina e região vulvoperineal.

Conforme cita Calais-Germain (2005), em torno da vagina existem três sistemas musculares superficiais capazes de algum grau de constrição, que podem ser mais bem compreendidos com a Figura 8.1:

- O músculo elevador do ânus possui os feixes puborretal, pubococcígeo e iliococcígeo. Esses feixes correspondem aos músculos mais internos, os quais constituem o diafragma pélvico
- O músculo transverso do períneo, um músculo intermediário, constitui o diafragma urogenital
- Os músculos superficiais do períneo formam um triângulo em cada lado da vulva pelos músculos isquiocavernoso, bulbocavernoso e transverso superficial do períneo.

A pelve humana funciona como o principal suporte para a parte alta do corpo, transmitindo o peso para os membros inferiores. Os músculos das pernas, das costas e do abdome estão ligados à pelve, mantendo o corpo em pé e, simultaneamente, possibilitando que ele se dobre, se torça na cintura, ande e corra.

Embora articulados, os pares de ossos são firmemente fundidos. A sínfise púbica permite mobilidade bidimensional e rotação de uns poucos milímetros em conjunto com a deformação da pelve quando ocorre sustentação de carga. A articulação sacroilíaca é classificada como uma plana e viabiliza o deslizamento do sacro sobre a pelve em conjunto com a deformação desta durante a sustentação de carga (Balaskas, 1993).

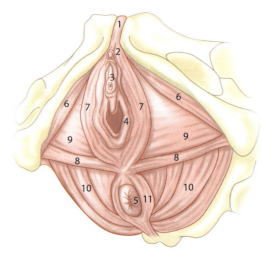

Figura 8.1 musculatura perineal: **1.** sínfise púbica; **2.** clitóris; **3.** orifício uretral; **4.** introito vaginal; **5.** ânus; **6.** músculo isquiocavernoso; **7.** músculo bulbocavernoso; **8.** músculo transverso do períneo; **9.** músculo transverso profundo do períneo; **10.** músculo elevador do ânus; **11.** músculo esfíncter externo do ânus.

A maior parte da pelve é composta de dois ossos – os ílios direito e esquerdo, cada qual de um lado da coluna vertebral e curvando-se em direção à frente do corpo. Quando se coloca as mãos nos quadris, elas repousam sobre as cristas ilíacas, que são as bordas superiores dos ílios de cada lado. Na frente das cristas ilíacas, podem ser sentidas as protuberâncias ósseas denominadas espinhas ilíacas anterossuperiores.

O ísquio é a parte inferior da pelve, formada por dois ossos fundidos – um de cada lado. Quando uma mulher está em trabalho de parto, a descida da cabeça do feto pelo canal do parto é estimada em relação às espinhas isquiáticas, que são projeções internas de cada lado do ísquio.

Os ossos púbicos formam a parte anterior da pelve. Os dois ossos púbicos encontram-se no meio, na sínfise púbica. Na palpação obstétrica, sente-se o topo da sínfise púbica com os dedos, sendo este um ponto de referência importante para a medida da altura do útero.

O sacro é um osso cônico em formato de cunha na região posterior da pelve, consistindo de cinco vértebras fundidas. Na porção mais baixa do sacro, há uma projeção óssea semelhante à cauda chamada cóccix. A borda superior da primeira vértebra do sacro destaca-se e aponta para a frente do corpo; esta protuberância é o promontório – um marco importante para o trabalho de parto e parto.

Existem diferenças entre as pelves masculina e feminina. A pelve da mulher é mais larga e achatada, refletindo especialmente na função feminina da relação sexual e do parto.

O canal do parto é formado por colo do útero, vagina e vulva. Com a força das contrações, o feto é impulsionado através desse canal e executa uma série de movimentos que resultam na adequação dos seus diâmetros aos da pelve materna.

Para Burroughs (1995), o trajeto duro é formado pela *pelve falsa*, também conhecida como grande bacia; e pela *pelve verdadeira* ou pequena bacia (Figura 8.2).

Esse trajeto duro tem em sua constituição quatro ossos: dois ilíacos, o sacro e o cóccix.

A pelve falsa ou grande bacia é representada pela porção rasa e alargada acima do anel pélvico. Anatomicamente, as suas paredes são formadas posteriormente pelas vértebras lombares e bilateralmente pela porção superior dos ilíacos, tendo a função de suporte para o útero gravídico. A pelve falsa procede como um cone invertido, a fim de direcionar a apresentação do feto à pelve verdadeira, situada logo abaixo.

A pelve verdadeira ou pequena bacia possui uma imensa relevância obstétrica, pois é a parte essencial do trajeto pelo qual o feto é insinuado pelas contrações uterinas durante o parto. Ela situa-se abaixo do anel pélvico e suas paredes ósseas são formadas pelo sacro, pelo cóccix, pela porção inferior dos ilíacos e pelo púbis.

Assim, a pelve verdadeira tem uma classificação figurada em três níveis: a entrada, a porção intermediária e a saída, denominados, respectivamente, estreitos superior, médio e inferior, sendo mais bem compreendidos pela Figura 8.3. Os diâmetros desses níveis indicam o espaço disponível para o feto percorrer o caminho durante o nascimento.

É válido ressaltar que os diâmetros da pelve verdadeira podem ser afetados pela posição da gestante ou parturiente durante o trabalho de parto e parto. Outro fator que também pode comprometer um bom desempenho do parto eutócico está relacionado com a quantidade liberada do hormônio *relaxina* e com a quantidade de gordura ou tecidos frouxos existentes em torno da pelve.

Embora a pelve seja uma estrutura óssea e rígida, existe uma leve flexibilidade nos locais onde os ossos se articulam (Sanderson, 2012). Além disso, o relaxamento dos ligamentos pélvicos é uma mudança física necessária durante a gravidez e o parto. A relaxina, um hormônio peptídico da família do fator de crescimento semelhante à insulina, tem sido associada à remodelação do colágeno em mamíferos. Ela é secretada pelo corpo lúteo e pela placenta desde o início da gravidez. Acredita-se que a relaxina aumente a frouxidão pélvica e predisponha a separação da sínfise púbica, graças à alteração da estrutura do colágeno (Aldabe *et al.*, 2012).

Em resumo, a passagem que o feto precisa transpor durante o trabalho de parto e parto é constituída pela pelve materna e pelos tecidos frouxos. A descrição que se segue, dos diâmetros da pelve materna em correlação com os diâmetros fetais, deve favorecer a compreensão do processo físico vivido pela gestante e o seu bebê.

TIPOS DE PELVE

O tamanho e o formato da pelve são importantes para o trabalho de parto e parto. Uma pelve estreita pode dificultar a passagem do feto pelo trajeto duro do parto. Algumas doenças

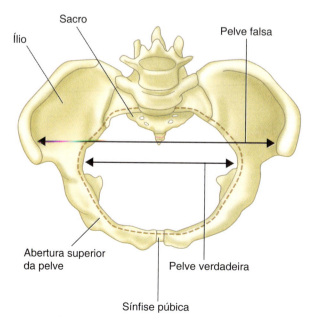

Figura 8.2 Delimitações ósseas da pelve falsa e da pelve verdadeira.

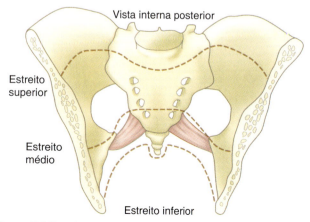

Figura 8.3 Estreitos imaginários da pelve materna: superior, médio e inferior.

infecciosas, a deficiência de minerais como o iodo na dieta e a desnutrição grave durante a infância podem desencadear um desenvolvimento anormal dos ossos pélvicos. Vale ressaltar que as mulheres saudáveis, geralmente, têm uma pelve ampla e bem adaptada para o parto. Em relação ao seu formato, consideram-se quatro tipos de pelve (Cranley e Ziegel, 1985; Burroughs, 1995):

- **Ginecoide**: tem o estreito superior arredondado, porção posterior espaçosa e espinhas isquiáticas curtas
- **Antropoide**: apresenta o estreito superior ovoide, com diâmetro anteroposterior maior que o transverso
- **Androide**: característica da bacia masculina – estreito superior levemente triangular e reduzido. Apresenta também as espinhas ciáticas muito proeminentes
- **Platipeloide**: achatada e estreito superior ovalado, com maior eixo transverso. As características comparativas podem ser visualizadas nas Figuras 8.4 a 8.7.

Principais diâmetros da pelve verdadeira

A passagem óssea a ser atravessada pelo feto constitui-se como um canal com forma curva, com diferentes dimensões da bacia e de seus estreitos, e exige uma acomodação adequada por parte do feto. A seguir, serão descritos os diâmetros relacionados com os estreitos superior, médio e inferior (Quadro 8.1).

▪ *Estreito superior*

Entrada da pelve para o feto, um espaço aproximadamente circular (ver Figura 8.3). Esse anel irregular tem os seus limites representados anteriormente pelo púbis, posteriormente pelo promontório do sacro (entre a 5ª vértebra lombar e a 1ª sacral) e lateralmente pela linha *terminalis*. Apresenta três diâmetros anteroposteriores, também chamados de *conjugata*, importantes na avaliação do trajeto, além do diâmetros transverso e oblíquo (Cranley e Ziegel, 1985; Burroughs, 1995), como descrito mais detalhadamente a seguir:

- **Diâmetro anteroposterior**: os diâmetros anteroposteriores da bacia são denominados *conjugatas* e estão relacionados a seguir (Cranley e Ziegel, 1985):
  - *Conjugata* anatômica
    - Compreende a medida do promontório do sacro à borda superior da sínfise púbica – mede aproximadamente 11 cm (ver Figura 8.5)
  - *Conjugata* obstétrica
    - É a medida do promontório à borda posterior (face interna) da sínfise púbica (é a menor distância do estreito superior) – mede cerca de 10,5 cm (ver Figura 8.5)
  - *Conjugata diagonalis*
    - É a medida do promontório à borda inferior da sínfise púbica – mede cerca de 12 cm. É possível medi-la por meio do exame de toque vaginal na prática obstétrica, o que possibilita estimar os diâmetros da *conjugata vera* anatômica e obstétrica (ver Figura 8.5)
- **Diâmetro transverso**: compreende a maior medida do estreito superior e mede em torno de 13 cm. Afere-se a partir da borda da linha inominada à outra (ver Figura 8.6)
- **Diâmetro oblíquo**: tal comprimento é medido da articulação sacroilíaca à eminência iliopectínea do lado oposto. Tem medida aproximada de 12 cm.

▪ *Estreito médio*

Também denominado cavidade pélvica, é onde ocorre a maior parte das distocias do parto, pois nela se encontra o plano de menor diâmetro, especificamente na altura das espinhas isquiáticas, o qual será descrito a seguir:

- **Diâmetro anteroposterior**: medido da borda inferior da sínfise pubiana, passando pelas espinhas isquiáticas até o sacro (12 cm)

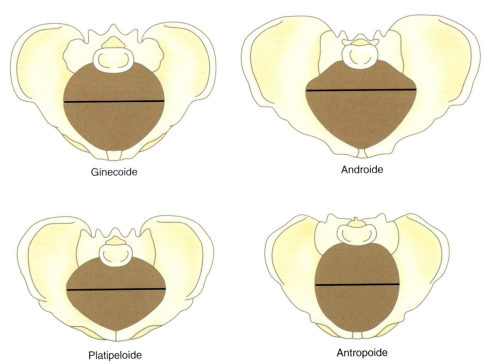

Figura 8.4 Tipos de pelve.

Capítulo 8 • Fatores Mecânicos do Parto   69

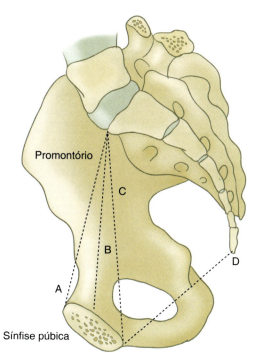

Figura 8.5 A. *Conjugata* anatômica. **B.** *Conjugata* obstétrica. **C.** *Conjugata diagonalis*. **D.** *Conjugata exitus* (localizada no estreito inferior).

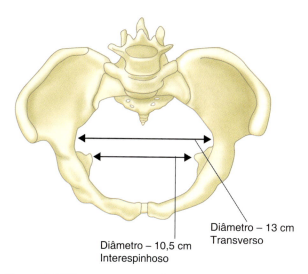

Figura 8.6 Diâmetro transverso dos estreitos superior e médio.

- **Diâmetro transverso (bi-isquiático)**: medida que vai de uma espinha isquiática à outra e corresponde ao menor diâmetro encontrado no estreito médio, com aproximadamente 10,5 cm (ver Figura 8.6). As espinhas isquiáticas são saliências ósseas do ísquio que se insinuam para dentro do canal de parto. Sua identificação é importante na prática obstétrica, uma vez que, por estarem no meio do canal de parto, se forem muito proeminentes, podem ser um obstáculo para a progressão fetal. Além disso, a espinha isquiática é um ponto de referência para o bloqueio troncular do nervo pudendo interno, que passa por baixo e por trás das espinhas ciáticas, a fim de realizar a anestesia do períneo, quando necessário.

- **Estreito inferior**

Saída do feto; o espaço aproximadamente circular de onde o bebê emerge da pelve (ver Figura 8.3). Seus limites são: anteriormente pela borda inferior da sínfise púbica, posteriormente pela ponta do cóccix e lateralmente pelos ísquios. A ponta do cóccix pode sofrer uma retropulsão de até 2 cm (Figura 8.8), o que aumenta o diâmetro anteroposterior, facilitando a passagem

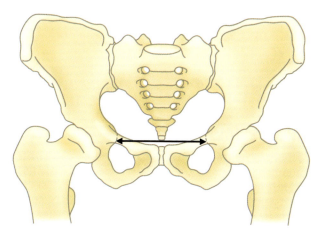

Figura 8.7 Diâmetro transverso do estreito inferior.

do feto pelo final do canal de parto. Seus diâmetros são descritos a seguir:

- **Diâmetro anteroposterior**: segue da borda inferior da sínfise púbica até a extremidade do cóccix. Mede cerca de 9,5 cm, podendo alcançar 11,5 cm com o movimento de retropulsão. Esse movimento ocorre quando a cabeça do feto empurra o cóccix para trás, o que pode aumentar o ângulo em cerca de 2 cm. Esse diâmetro é chamado de *conjugata exitus* (ver Figura 8.5)
- **Transverso (bi-isquiático ou bituberoso)**: distância entre as faces internas da tuberosidade isquiática – 11 cm (ver Figura 8.7).

Quadro 8.1 Diâmetros da pelve verdadeira.

Diâmetros	Estreito superior	Estreito médio	Estreito inferior
Anteroposterior	*Conjugata* anatômica *Conjugata* obstétrica *Conjugata diagonalis*	Borda inferior da sínfise pubiana até o sacro (entre a 1ª e a 2ª vértebra)	Borda inferior da sínfise púbica até a ponta do cóccix (*conjugata exitus*)
Transverso	Distância medida entre a borda da linha inominada à outra	Distância medida entre as espinhas ciáticas	Distância medida entre a face interna das tuberosidades isquiáticas
Oblíquo	Medida de uma articulação sacroilíaca à eminência ileopectínea do lado oposto		

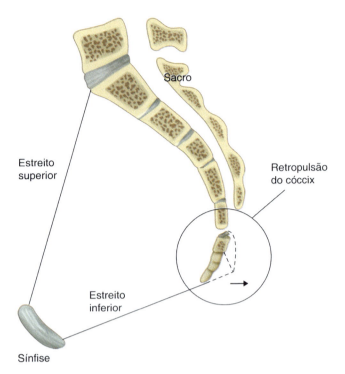

Figura 8.8 Movimento de retropulsão do cóccix.

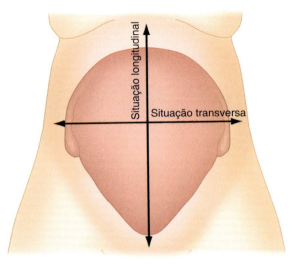

Figura 8.9 Situação fetal.

ESTÁTICA FETAL

A acomodação entre o feto e a sua passagem pela pelve materna é denominada relação fetopélvica. O conhecimento da relação exata entre a posição do feto e a pelve materna durante o processo de parturição é importante na condução do trabalho de parto e parto. A seguir serão abordados alguns conceitos usados no cotidiano assistencial para descrever as relações que caracterizam a estática fetal. Esses aspectos referem-se especificamente às relações dos diversos segmentos fetais entre si e com as estruturas maternas.

Situação fetal

Relação entre os maiores eixos vertebrais do feto e da mãe. Ou seja, indica a relação entre os eixos longitudinais do feto e da mãe.

Quando os dois eixos vertebrais estiverem paralelos, o feto estará em situação *longitudinal*. Quando as colunas vertebrais estiverem perpendiculares, o feto estará em situação *transversal* (Figura 8.9). Quando a coluna vertebral do feto formar um ângulo entre as posições paralela e perpendicular, o feto estará em situação *oblíqua*.

Posição fetal

Relação existente entre o dorso fetal e o lado direito ou esquerdo da mãe.

Atitude fetal

Relação entre as diversas partes fetais entre si. Assim, próximo ao termo da gravidez, o feto apresenta uma atitude habitual no útero materno: a cabeça flexionada de modo que o mento (queixo) repouse sobre o tórax, flexão das coxas sobre o ventre e flexão das pernas sobre as coxas. A coluna vertebral também se encontra discretamente curvada para a frente (Figura 8.10).

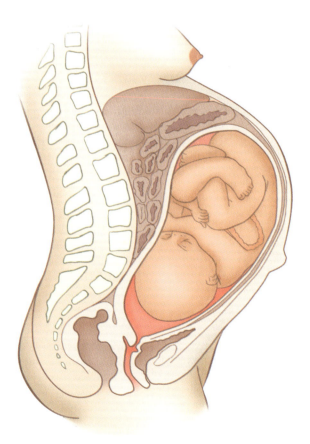

Figura 8.10 Atitude fetal mais frequente.

Apresentação do feto

De maneira simplificada, a apresentação corresponde à parte do corpo fetal que ocupa o estreito superior da bacia no momento do exame obstétrico, e, a partir daí, no trabalho de parto, irá se insinuar no canal.

Portanto, é válido ressaltar que, estando o feto em *situação* longitudinal, a *apresentação* pode ser cefálica ou pélvica; e na *situação* transversa a *apresentação* sempre será córmica (ombro).

Capítulo 8 • Fatores Mecânicos do Parto

• Apresentação cefálica

Nesta apresentação, que corresponde ao maior percentual dos partos a termo, a cabeça do feto encontra-se para baixo, ou seja, em contato com o estreito superior da pelve materna. De acordo com a relação mantida entre a cabeça fetal e o seu corpo (Figura 8.11), é possível classificar a apresentação cefálica em:

- **Apresentação cefálica fletida ou flexão completa**: quando o mento está totalmente encostado sobre o tórax, e ao toque é possível identificar a pequena fontanela, ou fontanela posterior, localizada no occipício fetal
- **Deflexão de 1º grau ou pequena deflexão**: quando o ponto de referência ao toque vaginal é a fontanela bregmática ou anterior
- **Deflexão de 2º grau ou deflexão moderada**: quando, ao toque vaginal, o ponto de referência encontrado é a fronte
- **Deflexão de 3º grau ou deflexão total**: quando ocorre extensão máxima do pescoço e a apresentação é de face, tendo como referência o mento.

• Apresentação pélvica

A apresentação pélvica corresponde a um pequeno percentual das gestações a termo (menor que 5%) e caracteriza-se quando a cabeça fetal está em contato com o fundo do útero e a pelve fetal está em contato com o estreito superior da pelve materna.

Essa apresentação pode ser pélvica simples ou incompleta (somente tocam-se as nádegas). Ou seja, as pernas estão estendidas sobre o tronco e, ao toque vaginal, o profissional não percebe os membros inferiores (Figura 8.12A). A apresentação pélvica completa, também denominada pelvipodálica, acontece no momento em que, ao toque vaginal, o profissional encontra um feto cujas coxas estão fletidas sobre o abdome e as pernas estão fletidas sobre as coxas (Figura 8.12B). Nesse caso, o profissional, além de tocar as nádegas, também sente o calcanhar do bebê.

• Apresentação córmica (transversa)

Ocorre em aproximadamente 0,5% das gestações. O feto alcança essa apresentação, que se refere às ocorrências em

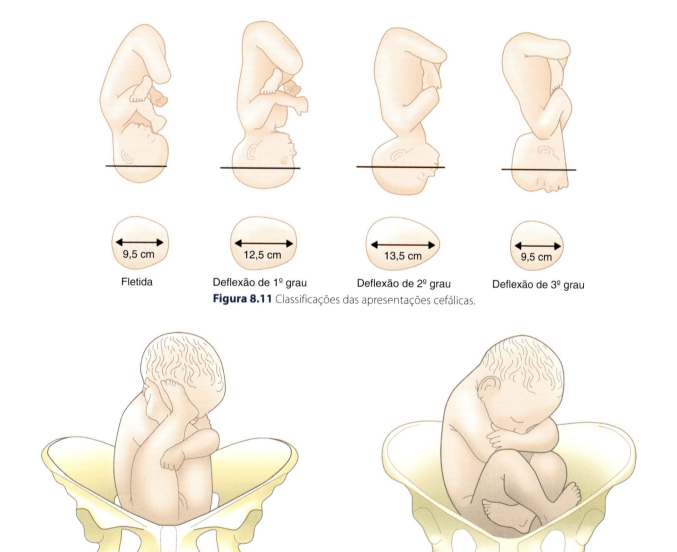

Figura 8.11 Classificações das apresentações cefálicas.

Figura 8.12 Apresentação pélvica. **A.** Incompleta. **B.** Completa.

que o feto assume uma situação transversa ou oblíqua, fazendo com que a espádua (ombro) esteja mais próxima à entrada da pelve, assim ocupando o estreito superior, conforme ilustra a Figura 8.13.

Como descrito, em um grande percentual de todos os nascimentos, os fetos assumem apresentação cefálica. A apresentação córmica acontece quando a coluna vertebral do feto está transversa ou perpendicular à da mãe, o que leva à necessidade de realizar parto cesáreo. Os fatores predisponentes da apresentação de ombros incluem placenta prévia, neoplasias, anomalias fetais, polidrâmnio, parto prematuro, atonia uterina, gestação múltipla e ruptura prematura das membranas ovulares. A suspeita diagnóstica desse tipo de apresentação decorre da realização da manobra de Leopold-Zweifel, quando se executam as fases para determinar posição, situação e apresentação fetal (segundo e terceiro tempos, respectivamente). A confirmação é realizada por meio do exame ultrassonográfico.

Altura dos planos da apresentação

A *altura da apresentação* é avaliada por um profissional especializado na evolução do trabalho de parto. Ela é expressa pela distância entre o ponto mais baixo da apresentação fetal com planos da pelve materna (em geral, o plano imaginário das espinhas ciáticas) (Figura 8.14).

Os planos da pelve materna são representados por linhas imaginárias usadas com o objetivo de facilitar a avaliação da progressão do trabalho de parto. Na prática da clínica obstétrica, para avaliação dessa evolução do trabalho de parto podem ser adotados os planos de De Lee ou Hodge.

Planos de De Lee

Considera-se como plano zero uma linha imaginária na altura das espinhas ciáticas. Se a apresentação estiver acima do plano zero, é descrita com o sinal de negativo (−), seguido do número em centímetros da distância das espinhas ciáticas. Nos casos em que a apresentação ultrapassou o plano zero de De Lee, a regra é a mesma, porém utiliza-se o sinal positivo (+). Essa regra varia de −5 a +5, conforme ilustra a Figura 8.15.

Como correlação, sabe-se que o plano zero de De Lee corresponde ao 3º plano paralelo de Hodge.

Os planos negativos correspondem ao estreito superior; o plano zero, ao estreito médio; e os planos positivos, ao estreito inferior.

Planos paralelos de Hodge

A avaliação da progressão da apresentação fetal (Figura 8.16) se vale dos planos de Hodge, cujos pontos de referência estão na pelve materna. Os planos são (Cranley e Ziegel, 1985):

- **1º plano**: passa pela borda superior da sínfise púbica e pelo promontório (constituído pela *conjugata* anatômica)
- **2º plano**: corresponde à borda inferior do púbis
- **3º plano**: traçado nas espinhas isquiáticas (é o próprio estreito médio)
- **4º plano**: parte da ponta do cóccix e confunde-se com o assoalho pélvico.

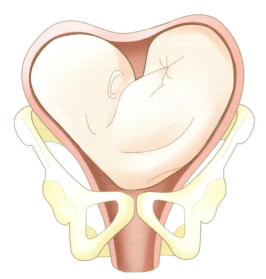

Figura 8.13 Apresentação córmica.

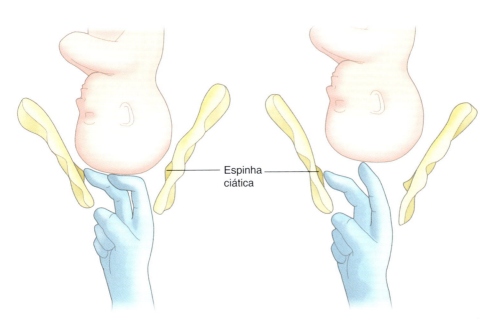

Figura 8.14 Pelo exame de toque vaginal, avalia-se a relação da apresentação fetal com a linha imaginária das espinhas ciáticas.

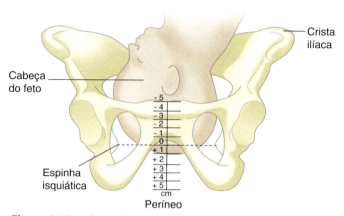

Figura 8.15 Avaliação da apresentação conforme plano de De Lee.

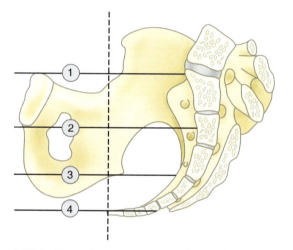

Figura 8.16 Avaliação da apresentação conforme planos de Hodge.

No decorrer do trabalho de parto, a cabeça fetal geralmente se movimenta possibilitando que seus diâmetros menores sejam direcionados dentro dos estreitos pela pelve óssea materna. Portanto, especificamente nas apresentações cefálicas, o profissional capacitado utiliza o toque vaginal para identificar estruturas do crânio fetal a fim de orientar-se quanto à progressão do trabalho de parto.

Assim, para se compreender as variedades de posições existentes na relação fetopélvica, é necessário ter conhecimento sobre o crânio fetal.

O crânio fetal

O crânio fetal é o maior segmento do feto e o menos compressível. Ele é formado por inúmeros ossos pequenos e finos, e durante o trabalho de parto esses ossos do crânio podem acavalar, reduzindo o tamanho do crânio e facilitando, assim, a passagem do feto pela pelve materna.

O crânio fetal é composto por: dois ossos frontais, dois parietais, dois temporais e um occipital. Essas placas ósseas, chamadas suturas, estão interligadas por espaços membranosos flexíveis, que tornam possíveis alterações no formato do crânio, conhecidas como moldagem (ou cavalgamentos). Além de possibilitar a moldagem, as suturas que separam esses ossos também auxiliam o profissional que, ao realizar o exame de toque vaginal, é capaz de identificar a variedade de posição do feto durante o trabalho de parto (Branden, 2000).

As suturas mais importantes são: sagital (entre os parietais), metópica (frontal média), coronária (entre os frontais e os parietais), lambdoide (entre os parietais e o occipital) e temporal (entre os parietais e temporais) (Figura 8.17).

As suturas cruzam-se em espaços membranosos conhecidos como fontanelas. A fontanela anterior está localizada na junção das suturas sagital, coronal e frontal. A fontanela anterior (fontanela bregmática ou grande fontanela), em formato de diamante, mede entre 3 e 4 cm de comprimento e 2 a 3 cm de largura. Como fica aberta até que o lactente atinja a idade aproximada de 18 meses, essa fontanela proporciona ao cérebro espaço para crescer. A fontanela posterior (fontanela lambdoide ou pequena fontanela) está localizada na junção entre as suturas sagital e lambdoide. Tem formato triangular e mede aproximadamente 2 cm de largura e comumente fecha em 6 a 8 semanas após o parto (Branden, 2000).

Resumidamente, na Figura 8.17, são apresentadas as principais estruturas do crânio fetal e seus respectivos diâmetros, os quais são de maior interesse obstétrico.

• Variedade de posição

Para identificar as *variedades de posição*, os profissionais utilizam o emprego de algumas letras. Assim, para melhor entendimento, a primeira letra refere-se ao feto, e as demais, ao ponto de referência materna (Burroughs, 1995).

Os pontos de referência fetal são: occipital (letra O), mento (letra M), quando em apresentação cefálica, e sacro (letra S), em apresentação pélvica. Estes pontos de referência fetal têm relação com os quatro quadrantes da pelve materna: anterior, posterior, transverso (lado direito) e transverso (lado esquerdo). Logo, para identificar na pelve materna os quadrantes, utilizam-se: A – anterior; P – posterior; D – direito; E – esquerdo; e T – transverso, conforme ilustra a Figura 8.18.

Em gestações nas quais a situação é longitudinal e a apresentação é cefálica fletida, ou seja, sem graus de deflexão, podem-se citar seis posições possíveis para o feto ocupar o estreito superior da pelve materna.

Para melhor compreensão, exemplifica-se assim: um feto cujo segmento de apresentação é o occipício (ponto de referência fetal representado pela letra O), situado na parte anterior da pelve materna (representado pela letra A) e de

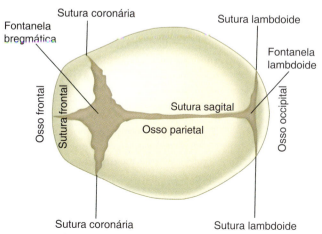

Figura 8.17 Estrutura óssea do crânio fetal.

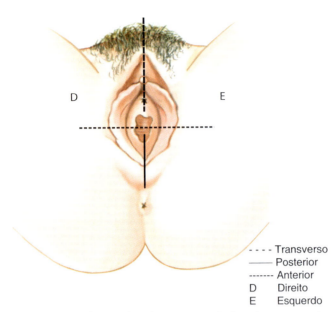

Figura 8.18 Quadrantes da pelve materna relacionados com a variedade de posição fetal.

- - - - Transverso
——— Posterior
------- Anterior
D Direito
E Esquerdo

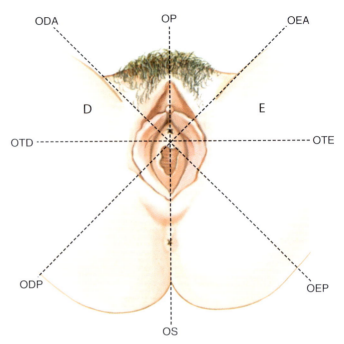

Figura 8.19 Tipos de variedades de posição na apresentação cefálica fletida. OP: occipício púbis; OEA: occipício esquerda anterior; OTE: occipício transverso esquerda; OEP: occipício esquerda posterior; OS: occipício sacro; ODP: occipício direita posterior; OTD: occipício transverso direita; ODA: occipício direita anterior.

posição à direita (D), classifica-se com a utilização da sigla ODA (Figura 8.19).

Outro exemplo que pode ser observado na Figura 8.19 é a utilização da sigla: OEA (occipício esquerda anterior), que significa que a apresentação é cefálica e o ponto de referência fetal é o occipício (letra O); logo, o occipício fetal está em correspondência com o estreito superior, à esquerda (E) e anterior (A) à pelve materna.

MOTOR

Morfologicamente, o útero assemelha-se a uma pera, e o seu corpo é a parte ampla, cuja porção superior, em forma de cúpula, é conhecida como fundo do útero; a sua porção mais baixa e estreita abre-se na vagina e é denominada cérvix, cérvice ou colo do útero.

A parede uterina é composta por três camadas:

- **Perimétrio**: externa, constituída por mesotélio e tecido conjuntivo – ou, dependendo da porção do órgão, uma adventícia –, formada por tecido conjuntivo sem revestimento de mesotélio
- **Miométrio**: espessa camada intermediária, formada por camadas de fibras musculares, separadas por tecido conjuntivo – camadas interna e externa – compostas de fibras dispostas longitudinalmente –; camada intermediária ou média – tem uma organização circular das fibras musculares e contém grande quantidade de vasos sanguíneos (Figura 8.20)
- **Endométrio**: é um epitélio e uma lâmina própria com glândulas tubulares simples que podem se ramificar nas porções mais profundas, próximo ao miométrio; as células que revestem a cavidade uterina organizam-se em um epitélio colunar simples, formado por células ciliadas e secretoras.

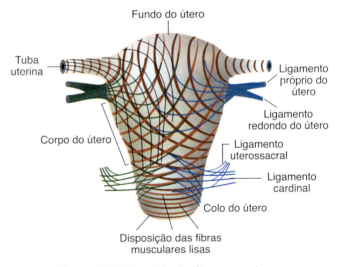

Figura 8.20 Disposição das fibras musculares.

Durante a gravidez, a hiperplasia e a hipertrofia das fibras musculares causam grande crescimento do útero. Nesse período, muitas dessas células musculares lisas passam a ter características ultraestruturais de células secretoras de proteínas e sintetizam colágeno. Após a gravidez, há degeneração de algumas células musculares lisas, diminuição do tamanho de outras e degradação enzimática de colágeno. O resultado é a redução do tamanho do útero para o tamanho aproximado anterior à gravidez.

Questões de autoavaliação

1. No partograma, representação gráfica por meio de registro dos planos paralelos de Hodge, utiliza-se anatomicamente a pelve materna como ponto de referência para avaliação da progressão da apresentação fetal. Assim, o 3º plano corresponde à apresentação na altura:
   - (A) Da borda superior da sínfise púbica
   - (B) Da borda inferior do púbis
   - (C) Das espinhas isquiáticas
   - (D) Do cóccix

2. A estática fetal refere-se à acomodação entre o feto e a sua passagem pela pelve. Assim, correlacione as colunas abaixo e marque a alternativa que apresenta a sequência correta:
   - (1) Posição fetal
   - (2) Situação fetal
   - (3) Atitude fetal
   - (4) Apresentação fetal
   - ( ) Relação entre as diversas partes fetais entre si
   - ( ) Parte fetal que ocupa o estreito superior da bacia no momento do exame obstétrico
   - ( ) Relação entre o dorso fetal e o lado direito ou esquerdo da mãe
   - ( ) Relação entre os maiores eixos vertebrais do feto e da mãe, podendo ser classificada em transversal, longitudinal ou oblíquo
   - (A) 1, 4, 3, 2
   - (B) 3, 4, 1, 2
   - (C) 2, 1, 4, 3
   - (D) 3, 2, 1, 4

3. A estática fetal refere-se à acomodação entre o feto e a sua passagem pela pelve. Sendo assim, preencha as lacunas a seguir com as palavras apropriadas e, na sequência, assinale a alternativa correspondente, de acordo com a coerência textual:

Por meio da palpação obstétrica é possível identificar situação, posição e apresentação fetal. Assim, para identificá-las é preciso compreender que a _____ é a parte fetal que ocupa o estreito superior da bacia no momento do exame obstétrico. A _____ é a relação entre os maiores eixos vertebrais do feto e da mãe, podendo ser classificada em transversal, longitudinal ou oblíqua. E a _____ consiste na relação entre o dorso fetal e o lado direito ou esquerdo da mãe.
- (A) Apresentação, posição, situação
- (B) Situação, posição, apresentação
- (C) Posição, situação, apresentação
- (D) Apresentação, situação, posição

4. O canal percorrido pelo feto durante o trabalho de parto e no parto possui diferentes dimensões da bacia e de seus estreitos. No estreito superior, a *conjugata* em que é possível na prática medir por meio do exame de toque vaginal e que permite estimar outros diâmetros de *conjugatas* é denominada:
   - (A) *Conjugata diagonalis*
   - (B) *Conjugata* anatômica
   - (C) *Conjugata* obstétrica
   - (D) *Conjugata exitus*

5. A apresentação fetal é a parte do feto que entra primeiro no estreito superior da pelve e passa pelos estreitos médio e inferior do canal de parto durante o trabalho de parto. A parte apresentada é a do feto sentida pelos dedos do profissional durante o toque vaginal. Na apresentação cefálica defletida de 1º grau, a parte identificada ao toque é:
   - (A) Fronte
   - (B) Mento
   - (C) Lambda
   - (D) Bregma

REFERÊNCIAS BIBLIOGRÁFICAS

Aldabe D, Ribeiro DC, Milosavljevic S *et al.* Pregnancy-related pelvic girdle pain and its relationship with relaxin levels during pregnancy: a systematic review. Eur Spine J. 2012;21(9):1769-76.

Balaskas J. Parto Ativo – Guia Prático para o Parto Natural. 2. ed. São Paulo: Ground; 1993.

Branden PS. Enfermagem Materno-Infantil. Rio de Janeiro: Reichmann & Affonso Editores; 2000.

Burroughs A. Uma Introdução à Enfermagem Materna. Porto Alegre: Artes Médicas; 1995.

Calais-Germain B. O Períneo Feminino e o Parto: Elementos de Anatomia e Exercícios Práticos. Barueri: Manole; 2005.

Cranley MS, Ziegel EE. Enfermagem Obstétrica. 8. ed. Rio de Janeiro: Guanabara; 1985.

Sanderson TA. The movements of the maternal pelvis – a review. MIDIRS. 2012;22(3):319-26.

Zveiter M, Progianti JM, Vargens OMC. O trauma no parto e nascimento sob a lente da enfermagem obstétrica. Pulsional Rev Psicanálise. 2005;182:86-92.

Gabarito das questões: 1 – letra C; 2 – letra B; 3 – letra D; 4 – letra A; 5 – letra D.

9

O Mecanismo do Parto e Nascimento

Luciane Pereira de Almeida • Marcele Zveiter

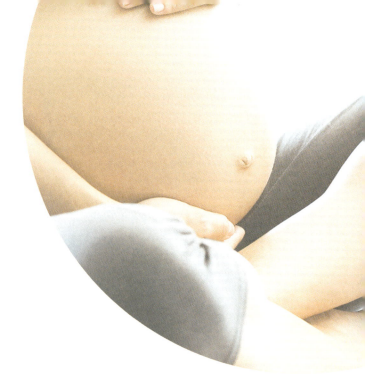

INTRODUÇÃO

O cuidado prestado à mulher durante o processo de parturição sofreu muitas modificações ao longo dos séculos, em decorrência da medicalização e da institucionalização do parto e nascimento, e dos avanços tecnológicos. Tais mudanças culminaram com a adoção do modelo tecnocrático medicalizado, colocando a mulher na condição de paciente, sem autonomia, separada das suas relações pessoais e do seu filho ao nascer (Vargens et al., 2017). No ambiente hospitalar, o nascimento caracteriza-se pela adoção de várias tecnologias e procedimentos que visam à segurança da mulher e do seu filho ou filha. Se por um lado o desenvolvimento da obstetrícia colaborou com a melhoria dos indicadores de morbidade e mortalidade materna e perinatal; por outro consentiu a solidificação de um modelo que considera a gravidez, o parto e o nascimento como doenças e não como expressões de saúde (Brasil, 2016). O parto assumiu os aspectos dos processos patológicos, necessitando de intervenção e incorporando de modo crescente os procedimentos e as técnicas medicalizadas (Vargens et al., 2017). Assim, mulheres e recém-nascidos têm sido expostos a altas taxas de intervenções, que deveriam ser utilizadas parcimoniosamente e apenas em situações de necessidade, como: toques vaginais repetitivos, episiotomia, amniotomia e manobra de *Kristeller* (Brasil, 2016).*

Como resultado desse processo histórico, uma reação originou a proposta da humanização como forma de garantir assistência segura e adequada à mulher e à sua família, na tentativa de resgatar o parto e o nascimento como um processo fisiológico e natural.

Quem cuida de uma mulher em trabalho de parto deve compreender que, na maioria das vezes, além de tratar-se de um processo fisiológico e natural, o mesmo também é notadamente feminino. A assistência à mulher que envolve um(a) enfermeiro(a) obstétrico(a) como principal prestador(a) de cuidados resulta em vários resultados positivos, sem efeitos adversos para as mães e seus bebês (Sandall et al., 2013). Como estratégia para a desmedicalização e a humanização da atenção ao parto, devem-se empregar as tecnologias não invasivas de cuidado de enfermagem obstétrica, definidas por Vargens et al. (2017): "todas as técnicas, procedimentos e conhecimentos utilizados pela enfermeira durante o processo de cuidar da mulher, cuja principal característica é ser não invasiva, permitindo à mulher utilizar o seu instinto e se tornar a protagonista no momento do parto".

Biologicamente, o trabalho de parto é o processo pelo qual se iniciam as contrações regulares e rítmicas da musculatura uterina, associado a apagamento e dilatação progressivos do colo, além da insinuação e da descida da parte que se apresenta no estreito superior, a fim de que o feto seja expelido do corpo materno.

Geralmente, esse evento fisiológico ocorre quando a gravidez chega ao seu termo, ou seja, a partir da 37ª semana completa. Nas situações em que a gravidez se encerra antes do termo, mas com o período em que o feto tenha alcançado viabilidade fetal (entre 22 e 36 semanas e 6 dias), emprega-se a expressão *trabalho de parto prematuro*. É válido ressaltar que, segundo a Organização Mundial da Saúde (OMS), as gestações interrompidas até a 22ª semana de idade gestacional, seja de forma espontânea ou provocada, são consideradas como abortamento.

As contrações de Braxton Hicks ou contrações de treinamento, ou ainda contrações da gestação, surgem por volta da 20ª semana de gestação e intensificam-se ao longo do terceiro trimestre de gravidez. São indolores e não dilatam o colo do útero, mas auxiliam na circulação do sangue para a placenta. Essas contrações são geralmente irregulares e fracas, não sincronizadas e multifocais. A princípio, pequenos grupos de células miometriais contraem-se, causando pequenas flutuações na pressão intrauterina. Nesse período inicial, a atividade uterina é principalmente de baixa amplitude e alta frequência, com pico de atividade à noite. À medida que a gravidez progride, as células adjacentes começam a se contrair de forma síncrona, tornando as contrações mais coordenadas. Assim, ao final do terceiro trimestre de gestação, elas tornam-se mais intensas e são conhecidas como causas dos alarmes falsos que levam as gestantes ao hospital com a impressão de um início de trabalho de parto (Coad e Dunstall, 2011).

---

* A manobra de Kristeller consiste na compressão do fundo do útero durante o segundo período do trabalho de parto com o objetivo de acelerar seu término. Além da ausência de provas do benefício dessa manobra, existem algumas comprovações, ainda que escassas, de que ela representa um fator de risco de morbidade materna e fetal. Nesse sentido, a Diretriz Nacional de Assistência ao Parto Normal (Ministério da Saúde, 2016) aponta a manobra de Kristeller como um procedimento a ser abolido.

As contrações de treinamento, frequentemente, se associam a esforços físicos, relações sexuais, mudança de decúbito. Entende-se que o útero está exercitando-se, preparando a mãe e o feto para o início de um verdadeiro trabalho de parto. Recomenda-se repouso, quando essas contrações causam desconforto. Cabe ressaltar a importância das orientações de enfermagem no pré-natal sobre a necessidade de atenção se as contrações tornarem-se mais demoradas, fortes, frequentes e persistentes, independentemente do nível de atividade da mulher.

O verdadeiro trabalho de parto inicia-se quando as contrações uterinas são estimuladas mediante liberação do hormônio ocitocina pela neuro-hipófise. Essas contrações apresentam frequência, intensidade e duração adequadas para impulsionar o feto em direção ao colo do útero. Iniciam-se no fundo do útero e seguem por todo o corpo uterino. Na cérvice, ocorrem alterações plásticas denominadas *dilatação* e *apagamento* (a definição desses termos será descrita adiante).

DOR NO TRABALHO DE PARTO

Dor é uma vivência que se dá a partir dos sentidos e das emoções. Ela é aversiva e geralmente causada (ou semelhante à causada) por lesão tecidual real ou potencial (Associação Internacional para o Estudo da Dor [IASP], 2019). Assim, entende-se que a dor é uma experiência subjetiva influenciada em graus variados por fatores biológicos, psicológicos e sociais. As variações individuais na intensidade da dor são muito grandes, e as causas dessas diferentes sensibilidades relacionam-se com a genética, a epigenética, o gênero e a história pessoal. Do mesmo modo, questões psíquicas, como expectativas, depressão e ansiedade ou medo, podem acentuar a magnitude e a duração da dor. Há também a influência dos sistemas de crenças, do contexto cultural e do significado da condição ou do fato doloroso na intensidade e na expressão da dor.

A expressão da dor pela parturiente, como uma resposta absolutamente pessoal, pode ser influenciada por diversos fatores e valores, tais como:

- Relações sociais presenciais e nas redes sociais digitais
- Limiar de sensibilidade dolorosa
- Qualidade das informações oferecidas no pré-natal
- Relação com seus próprios valores e emoções, como normalmente toma decisões sobre a sua vida, como valoriza o seu corpo e sua capacidade de desejar e realizar-se perante a sociedade enquanto mulher, mãe e profissional
- Sua afinidade com seus pais, filhos e seu companheiro – o modo de desejar e amar, além da construção do afeto
- Presença/atitude de alguém de sua livre escolha desde a gestação até o trabalho de parto e parto
- Qualidade da presença do profissional especializado que assiste o parto de baixo risco, seja médico obstetra ou enfermeira obstétrica
- Memórias dos seus partos anteriores
- Ambiente/local onde ocorre o parto
- Protagonismo no processo de parturição
- Valores acerca da condição feminina em seu meio social, cultural, bem como as suas representações. A dor do trabalho de parto está classificada como dor aguda (IASP, 2011), apesar de não estar associada a nenhuma patologia ou acidente, mas ser uma experiência básica da vida.

As contrações do trabalho de parto e parto envolvem uma rede de respostas neurocomportamentais ao estímulo álgico e fornecem uma característica pessoal e singular à dor sentida.

A relação de causa e efeito nem sempre corresponde a uma resposta clínica, pois o que importa, nesse caso, é compreender e cuidar da mulher que vivencia a dor.

É comum que a dor se apresente como um sinal do início do trabalho de parto e parto. Tal fato relaciona-se com contrações e distensões das fibras uterinas, processo de dilatação e apagamento do colo do útero, distensão do canal de parto, retropulsão do cóccix e passagem do feto pelos estreitos da pelve.

Na referência à dor típica do trabalho de parto e parto, é importante que se considere o conjunto de hormônios delicadamente equilibrados nesse processo. O estrogênio ativa os receptores de ocitocina e prolactina. A emissão pulsátil da ocitocina pela hipófise materna provoca contrações uterinas regulares, progressivamente mais intensas e frequentes. Tal ritmo provoca a liberação também crescente de endorfinas, tanto pela mulher quanto pelo feto. As endorfinas têm efeito analgésico e podem alterar a consciência de maneira semelhante aos opiáceos. Desse modo, compreende-se que a "dor do parto" é necessária para a emissão de hormônios protetores contra a mesma sensação dolorosa. Note-se que, além do efeito protetor contra a dor e a alteração da consciência, o tempo que as endorfinas demoram para serem eliminadas da circulação da mulher e do bebê determina que ambos permaneçam impregnados e sob seus efeitos por algum tempo após o parto e o nascimento (Odent, 2002).

Dentre as alterações fisiológicas promovidas pelo trabalho de parto e parto, destaca-se o conjunto de eventos a seguir:

- Aumento do volume de sangue por minuto e consequente elevação do consumo de oxigênio
- Progressivo débito cardíaco materno
- Elevação dos níveis de epinefrina, norepinefrina, cortisol e hormônio adrenocorticotrófico (ACTH) no sangue materno
- Modificações da função gastrintestinal.

HUMANIZAÇÃO DA ASSISTÊNCIA OBSTÉTRICA

Segundo a OMS, a humanização da assistência visa diminuir as intervenções desnecessárias no processo de parturição, além de promover um cuidado ao longo da gravidez, no decorrer do parto e nascimento, como também na amamentação, pautados na compreensão do processo natural e fisiológico do ciclo gravídico-puerperal. Com base nesse modelo assistencial, pretende-se valorizar o desenvolvimento do potencial humano para um comportamento menos agressivo e mais amoroso (Brasil, 2001).

Desse modo, reconhecer a individualidade e humanizar o atendimento são metas de reestruturação do cuidado humano e isso inclui mãe, bebê, assim como o contexto familiar e social no qual estão inseridos. Para o alcance das práticas de humanização, as políticas de saúde estão cada vez mais inseridas nos cursos técnicos, assim como nos cursos de graduação e pós-graduação em saúde, para que ações reflexivas possam favorecer, a curto prazo, a formação de profissionais que reconheçam as necessidades de cada mulher, assim como a percepção da capacidade de cada mulher lidar com o processo de parturição e nascimento.

Sabe-se que o transcurso do nascimento acumula muitas sensações diferentes, como preocupação, expectativas, medo e felicidade. Esses sentimentos ambíguos vivenciados pela mulher são minimizados por pessoas que proporcionem segurança e afetividade.

Nesse sentido, o Ministério da Saúde, em prol do direito de uma assistência humanizada, sancionou a Lei nº 11.108/2005, que visa garantir às parturientes o direito de um acompanhante de sua escolha, durante o trabalho de parto, parto e pós-parto imediato, no âmbito do Sistema Único de Saúde (SUS) (Brasil, 2005). Não obstante, os hospitais particulares também são obrigados a permitir a presença do acompanhante, já que vigora a Resolução da Diretoria Colegiada nº 36, de 03 de junho de 2008, da Agência Nacional de Vigilância Sanitária (Anvisa), que dispõe sobre o Regulamento Técnico para Funcionamento dos Serviços de Atendimento Obstétrico e Neonatal, cujo item 9.1 prevê que "o serviço deve permitir a presença de acompanhante de livre escolha da mulher no acolhimento, trabalho de parto, parto e pós-parto imediato".

Além da presença de um(a) companheiro(a) no decorrer do trabalho de parto e parto, para fornecer apoio e segurança, a OMS fortalece a instituição nas seguintes metas em prol de uma assistência humanizada:

- Respeitar sempre. A mulher deve ser respeitada, chamada pelo nome, ter privacidade, ser atendida em suas necessidades
- Fornecer as devidas orientações profissionais, de maneira clara, sobre o parto e os procedimentos que serão adotados com a mulher e o bebê. Sabe-se que a mulher bem informada pode fazer melhor a sua parte, e isso, consequentemente, ajuda no nascimento
- Oferecer líquidos sem resíduos (água, suco) à parturiente, pois o trabalho de parto pode durar até 12 horas, e técnicas de relaxamento para o alívio da dor (massagem, banho morno). Além disso, proporcionar liberdade de movimentos durante o trabalho de parto (caminhar sem restrições)
- Orientar a escolha de uma posição confortável para o parto, que deve ter mínimos procedimentos intervencionistas possíveis. É importante ressaltar que o profissional de enfermagem deve sempre verificar a dinâmica uterina e auscultar os batimentos cardíacos fetais (antes, durante e após as contrações). Quando o bebê nascer, é necessário estabelecer, o mais precocemente possível, o vínculo entre a mãe e o bebê, por meio do contato visual, colocando-o nos braços da mãe
- No alojamento conjunto, propiciar que o bebê permaneça próximo da mãe o tempo todo, de modo que ela possa oferecer atenção, carinho e aleitamento em seio materno em livre demanda. Além disso, o profissional deve acolher o binômio mamãe/bebê de maneira respeitosa e orientar a parturiente sobre os cuidados primordiais da higiene perineal e com o recém-nascido. Pela Secretaria Municipal de Saúde do Rio de Janeiro (SMS-RJ), a atuação do profissional de enfermagem obstetra vem sendo ampliada desde a década de 1990, com a proposta de uma assistência modificada e com o mínimo de intervenções possíveis. Por meio da realização de *práticas alternativas do cuidado,*[*] (banho morno, massagens e técnicas respiratórias), um atencioso acompanhamento do trabalho de parto e parto, assim como a integração do acompanhante ao trabalho de parto e parto, o(a)s enfermeiro(a)s obstetras têm fortalecido a autonomia profissional e conquistado o reconhecimento de seus saberes.

Cabe ressaltar a Lei nº 7.498/86 do exercício profissional de Enfermeiras Obstetras e Obstetrizes, que garante a esses profissionais a aptidão para assistir ao parto normal de baixo risco e realizar todos os procedimentos necessários para garantir a segurança da mulher e do bebê, seja o parto em hospital, casas de parto ou domicílio. São profissionais de enfermagem especializados e capazes de identificar situações de risco que possam requerer cuidados médicos específicos.

Conforme recomendações da OMS, para dar seguimento a uma assistência qualificada na condução do parto, também é necessário que o profissional especializado realize os devidos registros em uma ficha de evolução própria, denominada *partograma* da mulher. Assim, quando as intervenções forem verdadeiramente indispensáveis e for necessária a realização de cesariana, a indicação estará respaldada nesses registros.

O partograma é uma representação gráfica e objetiva da evolução do trabalho de parto, cujo uso tornou-se obrigatório em todas as maternidades desde 1994, pela OMS. Esse instrumento de registro tem a finalidade de mostrar, dentre outros dados, pressão arterial, número de metrossístoles (contrações), evolução da dilatação e apagamento cervical, altura da apresentação (planos de De Lee ou Hodge), posição fetal, variedade de posição, frequência cardíaca fetal, bolsa íntegra ou rota, presença ou não de mecônio, infusão de líquidos, ocitócitos, antibióticos, sedativos de analgesia. Assim, o partograma associa dois elementos fundamentais na qualidade da assistência ao parto: a simplicidade gráfica e a interpretação rápida de um trabalho de parto (Brasil, 2001; 2016).

Na prática obstétrica, é possível observar diferentes tipos de partograma, mas apenas com algumas variações na forma e na disposição gráfica, já que sua finalidade é única, conforme descrito no parágrafo anterior.

NOMENCLATURAS OBSTÉTRICAS

O parto é denominado *espontâneo* quando se desencadeia, evolui e termina sem maiores intercorrências. Também pode ser *induzido* se estimulado pelo uso de alguns medicamentos (ocitócitos) ou manobras. Se for efetuada alguma operação para concluir o parto, realizada por um profissional médico, ele será chamado de *operatório*, incluindo-se o uso de fórceps. O parto que ocorre de forma fisiológica é denominado *normal* ou *eutócico*. Se for perturbado por condições anômalas ou fenômenos patológicos, é nomeado *distócico* (Barros, 2006).

Ainda abordando a nomenclatura obstétrica, utilizam-se algumas outras terminologias sobre a mulher no seu ciclo gravídico. Se for a primeira concepção dessa mulher, ela é denominada *primigesta* ou *primigrávida*. *Multigesta* ou *plurigesta* é a mulher que já teve várias gestações, independentemente da duração delas. *Nuligesta* é a que nunca esteve grávida. *Parturiente* é a denominação que recebe a gestante quando entra em trabalho de parto. Ela é classificada como *primípara*, caso já tenha parido ou esteja parindo pela primeira vez. A *multípara* é a mulher que deu à luz mais de 2 vezes e a *nulípara* é a mulher que nunca pariu.

VERDADEIRO TRABALHO DE PARTO

Para que o trabalho de parto aconteça adequadamente pela pelve materna, as contrações uterinas e os esforços expulsivos devem ter intensidade e frequência apropriadas, o colo do útero deve estar totalmente dilatado e esvaecido (ou apagado), a placenta

---

[*] Conforme Porto *et al.* (2011), *apud* Neves e Vargens (2001), as *práticas alternativas dos cuidados* também conhecidas como *tecnologias não invasivas de cuidado* correspondem a procedimentos, técnicas e conhecimentos científicos utilizados pelas enfermeiras no processo de cuidado. Envolvem as ideias não invasivas do cuidado, da prática e de procedimentos que visem permitir conforto, privacidade e autonomia da mulher no processo de parturição.

precisa estar posicionada corretamente, a fim de proporcionar oxigênio em quantidades adequadas ao feto, e a gestante deve estar psicologicamente confortável. Caso existam problemas relacionados com cada um desses fatores, o processo do trabalho de parto, parto e nascimento poderá entrar em risco e, consequentemente, ser necessária alguma intervenção.

A partir de uma sintomatologia específica, associada a sinais e sintomas obstétricos, são utilizados critérios que visam definir o início de um verdadeiro trabalho de parto. Logo, o uso da palavra "verdadeiro" difere na expressão utilizada como "falso trabalho de parto" (também conhecido como *período prodrômico*, ou pré-parto) em virtude de algumas características apresentadas no Quadro 9.1.

A avaliação do início efetivo do trabalho de parto deve constatar atividade uterina com metrossístoles regulares, com pelo menos duas contrações em 10 minutos. Além disso, essas contrações necessitam ter como característica o triplo gradiente descendente: início das contrações em maior intensidade e maior duração no fundo do útero, descendo posteriormente em direção ao seu colo.

Além das contrações uterinas regulares, observam-se as alterações plásticas do colo do útero características: apagamento e dilatação cervical progressiva a partir dos 4 cm (Brasil, 2016). Em função dessas alterações cervicais, ocorre a perda do tampão mucoso ou *rolha de Schroeder* – uma secreção espessa e opaca produzida pelas glândulas do colo do útero que oblitera o canal cervical durante a gestação, com a função de proteger o feto na cavidade intrauterina (Brasil, 2013).

PERÍODOS CLÍNICOS DO PARTO

No decorrer do trabalho de parto e parto, é possível verificar que as contrações são regulares e se intensificam progressivamente, o colo do útero se apaga e dilata até que, por meio dos esforços expulsivos maternos, o feto é impulsionado pelo canal vaginal até o nascimento.

Após o completo desprendimento fetal, ocorrem a expulsão da placenta e a contração firme do útero, propiciando fisiologicamente a hemostasia da ferida placentária no pós-parto.

Para efeito didático, o trabalho de parto é dividido em 4 períodos clínicos: dilatação, expulsão, dequitação e período de Greenberg.

Primeiro período clínico do parto | Fase de dilatação

Corresponde ao primeiro estágio clínico do parto e é considerado o período mais longo e mais variável, transcorrendo desde o início das contrações regulares até o final da total extensão.

Durante o período da dilatação, as contrações rítmicas e regulares iniciam-se no fundo do útero e propagam-se por todo o útero, sendo progressiva em sua intensidade, frequência e duração.

As contrações uterinas são as forças musculares vigorosas que provocam o nascimento do bebê, e o profissional identifica seu início por meio da *dinâmica uterina*, quando coloca a sua mão sobre o fundo do útero e avalia:

- **Intensidade**: representada pela força de uma contração no músculo uterino. A intensidade das contrações tende a se tornar mais vigorosa na medida em que o trabalho de parto avança
- **Frequência**: número de contrações ocorridas em um período de 10 minutos. Essa frequência aumenta de acordo com o transcorrer do trabalho de parto. Quando a parturiente encontra-se com até 3 contrações, indica que está na fase inicial do trabalho de parto; com 4 contrações, na fase final; e com 5 contrações a cada 10 minutos, a parturiente encontra-se em fase expulsiva (obs.: para se afirmar que uma mulher está na fase expulsiva de uma gestação a termo, é preciso associar a avaliação da frequência das contrações, a descida da apresentação fetal, assim como a progressão das alterações plásticas do colo do útero (apagamento e dilatação)
- **Duração**: descrita pelo tempo transcorrido desde o início de uma contração até o final da mesma contração. É registrada em segundos, logo quando a contração se inicia em fundo de útero. Em período expulsivo, geralmente a contração abrange todo o útero em 10 a 20 segundos e atinge seu ápice em 40 a 60 segundos; o relaxamento uterino entre as contrações é mais lento e pode durar cerca de 1 a 2 minutos, o que possibilita ao feto o restabelecimento de uma oxigenação eficaz para decorrer o nascimento. Contrações que ocorrem com frequência menor que 2 minutos podem provocar sofrimento fetal pela redução do aporte de oxigênio; desse modo, constata-se, na prática, que as contrações com duração acima de 90 segundos podem reduzir a quantidade de oxigênio para o feto.

• *Alterações plásticas do colo do útero*

Na fase de dilatação, surgem as alterações plásticas na cérvice, descritas anteriormente, cuja principal função é a modificação na sua espessura e diâmetro, dando passagem ao feto.

O colo do útero tem dois orifícios: interno e externo. O orifício interno funciona como um esfíncter, que durante o trabalho de parto passa por dois fenômenos: o apagamento do colo, que consiste na diminuição da espessura, ou seja, encurtamento da distância entre os orifícios interno e externo do colo; e a dilatação, que se caracteriza pelo alargamento do orifício cervical (Figura 9.1).

O apagamento do colo do útero é avaliado pelo exame vaginal e é registrado em valores percentuais (%) no partograma. Assim, quando o colo do útero está completamente fino e encurtado, diz-se que ele está totalmente apagado e, consequentemente, registram-se no partograma 100%.

Quadro 9.1 Diferenças entre trabalhos de parto falso e verdadeiro.

Características	Verdadeiro	Falso
Muco róseo (é classificado como um sinal)	Geralmente está presente e tende a aumentar à medida que a cérvice sofre alterações plásticas (dilatação e apagamento)	Esse sinal não aparece. Ou seja, o colo não sofre alterações plásticas significativas
Contrações uterinas	São regulares, progressivas em sua intensidade e duração, além da diminuição do intervalo entre elas	Irregulares, a frequência e a intensidade não se modificam
Modificações cervicais	Dilatação e apagamento progressivo do colo do útero	Não ocorre dilatação cervical
Dor	A gestante relata desconforto ou "dor" localizada na região lombar, irradiando para o abdome	A gestante relata desconforto ou "dor" localizada apenas no abdome

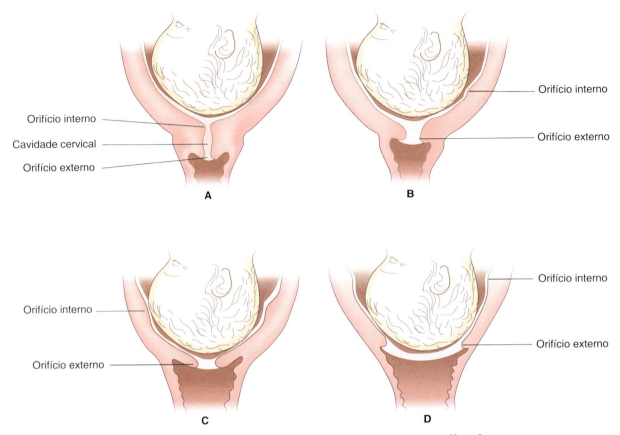

Figura 9.1 Alterações plásticas do colo do útero: apagamento e dilatação.

A dilatação do colo do útero é registrada em centímetros e quando se encontra completamente dilatado (10 cm) ao exame vaginal não é possível tocá-lo. Na prática obstétrica, pode-se perceber que o processo de apagamento e dilatação acontece de maneira diferente em primíparas e multíparas. Geralmente, as primíparas, no decorrer do pré-parto, iniciam primeiramente todo o apagamento para depois seguir a dilatação do colo do útero (Figura 9.2A). Isso pode explicar um trabalho de parto mais prolongado. Já para as multíparas, o apagamento e a dilatação ocorrem simultaneamente (Figura 9.2B), e isso torna o trabalho de parto menos demorado.

A variação do tempo do trabalho de parto das primíparas é de 8 a 18 horas (Brasil, 2016). Em média, o trabalho de parto de uma primípara que se mantém no leito sem realizar movimentos corporais pode durar de 10 a 12 horas. Por outro lado, nas situações em que a mulher participa efetivamente do processo de parturição, com as tecnologias do cuidado não invasivo, tais como movimentos circulares com a pelve, deambulação, banho morno e respiração consciente, esse tempo pode chegar a 8 horas.

Para as multíparas, o tempo decorrido desde o início das contrações regulares até o nascimento é menos demorado e pode durar de 5 a 12 horas (Brasil, 2016). Com movimentação e deambulação, assim como implementação das tecnologias do cuidado não invasivo, a tendência é uma duração de 5 a 6 horas.

Didaticamente, o primeiro estágio clínico do parto é dividido em três fases que possuem características distintas relacionadas

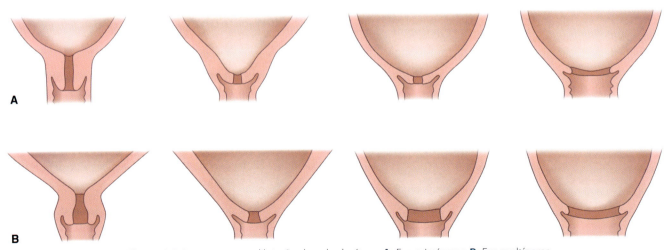

Figura 9.2 Apagamento e dilatação do colo do útero. **A.** Em primíparas. **B.** Em multíparas.

com a frequência e a duração das contrações, e com a progressão do apagamento e da dilatação do colo uterino. Essas fases são denominadas latente, ativa e transição.

• *Fase latente*

Caracterizada por um início lento do trabalho de parto, em que as contrações se iniciam com duração variável até o estabelecimento das contrações regulares leves a moderadas. Geralmente, os intervalos entre as contrações são de 10 a 15 minutos e sua duração varia entre 15 e 20 segundos. A dilatação do colo do útero encontra-se em até 4 cm, e o apagamento entre 60 e 70%.

• *Fase ativa*

Nesta fase, as contrações tornam-se mais vigorosas e mais longas, aumentando para aproximadamente 30 a 45 segundos, resultando em uma dilatação de 8 cm e um apagamento a partir de 80% do colo do útero. O feto prossegue a sua descida pelo canal de parto.

• *Fase de transição*

A dilatação desta fase continua em um ritmo mais lento, seguindo de 8 para 10 cm, e as contrações ficam mais frequentes, intensas e longas, alcançando em média 45 a 60 segundos, com intervalos de 1 a 2 minutos entre elas. Em geral, o colo do útero mostra-se com 100% de apagamento.

Normalmente, na fase de transição acontece a ruptura espontânea das membranas caracterizada pela saída de parte do líquido amniótico que envolve o feto. Esse momento é chamado de amniorrexe.

A amniorrexe pode ocorrer de forma *prematura*, quando se dá antes do início do trabalho de parto; também pode apresentar-se de forma *precoce*, quando se rompe no início do trabalho de parto, especificamente nas fases latente e ativa do primeiro estágio clínico do parto; *oportuna*, quando ocorre na fase de transição; e, por último, pode apresentar-se de forma *tardia*, quando ocorre somente no momento da expulsão do feto.

Amniotomia é a denominação dada à ruptura artificial das membranas ovulares, também conhecida como "bolsa das águas". O profissional poderá utilizar um instrumento próprio para perfurá-la, denominado *amniótomo*. Na ausência deste instrumento, também existe a possibilidade de romper a membrana amniótica com os dedos. Ao optar por este último método, o profissional deve utilizar luvas estéreis e realizar o procedimento durante uma contração uterina, ou seja, momento em que as membranas ovulares estão abauladas em direção à dilatação do colo uterino; logo, o rompimento estará facilitado.

É de imensa relevância que o profissional observe e registre no partograma a hora do rompimento da membrana ovular, se amniorrexe ou amniotomia, além da característica do líquido amniótico.

É comum que, em gestações que não alcançaram o termo, o líquido apresente-se cristalino, o que indica prematuridade; quando se mostra amarelo-pardo com grumos brancos, indica gestação a termo. De outro modo, existem prognósticos para as diferentes situações que referem comprometimento da vitalidade fetal, perceptíveis à visualização do líquido amniótico no momento do trabalho de parto, que pode assumir aparência meconial (esverdeada), sanguinolenta ou acastanhada.

Segundo período clínico do parto | Fase de expulsão

A expulsão corresponde ao segundo estágio clínico do parto e caracteriza-se pela dilatação completa da cérvice até a completa ejeção do feto.

À medida que o feto desce pelo canal de parto e passa a pressionar a região adjacente ao períneo, a parturiente vivencia uma necessidade involuntária de fazer força para baixo. Tal fenômeno fisiológico, típico do período expulsivo, é denominado *puxo* e ocorre pela pressão da região das terminações nervosas próximas ao reto. A sensação é frequentemente descrita como muito semelhante à força involuntária na necessidade das eliminações intestinais.

De acordo com o manual *Diretrizes nacionais de assistência ao parto normal* (Brasil, 2016), o período de expulsão caracteriza-se pela fase inicial ou passiva, na qual ocorre a dilatação total do colo sem puxo (cabeça do feto ainda relativamente alta na pelve); fase ativa, quando é total a dilatação do colo, cabeça do bebê visível, contrações de expulsão (puxos) ou esforço materno ativo após a confirmação da dilatação completa do colo do útero.

O segundo período clínico do parto costuma ser mais curto que o primeiro (dilatação), e a mulher, em geral, mostra-se mais ativa, utilizando também a sua musculatura abdominal para ajudar nas contrações uterinas involuntárias.

Terceiro período clínico do parto | Fase de dequitação

O terceiro período tem início com o nascimento do bebê e termina com a expulsão da placenta. Esta etapa clínica do trabalho de parto também é conhecida como dequitação, secundamento ou delivramento.

O descolamento da placenta decorre essencialmente da retração do músculo uterino após o parto e das suas contrações após a expulsão fetal. Ou seja, com o nascimento, o útero diminui como uma "bola esvaziando".

A placenta, no entanto, não diminui de tamanho e, como no local em que ela está inserida começa a preguear, ela se solta e é expelida. Em aproximadamente 85% dos casos, a placenta é expulsa espontaneamente cerca de 5 a 10 minutos após a eliminação fetal (Quadro 9.2). O tempo de expulsão placentária torna-se prolongado quando se passa entre 10 e 30 minutos; e quando não ocorre o delivramento após 30 minutos, considera-se que está acontecendo uma retenção placentária.

Quarto período clínico do parto | Fase de Greenberg

Imediatamente após as expulsões fetal e placentária, iniciam-se vigorosas contrações na musculatura uterina na tentativa de controlar a perda de sangue, por meio da homeostasia dos seios venosos abertos que irrigavam a placenta. Ao mesmo tempo, formam-se diversos coágulos que se mantêm presos às extremidades dos vasos que foram seccionados no desprendimento placentário. Instala-se o equilíbrio miotrombótico, a combinação da contração do miométrio com o tamponamento dos vasos sangrantes. Esse fenômeno fisiológico é conhecido como *globo de segurança de Pinard*, ou simplesmente globo de segurança.

Quadro 9.2 Formas de dequitação.

Baudelocque-Schultze

Ocorre em 75% das vezes e caracteriza-se por exteriorizar primeiro a face fetal da placenta e, posteriormente, a saída do hematoma retroplacentário. Acontece principalmente em placentas de inserção fúndica

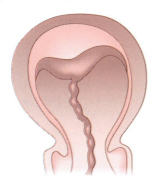
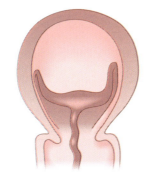

Baudelocque-Duncan

Ocorre em 25% dos casos e caracteriza-se pelas saídas do hematoma retroplacentário e da placenta. Acontece em placentas de inserção lateral

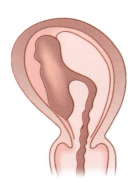
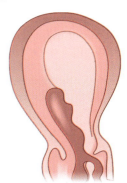

Classicamente, o período de Greenberg caracteriza o momento seguido à primeira hora após a dequitação, quando o útero se encontra contraído com a formação do globo de segurança. Essa fase é considerada de grande risco materno, pois existe maior probabilidade de instalação de quadros hemorrágicos, principalmente por atonia uterina.

INTERVENÇÕES GERAIS E DE ENFERMAGEM NOS ESTÁGIOS CLÍNICOS DO PARTO

Em qualquer momento do trabalho de parto e parto, deve-se considerar as condições que podem favorecer o desenvolvimento saudável do processo de parto e nascimento. Assim, além de considerar as características absolutamente únicas de cada mulher, conforme abordado no início deste capítulo, deve-se considerar a fisiologia desse processo como uma baliza importante. O motivo para tal abordagem é possibilitar a ação e a tomada de decisões do(a) enfermeiro(a), mesmo diante de mulheres que ele(a) não conheceu antes do trabalho de parto. Nesse contexto, cabe uma breve abordagem acerca das necessidades básicas da mulher em trabalho de parto.

Uma das grandes diferenças entre os cérebros humano e de outros mamíferos é a sua porção neocortical, a área mais externa do cérebro de onde partem os mecanismos de respostas aos estímulos do ambiente, tais como: linguagem verbal, iluminação intensa, observação por parte de outras pessoas no ambiente, frio ou calor extremo, sensação de perigo. A atividade do neocórtex opõe-se à atuação da porção mais central do cérebro, denominada cérebro primitivo, onde se localizam o hipotálamo e a hipófise. Assim, para que algumas funções hipotalâmicas (como a produção de ocitocina) e hipofisárias (como o armazenamento e a libração da ocitocina) ocorram, é necessário que o neocórtex tenha a sua atividade reduzida (Odent, 2002).

Os hormônios têm efeitos comportamentais nos diferentes períodos clínicos do parto. A(o) enfermeira(o) atenta(o) às mudanças no comportamento da parturiente pode evitar exames vaginais frequentes em busca de evidências da progressão do processo. Durante o primeiro período clínico, sob efeito da ocitocina e das endorfinas liberadas em quantidades crescentes no organismo, nota-se que a mulher tende a reduzir a comunicação, mergulhando nas sensações corporais mediadas pela alteração da consciência. No segundo período do parto, entram em ação os hormônios da família da epinefrina também em quantidades crescentes até que, nas últimas contrações antes do nascimento, o nível desses hormônios chega ao pico de liberação na corrente sanguínea materna. Tal fato fisiológico tende a provocar posturas verticalizadas, demonstração de grande energia e repentina necessidade de a parturiente se segurar em alguém ou algum objeto. Nesta etapa, é muito comum sentir necessidade de beber água. O feto também libera hormônios da família da epinefrina ao longo das últimas contrações para se adaptar à privação fisiológica de oxigênio, específica deste estágio do trabalho de parto.

Após o nascimento, a quantidade de ocitocina liberada deve ser a mais alta de todo o processo, para que ocorra um tipo diferente de contração que descola e expulsa a placenta. A partir do terceiro período do trabalho de parto, a mãe e o seu bebê, imersos em um complexo equilíbrio hormonal, comportam-se do modo característico da espécie humana. O bebê tem os olhos abertos e as pupilas dilatadas, atraindo a atenção materna. A mãe tende a buscar e manter contato olho a olho e, assim, inaugura-se o vínculo mãe/bebê.

Com conhecimento dessas informações básicas, o(a) enfermeiro(a) organiza o ambiente do parto e nascimento, regula a sua movimentação no ambiente e se comunica com a parturiente e sua companhia. A seguir, são relacionadas as necessidades básicas da mulher em trabalho de parto e algumas estratégias úteis para sua satisfação:

- Privacidade
  - Evitar a permanência de muitas pessoas no ambiente
  - Restringir ao máximo a circulação de pessoas
  - Evitar avaliações clínico-obstétricas repetidas por diferentes profissionais
- Sensação de segurança
  - Garantir o acompanhante de livre escolha
  - Sempre que possível, realizar o parto no local escolhido pela mulher
  - Obter o consentimento informado, mesmo que informalmente, sobre qualquer tecnologia a ser empregada

- Proteger/incentivar a livre expressão dos movimentos e do uso da voz
- Baixa luminosidade
  - Evitar luzes de espectro frio (brancas)
  - Evitar o uso de foco cirúrgico
- Conforto térmico
  - Evitar temperaturas baixas e correntes de ar
  - Oferecer banho de aspersão ou imersão em água morna
- Linguagem não verbal
  - Usar a linguagem corporal
  - Permitir a livre expressão verbal da mulher
  - Oferecer música, se for o desejo da mulher. Além disso, ao longo do processo de parto:
- Avaliar os sinais vitais (pressão arterial, temperatura, frequência cardíaca e respiratória)
- Realizar a dinâmica uterina (frequência, duração e intensidade das contrações) a cada hora, na fase ativa do trabalho de parto, e a cada 15 minutos, na fase de transição
- Monitorar a frequência cardíaca fetal a cada hora, na fase ativa do trabalho de parto, e a cada 15 minutos, na fase de transição
- Realizar exame vaginal, avaliando o progresso do trabalho de parto (dilatação, apagamento e altura da apresentação) quando necessário
- Manter a higiene da parturiente, com a finalidade de propiciar condições de conforto. Dentre as medidas de higiene, incluem-se: banhos de chuveiro e banheira; cuidados com o períneo (uso de absorventes higiênicos); higiene oral (bochechos com dentifrícios e uso de lubrificante labial, quando necessário); camisola e roupas de cama limpas e secas, e, quando possível, fornecer travesseiros para aumentar o conforto
- Providenciar líquidos sem resíduos, nas situações em que o parto for de risco habitual.

Primeiro período clínico do parto

Ao receber a gestante no setor de admissão de uma instituição de saúde ou encontrá-la em casa, questione as expectativas que ela tem do processo de parto que está se iniciando e busque esclarecer as dúvidas que ela apresentar. Afirme que o progresso do trabalho de parto será monitorado atentamente pelos profissionais especializados e que a assistência se concentrará no bem-estar materno-fetal. Informe sobre a possibilidade de controle da dor do trabalho de parto por métodos não farmacológicos, também conhecidos como tecnologias do cuidado não invasivo, que incluem: banho morno de chuveiro ou de imersão, dança lenta, movimentação sobre bola de parto, massagens, técnicas de concentração e respiração, aromaterapia, óleos relaxantes etc.

Segundo período clínico do parto

No período da expulsão, a mulher deve ser encorajada a agir de acordo com os impulsos que sentir do seu corpo. Não se deve estabelecer posição ou ritmo respiratório; pelo contrário, com base na observação da mulher no ambiente previamente organizado para favorecer o seu processo de trabalho de parto, a(o) enfermeira(o) acompanhará os movimentos dela, favorecendo as suas necessidades com atenção aos sinais clínicos.

A retenção da respiração por mais de 5 segundos no puxo pode resultar em manobra de Valsalva, que provoca fechamento da glote e aumenta a pressão intratorácica e cardiovascular.

Essa condição poderá reduzir a perfusão de oxigênio por meio da placenta, resultando em hipoxia fetal e anormalidades da frequência cardíaca fetal (Leifer, 2010).

Recentemente, inúmeros estudos e pesquisas têm constatado as vantagens da deambulação, movimentação e, consequentemente, dos benefícios que as posições verticalizadas trazem no momento da expulsão fetal. Dentre eles, estão o aumento da eficácia das metrossístoles e do diâmetro anteroposterior (*conjugata exitus*) do estreito inferior em até 40% e a redução da incidência de intervenções medicamentosas, instrumentais e cirúrgicas.

Cuidando de uma mulher no período da expulsão, considere o uso da água morna como coadjuvante no combate à tensão, à dor e como facilitador da dilatação cervical. O calor da água pode ser aplicado com compressas e em banhos de imersão ou aspersão. Embora não seja o objetivo dessa tecnologia, caso a expulsão do feto ocorra na banheira, ou no boxe do chuveiro, há grande possibilidade de um nascimento suave pelo aumento da flexibilidade perineal. Ressalta-se que a massagem perineal durante o segundo período do parto não é indicada (Brasil, 2017).

Durante muito tempo, a episiotomia esteve na lista de intervenções indicadas para o segundo período clínico do parto. Atualmente ela está na lista das intervenções rotineiras que devem ser evitadas no parto vaginal espontâneo, embora seja uma prerrogativa dos enfermeiras(os) obstétricas(os) garantida pela Lei do Exercício Profissional da Enfermagem.

A *episiotomia* é uma incisão, ou um corte cirúrgico, realizada no períneo, especificamente no momento do coroamento, utilizando-se uma tesoura ou lâmina de bisturi. Seu objetivo seria ampliar a região perineal, facilitando o desprendimento fetal e impedindo lacerações na vulva e na vagina, quando esta musculatura não alcança uma elasticidade eficaz. Porém, nenhuma das diretrizes consultadas para elaboração da *Diretriz Nacional de Assistência ao Parto Normal* (Brasil, 2016) apresentou evidências sobre as situações em que a episiotomia deve ser realizada ou sobre o uso de antibióticos profiláticos quando da sua realização.

A episiotomia é considerada um fator de risco para o desenvolvimento de lesões do assoalho pélvico, principalmente pelo tipo de incisão realizada. Há três tipos de episiotomia: mediolateral, mediana e lateral (Figura 9.3). Na prática obstétrica, a incisão mediolateral é realizada com maior frequência, por não ter o risco de atingir o esfíncter e a mucosa retal. Contudo, a sutura unilateral do períneo geralmente favorece uma deformidade muscular por redução da forma muscular e, consequentemente, alteração da estética vulvar, o que propicia, em algumas mulheres no momento da relação sexual, dispareunia e percepção de um ruído incômodo.

Se realizada, deve ser precedida de bloqueio do nervo pudendo com lidocaína a 1%, sem vasoconstritor, diluída em uma seringa de 10 mℓ com água destilada. A episiotomia pode ser realizada com tesoura ou bisturi, protegendo-se a apresentação fetal com os dedos indicador e médio da mão esquerda na parede vaginal e afastando-se para fora os feixes internos do elevador direito do ânus. O tamanho da episiotomia varia, em média, de 2 a 4 cm de comprimento. A incisão deve ser mediolateral direita, já que o reto está à esquerda, no momento do coroamento, mas antes que a apresentação fetal provoque uma distensão acentuada do períneo. Assim, a episiotomia não deve ser precoce, a fim de evitar o risco de hemorragia, nem tardia, por conta das possíveis rupturas de submucosas que ocorrem com a pressão da apresentação fetal na região perineal, que, em

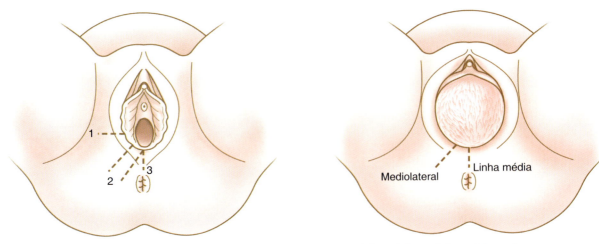

Figura 9.3 Tipos de incisões para a prática da episiotomia: **1.** lateral; **2.** mediolateral; **3.** mediana.

geral, não é possível visualizar no momento expulsivo (Neme, 2000). A *episiorrafia* é o reparo da incisão cirúrgica, e a *perineorrafia* é a reconstituição da laceração traumática ou cirúrgica.

Outras medidas importantes na prevenção de lacerações são as técnicas de proteção do períneo durante a expulsão fetal. A mais praticada é conhecida como a manobra de *Ritgen* (Figura 9.4). Nessa técnica, os dedos de uma das mãos (geralmente a mão não dominante) apoiam o períneo de encontro à apresentação (mão espalmada sobre compressa), enquanto a mão dominante faz leve pressão sobre a cabeça para reduzir a velocidade da saída fetal, controlando dessa forma a deflexão da cabeça. Nesse procedimento a mulher deve ser orientada para não fazer força/empurrar (Brasil, 2016).

Terceiro período clínico do parto

O terceiro período do parto pode ser assistido das seguintes maneiras (Brasil, 2016):

- **Conduta ativa/com intervenções**: uso rotineiro de substâncias uterotônicas; clampeamento e secção precoce do cordão umbilical; e tração controlada do cordão após sinais de separação placentária
- **Conduta fisiológica/com cuidados não invasivos**: sem uso rotineiro de uterotônicos; clampeamento do cordão após cessação do seu pulso; expulsão da placenta por esforço materno. É importante ressaltar que se deve esperar a placenta sair naturalmente, pois, ao tracioná-la, pode aumentar o risco de hemorragia e de retenção de restos placentários, o que propicia quadros hemorrágicos e, consequentemente, infecção puerperal. Caso não ocorra a dequitação espontânea, algumas manobras palpatórias podem favorecê-la, tais como:
- **Manobra de Fabre (ou pescador)**: é a manobra que auxilia o profissional para saber se a placenta ainda permanece aderida ao útero. Assim, o profissional pode realizar movimentos delicados de massagem em fundo do útero (leve pressão suprapúbica – em direção ao cordão umbilical) ao mesmo tempo que realiza uma suave tração e rotação (movimentos circulares) no cordão umbilical (Figura 9.5)
- **Manobra de Jacob-Dublin**: é a manobra de rotação da placenta em *Baudelocque Schultze* mediante sua apreensão bimanual pelo profissional, seguida de movimento rotatório, até que ela saia por completo da cavidade uterina e esteja totalmente fora do canal vaginal. Essa manobra tem por finalidade a retirada das membradas com integridade, reduzindo o risco de retenção de fragmentos placentários na cavidade uterina (Figura 9.6).

Quarto período clínico do parto

Após a expulsão da placenta, em qualquer situação, devem-se inspecionar tanto a face materna quanto a fetal para avaliar sua integridade (Figura 9.7). Esse procedimento visa determinar a necessidade de revisão da cavidade uterina em busca de restos placentários que podem provocar hemorragia pós-parto.

No quarto período, devem-se revisar a cavidade vaginal e o colo do útero. Se houver necessidade de episiorrafia ou perineorrafia, a sutura deve ser iniciada pelo ângulo superior da ferida na vagina (do ângulo anteroposterior e de dentro para fora). Os planos musculares devem ser suturados em sequência e os eventos micro-hemorrágicos totalmente controlados. Isso é determinante para o estado anatômico e para o bom funcionamento do períneo (Calais-Germain, 2005).

Ainda nesse período clínico, cabe a revisão manual do canal do parto, que trata da exploração desse canal por meio do toque bidigital. Diante disso, compete a(o) enfermeira(o) manter uma observação rigorosa da mulher sobre sua condição física geral: coloração de pele e mucosas, respiração e sensação de bem-estar e perda sanguínea.

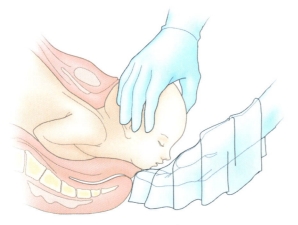

Figura 9.4 Manobra de Ritgen.

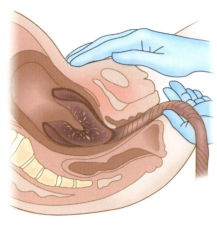

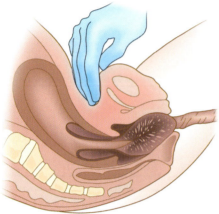

Figura 9.5 Manobra de Fabre.

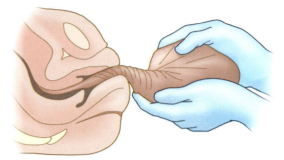

Figura 9.6 Manobra de Jacob-Dublin.

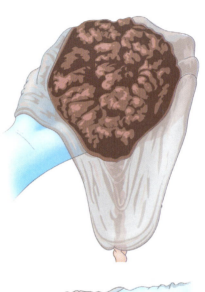

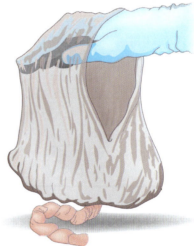

Figura 9.7 Após a dequitação, o profissional deve avaliar a integridade placentária.

FASES MECÂNICAS DO PARTO

É importante considerar que, embora a tradição obstétrica tenha denominado o feto de "objeto do parto", ele é sujeito ativo no seu nascimento. Tal fato é verificável pelo conjunto de movimentos realizados por ele que reduzem o espaço necessário para sua progressão mediante o canal do parto. Esses movimentos ajustam seu corpo aos diâmetros dos estreitos da pelve materna, favorecendo o nascimento. O comportamento do feto nas diferentes etapas do parto é tradicionalmente estudado em etapas denominadas fases mecânicas do parto (Quadro 9.3).

Primeira fase mecânica do parto

Em um trabalho de parto com apresentação cefálica, sem distocias, seu mecanismo inicia-se com a *insinuação* (ou encaixamento), momento em que o feto se direciona ao canal do parto, ultrapassando o polo cefálico pelo estreito superior da pelve materna. Adequando a forma do crânio às dimensões do primeiro estreito a ser vencido, o feto posiciona-se com o dorso do lado materno direito ou esquerdo.

Segunda fase mecânica do parto

Após a insinuação, ocorre a *descida* do polo cefálico impulsionada pelas contrações uterinas e pela ajuda dos movimentos corporais. A descida é progressiva à medida que o colo se apaga e dilata, até o polo cefálico atingir o estreito médio no diâmetro transverso. Tal estreito é delimitado pelas espinhas ciáticas e corresponde a uma altura da apresentação no plano zero de DeLee ou plano 3 de Hodge.

A descida fetal se dá com o movimento de *rotação interna da cabeça*, a fim de alcançar seu menor diâmetro, seguindo pelo estreito inferior.

Ao alcançar a região perineal, ainda dentro do canal vaginal e no final do estreito inferior, a cabeça fetal começa a desfazer a flexão que realizou no início da insinuação, apoiando o seu occipício no púbis materno.

Quadro 9.3 Fases mecânicas do parto.

Fase 1	Encaixamento (insinuação) e descida da apresentação fetal

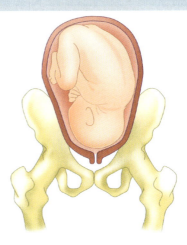

Fase 2	Rotação interna da cabeça

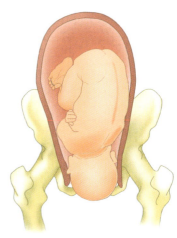

Fase 3	Desprendimento da cabeça

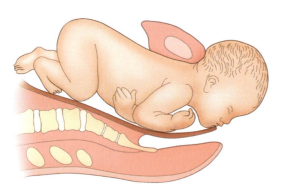 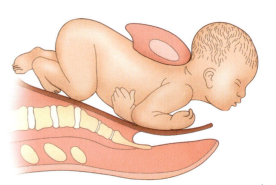

(*continua*)

Quadro 9.3 Fases mecânicas do parto. *(continuação)*

Fase 4	Rotação externa da cabeça simultânea com a rotação interna das espáduas

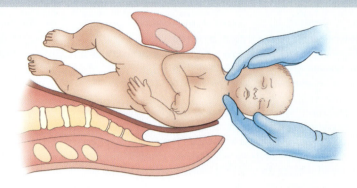

Fase 5	Desprendimento das espáduas

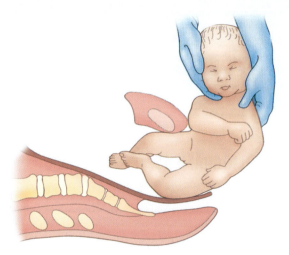

Terceira, quarta e quinta fases mecânicas do parto

Pelo movimento de deflexão da apresentação cefálica, o feto realiza o coroamento, seguindo para o *desprendimento da cabeça*.

Com a cabeça fora da cavidade vaginal, geralmente com a face voltada para as nádegas da mãe, o feto continua a ser impulsionado pelas contrações uterinas. Neste momento, a cabeça já foi externalizada, mas os ombros ainda estão dentro da vagina materna. Devido à posição dos ombros perpendicular em relação ao eixo da cabeça, as contrações forçam mais um movimento giratório do feto, denominado *rotação externa da cabeça*. Com esse movimento giratório de 90°, a face fetal volta-se para uma das partes internas das coxas da mãe, restituindo a posição dos ombros quando mergulharam no estreito superior da pelve, assumindo o diâmetro anteroposterior. Dito de outro modo, simultaneamente à rotação externa da cabeça ocorre a *rotação interna das espáduas* (ombros). A partir daí, o ombro anterior solta-se e logo a seguir ocorre o desprendimento do ombro posterior. Na sequência, o restante do corpo fetal também se externaliza, encerrando o nascimento.

Questões de autoavaliação

1. A manobra que consiste em movimentos delicados de massagem em fundo uterino, visando favorecer o desprendimento placentário, é denominada:
   - (A) Manobra de Kristeller
   - (B) Manobra de Ritgen
   - (C) Manobra de Fabre
   - (D) Manobra de Jacob-Dublin
2. Correlacione os períodos clínicos do parto e, em seguida, marque a sequência correta:
   - (1) Dilatação
   - (2) Expulsão
   - (3) Dequitação
   - (4) Período de Greenberg
   - ( ) Inicia-se com o nascimento e termina com a expulsão da placenta
   - ( ) Primeira hora após a saída da placenta
   - ( ) Contrações regulares, leves a moderadas, até a completa dilatação da cérvice
   - ( ) Caracteriza-se pela dilatação completa da cérvice e completa expulsão do feto. A sequência correta é:
   - (A) 2, 4, 3, 1
   - (B) 2, 4, 1, 3
   - (C) 3, 2, 4, 1
   - (D) 3, 4, 1, 2
3. (Luciane de Almeida – 2018) Na fase de latência correspondente ao primeiro período clínico do trabalho de parto, pode-se afirmar que este é estabelecido quando:
   - (A) Há dores abdominais relatadas pela mulher associadas a qualquer sangramento vaginal, exceto eliminação de tampão

(continua)

Questões de autoavaliação (*continuação*)

(B) Há contrações uterinas dolorosas e alguma modificação cervical, incluindo apagamento e dilatação de até 4 cm

(C) Há contrações uterinas dolorosas e alguma modificação cervical, incluindo apagamento e dilatação de até 2 cm

(D) Há contrações uterinas regulares e dilatação cervical progressiva a partir de 4 cm

4. No terceiro período do parto, momento desde o nascimento da criança até a expulsão de placenta e membranas, é importante assegurar uma assistência adequada e minimizar intervenções, favorecendo, assim, a relação de vínculo entre a mãe e o bebê. Portanto, a conduta ativa no terceiro período envolve um conjunto de intervenções que devem ser evitadas na prática assistencial, como:

(A) Uso rotineiro de uterotônicos; clampeamento do cordão após cessação da pulsação; expulsão da placenta por esforço materno

(B) Massagem perineal, episiotomia e tração controlada do cordão após sinais de separação placentária

(C) Uso rotineiro de substâncias uterotônicas; clampeamento e secção precoce do cordão umbilical; e tração controlada do cordão após sinais de separação placentária

(D) Uso rotineiro de substâncias uterotônicas; clampeamento do cordão após cessação da pulsação; e tração controlada do cordão após sinais de separação placentária

5. O primeiro período clínico do parto envolve o preparo para o parto, sendo dividido em 3 momentos (pródromos), também conhecidos como fases latente, ativa e de transição. No que se refere às características da fase ativa, pode-se assinalar que:

(A) As contrações são rítmicas e regulares, com intervalo de 3 a 5 minutos e duração de cerca de 30 a 45 segundos

(B) A duração e a intensidade das contrações variam bastante; pode haver perda do tampão mucoso e sensação dolorosa nas costas que irradia para o baixo ventre

(C) Dilatação total (10 cm) do colo do útero associada às contrações mais intensas e com intervalos de 1 a 2 minutos entre elas

(D) Contrações rítmicas e regulares, com intervalo de 10 minutos e duração de cerca de 20 segundos

REFERÊNCIAS BIBLIOGRÁFICAS

Associação Internacional para o Estudo da Dor (IASP). Global Year Against Pain [Internet]; 2011. Disponível em: <http://s3.amazonaws.com/rdcms-iasp/files/production/public/Content/ContentFolders/GlobalYearAgainstPain2/AcutePainFactSheets/1-Problem_Portuguese.pdf>. Acesso em: 05/05/2019.

Associação Internacional para o Estudo da Dor (IASP). Proposed New Definition of Pain Released for Comment [Internet]; 2019. Disponível em: <https://www.iasp-pain.org/PublicationsNews/NewsDetail.aspx?ItemNumber=9218>. Acesso em: 05/09/2019.

Barros SMO (Org). Enfermagem no Ciclo Gravídico-puerperal. São Paulo: Manole; 2006.

Brasil. Lei nº 11.108, de 07 de abril de 2005. Dispõe sobre a garantia das parturientes sobre o direito à presença de acompanhante durante o trabalho de parto, parto e pós-parto imediato, no âmbito do Sistema Único de Saúde – SUS. Brasília: Diário Oficial da União; 2005.

Brasil. Ministério da Saúde. Parto, Aborto e Puerpério: Assistência Humanizada à Mulher. Secretaria de Políticas de Saúde. Área Técnica de Saúde da Mulher. Brasília: Ministério da Saúde; 2001.

Brasil. Ministério da Saúde. Resolução da Diretoria Colegiada nº 36, de 3 de julho de 2008. Dispõe sobre regulamento técnico para funcionamento dos serviços de atenção obstétrica e neonatal. Brasília: Diário Oficial da União; 2008. Disponível em: <http://www.anvisa.gov.br/divulga/noticias/2008/040608_1_rdc36.pdf>.

Brasil. Ministério da Saúde. Secretaria de Ciência, Tecnologia e Insumos Estratégicos. Diretriz Nacional de Assistência ao Parto Normal: relatório de recomendação [Internet]. Brasília: Ministério da Saúde; 2016. Disponível em: <http://conitec.gov.br/images/Consultas/2016/Relatorio_Diretriz-PartoNormal_CP.pdf>. Acesso em: 05/05/2019.

Brasil. Ministério da Saúde. Universidade Federal de Santa Catarina. Departamento de Enfermagem. Curso de Especialização em Linhas de Cuidado em Enfermagem. Zampieri MFM *et al.* Módulo VI: Enfermagem na atenção à saúde materno-fetal: pré-natal. Florianópolis: Universidade Federal de Santa Catarina; 2013.

Calais-Germain B. O períneo Feminino e o Parto: Elementos de Anatomia e Exercícios Práticos. Barueri: Manole; 2005.

Coad J, Dunstall M. Anatomy and Physiology for Midwives. Elsevier Health Sciences; 2011. E-book. [Edição do Kindle].

Leifer G. Enfermagem obstétrica. Rio de Janeiro: Elsevier; 2013.

Neme B. Obstetrícia Básica. 2. ed. São Paulo: Sarvier; 2000.

Odent M. A Cientificação do amor. Florianópolis: Saint Germain; 2002.

Porto F *et al.* Atenção à Saúde da Mulher: História, Aspectos Legais e Cuidado. Rio de Janeiro: Águia Dourada; 2011.

Sandall J *et al.* Midwifeled continuity models versus other models of care for childbearing women. Cochrane Database of Systematic Reviews 2013. Disponível em: <https://www.cochranelibrary.com/cdsr/doi/10.1002/14651858.CD004667.pub5/epdf/full>. Acesso em: 05/05/2019.

Vargens OMC *et al.* Tecnologias não invasivas de cuidado e vitalidade do neonato. Rio de Janeiro: Rev enferm UERJ. 2017;25:e21717. Disponível em: <https://www.e-publicacoes.uerj.br/index.php/enfermagemuerj/article/view/21717/22670>. Acesso em: 05/05/2019.

Vargens OMC, Silva ACV, Progianti JM. Contribuição de enfermeiras obstétricas para consolidação do parto humanizado em maternidades no Rio de Janeiro-Brasil. Esc Anna Nery. 2017;21(1). Disponível em: <https://www.scielo.br/scielo.php?pid=S1414-81452017000100215&script=sci_abstract&tlng=pt>. Acesso em: 05/05/2019.

Gabarito das questões: 1 – letra C; 2 – letra D; 3 – letra B; 4 – letra C; 5 – letra A.

10

Tecnologias Não Invasivas de Cuidado da Enfermagem Obstétrica | Aspectos Históricos, Conceituais e Práticos

Edymara Tatagiba Medina • Juliana Amaral Prata •
Sandra Cristina de Souza Borges Silva • Ricardo José Oliveira Mouta

MUDANÇA PARADIGMÁTICA NA ASSISTÊNCIA AO PARTO | DO MODELO MEDICALIZADO AO HUMANIZADO

Desde as primeiras civilizações, o parto e o nascimento são fenômenos que agregam muitos significados, os quais sofreram transformações ao longo das gerações em consequência das novas concepções sobre o corpo feminino e o processo de gestar, parir e nascer (Malheiros *et al.*, 2012).

Até o final do século XVI, a parturição era concebida como um evento fisiológico e natural do ciclo vital da mulher, sendo a assistência ao parto uma atividade feminina realizada no espaço privado do domicílio. Entretanto, essa visão modificou-se com a disseminação da ideia do parto como um acontecimento patológico, sustentada no entendimento de que o corpo da mulher era imprevisível e incapaz de lidar com a gestação e a parturição. Com base nessas concepções e diante da necessidade de controlar os riscos de conduzir o concepto a um desfecho seguro, verificou-se a entrada da figura masculina na obstetrícia, acompanhada de intervenções médicas (Sena *et al.*, 2012).

No Brasil, o parto e o nascimento eram acompanhados por parteiras que, apesar de não possuírem o conhecimento científico, eram reconhecidas por sua grande experiência. A partir de meados do século XX, com a intensificação do processo de medicalização da sociedade, as parteiras foram excluídas, resultando na masculinização da obstetrícia e na apropriação médica da realização do parto no hospital (Progianti, 2001).

Como efeito desse modelo medicalizado de atenção obstétrica, a mulher perdeu seu protagonismo, sua autonomia e privacidade, sendo retirada do ambiente domiciliar e separada da família para submeter-se às normas e rotinas próprias das instituições hospitalares, assim como às práticas médicas intervencionistas (Souza *et al.*, 2013; Gomes *et al.*, 2014).

Até os anos 1980, esse paradigma assistencial mostrava-se hegemônico nos campos obstétricos brasileiros e, aliado ao desenvolvimento de inovações tecnológicas duras, transformou o parto em um ato médico e institucionalizado. Porém, na década de 1990, essa forma de produzir o cuidado na obstetrícia apresentou reflexos negativos em relação ao uso indiscriminado de intervenções, que acarretaram aumento significativo das taxas de mortalidade materna e neonatal, alarmando as autoridades brasileiras daquela época (Gomes *et al.*, 2014). Ao mesmo tempo, as críticas acerca da intensa medicalização e do autoritarismo médico desenvolveram-se a partir de diferentes perspectivas, impulsionando a organização do movimento pela humanização do parto e nascimento (Tornquist, 2004).

Nesse contexto favorável a novos modos de ver, pensar e agir na obstetrícia, os envolvidos nesta luta atuaram de forma cooperada e estabeleceram articulações que proporcionaram visibilidade às reivindicações do movimento, com destaque para os direitos sexuais e reprodutivos das mulheres, bem como para a valorização do feminino por meio do resgate do parto normal, com o mínimo de intervenções. No início dos anos 2000, as propostas para a humanização do parto e do nascimento conquistaram espaços no campo político brasileiro e foram incorporadas no discurso programático do Sistema Único de Saúde (SUS) em documentos e manuais que recomendavam o uso apropriado das tecnologias, com ênfase àquelas com características leves (Prata *et al.*, 2012).

Como um marco nas discussões acerca das condutas profissionais na atenção ao ciclo gravídico-puerperal e na utilização racional das intervenções obstétricas, salienta-se o Programa de Humanização no Pré-natal e Nascimento (PHPN), publicado em 2000, com o intuito de incentivar um atendimento integral e garantir os direitos de escolha da mulher. Para tanto, ressaltava a reorganização da assistência com vistas à ampliação do acesso ao cuidado de qualidade baseada em evidências científicas (Brasil, 2000; Malheiros *et al.*, 2012).

Nesse cenário, o termo *humanização* incorporou diferentes significados, mas os sentidos atribuídos confluem para a concepção fisiológica do processo de parto e nascimento, assim

Parte 1 • Enfermagem Materna

como para o apoio emocional enquanto componente importante da assistência à saúde. Assim, entende-se que a humanização do parto e nascimento envolve a adoção de uma postura acolhedora e de respeito à natureza do ser humano, ou seja, compreende um retorno a essência, subjetividade, singularidade e totalidade, incentivando a participação ativa da mulher e promovendo seu protagonismo no processo (Gomes *et al.*, 2014; Pieszak *et al.*, 2013).

Além disso, a humanização também está relacionada com a mudança na cultura institucional, em relação à organização do cuidado, direcionado para as necessidades das mulheres e de suas famílias, bem como do ambiente hospitalar, transformando-o em um local mais acolhedor, favorável ao desenvolvimento de práticas que propiciem a atuação profissional com respeito à fisiologia e à promoção da autonomia feminina (Souza *et al.*, 2013).

Nesse contexto, as enfermeiras foram identificadas como agentes estratégicas para implantar o PHPN e fortalecer o modelo humanizado no SUS, pois sua formação é centrada na compreensão fisiológica do parto e nascimento, na valorização dos aspectos emocionais, sociais e culturais que permeiam esse processo e na promoção da autonomia da mulher. Tal reconhecimento culminou, no final da década de 1990, em investimentos do Ministério da Saúde (MS) para a inserção de enfermeiras obstétricas na atenção ao parto e em incentivos para a formação dessas especialistas (Progianti e Mouta, 2009; Sena *et al.*, 2012; Gomes *et al.*, 2014).

DO MODELO HUMANIZADO À DESMEDICALIZAÇÃO DA ASSISTÊNCIA À MULHER | UTILIZAÇÃO DAS TECNOLOGIAS NÃO INVASIVAS DE CUIDADO PELAS ENFERMEIRAS OBSTÉTRICAS

No Brasil, em meio à efervescência da humanização no campo da saúde e na busca por romper com o paradigma tecnocrático na atenção ao parto e nascimento, enfermeiras obstétricas do campo do ensino desenvolveram a concepção de desmedicalização da enfermagem na saúde da mulher, que envolve mudanças de atitude dos profissionais na interação com ela, eliminando o raciocínio clínico-biomédico como única alternativa para a assistência obstétrica, incorporando novos olhares e conhecimentos sobre o parto e admitindo a possibilidade de oferecer outras opções para as mulheres vivenciarem o processo de parturição e nascimento (Progianti e Vargens, 2004; Vargens *et al.*, 2008).

Para tanto, compreende-se que a atuação desmedicalizada da enfermeira obstétrica perpassa pelos seguintes princípios: a mulher é a protagonista de seu parto, o qual é um evento biológico influenciado pelo contexto existencial da mulher, exigindo cuidados e não controle; esses cuidados incorporam a intuição em contraposição ao uso de práticas que estimulam a racionalidade; ainda nessa perspectiva, são respeitadas a privacidade e a segurança da mulher, garantindo que qualquer procedimento que invada o corpo feminino requer esclarecimentos e autorização prévia (Progianti e Vargens, 2004; Vargens *et al.*, 2008).

Inseridas em tal modelo não medicalizado de cuidado, essas profissionais desenvolveram as tecnologias de cuidado de enfermagem obstétrica, definidas como técnicas, procedimentos e conhecimentos utilizados nas diferentes fases do processo de parto e nascimento, que constituem um conjunto de saberes

estruturados, emanados da prática, aplicados de forma intencional e com justificativas, que produzem resultados positivos (Progianti e Vargens, 2004; Vargens *et al.*, 2008; Torres *et al.*, 2008).

Mais recentemente, o conceito de não invasão foi incorporado a essas tecnologias, sendo, então, denominadas tecnologias não invasivas de cuidado de enfermagem obstétrica (TNICEO), as quais apresentam atributos que as caracterizam como tecnologias leves (Torres *et al.*, 2008), sendo:

- **Relacionais**: ao favorecer o acolhimento e a formação de vínculo com a mulher na construção compartilhada de um cuidado integral
- **Potencializadoras**: ao buscar a mobilização das capacidades existentes em cada mulher para lidar, da melhor maneira possível, com as transformações decorrentes do processo de gestar, parir e nascer, em todas as dimensões
- **Abertas**: ao integrar conhecimentos de diversas disciplinas, reconhecer os saberes da mulher e incorporar as influências sociais, ambientais e místicas, singulares de cada mulher, na construção do cuidado
- **Vivas**: ao se basear em processos interativos, dinâmicos e singulares com a mulher
- **Instituintes**: ao se recriar, constantemente, a cada encontro e de acordo com as mudanças
- **De conforto**: ao promover, junto com a mulher, sua vivência prazerosa e plena do processo de gestação e parturição.

Na perspectiva das tecnologias do trabalho em saúde,* pode-se dizer que a utilização das TNICEO (Figura 10.1) envolve: tecnologias leves, expressas nas atitudes relacionais e posturas corpóreo-afetivas; tecnologias leve-duras, correspondendo aos conhecimentos; e tecnologias duras, representadas nos objetos (Prata *et al.*, 2019).

Esse modo de cuidado, desmedicalizado e mediado pelas TNICEO, confere novos sentidos ao processo de parturição e às práticas obstétricas, pois as enfermeiras obstétricas priorizam o trabalho vivo, que se materializa a partir da interação com a mulher e suas subjetividades, e utilizam, predominantemente, tecnologias leves. Assim, contribuem para a transformação da assistência, visto que o modelo historicamente hegemônico é o biomédico, com o uso de tecnologias duras e enfoque no trabalho morto (Prata *et al.*, 2014).

Nessa perspectiva, verificam-se avanços concretos da humanização nos campos obstétricos brasileiros, principalmente no município do Rio de Janeiro, onde as enfermeiras vêm marcando a distinção do seu saber-fazer e contribuindo para modificar a lógica assistencial na obstetrícia a partir do cuidado desmedicalizado e da utilização das TNICEO (Vargens *et al.*, 2017; Prata *et al.*, 2019; Prata e Progianti, 2013).

Além disso, na perspectiva da qualidade e da segurança em saúde, a atuação dessas especialistas tem sido associada a uma experiência positiva do parto e nascimento, bem como a desfechos maternos e fetais amplamente favoráveis em comparação

---

* As tecnologias do trabalho em saúde compreendem um conjunto de elementos utilizados durante o ato produtivo do cuidado, envolvendo recursos materiais e imateriais que assumem sentidos e são aplicados de modo singular, conforme a visão de mundo do profissional. Essas tecnologias são classificadas como: tecnologias duras, representadas por instrumentos, equipamentos, máquinas permanentes, instalação física, normas e estruturas organizacionais; tecnologias leve-duras, envolvendo conhecimentos estruturados e saberes protocolados; e tecnologias leves, expressas nas relações humanas, nos processos relacionais, nas comunicações e na maneira de condução da gestão dos cuidados e dos serviços (Mehry, 2002).

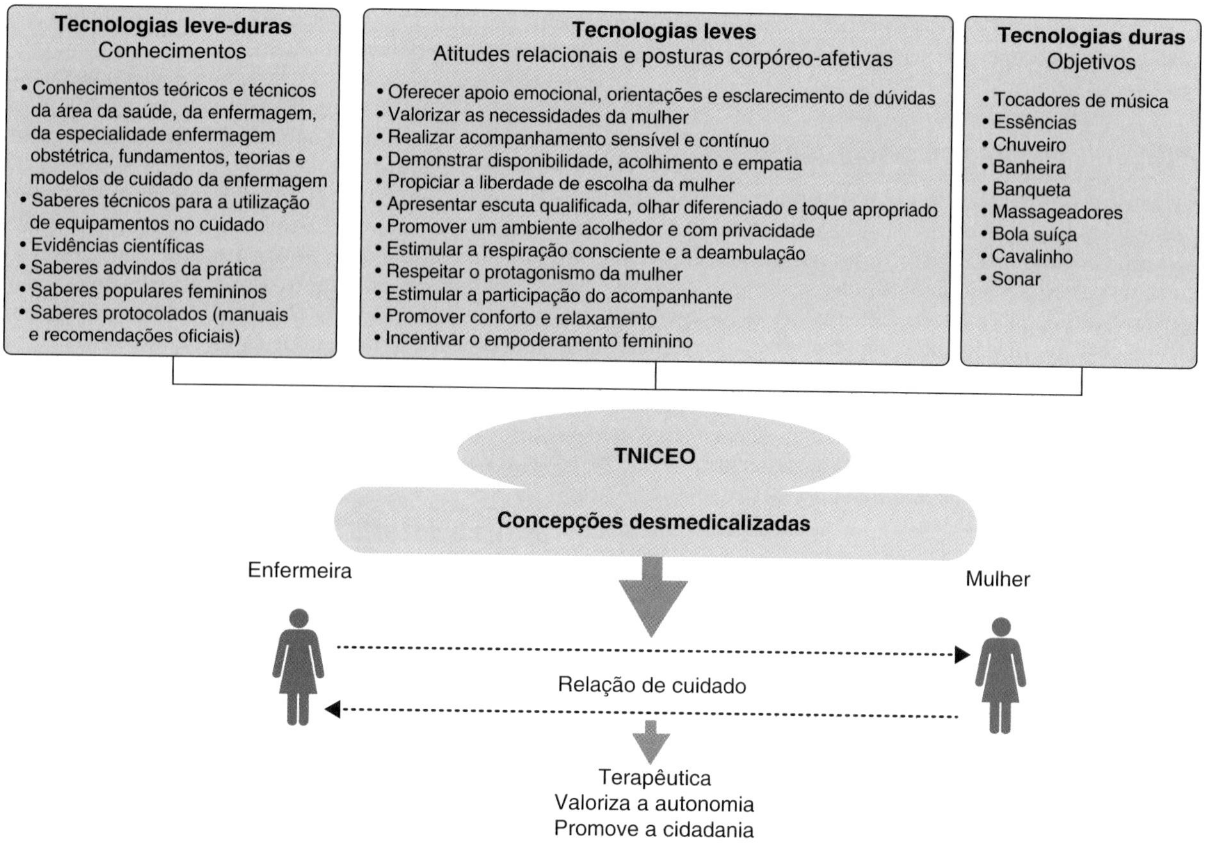

Capítulo 10 • Tecnologias Não Invasivas de Cuidado da Enfermagem Obstétrica **91**

Figura 10.1 Processo de cuidado das enfermeiras a partir das concepções desmedicalizadas e do uso das tecnologias não invasivas de cuidado da enfermagem obstétrica (TNICEO).

com as práticas tradicionais do modelo medicalizado, com resultados promissores sobre as taxas de mortalidade materna e neonatal (WHO, 2018; Ministério da Saúde, 2017; Vargens *et al.*, 2017; Mafetoni e Shimo, 2014; Osório *et al.*, 2014; Gouvêa *et al.*, 2015; Oliveira e Cruz, 2015; Silva *et al.*, 2013; Souza *et al.*, 2013; Santana *et al.*, 2013).

RECOMENDAÇÕES SOBRE A UTILIZAÇÃO DAS TNICEO NO CUIDADO ÀS MULHERES DURANTE O TRABALHO DE PARTO E PARTO | BASES PARA A ATUAÇÃO DA ENFERMEIRA OBSTÉTRICA

Durante a gestação, o parto e o nascimento, a práxis da enfermagem obstétrica é construir um cuidado que estimule a autonomia da mulher ao mesmo tempo que promova ações de conforto e estímulos para uma gestação saudável e um parto prazeroso. Para tanto, a mulher é incentivada a experimentar várias TNICEO que ajudam nessa construção, as quais são apresentadas nos tópicos a seguir, conforme o momento da assistência.

TNICEO utilizadas durante o trabalho de parto

▪ *Promoção de ambiente acolhedor*

O ambiente do parto e nascimento é um importante fator que pode potencializar o estresse ou favorecer a sensação de calma e segurança para a mulher e a sua família. Desde 2008, com a Resolução da Diretoria Colegiada nº 36, o Ministério da Saúde vem estimulando o respeito à privacidade e à segurança no

nascimento, por meio do incentivo à criação de suítes PPP, locais onde a mulher permanece durante o trabalho de parto, o parto e o pós-parto imediato (Brasil, 2008).

Durante o processo de parturição e nascimento, os profissionais de saúde devem prover as necessidades básicas da parturiente, as quais contribuem para a ativação do córtex primitivo, favorecendo o acesso a informações ancestrais, que são comuns a todos os mamíferos, permitindo a entrega da mulher e, consequentemente, a manifestação instintiva de movimentos e ações que facilitem a evolução fisiológica do trabalho de parto e parto (Odent, 2000).

Dentre essas necessidades, destaca-se a preocupação com o ambiente, o qual deve apresentar-se com: privacidade, baixas luminosidade e sonoridade, temperatura aquecida e tranquilidade. Em tal perspectiva, o ambiente é um fator facilitador do cuidado, pois favorece uma sucessão de emoções (medo, surpresa, raiva e alegria) que auxiliam o período expulsivo do trabalho de parto. Por outro lado, quando tais características ambientais não estão presentes, a sequência de emoções conforma-se de modo diferenciado que repercute negativamente no processo fisiológico do parto (medo, medo/surpresa, nojo, surpresa, raiva e alegria) (Silva e Shimo, 2017).

▪ *Incentivo à presença do acompanhante*

Durante a fase ativa do trabalho de parto e do parto, a presença contínua do acompanhante de escolha da parturiente transmite-lhe segurança, favorecendo a liberação de endorfinas e ocitocina. Nesse sentido, diversos estudos mostram que incentivar a presença e a participação ativa do acompanhante

92 Parte 1 • Enfermagem Materna

associa-se com a redução do uso de práticas obstétricas intervencionistas, de cesarianas e de partos instrumentais (WHO, 2014).

▪ *Estímulo à alimentação e ingestão de líquidos*

O oferecimento de alimentos e líquidos é recomendado às parturientes classificadas como de risco habitual, considerando sua aceitação e seu desejo (WHO, 2018; Ministério da Saúde, 2016).

Tal conduta sustenta-se no fato de que a suspensão da dieta e da ingestão hídrica não apresenta efeitos benéficos quando há desfechos clínicos importantes, ou seja, diante de: Apgar baixo ou admissão em unidade de tratamento intensivo (UTI) neonatal; náuseas e vômito maternos; necessidade de analgesia; aumento do uso de ocitocina; aumento da taxa de cesariana ou de parto instrumental (WHO, 2014, 2018; Ministério da Saúde, 2016; Syngatam e Gyte, 2013; Ciardulli *et al.*, 2017).

▪ *Uso de aromas*

Durante o processo de parturição, as enfermeiras utilizam os óleos essenciais de modo singular, conforme a aceitação e a necessidade de cada mulher. Assim, destacam-se:

- **Lavanda**: apresenta ação relaxante, estimulante e antiespasmódica, por seus princípios ativos preponderantes: o linalol e o acetato de linalila. Contribuindo com o bem-estar das mulheres em trabalho de parto, sua utilização por via inalatória está relacionada com o alívio da dor e, sob a forma de aplicação cutânea por meio da massagem, minimiza a sensação dolorosa e reduz o tempo do primeiro e do segundo períodos clínicos do parto (Camargo e Vasconcelos, 2014; Pereira *et al.*, 2013; Vakilian *et al.*, 2012; Pirak *et al.*, 2015)
- **Laranja**: promove alívio da dor, quando utilizado através da inalação (Fakari *et al.*, 2013)
- **Gerânio**: Minimiza a ansiedade durante o trabalho de parto e promove a redução da pressão diastólica (Fahimeh *et al.*, 2015).

▪ *Estímulo a movimentos de bamboleio da pelve*

Quando a mulher se entrega ao processo de parturição e nascimento, deixa seu instinto aflorar, acessando seu córtex primitivo (Odent, 2000). Com isso, ela procura movimentar-se, seguindo o ritmo das contrações, movendo a pelve para a frente e para traz, de um lado para o outro ou em movimentos circulares.

Tais movimentos favorecem a descida e a rotação do feto, ajudam no deslocamento do bebê dentro da pelve, ativam o trabalho de parto e liberam endorfinas (Balaskas, 2016; WHO, 2014).

▪ *Uso da água morna, por meio do banho de imersão ou chuveiro*

O uso da água morna durante o trabalho de parto produz efeitos positivos, pois proporciona conforto à mulher durante as contrações e promove relaxamento muscular, facilitando a dilatação, a introspecção e estabelecendo um padrão de contração efetivo, com diminuição da sensação dolorosa (Odent, 2000; Balaskas, 2016; Cluett *et al.*, 2018).

Além disso, favorece a liberação de endorfinas, amenizando o medo e a ansiedade e diminuindo a sensação de dor excessiva.

Com o equilíbrio restabelecido, promove a aceleração do trabalho de parto (Cluett *et al.*, 2018).

Odent (2000) aborda o efeito misterioso da água na supressão das travas neocorticais, que são ativadas em qualquer situação na qual são liberados altos níveis de epinefrina, como medo, estresse, entre outros.

As duchas quentes têm efeito calmante, aliviam dores e nevralgias. É consenso entre os profissionais que a melhor hora para a parturiente entrar na água é na fase ativa do trabalho de parto, ou seja, com dilatação de 6 cm e contrações mais intensas (Odent, 1982; Enning, 2000). Ao entrar na água, a mulher descobre-se capaz de render-se às necessidades instintivas e primitivas do seu corpo. A maioria das mulheres afirma que a percepção da dor se altera (portal da dor) e torna-se mais fácil aceitar a intensidade das contrações (Balaskas, 2016; Odent, 1982).

▪ *Uso da bola suíça ou fisioball*

Promove massagem no períneo, alongando e fortalecendo a musculatura dessa região, aliviando tensões, ativando a circulação sanguínea e desfazendo pontos de tensão no períneo. Ainda, por trabalhar a cintura pélvica e movimentar todos os músculos dessa área, favorece a descida e a rotação do feto, ajuda a ativar o trabalho de parto e promove alívio da dor (Leung *et al.*, 2013; Barasinski *et al.*, 2018).

Por apresentar uma base de sustentação instável, a gravidade atua sobre o corpo, e isso requer um contrapeso pelo recrutamento dos músculos mais profundos, até que se alcance uma estabilização necessária para mantê-lo equilibrado sobre a bola suíça. Com a busca do equilíbrio sobre a bola, a mulher desfoca da dor da contração. Com o uso da bola, mantém-se uma postura de sustentação estável e proporciona-se flexibilidade ao corpo (Craig, 2004; Henrique *et al.*, 2016).

Cabe ressaltar que é preciso considerar as dimensões da bola em relação à estrutura física materna; assim, o tamanho adequado à mulher é aquele que permite um ângulo de 90° entre coxa e perna, e firmeza dos pés no chão (Gomes, 2010).

Como não existe contraindicação para o uso da bola suíça, esta pode ser utilizada também durante a gestação, para alívio dos desconfortos comuns dessa condição clínica.

▪ *Estímulo à deambulação*

As TNICEO são utilizadas para ativar o trabalho de parto, promover a descida e a rotação do feto, bem como o alívio da dor. A mulher deve escolher a posição de preferência durante o trabalho de parto, embora a necessidade de estimulação com ocitocina seja menor em mulheres que deambulam durante seu decurso, em comparação com aquelas que permanecem no leito.

Durante a contração, as paredes uterinas encurtam-se e impulsionam o feto para baixo. Os ligamentos redondos, que também retraem com a contração uterina, tracionam o fundo do útero para diante, colocando o eixo longitudinal da matriz no eixo da escavação pélvica e para baixo, aproximando o fundo da pelve (Posner *et al.*, 2014). Por isso, durante a contração uterina, a melhor posição para a mulher é a vertical, com o corpo inclinado para a frente (Balaskas, 2016).

Estudos apontam que a deambulação reduz a duração do trabalho de parto em aproximadamente 1 hora, diminui a necessidade de intervenção nesse período e não apresenta efeitos negativos no bem-estar materno ou fetal (Fuente, 1992; Lawrence *et al.*, 2009).

Massagem

Com as mãos ou aparelho próprio, a massagem em áreas dolorosas do corpo, como a região cervical, lombar, ombros ou em locais de preferência da mulher, ajuda a acessar o córtex primitivo, auxiliando a liberação de ocitocina e endorfinas, revertendo a distocia emocional e ativando o trabalho de parto (Odent, 2000; Melzack, 1965; Guyton e Hall, 2017).

Ao comprimir os mecanorreceptores dolorosos, diminuem-se a tensão, o medo e a sensação dolorosa, liberando-se os músculos tensionados. Por isso, a massagem oferece conforto, demonstra interesse e atenção da equipe, estimula a construção de uma relação de confiança com a parturiente ao ajudá-la a vincular-se a si e a sua experiência atual (Balaskas, 2016; Gomes, 2010).

Cabe ressaltar que a massagem pode ser realizada pela enfermeira ou pelo acompanhante, que podem utilizar as mãos ou massageadores, acompanhada ou não de óleos vegetais aromáticos e relaxantes.

Estímulo à respiração consciente

A respiração é uma função fisiológica, mas também é responsável pela integração entre corpo e mente. A respiração consciente, utilizada em técnicas de meditação, mostrou diminuição nos níveis de norepinefrina, hormônio neurotransmissor conhecido como "hormônio do estresse" (Feldman et al., 2010).

Quando aplicada no trabalho de parto, a respiração consciente reduz a sensação da dor, ajuda na concentração da mulher, ativa os receptores corticofugais, promovendo uma ação condicionada de contração/respiração que interfere nos portais da dor (Melzack e Wall, 1965; Yildirim e Sahin, 2004; Davim et al., 2009).

Rebozo

Favorece a ativação do trabalho de parto, auxilia na correção de variedades de posição posterior ou direita persistente e assinclitismo. Movimenta o feto na pelve, auxiliando a rotação e retificação do assinclitismo persistente (Gomes, 2010).

O rebozo requer qualificação prévia. Trata-se de um método que utiliza um xale ou lençol para envolver a pelve, ajustado na região das cristas ilíacas e realizando movimentos sincrônicos, para um lado e para outro, para direita e esquerda, a fim de posicionar adequadamente o feto (Vinaver et al., 2016).

Estímulo à posição de cócoras

Tal posição é mais indicada no final do trabalho de parto (Figura 10.2), para aliviar a dor lombar e favorecer a descida da apresentação, quando esta se encontra insinuada na pelve. Não é recomendada em apresentações flutuantes, que diminuem o estreito superior à entrada da pelve (Calais-Germain, 2005).

Suas vantagens mecânicas consistem no fato de o tronco empurrar o fundo do útero, aumentando a pressão sobre o feto. Por isso, favorece a descida e a rotação do feto, auxilia na resolução do assinclitismo persistente, sendo indicada em situações de hipoatividade uterina (contrações diminuídas). Além disso, aumenta diâmetros da pelve em 25%, ampliando seus ângulos de saída, e possibilita a ação da gravidade, requerendo menos esforços expulsivos (Sabatino et al., 2000).

Por aumentar a pressão no períneo, não deve ser empregada em apresentações flutuantes, pois estas diminuem o estreito

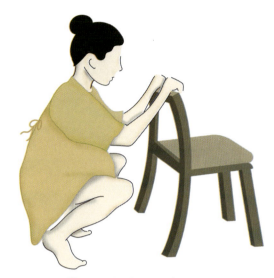

Figura 10.2 Posição de cócoras.

superior à entrada da pelve, e nos casos de hiperatividade uterina (contrações muito frequentes), pelo risco de lacerações no períneo (Calais-Germain, 2005).

Esta posição pode ser oferecida de várias formas:

- **Cócoras sustentadas (Figura 10.3):** aumenta a sensação de bem-estar, por se sentir amparada por alguém; na posição suspensa, os membros inferiores são menos comprimidos, favorecendo a circulação venosa
- **Banqueta meia-lua:** auxilia no apoio para os membros inferiores. Pode ser firmada atrás pelo acompanhante, aumentando a sensação de bem-estar
- **Banco/vaso:** pode relaxar o períneo para puxos mais eficazes. Boa posição para descansar. Vantagem pela força da gravidade.

Uso do cavalinho (assento ativo)

A permanência no cavalinho auxilia a rotação e a descida do feto, e pode ser favorável diante do assinclitismo persistente. Ao possibilitar que a mulher adote a postura do tronco em posição anterior, amplia os diâmetros da pelve, libera o sacro e o cóccix, auxiliando na rotação do bebê em posição occipitoposterior (OP). Ao descomprimir a pressão da apresentação sobre o colo durante as contrações, favorece a redução do edema de colo. Além disso, promove alívio e conforto durante o trabalho de parto (Carraro et al., 2006).

Decúbito lateral com as pernas flexionadas

No final do trabalho de parto, esta posição (decúbito lateral esquerdo, com flexão e elevação da perna direita [Figura 10.4]) favorece a ampliação dos diâmetros pélvicos, facilita a passagem da apresentação, permite corrigir o assinclitismo persistente, reduz a sensação dolorosa e amortiza os períodos expulsivos prolongados. Além disso, evita a saída abrupta do polo cefálico, reduzindo a ocorrência de lacerações perineais (Balaskas, 2016).

Posição genupeitoral

Esta posição diminui a força da gravidade, amplia os diâmetros da pelve, facilitando a rotação e diminuindo a pressão sobre o

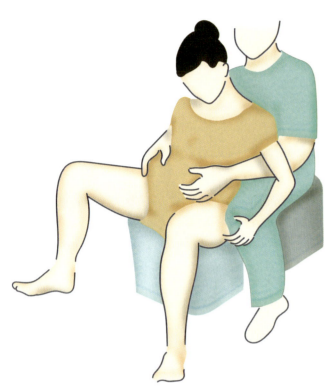

Figura 10.3 Posição de cócoras sustentadas.

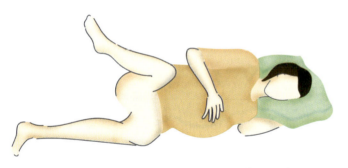

Figura 10.4 Decúbito lateral com pernas flexionadas.

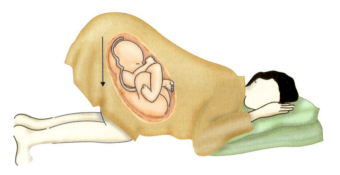

Figura 10.5 Posição genupeitoral.

colo do útero, auxilia os movimentos de rotação fetal, quando em variedade de posição posterior ou direita persistente (Figura 10.5). Também favorece a redução do edema de colo anterior, pois alivia a pressão do polo cefálico sobre o mesmo (Balaskas, 2016).

TNICEO utilizadas no período expulsivo do parto

• Estímulo à posição verticalizada

A verticalização da mulher libera o sacro e o cóccix, favorecendo a ampliação do canal do parto, sendo muito eficiente para facilitar a descida e a rotação do feto. É indicada em hipoatividade uterina (contrações esparsas) (Lowdermilk et al., 2013).

Dentre suas vantagens, destacam-se: realização, concomitante, de massagem nas costas para alívio da dor; melhora na oxigenação do feto, por não compressão da veia cava pelo útero; potencialização da ação da gravidade na descida do feto, encurtando o ângulo de descida e a ampliação dos diâmetros da pelve em 25%; promoção de contrações menos dolorosas e mais eficazes; alinhamento do feto com o eixo de saída da pelve (Calais-Germain, 2005; Sabatino et al., 2000).

Ressalta-se que, nesta posição (Figura 10.6), enquadram-se: o parto em cócoras no banquinho, cócoras sustentadas, cócoras na cama PPP, apoiada na barra e de pé.

• Estímulo à posição semivertical

Esta posição apresenta alguns benefícios parecidos com os da posição verticalizada, como melhora da oxigenação para o feto; quando comparada à posição de litotomia, porém, libera menos o sacro e o cóccix e diminui a atuação da força da gravidade na descida do feto. Ainda, por possibilitar exames vaginais, pode aumentar as intervenções.

• Estímulo à posição lateral

Indicada nos casos de aceleração do segundo estágio do parto, pois: proporciona o descanso da mulher; reduz a pressão nos grandes vasos, possibilitando maior aporte sanguíneo e de oxigênio para o feto; favorece a mobilidade do sacro e do cóccix; auxilia a progressão do feto no canal vaginal de forma lenta, diminuindo os traumas perineais; e alivia a pressão nas hemorroidas (Lowdermilk e Perry, 2011; Balaskas, 2016).

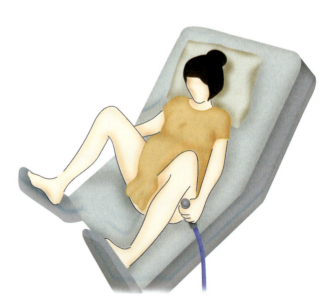

Figura 10.6 Posição verticalizada.

- ### Estímulo à posição de quatro apoios

Com apoio dos pés e das mãos, esta posição (Figura 10.7) é útil na resolução de distocias do parto, como a de ombro (Amorim *et al.*, 2013). Além disso, favorece a massagem, diante da queixa de dor lombar intensa, auxilia a correção de variedades de posições posteriores persistentes, possibilita movimentos corporais e da pelve, bem como alivia a pressão nas hemorroidas (Balaskas, 2016).

- ### Estímulo à posição de pé

A mulher posiciona-se de pé, com os joelhos levemente fletidos, apoiada pelas costas por um acompanhante ou membro da equipe. Desse modo, o peso materno repousa sobre as duas cabeças do fêmur, permitindo que a pressão no acetábulo provoque aumento de 1 cm do diâmetro transverso da saída da pelve (Lowdermilk e Perry, 2011).

Este posicionamento é indicado quando houver metrossístoles esparsas (dinâmica uterina irregular), descida lenta do polo cefálico, cavalgamento das suturas e bossa. Além disso, é favorável: à ação da gravidade, proporcionando contrações menos dolorosas e mais eficazes; ao alinhamento do feto com o eixo da pelve; e à amplificação da sensação de puxo no segundo estágio (Calais-Germain, 2005).

O desejo pela posição de pé (Figura 10.8) deve ser respeitado pelo profissional que a acompanha e estimulado quando forem identificadas alterações no padrão fisiológico do parto.

- ### Uso da água morna

A água está relacionada com menor sensação de dor e de peso, maior liberação de ocitocina e endorfina endógenas, melhor movimentação corporal, contrações eficazes e ritmadas e maior sucesso na manutenção da integridade perineal, sem nenhum efeito adverso materno ou fetal constatado (Cluett *et al.*, 2018; Jacoby, 2019; Odent, 2000; Balaskas, 2016; Enning, 2000).

A mulher pode assumir várias posições na água, porém é importante que, nos casos de uso do banheiro, o desprendimento fetal ocorra submerso na água.

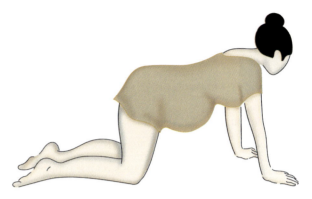

Figura 10.7 Posição de quatro apoios.

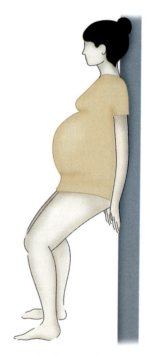

Figura 10.8 Posição de pé.

Questões de autoavaliação

1. A posição útil na resolução de distocias do parto, como a de ombro, e no auxílio à correção de variedades de posições posteriores persistentes é conhecida como:
   (A) Posição semivertical
   (B) Posição lateral
   (C) Posição de quatro apoios
   (D) Posição de pé

2. O posicionamento que geralmente é indicado quando a mulher apresenta dinâmica uterina irregular, descida lenta do polo cefálico e propicia o alinhamento do feto com o eixo da pelve é denominado:
   (A) Posição de pé
   (B) Posição semivertical
   (C) Posição lateral
   (D) Posição de quatro apoios

3. O estímulo da posição de cócoras é mais indicado no final do trabalho de parto, para aliviar a dor lombar e favorecer a descida da apresentação fetal. Essa posição pode ser oferecida de várias formas, com exceção de:
   (A) Cócoras sustentadas
   (B) Cócoras em banqueta meia-lua
   (C) Cócoras em vaso
   (D) Cócoras supinas

4. O uso da(o) _____ durante o trabalho de parto produz efeitos positivos, pois proporciona conforto à mulher durante as contrações e promove relaxamento muscular, facilitando a dilatação, a introspecção e estabelecendo um padrão de contração efetivo, com diminuição da sensação dolorosa.
   De acordo com as Tecnologias Não invasivas de Cuidado da Enfermagem Obstétrica utilizadas no trabalho de parto e parto, aquela que completa a lacuna no parágrafo anterior é:
   (A) Bola suíça ou *fisioball*
   (B) Água morna
   (C) Massagem
   (D) Rebozo

Gabarito das questões: 1 – letra C; 2 – letra A; 3 – letra D; 4 – letra B.

REFERÊNCIAS BIBLIOGRÁFICAS

Amorim MMR *et al*. Distocia de ombro: proposta de um novo algorítmo para conduta em partos em posições não supinas. Femina. 2013;41(3):116-26.

Balaskas J. Parto Ativo: Guia Prático para o Parto Normal. 3. ed. São Paulo: Ground; 2016.

Barasinski C *et al*. Positions during the first stage and the passive second stage of labor: a survey of French midwives. Midwifery. 2018;56:79-85.

Brasil. Ministério da Saúde. Diretriz Nacional de Assistência ao Parto Normal. Brasília: Secretaria de Ciência, Tecnologia e Insumos Estratégicos, 2016. Acesso em: 25 maio. 2019.

Brasil. Ministério da Saúde. Portaria nº 569, de 1º de junho de 2000. Sec. 1, pp. 4-6.

Brasil. Resolução da Diretoria Colegiada (RDC) nº 36, de 3 de junho de 2008. Disponível em: <https://www20.anvisa.gov.br/segurancadopaciente/index.php/legislacao/item/rdc-n-36-de-03-de-junho-de-2008>. Acesso em: 25/05/2019.

Calais-Germain B. O Períneo Feminino e o Parto – Elementos de Anatomia e Exercícios Práticos. São Paulo: Manole; 2005.

Camargo SB, Vasconcelos DFSA. Atividades biológicas de linalol: conceitos atuais e possibilidades futuras deste monoterpeno. Revista de Ciências Médicas e Biológicas. 2014;13(3):381-7.

Carraro TE *et al*. Cuidado e conforto durante o trabalho de parto e parto: na busca pela opinião das mulheres. Texto & Contexto – Enfermagem. 2006;15(Esp):97-104.

Ciardulli A *et al*. Less-restrictive food intake during labor in low-risk singleton pregnancies: a systematic review and meta-analysis. Obstetrics and Gynecology. 2017;129(3):473-80.

Cluett ER, Burns E, Cuthbert A. Immersion in water during labour and birth. Cochrane Database of Systematic Reviews. 2018; 5(5):CD000111.

Craig C. Pilates com a bola. 2. ed. São Paulo: Phorte; 2004.

Davim RMB, Torres GV, Dantas JC. Efetividade de estratégias não farmacológicas no alívio da dor de parturientes no trabalho de parto. Rev Esc Enferm USP. 2009;43(2):438-45.

Enning C. O Parto na Água: um Guia para Pais e Parteiros. São Paulo: Manole; 2000.

Fakari F *et al*. Effect of inhalation of aroma of geranium essence on anxiety and physiological parameters during first stage of labor in nulliparous women: a randomized clinical trial. J Car Sci. 2015;4(2):135-41.

Fakari F *et al*. Effects of aromatherapy on pain of labor in nulliparous women. J Nort Khorasan Univ Med Sci. 2013;5(2):359-62.

Feldman G, Greeson J, Senville J. Differential effects of mindful breathing, progressive muscle relaxation, and loving kindness meditation on decentering and negative reactions to repetitive thoughts. Behav Res Ther. 2010;48(10):1002-11.

Fuente P. Deambulação durante o trabalho de parto e tipos de puxos: sua influência sobre a evolução do parto e o bem estar fetal. In: Parto Humanizado – Formas Alternativas. Campinas: Unicamp; 1992. pp. 57-80.

Gomes ARM *et al*. Assistência de enfermagem obstétrica na humanização do parto normal. Revista Recien – Revista Científica de Enfermagem. 2014; 4(11):23-7.

Gomes ML. Enfermagem Obstétrica Diretrizes assistenciais. Rio de Janeiro: Centro de Estudos da Faculdade de Enfermagem da Universidade do Estado do Rio de Janeiro; 2010.

Guyton AC, Hall E. Tratado de Fisiologia Médica. 13. ed. Rio de Janeiro: Elsevier; 2017.

Henrique AJ *et al*. Hidroterapia e bola suíça no trabalho de parto: ensaio clínico randomizado. Acta Paulista de Enfermagem. 2016;29(6):686-92.

Jacoby S *et al*. Water birth maternal and neonatal outcomes among midwifery clients in Alberta, Canada, from 2014 to 2017: a retrospective study. J Obstet Gynaecol Can. 2019;41(6):805-12.

Lawrence A, Lewis L, Hofmeyer GJ *et al*. Maternal positions and mobility during first stage labour. Cochrane Database of Systematic Reviews. 2009;(2):CD003934.

Leung RW, Li JF, Leung MK *et al*. Efficacy of birth ball exercises on labour pain management. Hong Kong Med J. 2013;19(5):393-9.

Lowdermilk DL, Cashion K, Perry SE. Saúde da mulher e enfermagem obstétrica. 10. ed. [s.l.] Elsevier; 2013.

Machado MP *et al*. Propagação in vitro e caracterização química do óleo essencial de Lavandula angustifolia cultivada no Sul do Brasil. Ciência Rural. 2013;43(2):283-9.

Mafetoni RR *et al*. Métodos não farmacológicos para alívio da dor no trabalho de parto: revisão integrativa. Reme Rev Min Enferm. 2014;18(2):505-12.

Malheiros PA *et al*. Parto e nascimento: saberes e práticas humanizadas. Texto & Contexto – Enfermagem. 2012;21(2):329-37.

Melzack R, Wall PD. Pain mechanisms: a new theory. Science. 1965;150(3699):971-9.

Merhy EE. Saúde: a cartografia do trabalho vivo. São Paulo: Hucitec; 2002.

Merhy EE. Em busca de ferramentas analisadoras das Tecnologias em Saúde: a informação e o dia a dia de um serviço, interrogando e gerindo trabalho em saúde. In: Merhy EE, Onoko R (org.). Agir em saúde: um desafio para o público. 2. ed. São Paulo: Hucitec; 2002. p. 113-50.

Merhy EE, Feuerwerker LCM. Novo olhar sobre as tecnologias de saúde: uma necessidade contemporânea. In: Mandarino ACS, Gomberg E (org). Leituras de novas tecnologias e saúde. Bahia: Editora UFS; 2009. p. 29-56.

Minooeianhaghighi MH, Sepehrian L, Shokri H. Antifungal effects of Lavandula binaludensis and Cuminum cyminum essential oils against Candida albicans strains isolated from patients with recurrent vulvovaginal candidiasis. J Mycol Med. 2017;27(1):65-71.

Mirzaiinajmabadi K *et al*. An update on the effect of massage and inhalation aromatherapy with Lavender on labor pain relief: a systematic review and meta-analysis. J Obstet Gynecol Cancer Res. 2018;3:29-37.

Odent M. A Cientificação do amor. São Paulo: Terceira Margem; 2000.

Odent M. A Gênese do homem ecológico: o instinto reencontrado. São Paulo: Tão; 1982.

Oliveira LMN, Cruz AGC. A utilização da bola suíça na promoção do parto humanizado. Revista Brasileira de Ciências da Saúde. 2015;18(2):175-80.

Osório SMB, Júnior LGS, Nicolau AIO. Avaliação da efetividade de métodos não farmacológicos no alívio da dor do parto. Rev Rene. 2014;15(1).

Pieszak GM *et al*. Percepção dos profissionais de enfermagem acerca do cuidar em centro obstétrico. Revista da Rede de Enfermagem do Nordeste. 2013;14(3).

Pirak A *et al*. The effect of lavender essence on labor pain and length of delivery time in nulliparous women. J Ilam Univ Med Sci. 2015;23(6):175-84. Disponível em: <https://www.sid.ir/En/Journal/ViewPaper.aspx?ID=541006>. Acesso em: 26/05/2019.

Posner GD *et al*. Trabalho de parto e parto de oxorn e foote. 6. ed. São Paulo: AMGH; 2014.

Prata JA *et al*. Non-invasive care technologies: nurses' contributions to the demedicalization of health care in a high-risk maternity hospital. Escola Anna Nery. 2019;23(2).

Prata JA, Progianti JM, David HSL. A reestruturação produtiva na área da saúde e da enfermagem obstétrica. Texto & Contexto – Enfermagem. 2013;23(4).

Prata JA, Progianti JM, David HSL. Productive restructuring in the area of health and obstetric nursing. Texto & Contexto – Enfermagem. 2014;23(4):1123-9.

Prata JA, Progianti JM, Pereira ALF. O contexto brasileiro de inserção das enfermeiras na assistência ao parto humanizado. Rev Enferm UERJ. 2012;20(1):105-10. Disponível em: https://www.epublicacoes.uerj.br/index.php/enfermagemuerj/article/view/4003. Acesso em: 25/05/2019.

Prata JA, Progianti JM. A influência da prática das enfermeiras obstétricas na construção de uma nova demanda social [The influence of obstetric nurses' practice in building a new social demand]. Rev Enferm UERJ. 2013;21(1):23-8.

Progianti JM, Mouta RJO. A enfermeira obstétrica: agente estratégico na implantação de práticas do modelo humanizado em maternidades. Rev. enferm. UERJ ; 17(2): 165-169, abr.-jun. 2009. Disponível em: https://pesquisa.bvsalud.org/portal/resource/pt/lil-528333. Acesso em: 25/05/2019.

Progianti JM, Vargens OMC. As enfermeiras obstétricas frente ao uso de tecnologias não invasivas de cuidado como estratégias na desmedicalização do parto. Escola Anna Nery Revista de Enfermagem. 2004;8(2):194-7.

Progianti,JM. Parteiras, médicos e enfermeiras: a disputada arte de partejar (Rio de Janeiro 1934/1951). 2001. Tese (Doutorado em Enfermagem) – Escola de Enfermagem Anna Nery, Universidade Federal do Rio de Janeiro, Rio de Janeiro, 2001.

Riskin-Mashiah S, Smith EO, Wilkins IA. Risk factors for severe perineal tear: can we do better? Am J Perinatol. 2002;19(5):225-34.

Sabatino H, Dunn PM; Caldeiro-Barcia R. Parto humanizado: formas alternativas. 2. ed. Campinas: Unicamp; 2000.

Santana LS *et al*. Efeito do banho de chuveiro no alívio da dor em parturientes na fase ativa do trabalho de parto. Revista Dor. 2013;14(2):111-3.

Sena CD *et al*. Avanços e retrocessos da enfermagem obstétrica no Brasil. Revista de Enfermagem da UFSM. 2012;2(3):523-9.

Silva DAO *et al*. Uso de métodos não farmacológicos para o alívio da dor durante o trabalho de parto normal: revisão integrativa. Rev Enferm UFPE [online]. 2013;7(Esp):4161-70.

Silva MG, Shimo AKK. Influência da iluminação nas expressões emocionais de parturientes: ensaio clínico randomizado. Acta Paulista de Enfermagem. 2017;30(3):217-26.

Silveira SM, Cunha Jr. JA, Scheuermann GN, Secchi FL, Verruck S, Krohn M, et al. Composição química e atividade antibacteriana dos óleos essenciais de Cymbopogon winterianus (citronela), Eucalyptus paniculata (eucalipto) e Lavandula angustifolia (lavanda). Rev Inst AdolfoLutz. São Paulo, 2012; 71(3):471-80.

Singata M, Tranmer J, Gyte GM. Restricting oral fluid and food intake during labour. The Cochrane Database of Systematic Reviews. 2010;1:CD003930.

Souza CM *et al.* Nursing staff and the care devices in the childbirth process: focus on humanization. Revista de Pesquisa: Cuidado é Fundamental [Online]. 2013;5(4):743-54.

Tornquist CS. Parto e poder – o movimento pela humanização do parto no Brasil. Tese – Florianópolis: Universidade Federal de Santa Catarina; 2004.

Torres JA, Santos I, Vargens OMC. Construindo uma concepção de tecnologia de cuidado de enfermagem obstétrica: estudo sociopoético. Texto & Contexto – Enfermagem. 2008;17(4):656-64.

Vargens OMC, Silva ACV, Progianti JM. Contribuição de enfermeiras obstétricas para consolidação do parto humanizado em maternidades no Rio de Janeiro-Brasil. Escola Anna Nery. 2017;21(1).

Vargens OMC *et al.* Tecnologias não invasivas de cuidado de enfermagem obstétrica: repercussões sobre a vitalidade do recém-nascido [Non-invasive technologies in obstetric nursing care: effects on newborn vitality]. Revista Enfermagem UERJ. 2017;25(0):21717.

Vargens O, Progianti J, Silveira CF. O significado de desmedicalização da assistência ao parto no hospital: análise da concepção de enfermeiras obstétricas. Rev Esc Enferm USP. 2008;42.

Vinaver N, Tuyt TV. A técnica do rebozo revelada. São Paulo: Lexemena; 2016.

Vakilian K *et al.* The effect of lavender essence via inhalation method on labor pain. J Shahrek Univ Med Sci. 2012;14(1):34-40.

World Health Organization (WHO). WHO recommendations: intrapartum care for a positive childbirth experience. Geneva: WHO; 2018. Disponível em: <https://apps.who.int/iris/bitstream/handle/10665/260178/9789241550215-eng.pdf>. Acesso em: 25/05/2019.

World Health Organization (WHO). WHO recommendations for augmentation of labour. Geneva: WHO; 2014. Disponível em: https://www.who.int/reproductivehealth/publications/maternal_perinatal_health/augmentation-labour/en/. Acesso em: 02/09/2020.

Yazdkhasti M, Pirak A. The effect of aromatherapy with lavender essence on severity of labor pain and duration of labor in primiparous women. Complement Ther Clin Pract [Internet]. 2016.

Yildirim G, Sahin NH. The effect of breathing and skin stimulation techniques on labour pain perception of Turkish women. Pain Research & Management. 2004; 9(4):183-7.

11
Período Puerperal

Luciane Pereira de Almeida • Marcele Zveiter • Paula Pitombeira

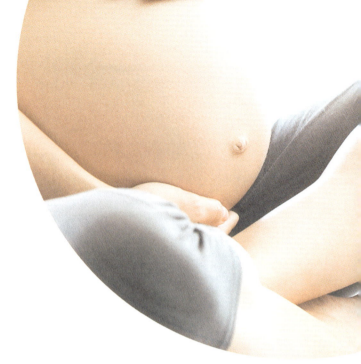

INTRODUÇÃO

A prática assistencial da enfermagem no período pós-parto merece atenção especial em virtude de riscos e agravos inerentes ao ciclo gravídico-puerperal que ainda mantêm elevados os índices de morbidade e mortalidade por causas evitáveis.

Esse momento marcante na vida da mulher é cronologicamente variável e nele ocorrem as modificações causadas pelo processo gestacional, não somente no organismo de modo geral, mas também nos achados psíquicos. Ou seja, a mulher experimenta inúmeras adaptações devido às alterações biológicas, psicológicas e sociais impostas pela gestação e pelo parto, e mais ainda no puerpério, quando vivencia situações que demarcam maior labilidade emocional. Assim, a família e os profissionais da saúde devem estar continuamente atentos às possíveis complicações nessa fase. No que tange ao acompanhamento profissional, são fundamentais as orientações em saúde durante as consultas de pré-natal e no momento da alta hospitalar e o direcionamento à consulta de revisão puerperal, que deve ocorrer entre 7 e 10 dias (podendo se dar nos primeiros 15 dias) e outra aproximadamente entre 30 e 42 dias (4 a 6 semanas), nas Unidades de Saúde da Família ou até mesmo nas residências por meio das visitas domiciliares.

O Ministério da Saúde tem divulgado muitos programas que visam reduzir os agravos que ocorrem no período puerperal, assim como tem incentivado a implementação de condutas frente às complicações, na tentativa de prover práticas assistenciais qualificadas e humanizadas.

O período pós-parto, também denominado período puerperal, é considerado o intervalo entre o parto e o restabelecimento do corpo da mulher ao estado anterior à gestação. Nesse decurso, ocorrem ajustes fisiológicos logo após o parto e que decorrem por cerca de 6 a 8 semanas.

Didaticamente, o puerpério é dividido em fases e pode ser:

- **Imediato**: engloba as primeiras 24 horas após o parto
- **Mediato**: a partir do 1º dia e segue até o 10º dia pós-parto
- **Tardio**: do 11º ao 45º dia pós-parto
- **Remoto**: após o 45º dia pós-parto.

No puerpério imediato, que corresponde às primeiras 24 horas após a dequitação, a mulher (puérpera) vivencia um momento crítico, especificamente pelo risco de hemorragias, tanto por atonia uterina como por lacerações do trajeto do parto. Entretanto, o maior risco está relacionado com as infecções genitais e extragenitais, que serão descritas posteriormente neste capítulo. No puerpério tardio e remoto, em geral, a mulher retorna à consulta pós-parto, na qual recebe alta da assistência pré-natal, e é encaminhada ao serviço de planejamento familiar.

ALOJAMENTO CONJUNTO

Após o parto, especificamente no puerpério imediato, quando a mulher e o recém-nascido estão estáveis e em condições satisfatórias de recuperação e adaptação, ambos seguem para o alojamento conjunto (AC).

Conforme define o Ministério da Saúde, o alojamento conjunto é o sistema hospitalar em que o recém-nascido sadio, logo após o nascimento, permanece com a mãe em um mesmo ambiente (24 horas por dia) até o momento da alta hospitalar (Portaria nº 2.068, de 21 de outubro de 2016). Em geral, seguem para o alojamento conjunto as mães que estão livres de condições que impossibilitem ou contraindiquem o contato com os recém-nascidos, além das condições relacionadas ao bebê,* como boa vitalidade, capacidade de sucção, controle térmico e condições sem gravidade.

Esse modelo possibilita o estabelecimento de um laço afetivo que se concretiza especificamente pela amamentação, assim como pela prestação de todos os cuidados assistenciais ao recém-nascido.

E mesmo com um curto tempo de internação na maternidade, o binômio mãe-bebê pode receber assistência planejada de uma equipe multiprofissional. Dessa maneira, as principais vantagens no estabelecimento do alojamento conjunto são:

- Estabelecer vínculo afetivo entre mãe, pai e filho, além de propiciar a interação dos demais membros da família com o recém-nascido

---

* Em geral, os recém-nascidos clinicamente estáveis, com boa vitalidade, capacidade de sucção e controle térmico; peso maior ou igual a 1.800 g e idade gestacional maior ou igual a 34 semanas seguem para o AC. Os recém-nascidos com acometimentos sem gravidade, ou seja, que apresentam icterícia necessitando de fototerapia, malformações menores, investigação de infecções congênitas sem acometimento clínico, ou mesmo em complementação de antibioticoterapia para tratamento de sífilis, também podem ser mantidos no AC.

- Favorecer o estabelecimento efetivo do aleitamento materno com apoio, promoção e proteção, de acordo com as necessidades da mulher e do recém-nascido, respeitando as características individuais
- Propiciar aprendizado aos pais e acompanhantes por meio da observação e do estímulo à prática nos cuidados constantes ao recém-nascido, possibilitando a comunicação imediata de qualquer anormalidade
- Orientar e incentivar a mãe (ou pais) na observação de seu filho
- Reduzir a ansiedade da mãe (ou pais), frente às experiências vivenciadas
- Favorecer a troca de experiências entre as mães
- Fortalecer o autocuidado e os cuidados com o recém-nascido, a partir de atividades de educação em saúde desenvolvidas pela equipe multiprofissional
- Reduzir o risco de infecção hospitalar.

ADAPTAÇÕES FISIOLÓGICAS NO PERÍODO PUERPERAL

No decorrer do período puerperal, os órgãos e sistemas envolvidos na reprodução sofrem importantes alterações fisiológicas, a fim de retornarem aos estágios pré-gravídicos. Dentre os órgãos que estão envolvidos nesse processo, citam-se o útero e as mucosas vaginal e perineal. Diferentemente das demais estruturas do ciclo reprodutor, as mamas são as únicas que não sofrem um processo de involução no puerpério.

Nesse período de adaptações da fase imediata puerperal, a equipe de enfermagem deve estar atenta para mensuração de parâmetros vitais, exame físico, avaliação psicossocial e vínculo familiar com o recém-nascido.

No que se refere à avaliação do enfermeiro no puerpério imediato, este deve estar atento aos fatores de risco que podem causar complicações como hemorragias e infecções. E, assim, a avaliação dos parâmetros vitais deve seguir com dedicação a seguinte agenda:

- **Durante a primeira hora após o parto**: a cada 15 minutos
- **Durante a segunda hora após o parto**: a cada 30 minutos
- **A partir da segunda hora até as 6 horas após o parto**: a cada hora
- **A partir de 6 horas do parto, mas ainda durante as primeiras 24 horas**: a cada 4 horas
- **Após 24 horas**: a cada 8 horas.

A seguir, serão abordados os processos adaptativos do organismo feminino no período puerperal de forma individualizada, a fim de aprofundar as observações dentro da temática, incluindo os aspectos de risco como hemorragia pós-parto, infecção puerperal, transtornos mentais no puerpério, entre outros assuntos.

Mamas

Glândulas exócrinas modificadas que sofrem alterações fisiológicas durante a gravidez, no puerpério imediato e mediato.

Assim, recomenda-se que a amamentação seja estimulada ainda na sala de parto, para que ocorra a liberação de prolactina e ocitocina, hormônios importantes para o início da secreção láctea.

As mamas e papilas não precisam ser higienizadas antes e após a amamentação, pois esta prática tende a retirar a camada de proteção da pele e favorecer o aparecimento de fissuras. A realização de massagens nas mamas antes das mamadas, assim como seu completo esvaziamento e a alternância do seio oferecido, são medidas de prevenção do ingurgitamento mamário.

Conforme informação do manual ministerial *Aleitamento materno e alimentação complementar* (Brasil, 2015), dentre os benefícios imediatos para o aleitamento materno destacam-se o estímulo da liberação da ocitocina, que provoca a contração uterina, diminuindo o risco de hemorragias, e o possível efeito protetor no estado de ânimo materno, ou seja, contribui para diminuir a incidência de tristeza puerperal, que será descrita neste capítulo. Com relação aos benefícios a longo prazo, ressalta-se a amenorreia lactacional, que ajuda a postergar gestações precoces e protege as reservas de ferro materno. Além disso, o aleitamento diminui os riscos de diabetes tipo 2 e de cânceres de ovário e de mamas, e ajuda na perda de peso mais rápida após a gravidez.

Em resumo, as mamas são importantes estruturas e, quando estimuladas pela sucção do recém-nascido, induzem a liberação de ocitocina, que ajuda na involução uterina. Além disso, têm a função de nutrição do recém-nascido e a transferência de anticorpos maternos.

Involução do útero

A diminuição do tamanho do útero é conhecida como involução, sendo esse processo um resultado das contrações miometriais com intervalos e forças irregulares desencadeados por hormônios uterotônicos (ocitocina). A deambulação e a amamentação são os fatores que mais auxiliam essa involução.

A forma do colo do útero se recupera em 18 horas do parto, e a abertura cervical (dilatada em 10 cm no parto) gradualmente se fecha em 2 semanas.

No puerpério, o útero sofre rápida redução de tamanho e peso. Assim, no período do termo da gestação, pode chegar a pesar aproximadamente 1.000 g. No pós-parto, esse órgão tende a diminuir gradativamente, seguindo, em média, para a metade do seu peso gravídico na primeira semana (500 g); em 2 semanas, pesa em média 300 g e, 4 semanas após o parto, pesa cerca de 100 g.

A velocidade da involução uterina ocorre principalmente por causa da diminuição do citoplasma das fibras musculares, e não pela redução de seu número. Contudo, a involução variará de uma mulher para outra em virtude do tamanho do recém-nascido na gestação atual, do número de gestações anteriores e do aleitamento em seio materno (Ziegel, 1985).

É comum o relato de cólicas das pacientes no período pós-parto, principalmente no momento em que o recém-nascido realiza a sucção em seio materno, tendo em vista a ocitocina liberada pela neuro-hipófise, que além de controlar a ejeção do leite também estimula a musculatura uterina a contrair-se. Esse fenômeno é descrito como *reflexo uteromamário*. Em alguns casos, pode ser necessária a administração de analgésicos, conforme prescrição.

No pós-parto, normalmente as multíparas costumam ter contrações mais fortes e desconfortáveis do que as primíparas. Isso acontece em virtude da contração ser mais vigorosa, por conta desse músculo já ter perdido alguma elasticidade nas gestações anteriores. Logo, ele precisa realizar um trabalho mais intenso e ritmado para que as contrações sejam eficazes no processo de hemostasia da ferida placentária.

Em cada contração, as fibras musculares do miométrio realizam uma compressão dos vasos uterinos e isso contribui para a diminuição do sangramento. Assim, são de extrema importância para a equipe de enfermagem a localização e a avaliação da consistência do fundo do útero, realizada por meio da palpação externa.

Durante a gestação, o fundo de útero, que em algumas situações alcança o apêndice xifoide, imediatamente após a dequitação, inicia um processo ritmado de involução e atinge a cicatriz umbilical, devendo permanecer firmemente contraído com a presença do *globo de segurança de Pinard*, especificamente na primeira hora do pós-parto.

Seguindo-se as horas e os dias do pós-parto, a altura do fundo de útero diminui de maneira irregular cerca de 1 cm ao dia, e, em aproximadamente 10 a 15 dias, o órgão torna-se novamente intrapélvico e tende a retornar às suas dimensões pré-gravídicas ao término de 4 semanas (Figura 11.1).

Colo do útero

De maneira semelhante ao que ocorre com a musculatura uterina, o colo do útero (conhecido como cérvice) também sofre um processo de involução pelas contrações no decorrer do pós-parto, após suportar o decurso de dilatação e apagamento, viabilizando um parto via vaginal.

Diferentemente do corpo do útero, a reconstituição do colo é relativamente mais rápida. Ou seja, em aproximadamente 48 a 72 horas após o parto o colo mantém-se contraído, mas ainda pode possibilitar a passagem de um a dois dedos exploradores (Brasil, 2001).

Uma semana após o parto, no retorno à consulta puerperal, em mulheres que tiveram partos vaginais o tônus da musculatura do colo do útero encontra-se com o orifício mais contraído, mantendo uma abertura aproximada de 1 cm, o que dificulta a palpação digital.

Embora o colo do útero que sofreu alterações plásticas no decorrer do processo de dilatação e apagamento readquira sua anatomia funcional normal em torno de 6 a 12 semanas após o parto, ele jamais recuperará sua conformação original, pois o orifício externo permanecerá alargado e linear (como uma fenda transversa), diferentemente do orifício da mulher nulípara, que é circular minúsculo (aspecto puntiforme), conforme ilustra a Figura 11.2.

MUCOSAS VAGINAL E PERINEAL

No decorrer do puerpério imediato, a vagina e o introito vaginal reduzem gradativamente seus diâmetros, e as pregas que formam a parede vaginal reaparecem gradualmente.

Em situações de parto por via vaginal, a aparência da mucosa perineal pode variar de acordo com a descida da apresentação fetal e o tamanho do recém-nascido, e o tipo de extensão da episiotomia ou da laceração do trajeto.

Conforme o manual *Diretrizes Nacionais de Assistência ao Parto Normal* (Brasil, 2017), as lacerações podem ser classificadas em primeiro grau (lesão apenas de pele e mucosas); segundo grau (lesão dos músculos perineais, porém sem atingir o esfíncter anal); terceiro grau (lesão do períneo envolvendo o complexo do esfíncter anal); e quarto grau (lesão do períneo envolvendo o complexo dos esfíncteres anais interno e externo, e também o epitélio anal).

Entretanto, os tecidos moles do períneo geralmente ficam apenas edemaciados e com equimoses. Quando há pequenas equimoses, logo após o parto estas podem ser identificadas nas mucosas vaginal e perineal traumatizadas. Contudo, rapidamente cicatrizam e, em aproximadamente 5 a 6 dias, já não são mais visíveis.

Ao constatar edema perineal, aconselha-se crioterapia (bolsa de gelo) para reduções do edema e da dor, apenas nas 24 horas após o parto. Ao realizar esta técnica, a equipe de enfermagem deverá atentar para a proteção da pele com compressa ou toalha, com o propósito de evitar queimaduras. Além disso, a crioterapia no local não deve ultrapassar 20 minutos, devido ao efeito rebote. Outro cuidado é quanto à retirada da bolsa, que deve obedecer ao sentido da sínfise pubiana em direção ao ânus (de frente para trás), para evitar contaminação e, consequentemente, infecção puerperal.

Lóquios

O sangramento vaginal que ocorre logo após o parto é denominado eliminação loquial (ou lóquios). Nessa eliminação, há sangue no ponto do útero onde estava presa a placenta, partículas da decídua necrosada e muco. As modificações que surgem na cor e na quantidade de lóquios se devem à cicatrização do local em que a placenta estava inserida.

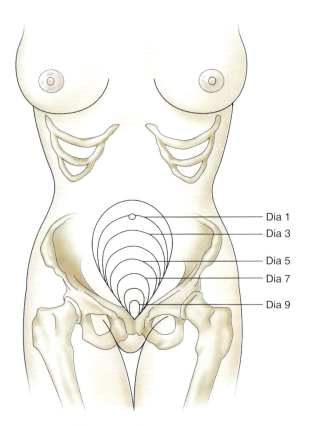

Figura 11.1 Involução uterina.

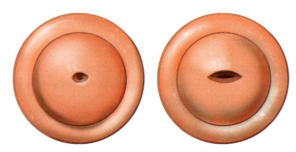

Figura 11.2 Características do orifício cervical.

Em geral, as seguintes denominações são utilizadas para descrever a quantidade do volume de lóquios eliminado:

- **Escassa**: o sangue aparece apenas quando a região vaginal é higienizada (enxugada). Relata-se uma perda aproximada a 10 mℓ de lóquios
- **Moderada**: a mancha do absorvente mede de 10 a 15 cm de comprimento, com uma perda loquial estimada em 10 a 50 mℓ
- **Abundante**: o absorvente fica completamente saturado em um período de 1 hora ou menos.

Os lóquios sofrem variações de volume e de característica no decorrer do período puerperal, pelo processo de cicatrização da inserção placentária. Caracterizam-se por eliminação de eritrócitos (pequenos coágulos), restos deciduais e trofoblásticos, além de células epiteliais descamadas do revestimento uterino (Rezende, 2018; Lowdermilk e Perry, 2013).

Logo nos primeiros 3 dias, eles são denominados *lóquios rubros* ou *sanguinolentos*, por apresentarem coloração vermelho-vivo de consistência sanguinolenta; ou seja, característica e odor semelhante ao da menstruação. Caso a eliminação loquial permaneça sanguinolenta por muito tempo (mais de 5 dias) ou havendo recorrência de um fluxo vaginal vermelho-vivo no puerpério mediato ou tardio, deve-se suspeitar da possibilidade de restos placentários retidos, principalmente se ocorrer subinvolução uterina.

Do 4º até o 7º dia consecutivo de pós-parto, geralmente os lóquios adquirem tonalidade rósea, semelhante à coloração "água de carne", sendo denominado *serossanguinolento*. Do 7º ao 10º dia de pós-parto e, em geral, até a segunda/terceira do período puerperal, os lóquios apresentam característica pálida (esbranquiçada) de tonalidade "rosa-pastel" ou amarelo-clara, sendo classificados como *serosos* (ou lóquios alvos).

É válido ressaltar que lóquios com coloração esverdeada ou achocolatada, associada a odor forte e desagradável, e provocando febre podem estar relacionados com infecção puerperal (endometrite).

Para as mulheres submetidas à cesariana, normalmente o fluxo loquial tende a ser relativamente menor em relação às mulheres que deram à luz por via vaginal. Essa situação acontece porque o conteúdo uterino foi cuidadosamente retirado durante a cirurgia. Entretanto, as fases de eliminação loquial são as mesmas já descritas.

Algumas puérperas relatam aumento do fluxo loquial com coágulos quando se levantam da posição horizontal para a vertical; isso ocorre devido ao acúmulo de lóquios na cavidade uterina, quando permanecem por um longo período em repouso. Outra situação comum relatada pelas puérperas refere-se aos períodos de amamentação em seio materno, nos quais elas relatam eliminação loquial ligeiramente mais abundante, em virtude da contração uterina ocasionada pela liberação de ocitocina (Capítulo 12, *Nutrição do Recém-nascido | Aleitamento Materno e Principais Orientações*).

AVALIAÇÃO CLÍNICA NO PERÍODO PUERPERAL

Temperatura

A temperatura da puérpera pode elevar-se durante as primeiras 24 a 48 horas após o parto, em consequência do esforço realizado e das perdas líquidas durante a ocasião. Nas situações em que a febre persistir por mais de 24 horas, suspeita-se de quadro de infecção puerperal.

Contudo, espera-se que ocorra uma elevação da temperatura de curta duração concomitantemente com a apojadura, em torno do 2º ou 3º dia de pós-parto.

A apojadura é um fenômeno que define a grande e súbita afluência de leite nas mamas da puérpera que comumente se instala entre 24 e 48 horas após o parto, na vigência de um parto normal; e entre 48 e 72 horas, no parto cesárea. Somente após instalação da apojadura, as mamas são consideradas lactantes.

Frequências cardíaca e respiratória

A frequência cardíaca diminuída é um achado clínico comum no puerpério, variando em 50 a 70 bpm nos primeiros 6 a 8 dias pós-parto. A diminuição desse parâmetro é atribuída à redução do volume sanguíneo. Uma frequência elevada pode indicar perda sanguínea exagerada, infecção, dor e ansiedade. A frequência respiratória mantém-se em padrões fisiológicos.

Níveis pressóricos

A pressão arterial deve permanecer estável após o parto. Um quadro de hipotensão pode estar relacionado com a perda excessiva de sangue, e a elevação da pressão é sugestiva de hipertensão, o que indica a necessidade de uma avaliação médica.

O débito cardíaco aumenta no puerpério imediato em função da saída da placenta e da descompressão aortocava. A expulsão placentária equivale à autotransfusão imediata de aproximadamente 300 mℓ de sangue. Ele retorna ao nível pré-gravídico em 2 semanas.

Perda de peso

Na puérpera, ocorre uma redução de 5 a 6 kg de peso corporal, resultante do esvaziamento uterino e da perda sanguínea, e de 1 a 2 kg de líquido, justificada pela regressão do edema com depleção de sódio em virtude da excessiva diurese. Geralmente, o peso pré-gestacional é alcançado ao final do 6º mês de pós-parto.

Vias urinárias

Após o parto, são encontrados edema, hiperemia vesical e relativa insensibilidade da bexiga. Neste último caso, há, inicialmente, diurese escassa, em razão da desidratação no trabalho de parto. É normal a abundante excreção urinária, acumulada durante a gestação, do 2º ao 6º dia. Nos primeiros 2 a 3 dias, a retenção vesical não é incomum, devido ao edema decorrente do parto.

Funcionamento intestinal

Ocorre redução do peristaltismo nas primeiras 24 horas do parto, havendo restabelecimento progressivo da topografia e dos movimentos intestinais. O funcionamento, habitualmente, é restaurado no 3º ou 4º dia. Em condições de parto cirúrgico como cesárea, a(o) enfermeira(o) poderá encaminhar a parturiente para um nutricionista em virtude das recomendações alimentares, como aumento da ingestão hídrica e o consumo de alimentos ricos em fibras, evitando, assim, condições de constipação intestinal mais graves, que podem acarretar formação de fecaloma.

ORIENTAÇÕES PARA O PERÍODO PUERPERAL

Alimentação e ingestão hídrica

No período puerperal, a mulher precisa alimentar-se bem, principalmente se estiver amamentando.

102 Parte 1 • Enfermagem Materna

A alimentação equilibrada rica em fibras, proteínas, vitaminas, cálcio, ferro e sais minerais supre as necessidades da mulher e favorece a produção essencial de leite materno, garantindo a nutrição do recém-nascido. Contudo, alguns alimentos devem ser evitados, conforme a orientação de profissionais nutricionistas, com vistas a não desenvolver gases e, consequentemente, cólicas no recém-nascido. Esses alimentos são: bebidas gasosas e alcoólicas, bebidas que contenham cafeína em sua composição, além de chocolate, repolho e chá-preto.

É importante orientar a ingestão de líquidos mais vezes durante o dia, tais como água, sucos de frutas naturais, água de coco, chás de frutas, sopas, dentre outros, com a finalidade de garantir uma boa produção de leite. Assim, os nutricionistas recomendam à mulher o consumo de, pelo menos, 2 ℓ de líquidos ao dia.

Deambulação precoce

Ajuda a evitar trombose venosa e tromboembolismo pulmonar em virtude das modificações circulatórias no pós-parto, além de estimular a micção e o funcionamento intestinal.

Higiene perineal

O banho de aspersão é recomendado logo depois de estabelecida a alimentação, e as orientações da equipe de enfermagem frente à cuidadosa higiene da região perineal merecem atenção pelo risco de infecção puerperal. Dessa maneira, seguem as principais orientações para o autocuidado perineal:

- Lavar as mãos antes de trocar absorventes íntimos e após seu descarte. Lavar as mãos antes e após realizações das eliminações vesicointestinais
- Informar a importância de trocar o absorvente a cada eliminação fisiológica, procurando tocar somente em suas bordas, e não no seu centro
- Após eliminações intestinais, recomenda-se a higienização com água e sabão neutro
- Trocar absorventes íntimos com frequência e retirá-los da frente para trás, para evitar contaminação da região genital pela flora da região anal
- Evitar o uso de absorventes internos após o parto para impedir infecção
- Tomar banho 1 a 2 vezes/dia com uso de sabonete neutro
- Em situações nas quais houver evidência de sinais de infecção na sutura ou ao redor dela, é necessária a orientação de uma higiene mais rigorosa com uso de soluções degermantes
- Informar que os pontos da episiorrafia e/ou perineorrafia de um parto vaginal não precisam ser retirados por um profissional, pois eles se desprendem sozinhos (fio absorvível). Nas situações que envolvem o parto cesárea, os pontos devem ser retirados cerca de 10 dias após a cirurgia.

Em situações de parto cesárea, a ferida operatória deve ser avaliada rotineiramente no período puerperal imediato, pelo risco de sangramento.

INTERVENÇÕES DE ENFERMAGEM NO PERÍODO PUERPERAL

Avaliar os dados relacionados com o parto, incluindo:

- Monitorar os sinais vitais. Verificá-los a cada 15 minutos na primeira hora após o parto e a cada 30 minutos na segunda hora, seguindo de hora em hora nas 4 horas subsequentes
- Informar-se dos anestésicos, outros fármacos e líquidos parenterais administrados durante o trabalho de parto
- Analisar a contração uterina – controlar a altura do fundo de útero, sua posição e seu tônus, examinando-o a cada 15 minutos na primeira hora após o parto e a cada 30 a 60 minutos durante as 4 horas seguintes
- Examinar abdome, trato geniturinário, incluindo-se o débito urinário
- Avaliar a secreção vaginal (cor, volume e odor) e atentar para sangramento volumoso com emissão de coágulos
- Examinar a episiotomia e a região perineal para detectar edema, equimose e bordas de suturas bem aproximadas
- Observar edema de membros inferiores e atentar para a possibilidade de inchaço generalizado.

MODELOS DE REGISTROS NO ALOJAMENTO CONJUNTO – PUÉRPERA (MÃE)

- Modelo fictício de admissão em alojamento conjunto:
  - 13 horas – puérpera com *x* horas de pós-parto vaginal* com episiorrafia (pós-parto cesárea – PPC), admitida em alojamento conjunto, proveniente da sala de parto/centro cirúrgico, em cadeira de rodas/maca. Mostra-se tranquila e responsiva às solicitações verbais. Nega queixas álgicas no momento. Ao exame físico, mucosas hipocoradas e hidratadas; membros superiores livres; mamas flácidas, mamilos protrusos/planos/invertidos, íntegros/fissurados, com saída de colostro à expressão. Fundo de útero contraído, com globo de segurança de Pinard, na altura da cicatriz umbilical. Lóquios sanguinolentos, em volume moderado. Episiorrafia com aspecto íntegro, livre de equimose. Membros inferiores livres de alterações. Sinais vitais (temperatura, pulso, respiração e pressão arterial). Aceitou toda a dieta. Acompanhada e auxiliada para a realização do banho de aspersão seguido de orientação quanto à rotina do setor, cuidados com o períneo e com o recém-nascido. Carimbo e assinatura
- Modelo fictício de evolução subsequente em alojamento conjunto:
  - 8 horas – puérpera com *x* dias de pós-parto vaginal/cesárea. Mostra-se ansiosa e pouco colaborativa às solicitações verbais. Observadas labilidade emocional e insegurança nos cuidados ao recém-nascido. Boa aceitação da dieta e deambulação sem auxílio. Ao exame físico, normocorada e hidratada. Mamas lactantes/ingurgitadas, mamilos íntegros/fissurados, com saída de colostro à expressão. Fundo de útero contraído a 1 cm** acima/abaixo da cicatriz umbilical (quando cesárea, descrever sobre a cicatriz cirúrgica em região suprapúbica). Lóquios sanguinolentos/serossanguinolentos/serosos, em volume moderado. Episiorrafia com aspecto íntegro, livre de secreções. Eliminações vesicointestinais em volume e características normais (segundo informações obtidas

---

* É comum a leitura da sigla PPN para pós-parto normal, em prontuários, referindo-se ao parto via vaginal.

** Na prática assistencial, é opcional a mensuração da involução uterina com fita métrica, utilizando-se a sínfise púbica como ponto inicial. Entretanto, geralmente usa-se como ponto de referência a cicatriz umbilical, registrando-se a involução em cm (relacionados com os dedos do examinador) que localizam o fundo de útero acima ou abaixo da cicatriz.

– *sic*). Membros inferiores livres de edemas e alterações. Orientada a parturiente quanto a higiene perineal e aleitamento materno. Sinais vitais (TPR e pressão arterial). Carimbo e assinatura.

Observação: a letra "x", quando referencia o tempo de pós-parto, deve ser descrita em horas durante as primeiras 24 horas. A partir daí, o profissional pode descrever os dias de pós-parto. Assim, segue como exemplo: "puérpera com 6 horas de pós-parto vaginal" ou "puérpera com 2 dias de pós-parto vaginal".

Os registros de evolução da Enfermagem devem seguir a cada plantão de 12 horas, durante toda a permanência do binômio. A recomendação mínima de permanência em AC para seguir com alta da mulher e do recém-nascido é de, no mínimo, 24 horas; entretanto, a permanência em geral é de 48 horas para um pós-parto normal e de 72 horas para um pós-parto cesárea.

Durante o período de permanência no AC, a(o) enfermeira(o) deverá realizar a revisão das sorologias* da mulher, realizadas durante a gestação ou no momento da internação para o parto, assim como a investigação de infecções congênitas no recém-nascido, conforme necessidade. Outra consideração importante é o acompanhamento dos resultados de exames, como tipagem sanguínea e Coombs indireto e direto (da mãe e do recém-nascido respectivamente), quando a mãe possuir fator Rh negativo, assunto que será aprofundado no Capítulo 14, *Complexidades do período gestacional*.

Cabe ressaltar que, para seguimento tanto da alta da mulher como do recém-nascido, faz-se necessária a elaboração de um projeto terapêutico que envolva a singularidade de cada binômio relacionando às suas necessidades individuais. Assim, a mãe, o pai e os demais familiares cuidadores precisam ter conhecimento e habilidades adequados aos cuidados destinados ao recém-nascido, além de reconhecer situações de risco, tais como: ingesta inadequada, coloração amarelada da pele, que indica agravamento da icterícia e condições eventuais que possam indicar desidratação nos primeiros 7 dias de vida.

Com relação aos cuidados maternos, também deverão estar orientados no momento da alta a procurar a Unidade Básica de Saúde ou Unidade de Pronto Atendimento mais próxima da residência, caso a puérpera apresente sinais de infecção, tais como mal-estar associado a febre, eliminação de secreção purulenta pelas mamas, por via vaginal ou por ferida operatória, condições de sangramento com odor fétido ou com volume aumentado, edema assimétrico de extremidades (em especial dos membros inferiores), dor refratária a analgésicos, sofrimento emocional, astenia exacerbada ou outros desconfortos que podem ser sugestivos de malignidades e complicações.

PUERPÉRIO PATOLÓGICO

Em todo o mundo, muitas mulheres chegam a óbito por complicações que ocorrem no pós-parto. Assim, o puerpério patológico é definido pelas complicações que se estendem desde a dequitação até aproximadamente 2 meses do período puerperal. As principais complicações desse período incluem: hemorragia pós-parto, infecções puerperais, alterações nas mamas lactantes (que serão discutidas no capítulo sobre amamentação), doenças tromboembólicas e transtornos psiquiátricos do pós-parto.

Hemorragia puerperal

Durante uma gestação, a volemia materna aumenta em cerca de 50%, o que equivale a 4 a 6 ℓ do volume total de sangue circulante. Contudo, o volume plasmático aumenta um pouco mais que o eritrocitário total, o que provoca uma queda fisiológica da hemoglobina e do hematócrito. Assim, o aumento da volemia satisfaz as demandas de perfusão entre o útero e a placenta e proporciona uma reserva para a perda de sangue que ocorre no parto.

Mesmo com o aumento da volemia materna, o sangramento excessivo pode acontecer em qualquer momento entre a separação da placenta e a sua expulsão ou mesmo após a sua remoção.

Dessa forma, a Organização Pan-Americana da Saúde (OPAS) descreve na referência *Recomendações assistenciais para prevenção, diagnóstico e tratamento da hemorragia obstétrica* (2018) que a hemorragia puerperal é definida e diagnosticada clinicamente por um sangramento excessivo (didaticamente, considera-se a perda sanguínea acima de 500 mℓ após parto vaginal ou acima de 1.000 mℓ após parto cesáreo nas primeiras 24 horas) que pode ocasionar vertigens, hipotensão, taquicardia e/ou oligúria, sinais comuns de instabilidade hemodinâmica. Em estados fisiológicos, a perda sanguínea estimada em um pós-parto pode alcançar cerca de 400 mℓ.*

Em virtude do processo hemorrágico, a(o) enfermeira(o) percebe ao exame físico no período puerperal: altura de fundo de útero superior à esperada (acima da cicatriz umbilical); útero de consistência amolecida (flácido), ou seja, útero sem tonicidade e depressível à palpação manual externa; os lóquios não modificam de sanguinolento para seroso em algumas semanas, ou seja, não mudam de cor e permanecem com aspecto vermelho-vivo.

Além disso, os sinais e sintomas que levam a(o) enfermeira(o) a suspeitar de hemorragia no período puerperal são: perda sanguínea em grande quantidade pela vagina, normalmente com coágulos; hipotensão arterial, palidez cutânea, vertigens, inquietação e ansiedade, pulso fraco e rápido, sudorese fria e dispneia. É válido ressaltar que o conjunto desses achados clínicos são sinais clássicos de choque hipovolêmico e, além dessa gravidade, as complicações mais relevantes da hemorragia pós-parto são: anemia, fadiga crônica, coagulação intravascular disseminada (CID), insuficiência renal, hepática e respiratória.

Assim, didaticamente, a hemorragia puerperal pode ser dividida em:

- **Primária ou precoce**: quando acontece nas primeiras 24 horas após o parto
- **Secundária ou tardia**: ocorre após as 24 horas do pós-parto, mas até 6 semanas após o parto.

As duas principais causas da hemorragia precoce decorrem de atonia uterina ou lacerações de trajeto. A *atonia uterina* é responsável por 90% dos casos de hemorragia precoce e ocorre normalmente por conta da exaustão do músculo em trabalhos

---

* As sorologias incluem: sífilis, HIV, toxoplasmose e hepatite B. Outras doenças infectocontagiosas, como citomegalovírus, herpes e infecções por arbovírus poderão ser investigadas conforme disponibilidade de recursos laboratoriais e se houver história sugestiva durante a gestação e/ou sinais clínicos sugestivos no recém-nascido.

* Para estimar visualmente a perda volêmica na hemorragia pós-parto, a OPAS descreve, na referência *Recomendações assistenciais para prevenção, diagnóstico e tratamento da hemorragia obstétrica* (OPAS, 2018), quando utilizar compressa cirúrgica para secagem do sangramento na região genital feminina; se a mesma mostrar-se com 50% de absorção, isso corresponde a uma perda volêmica de 25 mℓ. Para compressas com 75% de absorção, há uma perda volêmica aproximada de 50 mℓ. Para uma compressa completamente saturada de sangue, identifica-se uma perda volêmica em torno de 75 mℓ. Nas situações em que a compressa se apresenta pingando após a secagem da região genital, identifica-se uma perda volêmica de 100 mℓ por compressa.

104 Parte 1 • Enfermagem Materna

de parto e partos prolongados. Também pode ocorrer em virtude de anestesia geral, infecções genitais ou pela hiperdistensão uterina em decorrência de gravidez múltipla, macrossomia fetal e polidrâmnio.

A segunda maior causa de hemorragia precoce no pós-parto ocorre por *lacerações de trajeto e hematomas do canal de parto*, que podem ter como fatores predisponentes a episiotomia, a utilização de instrumentos no parto (p. ex., fórceps), assim como a multiparidade. Em média, as lacerações que surgem no colo do útero ou na porção superior do canal vaginal podem romper grandes vasos sanguíneos, e a hemorragia toma proporções mais graves. Por outro lado, as lacerações mais baixas, referentes à parede vaginal e ao períneo, geralmente sangram em menor quantidade.

Outras causas de hemorragias primárias, citadas no manual *Recomendações assistenciais para prevenção, diagnóstico e tratamento da hemorragia obstétrica* (OPAS, 2018), são: acretismo placentário, inversão uterina e distúrbios de coagulação congênitos ou adquiridos.

Dentre as situações que causam hemorragias secundárias ou tardias, destaca-se a *retenção de restos placentários*, que impede que a involução uterina ocorra naturalmente.

Normalmente, com o descolamento completo e a expulsão da placenta, a contração uterina continuada realiza a oclusão dos vasos sanguíneos. Se a placenta não se desloca por completo e não é expulsa, o útero não se contrai totalmente, porque os fragmentos retidos ocupam espaço e impedem o útero de se contrair de modo ideal e bloquear os vasos sanguíneos.

A retenção de restos placentários, além de promover o processo hemorrágico, também propicia o desenvolvimento de infecção puerperal, que é considerada a segunda principal causa de hemorragia tardia.

Assim, resumidamente, as quatro principais causas sequenciais e que necessitam de investigação imediata frente a um quadro de hemorragia pós-parto são relacionadas com tônus uterino (atonia uterina), traumatismos (lacerações de trajeto), tecido (retenção de tecido placentário) e trombina (distúrbios de coagulação).

Desse modo, frente às possibilidades de hemorragias no período puerperal, sejam elas precoces ou tardias, a Organização Mundial da Saúde (OMS) recomenda a adoção da conduta ativa no 3º período do trabalho de parto (dequitação), assim como algumas medidas de prevenção no período de Greenberg. Essas manobras ativas incluem: uso universal da ocitocina após o parto,* clampeamento oportuno do cordão umbilical e tração controlada do cordão umbilical ao nascimento, vigilância/massagem uterina após dequitação e contato pele a pele mãe–bebê. Além disso, outras medidas citadas no manual *Recomendações assistenciais para prevenção, diagnóstico e tratamento da hemorragia obstétrica* (OPAS, 2018) incluem: uso racional da ocitocina no trabalho de parto; realização de episiotomia seletiva; não realização da *manobra de Kristeller*.

Em geral, para os diagnósticos de hemorragia puerperal, o tratamento é direcionado para a estimulação uterina com massagem manual externa em fundo de útero, com o intuito de expelir os fragmentos e coágulos da cavidade. Concomitantemente, é realizada reposição volêmica e administração de ocitócitos para

manutenção da contratilidade. Para a prevenção de infecções, é necessário o esquema antibiótico, conforme prescrição.

Contudo, nenhuma fórmula farmacológica é mais valiosa que a qualidade da assistência prestada à mulher, pois, a partir dela, é possível realizar um diagnóstico preciso e intervenções imediatas a fim de minimizar a gravidade do quadro e estabilizar a hemodinâmica da puérpera.

▪ *Intervenções de enfermagem frente à hemorragia*

- Faça massagem externa em fundo de útero; suave e simultaneamente, realize uma sustentação do segmento inferior do útero com a finalidade de evitar a inversão uterina
- Solicite ajuda de outros profissionais (enfermeiros, técnicos em enfermagem e/ou médicos)
- Caso o útero não se mantenha contraído, puncione acesso venoso calibroso com infusão rápida de 2.000 a 3.000 mℓ de SF a 0,9% ou lactato de Ringer, para a reposição volêmica. Administre o fármaco de primeira escolha: ocitocina (Syntocinon®) 5 UI, por via intravenosa lentamente (3 minutos), mais 20 UI a 40 UI em 500 mℓ de SF a 0,9% em infusão de 250 mℓ. Manutenção de 125 mℓ/h por 4 horas
- Caso o útero não mantenha a tonicidade, administre uma ampola de metilergonovina 0,2 mg (1 mℓ), intramuscular (IM); repetir em 20 minutos, se necessário. Em situações de sangramentos graves, é permitido realizar mais 3 doses de 0,2 mg, IM, a cada 4 h (dose máxima 1 mg/24 h)
- Caso a tonicidade do útero não seja adequadamente restabelecida, o profissional médico poderá indicar, misoprostol 800 µg por via retal (início de ação entre 15 e 20 minutos) ou oral (início de ação entre 7 e 11 minutos).

Ainda na sequência de cuidados, no momento mais oportuno:

- Instale cateter vesical de demora para controle do débito urinário, sendo necessário mantê-lo acima de 30 mℓ/h
- Monitore os sinais vitais a cada 15 minutos nas primeiras 2 horas avaliando principalmente se há aumento contínuo da frequência de pulso e os níveis tensionais. Seguindo, mantenha a avaliação, pelo menos, a cada 30 minutos nas 4 horas seguintes após o quadro hemorrágico
- Avalie continuamente o estado neurológico da puérpera
- Reserve hemoderivados, quando a hemorragia não for controlada e/ou estabilizada
- Inspecione a região perineal, observando a existência de sangramento oriundo de laceração
- Avalie a altura do fundo de útero e o tônus uterino; o volume e as características do sangramento, principalmente se há coágulos – sinal de hematoma perineal; distensão da bexiga; quantidade de absorventes utilizados e seu nível de saturação
- Monitore a ingestão de líquidos e o débito urinário a cada 6 horas. Caso haja sinais de complicação, acompanhe a cada hora
- Encaminhe para o serviço de nutrição a fim de estimular dieta rica em ferro e, conforme a necessidade, avalie a necessidade de ferro suplementar
- Mantenha ocitócitos por via oral nos dias consecutivos à terapêutica intravenosa.

---

* O esquema recomendado para o uso de ocitocina na prevenção da hemorragia pós-parto inclui o uso de 10 UI, via intramuscular, logo após o nascimento para os partos vaginal e cesáreo. Além do esquema intramuscular, existe também a opção de profilaxia intravenosa, que será abordada no tópico *Intervenções de enfermagem frente a hemorragia*, nesse capítulo.

Infecção puerperal

A infecção puerperal, também conhecida como morbidade febril puerperal, é descrita, em termos gerais, para referenciar os processos infecciosos após o parto, por causas genitais (infecções do útero e anexos, infecções da ferida operatória) e extragenitais (ingurgitamento mamário, mastite, tromboflebite, complicações respiratórias e infecções urinárias). Contudo, é importante salientar que a maioria dos processos infecciosos febris no pós-parto é causada por infecções do trato genital ou da ferida operatória (cesárea), que serão especificamente abordadas a seguir.

Mais detalhadamente, infecção puerperal pode ser caracterizada por quadro febril (temperatura corporal superior a 38°C) com duração superior a 48 horas, durante 2 dias quaisquer, nos primeiros 10 dias do puerpério, excluindo-se as primeiras 24 horas.

As infecções genitais geralmente apresentam sinais e sintomas específicos, com dor intensa na região perineal associada à hipertermia local e sinais de abscesso em formação. Além disso, o *útero* pode tornar-se subinvoluído, amolecido, doloroso à palpação; o *colo do útero* permanece entreaberto, em média permeável a uma polpa digital, que após examinado ao toque vaginal deixa escoar secreção purulenta; os *lóquios* podem ter característica sanguinolenta ou purulenta, ambas com odor fétido. Normalmente, esse quadro sintomático cursa com febre alta (acima de 39°C).

Associadas aos sinais e sintomas específicos da infecção puerperal genital (Quadro 11.1), as manifestações clínicas generalizadas são caracterizadas por: calafrios, cefaleia, mal-estar, anorexia, inquietação, ansiedade e taquicardia. Os sinais e sintomas específicos incluem o tipo e a localização da infecção.

Geralmente, o aumento da temperatura nas primeiras 24 horas após o parto é um achado comum do período puerperal, possivelmente em resposta fisiológica pelo estresse vivenciado pela mulher no trabalho de parto e parto. Assim, a elevação da temperatura é considerada fisiológica quando durar menos que 24 horas, como, por exemplo, nas situações que envolvam "a febre do leite", por conta do súbito ingurgitamento mamário que ocorre com a apojadura, em torno do 2º ou 3º dia de pós-parto. Esse tipo de elevação da temperatura é verificado em uma única aferição, podendo finalizar em duas.

Em resumo, o aumento da temperatura corporal pode ser considerado fisiológico se iniciar nas primeiras 24 horas de pós-parto e durar menos do que 48 horas em qualquer dos 10 primeiros dias do período puerperal.

Em todo caso, é válido ressaltar que a ausência de febre não significa ausência de infecção. Da mesma maneira, a ocorrência de pico febril isolado, frequente no puerpério e normalmente apresentando resolução espontânea, não é indicação de infecção. Portanto, a febre não é parâmetro único da infecção puerperal, mas, sim, um sinal objetivo que deve ser observado e avaliado cuidadosamente pelos profissionais de saúde, havendo a necessidade de verificação da temperatura por via axilar, pelo menos 4 vezes/dia. Todavia, em casos de suspeita de infecção, indica-se aferição da temperatura a cada 4 horas (Melson *et al.*, 2002).

Algumas condições relacionadas diretamente com a via de parto podem elevar significativamente o risco de desenvolvimento de infecção puerperal. Desse modo, a incidência da infecção puerperal é maior em cesarianas que nos partos vaginais, em virtude de o procedimento ser mais invasivo e traumático, o que possibilita a penetração da flora da pele da mulher por meio do local cirúrgico, que destrói a barreira cutânea protetora.

Os fatores de risco que propiciam o aumento das taxas de infecção relacionadas com as operações cesarianas são trabalho de parto prolongado, ruptura de membranas superior a 12 horas e anestesia geral.

Do mesmo modo, os fatores de risco relacionados com a via vaginal incluem: ruptura das membranas superior a 12 horas, múltiplos toques vaginais em razão do trabalho de parto prolongado, traumatismo intraparto pelo uso de fórceps, dentre outros. Além disso, também são considerados fatores de risco a qualidade dos cuidados assistenciais prestados à mulher, as técnicas de assepsia dos profissionais e de preparo da paciente, retenção de fragmentos placentários, hemorragia puerperal, assim como qualidade da técnica cirúrgica e da assistência durante o período de trabalho de parto e parto.

Por outro lado, os fatores de risco relacionados com a vulnerabilidade materna incluem: baixo nível socioeconômico, desnutrição, anemia por deficiência de ferro, vaginose bacteriana e doenças crônicas.

De modo geral, a infecção puerperal é polimicrobiana e tem como principais bactérias causadoras as que colonizam o intestino, a região perineal, a vagina e a cérvice. Ou seja, os microrganismos que invadem o local placentário e as incisões perineais ou abdominais geralmente fazem parte da microbiologia do trato genital inferior da própria mulher.

Na maioria das vezes, isso ocorre após a amniorrexe que, quando associada aos trabalhos de parto prolongados, predispõem à contaminação da cavidade por anaeróbios e aeróbios.

Frequentemente nas infecções genitais do pós-parto, os microrganismos bacterianos envolvidos são aqueles que constituem a flora vaginal normal, tipicamente uma mistura de espécies aeróbias e anaeróbias. Como exemplo, destacam-se: *Enterococcus faecalis* (aeróbio gram-positivo), *Escherichia coli* (aeróbio gram-negativo), dentre outros anaeróbios gram-positivos e negativos. Contudo, a maioria das bactérias tem baixa virulência e dificilmente causa infecções em tecido sadio.

As toxinas produzidas pelas bactérias que causam infecções podem alcançar níveis elevados na corrente sanguínea e provocar choque séptico na puérpera. Essa condição potencialmente pode acarretar grave lesão renal, além de óbito.

O tratamento deve ser iniciado logo após o diagnóstico, com administração de antibioticoterapia, que deve ser mantida até a paciente tornar-se assintomática e afebril por 48 a 72 horas. O tratamento clínico consiste na higiene da ferida operatória, que deve ser lavada diariamente com água e sabão, seguida de curativo aberto, utilizando SF. Em algumas situações, são indicados sedativos e repouso.

Quadro 11.1 Principais fatores de risco associados à infecção puerperal genital.

Anteparto	Intraparto e pós-parto
• Ausência de assistência pré-natal	• Parto cesáreo
• Baixo nível socioeconômico	• Ruptura prematura das membranas ovulares superior a 12 h
• Condições de higiene pessoal ineficientes	• Corioamnionite
• Desnutrição (diminuição da capacidade de resposta imunológica)	• Trabalho de parto prolongado
	• Toques vaginais em excesso
• Infecções do trato genital inferior (principalmente vaginose bacteriana)	• Lesões no canal de parto
	• Retenção de fragmentos placentários
• Anemia materna (corrigir anemia pré-parto e evitar fadiga exagerada durante o trabalho de parto)	• Constatação de líquido amniótico meconial
• Obesidade	• Perdas sanguíneas acentuadas no pós-parto
• Diabetes melito	

106　Parte 1 • Enfermagem Materna

O tratamento cirúrgico é indicado somente em situações que evidenciam ineficiência do tratamento medicamentoso e clínico; assim, podem ser realizadas curetagem uterina, drenagem de abscesso e, em casos extremos, histerectomia.

▪ Intervenções de enfermagem frente à infecção puerperal

- Monitore os sinais de infecção – útero hipersensível, calafrios, febre, desconforto pélvico ou perineal desproporcional ao tipo e à evolução do nascimento
- Estimule a ingestão de líquidos (pelo menos 10 copos de 250 mℓ/dia)
- Avalie o débito urinário da puérpera
- Implemente medidas de higiene e cuidados perineais (ver neste capítulo as orientações do autocuidado perineal)
- Ensine à mulher a técnica correta de lavagem das mãos para evitar infecção
- Avalie os lóquios quanto a tipo, volume, odor e características
- Informe os sinais e sintomas de infecção
- Estimule o repouso e o sono ininterrupto. Dessa maneira, programe as avaliações e os procedimentos para o mesmo momento, minimizando o estresse das avaliações, medicações e intervenções.

Doença tromboembólica

O termo *tromboembolismo* está relacionado com todos os processos vasculares oclusivos, incluindo tromboflebite superficial, trombose venosa profunda, tromboflebite séptica pélvica e tromboembolismo pulmonar.

Segundo Ziegel (1985), o risco de desenvolvimento de trombose venosa ou tromboflebite durante a gravidez e principalmente no período puerperal é aproximadamente 5 vezes maior quando comparado com mulheres da mesma idade e que não estejam grávidas.

A trombose é classificada pela coagulação do sangue em um vaso sanguíneo e que em algumas situações pode inflamar, sendo esta situação clínica denominada tromboflebite.

As situações de tromboflebite, por sua vez, podem provocar obstrução de um vaso sanguíneo pela deslocação do coágulo formado por meio da circulação. Quando o trombo desloca-se e migra para os pulmões, provoca embolia pulmonar. Assim, a doença tromboembólica pode ser causa de morbimortalidade materna no puerpério.

A embolia pulmonar que ocorre por meio da obstrução de um ou mais vasos que irrigam os pulmões pode ocasionar infarto agudo do miocárdio seguido de morte súbita.

A doença tromboembólica pode ocorrer tanto nas veias superficiais como nas veias profundas, de modo que o tipo superficial é mais comum e normalmente envolve a veia safena. As situações que comprometem as veias profundas geralmente afetam a femoral e a poplítea. Contudo, é válido abordar a trombose das veias uterinas e pélvicas, que está frequentemente associada à infecção puerperal.

Com isso, é importante destacar que a estase venosa é um dos fatores determinantes da formação de coágulos (trombos) nos vasos sanguíneos, tanto no período gestacional como puerperal.

Já se sabe que a dilatação das veias tende a aumentar durante a gravidez em decorrência de fatores hormonais (progesterona) e mecânicos (aumento do volume plasmático). Desta forma, Ziegel (1985) cita que o sangue tende a se acumular mais facilmente nas extremidades inferiores, até mesmo depois do parto, quando é removida a pressão exercida pelo útero aumentado.

Ricci (2015) descreve outros fatores que também favorecem risco de trombose: repouso prolongado no leito, obesidade, cesariana ou laqueadura tubária, síndromes hipertensivas, anemia grave, hemorragia e infecções puerperais, história de trombose pregressa, varizes, diabetes, idade materna avançada (acima de 35 anos), multiparidade e uso de anticoncepcionais orais durante a gravidez. Embora haja risco de trombose venosa no pós-parto, raramente essa complicação ocorre.

As manifestações clínicas da doença tromboembólica são representadas pelos seguintes sinais e sintomas: edema (normalmente de panturrilha), eritema, calor, aumento da temperatura e da sensibilidade no local afetado, com queixa de dor (ao andar e ao carregar peso). Quando uma veia superficial encontra-se muito comprometida e com um estágio de inflamação avançado, é possível palpá-la como cordão duro na perna. Ocasionalmente pode haver aumento da temperatura sistêmica durante a fase aguda da doença.

Por outro lado, é válido destacar os sinais e sintomas que sugerem embolia pulmonar, representados por: início repentino e inexplicável de dispneia, taquipneia, dor torácica súbita, taquicardia, arritmias cardíacas, sudorese, hemoptise e mudança repentina no estado neurológico em decorrência de hipoxemia.

A prevenção de distúrbios tromboembólicos é um aspecto essencial da conduta de enfermagem. Por isso, torna-se prudente a comparação da circunferência das pernas nos níveis do calcanhar, da panturrilha e da coxa por, pelo menos, 2 vezes a cada 12 horas. Logo, quando o profissional registra uma significativa discrepância entre as medidas das panturrilhas, constata-se edema (ver classificação de edema em "Síndromes hipertensivas na gravidez", no Capítulo 14, *Complexidades do Período Gestacional*).

Outro aspecto a ser avaliado é o sinal de *Homans*, considerado altamente sugestivo de tromboflebite quando positivo (Quadro 11.2).

O tratamento clínico da doença das veias superficiais é geralmente sintomático e indica-se a utilização de compressas mornas, com a finalidade de aliviar a inflamação e reduzir o desconforto. Além disso, os pés da cama devem permanecer discretamente elevados (15 a 20 cm), criando condições favoráveis para o retorno venoso. A cabeceira da cama não deve ser elevada enquanto a paciente está em repouso, a não ser no momento em que realiza as refeições. Ou seja, os membros inferiores devem permanecer, na maior parte do tempo, de 15 a 20 cm acima da altura do coração.

A terapia medicamentosa consiste na administração de anti-inflamatórios, analgésicos e, em alguns casos, antibióticos, conforme prescrição médica. A terapia mais intensiva inclui anticoagulantes e é indicada especificamente quando houver comprometimento profundo das veias.

Assim que os sinais e sintomas agudos regredirem, a mulher deverá ser encorajada a realizar um programa de movimentação lenta e progressiva, com a finalidade de favorecer a circulação sanguínea.

▪ Intervenções de enfermagem frente à doença tromboembólica

- Identifique as mulheres com risco aumentado para o desenvolvimento de tromboflebite

Quadro 11.2 Técnica de avaliação do sinal de Homans.

No sinal de Homans, o examinador faz um movimento de dorsiflexão do pé para avaliação realizada no membro inferior. Em geral, quando o sinal é positivo, a mulher refere dor na panturrilha.

Contudo, é válido ressaltar que esse sinal não é diagnóstico definitivo de tromboflebite, pois a dor relatada também pode ser causada por estiramento ou contusão muscular.

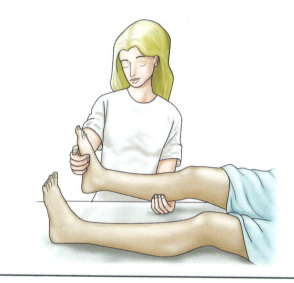

- Evite manipulação e massagem no local afetado, devido ao risco de desprendimento de coágulo
- Examine bilateralmente as panturrilhas da puérpera quanto a cor, circunferência, temperatura, pulsos, dor, sinal de Homans e parestesias
- Monitore o edema, a dor e a inflamação local, registrando em prontuário e comunicando verbalmente à equipe o aumento de qualquer uma das manifestações
- Verifique os sinais vitais e informe principalmente as alterações de movimentos respiratórios, por conta do risco de embolia pulmonar
- Mantenha a puérpera em repouso absoluto no leito
- Afaste as roupas de cama e cobertas dos pés e das pernas da paciente, aumentando o conforto e evitando estase sanguínea
- Eleve a perna comprometida com um travesseiro, tendo o cuidado de não comprimir a região poplítea. Essa medida visa diminuir o edema intersticial e promover o retorno venoso daquela perna
- Aplique compressa morna na área afetada por cerca de 10 minutos a cada hora
- Acompanhe os sinais de sangramento, como epistaxe, hematêmese, hematúria, melena, equimoses, petéquias ou sangramentos prolongados nos locais submetidos a procedimentos invasivos
- Administre medicamentos (antibióticos, anti-inflamatórios e analgésicos) e realize terapia anticoagulante, conforme prescrição médica
- Oriente o uso de meias elásticas de compressão apropriada, conforme prescrição médica, a fim de promover adequada circulação das extremidades
- Institua medidas de emergência imediata quando a paciente desenvolver embolia pulmonar
- Para evitar a doença ou depois que o processo inflamatório agudo regredir, explique a importância da deambulação e recomende a frequente mudança de decúbito no leito.

Transtornos psíquicos do pós-parto

No campo de atuação da saúde materno-infantil hospitalar, muitos profissionais da saúde ainda praticam o modelo biologicista, com o foco direcionado para os aspectos fisiológicos como: avaliação do estado geral da puérpera, avaliação da episiotomia, eliminação loquial e verificação da involução uterina; observa-se o aleitamento materno e verificação dos parâmetros vitais.

Muitos achados que envolvem os aspectos emocionais e os transtornos do humor podem passar despercebidos, se não houver um olhar diferenciado e sensibilizado do profissional para a saúde das mulheres.

Os transtornos psíquicos do pós-parto são relativamente raros, com exceção da tristeza puerperal (também conhecida como *blue syndrome* ou *maternity blue*), que apresenta prevalência de 80% nas puérperas (Brasil, 2012). Em geral, os transtornos mais graves, como depressão pós-parto e transtorno psicótico puerperal, ocorrem com mais frequência em mulheres que já têm uma história prévia de episódios psiquiátricos. Em todo caso, percebe-se que, para algumas mulheres, a gravidez pode ser apenas um fator precipitante não específico que desencadeia a doença.

Normalmente, os transtornos do humor são fenômenos comuns e transitórios no período puerperal, sendo necessário um simples suporte psicológico e familiar à mulher, a fim de obter melhora do quadro. Poucas vezes será preciso medicar. Contudo, para as situações em que houver persistência ou agravamento das manifestações psicóticas, indica-se a abordagem especializada por um médico psiquiatra.

As alterações do humor transitórias, popularmente conhecidas como tristeza puerperal, são leves, benignas e autolimitadas, sendo denominadas *disforia pós-parto*. Geralmente, o quadro transitório tem início no 3º para o 4º dia após o parto e desaparece espontaneamente por volta da segunda semana de puerpério. Suas manifestações consistem em choro, irritabilidade, fadiga, tristeza e ansiedade relacionada com o bebê. A mulher costuma pensar que é incapaz ou não sabe cuidar do bebê. Em raras situações, esse distúrbio evolui para depressão pós-parto, pois o apoio familiar e de amigos próximos que possam ajudar nas tarefas do dia a dia e nos cuidados ao recém-nascido favorece o retorno do equilíbrio desse tipo de labilidade emocional.

Por outro lado, a *depressão pós-parto*, que acomete cerca de 10 a 15% das puérperas, citada no manual *Atenção ao pré-natal de baixo risco* (Brasil, 2012), é um episódio que ocorre normalmente nas primeiras 4 semanas do puerpério. É comum em adolescentes e em pacientes que já tenham história de depressão ou ansiedade durante a gravidez. Outros fatores de risco relacionados com ocorrência da depressão são: histórias de eventos traumáticos na vida e/ou no decorrer da gravidez, além de ausência de suporte social e, finalizando, transtornos do humor prévios ao ciclo gravídico-puerperal.

Esse transtorno psíquico pode manifestar-se de forma moderada a grave, sendo classificado como depressão puerperal, e apresenta-se clinicamente como falta de interesse e de iniciativa materna pelos cuidados com o recém-nascido e consigo mesma. Manifesta-se também por abatimento com choro fácil, desalento, tristeza profunda, anorexia, náuseas e transtornos do sono que desencadeiam inicialmente insônia seguida de agravos de pesadelos, podendo alcançar ideias suicidas.

108 Parte 1 • Enfermagem Materna

Em algumas literaturas, encontram-se os registros de escalas de avaliação da depressão puerperal, que variam em quantidade de perguntas e categorias de sintomas abordados. Na prática assistencial, a Escala de Depressão Pós-Parto de Edimburgo (EPDS) é uma das mais utilizadas para o rastreamento de sintomas depressivos que podem manifestar-se no período puerperal. Essa escala é autoaplicável e, mediante questionário de 10 perguntas,* pontua em 1, 2 ou 3, com escore máximo de 30 pontos. A EPDS mede a ocorrência e a intensidade de sintomas depressivos sentidos nos últimos 7 dias. Sua aplicação é simples e rápida, podendo ser utilizada por todos os profissionais da área da saúde.

Todavia, em situações diagnósticas de depressão puerperal, além do apoio familiar, indica-se o acompanhamento com psicólogos, terapeutas, enfermeiros e médicos, quando há necessidade de medicação.

Para o transtorno psicótico puerperal, caracterizado no manual *Atenção ao pré-natal de baixo risco* (Brasil, 2012) como um transtorno do humor com apresentações de perturbações mentais graves, a mulher no seu período puerperal manifesta alucinações e delírios associados à confusão mental, agitação psicomotora e angústia com pensamentos ou manifestações de machucar o bebê. Em geral, acomete de 0,1 a 0,2% das mulheres. Nesse nível de adoecimento mental, são necessárias intervenções médicas com medicação, atuação de equipe multiprofissional e atenção especial dos familiares junto à puérpera.

Assim, tendo em vista que o puerpério envolve um momento único e marcante na vida feminina, com mudanças biológicas, espirituais, sociais e, consequentemente, na nova estrutura familiar, o profissional de enfermagem deve estar atento aos riscos de aparecimento de sofrimento psíquico que aumentam em face das preocupações, dos anseios e dos planejamentos realizados e sentidos pela puérpera.

CONSULTA PUERPERAL NA UNIDADE BÁSICA EM SAÚDE

Conforme orienta o Ministério da Saúde, a atenção à puérpera envolve o retorno da mulher e do recém-nascido ao serviço de saúde, através da visita da puérpera à unidade básica ou visita domiciliar pelo profissional da saúde entre 7 e 10 dias do parto. Outra consulta médica ou de enfermagem deve ser realizada com 6 semanas, ou seja, 42 dias de pós-parto (Brasil, 2012).

Na consulta puerperal, é importante que a(o) enfermeira(o) tenha sensibilidade e promova o acolhimento diferenciado à mulher, e não direcionando as grandes preocupações apenas ao recém-nascido.

Assim, no cuidado à mulher, em especial no período puerperal, a humanização adquire significado especial pela fragilidade emocional que existe nesse período, além de outros sentimentos como insegurança, dor, baixa autoestima, cansaço e muitas dúvidas. Ou seja, a puérpera vivencia uma sobreposição de papéis, como mãe, companheira e dona de casa, que, somada às limitações físicas e ao desgaste mental, a deixa vulnerável a riscos do estado puerperal como, por exemplo, os transtornos psíquicos, citados.

Por isso, é importante que os profissionais da saúde, sobretudo a(o) enfermeira(o), sistematizem a assistência à puérpera no cenário da atenção básica em saúde, a fim de alcançar diagnósticos/resultados e intervenções de enfermagem necessárias, com base nos problemas identificados e visando à operacionalização da prática assistencial.

---

* As dez 10 perguntas do instrumento de avaliação de depressão são: (1) Eu tenho sido capaz de rir e achar graça das coisas; (2) Eu tenho pensado no futuro com alegria; (3) Eu tenho me culpado sem razão quando as coisas dão errado; (4) Eu tenho ficado ansiosa ou preocupada sem uma boa razão; (5) Eu tenho me sentido assustada ou em pânico sem um bom motivo; (6) Eu tenho me sentido sobrecarregada pelas por tarefas e acontecimentos do meu dia a dia; (7) Eu tenho me sentido tão infeliz que tenho tido dificuldade de dormir; (8) Eu tenho me sentido triste ou muito mal; (9) Eu tenho me sentido tão triste que tenho chorado; (10) Eu tenho pensado em fazer alguma coisa contra mim mesma.

Questões de autoavaliação

1. A hemorragia puerperal é definida e diagnosticada clinicamente por um sangramento excessivo que pode provocar vertigens, hipotensão, taquicardia e/ou oligúria, sinais comuns a uma instabilidade hemodinâmica. Uma das causas mais associadas à hemorragia puerperal secundária ou tardia é:
   - (A) Atonia uterina
   - (B) Lacerações de trajeto
   - (C) Retenção de fragmentos placentários
   - (D) Distúrbios da coagulação

2. Dentre as adaptações fisiológicas no período puerperal, marque V para as verdadeiras e F para as falsas e, em seguida, marque a sequência correta:
   - ( ) A reconstituição do colo do útero ocorre em aproximadamente 24 horas após o parto, mantendo-se contraído e fechado
   - ( ) Imediatamente após a dequitação, o fundo de útero inicia um processo ritmado de involução e alcança a cicatriz umbilical, devendo permanecer firmemente contraído com o globo de segurança de Pinard, especificamente na primeira hora do pós-parto
   - ( ) A variação loquial no período puerperal pode ser classificada como sanguinolenta, serossanguinolenta ou serosa
   - (A) V, V, V
   - (B) V, F, V

   - (C) V, V, F
   - (D) F, V, V

3. Os lóquios são caracterizados pelo sangramento vaginal que ocorre logo após o parto. Na prática assistencial, sua avaliação é importante para identificação de riscos como hemorragias ou infecções. Com relação aos tipos de lóquios, aquele cuja eliminação ocorre entre o 4º e o 7º dia consecutivo após o parto, de característica rósea, é denominado:
   - (A) Rubro
   - (B) Serossanguinolento
   - (C) Seroso
   - (D) Sanguinolento

4. Devido ao risco de tromboflebite, o exame das pernas deve fazer parte do exame físico diário das mulheres no puerpério. Assim, em condições nas quais a mulher apresente dor na panturrilha, sendo identificado o início de inflamação vascular e notado o edema quando pressionado gentilmente o dorso do pé, pode-se chamar esse sinal de:
   - (A) Sinal de Homan
   - (B) Sinal de Kluge
   - (C) Sinal de Piskacek
   - (D) Sinal de Jacquemier

(continua)

Questões de autoavaliação (*continuação*)

5. O puerpério é um momento importante e marcante na vida feminina, principalmente em relação aos transtornos do humor. Em geral, eles são fenômenos comuns e transitórios nesse período e necessitam de um simples suporte familiar à mulher, a fim de obter melhora do seu quadro. Entretanto, cabe aos profissionais uma atenção especial, pois manifestações de irritabilidade, fadiga, tristeza e ansiedade relacionada com o bebê podem ser classificadas como:

(A) Depressão pós-parto
(B) Transtorno psicótico puerperal
(C) Tristeza puerperal
(D) Euforia puerperal

REFERÊNCIAS BIBLIOGRÁFICAS

Brasil. Ministério da Saúde. Gabinete do Ministro. Portaria nº 2.068, de 21 de outubro de 2016. Regulamenta as diretrizes ao Alojamento Conjunto de serviços de saúde, públicos e privados, inclusive das Forças Armadas, de hospitais universitários e de ensino. Diário Oficial da União, Brasília, DF, 24 out. 2016. p. 120.

Brasil. Ministério da Saúde. Aleitamento materno e alimentação complementar. Brasília: Ministério da Saúde; 2015.

Brasil. Ministério da Saúde. Atenção à saúde do recém-nascido: guia para os profissionais de saúde. Brasília: Ministério da Saúde, 2014.

Brasil. Ministério da Saúde. Atenção ao pré-natal de baixo risco. Brasília: Ministério da Saúde; 2012.

Brasil. Ministério da Saúde. Diretrizes nacionais de assistência ao parto normal: versão resumida. Brasília: Ministério da Saúde; 2017.

Brasil. Ministério da Saúde. Parto, aborto e puerpério: assistência humanizada à mulher. Secretaria de Políticas de Saúde. Área Técnica de Saúde da Mulher. Brasília: Ministério da Saúde; 2001.

Lowdermilk. L, Perry SE, Cashion K, Alden KR. Saúde da mulher e enfermagem obstétrica. 10. ed. Rio de Janeiro: Elsevier; 2013.

Melson KA *et al.* Enfermagem materno-infantil: planos de cuidados. 3. ed. Rio de Janeiro: Reichmann & Affonso Editores; 2002.

Organização Pan-Americana da Saúde (OPAS). Recomendações assistenciais para prevenção, diagnóstico e tratamento da hemorragia obstétrica. Brasília: OPAS, 2018.

Rezende J. Obstetrícia fundamental. 14. ed. Rio de Janeiro: Guanabara Koogan; 2018.

Ricci SS. Enfermagem materno-neonatal e saúde da Mulher. Tradução de Maria de Fátima Azevedo. Rio de Janeiro: Guanabara Koogan; 2015.

Ziegel EE, Cranley MS. Enfermagem obstétrica. 8. ed. Rio de Janeiro: Guanabara Koogan; 1985.

Gabarito das questões: 1 – letra C; 2 – letra D; 3 – letra B; 4 – letra A; 5 – letra C.

12

Nutrição do Recém-Nascido | Aleitamento Materno e Principais Orientações

Luciane Pereira de Almeida • Mariana Gomes Cardim

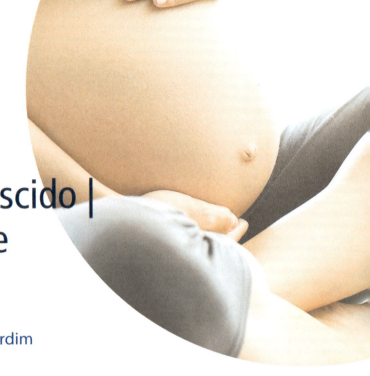

INTRODUÇÃO

O aleitamento materno é considerado um dos grandes desafios tanto para os profissionais da saúde quanto para muitas mulheres que planejam esse momento. Esse vínculo afetivo que envolve proteção e nutrição para as crianças constitui uma estratégia econômica e eficaz para intervenção da redução da morbimortalidade infantil.

De acordo com o Caderno de Atenção Básica *Saúde da criança: aleitamento materno e alimentação complementar* (Brasil, 2015), amamentar é muito mais do que nutrir a criança, pois, além do envolvimento afetivo entre a mãe e o bebê, também propicia o desenvolvimento cognitivo e emocional da criança.

Entretanto, mesmo com muitos registros fundamentados em evidências e estudos científicos sobre os benefícios do aleitamento materno para a mãe e a criança, a amamentação exclusiva ainda não é o principal e único modo de alimentação da criança nos primeiros 6 meses de vida. Tal fato ocorre pelos aspectos técnicos relacionados com a lactação; a relação cultural e social em que essa mulher está inserida; os aspectos emocionais envolvidos; entre outros. Assim, é fundamental um olhar atento dos profissionais de saúde e um discurso direcionado para valorização e incentivo ao empoderamento da mulher.

O Ministério da Saúde (MS) e a Organização Mundial da Saúde/World Health Organization (OMS/WHO) recomendam que o aleitamento materno seja exclusivo nos primeiros 6 meses de vida. Posteriormente, o leite materno como único alimento torna-se insuficiente, e a criança deve receber outros alimentos saudáveis e do costume da família, complementando essa alimentação. Contudo, recomenda-se que o aleitamento se estenda por um período de 2 anos de idade ou mais, desde que a mãe e a criança o desejem (WHO, 2003; Brasil, 2015).

Conforme o Quadro 12.1, o aleitamento materno pode ser dividido em 4 tipos (WHO, 2008).

No Brasil, a amamentação ainda está distante do cumprimento das metas propostas pela OMS e pelo Ministério da Saúde de aleitamento materno exclusivo até o 6º mês de vida

Quadro 12.1 Classificação do aleitamento materno.

Aleitamento materno exclusivo	Quando a criança recebe somente leite materno, direto da mama ou ordenhado. A criança não recebe outros alimentos líquidos ou sólidos, com exceção de gotas ou xaropes contendo vitaminas, sais de reidratação oral (SRO), suplementos minerais ou medicamentos
Aleitamento materno misto ou parcial	Quando a criança recebe leite materno e outros tipos de leite
Aleitamento materno predominante	Quando a criança recebe, além do leite materno, água, sucos de frutas ou chás
Aleitamento materno complementado	Quando a criança recebe, além do leite materno, qualquer alimento sólido ou semissólido com a finalidade de complementá-lo, e não de substituí-lo

e manutenção da amamentação até o 2º ano de vida ou mais (Brasil, 2009).

Uma pesquisa avaliou a tendência dos seguintes indicadores de aleitamento materno no país nas últimas três décadas: aleitamento materno exclusivo em menores de 6 meses de vida, aleitamento materno em menores de 2 anos de idade, aleitamento materno continuado com 1 ano de vida e aleitamento materno continuado aos 2 anos de idade. A série histórica desses indicadores de aleitamento materno mostrou tendência ascendente até 2006, com estabilização a partir dessa data em três dos quatro indicadores avaliados. Esse resultado pode ser considerado um sinal de alerta e indica a necessidade de avaliação e revisão das políticas e programas de promoção, proteção e apoio ao aleitamento materno (Boccolini *et al.*, 2017).

PRINCIPAIS VANTAGENS DO ALEITAMENTO MATERNO

Vantagens para a mulher:

- Facilita o estabelecimento do vínculo afetivo mãe/filho
- Evita complicações hemorrágicas no pós-parto e favorece a regressão uterina ao seu tamanho normal (Chua *et al.*, 1994)

- Contribui mais rapidamente para o retorno do peso pré-gestacional (Dewey et al., 2001; Kac et al., 2004)
- É um método natural de planejamento familiar, desde que o bebê tenha até 6 meses de idade e o aleitamento materno seja exclusivo, e sob livre demanda, e a mãe esteja em amenorreia (lactação e amenorreia como método [LAM]) (WHO, 1999)
- Menor prevalência de cânceres de mama, ovário e endométrio (Martin et al., 2005; Okamura et al., 2006; Li et al., 2014).

Vantagens para a criança:

- É o alimento adequado e completo para o lactente menor de 6 meses de idade, tanto sob aspecto nutricional como digestório
- Facilita a eliminação de mecônio e diminui o risco de icterícia
- Protege contra infecções (principalmente diarreias, pneumonias), pela ausência do risco de contaminação e por efeito dos anticorpos maternos (Oddy et al., 2003). A longo prazo, os bebês alimentados por mamadeira têm maior risco de adoecer por enfermidades de base imunológica, tais como asma, diabetes tipo I, doença de Crohn, enterocolite necrosante e doença celíaca (WHO, 2009)
- Aumenta o laço afetivo entre mãe e bebê.

Vantagens para a família e para a sociedade:

- O leite materno não tem custo, diminuindo, assim, os gastos com leite em pó, mamadeiras, bicos artificiais, chucas, gás ou energia elétrica
- O leite materno está sempre pronto e não precisa de preparo (na temperatura certa)
- Economia em consultas médicas, medicamentos, exames laboratoriais e hospitalização da criança (Bahl et al., 2005)
- Redução da mortalidade infantil (Bahl et al., 2005; WHO, 2000)
- Redução de lixo inorgânico no ambiente resultante do consumo de bicos artificiais e mamadeiras.

ANATOMIA DA MAMA

A mama é formada, em parte, por tecido glandular e, em parte, pelos tecidos conjuntivo, adiposo, nervoso, linfático e sanguíneo (Figura 12.1).

A mama madura é composta por 15 a 20 lobos, subdividindo-se em diversos lóbulos que possuem de 1 a 10 alvéolos.

A estrutura mamária responsável pela lactação é composta por:

- **Alvéolo**: unidade funcional da glândula mamária, responsável pela produção e secreção do leite para o canalículo
- **Canalículo**: canal muito pequeno que conduz o leite do alvéolo para o canal lactífero
- **Canal ou ducto lactífero**: canal principal que transporta o leite até uma estrutura dilatada, em forma de saco, denominada seio lactífero
- **Seio lactífero ou galactóforo**: local no qual o leite produzido fica depositado; encontra-se abaixo da aréola
- **Ampola**: conjunto de seios galactóforos ou lactíferos
- **Aréola**: círculo de pele mais escura que contém pequenas glândulas sebáceas, sudoríparas e acessórias (denominadas de Montgomery). As glândulas de Montgomery secretam um líquido oleoso e antisséptico que ajuda a lubrificar e proteger a pele da aréola e do mamilo durante a amamentação
- **Mamilo ou papila (popularmente conhecido como bico do peito)**: estrutura também de cor escura que se eleva por meio da aréola em cuja superfície desembocam cerca de 15 a 20 ductos oriundos dos seios galactóforos. O mamilo é muito sensível, pois tem várias terminações nervosas, sendo um importante fator para o desencadeamento dos reflexos que auxiliam a "descida" do leite (Quadro 12.2).

A avaliação do tipo de mamilo da nutriz pela enfermeira é de suma importância para a orientação adequada durante o processo de amamentação, uma vez que os mamilos planos ou invertidos podem dificultar o início desse ato. Porém, todos os tipos de mamilo possibilitam a amamentação, já que o bebê faz o "bico" com a parte areolar (Brasil, 2015). No entanto, para que a mulher obtenha sucesso com a amamentação, é necessário que ambos (mãe e bebê) recebam ajuda a fim de promover confiança à mãe e orientações quanto a técnicas e posicionamento que favoreçam a pega do bebê.

Cabe ressaltar ainda que não há necessidade de cuidados especiais com os mamilos durante a gestação, pois a própria gravidez se encarrega do preparo da mama para a amamentação. Os mamilos costumam ganhar elasticidade durante a gravidez; os mamilos curtos tendem a apresentar melhora com o avançar da gravidez e o seu grau de inversão tende a diminuir em gravidezes subsequentes (Brasil, 2015).

HORMÔNIOS E REFLEXOS

O leite materno é produzido pela ação de hormônios e reflexos. Durante a gravidez, hormônios preparam o tecido glandular, que se desenvolve mais e aumenta o tamanho das mamas para a produção de leite. Logo após o parto, esses hormônios estimulam a mama a produzir leite.

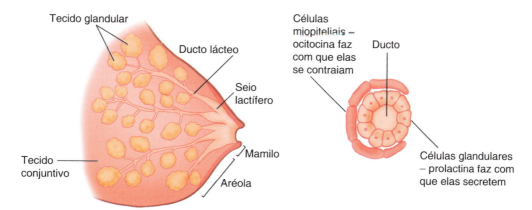

Figura 12.1 Estrutura anatômica da mama.

Quadro 12.2 Tipos de papila (mamilo).

Protruso	Apresenta-se saliente e bem delimitado

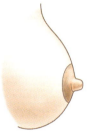

Semiprotruso	Mostra-se pouco saliente e, quando estimulado, protrai com dificuldade

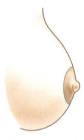

Falso ou pseudoinvertido	Apresenta-se em sentido oposto ao regular, mas quando estimulado pouco se exterioriza, ficando quase plano e retornando logo em seguida ao estado invertido

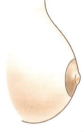

Invertido	Apresenta-se em sentido oposto ao normal e, mesmo quando estimulado, o mamilo não se torna saliente

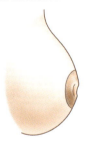

Fonte: Brasil, 2001.

No decorrer da gestação, a mama é preparada para a lactação por ação hormonal do estrogênio, da progesterona, do hormônio lactogênico placentário (hPL), da prolactina e da gonadotrofina coriônica humana (hCG).

Especificamente, o estrogênio é responsável pelo desenvolvimento dos ductos lactíferos, e a progesterona atua na formação dos lóbulos. Os demais hormônios estão envolvidos na aceleração do crescimento mamário.

Contudo, a prolactina, que está envolvida diretamente com a produção do leite materno, permanece inibida durante a gestação por ações do estrogênio e da progesterona. Apesar de sua produção ter início no primeiro trimestre de gestação pela parte anterior da hipófise (adeno-hipófise), esse hormônio estimulará os alvéolos à produção de leite somente após o nascimento do bebê, quando ocorre uma queda abrupta de estrogênio e progesterona pela saída da placenta.

Sua ação intensifica-se após a amamentação do bebê, estimulando, assim, a produção do leite para a próxima mamada. Quanto mais o bebê sugar, maior será a liberação de prolactina e, consequentemente, mais leite será produzido. Outro benefício da prolactina é a inibição da ovulação, retardando o retorno da fertilidade e da menstruação.

Outro hormônio envolvido no processo de lactação é a ocitocina, produzida na parte posterior da hipófise (neuro-hipófise). Esse hormônio tem a função de atuar na contratilidade uterina e mamária, promovendo a apojadura* do leite e sua ejeção em cada mamada, por meio do efeito de constrição que ele exerce nos alvéolos.

Do mesmo modo que a prolactina, a ocitocina é produzida quando os nervos do mamilo são estimulados pela sucção. Porém, ao contrário do reflexo de produção, o de ejeção está associado a fatores emocionais, tais como: a tranquilidade do ambiente em que a mulher se encontra, a visualização do bebê pela mãe e sentimentos de pensar no filho com carinho. As sensações negativas, como ansiedade, medos, dor, vergonha e insegurança, podem promover a inibição hormonal, causando resultados desfavoráveis a uma amamentação efetiva. Assim, além de responder aos estímulos de contato direto entre mãe e bebê no ato da amamentação, o reflexo de ejeção pode ser deflagrado por estímulos visuais, olfatórios, auditivos e de condicionamento (Almeida, 1999).

Cada vez que a criança suga, estimula as terminações nervosas do mamilo. Esses nervos levam o estímulo para as partes posterior e anterior da glândula hipófise, que produz a ocitocina e a prolactina, respectivamente. Com a circulação sanguínea, os hormônios atingem as mamas: a ocitocina atua na ejeção do leite para essa mamada, e a prolactina produz leite para a próxima amamentação.

Assim, o volume de leite produzido é diretamente proporcional à frequência com que o lactente mama. No entanto, nos primeiros dias após o parto a secreção de leite é pequena, menor que 100 mℓ/dia. Contudo, o volume tende a aumentar gradativamente, quando aproximadamente no 4º dia após o parto a nutriz é capaz de produzir, em média, uma quantidade diária de 600 mℓ de leite, podendo alcançar 700 a 900 mℓ/dia a partir do 15º dia até o 6º mês após o parto (Brasil, 2001; Brasil, 2015).

Durante a gravidez, a mama vivencia fisiologicamente 3 diferentes fases para a lactação, sendo denominadas lactogêneses (Figura 12.2). Assim, na *lactogênese fase I*, conforme descrito no Caderno de Atenção básica *Saúde da criança: aleitamento materno e alimentação complementar* (Brasil, 2015), o preparo da mama para a amamentação envolve a ação direta de diferentes hormônios, tais como estrogênio, responsável pela ramificação dos ductos lactíferos; e progestógeno, encarregado da formação dos lóbulos. Além desses dois importantes hormônios, também estão envolvidos no processo de crescimento mamário o hPL (ou somatotropina coriônica humana), a prolactina e a hCG. Assim, com a ação desses hormônios na primeira metade da gestação, a secreção láctea pode ter início após 16 semanas de gravidez.

---

* A apojadura é um fenômeno que estabelece a grande e súbita afluência de leite nas mamas da puérpera, e a ocitocina atua na ejeção láctea em cada mamada, por meio da sua ação de contratilidade nos alvéolos mamários

Entretanto, a ação da progesterona tende a inibir a atividade da prolactina (hormônio responsável pela produção láctea) durante o período gestacional. Após o nascimento da criança, tem início a *lactogênese fase II*, quando ocorre a queda da progesterona pela saída da placenta. Esse declínio da progesterona permite a ação da prolactina (liberada pela hipófise anterior – adeno-hipófise) nos alvéolos mamários, assim como a ocitocina (liberada pela hipófise posterior – neuro-hipófise), que tem a capacidade de contrair as células mioepiteliais que envolvem os alvéolos, expulsando o leite neles contido (Brasil, 2015).

Na *lactogênese fase III*, ocorre a apojadura, também conhecida popularmente como "descida do leite", de 24 a 48 horas* para parto via vaginal e de 48 a 72 horas para parto cesárea. Essa fase também é denominada *galactopoese* e mantém-se por toda a lactação, estando diretamente relacionada com o processo de sucção e esvaziamento da mama realizado pelo bebê (Brasil, 2015).

COMPOSIÇÃO DO LEITE MATERNO

Isento de contaminação e perfeitamente adaptado ao metabolismo da criança, já se demonstrou que a complementação do leite materno com água ou chás é desnecessária, inclusive em dias secos e quentes. Recém-nascidos normais nascem suficientemente hidratados para não necessitar de líquidos além do leite materno, apesar da pouca ingestão de colostro nos 2 ou 3 primeiros dias de vida.

Vários são os fatores que podem determinar variações na composição do leite materno, como: estágio de lactação, parto prematuro, tempo de gestação, esvaziamento da mama, hora e intervalo entre as mamadas, grau de pressão utilizada para extrair o leite, intervalo entre as gestações e a ingestão de álcool ou drogas ilícitas.

O leite humano fornece em torno de 70 kcal/100 mℓ e é composto por: 51% de lipídios, 43% de carboidratos e 6% de proteínas.

Os lipídios, além de fornecerem energia, também apresentam importantes papéis fisiológicos e estruturais, além de serem o veículo para entrada das vitaminas lipossolúveis do leite.

A lactose é o carboidrato predominante do leite e auxilia na proliferação dos *Lactobacillus bifidus*, que inibem o crescimento de microrganismos gram-negativos e impedem o aparecimento de infecções intestinais.

As proteínas, em menor concentração no leite humano (possuem maior teor no colostro), são divididas em caseína e proteínas do soro. A caseína é uma proteína importante como provedora de aminoácidos livres ao lactente, além de cálcio e fósforo, que são constituintes de suas micelas. Já as proteínas do soro do leite (lactoferrina, imunoglobulinas) são essenciais para a proteção do recém-nascido.

A maior parte das vitaminas está presente em quantidades suficientes no leite humano, assim como o ferro. Não há grande fração de ferro no organismo, mas ele é bem absorvido no intestino da criança, que, quando em aleitamento materno exclusivo, não desenvolve anemia ferropriva. A lactoferrina, que se liga ao ferro no leite humano, reduz a quantidade de ferro livre, inibindo a multiplicação bacteriana.

Tipos de leite

Ao se analisar a composição do leite, distinguem-se os tipos, que se apresentam com características bioquímicas diferentes e adequadas a cada período da vida do lactente.

▪ Colostro

Nos primeiros 3 a 5 dias após o parto, é produzido o colostro, e seu desenvolvimento permanece ainda por cerca de 7 dias.

---

* Essa relação no tempo de descida do leite e da produção está relacionada diretamente com os estímulos provocados pela sucção da criança, assim como pelos fatores sensoriais, como visão, cheiro e som do choro da criança. Outros fatores de ordem emocional também podem estreitar a relação de estímulo para a produção láctea, como motivação, autoconfiança e tranquilidade. Entretanto, condições como desconforto, dor, situações de insegurança, ansiedade e estresse podem inibir a liberação da ocitocina, prejudicando a saída do leite da mama.

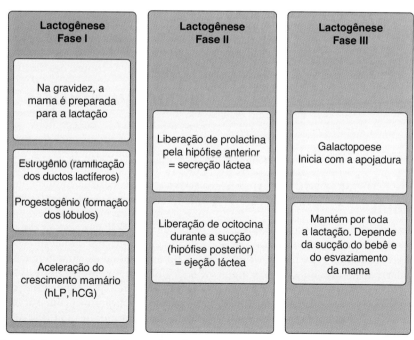

Figura 12.2 Fases da lactogênese. hCG: gonadotrofina coriônica humana; hLP: hormônio lactogênico placentário.

Apresenta-se como um líquido espesso, de coloração amarelada e alta densidade. O volume, no início, varia de 2 a 20 mℓ em cada mamada, totalizando cerca de 100 mℓ/dia, sendo suficiente para satisfazer as necessidades do recém-nascido (Brasil, 2001).

O colostro tem ação laxativa, facilitando a eliminação de mecônio e, consequentemente, auxiliando a prevenção da icterícia. Além disso, contém mais anticorpos e células brancas que o leite maduro, proporcionando a primeira "imunização" da criança contra a maioria das bactérias e dos vírus.

A composição do colostro contém ainda mais proteínas e menos lipídios do que o leite maduro. Também é rico em fatores de crescimento que estimulam o intestino imaturo da criança a se desenvolver.

▪ Leite de transição

Produzido aproximadamente entre o 5º e o 7º dia do pós-parto, apresenta-se com uma coloração mais branca que o colostro e diferencia-se da composição deste por ter índices menores de proteína e maiores níveis de lipídios e açúcares. O volume de leite permanece em torno de 600 mℓ/dia.

▪ Leite maduro

Produzido aproximadamente a partir do 7º ao 10º dia de pós-parto, é um líquido branco, com aparência aguada, de sabor ligeiramente adocicado. O leite aumenta em quantidade; seu volume médio é de 700 a 900 mℓ/dia, durante os primeiros 6 meses.

▪ Leite pré-termo

O leite materno de bebês prematuros difere daquele de bebês a termo, pois tem maior teor de lipídios e calorias, atendendo à maior necessidade de crescimento do pré-termo e ao menor teor de lactose, visto que o pré-termo tem mais dificuldade na sua digestão. O leite materno não supre as necessidades de cálcio e fósforo, quando o bebê tem peso inferior a 1.500 g.

Observação: é de suma importância que o lactente receba todo o leite da mama, seja pela sucção ou pela ordenha, porque ele sofre variações na sua composição ao longo da mamada ou ordenha. No início da mamada, é rico em água e constituintes hidrossolúveis, como vitaminas, minerais, carboidratos, proteínas, enzimas e hormônios; no meio da mamada, há aumento da concentração de micelas de caseína e encontra-se quase a totalidade de cálcio e fósforo do leite; e no final da mamada (conhecido como leite posterior), há aumento no conteúdo de lipídios, sendo, portanto, mais rico em calorias e saciando melhor a fome da criança (Almeida, 1999).

PREPARO DAS MAMAS PARA A LACTAÇÃO | CUIDADOS NO PRÉ-NATAL

Fisiologicamente, durante a gravidez a mulher vivencia algumas alterações nas mamas a fim de promover um efetivo aleitamento materno. Uma dessas modificações inclui aumento de 1,5 mm da espessura mamilar e de 15 mm do diâmetro areolar, em média. As glândulas sebáceas, que desembocam pelos tubérculos de Montgomery, desenvolvem-se para produzir mais secreção, a fim de lubrificar a região areolar e as papilas. Nesse sentido, é possível verificar que a própria gravidez se encarrega do preparo da mama para a amamentação.

Contudo, a mulher pode ajudar no aumento da resistência da região areolar e do mamilo, expondo as mamas ao banho de sol por 15 a 20 minutos antes das 10h00 ou após a 16h00.

Muitos recursos utilizados tempos atrás, nos dias atuais não são mais indicados, como, por exemplo: proporcionar pequenos atritos à região mamilo-areolar por meio de fricções com uma toalha felpuda ou esponja áspera, pois mecanicamente se retira a secreção lubrificante produzida pelos tubérculos de Montgomery. Do mesmo modo, também não são recomendadas durante a gestação as manobras conhecidas como exercícios de Hoffman (movimento de esticar os mamilos com os dedos), pois, na maioria das vezes, não alteram os mamilos invertidos e ainda podem ser prejudiciais, ocasionando, em específicas situações, a indução de um trabalho de parto.

O apoio familiar e profissional é a base de um bom resultado para amamentação. Dessa maneira, o preparo das mamas, as técnicas de amamentação (posicionamento da mãe e da criança), a pega correta e a sucção efetiva são fatores decisivos para o sucesso da amamentação. Isso porque, apesar de muitas vezes ser considerada como um processo biológico (natural e instintivo), revela-se, na vivência das mulheres, como uma condição complicada e que demanda aprendizado (Almeida, 1999).

Por esse motivo, no decorrer da gestação e no período puerperal, percebe-se a necessidade de o profissional de enfermagem recorrer às seguintes intervenções:

- Examinar as mamas da gestante durante as consultas de pré-natal. O profissional deve ensiná-la a conhecer suas mamas (estruturas). Durante o exame físico, deve-se avaliar o tipo de mamilo, anormalidades anatômicas e observar se existe insegurança ou resistência à amamentação
- Orientar o uso de sutiã confortável de alças firmes e largas, preferencialmente de algodão, que promova boa sustentação
- Aconselhar o banho de sol pela manhã (até 10:00) ou à tarde (após 16:00), se possível diariamente, por um período de 15 a 20 minutos. Esse procedimento deve ser mantido após o parto, ou seja, durante a amamentação, principalmente nos primeiros dias, para evitar fissuras e feridas no mamilo
- Instruir à não utilização de cremes, pomadas, sabão ou sabonete nos mamilos
- Ensinar a gestante a evitar a expressão do peito durante a gestação para a retirada ou visualização de colostro, pois isso pode estimular contrações uterinas

INÍCIO DA AMAMENTAÇÃO

O comportamento de um bebê difere do outro, pois cada recém-nascido é único, com sua própria personalidade, e responde de maneiras diferentes às variadas experiências vivenciadas durante o seu desenvolvimento intraútero, assim como as vivências do parto e nascimento, relacionando-se diretamente com os fatores ambientais que o acolheram. Também percebem-se diferentes tipos de comportamentos diretamente associados à idade gestacional do recém-nascido e ao estado emocional e nutricional materno (Brasil, 2015).

O modelo atual de amamentação preconiza que os bebês sejam alimentados em regime de livre demanda. Nos primeiros dias de vida, eles podem mamar muito irregularmente em frequência e duração, mas, com o decorrer dos dias, a maioria dos recém-nascidos adquire um ritmo de horário regular. Todavia, a mulher que tenta fazer com que uma criança mame apenas em horas determinadas acaba interferindo no aleitamento materno.

Com isso, o profissional deve recomendar, orientar e estimular que a mulher permita a sucção em seio materno toda vez que o bebê desejar, não tendo, dessa forma, restrições de permanência na mama e de horário para mamar. Assim, além de saciar as necessidades da criança, também previne a mulher de situações de ingurgitamento mamário, que será comentado mais adiante.

Os primeiros dias após o parto são fundamentais para o sucesso da amamentação. Geralmente, um bebê em aleitamento materno exclusivo mama de 8 a 12 vezes/dia, e esse fato pode provocar em mães inseguras uma interpretação errônea de comportamento normal do bebê. Ou seja, muitas mulheres chegam a pensar que o grande número de mamadas está diretamente relacionado com sinal de fome do bebê, leite fraco ou pouco leite, o que pode resultar na introdução precoce e desnecessária de suplementos.

Outro fator que propicia o desmame precoce pela introdução de outros tipos de alimentos é o choro do bebê, que pode estar associado à fome, quando a mãe não fornece a mama por tempo suficiente à criança para seu esvaziamento adequado. Dessa maneira, quando a criança não recebe o leite posterior (final da mamada), que é mais calórico, não se sacia e, consequentemente, chora em intervalos de tempos menores. Ou seja, quando a criança mama o leite posterior e promove o completo esvaziamento da mama, tem maior espaçamento entre as mamadas, além de obter o ganho de peso adequado.

O ideal é que a amamentação seja iniciada antes mesmo de o bebê começar a chorar. A criança que é colocada no peito assim que dá os primeiros sinais de que quer mamar (quando começa a demonstrar que está acordando) vai ao peito com menos ansiedade e, consequentemente, com menos chance de sugar com força excessiva; a criança chora menos por fome e não se sente frustrada, deixando a mãe mais tranquila.

POSICIONAMENTO DA MÃE E DA CRIANÇA

Mesmo sendo a sucção considerada um reflexo, o bebê precisa aprender a retirar o leite do peito de modo eficiente. Para isso, é necessário que ele pegue a mama adequadamente, de maneira que haja a formação de um vácuo entre a boca, o mamilo e a aréola.

Para que ocorra o sucesso do aleitamento, é preciso que a mãe e o bebê estejam bem posicionados a fim de facilitar a pega (sucção) do bebê. Esse bom posicionamento é importante tanto para o bebê ordenhar o leite de forma eficiente como para evitar fissuras no mamilo.

Dessa forma, uma posição inadequada da mãe e/ou bebê na amamentação dificulta o posicionamento correto da boca do bebê em relação ao mamilo e à aréola, resultando em uma "má pega". Nessas situações, o esvaziamento da mama fica dificultado, podendo provocar ingurgitamento mamário ou desenvolvimento de mastite. Além disso, o bebê não ganha o peso esperado, apesar de permanecer longo tempo no peito, ou, ainda, pode se retirar do peito como um sinal de frustração e depois recusar-se a ser alimentado.

Para a mulher, existem várias posições para amamentar o bebê; contudo, as posições mais recomendadas são sentada ou de pé. A posição deitada, além de propiciar risco para broncoaspiração, também pode favorecer a migração láctea ao conduto auditivo e causar, consequentemente, otalgia (dor de ouvido).

O bebê pode permanecer sentado, deitado ou até em posição invertida (entre o braço e o lado do corpo da mãe – Figura 12.3). O uso de um travesseiro para o apoio do braço da mãe e do corpo do bebê pode ser útil durante a mamada.

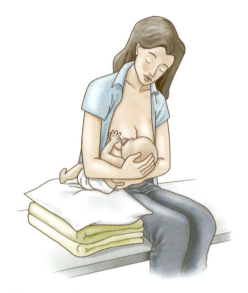

Figura 12.3 Posição invertida para amamentar.

Passos para uma boa pega do lactente ao seio materno

- Posicionar mãe e bebê de maneira confortável
- Antes de colocar o bebê para mamar, a mãe pode realizar a expressão manual da mama e liberar algumas gotas do leite materno
- O corpo do bebê deve estar encostado ao da mãe e de frente para ela (abdome com abdome)
- A mãe deve esfregar o mamilo na bochecha ou no lábio inferior do bebê, que virará o rosto em direção ao mamilo e abrirá a boca (reflexo de busca), abocanhando grande parte da aréola
- Para confirmar uma boa pega, observe se:
  - O queixo da criança está tocando a mama da mãe
  - O corpo e a cabeça da criança estão alinhados
  - A boca da criança está bem aberta
  - O lábio inferior da criança está virado para fora
  - É possível ouvir a criança engolindo o leite e com o corpo relaxado
  - A mãe não sente dor no mamilo.

  Observação: durante o processo de sucção, é importante manter a mama afastada do nariz do bebê, pois os recém-nascidos respiram pelo nariz. Assim, eles largarão o mamilo e não conseguirão sugar
- A mama a ser oferecida no processo de amamentação deve ser sempre aquela que não foi oferecida na mamada anterior. Para situações em que o bebê não conseguiu esvaziar toda a mama durante a mamada anterior, a mulher deverá oferecer, na mamada seguinte, o peito em que o bebê sugou por último e não conseguiu esvaziar completamente.

TÉRMINO DA MAMADA

Quando o bebê consegue sugar todo o leite que deseja, ele se desprende do mamilo espontaneamente. Nesse momento, ele pode estar satisfeito ou, então, caso deseje, pronto para reiniciar a mamada no outro peito. O ritmo das crianças pode ser diferente, umas sugam mais rapidamente que outras. Em geral, o bebê fica sonolento logo que para de mamar.

Muitas vezes, erroneamente, as mulheres suspendem a mamada antes que o bebê termine a primeira mama para que ele pegue a segunda. Então, o bebê pode receber leite do começo em exagero e leite posterior em quantidade inadequada. Tal fato pode causar problemas com o ganho adequado de peso, por isso a importância de deixar a criança sugar o tempo que quiser até decidir parar.

Para situações em que seja necessária a interrupção da mamada (ou no caso do bebê que não solta o mamilo espontaneamente), a mãe deve colocar o dedo mínimo no canto da boca do bebê antes de retirá-lo da mama (Figura 12.4), facilitando seu desprendimento do mamilo sem traumas. Outra maneira de retirá-lo da mama é puxando delicadamente o queixo do bebê para que haja uma descompressão da cavidade oral.

Ao término de todas as mamadas, o bebê deve ser posicionado verticalmente para propiciar eructação.

Outra ação importante após completar a mamada é espremer algumas gotas de leite, passar nos mamilos e deixar secar, para evitar que fiquem doloridos e com fissuras.

AVALIAÇÃO DAS MAMADAS

A amamentação está indo bem quando (Carvalho e Tamez, 2005):

- O bebê está com ganho de peso adequado – aproximadamente 20 a 25 g/dia
- Número de mamadas em 24 horas – pelo menos 8 vezes
- Número de fraldas molhadas em 24 horas – 6 a 8 (no mínimo)
- Sensação de esvaziamento das mamas após a mamada
- A amamentação não produz desconforto ou dor
- Pode-se ouvir a deglutição do leite após a mamada.

USO DE MAMADEIRAS, CHUCAS, CHUPETAS E PROTETOR DE MAMILO (BICOS INTERMEDIÁRIOS)

O uso de bicos artificiais, como as mamadeiras, chucas, chupetas e bicos intermediários, não é recomendado para os bebês que estão sendo amamentados, pois pode:

- Causar maior risco de contaminar o leite e provocar doenças devido à limpeza e à higiene, que podem não ser adequadas
- Atrapalhar o aleitamento materno – a sucção do peito é diferente daquela com mamadeira, chucas, chupetas e bicos intermediários; o bebê pode confundir e começar a mamar errado, sem tirar do peito a quantidade de leite de que necessita, e passar a chorar mais, não ganhar peso ou desistir de mamar no peito
- Modificar a posição dos dentes, prejudicar a fala e a respiração e tornar o bebê um respirador bucal
- Tornar-se mais caro e sua preparação ser mais trabalhosa
- Diminuir o contato entre mãe e filho – amamentar garante o mais íntimo contato entre o corpo do bebê e o da mãe, contribuindo para o fortalecimento do vínculo afetivo.

Intervenções de enfermagem

- Informe à mãe que não existe leite fraco e, quanto mais sucção, mais leite será produzido
- Ajude a mãe a encontrar a melhor posição para ela e seu bebê
- Oriente a mãe sobre os passos para uma boa pega do bebê ao seio materno
- Instrua a nutriz para nunca usar bicos, chupetas, chuquinhas ou mamadeiras
- Oriente a nutriz sobre o autocuidado – alimentar-se bem, aumentar a ingestão hídrica, descansar sempre que possível e realizar a higiene adequada das mamas.

INTERCORRÊNCIAS NA AMAMENTAÇÃO

Alguns problemas enfrentados pelas nutrizes durante o aleitamento materno, se não forem precocemente identificados e tratados, podem ser importantes causas de desmame precoce, além de poderem causar quadros graves de saúde. A equipe de enfermagem e outros profissionais da saúde têm papel importante na prevenção e no manejo dessas intercorrências na amamentação.

Fissuras

A fissura mamilar, uma das principais causas de desmame precoce, é uma ruptura do tecido, podendo ser uni ou bilateral (nas duas mamas), com formato variado, podendo localizar-se na base, no bico ou na ponta do mamilo.

As lesões nos mamilos são a causa mais comum de dor para amamentar, em virtude, principalmente, de mau posicionamento e pega inadequada.

Quando existem fissuras nos mamilos, a mãe deve ser orientada a ordenhar um pouco de leite antes da mamada, o suficiente para desencadear o reflexo da ejeção láctea, evitando, dessa maneira, que o bebê tenha que sugar muito forte para desencadear tal resposta. Além disso, outra recomendação é que a nutriz inicie a amamentação pela mama sadia ou menos comprometida e depois passe para a outra mama, pois o bebê estará menos faminto e sugará com menos voracidade.

Se as mamas não forem completamente esvaziadas dessa maneira, deverão ser esvaziadas após as mamadas, por meio da ordenha.

As mamas devem ser mantidas secas, e não se deve usar sabonetes, cremes ou pomadas. Tratar as fissuras com leite materno e sol. Cabe reiterar que o importante é corrigir a "pega" do bebê.

- ### Intervenções de enfermagem

- Aconselhe o início da mamada no mamilo que não está dolorido (ou mamilo menos afetado) para a dor não inibir o reflexo da ocitocina (ejeção láctea); além disso, o bebê estará

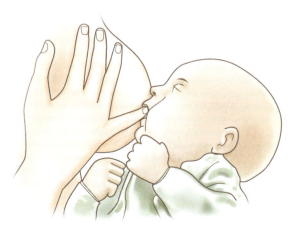

Figura 12.4 Técnica de retirada do bebê do seio materno, antes do término da mamada.

menos faminto ao mamar no mamilo afetado, sugando-o com menos voracidade

- Quando existem fissuras em ambos os mamilos, aconselhe a mãe a ordenhar um pouco de leite antes da mamada; isso desencadeará o reflexo da ejeção láctea, evitando, desta maneira, que o bebê tenha que sugar muito forte para desencadear tal resposta
- Durante a mamada, corrija a posição e a pega, e estimule a continuidade da amamentação
- Aconselhe a mãe a usar diferentes posições para amamentar, pois isso reduz a pressão nos pontos dolorosos ou nas áreas machucadas
- Oriente a mãe a suspender o uso de qualquer tipo de sabonete ou cremes nos mamilos, a fim de não remover a camada natural de proteção
- Recomende à mãe evitar lavar os mamilos várias vezes ao dia, pois a lavagem excessiva com sabões resseca a pele
- Aconselhe que os mamilos se mantenham secos, com banhos de sol no intervalo das mamadas
- Instrua à troca frequente dos forros utilizados nas mamas quando houver vazamento de leite
- Informe que o uso de protetores (intermediários) de mamilo não é eficaz e pode causar trauma mamilar
- Ao final da mamada, oriente a mãe a passar uma gota de leite materno no mamilo fissurado para auxiliar a cicatrização
- Administração de analgésicos, conforme prescrição médica
- Ofereça ajuda imediata à mãe logo nas primeiras queixas de dor mamária, evitando complicações.

Mamas ingurgitadas

O ingurgitamento mamário, também conhecido como "leite empedrado", é causado basicamente pelo acúmulo de leite nas mamas, tornando-as dolorosas, edemaciadas, com nódulos e aspecto brilhante da pele. Em situações mais graves, a mulher pode manifestar hiperemiação em quadrantes da mama e febre.

Esse estado de ingurgitamento ocorre devido a uma congestão mamária por aumento da vascularização, o que propicia retenção de leite no nível alveolar e, consequentemente, aparecimento do edema em decorrência da obstrução do sistema linfático. Esse quadro de obstrução leva à compressão dos ductos lactíferos, dificultando ou impedindo a saída do leite dos alvéolos. Se não houver alívio, a produção do leite pode ser interrompida, com posterior reabsorção do leite represado. O leite acumulado na mama sob pressão torna-se mais viscoso; daí a origem do termo "leite empedrado" (Brasil, 2015).

Para o manejo adequado das situações de ingurgitamento, é necessário que a enfermeira saiba a diferença entre o ingurgitamento fisiológico e o patológico. O fisiológico mostra-se com discreto comprometimento da mama e há visualização de que o leite está "descendo", não sendo necessária nenhuma intervenção, somente medidas de orientação.

O quadro de ingurgitamento fisiológico, comum em mulheres primíparas, geralmente ocorre após a apojadura, quando a oferta de leite (quantidade que a mama produz) é maior que a procura (quantidade que é sugada). Essa classificação difere das mamas túrgidas, ou seja, mamas cheias e pesadas, endurecidas, quentes, mas sem nódulos e com leite fluindo.

Diferente do estado anterior, no ingurgitamento patológico a mama fica excessivamente distendida, o que causa grande desconforto, às vezes acompanhado de febre e mal-estar. Pode haver áreas difusas avermelhadas, edemaciadas e brilhantes. Os mamilos ficam achatados, dificultando a pega do bebê, e o leite muitas vezes não flui com facilidade (Brasil, 2015).

▪ Intervenções de enfermagem

- Instrua a mulher sobre a importância de utilizar um sutiã de alças largas para boa sustentação das mamas, a fim de aliviar a dor e manter os ductos em posição anatômica
- Realize ordenha manual da aréola, se ela estiver tensa, antes da mamada, para que ela fique macia, facilitando, assim, a pega adequada do bebê. A ordenha deve ser realizada com massagens delicadas das mamas, com movimentos circulares, particularmente nas regiões mais afetadas pelo ingurgitamento
- Estimule a nutriz a estabelecer mamadas frequentes, sem horários preestabelecidos (livre demanda)
- Oriente a ordenha do leite, caso o bebê não mame, e informe sobre a importância de esvaziar as mamas em intervalos regulares
- Informe sobre a possibilidade de administração de analgésicos sistêmicos e anti-inflamatórios, conforme orientação e prescrição médica
- Ensine as medidas de minimizar o processo doloroso de ingurgitamento por meio de aplicação de compressa fria nas mamas, durante o intervalo entre as mamadas ou logo após o seu esvaziamento, ou seja, após cada mamada.

Observação importante: o tempo de aplicação das compressas frias não deve ultrapassar 20 minutos por causa do efeito rebote, ou seja, ocorre aumento de fluxo sanguíneo para compensar a redução da temperatura local, o que irá aumentar a produção láctea. Assim, em condições satisfatórias, as compressas frias provocam uma vasoconstrição temporária pela hipotermia, causando redução do fluxo sanguíneo, com consequente atenuação do edema, aumento da drenagem linfática e menor produção do leite devido à diminuição da oferta de substratos necessários a essa produção.

Mastite

Infecção aguda do tecido glandular da mama lactante causada por microrganismos. A má sucção do bebê é a causa mais comum de desenvolvimento de mastite, pois o acúmulo de leite na mama pode causar obstrução dos canais lactíferos, impedindo a drenagem desse leite. Se um ducto bloqueado ou ingurgitado não for desobstruído, o tecido mamário poderá ser infectado. Outro fator que propicia o desenvolvimento de mastite são as fissuras, que servem como porta de entrada para germes. Por isso a importância de a mulher realizar a adequada higiene das mãos antes das mamadas, com vistas a minimizar o risco de um quadro de mastite devido à infecção do mamilo.

O quadro clínico da mastite manifesta-se comumente com parte da mama vermelha (em geral, os quadrantes externos inferiores), quente, endurecida, com tamanho aumentado e sensível ao toque. A mulher também pode apresentar febre, calafrios e mal-estar, o que caracteriza uma infecção puerperal extragenital, conforme descrito no Capítulo 11, *Período Puerperal*.

Geralmente, a infecção permanece confinada a um lobo ou uma área localizada da mama. Se a mastite não for tratada imediatamente, as bactérias invasoras multiplicam-se rapidamente, formando um abscesso na mama (edema doloroso e quente, com líquido).

O tratamento imediato da mastite consiste no esvaziamento adequado da mama, preferencialmente pelo próprio recém-nascido sadio. No Brasil, segundo o manual *Saúde da criança: nutrição infantil – aleitamento materno e alimentação complementar* (Brasil, 2015), a mastite não contraindica a amamentação.

Além das medidas farmacológicas que devem ser prescritas pelo médico (antibioticoterapia, analgésicos e/ou anti-inflamatórios), outras providências de suporte também são fundamentais, como repouso materno, aumento da ingestão hídrica e apoio emocional com ajuda de profissional especializado.

Cabe destacar que o diagnóstico clínico de bloqueio de ductos lactíferos, em que a mama se apresenta com nódulos localizados, sensíveis e dolorosos, pode ser muitas vezes confundido com o quadro de mastite. Todavia, a febre não faz parte do quadro clínico. Na condição de bloqueio dos ductos lactíferos, o leite produzido em determinada área da mama, por alguma razão, não é drenado adequadamente. As mamas ficam vermelhas e quentes no segmento afetado.

Em geral, a condição de bloqueio pode acontecer pelo uso inadequado do sutiã (tamanho pequeno para o volume das mamas/sutiã com aro de sustentação). Outras condições que propiciam o bloqueio envolvem: amamentação infrequente ou quando a criança não consegue sugar o leite da mama de maneira eficiente.

Frente ao diagnóstico de bloqueio dos ductos lactíferos, as recomendações de enfermagem envolvem:

- Estimular as mamadas frequentes
- Recomendar para a mãe diferentes posições para amamentar, oferecendo-se primeiramente a mama afetada, com o queixo do bebê direcionado para a área acometida, o que facilita a retirada do leite do local
- Aplicar calor local (compressas mornas)
- Realizar massagens suaves na região atingida, em direção ao mamilo, antes e durante as mamadas
- Ordenhar a mama, manualmente ou com bomba de extração de leite, caso a criança não esteja conseguindo esvaziá-la.

Qualquer medida que favoreça o esvaziamento completo da mama auxiliará na prevenção do bloqueio de ductos lactíferos, como as descritas a seguir:

- Técnica adequada de amamentação
- Mamadas frequentes, em livre demanda
- Uso de sutiã que não bloqueie a drenagem do leite
- Restrição ao uso de cremes nos mamilos.

▪ *Intervenções de enfermagem*

- Oriente a nutriz sobre as medidas de prevenção e manejo das fissuras e ingurgitamento mamário (descritas anteriormente)
- Oriente a mulher a realizar higiene rigorosa das mãos antes das mamadas e utilizar sutiã bem firme para boa sustentação das mamas
- Recomende que inicie a amamentação pela mama menos afetada
- Realize massagem com as pontas dos dedos, iniciando pela aréola, a fim de desobstruir os canalículos
- Ensine a técnica de ordenha manual
- Auxilie na pega e no posicionamento da mãe e do bebê no decorrer das mamadas

- Informe os sinais e sintomas que indicam aparecimento de abscesso na mama ou qualquer outra condição de agravo e, nesse caso, comunique ao médico imediatamente (para avaliação da necessidade de drenagem e tratamento especializado).

Outras complicações do aleitamento materno

O *abscesso mamário* é uma complicação que surge em decorrência de uma mastite geralmente inadequada ou tardiamente tratada. Outra causa que pode propiciar o abscesso mamário é o esvaziamento insuficiente da mama diante de um quadro de mastite. Em geral, o diagnóstico é dado pelo quadro clínico, em que a mulher relata mal-estar associado a calafrios; febre; dor intensa nas mamas com áreas de flutuação à palpação do local afetado.

O tratamento pode variar desde as drenagens espontâneas até correções cirúrgicas, em casos de evolução do abscesso para necrose e perda de tecido mamário, comprometendo funcionalmente a mama. Em casos de abscessos muito grandes, podem ser necessárias ressecções extensas, que possivelmente resultarão em deformidades da mama, bem como comprometimento funcional.

Mesmo com o uso de antibióticos, a amamentação na mama não afetada pelo abscesso é permitida, ou seja, somente na mama sadia. A mama acometida pelo abscesso terá a suspensão temporária do aleitamento até que ele tenha sido drenado. Todavia, recomenda-se a técnica de massagem e ordenha da mama, com descarte do leite humano até que a drenagem tenha ocorrido espontânea ou cirurgicamente.

Outra complicação bem comum no aleitamento materno, além das fissuras, é a *candidíase*, que muitas vezes manifesta-se visivelmente na cavidade oral do recém-nascido pela monilíase (popularmente conhecida como "sapinho").

A candidíase mamilo-areolar é muitas vezes desencadeada nas primeiras semanas do início do aleitamento materno em virtude de algumas práticas, como o uso de absorventes para seios que, associados ao estado imunológico materno comprometido (alimentação, sono e repouso insuficientes; fadiga), propiciam o meio favorável para a proliferação dos fungos (região mamilo-areolar úmida, quente e sem ventilação).

De acordo com o Caderno de Atenção Básica *Saúde da criança: aleitamento materno e alimentação complementar* (Brasil, 2015), a infecção causada pelo fungo *Candida albicans* geralmente atinge apenas a pele na região mamilo-areolar e raramente compromete os ductos lactíferos. As manifestações relatadas são sensações de fisgadas (dor em agulhadas) ou de queimaduras, que persistem após o término das mamadas. Frequentemente apresentam prurido. A pele da região mamilo-areolar pode apresentar-se com fina descamação e avermelhada; raramente se observam placas esbranquiçadas, que são mais comuns na cavidade oral do recém-nascido.

As recomendações de enfermagem imediatas de atendimento à mulher são: manter os mamilos secos após o término das mamadas, para prevenir lesões mamilares (fissuras); evitar uso de absorventes para seios, porém, quando for necessário, optar por protetores íntimos diários (protetor de calcinha), sem cheiro, pois são de baixo custo e possibilitam a troca contínua, a cada 2 horas ou antes disso, quando houver necessidade; expor as mamas à luz por 5 a 10 minutos, 2 vezes/dia, também ajuda como medida preventiva para candidíase, assim como para trauma mamilar.

O tratamento farmacológico para candidíase na região mamilo-areolar deve ser realizado com prescrição médica ou conforme Protocolo Institucional na Unidade Básica de Saúde de cada região do país. Envolve simultaneamente a mãe (creme) e o bebê (solução oral), mesmo que a criança não apresente sinais evidentes de candidíase com uso tópico de nistatina, clotrimazol, miconazol ou cetoconazol, em geral por 2 semanas, conforme prescrição médica (Brasil, 2015).

TÉCNICA DE ORDENHA MANUAL

É desejável que a mãe esteja disponível para amamentar o seu bebê, porém, muitas vezes, isso não é possível, por vários motivos. O ideal é que o bebê continue sendo alimentado com o leite materno, sem a necessidade de adição de leites artificiais nesse período.

Portanto, para que o bebê continue recebendo o leite materno, pode ser necessário que a mãe realize a técnica de ordenha manual (extração da secreção láctica da mama) e armazene esse leite ordenhado de modo adequado para que possa ser oferecido nos horários habituais das mamadas ou quando a criança desejar.

A ordenha deve ser realizada em ambientes que apresentem condições higiênicas satisfatórias, isentos de fatores de risco de contaminação do leite.

Por que e quando ordenhar o leite?

- Quando a mãe produzir leite em excesso, para evitar que as mamas fiquem muito cheias (ingurgitadas), dificultando a "pega" pelo bebê, o que provoca dor e outras complicações
- Quando a mãe desejar aliviar a tensão na região mamilo-areolar visando a uma pega adequada
- Quando o bebê não puder sugar. Os bebês com dificuldade de sugar são os que nasceram antes do tempo (prematuros), com muito pouco peso ou aqueles com deformidades na boca (lábio leporino ou fenda palatina) e os que apresentam dificuldades para respirar
- Quando a mãe desejar armazenar o seu leite. Situações como volta ao trabalho, necessidade de internação por motivos de doença ou quando a mãe precisar se ausentar temporariamente
- Quando a mãe desejar doar o excedente de seu leite
- Aliviar ingurgitamento mamário ou tratar mastite.

Preparação e técnica de ordenha manual no domicílio

- Escolher um lugar limpo, tranquilo e longe de animais
- Prender e cobrir os cabelos com uma touca ou lenço
- Retirar acessórios dos braços, como anéis, pulseiras e relógios
- Dispor de frasco estéril (ou fervido) para coleta do leite humano ordenhado
- Evitar conversar ou tossir durante o procedimento ou utilizar máscara ou fralda para cobrir o nariz e a boca
- Lavar as mãos e os antebraços fazendo cuidadosa limpeza das unhas com sabão e água corrente
- Secar as mãos e os antebraços com uma toalha limpa
- Fechar a torneira com a própria toalha
- Massagear suavemente toda a mama no sentido tórax/aréola em movimentos circulares
- Curvar o tórax sobre o abdome, para facilitar a saída do leite e aumentar o fluxo
- Posicionar o polegar acima e o indicador abaixo dos limites da aréola (Figura 12.5)
- Pressionar suavemente a mama e soltá-la ("movimento de pinça")
- Desprezar os primeiros jatos de leite (0,5 a 1 mℓ)
- Colocar o frasco abaixo da aréola
- Repetir o movimento ritmicamente ao redor da aréola, esvaziando todas as partes
- Quando o leite deixar de sair, iniciar o processo na outra mama
- Ao término, passar um pouco do leite nos mamilos
- Fechar o frasco sem tocar com a mão na parte interna da tampa
- Rotular o frasco com a data e a hora da ordenha.

- *Intervenções de enfermagem*

- Ensine à nutriz a técnica de ordenha manual e as suas aplicabilidades e indicações
- Oriente as condições necessárias para a estimulação do reflexo da ocitocina (ambiente tranquilo, agradável e de preferência privativo; local confortável e que possibilite adequada acomodação; pensamentos e sentimentos agradáveis)
- Explique à nutriz que nos primeiros minutos o leite não sai, ou sai em pequena quantidade, e que isso ocorre até a liberação do reflexo da ocitocina (descida do leite). Esclareça também que o tempo de ordenha varia a cada pessoa, podendo demorar de 15 minutos a mais de 1 hora, principalmente nos casos de ingurgitamento mamário grave (Brasil, 2008)
- Oriente a nutriz a não preencher toda a capacidade do frasco, deixando sempre o volume 2 a 3 cm abaixo da borda (Brasil, 2008)
- Comente com a nutriz que a quantidade de leite que se obtém em cada extração pode variar, sem que isso represente alguma alteração na fisiologia da lactação (Almeida *et al.*, 2004)
- Oriente a nutriz que o vasilhame para receber o leite ordenhado deve ser, preferencialmente, vidro de boca larga com tampas plásticas que possa ser submetido à fervura durante mais ou menos 20 minutos.

ARMAZENAMENTO E DEGELO DO LEITE HUMANO

O processo de retirada e armazenamento do leite deve ser cuidadoso e realizado com responsabilidade para que o leite humano possa manter a mesma qualidade nutricional

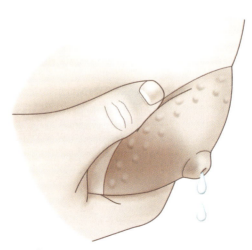

Figura 12.5 Técnica da ordenha manual.

120 Parte 1 · Enfermagem Materna

de quando fornecido diretamente por meio da mamada. Portanto, deve-se ter em mente que o modo como o leite é coletado e armazenado tem significativos efeitos em sua composição.

- Como armazenar o leite no domicílio – o leite humano ordenhado deve ser armazenado em frasco de vidro previamente esterilizado (ou fervido), mantendo-o bem fechado para evitar que o leite absorva odores indesejáveis. Os prazos de conservação do leite humano são (Brasil, 2015):
  - Fora da geladeira: não recomendado
  - Geladeira: 12 horas
  - Congelador ou *freezer*: 15 dias
- Como preparar o frasco para coletar o leite humano ordenhado no domicílio:
  - Escolher um frasco de vidro com boca larga e com tampa plástica rosqueável, que esteja em condições de uso – sem manchas, sujidades, rachaduras ou trincas
  - Retirar o rótulo e o papelão que ficam sob a tampa de plástico e lavá-los com água e sabão, enxaguando bem
  - Colocar o vidro e a tampa em uma panela e cobri-los com água, deixando ferver por 15 minutos (conte o tempo a partir do início da fervura)
  - Escorrer a água da panela e colocar o frasco e a tampa para secar de boca para baixo em um pano limpo
  - Deixar escorrer a água do frasco e da tampa. Não enxugar
  - Utilizar o frasco quando ele estiver seco

- Como realizar o degelo do leite no domicílio – em banho-maria e os seguintes cuidados devem ser observados (Brasil, 2008):
  - Não aquecer ou ferver o leite
  - Não descongelar o leite diretamente ao fogo
  - Não recongelar o leite
  - Não manter o leite em banho-maria após o degelo
  - Não manter o leite em temperatura ambiente.

CONTRAINDICAÇÕES PARA A AMAMENTAÇÃO

- Fatores maternos:
  - Mulheres com câncer de mama que foram tratadas ou que estão em tratamento
  - Puérperas infectadas com o vírus da imunodeficiência humana (HIV) ou com o vírus T-linfotrópico humano (HTLV)
  - Mulheres com transtornos da consciência ou comportamento grave que exponha o bebê a risco (p. ex., psicose)
  - Nos casos de óbito fetal ou neonatal
  - Uso de medicação contraindicada ou de drogas ilícitas na fase de amamentação
- Fatores neonatais:
  - Alterações da consciência da criança, de qualquer natureza
  - Morbidades neonatais que impossibilitem a oferta de leite humano por via oral.

Quadro 12.3 Doenças infecciosas e recomendações sobre o aleitamento materno.

Doença infecciosa	Recomendação/conduta
Citomegalovírus	• Manter o aleitamento dos recém-nascidos com idade gestacional superior a 32 semanas ou a termo • Recém-nascidos prematuros, com idade gestacional inferior a 32 semanas ou com imunodeficiências por qualquer etiologia, filhos de nutrizes CMV-positivas devem interromper temporariamente o aleitamento materno. Manter a lactação com ordenhas regulares da mama • Oferecer ao recém-nascido o leite da própria mãe pasteurizado ou o leite humano ordenhado de BLH
Varicela-zóster	• O aleitamento é contraindicado, temporariamente, quando as lesões surgem até 5 dias antes ou 2 dias após o parto • Isolar o recém-nascido da mãe, no período de risco de infecção • Na fase de isolamento, manter a lactação com ordenhas regulares da mama • Oferecer o leite materno ordenhado e pasteurizado ou leite humano de BLH • A amamentação de crianças infectadas é recomendada • A criança deve receber Ighavz, disponível nos CRIEs, em até 96 h do nascimento
Herpes simples tipos 1 e 2	• A amamentação deve ser interrompida temporariamente nos casos em que vesículas herpéticas estejam localizadas na pele da mama; nesta situação, a criança não deve sugar a mama afetada enquanto persistirem as lesões • Orientar a mãe sobre a higiene criteriosa das mãos
Dengue	• Manter o aleitamento materno, se a mãe tiver condições de amamentar. Não há contraindicação para a amamentação
Rubéola	• Não há restrição ao aleitamento materno; a mãe não precisa ser isolada de seu filho, mas ambos permanecem em isolamento das demais puérperas e dos recém-nascidos
Caxumba	• A nutriz pode amamentar; a mãe não precisa ser isolada de seu filho
Sarampo	• O aleitamento materno não é contraindicado • Indicar o isolamento respiratório da mãe, durante os primeiros 4 dias após o início do exantema • Alimentar a criança com leite materno ordenhado durante o período de isolamento • O bebê deve receber imunoglobulina, conforme prescrição médica
AIDS	• Contraindica-se a amamentação em seio materno • Recomendar a alimentação da criança com leite humano pasteurizado (em BLH) ou fórmula infantil
HTLV-1 e -2	• Interromper a amamentação • Desaconselhar a amamentação de mães soropositivas para HTLV-2 • Recomendar a alimentação da criança com leite humano pasteurizado (em BLH) ou fórmula infantil

(continua)

Capítulo 12 • Nutrição do Recém-Nascido | Aleitamento Materno e Principais Orientações **121**

Quadro 12.3 Doenças infecciosas e recomendações sobre o aleitamento materno. (*continuação*)

Doença infecciosa	Recomendação/conduta
Hepatite tipo A	• Manter a amamentação • Se o parto ocorrer na fase aguda da doença, o recém-nascido deve receber imunoglobulina humana, conforme prescrição médica
Hepatite tipo B	Não contraindicar a amamentação, desde que: • Tenha sido aplicada a vacina contra hepatite tipo B, de preferência antes de 12 h de vida • Tenha sido aplicada imunoglobulina específica contra hepatite tipo B ou imunoglobulina *standard*, conforme prescrição médica, também nas primeiras 12 h de vida • Nos casos de mães com hepatite tipo B diagnosticada durante a amamentação, recomenda-se manter o aleitamento
Hepatite tipo C	• Não contraindica a amamentação • Em casos de carga viral elevada ou lesões mamilares, deve-se considerar a interrupção temporária da amamentação até a estabilização do quadro ou a cicatrização do trauma mamilar
Tuberculose pulmonar	Mãe contagiante ou bacilífera: • Manter o tratamento da mãe com os medicamentos contra a tuberculose • Amamentar com o uso de máscaras (cobrindo o nariz e a boca) até que a nutriz deixe de ser bacilífera • Diminuir o contato próximo com a criança até que a mãe deixe de ser bacilífera Mãe não contagiante ou abacilífera: manter a amamentação Quando o diagnóstico de tuberculose materna for realizado durante a amamentação, o lactente deve ser considerado como potencialmente infectado. Nesses casos, recomenda-se: • Não suspender a amamentação • Fazer teste tuberculínico na criança para investigação da doença
Hanseníase contagiante (Virchowiana)	Levando-se em consideração que a primeira dose de rifampicina é suficiente para que a mãe não seja mais bacilífera, o aleitamento materno é permitido livremente nesta situação. Entretanto, orientam-se os seguintes cuidados: • Evitar contato pele a pele entre a mãe e a criança • Amamentar com máscaras descartáveis • Lavar as mãos cuidadosamente antes de amamentar • Realizar desinfecção dos materiais que entram em contato com as secreções nasais maternas • Usar lenços descartáveis
Zika	Não contraindica a amamentação

AIDS: síndrome da imunodeficiência adquirida; BLH: banco de leite humano; CRIEs: Centros de Referências para Imunobiológicos Especiais; HTLV: vírus T-linfotrópico humano; Ighavz: imunoglobulina humana antivaricela-zóster.

As contraindicações e os cuidados especiais para a amamentação em casos de doenças infecciosas são definidos no Quadro 12.3.

INIBIÇÃO LÁCTEA

Para realizar a inibição láctea, primeiramente deve-se avaliar a condição das mamas, verificando se elas estão endurecidas, ingurgitadas ou doloridas. Se estiverem ingurgitadas, deve-se iniciar a técnica da ordenha manual. Após o completo esvaziamento das mamas, pode-se usar uma bolsa de gelo em toda a mama, não deixando que o gelo permaneça em um único lugar; o ideal é rodar por toda a mama para que faça constrição. Aplicar, no máximo, por 10 minutos, de 4 a 6 vezes/dia.

Após o uso de gelo ou compressa fria, devem-se enfaixar as mamas com ataduras, de modo que a mulher consiga manter, sem dificuldade, os movimentos respiratórios. Nas situações em que a mulher for portadora do vírus HIV, o ideal é que as mamas sejam enfaixadas logo após o parto e somente retiradas as ataduras para o banho da paciente. O enfaixamento deve ser mantido por um período de 7 a 10 dias. Cabe ressaltar que essa técnica de enfaixamento da mama só é indicada quando não for possível a terapia farmacológica. Outra possibilidade para inibição mecânica do aleitamento é o uso de um *top* ou sutiã de alças largas apertado, de forma que limite a expansão da mama. Orientar a mulher a evitar a manipulação da mama, pois o atrito da mão provoca vasodilatação e estimula a secreção láctea. Mesmo assim, se a mama continuar produzindo muito leite, a enfermagem deverá comunicar ao obstetra, que poderá prescrever uma substância inibidora da lactação.

Questões de autoavaliação

1. Na fisiologia da amamentação, pode-se dividir a lactogênese em fases I, II e III. De acordo as afirmativas abaixo, assinale a alternativa correta:
   I. Com o nascimento da criança e a expulsão da placenta, há uma queda acentuada de progestógeno nos níveis sanguíneos maternos, com consequente liberação de prolactina pela hipófise anterior, iniciando a lactogênese fase I e a secreção do leite
   II. Na lactogênese fase II, ocorre a ação de diferentes hormônios, sendo o estrogênio responsável pela ramificação dos ductos lactíferos e o progestógeno pela formação dos lóbulos

   III. Após a "descida do leite", inicia-se a fase III da lactogênese, também denominada galactopoese
   (A) Todas as assertivas estão corretas
   (B) As assertivas I e III estão corretas
   (C) Apenas a assertiva III está correta
   (D) As assertivas II e III estão corretas

(*continua*)

Questões de autoavaliação (*continuação*)

2. As medidas a serem adotadas no manejo do ingurgitamento mamário incluem:
   - (A) Orientar mamadas frequentes, com horários preestabelecidos a cada 3 horas
   - (B) Quando as mamas estiverem tensas, realizar a ordenha mecânica da região mamilo-areolar 1 vez/dia
   - (C) Compressas mornas nas mamas antes das mamadas e durante os intervalos
   - (D) Massagens delicadas das mamas, com movimentos circulares, principalmente nas regiões mais afetadas pelo ingurgitamento, pois elas fluidificam o leite viscoso acumulado, facilitando sua retirada

3. A proteção do leite materno contra mortes infantis é maior quanto menor é a criança. Por esse motivo, os profissionais da saúde devem estar empenhados nas orientações em favor do aleitamento materno. Em relação à anatomia e à fisiologia da amamentação, leia as assertivas abaixo e assinale a alternativa correta:
   - I. O leite produzido é armazenado nos alvéolos e nos ductos
   - II. Grande parte do leite de uma mamada é produzida enquanto a criança mama, sob estímulo da ocitocina
   - III. A ocitocina, hormônio produzido pela hipófise posterior, é liberada durante a sucção, e estimula a contração das células mioepiteliais que envolvem os alvéolos, expulsando o leite neles contido
   - (A) I, II e III estão corretas
   - (B) I e III estão corretas
   - (C) Apenas II está correta
   - (D) Apenas I e II estão corretas

4. O aleitamento materno é absolutamente contraindicado em caso de:
   - (A) Mães portadoras do vírus HIV, lactentes com galactosemia, recém-nascidos de mães portadoras de hepatite tipo B que receberam imunoglobulina logo após o parto
   - (B) Lactentes com galactosemia e mães usuárias de drogas ilícitas, recém-nascidos de mães portadoras de hepatite tipo B que receberam imunoglobulina logo após o parto
   - (C) Mães portadoras do vírus HIV, lactentes com galactosemia, mães em uso de medicamentos antineoplásicos
   - (D) Mães com tuberculose em atividade, mães portadoras de hepatite tipo B, lactente com refluxo gastresofágico, mães portadoras do vírus HIV

5. Dentre as formas de aleitamento materno, aquela em que "a criança recebe, além do leite materno, qualquer alimento sólido ou semissólido com a finalidade de complementá-lo, e não de substituí-lo", corresponde ao:
   - (A) Materno complementado.
   - (B) Materno predominante.
   - (C) Materno misto ou parcial.
   - (D) Materno exclusivo.

REFERÊNCIAS BIBLIOGRÁFICAS

Almeida JAG, Guimarães V, Novak FR. Normas Técnicas rede BLH-BR para bancos de leite humano: Coleta. Rede Nacional de Bancos de Leite Humano. Centro de Referência Nacional para Bancos de Leite Humano – Instituto Fernandes Figueira/Fundação Oswaldo Cruz/Ministério da Saúde, 2004. Disponível em: http://www.redeblh.fiocruz.br/media/coleta.pdf. Acesso em: 12/04/2010.

Almeida JAG. Amamentação: um híbrido natureza-cultura. Rio de Janeiro: Fiocruz; 1999.

Bahl R *et al.* Infant feeding patterns and risks of death and hospitalization in the first half of infancy: multicentre cohort study. Bull World Health Organ. 2005;83:418-26.

Boccolini CS, Boccolini PMM, Monteiro FR *et al.* Tendência de indicadores do aleitamento materno no Brasil em três décadas. Rev Saúde Pública. 2017;51:108.

Brasil. Agência Nacional de Vigilância Sanitária (Anvisa). Banco de leite humano: funcionamento, prevenção e controle de riscos. Brasília: Anvisa, 2008.

Brasil. Ministério da Saúde. Parto, aborto e puerpério: assistência humanizada à mulher. Secretaria de Políticas de Saúde. Área Técnica de Saúde da Mulher. Brasília: Ministério da Saúde, 2001.

Brasil. Ministério da Saúde. Secretaria de Atenção à Saúde. Departamento de Ações Programáticas e Estratégicas. II Pesquisa de Prevalência de Aleitamento Materno nas Capitais Brasileiras e Distrito Federal. Brasília: Ministério da Saúde, 2009.

Brasil. Ministério da Saúde. Secretaria de Atenção à Saúde. Departamento de Atenção Básica. Saúde da criança: nutrição infantil – aleitamento materno e alimentação complementar. 2. ed. Brasília: Ministério da Saúde, 2015.

Butte N, Lopez-Alarcon MG, Garza C. Nutrient adequacy of exclusive breastfeeding for the term infant during the first six months of life. Genève: World Health Organization; 2002.

Cardim MG, Nascimento MAL. Aleitamento materno: um elo de amor e manejo da dor durante a aplicação da vacina BCG – ID. 2006. Dissertação (Mestrado em Enfermagem). Universidade Federal do Estado do Rio de Janeiro, 2006.

Carvalho MR, Tamez RN. Amamentação: bases científicas. Rio de Janeiro: Guanabara Koogan; 2005.

Chua S *et al.* Influence of breastfeeding and nipple stimulation on post-partum uterine activity. Br J Obstet Gynaecol. 1994;101(9):804-5.

Dewey KG, Cohen RJ, Brown KH *et al.* Effects of exclusive breastfeeding for 4 versus 6 months on maternal nutritional status and infant motor development: results of two randomized trials in Honduras. J Nutr. 2001;131(2):262-7.

Kac G, Benicio MHD, Melendez GV *et al.* Breastfeeding and postpartum weight retention in a cohort of Brazilian women. Am J Clin Nutr. 2004; 79:487-93.

Li DP, Du C, Zhang ZM *et al.* Breastfeeding and ovarian cancer risk: a systematic review and meta-analysis of 40 epidemiological studies. Asian Pac J Cancer Prev. 2014;15(12):4829-37.

Martin RM, Middleton N, Gunnell D *et al.* Breastfeeding and cancer: the boyd orr cohort and a systematic review with meta-analysis. J Natl Cancer Inst. 2005;97:1446-57.

Oddy WH, Sly PD, Klerk NH *et al.* Breastfeeding and respiratory morbidity in infancy: a birth cohort study. Arch Dis Child. 2003;88:224-8.

Okamura C, Tsubono Y, Ito K *et al.* Lactation and risk of endometrial cancer in Japan: a case-control study. Tohoku J Exp Med. 2006;208:109-15.

World Health Organization (WHO). Collaborative study team on the role of breastfeeding on the prevention of infant mortality. Effect of breastfeeding on infant and childhood mortality due to infectious diseases in less developed countries: a pooled analysis. Lancet. 2000;355:451-5.

World Health Organization (WHO). Global strategy for infant and young child feeding. Geneva: World Health Organization, 2003.

World Health Organization (WHO). Indicators for assessing infant and young child feeding practices: conclusions of a consensus meeting held 6–8 november 2007 in Washington D.C., USA. Geneva: World Health Organization, 2008.

Gabarito das questões: 1 – letra C; 2 – letra D; 3 – letra B; 4 – letra C; 5 – letra A.

13

Aleitamento Materno e Banco de Leite Humano para Recém-Nascidos e Lactentes de Alto Risco

Maíra Domingues Bernardes Silva • Enirtes Caetano Prates Melo

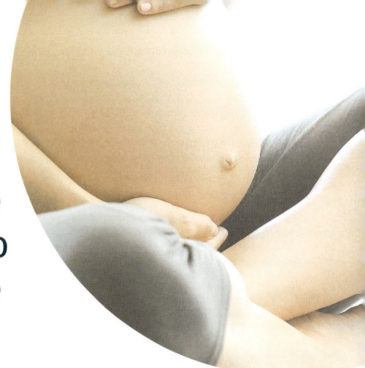

INTRODUÇÃO

Amamentar é muito mais do que alimentar a criança. A pluralidade dos benefícios do aleitamento materno (AM) ou do uso do leite humano na redução dos desfechos negativos neonatais, infantis e maternos é bem estabelecida na literatura nacional e internacional (Rollins et al., 2016; American Academy of Pediatrics, 2012). O uso do leite humano e a amamentação são importantes para todas as crianças, mas particularmente para os recém-nascidos (RNs) com maior vulnerabilidade, admitidos em Unidade de Terapia Intensiva Neonatal (UTIN).

O risco de morrer é maior no primeiro mês de vida (United Nations Children's Fund [UNICEF], 2018), e o parto prematuro é a principal causa de morte e de significativo impacto, a longo prazo, no capital humano e na saúde entre os sobreviventes prematuros em todo o mundo (Blencowe et al., 2013). Esse grupo apresenta necessidades diferentes de nutrição e proteção imunológica com maior risco de déficit de crescimento, atrasos no desenvolvimento, enterocolite necrosante (ENC) e sepse. Assim, esforços devem ser intensificados para melhorar o cuidado neonatal e reduzir morbidades entre aqueles que nasceram precocemente.

Nesse contexto, o leite humano é um suplemento nutricional perfeitamente adaptado, e provavelmente o medicamento personalizado mais específico que a criança receberá, oferecido em um momento em que a programação gênica está sendo ajustada para a vida (Victora et al., 2016). Cabe ressaltar que o leite das mulheres que tiveram parto prematuro é inicialmente mais rico em proteínas, lipídios, aminoácidos livres e sódio, e difere do leite de mulheres com parto a termo (Underwood, 2013).

Apesar das inúmeras e especiais vantagens para RNs, estudos apontam menor duração do AM nesse contexto de alto risco (Silva, 2020; Maastrup et al., 2014; Perrela et al., 2012; Akerstrom et al., 2007).

RNs de risco, além de tratamento e cuidados especiais, e permanência em uma UTIN, demandam também particular atenção do profissional, que deve incentivar e apoiar a puérpera à prática do AM, com o objetivo de garantir melhor qualidade de assistência e de vida a partir do seu nascimento (Mancini e Velásques, 2004).

Uma das principais prioridades da enfermagem neonatal e da enfermagem especializada em AM e banco de leite humano (BLH) é garantir que todas as famílias entendam a singularidade e os benefícios do leite materno e da amamentação na saúde de seus filhos. Assim como a enfermagem especializada em AM, a enfermagem neonatal também deve incorporar na prática diária de cuidado o apoio ao AM e o conhecimento e a prática clínica com base em evidências atuais, a fim de facilitar o uso do leite humano na UTIN e garantir melhores taxas e maior duração dessa prática alimentar.

RECÉM-NASCIDO DE RISCO

O RN pode apresentar ou não risco ao nascer, e até mesmo alto risco (Brasil, 2004; Brasil, 2014). O termo RN de risco refere-se àquele que é exposto a situações em que há maior risco de evolução desfavorável, que devem ser prontamente reconhecidas pela equipe de saúde, pois demandam atenção especial e prioritária. Essas situações podem ocorrer ao nascimento – RN de risco ao nascer – ou ao longo da vida da criança (Brasil, 2004; Brasil, 2014).

A *Agenda de compromissos para a saúde integral da criança e a redução da mortalidade infantil* sugere os seguintes critérios para identificação do RN de risco (Brasil, 2004; Brasil, 2014):

- Baixo nível socioeconômico
- Residência em área de risco
- História de morte de criança menor de 5 anos de idade na família
- Criança explicitamente indesejada

124 **Parte 1** · Enfermagem Materna

- Mãe adolescente (< 20 anos de idade)
- RN pré-termo (< 37 semanas de idade gestacional)
- RN com baixo peso ao nascer (< 2.500 g)
- Mãe com baixa instrução (< 8 anos de estudo)
- Necessidade de orientações especiais no momento da alta da maternidade/unidade de cuidados do RN.

Para os manuais do Ministério da Saúde (Brasil 2004; Brasil 2014), os critérios para identificar alto risco são:

- RN com asfixia grave ao nascer (Apgar < 7 no 5º minuto)
- RN pré-termo com peso ao nascer < 2.000 g
- RN < 35 semanas de idade gestacional
- RN com outras doenças graves.

Por tais motivos, esse grupo merece destaque, pois implica cuidados pela equipe da atenção primária e maior demanda de atendimento especializado por profissionais habilitados (Brasil, 2004; Brasil, 2014).

Para a American Academy of Pediatrics (2012), são reconhecidos como RNs de alto risco: prematuros (neonatos com menos de 37 semanas de idade gestacional) ou neonatos com necessidades especiais de saúde ou dependentes de tecnologia (crianças que requerem algum suporte tecnológico, com destaque para os suportes nutricional e respiratório, incluindo o oxigênio suplementar), ou RNs de risco devido a questões familiares (baixo nível educacional, falta de apoio social, instabilidade conjugal e poucas visitas na atenção pré-natal, mães usuárias de drogas ilícitas) ou neonatos com morte prematura (RNs sem expectativa de vida).

De acordo com o manual *Atenção à saúde do recém-nascido* (Brasil, 2014), é fundamental a interlocução entre os serviços de saúde em todos os níveis de complexidade, acordos para o funcionamento dos serviços e definição de atribuições e responsabilidades dos profissionais. Só assim será possível uma atenção integral que garanta a continuidade da assistência, otimizando recursos e provendo atenção resolutiva com potencial de redução da mortalidade por causas evitáveis e sequelas que podem comprometer a vida das crianças e de suas famílias. Por fim, promover, proteger e apoiar o AM ou o uso do leite humano em unidades neonatais são vitais para preservar a saúde desse neonato a curto, médio e longo prazo (Renfrew *et al.*, 2009).

BENEFÍCIOS ESPECÍFICOS DO LEITE HUMANO OU DA AMAMENTAÇÃO PARA RECÉM-NASCIDOS E LACTENTES DE ALTO RISCO

Além dos benefícios gerais do AM, descritos no Capítulo 12, *Nutrição do Recém-Nascido | Aleitamento Materno e Principais Orientações*, o uso do leite humano do Banco de Leite e a amamentação conferem vantagens ainda mais especiais para RNs prematuros, com baixo peso, com patologia congênita ou malformações cirúrgicas, como:

- Maior proteção para ECN (Quigley e McGuire, 2014; Underwood, 2013; Meinzen-derr *et al.*, 2009; Sisk *et al.*, 2007)
- Diminuição das taxas de sepse (Underwood, 2013; Renfrew *et al.*, 2009)
- Maior proteção contra retinopatia da prematuridade (Menon e Williams, 2013; Underwood, 2013; Renfrew MJ *et al.*, 2009; Okamoto *et al.*, 2007)
- Maior proteção contra displasia broncopulmonar (Huang *et al.*, 2019; Villamor-Martínez, 2018)

- Alta hospitalar precoce (Renfrew *et al.*, 2009)
- Melhor esvaziamento gástrico (Perrela *et al.*, 2015)
- Menores índices de reinternação no primeiro ano de vida (Underwood, 2013; Maayan-Metzger *et al.*, 2012; Vohr *et al.*, 2007)
- Alívio da dor e do estresse neonatal (Shah *et al.*, 2012; Renfrew MJ *et al.*, 2009; Rendon-Macias *et al.*, 2002)
- Melhor desenvolvimento somático e cognitivo (dose-dependente) (Underwood, 2013; Isaacs *et al.*, 2010; Vohr *et al.*, 2006)
- Microbioma melhor para RN (uso do leite humano e do método Canguru) (Ho *et al.*, 2018)
- Menores morbidades na infância e na adolescência quando sobreviventes (Kim *et al.*, 2019; Underwood, 2013).

RISCOS DOS SUBSTITUTOS DO LEITE HUMANO

O aumento nas taxas de AM poderia prevenir mais de 800.000 mortes a cada ano em crianças menores de 5 anos de idade e 20.000 mortes por câncer de mama (Victora *et al.*, 2016). No entanto, o uso dos substitutos do leite materno está associado a desfechos negativos para a saúde da mulher e da criança, como:

- Resultados adversos aumentados a curto e longo prazo, incluindo mortalidade e morbidade grave (Underwood, 2013; Renfrew *et al.*, 2009)
- Maior risco para morbidades infecciosas no primeiro ano de vida (Stuebe, 2009)
- Maior chance de as crianças tornarem-se obesas e desenvolverem diabetes tipo 2 (Stuebe, 2009)
- Maior incidência de sepse em RNs com baixo peso ao nascer (Quigley e Mcguire, 2014; Underwood, 2013; Renfrew *et al.*, 2009)
- RNs de baixo peso alimentados com fórmula têm maior risco de ECN (associada a mortalidade de aproximadamente 20%) (Quigley e Mcguire, 2014; Underwood, 2013; Meinzen-Derr *et al.*, 2009; Sisk *et al.*, 2007)
- Déficit do neurodesenvolvimento maior em RNs com baixo peso ao nascer (Underwood, 2013; Isaacs *et al.*, 2010; Vohr *et al.*, 2006).

DESAFIOS PARA O ALEITAMENTO MATERNO NO CONTEXTO DE ALTO RISCO

Quase todas as mulheres são biologicamente capazes de amamentar, exceto muito poucas portadoras de condições severamente debilitantes (Victora *et al.*, 2016). Segundo publicação em uma série exclusiva sobre AM na *Lancet* (2016), existem diversos fatores que podem afetar decisões e comportamentos sobre amamentação ao longo do tempo em múltiplos níveis. No contexto de alto risco, encontram-se maiores desafios para garantir a prática do AM, como os seguintes:

- Conhecimento, habilidades e comportamento dos profissionais de saúde
- Prática hospitalar (diretrizes e protocolos existentes) e organização do cuidado
- Uso de bicos
- Fragilidade na condição clínica do RN
- Imaturidade neurológica
- Separação entre mãe e neonato por períodos longos
- Presença restrita dos pais em algumas unidades
- Possível diminuição da produção de leite
- Demora/atraso no início da amamentação.

ESTRATÉGIAS FACILITADORAS PARA O ALEITAMENTO MATERNO NO CONTEXTO DE ALTO RISCO

Algumas intervenções efetivas podem aumentar a prevalência do AM em RNs que começam suas vidas em UTINs e, consequentemente, melhorar a saúde de mulheres e crianças (Silva *et al.*, 2020). Quando medidas relevantes são oferecidas adequadamente, as práticas de amamentação são responsivas e melhoram precocemente (Rollins *et al.*, 2016). Os resultados mais significativos são obtidos quando as ações e estratégias são implementadas concomitantemente por diversos canais e profissionais da saúde.

Medidas de suporte familiar na UTIN (Maastrup *et al.*, 2012):

- Alojamento conjunto (nos últimos dias antes da alta)
- Fornecimento de refeição para os pais
- Nenhuma restrição na presença dos pais
- Informação escrita sobre amamentação aos pais
- Informação no pré-natal sobre amamentação e manutenção da lactação
- Contato entre UTIN e Atenção Primária à Saúde
- Grupos educativos e de apoio à amamentação para os pais
- Vídeos de amamentação/exibição de filmes que promovam o AM
- Alta precoce com alimentação por sonda (translactação).

Diretrizes para prática do AM na UTIN (Maastrup *et al.*, 2012):

- Treinamento/sensibilização da promoção do AM com *staff*
- Política escrita de AM
- Diretrizes para *staff* com tópicos relacionados ao AM
- Registro para monitoramento do indicador de AM na alta hospitalar.

Manutenção da lactação (Maastrup *et al.*, 2012):

- Responsabilidade primária da equipe UTIN no estímulo ao início da manutenção da lactação
- Orientação para a prática adequada dos diferentes métodos para extração do leite (diretrizes: como fazer ou usar, qual a frequência e por quanto tempo)
- Extração de leite nas primeiras 6 horas após parto
- Estímulo à extração de leite 6 a 8 vezes/dia (mesmo na fase da lactogênese II)
- Estímulo ao AM durante a noite na UTIN
- Estímulo à manutenção da lactação, por acompanhamento telefônico, das mães com baixa frequência de visita na UTIN.

Contato pele a pele – método Canguru (Karimi *et al.*, 2018):

- Garantia e planejamento do contato pele a pele nas primeiras 24 horas de vida para prematuros e outros RNs estáveis
- Estimativa da duração diária de contato pele a pele (Canguru) para RNs estáveis
- Encorajamento do contato pele a pele durante e após alta hospitalar (pelo menos até a primeira consulta após a alta)
- Otimização da ingesta de leite humano na UTIN (Maastrup *et al.*, 2012)
- Intervenções que podem facilitar:
  - Quando possível, fornecer o teor de gordura (crematócrito) no leite materno para equipe de saúde da UTIN e algumas vezes oferecer o leite posterior para aumentar o conteúdo energético do leite para o RN.

Oferta do leite humano cru na UTIN:

- Ordenha à beira do leito e oferta do leite cru imediatamente depois (BLH-Instituto Fernandes Figueira [IFF]/Norma técnica [NT] 47.18, 2018)

- Se possível, realizar colostroterapia (Gephart, 2014)
- Caso seja necessário o uso de bomba infusora, recomenda-se que o tempo final de administração somado ao de ordenha não ultrapasse 2 horas (BLH-IFF/NT 47.18, 2018).

Transição para seio materno:

- Uso do copo (Flint e Davies, 2016)
- Uso da translactação – técnica utilizada para ofertar leite prescrito pelo médico através de uma sonda de aspiração traqueal, preferencialmente nº 4, junto ao seio materno (Seema e Satyanarayana, 1997)
- Uso de leite humano do Banco de Leite (BLH-IFF/NT 47.18, 2018; Maastrup *et al.*, 2012).

Produção de leite:

- Existem evidências consistentes do uso de intervenções não farmacológicas relacionadas com o relaxamento para as mães – reflexo de ejeção do leite –(música, meditação, fotografias e itens que associam ao RN) (Shukri *et al.*, 2018)
- Uso de galactogogo com prévia e adequada avaliação da produção de leite. Existe um conjunto de evidências sobre o uso da domperidona como primeira linha de medicamento no tratamento farmacológico para insuficiência na quantidade de leite (Grzeskowiak *et al.*, 2019)
- Suporte e apoio à amamentação (Haroon *et al.*, 2013).

Alta precoce com suporte domiciliar ou primeira consulta precoce após alta:

- Estratégias – consultas individuais, em grupo, por telefone e materiais educativos (*folders*, cartilhas, vídeos etc.)
- Suporte da atenção básica e comunidade para o AM após alta hospitalar.

BANCO DE LEITE HUMANO

O BLH é um serviço especializado, responsável por ações de promoção, proteção e apoio ao AM e execução de atividades de coleta da produção láctica da nutriz, do seu processamento e de controle de qualidade e distribuição (Resolução da Diretoria Colegiada [RDC] nº 171/2006).

No contexto de alto risco, a Rede Brasileira de Bancos de Leite Humano (rBLH-BR), iniciativa do Ministério da Saúde, por intermédio de uma parceria entre o Instituto Nacional de Saúde da Mulher, da Criança e do Adolescente Fernandes Figueira da Fundação Oswaldo Cruz (IFF/Fiocruz) e o Departamento de Ações Programáticas e Estratégicas da Secretaria de Atenção à Saúde (DAPE/SAS), opera como elemento estratégico da política de saúde na redução da mortalidade materna e neonatal no Brasil, em sua área de abrangência (rBLH-BR, 2019).

É importante ressaltar que o Brasil apresenta a maior e mais complexa rBLH do mundo, com aproximadamente 160 mil litros de leite humano distribuídos todos os anos a RNs de baixo peso internados em unidades neonatais no país (rBLH-BR, 2019). Uma rede inovadora de BLH em mais de 200 hospitais estabeleceu o uso do leite humano e da amamentação como uma prática valiosa e normativa (Victora *et al.*, 2016).

Todo o leite doado é analisado, pasteurizado e submetido a rigoroso controle de qualidade antes de ser ofertado ao RN de alto risco em UTIN, conforme rege a legislação que regulamenta o funcionamento dos bancos de leite humano no Brasil, a RDC nº 171. Após análises das suas características, o leite é distribuído de acordo com as necessidades específicas de cada

126 Parte 1 • Enfermagem Materna

RN internado. Assim, esse serviço tem grande impacto para os neonatos mais vulneráveis, pois reduz o tempo de internação na UTIN e os custos hospitalares, melhora a qualidade de vida desse grupo, diminui o risco de infecções, sepse e enterocolite, fazendo cair a mortalidade neonatal e as morbidades durante a internação e ao longo de toda a sua vida (Family Larsson-Rosenquist Foundation, 2018).

Além da segurança alimentar para os RNs de risco, a equipe de saúde do BLH acompanha a mãe e o RN em UTIN durante toda a internação até a alta hospitalar. Esse acompanhamento tem o objetivo de apoiar e oferecer todo suporte necessário para garantir precocemente o AM exclusivo, e todas as estratégias facilitadoras para transição ao seio materno são realizadas pela equipe de enfermagem do BLH dentro da UTIN.

Questões de autoavaliação

Destacamos que a bibliografia utilizada para elaborar este capítulo é rica, atual e de grande relevância no contexto da amamentação para RNs de alto risco. Vale a pena aprofundar o conhecimento pelas referências indicadas ao final do capítulo e revisar o conteúdo por meio da resolução das questões a seguir.

1. Priscila Reis procura o Banco de Leite Humano com queixa de dificuldade para amamentar o seu recém-nascido e encontra o profissional de enfermagem pronto para acolhê-la. Marque a alternativa correta sobre as orientações do enfermeiro quanto aos sinais indicativos que demonstram que a criança está mamando com boa pega:
   ( ) Todo corpo da criança está encostado no da mãe e de frente para ela
   ( ) O rosto da criança está perto da mama
   ( ) O queixo não está encostado na mama
   ( ) A boca da criança está bem aberta
   ( ) O lábio inferior da criança está virado para dentro
   ( ) Menor parte da aréola aparecendo acima do lábio superior da criança e maior parte aparecendo por baixo do lábio inferior.
   (A) V, V, V, F, F, V
   (B) V, V, F, V, F, F
   (C) V, V, F, V, F, V
   (D) V, F, V, F, V, F

2. O leite humano tem um conjunto de propriedades conhecidas: químicas, nutricionais, imunológicas, microbiológicas, físicas e fisiológicas. No que tange às propriedades imunológicas, assinale a alternativa correta:
   (A) Elevado teor IgA-secretor representa uma resposta à imaturidade do sistema imunológico do recém-nascido
   (B) Elevado teor de IgG representa uma resposta à imaturidade do sistema imunológico do recém-nascido

   (C) Elevado teor de IgM representa uma resposta à imaturidade do sistema imunológico do recém-nascido
   (D) Elevado teor de IgE representa uma resposta à imaturidade do sistema imunológico do recém-nascido

3. Quais são as estratégias facilitadoras para transição ao seio materno?
   (A) Uso de chupeta, uso de leite humano e translactação
   (B) Uso de copinho, uso do leite humano e translactação
   (C) Uso de mamadeira, uso do leite humano e copo
   (D) Uso de fórmula infantil e leite humano, uso de copo e chupeta

4. Quanto aos benefícios específicos do aleitamento materno para recém-nascidos em Unidades de Terapia Intensiva Neonatal, é correto afirmar que há:
   (A) Maior risco para enterocolite necrosante e sepse
   (B) Maior chance de desenvolver retinopatia da prematuridade e displasia broncopulmonar
   (C) Maior chance de as crianças tornarem-se obesas e desenvolverem diabetes tipo 2
   (D) Melhor esvaziamento gástrico, menor índice de reinternação no primeiro ano de vida e melhor desenvolvimento somático e cognitivo

5. Com relação à manutenção da lactação, com qual frequência devem ser realizadas a massagem e a ordenha da mama durante o período de dieta zero do RN na UTIN?
   (A) pelo menos 3 vezes em 24 horas
   (B) pelo menos 4 vezes em 24 horas
   (C) pelo menos 6 vezes em 24 horas
   (D) pelo menos 10 vezes em 24 horas

REFERÊNCIAS BIBLIOGRÁFICAS

Akerstrom S, Asplund I, Norman M. Successful breastfeeding after discharge of preterm and sick newborn infants. Acta Paediatr. 2007;96(10):1450-4.

American Academy of Pediatrics. Policy statement breastfeeding and the use of the human milk. Pediatrics. 2012;129(3).

Blencowe H *et al*. Born too soon: the global epidemiology of 15 million preterm births. Reproductive Health. 2013;10(Suppl 1):S2.

Brasil. Agência Nacional de Vigilância Sanitária. RDC n° de 171, de 4 de setembro de 2006. Dispõe sobre o Regulamento Técnico para o funcionamento de Bancos de Leite Humano. Disponível em: http://www.redeblh.fiocruz.br/media/rdc_171.pdf. DOU – 04/09/2006. Acesso em: 15/09/2017.

Brasil. Ministério da Saúde. Agenda de compromissos para a saúde integral da criança e redução da mortalidade infantil. Brasília: Ministério da Saúde, 2004.

Brasil. Ministério da Saúde. Atenção à saúde do recém-nascido: guia para os profissionais de saúde. Brasília: Ministério da Saúde, 2014.

Family Larsson-Rosenquist Foundation. Breastfeeding and breast milk from biochemistry to impact. Switzerland, 2018. cap 17, p. 282.

Fiocruz. Instituto Nacional de Saúde da Mulher, da Criança e do Adolescente Fernandes Figueira (IFF). Banco de Leite Humano. Norma Técnica 47-18. Uso do leite humano cru exclusivo em ambiente neonatal. Dis-

ponível em: https://rblh.fiocruz.br/sites/rblh.fiocruz.br/files/usuario/80/nt_47_18_uso_do_leite_humano_cru_exclusivo_em_ambiente_neonatal.pdf. Acesso em: 15/09/2019.

Flint A, New K, Davies MW. Cup feeding versus other forms of supplemental enteral feeding for newborn infants unable to fully breastfeed. Cochrane Database of Syst Rev. 2016;2016(8):CD005092.

Gephart SM. Colostrum as oral immune therapy to promote neonatal health. Adv Neonatal Care. 2014;14(1):44-51.

Grzeskowiak LE, Wlodek ME., Geddes DT. What evidence do we have for pharmaceutical galactagogues in the treatment of lactation insufficiency? A Narrative Review. Nutrients. 2019;11:974.

Haroon S, Das JK, Salam RA *et al*. Breastfeeding promotion interventions and breastfeeding practices: a systematic review. BMC Public Health. 2013;13(Suppl 3):S20.

Ho NY, Li F *et al*. Meta-analysis of effects of exclusive breastfeeding on infant gut microbiota across populations. Nat Commun. 2018;9(1): 4169.

Huang J, Zhang L, Tang J *et al*. Human milk as a protective factor for bronchopulmonary dysplasia: a systematic review and meta-analysis. Arch Dis Child Fetal Neonatal Ed. 2019;104(2):F128-36.

Isaacs EB, Fischl BR, Quinn BT *et al*. Impact of breast milk on intelligence quotient, brain size, and white matter development. Pediatr Res. 2010;67(4):357-362.

Gabarito das questões: 1 – letra B; 2 – letra A; 3 – letra B; 4 – letra D; 5 – letra C.

Karimi FZ, Sadeghi R, Saghooni NM *et al.* The effect of mother-infant skin to skin contact on success and duration of first breastfeeding: a systematic review and meta-analysis. Taiwan J Obstet Gynecol. 2019;58(1):1-9.

Kim LY, Mcgrath-Morrow SA, Collaco JM. Impact of breast milk on respiratory outcomes in infants with bronchopulmonary dysplasia. Pediatr Pulmonol. 2019;54(3):313-8.

Maastrup R, Bojesen SN, Kronborg H *et al.* Breastfeeding support in neonatal intensive care: a national survey. J Hum Lact. 2012;28(3):370-9.

Maastrup R, Hansen BM, Kronborg H *et al.* Breastfeeding progression in preterm infants is influenced by factors in infants, mothers and clinical practice: the results of a national cohort study with high breastfeeding initiation rates. PLoS One. 2014;9(9):e108208.

Maayan-Metzger A, Avivi S, Schushan-Eisen I. *et al.* Human milk versus formula feeding among preterm infants: short-term outcomes. Am J Perinatol. 2012;29(2):121-6.

Meinzen-Derr J, Poindexter B, Wrage L *et al.* Role of human milk in extremely low birth weight infants' risk of necrotizing enterocolitis or death. J Perinatol. 2009;29(1):57-62.

Menon G, Williams TC. Human milk for preterm infants: why, what, when and how?: Arch Dis Child Fetal Neonatal Ed. 2013;98(6):F559-62.

Okamoto T, Shirai M, Kokubo M *et al.* Human milk reduces the risk of retinal detachment in extremely low-birthweight infants. Pediatr Int. 2007;49(6):894-7.

Perrella SL, Hepworth AR, Simmer KN *et al.* Influences of breast milk composition on gastric emptying in preterm infants. J Pediatr Gastroenterol Nutr. 2015;60(2):264-71.

Perrella SL, Williams J, Nathan EA *et al.* Influences on breastfeeding outcomes for healthy term and preterm/sick infants. Breastfeed Med. 2012;7:255-61.

Quigley M, Mcguire W. Formula versus donor breast milk for feeding preterm or low birth weight infants. Cochrane Database Syst Rev. 2014;(4):CD002971.

Rendón-Macías ME, Castañeda-Muciño G, Cruz JJ *et al.* Breastfeeding among patients with congenital malformations. Arch Med Res. 2002;33:269-75.

Renfrew MJ, Craig D, Dyson L *et al.* Breastfeeding promotion for infants in neonatal units: a systematic review and economic analysis. Health Technol Assess. 2009;13(40):1-146.

Rollins NC, Bhandari N, Hajeebhoy N *et al.* Why invest, and what it will take to improve breastfeeding practices? Lancet. 2016;387:491-504.

Seema PAK. Satyanarayana L. Relactation: an effective intervention to promote exclusive breastfeeding. J Trop Pediatr. 1997;43(4):213-6.

Shah PS, Herbozo C, Aliwalas LL *et al.* Breastfeeding or breast milk for procedural pain in neonates. Cochrane Database Syst Rev. 2012;12:CD004950.

Shukri NHM, Wells JCK, Fewtrell M. The effectiveness of interventions using relaxation therapy to improve breastfeeding outcomes: a systematic review. Matern Child Nutr. 2018;14:e12563.

Silva MDB, Oliveira RVC, Braga JU, Almeida JAGd, Melo ECP. Breastfeeding patterns in cohort infants at a high-risk fetal, neonatal and child referral center in Brazil: a correspondence analysis. BMC Pediatr 2020; 20:372.

Silva MDB. Aleitamento materno na atenção neonatal e pediátrica de alta complexidade: estudo de coorte. [Tese de Doutorado]. 2020, Rio de Janeiro: FIOCRUZ.

Sisk PM, Lovelady CA, Dillard RG *et al.* Early human milk feeding is associated with a lower risk of necrotizing enterocolitis in very low birth weight infants. J Perinatol. 2007;27(7):428-33.

Stuebe A. The risks of not breastfeeding for mothers and infants. Rev Obstet Gynecol. 2009;2(4):222-31.

Underwood MA. Human milk for the premature infant. Pediatr Clin North Am. 2013;60(1):189-207.

Victora CG., Bahl R, Barros AJD *et al.* Breastfeeding in the 21 st century: epidemiology, lifelong effect. Lancet. 2016;387(100017):475-90.

Villamor-Martínez E, Pierro M, Cavallaro G *et al.* Donor human milk protects against bronchopulmonary dysplasia: a systematic review and meta-analysis. Nutrients. 2018;10(2):238.

Vohr BR, Poindexter BB, Dusick AM *et al.* Beneficial effects of breast milk in the neonatal intensive care unit on the developmental outcome of extremely low birth weight infants at 18 months of age. Pediatrics. 2006;118(1):e115-23.

Vohr BR, Poindexter BB, Dusick AM *et al.* Persistent beneficial effects of breast milk ingested in the neonatal intensive care unit on outcomes of extremely low birth weight infants at 30 months of age. Pediatrics. 2007;120(4):e953-9.

World Health Organization (WHO). United Nations Children's Fund (UNICEF). Levels & trends in child mortality. 2018. Disponível em: https://www.unicef.org/publications/index_103264.html. Acesso em: 15/09/2019.

14
Complexidades do Período Gestacional

Luciane Pereira de Almeida • Paula Pitombeira

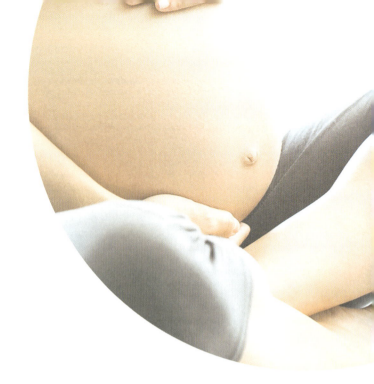

INTRODUÇÃO

Embora a gravidez seja um evento biológico sem complicações para a maioria das mulheres, algumas podem enfrentar situações de risco quando existe a suscetibilidade desencadeada por fatores determinantes, sejam estes clínicos ou obstétricos.

Os fatores clínicos são considerados os agravos que já existiam previamente à concepção. Em geral, são identificados durante a primeira consulta de pré-natal, e a gestante deverá ser acompanhada não somente pelo(a) enfermeiro(a), mas também por um médico especializado e por uma equipe multiprofissional. São exemplos de agravos clínicos: endocrinopatias (diabetes melito, hipertireoidismo), pneumopatias (asma, tuberculose), cardiopatias, lúpus, epilepsia, dentre outros.

Contudo, mulheres que não têm distúrbios preexistentes também podem desenvolver uma gestação de risco devido a condições clínicas e/ou obstétricas que surgem subitamente no decorrer da gravidez e ameaçam a saúde do feto, assim como possíveis distúrbios que interferem no desenvolvimento fetal.

As repercussões de agravos clínicos e obstétricos podem associar-se ao aumento dos índices de mortalidade materna, classificada como a morte de uma mulher durante o período gestacional até 42 dias após o término da gestação, independentemente da duração ou da localização da gravidez.

As mortes maternas por causas obstétricas podem ser de dois tipos: as obstétricas diretas e as obstétricas indiretas. A morte materna por causa obstétrica direta é aquela que ocorre por complicações obstétricas durante gravidez, parto ou puerpério, devido a intervenções, omissões, tratamento incorreto ou um conjunto de eventos resultantes dessas condições citadas (Brasil, 2009). Dentre as causas de mortalidade obstétrica direta, cabe a atenção para as doenças hipertensivas e as síndromes hemorrágicas.

A morte materna por causa obstétrica indireta é aquela resultante de doenças que existiam antes da gestação ou que se desenvolveram durante esse período, não sendo provocadas por causas obstétricas diretas, mas agravadas pelos efeitos fisiológicos da gravidez.

Assim, a morte materna por causa obstétrica direta é provocada por qualquer fator relacionado com a gravidez ou agravado por ela ou por atitudes que comprovem negligência e/ou imprudência. Essas condições não incluem as causas acidentais ou incidentais. Dessa forma, uma gestante que sofre um acidente automotivo ou um feminicídio não será inclusa na classificação de mortalidade materna, uma vez que a causa está relacionada respectivamente com um acidente ou incidente de violência que causou sua morte.

Em se tratando de mortalidade materna por causa obstétrica direta ou indireta, faz-se necessária a identificação de fatores de risco gestacional em todos os momentos. É oportuno, durante o acolhimento da gestante, estabelecer sua classificação de risco, agilidade no atendimento e definição da necessidade de cuidado e dos suportes tecnológicos que devem ser ofertados às mulheres em cada momento (Brasil, 2012b).

Com o objetivo de reduzir a morbimortalidade materno-infantil, o Ministério da Saúde tem implementado políticas que visam fortalecer a humanização do atendimento das gestantes, ampliando o acesso aos serviços de assistência com qualidade, com melhorias da atenção pré-natal, nascimento e pós-parto, assim como instituição de medidas de orientação e qualificação dos profissionais de saúde, tanto no âmbito da atenção básica como naquele de urgência e emergência. De acordo com a descrição do Caderno de Atenção Básica *Atenção ao pré-natal de baixo risco* (Brasil, 2012b), a classificação de risco obstétrica consiste na identificação das mulheres que necessitam de tratamento imediato, de acordo com o potencial de risco, os agravos à saúde ou o grau de sofrimento. Para isso, a equipe de saúde deve estar capacitada para diagnosticar precocemente os casos graves, oferecer suporte básico de vida e acionar o serviço de remoção, em acompanhamento adequado do atendimento para os serviços de referência de emergências obstétricas da Rede de Atenção à Saúde.

Torna-se relevante esclarecer que uma situação de risco gestacional não necessariamente seguirá em definitivo para o acompanhamento em pré-natal de alto risco. Durante a gravidez, a mulher pode apresentar uma necessidade de atenção especializada e de intervenções com mais recursos tecnológicos, e após considerar sua situação resolvida ou intervenção realizada, a mulher pode retornar ao acompanhamento do pré-natal com a equipe de atenção básica.

Entretanto, os fatores relacionados com as *características individuais e as condições sociodemográficas desfavoráveis*, por mais que apontem como motivadores de uma gestação de risco, em geral permitem a realização do pré-natal pela equipe de atenção básica. Dentre essas circunstâncias, podem-se citar: os extremos de idade (menor do que 15 anos e maior do que 35 anos); altura inferior a 1,45 m; baixa escolaridade; situação familiar e conjugal insegura, o que favorece a não aceitação da gravidez; índice de massa corporal (IMC) que evidencie baixo peso, sobrepeso ou obesidade; atuação no trabalho, assim como carga horária extensa, exposição a agentes físicos, químicos e biológicos.

Outros fatores podem indicar encaminhamento ao pré-natal de alto risco, como: ocorrências de *gravidade relacionadas com a gestação anterior*; *agravos na atual gestação*; *patologias prévias existentes* (cardiopatias, pneumopatias graves, endocrinopatias, hipertensão, doenças neurológicas, autoimunes, ginecopatias e algumas doenças infecciosas, como síndrome da imunodeficiência adquirida [AIDS], sífilis, toxoplasmose, entre outras); *exposição a teratógenos*, assim como *patologias clínicas adquiridas na atual gestação*, como infecção do trato urinário, vaginoses bacterianas, entre outras infecções.

Deste modo, as temáticas abordadas neste capítulo envolvem o decurso de uma gestação de risco, especificamente as complicações mais comuns relacionadas com gestação, trabalho de parto, parto e nascimento, vivenciadas pelo profissional da saúde, ou que possuam maior relevância para a assistência obstétrica. Essas complicações, que são o tema deste capítulo, incluem:

- Sangramentos no período gestacional
- Achados patológicos do líquido amniótico
- Hiperêmese gravídica
- Doença hemolítica perinatal
- Doença hipertensiva na gravidez
- Diabetes gestacional
- Trabalho de parto prematuro e ruptura prematura das membranas ovulares
- Patologias clínicas e infecciosas.

Na avaliação das condições que propiciam riscos gestacionais e podem desencadear urgências e emergências maternas e fetais, os profissionais devem priorizar o planejamento da assistência levando em consideração as repercussões da gravidez na doença, por meio da investigação e avaliação de parâmetros clínicos, laboratoriais e obstétricos.

Desse modo, a assistência prestada pelo(a) enfermeiro(a) às gestantes, tanto em unidades básicas de saúde como em cenários hospitalares, é de suma importância, pois, sendo um profissional com formação especializada e qualificada, tem conhecimentos e habilidades complementares para identificar situações de risco para que sua atuação minimize complicações maternas e fetais. Em outras palavras, o planejamento da assistência de enfermagem, que requer a associação da prática aos conhecimentos aprofundados nas bases fisiológicas e patológicas dos principais riscos gestacionais, visa à captação de sinais e sintomas que permitam ao(à) enfermeiro(a) diagnosticar os problemas prioritários, definir metas de cuidados, assim como executar as intervenções necessárias.

Tendo em vista essas considerações e a complexidade dos riscos gestacionais, este capítulo aborda as condições mais comuns que propiciam complicações no ciclo gravídico-puerperal e aumentam os riscos de morbidade e mortalidade materna e perinatal.

SANGRAMENTO NO PERÍODO GESTACIONAL

Em qualquer período gestacional, o sangramento é sempre um fator de risco e sua causa deve ser investigada, visto que pode comprometer não somente a vida da mãe, mas especificamente a do feto, que é mais vulnerável.

Os pequenos sangramentos são relativamente comuns na gestação, já que a cérvice encontra-se muito vascularizada. Todavia, todas as mulheres são orientadas a comunicar aos profissionais do atendimento ambulatorial ou hospitalar se houve sangramentos durante a gestação, para que suas causas sejam bem esclarecidas.

O sangramento pode ocorrer em qualquer momento do período gestacional; entretanto, na primeira metade da gestação está relacionado com situações de abortamento, gravidez ectópica ou doença trofoblástica gestacional. Na segunda metade do período gestacional, comumente envolve a área do útero, onde a placenta está inserida, e está ligado a casos de ruptura uterina, placenta prévia (PP) e descolamento prematuro de placenta (DPP), que, em geral, ocorrem após 22 semanas de gestação.

Com isso, a assistência frente ao sangramento no período gestacional visa proporcionar um atendimento de emergência na tentativa de minimizar ou controlar a hemorragia; estabelecer a causa da hemorragia; repor perda hídrica, conforme prescrição médica; manter a gestação e propiciar condições favoráveis ao desenvolvimento fetal; avaliar a vitalidade fetal, dentre outras questões que serão abordadas a seguir.

Abortamento

A gravidez humana resulta de uma sequência de eventos a partir da fecundação; contudo, é um processo passível de falhas, e muitas concepções não atingem a viabilidade.

Muitas mulheres em idade fértil não sabem que estão grávidas quando ocorre um sangramento associado a cólicas próximo ao período menstrual. Para estas situações em que não exista um conhecimento acerca da gravidez, classifica-se o abortamento como subclínico. O abortamento somente é considerado clínico quando ocorre após a confirmação da gravidez, ou seja, após a próxima falha menstrual.

O aborto, palavra comumente utilizada, representa o produto de concepção que é eliminado ou extraído do ventre materno; e o abortamento é o processo clínico do ato de abortar.

O abortamento é definido como a interrupção da gestação, seja de forma espontânea ou induzida, tendo o produto de concepção idade gestacional inferior a 22 semanas. Em situações em que é impossível identificar a idade gestacional, pode-se diagnosticar a condição de abortamento quando o produto de concepção eliminado apresenta peso inferior a 500 g ou mede no comprimento crânio-calcanhar menos que 25 cm.

Os abortamentos podem ser classificados como: *espontâneos* ou *provocados*. Os abortamentos espontâneos são aqueles que acontecem sem ação deliberada de qualquer espécie. Já os abortamentos provocados ou induzidos são aqueles em que alguém decidiu pela interrupção da gestação antes que ela atingisse viabilidade fetal.

Os abortamentos também podem ser divididos em precoces e tardios; a forma precoce ocorre antes da 13ª semana, e a tardia, a partir desse período.

As *anormalidades cromossômicas* são as causas mais comuns de abortamento, sendo responsáveis por aproximadamente 50% dos abortamentos espontâneos clínicos e subclínicos.

130 Parte 1 • Enfermagem Materna

Normalmente, são decorrentes de irregularidades na divisão embrionária, mas principalmente de fertilização por gametas defeituosos.

Seguidas das anormalidades cromossômicas, apresentam-se as *alterações anatômicas*, cujos principais exemplos são: incompetência istmocervical, miomas e malformações uterinas.

No caso das doenças endócrinas, as que mais se associam ao abortamento são: insuficiência lútea, doenças da tireoide, diabetes, principalmente quando descompensada no período da concepção, e infecções (rubéola, toxoplasmose, sífilis, AIDS, infecção urinária, vaginoses).

Os fatores de risco para o abortamento estão relacionados diretamente com:

- Idade materna avançada
- Múltiplos abortamentos provocados
- Abortamento espontâneo prévio
- Nova gestação 3 a 6 meses após o parto
- Uso de drogas lícitas e ilícitas
- Excesso de cafeína
- Procedimentos que envolvam a administração de gás anestésico
- Medicações como, por exemplo, misoprostol.

Durante a prática assistencial, o(a) enfermeiro(a) perceberá as inúmeras condutas existentes para cada apresentação clínica do abortamento. Contudo, é fundamental que todos os profissionais mantenham uma postura ética e humanizada, independentemente dos preceitos morais e religiosos, a fim de atender, com respeito e dignidade, a mulher que vivencia o abortamento.

No Quadro 14.1, são listadas as variadas formas clínicas de manifestação do abortamento.

A *ameaça de abortamento* caracteriza-se por sangramento transvaginal de pequena a moderada quantidade, podendo persistir por alguns dias ou semanas. Normalmente, manifesta-se por dor característica, como uma cólica, variando de leve a média intensidade.

Ao exame, o útero encontra-se com o tamanho esperado para a idade gestacional e o orifício interno do colo do útero mantém-se fechado. Os níveis plasmáticos da gonadotrofina coriônica humana (hCG) encontram-se dentro da normalidade para o período gestacional em que a mulher se encontra.

Ao exame ultrassonográfico, não há alterações significativas da vitalidade embrionária/fetal e é possível visualizar o saco gestacional íntegro. De acordo com a idade gestacional, ainda é possível visualizar o produto de concepção; logo, nesta situação clínica, os batimentos cardíacos fetais estarão presentes a partir da 6ª para a 7ª semana de vida intrauterina.

Em casos de ameaça de abortamento, não é obrigatória a internação hospitalar, mas a mulher deve ser orientada ao repouso relativo e a evitar relações sexuais durante todo esse período e manter abstinência até por 1 a 2 semanas após cessar

a perda sanguínea. Conforme prescrição médica, indicam-se analgésicos ou antiespasmódicos e, se conveniente, apoio psicológico por profissional especializado.

O *abortamento inevitável* caracteriza-se pelo rompimento prematuro de membrana ovular antes de 22 semanas. Pode existir sangramento discreto, colo do útero permeável e dor tipo cólica discreta e de leve intensidade. A redução do volume uterino em relação à idade gestacional refere-se frequentemente à oligodramnia em virtude do rompimento da membrana amniótica. Pode culminar em abortamento completo ou incompleto.

A terapêutica adequada envolve a internação hospitalar em unidade de referência obstétrica para estabilização hemodinâmica e avaliação da conduta conforme vitalidade fetal ou evidências clínicas de infecção materna.

Para realização de esvaziamento uterino em gestações com menos de 22 semanas, devem-se respeitar as limitações legais e constar comprovadamente inatividade fetal com confirmação de óbito (ausência de batimentos cardíacos fetais), ou na presença dos batimentos cardíacos fetais e nas condições maternas que evidenciem um quadro infeccioso, pondo em risco a vida da mulher, tais como: febre com temperatura acima de 38°C, útero doloroso à palpação, odor vaginal desagradável, taquicardia materna (acima de 100 bpm) e taquicardia fetal (acima de 160 bpm), além dos exames laboratoriais e/ou de imagens que confirmem a condição de risco infeccioso.

O *abortamento completo* refere-se à total expulsão do embrião ou feto e do tecido placentário da cavidade uterina; geralmente, ocorre em gestações com menos de 8 a 10 semanas.

Os achados clínicos caracterizam-se por parada ou diminuição súbita do sangramento e das cólicas. Assim, a perda sanguínea e a dor diminuem ou cessam após a expulsão do material ovular. Ao toque, o útero encontra-se contraído, com tamanho menor do que o esperado para a idade gestacional, e o orifício interno do colo do útero pode estar entreaberto.

Ao exame ultrassonográfico, é possível perceber a cavidade uterina vazia ou com imagens sugestivas de coágulos.

Em situações de abortamento completo, quando houver a persistência de sangramento, o profissional deverá observar e reavaliar as condições clínicas com máxima atenção, pelo risco de infecção.

O *abortamento incompleto* também recebe outra denominação: abortamento em curso, e caracteriza-se pela eliminação parcial do produto de concepção e anexos, mostrando um quadro clínico variável, mas quase sempre antecedido por uma ameaça de abortamento.

Diferentemente da ameaça de abortamento, em que os níveis gonadotróficos se mantêm em concentrações esperadas para a idade gestacional, no abortamento incompleto a dosagem da fração beta de hCG (b-hCG) mostra-se em declínio, ou seja, com valores decrescentes.

Ao exame clínico, percebe-se sangramento vaginal que pode variar de moderado a incessante. As cólicas são ritmadas e progressivas em intensidade, acompanhadas por dilatação cervical maior que 2 cm. O volume uterino é menor do que o esperado para a idade gestacional.

O exame ultrassonográfico confirma a conjectura diagnóstica pelos sinais de descolamento decidual com formação de hematoma, saco gestacional irregular e ausência dos batimentos cardíacos fetais.

Nos casos de abortamento incompleto, a mulher deve ser internada em unidade de referência obstétrica para implementação da hidratação venosa, corrigindo os distúrbios da volemia. O esvaziamento uterino somente é instituído quando a situação clínica não se resolve espontaneamente.

Quadro 14.1 Apresentações clínicas do abortamento.

- Ameaça de abortamento
- Abortamento inevitável
- Abortamento completo
- Abortamento incompleto
- Abortamento infectado ou séptico
- Abortamento retido
- Abortamento habitual ou recorrente
- Abortamento previsto em lei

Segundo o manual *Atenção humanizada ao abortamento* (Brasil, 2010), o esvaziamento uterino acontece de duas maneiras em virtude de idade gestacional compatível com até 12 semanas e aquela acima de 12 semanas.

Nas gestações com idade inferior a 12 semanas, pelo tamanho uterino, indica-se a aspiração manual intrauterina (AMIU), por ser mais segura e possibilitar o esvaziamento mais rápido. Quando não for possível a AMIU, realiza-se a curetagem uterina; ambas feitas pelo profissional médico.

Se o útero for compatível com idade gestacional superior a 12 semanas, quando o feto e a cavidade uterina estão bem desenvolvidos, o esvaziamento instrumental é perigoso, e, por isso, usa-se misoprostol por via vaginal, podendo ser associado à indução com ocitocina. Somente após a expulsão fetal faz-se a curetagem uterina.

Os casos de abortamento incompleto por manipulação da cavidade uterina devem ser tratados como abortamento infectado (séptico).

O *abortamento infectado* ou *séptico* é comumente uma complicação do abortamento incompleto, associada frequentemente à manipulação da cavidade uterina, em tentativas de incitar abortamento por técnicas inadequadas e inseguras. É um quadro infeccioso materno com quadro hemorrágico variável.

A prática do abortamento inseguro é uma situação vivenciada por muitas mulheres em diferentes fases da vida reprodutiva, em especial nos países onde as leis são mais restritivas, considerando como ilegal a realização dessa prática. No Brasil, muitas mulheres que enfrentam uma gravidez não desejada/não planejada buscam caminhos clandestinos para efetuar o abortamento, o que oportuniza maiores riscos à vida, pois muitas mulheres, com baixas condições socioeconômicas, realizam essa prática em clínicas clandestinas com instrumentos não esterilizados e ausência de técnica assépticas e/ou a administração da medicação misoprostol. Muitas vezes o procedimento também é realizado dentro da própria residência.

As circunstâncias que indicam abortamento infectado devem ser tratadas com muita atenção, independentemente da situação de vitalidade fetal.

A sintomatologia clínica mais frequente consiste em elevação da temperatura corporal, sangramento genital com odor fétido acompanhado de dor pélvica/abdominal ou eliminação de pus pelo colo do útero. Nos casos em que tenha ocorrido a manipulação dos órgãos pélvicos, o profissional, ao realizar o toque vaginal, deverá atentar para a queixa da mulher, que poderá relatar muita dor, impossibilitando até a palpação abdominal. Nesse caso, deve-se atentar para a possibilidade de perfuração da cavidade uterina.

O manual *Atenção humanizada ao abortamento* (Brasil, 2010) pontua sobre a solicitação dos exames necessários para melhor avaliação clínica da mulher. São eles: hemograma com contagem de plaquetas; urina tipo I; coagulograma; hemocultura; culturas da secreção vaginal e do material endometrial, também para anaeróbios; radiografia do abdome; ultrassonografia pélvica ou de abdome total; e, se possível, tomografia, para definir coleções intracavitárias.

Os casos de abortamento séptico, que geralmente se iniciam pelo quadro sintomático de uma endometrite, precisam ser tratados adequadamente, pois o risco de evolução para peritonite, choque séptico e morte materna é elevado.

Clinicamente, o abortamento séptico é classificado em três tipos:

- **Tipo I**: a infecção é limitada à cavidade uterina e ao miométrio, com discreto sangramento genital. A febre normalmente é baixa, próxima aos 38°C, e a paciente apresenta bom estado geral, com cólicas discretas e contínuas
- **Tipo II**: a infecção abrange o peritônio pélvico e os órgãos anexos. O sangramento normalmente está associado a um líquido de odor fétido. A febre é alta, sempre maior que 39°C, acompanhada de taquicardia, desidratação, dor constante e defesa à palpação pélvica. O útero encontra-se amolecido, e o profissional tem dificuldade de realizar o toque vaginal por causa da dor
- **Tipo III**: a infecção é generalizada, com grave comprometimento do estado geral, ocorrendo coagulação intravascular generalizada, insuficiência renal, falência de múltiplos órgãos, peritonite e, muitas vezes, choque séptico. A febre é elevada e associada à hipotensão arterial, taquisfigmia, desidratação e anemia.

Nos casos de abortamento infectado, é necessária a internação hospitalar com monitoramento dos sinais vitais, correção dos distúrbios da volemia e avaliação do estado hemodinâmico. Além disso, é importante realizar a profilaxia antitetânica, promover perfusão de ocitocina e antibioticoterapia adequada.

Na internação em unidade hospitalar de referência obstétrica, a conduta envolve a fluidoterapia (para a estabilização hemodinâmica), além de antibioticoterapia para a cobertura da infecção polimicrobiana. Somente após a instituição da antibioticoterapia deve-se promover a conduta cirúrgica de esvaziamento uterino (curetagem), realizada pelo profissional médico.

Entretanto, em condições maternas estáveis e na correlação uterina que se apresenta em tamanho compatível com gestação de até 12 semanas, o esvaziamento deve ser realizado, preferencialmente, por AMIU, por apresentar menores taxas de complicações e reduzida necessidade de dilatação cervical. Na impossibilidade do uso da AMIU, pode-se empregar a curetagem uterina; em ambas, o esvaziamento uterino deve ser feito sob infusão de ocitocina.

Nos casos mais graves, como as condições acompanhadas de peritonite, e naqueles que não respondem à terapia instituída, deve-se proceder à laparotomia exploradora e, se necessário, realizar retirada de órgãos pélvicos. A persistência de febre após os cuidados iniciais pode significar abscessos pélvicos ou tromboflebite.

O *abortamento retido* caracteriza-se pela cessação dos sinais e sintomas da gestação; contudo, geralmente a amenorreia persiste. O volume uterino tende a se estabilizar ou involuir.

Ao exame, o colo do útero encontra-se fechado e, em geral, não há perda sanguínea. Em algumas situações, há discreto sangramento de cor amarronzada.

O exame ultrassonográfico revela ausência dos sinais de vitalidade fetal, além de irregularidades no saco gestacional, alterações da vesícula vitelínica e ausência de atividade cardíaca fetal. Todavia, o exame de imagem deve ser repetido entre 1 e 2 semanas após a realização do primeiro, para confirmação diagnóstica.

No tratamento, o misoprostol é o fármaco de escolha quando o tamanho uterino corresponder à gestação com mais de 12 semanas; ou seja, conforme discutido anteriormente, somente em gestações com menos de 12 semanas pode-se empregar a técnica de AMIU.

Outra classificação é o *abortamento habitual ou recorrente*, definido com a ocorrência de três ou mais episódios consecutivos e espontâneos de abortamento antes da 22ª semana. Todavia, em mulheres com idade superior a 35 anos, apenas dois episódios de abortamento espontâneo consecutivos já definem abortamento habitual.

Dentre as causas mais frequentes de abortamento habitual, estão as doenças cromossômicas e as malformações uterinas, sendo a *incompetência istmocervical* a principal causa deste abortamento.

A incompetência istmocervical é definida pela incapacidade de a musculatura do istmo e da cérvice uterina manterem o sistema oclusivo do colo do útero até o termo da gestação, o que impossibilita a permanência fetal. É uma causa comum de abortamento tardio espontâneo, parto prematuro, amniorrexe prematura e consequente prematuridade extrema.

A história obstétrica revela a ocorrência de perda gestacional recorrente, geralmente durante o segundo trimestre, em que a mulher apresenta dilatação cervical silenciosa, em geral indolor, com perda sanguínea de pouca intensidade acompanhada ou não de amniorrexe e eliminação de feto vivo.

A incompetência istmocervical também pode ser adquirida durante a vida reprodutiva, principalmente como consequência de procedimentos traumáticos no colo do útero, dentre eles laceração cervical no parto operatório (fórceps altos ou mal aplicados), preparo e dilatação cervical com métodos mecânicos, partos complicados por excesso do volume fetal ou apresentações anormais, conização,* dilatação cervical para curetagem, entre outros.

A avaliação ultrassonográfica evidencia os seguintes dados sugestivos para o diagnóstico de incompetência istmocervical: comprimento cervical menor que 20 mm, dilatação do orifício interno ou imagem em funil, orifício interno do colo medindo, pelo menos, 16 mm após 16 semanas de gestação.

O tratamento cirúrgico dessa patologia denomina-se *cerclagem* (Figura 14.1) e consiste no fechamento do canal cervical (sutura atraumática e não absorvível à altura do orifício interno do colo do útero).

Segundo o manual *Atenção humanizada ao abortamento* (Brasil, 2010), a cerclagem deve ser realizada entre 12 e 14 semanas de gestação, ou seja, logo depois de terminada a fase de maior risco para os abortamentos espontâneos de outra natureza etiológica, como os que ocorrem por alterações cromossômicas.

Entretanto, existem algumas contraindicações para a realização desse procedimento, e podem-se citar: mulheres com dilatação do colo do útero maior que 4 cm; situações que evidenciem malformações fetais; infecção vaginal ou cervical purulenta e atividade uterina presente (metrossístoles).

Se houver membranas protrusas ou idade gestacional igual ou maior que 22 semanas, a realização da cerclagem deve ser avaliada individualmente pelo alto risco de ruptura prematura das membranas ovulares (RPMO).

Após o procedimento, a paciente deve ficar internada para repouso relativo no leito por um período de 24 horas. Alguns autores também recomendam a administração de uterolíticos antes e depois da cerclagem. Além disso, recomenda-se manter restrições para algumas atividades diárias por 2 a 5 semanas após o procedimento e abstinência sexual por 1 semana.

Outra medida recomendada é a remoção dos pontos com 37 semanas para seguimento do parto por via vaginal, ou em casos de RPMO, sinais de infecção ovular ou contrações que não respondam aos uterolíticos. A última apresentação clínica a ser abordada é o *abortamento eletivo previsto em lei*.

No contexto ético, o Código de Deontologia de Enfermagem cita que "é proibido ao enfermeiro: provocar aborto ou cooperar em práticas destinadas a interromper a gestação" (art. 9º, inc. VI). Isso não isenta o(a) enfermeiro(a) da possibilidade de ser solicitado(a) a colaborar em abortamento permitido por lei.

Por outro lado, é válido ressaltar que, embora legalmente este Código não possa contradizer o Código Brasileiro, arts. 124 a 128, por ser hierarquicamente submisso a ele, não há obrigatoriedade de colaborar em atos, ainda que legais, que atentem contra a vida do concepto e a consciência do profissional.

No Brasil, atualmente este tipo de abortamento somente é permitido em duas situações. Na primeira, denominada abortamento terapêutico, é indicado quando há doenças graves para a gestação, o que pode acarretar risco de vida para a mulher. Na segunda situação, incluem-se os casos pós-estupro conforme

---

* A conização é a amputação cirúrgica de pequena parte do colo do útero, por causa de células atípicas, previamente detectadas por colposcopia e biopsia.

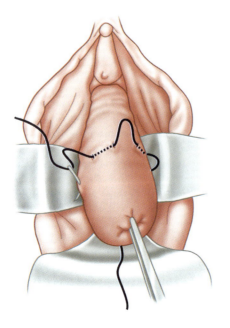
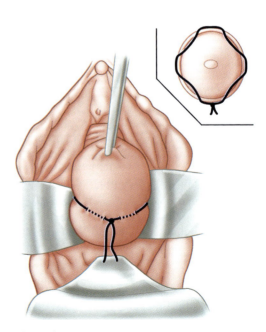

Figura 14.1 Técnica de cerclagem.

o manual *Prevenção e tratamento dos agravos resultantes da violência sexual contra mulheres e adolescentes:* Norma Técnica (Brasil, 2012 c).

• *Intervenções de enfermagem durante a internação hospitalar*

- Em caso de internação, encaminhe a paciente ao banho e ofereça troca de roupa, se ela desejar
- Promova um acolhimento humanizado, permitindo que a mulher expresse suas preocupações, medos e angústias
- Ouça de modo a compreender os diversos significados do aborto para a mulher e a sua família
- Reduza os estímulos ambientais perturbadores e mantenha a paciente em repouso no leito
- Avalie a idade gestacional
- Explique a conduta de acordo com o tipo de aborto e internação
- Oriente e prepare a mulher para o exame físico e ginecológico
- Analise o volume, a coloração e o odor do sangramento vaginal
- Monitore os sinais vitais e o balanço hídrico da paciente de acordo com a gravidade da situação
- Explique sobre os medicamentos prescritos, a sua indicação e o tempo de tratamento
- Administre o medicamento prescrito. Além disso, verifique a tipagem sanguínea da mulher, para que seja administrada, nos casos necessários, a imunoglobulina anti-Rh para sensibilização; além disso, confirme a realização do teste sorológico para sífilis e pesquisa de infecção por vírus da imunodeficiência humana (HIV)
- Institua e oriente os cuidados perineais
- Aconselhe a mulher a não utilizar o vaso sanitário, pois pode ocorrer expulsão do conteúdo intrauterino sem perceber
- Inspecione e avalie o conteúdo da comadre, procurando material intrauterino, após cada eliminação vesical e/ou intestinal
- Oriente a mulher a observar, após a alta hospitalar, sangramentos que durem mais de 8 a 10 dias ou sangramentos excessivos de coloração vermelho-vivo, assim como sinais de infecção (febre e corrimento de odor fétido). Aconselhe também a abstinência sexual por 1 a 2 semanas após a alta hospitalar
- Encaminhe-a para o atendimento psicológico, se necessário, e agende retorno ambulatorial com a(o) enfermeira(o) para fins de acompanhamento, inclusive para seguimento do Planejamento Reprodutivo.

Na Consulta de Enfermagem ambulatorial, a mulher deve ser informada sobre a sua fecundidade, pois ela poderá restabelecer antes mesmo do aparecimento da próxima menstruação. Entretanto, recomenda-se manter a abstinência sexual enquanto existir sangramento transvaginal. A(o) enfermeira(o) deverá orientar, esclarecer e ofertar os métodos para Planejamento Reprodutivo da mulher e/ou casal, além de aconselhar sobre o uso do preservativo. A mulher também deve ser informada sobre a rotina do seguimento ambulatorial com a equipe multiprofissional e orientada quanto a realização e acompanhamento do exame ginecológico. Cabe destacar sobre a importância de o profissional de Enfermagem identificar a necessidade de acompanhamento psicológico e/ou assistência social em caso de aborto induzido, pelas questões pessoais, familiares e sociais que possam estar diretamente envolvidas.

Gravidez ectópica

Dentre as principais causas de sangramento no primeiro trimestre, além do abortamento, a gravidez ectópica é uma das situações clínicas mais comuns. Também denominada prenhez ectópica ou extrauterina, é a gestação que se instala e evolui fora da cavidade uterina. Ou seja, a implantação do ovo fecundado (blastocisto) ocorre fora da superfície endometrial da cavidade uterina, podendo ser tubária, ovariana, abdominal, cervical, dentre outras, sendo classificada de acordo com o local de implantação. A implantação ovariana e a peritoneal são incomuns. A gravidez tubária é responsável por mais de 90% dos casos diagnosticados (Neme, 2000).

A incidência da gravidez ectópica varia em torno de 1 a 2% de todas as gestantes, sendo mais frequente em mulheres com história de gravidez ectópica prévia, doença inflamatória pélvica, cirurgia tubária prévia (tais como esterilização feminina, reanastomose tubária), endometriose, usuárias de dispositivo intrauterino (DIU) e anticoncepção de emergência, que tem tido uma grande relação nos últimos anos.

O diagnóstico precoce da gravidez ectópica é de extrema importância para reduzir o risco de ruptura tubária, além de melhorar o sucesso das condutas conservadoras.

O diagnóstico laboratorial é confirmado por níveis de β-hCG superiores a 1.500 mUI/mℓ associados à ausência de saco gestacional intrauterino. Além disso, a concentração desse hormônio no plasma materno em uma gestação normal duplica a cada 2 dias, o que não acontece na gravidez ectópica, na qual os níveis de β-hCG ascendem bem lentamente.

As principais formas da gravidez tubária são: aguda (ruptura tubária) e subaguda (abortamento tubário), e nelas geralmente os sinais e sintomas são dor em baixo ventre de maior ou menor intensidade (principal sintoma), atraso menstrual ou sangramento vaginal anormal.

Para esclarecer o diagnóstico de gravidez ectópica, são necessários achados clínicos, laboratoriais e físicos. Assim, devem-se considerar, além da anamnese, a inspeção, a palpação, a percussão e o toque vaginal.

Em algumas situações como, por exemplo, na gravidez tubária íntegra, ao realizar a anamnese, a paciente relata cólica contínua em baixo ventre, seguida de sangramento vaginal em pequeno volume. Na gravidez tubária rota, diferentemente, a paciente queixa-se de dor súbita, comparada a facadas ou pontadas, localizada no baixo ventre.

Nos casos de evolução aguda (rupturas), a temperatura é, em geral, subfebril e não chega a atingir 38°C. À inspeção, observa-se a perda sanguínea vaginal discreta, e a face da paciente expressa angústia e sudorese (em casos de choque). A palpação geralmente provoca dor e é prejudicada pela reação abdominal. A descompressão brusca com dor (sinal de Blumberg) e o sinal de Cullen (ligeira coloração azulada periumbilical) caracterizam hemorragia abdominal grave decorrente de gravidez tubária rota.

O tratamento é, na maioria das vezes, cirúrgico, quando a laparoscopia é preferível à laparotomia. Entretanto, a indicação da laparotomia está para os casos de ruptura tubária com instabilidade hemodinâmica. A salpingectomia (remoção uni ou bilateral das tubas uterinas) está indicada nas pacientes que apresentam recidiva de gravidez ectópica na mesma tuba, quando os títulos da β-hCG são muito elevados nos casos de lesão tubária irreparável.

Contudo, existe a possibilidade de tratamento medicamentoso quando a gestação é bem recente, com o uso do metotrexato

(MTX), que é um fármaco antineoplásico altamente eficaz contra tecido trofoblástico proliferativo. Esse medicamento destrói o ovo, com ou sem embrião, e possibilita ainda a absorção do produto conceptual pelo organismo.

Porém, para a instituição do MTX, é necessário que a gravidez ectópica não seja rota. Além disso, estão inclusos os seguintes critérios para o uso do medicamento: estabilidade hemodinâmica, diâmetro da massa anexial menor ou igual a 3,5 cm, ausência de dor abdominal intensa ou persistente, função hepática e renal normais, desejo de gravidez futura e termo de consentimento assinado. Para as contraindicações absolutas no uso medicamentoso destacam-se: gravidez intrauterina; imunodeficiência; anemia moderada para intensa. Além disso, também se contraindica o uso do MTX para as mulheres que estão amamentando, apresentam imunodeficiência, doença renal ou hepática, assim como doenças pulmonares.

- **Intervenções de enfermagem durante a internação hospitalar**
  - Providencie um ambiente calmo, com o mínimo de estímulos ambientais perturbadores
  - Mantenha a paciente em repouso no leito
  - Atente para a data da última menstruação e para a idade gestacional
  - Monitore os sinais vitais e o balanço hídrico da paciente de acordo com a gravidade da situação
  - Avalie a intensidade da dor
  - Administre analgésicos e antibióticos, conforme prescrição médica
  - Observe as características da perda sanguínea por via vaginal e atente para sinais de choque hipovolêmico
  - Oriente a mulher quando for instituído o uso do metotrexato ao tratamento da gravidez ectópica, informando sobre os possíveis efeitos colaterais, tais como: dor de flatos (orientar a evitar alimentos que "formam gases"), estomatite, gastrite, diarreia e úlceras orais, assim como os efeitos mais raros: dermatite, alopecia e pleurite.

Doença trofoblástica gestacional

Enfermidade que engloba um grupo de lesões caracterizadas por proliferação anormal do trofoblasto, sendo classificada como anormalidade do desenvolvimento das células trofoblásticas da placenta sem produto da concepção (embrião ou feto) (Quadro 14.2).

O mecanismo exato do surgimento da doença ainda é desconhecido; no entanto, essa patologia pode ser classificada como benigna ou maligna. Quando benigna, é denominada mola hidatiforme, que pode ser completa ou incompleta. Quando maligna, é conhecida como neoplasia trofoblástica gestacional, que inclui o coriocarcinoma, podendo ser metástica ou não.

Como a etiologia da doença ainda é incerta, alguns fatores podem estar, com maior frequência, associados, como o caso de mulheres que apresentam problemas de infertilidade, fecundação nos extremos da vida reprodutiva, mas principalmente após 40 anos de idade. Além disso, fatores nutricionais (deficiências de caroteno e de gordura animal), uso de contraceptivos orais e uso precoce de dispositivo intrauterino, tabagismo e exposição à radiação ionizante também estão inclusos como fatores de risco para o desenvolvimento dessa doença.

Quadro 14.2 Classificação da doença trofoblástica gestacional.

Mola hidatiforme completa	Caracterizada pela degeneração hidrópica das vilosidades coriônicas, fato que dá origem às vesículas hidátides. Ocorre por fecundação de óvulo "vazio" (sem material genético materno) e com formação de uma célula diploide, apenas com cromossomas paternos
Mola hidatiforme parcial	Caracterizada por degeneração hidrópica em uma das partes do trofoblasto e em outra parte com característica normal. Tem cariótipo triploide, ocorrendo pela fecundação de um óvulo por dois espermatozoides, e o feto está sempre presente
Mola invasora	Caracteriza-se por vesículas na intimidade do miométrio, nos espaços vasculares ou na vagina e nos pulmões
Coriocarcinoma	Tumor maligno composto de células trofoblásticas em arranjo dimórfico, citotrofoblástico ou sinciciotrofoblástico, sem mostrar vilosidades coriais. Pode estar associado a qualquer tipo de gestação: a termo, abortada, ectópica ou molar

O diagnóstico é realizado por meio da avaliação clínica e dos exames ultrassonográfico e laboratorial.

O quadro clínico clássico torna-se sintomático geralmente no primeiro trimestre de gestação e é caracterizado, na maioria dos casos, por sangramento vaginal (metrorragia) com aspecto de "suco de ameixa". À palpação, o útero encontra-se amolecido, indolor e maior do que o esperado para o tempo de amenorreia. Náuseas e episódios intensos de vômito, em virtude dos altos níveis de β-hCG, provocam um quadro de hiperêmese. Além desses sintomas, algumas vezes ocorre o desenvolvimento de hipertensão gestacional precoce.

Ao exame ultrassonográfico, as molas apresentam-se como vesículas cujo diâmetro pode ultrapassar 10 mm, contendo em seu interior um líquido seroso transparente, preenchendo toda a cavidade uterina, conforme ilustra a Figura 14.2. O conjunto dessas vesículas assume aspecto de "cacho de uvas" ou "flocos de neve", quando visualizadas pelo exame ultrassonográfico em idades gestacionais bem precoces.

A conduta terapêutica inclui o esvaziamento uterino e, depois, o encaminhamento da mulher para centros especializados de acompanhamento.

É importante salientar que existe a necessidade de continuidade do tratamento após o esvaziamento da mola hidatiforme, devido

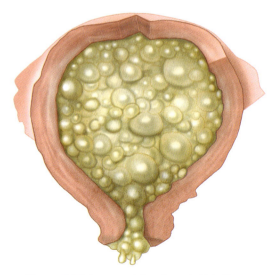

Figura 14.2 Aspecto típico da mola hidatiforme.

à possibilidade de malignização da doença. Neste período, em que a mulher segue o acompanhamento pós-molar, realizam-se exames clínicos e ultrassonográficos semanais, além de radiografia de tórax mensal e dosagem seriada de β-hCG por 3 semanas consecutivas, e depois mensalmente, até completar 6 meses.

- **Intervenções de enfermagem durante a internação hospitalar**

- Monitore os sinais vitais e o balanço hídrico da paciente de acordo com a gravidade da situação
- Observe as características da perda sanguínea por via vaginal
- Oriente a coleta de material para realização do exame de urina, em busca de proteinúria
- Informe à paciente sobre a coleta de sangue para dosagem de hCG, que deve ser feita 1 vez/semana, após resultado dar negativo. Essa dosagem deve ser monitorada 1 vez por mês, durante 6 meses. Para concluir o tratamento, manter a dosagem a cada 2 meses, durante os 6 meses seguintes, totalizando 1 ano de acompanhamento dos níveis hormonais
- Oriente a realização de radiografias de tórax, que devem ser realizadas mensalmente, até os resultados de hCG mostrarem-se negativos. Após isso, o acompanhamento deve ocorrer a cada 2 meses, durante 1 ano
- Aconselhe a paciente a evitar engravidar por 1 ano após todos os resultados negativos de hCG e radiografias
- Encaminhe a paciente e seu acompanhante para planejamento familiar.

Placenta prévia

A PP, também conhecida como inserção viciosa de placenta, é um termo que abrange a implantação anormal da placenta no segmento inferior do útero, excluindo-se os casos de abortamento. A complicação hemorrágica que designa o termo "placenta prévia" significa literalmente "placenta primeiro" e pode causar séria morbimortalidade materna e fetal.

Normalmente, a nidação ocorre na porção mais vascularizada do endométrio, que se localiza no fundo e na parte posterior do útero. Em situações de placenta prévia, no decorrer da gestação, a placenta normalmente inserida "migra" para a porção inferior da cavidade uterina (parte menos vascularizada), cobrindo parte ou todo o orifício interno do colo do útero.

O sangramento que acontece pela migração placentária decorre de discreto descolamento em virtude de implantação inadequada da placenta. Esse quadro hemorrágico acontece especificamente pelo movimento uterino, que faz romper as relações vilodeciduais e pode estar relacionado com o seu crescimento acentuado ou com suas contrações do segmento inferior e tração das membranas provocadas pelas *contrações de Braxton Hicks*.

Com isso, a PP representa a principal causa de hemorragia na segunda metade do segundo trimestre e no decorrer do terceiro trimestre de gravidez.

A partir da definição de PP, pode-se, então, classificá-la utilizando-se com referência o orifício cervical: PP total ou completa (Figura 14.3), PP parcial (Figura 14.4) e placenta de inserção baixa (Figura 14.5).

A *PP total ou completa* (*centro–total*) é assim denominada porque observa-se pelo exame de imagem a total cobertura do

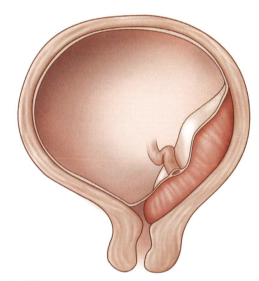

Figura 14.4 Placenta prévia parcial: o orifício do colo não está coberto completamente pela placenta.

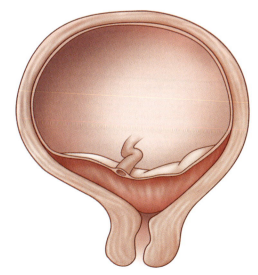

Figura 14.3 Placenta prévia total ou completa: o orifício do colo está inteiramente coberto pela placenta.

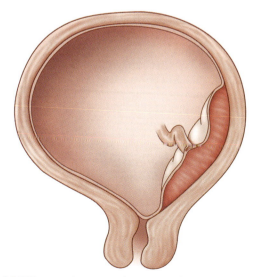

Figura 14.5 Placenta de inserção baixa: nesta figura, percebe-se que o limite placentário recosta a borda do orifício interno, sem ultrapassá-la.

136 Parte 1 • Enfermagem Materna

orifício interno do colo do útero. Na *parcial*, a placenta atinge o orifício interno do colo do útero, sem recobri-lo completamente. Já para a classificação de *inserção baixa*, percebe-se que a placenta está localizada próxima ao colo do útero, sem atingi-lo.

Sua incidência é baixa e varia em torno de 1% das gestações; entretanto, a sua frequência está vinculada à paridade. Ou seja, as mulheres multíparas correm um risco 5 vezes maior que as primíparas, em virtude do relaxamento uterino, o que favorece o "deslizamento" placentário.

Embora a paridade seja relevante, a idade é o fator de risco mais importante, já que as gestantes acima de 35 anos têm uma probabilidade 3 vezes maior de PP em comparação com as gestantes com menos de 25 anos. Esse fator está intimamente relacionado com a vascularização deficiente da decídua.

Em outras condições, PP também está associada a mulheres com antecedentes de abortamento e curetagens uterinas, já que as cicatrizes uterinas, em especial pelo número de cesáreas anteriores, também aumentam sua incidência.

Outro fator que favorece a ocorrência de PP é a hipoxia provocada pelo tabagismo, quando acontece hipertrofia compensatória das vilosidades coriônicas.

O primeiro episódio de sangramento pode ser discreto e cessar espontaneamente.

Na maioria dos relatos, o quadro é típico e caracteriza-se por sangramento vermelho-vivo, indolor, desvinculado de esforços físicos ou traumatismos. Esse sangramento tende a melhorar com o repouso. Todavia, o quadro pode repetir-se em intervalos menores e com aumento da perda sanguínea.

A palpação abdominal revela a existência de movimentos e batimentos cardíacos fetais e não há alteração do tônus muscular do útero gravídico; o profissional especializado observará, em alguns casos, má acomodação fetal, embora o abdome pareça normal.

O diagnóstico baseia-se na associação do quadro clínico relatado pela gestante ao exame físico realizado pelo profissional especializado. A solicitação de um exame ultrassonográfico também auxilia e complementa o diagnóstico pela visualização da zona de implantação da placenta, que acaba revelando a localização placentária em local impróprio à evolução normal da gestação.

O tratamento é expectante nos casos de prematuridade e intervencionista nos casos de PP total, por meio de hospitalização e repouso no leito, que pode variar de relativo para absoluto em gestações que não alcançaram 34 a 36 semanas; depende da inserção placentária e da classificação de risco do quadro. Assim, a terapêutica dependerá diretamente da quantidade do sangramento e da condição hemodinâmica materna, tal como da idade gestacional e das condições fetais.

Os exames vaginais são contraindicados. Para o diagnóstico de PP completa, quando a gestação estiver próxima ao termo ou houver sangramento incessante, existe a indicação cirúrgica de cesariana, evitando, dessa forma, possíveis complicações, como choque hemorrágico, anemia, infecção, morte materna e fetal.

▪ *Intervenções de enfermagem durante a internação hospitalar*

- Estabeleça repouso absoluto ou relativo* no leito, com membros inferiores elevados e/ou em posição de decúbito lateral esquerdo

---

* A indicação do repouso absoluto refere-se para condições de placenta prévia completa ou centro-total. O repouso relativo, para placenta prévia parcial ou de inserção baixa, ambas sem sangramento ativo.

- Estabeleça um acolhimento humanizado com a mulher e sua família
- Minimize situações de medo, angústia e ansiedade
- Monitore continuamente os parâmetros vitais e realize o balanço hídrico
- Controle a perda de sangue por via vaginal. Avalie o sangramento quanto à coloração e à quantidade de absorventes perineais utilizados, determinando seu grau de saturação e peso
- Acompanhe as condições fetais a cada avaliação materna, incluindo BCF, atividade fetal e contratilidade uterina
- Estabeleça acesso venoso e administre líquidos e hemoderivados, conforme prescrito
- Avalie o tempo de enchimento capilar da cliente
- Administre oxigênio por máscara, conforme prescrição
- Avalie a necessidade de solicitar profissional especializado para suporte emocional, frente à possibilidade de prematuridade
- Em gestantes Rh-negativas, deve ser administrada a imunoglobulina anti-D quando elas apresentarem sangramento.

Descolamento prematuro de placenta

O DPP normalmente inserido corresponde à separação da placenta implantada no corpo uterino, antes da expulsão fetal, em gestações de 22 ou mais semanas.

O DPP é um evento grave que exige intervenção imediata, pois está intimamente relacionado com as causas de óbito materno e fetal. Em geral, espera-se que a placenta se descole da cavidade uterina alguns minutos após o nascimento do recém-nascido (RN), ou seja, no terceiro período clínico do parto. Contudo, para a classificação do DPP, conceitualmente, duas condições são essenciais:

- A gravidez deve ter mais de 22 semanas, pois o descolamento prematuro na primeira metade da gravidez é causa de abortamento
- A placenta deve ser normoinserida (inserida no corpo uterino). Quando a placenta se insere em porções baixas do útero (PP), o seu deslocamento também provoca quadro hemorrágico, porém de etiologia, quadro clínico e tratamento distintos.

Observação: em cerca de 50% dos casos, o DPP ocorre antes do início do trabalho de parto. Em 40%, ocorre durante o período de dilatação e, em 10%, no período expulsivo. Sua gravidade está relacionada com as repercussões materno-fetais.

A etiologia do DPP está longe de ser inteiramente esclarecida, porém existem condições associadas, tais como:

- **Síndromes hipertensivas**: sem dúvida alguma, o fator etiológico mais importante é a hipertensão arterial, e, em metade dos casos graves de DPP, associa-se a pré-eclâmpsia ou doença vascular hipertensiva crônica
- **Fatores mecânicos**: os fatores mecânicos e traumáticos, embora raramente associados ao DPP (menos de 2% dos casos), são os únicos que podem ser considerados determinantes do acidente. Assim, o DPP pode decorrer de traumatismos diretos sobre o abdome, como em acidentes automotivos ou violenta agressão física, especialmente se a placenta estiver inserida na parede ventral do útero

  Dessa maneira, seguem outras causas mecânicas que eventualmente provocam o DPP:
  - Brevidade de cordão: relativa (por circulares) ou absoluta (cordão umbilical curto). Por tração direta do cordão

ou quando da descida da apresentação fetal durante o trabalho de parto

- Retração uterina intensa: após o esvaziamento súbito na polidramnia ou depois da expulsão do primeiro feto em uma gestação gemelar
- Miomatose uterina: os miomas uterinos, principalmente se localizados no local de implantação da placenta, predispõem ao descolamento

- **Fatores placentários**: o tabagismo parece duplicar a frequência de DPP antes de 32 semanas de gestação. O consumo de *crack* e cocaína está claramente associado à maior ocorrência de DPP. Tais consumos acarretam má perfusão placentária por necrose da decídua basal na margem placentária e grandes infartos. A anemia, a má nutrição e o consumo de álcool também são distúrbios relacionados com a isquemia pela necrose da decídua basal.

Processo de descolamento | Formação do hematoma retroplacentário e a hemorragia

A hemorragia que inicia o descolamento é o primeiro fenômeno fisiopatológico envolvido. Frequentemente há sangramento por via vaginal de início súbito e volume variável, acompanhado de dor abdominal contínua. Às vezes, a dor também pode ser referida pela mulher como dor lombar (caso a placenta seja posterior). Consequentemente, na cavidade uterina, forma-se o hematoma retroplacentário, que tende a invadir a placenta, formando uma "cratera" na sua superfície. Esse processo aumenta a área descolada que, por sua vez, provoca maior extravasamento sanguíneo. Ou seja, o aumento do volume de coágulo caracteriza a progressão e a irreversibilidade do descolamento prematuro da placenta.

O descolamento pode ser classificado como parcial ou completo, dependendo diretamente do grau de separação. Contudo, cabe ressaltar que se torna inevitável a morte fetal quando houver de 50% da área da placenta descolada.

Logo, a sua gravidade está relacionada com a área descolada. O fluxo de sangue entre as artérias espiraladas é de aproximadamente 500 mℓ/min e o rompimento de um vaso promove a rápida formação de um hematoma, que pode acarretar destruição placentária por compressão e isquemia.

Em 20% dos casos, a perda sanguínea restringe-se ao espaço retroplacentário, e não ocorre sangramento vaginal. Representa a denominada "hemorragia oculta". Nesses casos, ocorre extravasamento de sangue através da placenta (com as margens ainda aderidas). Na maioria deles, entretanto, o sangue que se exterioriza apresenta uma coloração escura como resultado da ação enzimática durante o percurso entre o espaço retroplacentário e a cavidade vaginal.

Contratilidade uterina | Hipertonia/hipotonia do pós-parto

O sangue extravasado em contato com o útero exerce ação irritante sobre sua musculatura, que, na maioria das vezes, se contrai, evoluindo o quadro para trabalho de parto. Essa contratilidade uterina é quase sempre acompanhada por hipertonia uterina. Com a evolução do processo, observa-se intensa infiltração sanguínea miometrial que passa a ocasionar uma desorganização da contratilidade muscular. Logo, ocorre a passagem da hipertonia para a hipotonia.

Observação: a retenção sanguínea entre a placenta e a musculatura uterina pode ocasionar a liberação de tromboplastina na circulação materna, o que proporciona maior risco para coagulação intravascular disseminada (CIVD), condição obstétrica grave ocasionada pela hiperestimulação do processo de coagulação com formação de pequenos trombos nos vasos sanguíneos que se manifesta por meio de sangramento generalizado e isquemia dos órgãos vitais. Essa complicação secundária também pode ocorrer em mulheres que desenvolvem doença hipertensiva específica da gravidez, assim como em situações de retenção de produtos de concepção, restos placentários e abortamento infectado.

Sofrimento e morte fetais frente ao descolamento

O comprometimento do bem-estar do feto é muito relevante no DPP, pois o sofrimento fetal pode ser discreto ou até mesmo ausente em situações nas quais o descolamento é de pequeno percentual ou quando a intervenção é rápida. O diagnóstico geralmente é confirmado somente após o parto pelo exame da placenta.

Nos casos mais típicos, a gestante reconhece o momento do descolamento e relata dor abdominal aguda, em pontada de intensidade variável e com aumento do tônus uterino. Evolui geralmente para trabalho de parto, fato que, por vezes, dificulta a interpretação do quadro doloroso. Contudo, o útero torna-se mais sensível à palpação e existe hipertonia uterina, o que dificulta ou impede a palpação dos contornos fetais.

A medida do fundo uterino contribui para o diagnóstico, pois o aumento progressivo em um curto intervalo de tempo pode decorrer da formação de coágulo retroplacentário.

O toque vaginal identifica bolsa d'água permanentemente tensa, como consequência do aumento da pressão intra-amniótica.

A perda sanguínea vaginal, presente em 80% dos casos, é frequentemente descrita como "sangue escuro" e com coágulos.

A paciente geralmente se apresenta ansiosa, agitada e com queixa de dor persistente. As contrações uterinas são comuns com taquissistolia, o que impede o relaxamento do útero, contribuindo para a hipertonia.

Nos casos mais graves, a perda sanguínea costuma ser significativa, evoluindo para choque hipovolêmico. Isso porque a hemorragia vaginal, quando ocorre, não indica a intensidade real da perda sanguínea.

A pressão arterial pode estar alterada, dependendo da progressão do quadro.

O diagnóstico clínico, com auxílio da ultrassonografia, ainda é o método mais sensível e específico para o diagnóstico do DPP.

A Figura 14.6 apresenta um esquema da sequência grave do processo de DPP.

O tratamento visa à imediata hospitalização para definição e planejamento da conduta para possibilitar um desfecho favorável tanto para a mãe quanto para o neonato. Assim, a avaliação fetal e o progresso do trabalho de parto são essenciais para a tomada de decisões nos casos de DPP.

O tempo transcorrido entre o evento ou o início das manifestações clínicas e o diagnóstico constitui um dos dados mais importantes para a instituição da conduta no sentido de realizar a extração do concepto o mais rapidamente possível.

O grau de sofrimento fetal depende diretamente da área de descolamento placentário, e não do tempo de evolução. Com isso, o manual *Gestação de alto risco* (Brasil, 2012a) aborda a classificação de *Sher*, que leva em consideração as determinações de

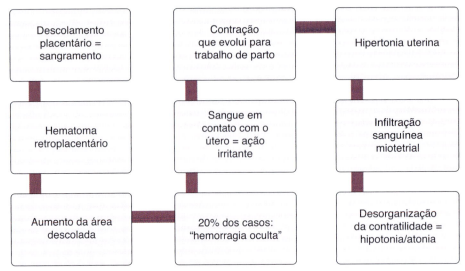

Figura 14.6 Esquema de grave evolução de descolamento prematuro placentário.

Fisiopatologia do DPP

Após DPP, ocorre a progressão do sangramento entre a placenta e o útero. Este sangramento que tende a formar um hematoma retroplacentário estimula cada vez mais outras áreas de descolamento e, consequentemente, aumenta o volume uterino. Tal fato é perceptível pela mensuração com fita métrica do fundo de útero onde, pela medição em um pequeno intervalo de 30 minutos, é possível identificar aumento dos centímetros do volume uterino. O sangue entre o útero e a placenta eleva a sensibilidade uterina, outro achado característico do descolamento, pois na prática assistencial, o enfermeiro identifica a referência de dor à palpação obstétrica. Com o estiramento uterino, iniciam-se as metrossístoles na tentativa de imediata expulsão do produto de concepção. Todavia, o processo de dilatação e apagamento do colo não ocorre de imediato, e o estiramento uterino mantém-se contínuo. Essa ocorrência faz com que o útero assuma um tônus muito rígido, sem relaxamento, ou seja, contraindo continuamente. Algumas literaturas costumam relatar essa hipertonicidade uterina como abdome em tábua. Como o sangramento que se encontra retido entre o útero e a placenta não consegue ser exteriorizado rapidamente, o mesmo pode infiltrar na musculatura uterina, deixando o órgão edemaciado e vinhoso, sendo denominado, assim, como *útero de Couvelaire*. Esse agravo afeta a contratilidade uterina e compromete o tônus do órgão, causando hipotonia ou atonia uterina, o que consagra o quadro como emergência obstétrica. Hipotonia uterina ou atonia uterina podem levar ao choque hipovolêmico materno, uma vez que as condições fetais já não são viáveis para mantê-lo vivo.

sofrimento fetal, associado aos achados clínicos e laboratoriais. Essa classificação está relacionada com a separação da placenta da parede uterina e pode ser dividida didaticamente em 3 graus:

- **Grau 1**: feto vivo; classifica-se por discreto sangramento genital, sem hipertonia uterina significativa. Não há alterações maternas hemodinâmicas nem coagulopatia. Geralmente diagnosticado no pós-parto com a identificação do hematoma retroplacentário
- **Grau 2**: feto em sofrimento; ocorre moderado sangramento genital associado a contrações tetânicas. A mulher apresenta sinais de choque como: taquicardia, sudorese, pele pálida e alterações na pressão arterial. Há alterações iniciais da coagulação com queda dos níveis de fibrinogênio
- **Grau 3**: feto morto; a mulher apresenta sangramento genital importante com hipertonia uterina, sinais de hipotensão arterial materna já instalados; risco de atonia uterina que pode ocasionar coagulopatia
  - Grau 3A: sem coagulopatia instalada
  - Grau 3B: com coagulopatia instalada.

Após o diagnóstico clínico do DPP, a avaliação das condições materno-fetais e a estabilização hemodinâmica da gestante, o processo fisiopatológico dessa emergência obstétrica pode ter a interrupção pela via vaginal ou cesariana, conforme avaliação médica. Cabe ressaltar que, geralmente, para as condições em que a gestante encontra-se estável, o feto vivo e o parto se mostra iminente, a via vaginal pode ser viabilizada; mas se o parto não estiver próximo de ocorrer, a cesárea passa a ser a indicação mais viável, assim como é indicado o parto cesárea toda vez que existe sofrimento fetal e em condições de instabilidade materna, independentemente de o feto estar vivo ou natimorto.

▪ Intervenções de enfermagem durante a internação hospitalar

- Minimize situações de medo, angústia e ansiedade
- Mantenha a gestante em repouso absoluto no leito, preferencialmente em decúbito lateral esquerdo, em ambiente tranquilo e reduzindo estímulos ambientais perturbadores
- Estabeleça acesso venoso periférico calibroso para reposição volêmica
- Insira um cateter urinário de demora e monitore o balanço hídrico
- Administre reposição de volume e hemoderivados, conforme prescrição médica
- Monitore os parâmetros vitais da gestante
- Controle a perda de sangue por via vaginal. Avalie o sangramento quanto à coloração e à quantidade de absorventes perineais utilizados, determinando seu grau de saturação e peso
- Investigue se há sangramento em gengivas, epistaxe e petéquias
- Verifique as condições fetais a cada avaliação materna, incluindo-se os padrões e a variabilidade dos batimentos cardíacos do feto, a atividade fetal e a contratilidade uterina
- Avalie e acompanhe a gestante durante o progresso do trabalho de parto com relação à frequência, à intensidade e ao tônus de repouso das contrações

- Oriente e esclareça as condutas e os procedimentos a serem instituídos pela equipe médica e de enfermagem
- Solicite apoio laboratorial para coleta de material para realização de exames hematológicos.

ACHADOS PATOLÓGICOS DO LÍQUIDO AMNIÓTICO

O líquido amniótico é o fluido da cavidade amniótica e tem origem nos organismos materno e fetal, em proporções variáveis, de acordo com o tempo de gestação. Como é regulado por um processo de interação de feto, placenta e organismo materno, o equilíbrio entre a produção e sua reabsorção é influenciado por diversos fatores durante a gravidez. Contudo, as principais funções desse líquido são:

- Manter a temperatura constante na cavidade amniótica
- Permitir uma boa movimentação corpórea fetal
- Contribuir para o desenvolvimento muscular e o crescimento simétrico do embrião
- Auxiliar no desenvolvimento do pulmão do feto
- Proteger o feto de traumatismos que possam ser sofridos pela mãe, além de ser uma barreira contra infecções, impedindo a aderência entre o embrião e o âmnio.

Trata-se de uma solução constituída basicamente por 99% de água com elementos em suspensão, dos quais se destacam as células epiteliais fetais, carboidratos, proteínas, lipídios, hormônios, enzimas, pigmentos e sais inorgânicos. Por meio do estudo das células em suspensão no líquido amniótico, podem-se diagnosticar o sexo, as anomalias cromossômicas e a maturidade pulmonar do concepto (relação lecitina–esfingomielina).* Mas o principal elemento a compor o líquido amniótico é a urina do feto, cuja produção se inicia por volta da 11ª à 12ª semana de gravidez.

O líquido amniótico é, então, deglutido pelo concepto e absorvido pelo sistema digestório e pela árvore respiratória fetal. Estima-se que, nos estágios finais da gravidez, o feto consiga deglutir mais de 400 mℓ de líquido amniótico por dia.

Entre a 10ª e a 20ª semana, sua composição é semelhante ao plasma fetal (isotônico) e a quantidade correlaciona-se ao peso fetal.

Modernas técnicas de avaliação do volume de líquido amniótico tornaram possível estimar, com relativa precisão ao longo da gravidez, sua quantidade e variação normais, possibilitando, assim, fazer o diagnóstico de excesso (polidramnia) e de escassez (oligodramnia). A produção do líquido amniótico aumenta gradativamente com o passar da gestação e acredita-se em um aumento semanal médio de 20 mℓ entre a 10ª e a 14ª semana e de 50 mℓ daí em diante, até aproximadamente a 28ª semana. O fluido alcança o volume máximo em torno da 36ª semana, decrescendo até o nascimento.

Para avaliação do índice do líquido amniótico (ILA), deve-se utilizar a técnica dos quatro quadrantes, que consiste na divisão da área em quatro quadrantes, que se cruzam na altura da cicatriz umbilical materna, e avaliar o maior bolsão de cada quadrante no seu diâmetro anteroposterior em cm.

O somatório dos quatro valores obtidos constitui o ILA, e a quantidade deste pode ser classificada como (Brasil, 2012a):

- **Normal**: ILA de 8 a 18 cm
- **Oligoidrâmnio**: ILA inferior a 5 cm
- **Intermediário**: ILA entre 5 e 8 cm
- **Polidrâmnio**: ILA > 18 cm.

Polidramnia

O diagnóstico de polidrâmnio é apontado quando o volume de líquido amniótico é superior a 2.000 mℓ no termo de uma gestação. Contudo, esse volume excessivo varia levando-se em consideração a idade gestacional.

O excesso de líquido amniótico decorre, a princípio, de aumento na formação ou de diminuição na sua reabsorção; em suma, de um distúrbio no mecanismo regulador da circulação do fluido amniótico. Uma das patologias mais relacionadas com a causa materna para casos de polidramnia é o diabetes materno. Já para as causas fetais, destacam-se condições de gemelaridade e anomalias congênitas* (Brasil, 2010a).

A sintomatologia distingue-se nas formas aguda e crônica. A forma aguda, rara e precoce surge em torno do 4º para o 5º mês. O aumento volumétrico é rápido, agravando-se dia a dia. A forma crônica, mais frequente, inicia-se nos últimos meses da gestação; o aumento do útero é gradativo, mas pode alcançar um volume considerável e causar significativo desconforto materno.

Os sinais mais comuns são: dispneia acentuada acompanhada de taquicardia, palpitações, cianose, proteinúria, edema dos membros inferiores. A compressão das vísceras provoca constipação intestinal e polaciúria. A pele do abdome torna-se bastante distendida, lisa, brilhante, apresentando extensas estrias gravídicas.

Os batimentos cardíacos fetais ao *Pinard* são surdos ou mesmo imperceptíveis. O toque vaginal revela frequentemente colo dilatado e membranas tensas. O exame clínico deve incluir a mensuração de altura do fundo de útero e a circunferência abdominal, bem como o peso da gestante.

O diagnóstico de polidramnia baseia-se na evidência clínica, quando o volume no ventre está muito aumentado ao exame ultrassonográfico.

No concepto, a polidramnia direciona a suspeita para malformações congênitas, como defeitos do tubo neural, hidropisia fetal, hidrocefalia, atresias de esôfago e intestino, dentre outras. Especificamente, as lesões encefálicas condicionam excesso de líquido amniótico, pois ocasionam distúrbios da deglutição. Com relação às atresias de esôfago e intestino, torna-se impossível a absorção do líquido amniótico pelo trato gastrintestinal do feto.

Contudo, é necessário estabelecer um diagnóstico diferencial, atentando para erro na data provável do parto e, consequentemente, no cálculo da idade gestacional, além de descartar a possibilidade de gemelaridade, cistos ovarianos, ascite, dentre outros achados clínicos.

---

* O surfactante é uma substância produzida pelas células do revestimento alveolar e secretada na parede dos alvéolos, na qual se forma uma película de revestimento. É um complexo de proteínas e lipídios em que se destaca uma lipoproteína: a lecitina. Essa lipoproteína é um importante componente tensoativo para manutenção da função pulmonar do recém-nascido fora da cavidade uterina e geralmente mostra-se em quantidades significativas em suspensão no líquido amniótico por volta da 30ª semana de gestação (Ziegel, 1985).

---

* No sistema nervoso central – casos de anencefalia, hidrocefalia, microcefalia e defeitos abertos do tubo neural podem levar ao diagnóstico de polidramnia materna; no trato gastrintestinal – atresias do esôfago ou duodeno, onfalocele, pâncreas anular e hérnia diafragmática; no sistema cardiovascular, tem-se a possibilidade de relação com a doença cardíaca congênita grave e arritmias cardíacas; no sistema respiratório – malformações pulmonares e hipoplasia pulmonar; no sistema urinário – obstrução renal parcial ou completa, tumores renais. E dentre as infecções congênitas relacionadas com as causas de polidramnia materna, têm-se: sífilis, rubéola, toxoplasmose, citomegalovírus e parvoviroses (Brasil, 2010a).

140 Parte 1 • Enfermagem Materna

Após confirmação diagnóstica, o profissional deve estar atento às repercussões negativas que a polidramnia pode propiciar no decorrer da gravidez, tais como amniorrexe precoce, determinando interrupção prematura da gestação. Além disso, pode desencadear doença hipertensiva específica da gravidez e estar intimamente associada a situações de diabetes gestacional.

A conduta terapêutica depende diretamente da idade gestacional e da maturidade fetal; da existência de malformações fetais apontadas pelo exame ultrassonográfico; do quadro sintomático, assim como do tipo de polidrâmnio.

Dessa maneira, os pequenos excessos de volume amniótico não exigem maiores cuidados, sendo necessário acompanhamento pré-natal com profissional de enfermagem e médico, regularmente. Não havendo evidência de malformação, a conduta consiste em tentar prolongar a gravidez, aliviando simultaneamente os sintomas decorrentes do excessivo volume.

Quando a mulher manifesta sintomas agudos decorrentes do aumento súbito do volume de líquido amniótico, muitas vezes torna-se necessáriz a redução desse fluido excessivo. A coleta desse excesso pode ser obtida por amniocentese transabdominal, seguida de aspiração.

A amniocentese para aspiração de grande volume de líquido será realizada com agulha de grosso calibre, com lenta absorção, demandando algumas horas para a retirada de um volume aproximado a 1.000 mℓ. O esvaziamento rápido pode ocasionar descompressão e consequente DPP. Recomenda-se a administração simultânea de fármacos inibidores da contração uterina no momento da amniocentese.

Outra possibilidade terapêutica visando diminuir a produção de líquido amniótico e com caráter não invasivo é o uso de medicamentos inibidores da síntese de prostaglandinas (indometacina) que estimulam as reduções da circulação uteroplacentária, da taxa de filtração glomerular fetal e da diurese fetal.

▪ *Condutas e intervenções de enfermagem*

- Em caso de internação, oriente a gestante a manter repouso no leito
- Investigue se existem sinais e sintomas de trabalho de parto prematuro
- Aconselhe a gestante a evitar muito esforço ao defecar
- Relate e comunique as alterações relevantes imediatamente à equipe médica
- Monitore os sinais vitais maternos e a frequência cardíaca fetal com regularidade
- Relate e comunique as alterações imediatamente ao médico assistente.

Oligodramnia

O volume de líquido amniótico inferior a 400 mℓ, no terceiro trimestre da gestação, define a oligodramnia, que pode ocorrer de forma aguda ou crônica. Entretanto, ao avaliar as semanas que antecedem o terceiro trimestre por meio dos exames clínico e ultrassonográfico, é possível mensurar a redução de líquido amniótico dentro da cavidade uterina. A forma aguda tem como causa principal a amniorrexe. A oligodramnia crônica geralmente está relacionada com insuficiência placentária e sofrimento fetal crônico. Contudo, outras condições podem propiciar essa complicação gestacional, tais como: doença hipertensiva, diabetes e pós-maturidade.

Em geral, é a RPMO a forma mais comum dessa patologia gestacional. Outra observação relevante é a associação com malformações do sistema urinário do feto, que também possuem participação na etiopatogenia desse distúrbio.

Ao exame físico, observam-se: medida de fundo de útero menor do que o esperado para a idade gestacional, diminuição da circunferência abdominal; partes fetais facilmente palpáveis.

Como conduta terapêutica, o profissional deve atentar para a necessidade de interrupção da gestação pela frequente associação da oligodramnia com sofrimento fetal.

Quando o bem-estar do feto não estiver muito comprometido, avalia-se a possibilidade de amniotransfusão, por meio de infusão de solução cristaloide por via transvaginal para compensar o líquido amniótico perdido, prática incomum na assistência obstétrica. Além disso, devem ser prescritos corticoides para a gestante, visando acelerar a maturidade pulmonar fetal intraútero, caso a idade gestacional esteja entre 28 e 34 semanas.

▪ *Condutas e intervenções de enfermagem*

- Monitore continuamente o estado da mãe e do feto, incluindo sinais vitais e padrões de frequência cardíaca fetal
- Controle o padrão de ganho de peso materno, notificando o médico assistente se ocorrer perda de peso
- Alerte a gestante a evitar esforço durante a defecação
- Avalie sinais e sintomas de trabalho de parto
- Instrua a gestante sobre os sinais e sintomas de trabalho de parto, incluindo os que precisam ser relatados imediatamente
- Oriente o repouso no leito e estimule a gestante a deitar-se do lado esquerdo
- Analise a necessidade de solicitar um profissional especializado para prestar apoio emocional, na tentativa de instituir medidas de enfrentamento se houver suspeita de anormalidades fetais.

HIPERÊMESE GRAVÍDICA

Diferente do quadro de mal-estar matinal, comum durante o primeiro trimestre gestacional, a hiperêmese gravídica caracteriza-se por náuseas e episódios de vômito intensos que surgem frequentemente antes da 20ª semana e podem perdurar por toda a gestação.

Tal condição pode acarretar comprometimento do estado nutricional da mãe e do feto, que se manifesta por: perda de peso igual ou superior a 2 kg em um período de 1 ou 2 semanas, tonturas, desmaios, micção infrequente, palidez, associados a distúrbio hidreletrolítico.

Para o diagnóstico da hiperêmese, os episódios eméticos são considerados excessivos quando ocorrem mais de 3 vezes/dia. Assim, a gestante manifesta incapacidade de manter alimentos ou líquidos por um período de 24 horas. Fundamenta-se o diagnóstico por intermédio da anamnese e do exame clínico (sinais de desidratação e desnutrição). O exame ultrassonográfico revela a viabilidade da gestação, o número de fetos e descarta a possibilidade de doença trofoblástica gestacional.

Mulheres que relatam gravidez não programada (principalmente adolescentes) ou que desenvolveram uma gestação gemelar ou gestantes obesas apresentam predisposição para hiperêmese gestacional.

O mecanismo que desencadeia exatamente o quadro da hiperêmese ainda é desconhecido, mas existem três fatores importantes: mudanças gastrintestinais, fatores endócrinos e psicossomáticos.

As mudanças gastrintestinais que ocorrem durante toda a gestação estão relacionadas especificamente pelo deslocamento dos órgãos digestórios para proporcionar maior espaço para o feto em desenvolvimento. Isso pode resultar em refluxo ácido e esvaziamento mais lento do estômago, o que pode causar náuseas e vômito.

Os fatores endócrinos estão intimamente associados à elevação dos níveis de hCG, que aumentam rapidamente durante as primeiras semanas da gestação, podendo ativar a porção do cérebro que controla as náuseas e a êmese.

Dentre os fatores psicossomáticos, o estresse é geralmente o desencadeador de hiperêmese gravídica. A ansiedade, que às vezes acompanha a gestação, pode desencadear mal-estar matinal agudo pela rejeição da gravidez, a não aceitação da maternidade, a perda da liberdade, o desprezo pelo pai da criança e por familiares muito próximos, assim como a própria imaturidade relacionada com a idade materna. Esses são alguns dos fatores que podem provocar ou agravar o quadro.

Se o problema for tratado adequadamente, não haverá complicações graves para a gestante nem para o feto. Em todo caso, é necessário o encaminhamento para um profissional especializado (nutricionista) a fim de alterar a dieta, de modo que esta contenha mais proteínas e carboidratos, além de queijo, biscoitos e leite. O ideal é consumir esses alimentos em porções pequenas, várias vezes ao dia. Além disso, deve-se evitar o consumo de alimentos gordurosos.

Em geral, o médico recomenda o uso de antiácidos e antieméticos. A metoclopramida e a bromoprida, que ajudam a aumentar a velocidade com que o estômago transporta os alimentos para os intestinos, são os fármacos mais usados na prática clínica.

Medicamentos à base de ferro devem ser evitados, pois pioram as náuseas, o vômito e a dor epigástrica.

Casos graves de hiperêmese da gestação requerem hospitalização para restaurar o equilíbrio eletrolítico e evitar desidratação grave. No hospital, a paciente pode receber líquidos por via intravenosa, glicose, eletrólitos e, ocasionalmente, vitaminas e outros suplementos nutricionais.

Alguns medicamentos, como piridoxina e clorpromazina, são reservados para os casos graves e/ou refratários, nos quais os episódios de vômito são tão intensos e persistentes que podem causar riscos em potencial para a mãe e para o feto. Cabe, nesse momento, acrescentar que os sedativos podem ser administrados para que a gestante possa descansar.

No decorrer da internação, com a manutenção de um acesso venoso para receber líquidos por via intravenosa por um período de 24 a 48 horas, a paciente estará pronta para receber uma dieta líquida e leve, e, então, passar a receber várias refeições ao dia.

Principais Intervenções de enfermagem

- Pese a gestante em todas as consultas de pré-natal
- Oriente a gestante a consumir uma dieta fracionada, em média umas 6 refeições leves ao dia: evitar frituras, gorduras e alimentos com cheiros fortes ou desagradáveis; ingerir alimentos gelados e evitar líquidos durante as refeições
- Em casos de internação, pese a gestante diariamente e anote o padrão de ganho ponderal
- Investigue possíveis causas de náuseas e vômito
- Diminua estímulos ambientais perturbadores
- Monitore o aporte de líquidos da paciente, assim como seu balanço hídrico

- Administre líquidos por via intravenosa, como prescrito, até a gestante tolerar alimentação oral
- Em casos de hiperêmese descompensada, avalie juntamente com a equipe multiprofissional a possibilidade de dieta zero por 24 a 48 horas
- Oriente a gestante a realizar higiene oral após cada episódio emético
- Instrua a mulher a diminuir ingestão de líquidos durante as refeições e a manter-se sentada por pelo menos 40 minutos após cada alimentação
- Aconselhe a gestante a esperar pelo menos 1 hora após as refeições para ingerir líquidos
- Monitore a gestante à procura de sinais e sintomas de desidratação, tais como: pele seca e mucosa ressecada, turgor reduzido, globo ocular encovado, urina concentrada, hipotensão, vertigem
- Permita que a gestante retorne à dieta, após 24 horas sem êmese. O correto é reiniciar a ingestão oral com líquidos sem resíduos, e não oferecer mais que 100 mℓ, sempre alternando a cada 60 a 90 minutos.

DOENÇA HEMOLÍTICA PERINATAL OU ALOIMUNIZAÇÃO MATERNA DO Rh

A doença hemolítica perinatal é a incompatibilidade sanguínea entre mãe e feto, geralmente causada por antígenos do sistema ABO e do fator Rh. Logo, entende-se por aloimunização materna o aparecimento de anticorpos circulantes anti-Rh na circulação da gestante Rh negativo em resposta aos antígenos provenientes da circulação do feto Rh positivo. Assim, a doença somente acomete as mulheres que apresentam a tipagem sanguínea Rh negativo.

É válido destacar que, apesar de a incompatibilidade ABO* corresponder à maioria dos casos, a doença decorrente da produção de anticorpos contra o fator Rh, também conhecida como aloimunização do Rh, tem maior relevância devido a sua gravidade.

Contudo, desde 1968, a incidência dessa doença vem declinando após o uso da imunoglobulina anti-Rh (ou imunoglobulina anti-D) em pós-parto de mulheres Rh negativo.

Para o diagnóstico de sensibilização (ou seja, saber se uma mulher com fator Rh negativo produziu anticorpos contra o fator Rh positivo), é necessário que durante o acompanhamento pré-natal o(a) enfermeiro(a) solicite, além da tipagem sanguínea materna, o exame de Coombs indireto, que também deve ser solicitado quando assim a mulher gestante for Rh negativo.

O teste de Coombs indireto, que é realizado na mãe com fator Rh negativo, possibilita identificar a sensibilização pelo fator Rh positivo, ou seja, o teste constata se a mãe criou anticorpos contra o Rh positivo.

Se o teste de Coombs indireto resultar negativo,** significa que a mulher não foi sensibilizada (não produziu anticorpos

---

* Para existir incompatibilidade ABO, a mãe deve ser O e o concepto A, B ou AB, de forma que os anticorpos presentes no sangue materno produzam hemólise quando em contato com o sangue fetal. Todavia, diferente da incompatibilidade de Rh, o desenvolvimento de anticorpos (anti-A ou anti-B) ocorre naturalmente no organismo materno no decorrer da vida, provavelmente em consequência de exposição a bactérias e outros agentes que possuam esses antígenos.

** Considera-se Coombs indireto positivo quando os títulos anti-Rh são iguais ou maiores que 1/16. A partir desse resultado, inicia-se a pesquisa das condições fetais, com condutas específicas para cada caso (ver Capítulo 32, *Distúrbios Hematológicos*).

contra o fator Rh positivo) e, assim, o exame de Coombs indireto deve ser repetido em cada trimestre de gravidez. Entretanto, para um acompanhamento mais eficaz, além do acompanhamento laboratorial em cada trimestre, deve-se repetir no terceiro trimestre, com 32 a 36 semanas de gravidez, para diagnóstico de possível sensibilização ao longo da gestação.

Após o parto, deve ser solicitada tipagem sanguínea do recém-nascido e o exame de Coombs direto, que identifica anticorpos maternos na circulação neonatal.

Assim, a medida profilática para evitar a sensibilização materna pode ser realizada através dos anticorpos anti-Rh (RhoGAM®), também conhecidos como imunoglobulina anti-D, que devem ser injetados por via intramuscular,* preferencialmente no glúteo na mulher fator Rh negativo, visando destruir as hemácias fetais que passaram para a circulação materna. Mas cabe destacar que, para a realização da imunoglobulina materna, o resultado do exame de Coombs indireto e direto deve ser *negativo*.

A explicação fisiológica para o uso da imunoglobulina decorre do fato de que os anticorpos anti-Rh alcançam a circulação materna e destroem as hemácias fetais presentes por estas apresentarem tipagem sanguínea diferente da mãe, fazendo com que o sistema imunológico materno não desenvolva anticorpos contra o fator Rh positivo. Ou seja, a imunoglobulina anti-D atua impedindo que o fator-Rh positivo possa ser reconhecido pelo sistema imunológico da mãe.

Especificamente, o contato do sangue fetal com o sangue materno e a consequente sensibilização da gestante podem ocorrer durante eventos hemorrágicos na gestação como, por exemplo, sangramentos do primeiro trimestre gestacional, mas principalmente durante o parto.

Para que ocorra a sensibilização, inicialmente os antígenos fetais atingem a circulação materna e são fagocitados, gerando apenas uma resposta imunológica primária (IgM) na mulher, que não influencia o feto.

Ao invadirem a circulação fetal, os anticorpos do tipo IgG podem fixar-se às hemácias dos conceptos, inicialmente ocasionando hemólise, responsável pela manifestação de hiperbilirrubinemia e anemia moderada a grave. Ainda em consequência da diminuição da viscosidade do sangue pela hemólise, o feto apresenta hipoxia tissular, que é agravada para insuficiência cardíaca, hepatoesplenomegalia, derrame pleural, ascite e edema cerebral, ocasionando um quadro de hidropisia fetal, o que geralmente resulta em nascimento de um natimorto.

Desse modo, a imunoglobulina anti-D deve ser administrada na mãe que possui fator Rh negativo após cada exposição, desde que o Coombs indireto seja sempre *negativo*. Para ser efetivo, o RhoGAM® deve ser administrado em mães não sensibilizadas preferencialmente nas primeiras 72 horas, após qualquer condição considerada como exposição. Condições de exposição:

- Após o parto de mães com resultado negativo de Coombs indireto e recém-nascidos Rh positivos e Coombs direto negativo
- Após sangramento obstétrico com risco de hemorragia feto-materna significativa como, por exemplo, placenta prévia
- Após aborto, gravidez ectópica ou mola hidatiforme
- Após procedimentos invasivos: amniocentese, cordocentese, biopsia de vilo corial.

Em casos específicos, é possível realizar uma profilaxia durante a gestação mesmo sem condições de exposição de riscos atuais como, por exemplo, sangramentos gestacionais. De acordo com a história materna, algumas mulheres Rh (D negativo) com resultado negativo de Coombs indireto e com o pai do RN Rh (D positivo) podem receber a profilaxia da imunoglobulina anti-D entre a 28ª e a 34ª semana.

É válido destacar que a imunoglobulina não reverte nem diminui a sensibilização uma vez ocorrida. Ou seja, não é eficaz em mulheres com antígenos Rh positivo existentes na circulação materna.

Conforme o Ministério da Saúde (Brasil, 2012a), existem evidências de proteção contra a sensibilização materna, se a imunoglobulina for administrada até 13 dias após o parto (considerado prazo mínimo), assim como há recomendação para que seja administrada em até 28 dias de pós-parto (prazo máximo).

SÍNDROMES HIPERTENSIVAS NA GRAVIDEZ

A doença hipertensiva é um acometimento patológico que, concomitante a condições hemorrágicas e infecciosas, forma a tríade responsável pelo aumento nos índices de mortalidade materna.

Em geral, as síndromes hipertensivas instalam-se na segunda metade da gestação, mais particularmente após a 20ª semana, desaparecendo, em média, até a 12ª semana do período puerperal. Nas situações em que a mesma ocorre antes de 20 semanas, o profissional deve suspeitar de uma hipertensão cônica, além de descartar outras patologias como, por exemplo, a mola hidatiforme, conforme já abordado neste capítulo.

Assim, a doença hipertensiva na gravidez é diagnosticada diante dos seguintes achados:

- Níveis de pressão arterial sistólica e/ou diastólica iguais ou superiores a 140×90 mmHg, respectivamente, iniciando geralmente após a 20ª semana de gestação*
- Em única aferição, quando se verifica a pressão diastólica igual ou superior a 110 mmHg.

Para realizar aferição dos níveis tensionais, recomenda-se que a gestante mantenha-se em repouso no local que receberá atendimento por um período mínimo de 5 a 10 minutos. Além disso, deve permanecer sentada ou deitada, e seu braço direito posicionado na mesma altura do coração. Ao constatar os níveis pressóricos elevados, desde que estes não coloquem em risco a vida, deve ser realizada nova aferição após um período de 4 a 6 horas, a fim de confirmar o diagnóstico.

A classificação diagnóstica das síndromes hipertensivas varia de acordo com achados relacionados com a idade gestacional ou em outras condições clínicas associadas. Assim, a *hipertensão crônica* é aquela observada antes da gravidez ou antes de 20 semanas de gestação. Outra condição diagnóstica é quando ocorre pela primeira vez durante a gravidez e não se resolve até 12 semanas após o parto.

A *hipertensão gestacional* (sem proteinúria) acaba tendo diagnóstico retrospectivo, sendo mesmo assim necessário descartar diagnóstico de pré-eclâmpsia. A hipertensão gestacional pode ser classificada como *hipertensão transitória da gravidez* quando os níveis tensionais regularizam em até

---

* Em situações maternas com distúrbios da coagulação, em que as injeções intramusculares são contraindicadas, a Imunoglobulina Humana anti-Rh pode ser administrada por via subcutânea

* A elevação dos níveis tensionais, sendo 30 mmHg para a pressão sistólica e/ou 15 mmHg para a pressão diastólica, não deve ser considerada como critério diagnóstico (Brasil, 2012).

12 semanas após o parto. Ou será crônica, como descrito no parágrafo anterior, aquela que não se resolve em até 12 semanas de gestação.

Para o diagnóstico de *pré-eclâmpsia/eclâmpsia*, a hipertensão associada ocorre após 20 semanas de gestação (ou antes, em casos de doença trofoblástica gestacional ou hidropisia fetal) acompanhada de proteinúria, com desaparecimento até 12 semanas pós-parto. Na ausência de proteinúria, a suspeita se fortalece quando o aumento da pressão é acompanhado por cefaleia, distúrbios visuais, dor abdominal, plaquetopenia e aumento de enzimas hepáticas. Cabe destacar que a eclâmpsia caracteriza-se por convulsões tônico-clônicas generalizadas. Pode ocorrer na gravidez, no parto e no puerpério imediato.

O diagnóstico de *pré-eclâmpsia sobreposta à hipertensão crônica* ocorre pelo surgimento de pré-eclâmpsia em mulheres com hipertensão crônica ou doença renal. Nessas gestantes, tal condição agrava-se e a proteinúria surge ou piora após a 20ª semana de gravidez. Pode surgir trombocitopenia (plaquetas < 100.000/mm³) e ocorrer aumento nas enzimas hepáticas. Embora os estados hipertensivos na gestação sejam, em sua maioria, de causa idiopática, algumas condições aumentam o risco dessa complicação. Dentre elas, destacam-se:

- Etnia (mais comum em mulheres negras)
- Antecedentes familiares de hipertensão arterial
- Primeira gestação – a maioria das mulheres que desenvolve esse tipo de hipertensão induzida pela gravidez é primípara
- Gemelaridade – a incidência da hipertensão aumenta com a quantidade de fetos
- Distensão uterina significativa
- Diabetes melito
- Obesidade
- Tabagismo
- Gestação molar
- Extremos da vida fértil (acima de 35 anos de idade e abaixo de 16 anos de idade)
- Mudança de parceiro.*

Em circunstâncias não gravídicas, o principal fator determinante do débito cardíaco é o retorno venoso. Contudo, no primeiro trimestre de gravidez, esse débito cardíaco chega a aumentar cerca de 40%. Tal hipervolemia tem por finalidade:

- Compensar as necessidades aumentadas do útero, o que envolve melhor fornecimento de oxigênio e nutrientes ao feto
- Favorecer e proteger tanto a gestante quanto o feto contra os efeitos danosos do retorno venoso dificultado pela postura ereta humana
- Proteger a mãe dos efeitos adversos da perda sanguínea que ocorre durante o parto e pós-parto. O aumento do débito cardíaco ocorre a partir de 6 a 8 semanas de gestação, evoluindo rapidamente no decorrer do segundo trimestre e de modo mais lento no terceiro, atingindo seu máximo em torno de 34 semanas, mantendo-se, a partir daí, estável até o termo. Ou seja, o aumento do débito cardíaco em aproximadamente 40% consequentemente eleva a frequência cardíaca em 10 a 15 bpm no decorrer do terceiro trimestre.

Com o aumento do volume sanguíneo e do débito cardíaco, espera-se elevação da pressão arterial em decorrência da resistência vascular periférica. Contudo, na gestação de baixo risco, ocorre diminuição dos níveis pressóricos no decorrer do segundo trimestre, por meio do sistema das prostaglandinas que diminuem a sensibilidade dos vasos aos agentes vasoativos, causando vasodilatação generalizada, com consequente redução da resistência vascular periférica.

A etiologia da doença hipertensiva ainda é desconhecida; todavia, importantes referenciais literários apontam possíveis causas para o seu desenvolvimento; dentre elas, destaca-se a implantação anormal da placenta na cavidade uterina devido à ausência da segunda onda de invasão trofoblástica, que ocorre por volta do segundo trimestre.

Na tentativa de compreender o processo etiopatológico, neste momento cabe lembrar que a placenta se desenvolve primariamente de células denominadas trofoblastos. Estas diferenciam-se inicialmente em dois tipos: citotrofoblasto e sinciciotrofoblasto, que é o responsável pela invasão da decídua e das artérias espiraladas.

Em uma gestação sem anormalidades, a invasão do sinciciotrofoblasto nas artérias espiraladas provoca remodelamento das mesmas com alargamento do diâmetro do vaso em 40%, acomodando o fluxo sanguíneo aumentado, por meio da conversão das artérias espiraladas em vasos de baixa resistência, uma característica fisiológica da circulação uteroplacentária (Figura 14.7).

Acredita-se que nas gestantes com doença hipertensiva não tenha ocorrido invasão do sinciciotrofoblasto na segunda onda das artérias espiraladas, conforme ilustra a Figura 14.7, o que leva à resistência arterial pelo estreitamento dos vasos com incapacidade de acomodar o aumento do fluxo sanguíneo, podendo desenvolver um quadro de isquemia placentária.

Além do estado hipertensivo que pode ocasionar cardiopatias (carga de trabalho excessiva no coração), acidente vascular cerebral (por aumento da pressão em um vaso cerebral de grande calibre) e lesões renais, a isquemia placentária também promove lesão do endotélio e desencadeia ativação dos fatores de coagulação, o que aumenta a sensibilidade aos agentes vasopressores e favorece a deposição de fibrina nos leitos vasculares, deflagrando, assim, eventos de CIVD.

Em resumo, se houver distúrbio endotelial, a permeabilidade vascular mostrar-se-á aumentada secundariamente à lesão, sendo este fato o principal responsável pelo edema periférico e generalizado, um dos achados precoces na pré-eclâmpsia. Já a proteinúria, que geralmente é um achado mais tardio, está relacionada diretamente com os níveis tensionais alterados, que promovem destruição do endotélio glomerular.

Pré-eclâmpsia

Distúrbio idiopático específico da gravidez e do período puerperal, caracterizado por uma tríade clássica: hipertensão, edema (mãos e face) e proteinúria significativa. Essas manifestações geralmente surgem a partir da segunda metade da gravidez e, em situações mais graves, esta tríade pode evoluir para uma crise convulsiva, determinando a eclâmpsia.

O edema gestacional é caracterizado pelo acúmulo excessivo de líquidos nos tecidos, que pode ser limitado aos membros inferiores e superiores ou generalizado.

O edema é representado pelo símbolo +, podendo, em situações mais graves, alcançar até ++++.

Quando o edema se localiza apenas em tornozelo, registra-se +/4+ ou ++/4+ (com cacifo), e é importante que

---

* Acredita-se que a exposição ao sêmen do parceiro diminua o risco de pré-eclâmpsia, provavelmente por provocar aceitação imunológica dos antígenos do pai. Dessa maneira, pode-se concluir que a mudança de parceiro e a inseminação de doador aumentam o risco da doença

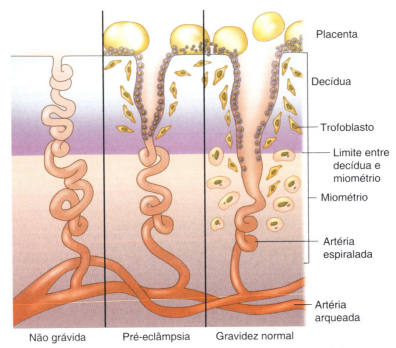

Figura 14.7 Relação do diâmetro da artéria espiralada com o desenvolvimento da hipertensão gestacional.

o(a) enfermeiro(a) verifique se essa condição está relacionada com a postura ou o tipo de calçado usado pela gestante.

No edema limitado aos membros inferiores (++), associado ao ganho de peso e/ou à hipertensão, o(a) enfermeiro(a) precisa verificar se há sinais ou sintomas de pré-eclâmpsia grave, interrogar a gestante nas consultas de pré-natal sobre os movimentos fetais e orientar o repouso em decúbito lateral esquerdo. Constatada a hipertensão, a gestante deve ser encaminhada para acompanhamento médico no serviço de alto risco (Brasil, 2012a).

Nos casos em que a gestante apresenta edema generalizado (face, tronco e membros) ou que é desencadeado assim que ela acorda, acompanhado ou não de hipertensão ou aumento súbito de peso (+++), recomenda-se encaminhamento da gestante para avaliação médica em virtude da suspeita de pré-eclâmpsia, sendo assim necessário referenciá-la para o acompanhamento de gestantes de alto risco (Brasil, 2012b).

Quando o edema se limita aos membros inferiores, registra-se +++/4+, devendo o(a) enfermeiro(a) orientar a gestante ao repouso em decúbito lateral esquerdo, marcar retorno da consulta de pré-natal em 7 dias e encaminhá-la para acompanhamento médico e nutricional da unidade. Por outro lado, quando o edema é generalizado (++++/4+) e a gestante o manifesta ao acordar, ou seja, mesmo após um período de repouso no leito de pelo menos 10 a 12 horas, significa que há risco gestacional de pré-eclâmpsia, devendo a gestante ser encaminhada para unidade hospitalar para avaliação médica e realização de exames complementares.

Para avaliar o edema, comprima, com uma polpa digital, a pele da paciente sobre uma proeminência óssea. Em situações de edema com cacifo, após a liberação da pressão persistirá uma depressão da pele e do tecido subcutâneo. Assim, a profundidade dessa depressão indicará o grau de cacifo, que é classificado em 1+, 2+, 3+, 4+, sendo registrado 1+ para a depressão suave, que desaparece rapidamente. Por outro lado, registra-se 4+ quando a depressão persiste por um período maior e geralmente chega a alcançar cerca de 2 cm.

O repouso no leito é recomendado para a gestante com um distúrbio hipertensivo. O(a) enfermeiro(a) deve orientá-la a deitar-se na posição de decúbito lateral esquerdo para aumentar as perfusões uterina e renal, estimulando a diurese. As outras posições podem reduzir os fluxos sanguíneos uterino e renal, devido à compressão das veias cava e aorta.

Como o edema em gestantes é uma manifestação muito comum, a sua presença ou ausência *não* é uma condição primordial para o diagnóstico de pré-eclâmpsia.

As gestantes com *pré-eclâmpsia leve*, de preferência, devem ser hospitalizadas para avaliação diagnóstica inicial e mantidas com dieta normossódica, além de orientação para repouso relativo. Durante o período de internação para avaliação das condições maternas, deve-se verificar a pressão arterial a cada 4 horas durante o dia, pesar a gestante diariamente, pesquisar sinais de iminência de eclâmpsia (cefaleia persistente, distúrbios visuais, dor epigástrica ou no hipocôndrio direito, acompanhada ou não de náuseas e vômito). Na avaliação laboratorial, recomenda-se a análise de hematócrito, plaquetas, das funções renal e hepática, além de investigação de proteinúria de 24 horas. Em associação aos achados maternos, também é necessário investigar as condições de bem-estar do feto.

Nas gestações pré-termo com pré-eclâmpsia leve, o acompanhamento ambulatorial pode ser iniciado após a hospitalização, se confirmadas condições materno-fetais estáveis, com as seguintes recomendações:

- As consultas devem ter agendamento semanal, podendo estar intercaladas com atendimento pelo enfermeiro e médico
- Orientação para o repouso relativo no dia a dia (evitar grandes esforços)
- Aferição da pressão arterial pelo menos 1 vez/dia
- Acompanhamento do peso diariamente, preferencialmente pela manhã
- Avaliação da proteinúria semanalmente.

As gestantes com diagnóstico de *pré-eclâmpsia grave* deverão ser internadas, solicitados os exames de rotina e avaliadas as condições maternas e fetais. Se a *idade gestacional for maior ou igual a 34 semanas de gestação*, devem ser preparadas para indução ou interrupção da gestação, conforme cita o manual *Gestação de alto risco* (Brasil, 2012a).

Na pré-eclâmpsia grave, a gestante apresenta: pressão arterial diastólica igual ou maior que 110 mmHg; mais 2 g de proteína na urina de 24 horas; diurese inferior a 500 mℓ/dia ou 15 mℓ/h; cefaleia importante, episódios de vômito, distúrbios visuais (escotomas); epigastralgia ou dor abdominal, principalmente sobre a região do fígado, além da síndrome HELLP.*

O achado de proteinúria é um sinal de formas mais graves de pré-eclâmpsia, quando, muitas vezes, é necessário internação hospitalar para melhor acompanhamento da gestante. Assim, a proteinúria significativa é definida como pelo menos 2 g/ℓ em urina de 24 h ou 1 g/ℓ em amostra simples.

Assim, a conduta conservadora pode ser adotada para mulheres com pré-eclâmpsia grave com idade gestacional entre 24 e 34 semanas, em que, após a internação, deverá ser realizada avaliação materno-fetal por 24 horas. Além disso, serão prescritos anti-hipertensivos (metildopa, nifedipino ou hidralazina), assim como corticoides (betametasona) para maturação pulmonar fetal. O sulfato de magnésio pode ser prescrito como profilaxia ou tratamento da atividade convulsiva (eclâmpsia) e ser utilizado durante o trabalho de parto, parto e puerpério, devendo ser mantido por 24 horas após o parto, se iniciado antes do mesmo. Quando instituído no puerpério, deverá ser mantido por 24 horas após a primeira dose.

O sulfato de magnésio é uma medicação que previne e trata a atividade convulsiva na gestante (parturiente/puérpera), e as vias de administração para dose de ataque e dose de manutenção** são: intravenosa em bomba infusora ou intramuscular na técnica em Z ou "zigue-zague" (Brasil 2012a).

Como o maior risco do sulfato de magnésio é provocar depressão respiratória, em casos de intoxicação, administrar gliconato de cálcio a 10% como antídoto. Para isso, é necessário que o(a) enfermeiro(a) estabeleça como cuidado primordial na administração do sulfato de magnésio a avaliação da frequência respiratória, da diurese e dos reflexos patelares da gestante. Ou seja, para que possa ser administrado o sulfato de magnésio, seja por via intravenosa ou intramuscular, a frequência respiratória deve ser igual ou maior que 16 irpm; a diurese, superior a 100 mℓ durante as 4 horas precedentes (ou seja, pelo menos 25 mℓ/hora) e os reflexos patelares devem estar presentes. Dessa maneira, nas condições em que o reflexo patelar esteja completamente abolido, assim como a avaliação da diurese e a frequência respiratória não atendam aos critérios mínimos, a administração do sulfato de magnésio deverá ser suspensa.

---

* HELLP, sigla em inglês, é uma complicação potencialmente fatal da gravidez e significa:
- Hemólise (H – *hemolysis*)
- Elevação de enzimas hepáticas (EL – e*levated liver functions tests*)
- Contagem baixa das plaquetas/plaquetopenia (LP – *low platelets count*).

    A etiologia desta síndrome não está bem esclarecida, e as complicações maternas resultantes de tal condição clínica são: DPP, CIVD, insuficiência renal aguda, edema pulmonar, condições que geralmente levam à prematuridade e ao óbito perinatal.

** *Dose de ataque* – 4 g (8 mℓ de sulfato de magnésio a 50% com 12 mℓ de água bidestilada) em infusão intravenosa lenta (aproximadamente 15 minutos) ou 5 g (10 mℓ de sulfato de magnésio a 50%) intramuscular em cada nádega. *Dose de manutenção* – 1 g/h (10 mℓ de sulfato de magnésio a 50% com 490 mℓ de solução glicosada a 5% a 100 mℓ/h em bomba de infusão) ou 2 g/h (20 mℓ de sulfato de magnésio a 50% com 480 mℓ de solução glicosada a 5% a 100 mℓ/h em bomba de infusão) ou 5 g (10 mℓ de sulfato de magnésio a 50%) intramuscular a cada 4 horas (Brasil, 2012a).

Cabe ressaltar que em qualquer condição de agravos gestacionais com menos de 34 semanas (eclâmpsia, edema pulmonar, insuficiência renal aguda, estado fetal comprometido, síndrome HELLP, restrição do crescimento fetal [RCF] e oligodramnia, entre outros), a avaliação médica pode indicar interrupção da gestação pela via apropriada (Brasil, 2012a).

Eclâmpsia

Complicação da pré-eclâmpsia caracterizada por crises convulsivas, associada à tríade hipertensão, edema e proteinúria.

As convulsões são tônico-clônicas geralmente precedidas por cefaleia, alterações visuais (escotomas cintilantes), contrações faciais, dor em hipocôndrio direito, dentre outros. As crises convulsivas podem manifestar-se tanto em gestantes como em puérperas, sendo pouco comuns no período pós-parto, embora possam ocorrer até o 10º dia.

As crises convulsivas, que habitualmente podem ser prevenidas, são caracterizadas por espasmos faciais que progridem para contrações generalizadas, acometendo todos os músculos do corpo com flexão e extensão dos membros, acompanhadas de breve pausa respiratória. O episódio tem duração variável e regride espontaneamente, cerca de 1 a 3 minutos após o seu aparecimento. A repetição dessas convulsões pode comprometer a mãe e, principalmente, o concepto.

Conduta terapêutica

Nos estados hipertensivos durante a gravidez, a conduta deve ser individualizada, com base em duas variáveis: gravidade da doença e idade gestacional.

Para a pré-eclâmpsia, a conduta geralmente é conservadora até que o concepto atinja maturidade. Por isso, é necessário que o acompanhamento no pré-natal seja semanalmente realizado tanto pelo profissional médico como pelo(a) Enfermeiro(a).

O diagnóstico precoce e preciso e o tratamento adequado são fundamentais para melhorar os resultados maternos e perinatais. Além do rigoroso acompanhamento no pré-natal, a gestante deve ser encaminhada ao serviço nutricional especializado a fim de realizar acompanhamento do seu ganho de peso semanal, correção dos desvios nutricionais (obesidade e desnutrição) e receber orientações sobre alimentos que devem ser evitados (massas, doces, alimentos gordurosos e que tenham cafeína em sua composição) e manutenção de uma dieta normossódica.

O profissional que acompanha a gestante também deve orientá-la quanto à necessidade de períodos de repouso durante o dia, além do período noturno, de preferência em decúbito lateral esquerdo, pois tende a melhorar o fluxo sanguíneo uteroplacentário e pode diminuir a pressão arterial. Além disso, a gestante deverá ser informada sobre os sinais clínicos de agravamento da hipertensão e os possíveis efeitos sobre a gestação e o feto.

Essas medidas, associadas à terapia farmacológica, têm como objetivos o controle e o manejo da hipertensão arterial. Além disso, visa à proteção materna frente aos efeitos danosos da síndrome hipertensiva; sustentação da circulação uteroplacentária; diminuição da incidência de prematuridade, crescimento intrauterino restrito (CIUR) e consequente redução da mortalidade materna e perinatal.

Para os casos de pré-eclâmpsia, o medicamento de escolha mais utilizado durante a crise hipertensiva é a hidralazina, um dilatador arterial direto, que reduz a pressão arterial por meio do relaxamento direto da musculatura lisa arteriolar. Esse fármaco

146 Parte 1 • Enfermagem Materna

é indicado sempre que a pressão diastólica for maior ou igual a 110 mmHg. Cada ampola de hidralazina contém 20 mg (1 mℓ) e a sua administração deve ser feita com a diluição do conteúdo da ampola em 9 mℓ de solução fisiológica (SF). Seu efeito dura de 2 a 4 horas, e podem surgir como efeitos colaterais rubor facial, cefaleia e taquicardia.

Conforme o manual de *Gestação de alto risco* (Brasil, 2012), o medicamento anti-hipertensivo mais utilizado na fase aguda, além da hidralazina, é o nifedipino. Geralmente, a prescrição segue para a administração da dose de 10 mg por via oral (VO), repetindo-a em 30 minutos, se necessário. Esse medicamento tem a desvantagem de provocar quedas bruscas dos níveis tensionais.

Importante: os fármacos inibidores da enzima conversora da angiotensina (IECA – captopril, enalapril etc.) são totalmente contraindicados, devido à comprovação do seu efeito nocivo ao feto, como oligodramnia, anomalias renais, insuficiência renal neonatal, hipoplasia pulmonar, retardo mental e óbito.

Observação: o uso de diuréticos também deve ser evitado, pois a gestante com hipertensão gestacional pode desenvolver hipovolemia com piora da perfusão placentária. Contudo, a indicação é válida frente ao diagnóstico de edema agudo de pulmão ou insuficiência cardíaca congestiva.

Nos casos de pré-eclâmpsia grave e eclâmpsia, além dos medicamentos anti-hipertensivos, associa-se o *sulfato de magnésio*, que tem ação profilática e terapêutica no controle da crise convulsiva. Contudo, antes de administrar a dose prescrita, o(a) enfermeiro(a) deve atentar para os seguintes achados:

- Avaliar a frequência respiratória, que deve estar maior ou igual a 16 irpm
- Testar o reflexo patelar, que deve estar presente*
- Medir a diurese, que deve ser maior de 100 mℓ/h durante as 4 horas precedentes.

Nas circunstâncias em que apenas um desses achados não estiver presente, a medicação não pode ser administrada e o médico deve ser informado, já que o sulfato de magnésio pode causar depressão respiratória e parada cardíaca. O antídoto para essas situações é a administração de gliconato de cálcio a 10% intravenoso.

O magnésio é importante na transmissão neuroquímica e na excitabilidade muscular. A deficiência acentuada de magnésio causa principalmente sintomas neurológicos, tais como irritabilidade muscular e tremores; logo, a terapêutica de reposição com sulfato de magnésio por via parenteral repara o déficit plasmático do eletrólito e cessa os sintomas.

Para tratamento e controle das convulsões, o sulfato de magnésio bloqueia a transmissão neuromuscular e diminui a acetilcolina liberada pelo nervo motor na placa motora terminal. Os níveis plasmáticos normais de magnésio variam de 1,5 a 2,5 mEq/mℓ. Quando os níveis plasmáticos de magnésio passam de 4 mEq/mℓ, os reflexos dos tendões são primeiramente diminuídos e desaparecem quando se aproximam de 10 mEq/mℓ; em casos de hipermagnesemia, pode desencadear parada cardiorrespiratória. Os efeitos colaterais do sulfato de magnésio incluem rubor facial e sensação de calor, provavelmente por sua

ação vasodilatadora; sudorese intensa; náuseas; vômito; cefaleia associada a distúrbios visuais e palpitações. O sulfato de magnésio pode ser administrado, conforme prescrição médica, durante o trabalho de parto, parto e puerpério, devendo ser mantido por 24 horas após o parto. Quando iniciado no puerpério, também deve ser mantido 24 horas após a primeira dose (Brasil, 2012).

A terapia medicamentosa com sulfato de magnésio deve ser administrada por via intravenosa e comumente a prescrição refere a dose de ataque de 4 g, em infusão lenta por aproximadamente 15 a 20 minutos; seguida por 1 g/h como dose de manutenção, em bomba de infusão.

O sulfato de magnésio também pode ser aplicado por via intramuscular profunda (agulha longa) na técnica em Z. A dose de ataque corresponde a 5 g em glúteo, e a dose de manutenção é de 5 g a cada 4 horas.

O sulfato de magnésio é contraindicado nos casos de a gestante apresentar sensibilidade ao medicamento, insuficiência renal, hipermagnesemia, hipocalcemia e trabalho de parto (pois inibe a contratilidade uterina).

Para melhor compreensão das condutas frente ao estado de pré-eclâmpsia e eclâmpsia, veja a Figura 14.8.

Assim, cabe destacar que um dos principais objetivos do tratamento das mulheres que possuem o diagnóstico de pré-eclâmpsia leve ou grave é garantir a segurança materna e fetal, assim como alcançar um parto seguro e, consequentemente, o nascimento de um neonato saudável, o mais próximo possível do termo da gestação.

Geralmente, quando há um diagnóstico de pré-eclâmpsia leve, a hospitalização é necessária para avaliação das condições maternas e fetais, além da instituição de dieta normossódica e repouso relativo.

Para avaliação das condições maternas, devem-se aferir pressão arterial a cada 4 horas durante o dia; pesar diariamente a gestante; pesquisar sintomas de eclâmpsia iminente (cefaleia persistente, escotomas, dor epigástrica); proceder à avaliação laboratorial (proteinúria de 24 horas, hematócrito e plaquetas). É válido ressaltar que, para os casos de pré-eclâmpsia leve, não há necessidade de tratamento medicamentoso.

Na avaliação das condições fetais, incluem-se a contagem diária de movimentos fetais; a avaliação do crescimento fetal e do líquido amniótico, além de cardiotocografia basal, se disponível.

Quando forem consideradas estáveis as condições materno-fetais, a gestante segue com alta hospitalar e inicia o controle ambulatorial semanal, mantendo as seguintes recomendações conforme o manual *Gestação de alto risco* (Brasil, 2012a):

- Repouso relativo (evitar grandes esforços)
- Pesagem diária (se possível pela manhã)
- Aferição da pressão arterial pelo menos 1 vez/dia
- Avaliação da proteinúria semanalmente.

Mesmo após instituir a avaliação ambulatorial, a gestante deve ser orientada a retornar imediatamente ao hospital se ocorrerem os seguintes sinais e sintomas:

- Pressão arterial maior ou igual a 150 × 100 mmHg
- Aumento exagerado do peso
- Cefaleia persistente e/ou distúrbios visuais
- Dores abdominais, principalmente em epigástrio e hipocôndrio direito
- Náuseas e episódios de vômito persistentes
- Contrações uterinas regulares e/ou sangramento vaginal
- Diminuição dos movimentos fetais.

---

* Para avaliar o reflexo patelar, o profissional deve utilizar um instrumento contundente de ponta romba e realizar um leve estímulo entre a patela e a tuberosidade tibial. Esse estímulo provoca distensão leve do músculo quadríceps, que direciona uma resposta à medula espinal, que por sua vez reage com uma contração muscular, levando a pessoa a executar o movimento de chute.

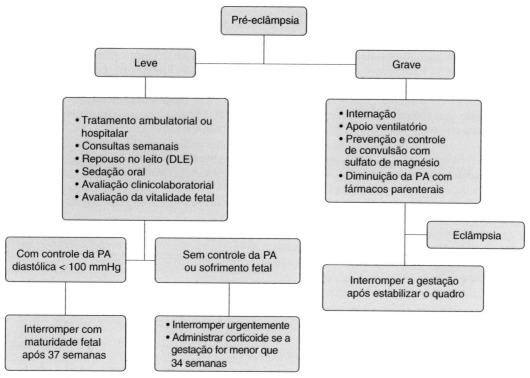

Figura 14.8 Esquema de condutas na pré-eclâmpsia. DLE: decúbito lateral esquerdo.

Quando a pré-eclâmpsia é grave, conforme ilustra a Figura 14.8, a internação é necessária para a realização de exames de rotina, avaliação das condições maternas e fetais, assim como definição de condutas.

Frente a uma gestação com 34 semanas ou mais, institui-se a interrupção da gestação. Todavia, quando a gestação é superior a 34 semanas, a conduta é conservadora, por meio do monitoramento materno-fetal rigoroso, uso de sulfato de magnésio e anti-hipertensivos. O uso de corticoide é indicado para mulheres grávidas com idade gestacional menor que 34 semanas, a fim de acelerar a maturidade pulmonar fetal. Assim, recomenda-se o uso de betametasona 12 mg a cada 24 horas, em duas aplicações por via intramuscular.

O parto deve ser preferencialmente vaginal, levando-se em consideração fatores como idade gestacional, condição fetal, cesariana prévia e condições plásticas do colo do útero. Em gestações em que o feto tenha peso estimado de 1.500 g ou menos, ou gestantes com menos de 30 semanas com colo desfavorável, deve-se preferir a cesariana.

Intervenções de enfermagem

- Explique à gestante e seu(sua) acompanhante a respeito do processo patológico e informe sobre a necessidade do repouso em decúbito lateral esquerdo. Quando necessário, mantenha a cabeceira elevada a 30°
- Atente para aumento repentino de peso, edema, aumento da pressão arterial e proteinúria
- Promova um ambiente tranquilo, confortável e com pouca iluminação
- Estimule o repouso
- Verifique os níveis tensionais da gestante a cada 4 horas, ou conforme a gravidade do caso
- Pese a gestante diariamente e verifique se há edema
- Investigue queixas como: cefaleia, dor epigástrica ou abdominal e distúrbios visuais
- Mantenha grades laterais elevadas para evitar quedas em caso de convulsão
- Puncione veia calibrosa, instale sonda vesical contínua e inicie oxigenoterapia* por cateter nasal, conforme prescrição médica
- Realize o balanço hídrico diário
- Monitore a frequência cardíaca e a atividade fetal
- Instrua a gestante a usar roupas confortáveis e folgadas
- Administre medicamentos conforme prescrição médica
- Forneça segurança para diminuir risco de complicações, explicando à gestante a importância das medidas terapêuticas
- Se necessário, solicite profissional especializado, a fim de promover suporte emocional.

DIABETES GESTACIONAL

O conceito de diabetes gestacional inclui toda condição de intolerância à glicose, de qualquer intensidade, iniciada ou detectada pela primeira vez durante a gestação, com necessidade ou não de insulina.

A maioria das gestantes com intolerância à glicose durante a gravidez retorna ao estado euglicêmico no período pós-parto. No entanto, essas mulheres devem estar cientes de que existe maior probabilidade de desenvolverem diabetes do tipo II em um período de 10 a 20 anos.

A glicose é o principal substrato energético do organismo, sendo adquirida por meio da ingestão de nutrientes. No caso

---

* Prepare a unidade em que a paciente se encontra mantendo material para oxigenoterapia (fluxômetro, cateteres, umidificador, máscara de Hudson e macronebulizador) prontos para utilização, se houver necessidade conforme prescrição.

de a paciente estar em jejum, o organismo utiliza as reservas de carboidratos na forma de glicogênio muscular e principalmente glicogênio hepático, limitadas somente a algumas horas. Esgotadas as reservas de glicogênio, os lipídios tornam-se a principal fonte energética, pela gliconeogênese.

A insulina é um hormônio produzido pelas ilhotas de *Langerhans*, no pâncreas, e é fundamental para a metabolização corporal dos nutrientes. Ela promove a captação de glicose pelas células e seu armazenamento como glicogênio no músculo e no fígado.

Existem diversos fatores que contribuem para a mudança na metabolização dos carboidratos durante a gravidez; dentre eles, destacam-se a ação dos hormônios estrogênio, progesterona, cortisol, insulinases placentárias e, principalmente, hormônio lactogênio placentário (hPL). Como a produção desses hormônios é crescente durante a gestação, espera-se que a necessidade de insulina também aumente na medida em que a gravidez evolui.

Assim, o pâncreas da gestante é continuamente solicitado a produzir quantidades cada vez maiores de insulina, pois as substâncias descritas anteriormente são responsáveis pelo aumento da resistência periférica à insulina e, dessa maneira, os hormônios que participam na manutenção e evolução da gestação funcionam como "propulsores" para o diabetes.

O diabetes gestacional é caracteristicamente um distúrbio da gestação avançada, e por esse motivo a hiperglicemia identificada no primeiro trimestre geralmente aponta doença prévia à gestação. Em todo caso, se a mulher desconhece o diagnóstico de diabetes antes da atual gestação, ainda é classificada como diabetes gestacional.

Quando a mulher é reconhecidamente diabética antes da gestação, este não é denominado diabetes gestacional. Para as situações vivenciadas após o término da gestação, cerca de 6 a 8 semanas após o parto, a puérpera deve ser reavaliada com um teste oral de tolerância à glicose (TOTG), podendo ser reclassificada como: portadora de diabetes melito, portadora de resistência insulínica (ou tolerância à glicose diminuída/ intolerância glicêmica) ou normoglicêmica.

O diabetes é classicamente dividido em:

- **Tipo I**: autoimune e idiopático, mais comum em jovens; antigamente conhecido como insulinodependente
- **Tipo II**: diabetes de início no adulto; antigamente conhecido como não insulinodependente, associado à resistência periférica à insulina.

São consideradas de risco para o desenvolvimento de diabetes gestacional as pacientes que apresentam um dos seguintes fatores: idade de 35 anos ou mais; baixa estatura ($\leq$ 1,50 m); sobrepeso, obesidade ou ganho de peso excessivo na gestação atual (IMC > 25 kg/m²); deposição central excessiva de gordura corporal; hipertensão arterial ou pré-eclâmpsia na gravidez atual; antecedentes obstétricos de abortamentos de repetição, malformações, morte fetal ou neonatal, macrossomia (peso $\geq$ 4,5 kg) ou diabetes gestacional anterior; história familiar de diabetes tipo II em parentes de primeiro grau, síndrome de ovários policísticos.

Entre as complicações do diabetes gestacional, destacam-se:

- Complicações maternas:
  - Hiperglicemia
  - Pré-eclâmpsia
  - Infecções urinárias
- Complicações fetais:
  - Macrossomia

- Polidramnia
- Hipoglicemia neonatal
- Distocias de ombro no momento do parto (ocorre maior deposição de gordura nos membros e no tronco)
- Prematuridade, que pode estar associada ou não à pré-eclâmpsia
- CIUR, que decorre de insuficiência placentária
- Malformações congênitas (principalmente em mulheres com diabetes pré-gestacional que apresentam quadro metabólico descompensado no primeiro trimestre)
- Abortamentos (estão relacionados com glicemia pré-prandial maior que 120 mg/dℓ no primeiro trimestre)
- Síndrome da angústia respiratória no recém-nascido (doença da membrana hialina).

Em casos de diabetes, a macrossomia fetal e o polidrâmnio estão condicionados à hiperglicemia materna. O feto recebe mais glicose que o necessário e secreta mais insulina, o que leva a crescimento exagerado (a insulina atua de modo semelhante ao hormônio do crescimento), e esse excesso de glicose predispõe à polidramnia. A oligodramnia associada ao diabetes ocorre em casos de insuficiência placentária, geralmente desencadeada por diabetes pré-gestacional.

Com a elevação dos níveis glicêmicos maternos, os níveis de insulina do feto também se elevam e tendem a retardar e alterar o mecanismo fisiológico do amadurecimento pulmonar com a redução da produção de surfactante, causada por interferência na metabolização dos fosfolipídios, o que acarreta aumento dos índices da síndrome da angústia respiratória entre os recém-nascidos.

A hiperinsulinemia é uma complicação metabólica comum nas situações de diabetes materno, sendo responsável pela hipoglicemia neonatal. Logo após o nascimento, quando são realizados o clampeamento e a secção do cordão umbilical, ocorre a interrupção do aporte excessivo de glicose materno. Assim, os níveis glicêmicos do recém-nascido tornam-se desproporcionais aos níveis de insulina produzidos pelo pâncreas, e a hipoglicemia neonatal instala-se.

Dessa forma, o Ministério da Saúde recomenda o rastreamento universal, independentemente da existência ou não de fatores de risco. Por esse motivo, é usada a glicemia de jejum por seu baixo custo e fácil aplicabilidade no primeiro e no terceiro trimestres gestacionais.

Para todas as gestantes sem fatores de risco que apresentem a glicemia de jejum do primeiro trimestre (ou da primeira consulta) com resultado inferior a 90 mg/dℓ, assim como para as mulheres pertencentes ao grupo de risco que apresentem resultados glicêmicos inferiores a 85 mg/dℓ, não é preconizada a realização do teste oral de tolerância à glicose (TOTG 75 g) no segundo trimestre de gestação.

Entretanto, se os valores glicêmicos estiverem entre 85 e 110 mg/dℓ, com a gestante apresentando fatores de risco, ou entre 90 e 110 mg/dℓ, indica-se realizar o TOTG entre a 24ª e a 28ª semana de gestação.

Conforme o manual *Protocolos da atenção básica: saúde das mulheres* (Brasil, 2016), a glicemia de jejum maior que 110 mg/ dℓ requer a confirmação imediata com novo exame. Outro resultado alterado confirma o diagnóstico de diabetes gestacional. O Quadro 14.3 define os fatores que confirmam esse diagnóstico.

A solicitação do TOTG 75 g deve ser idealmente realizada entre 24 e 28 semanas de gestação, período em que o hPL possui maior ação hiperglicemiante. Assim, a gestante deve comparecer ao laboratório para realizar a coleta da amostra de sangue

Quadro 14.3 Diagnóstico de diabetes gestacional.

Glicemia de jejum maior que 110 mg/dℓ (repetida e confirmada)	Teste oral de tolerância à glicose (coleta após 2 horas pós-sobrecarga com 75 g de glicose anidro) maior que 140 mg/dℓ

em jejum e, na sequência, nova coleta pós-sobrecarga oral glicêmica. A coleta pós-sobrecarga deve ser realizada 2 horas após a ingestão oral da solução hiperglicêmica, devendo, mediante análise laboratorial, permanecer com valor glicêmico até 140 mg/dℓ. Ou seja, qualquer valor alterado, acima de 110 mg/dℓ em jejum ou acima de 140 mg/dℓ após 2 horas pós-sobrecarga, confirma o diagnóstico de diabetes gestacional.

Acompanhamento e tratamento

As mulheres com diabetes pré-gestacional que desejam engravidar devem apresentar controle glicêmico adequado no período periconcepcional para reduzir os riscos de abortamentos e malformações. As malformações fetais associadas ao diabetes ocorrem em casos de descontrole glicêmico, principalmente no primeiro trimestre.

Alguns valores devem ser considerados para uma adequada conduta em pacientes diabéticas. Deve-se tentar manter a euglicemia. Níveis de glicemia de jejum entre 60 e 85 mg/dℓ e pós-prandiais entre 90 e 110 mg/dℓ são considerados ideais.

Os hipoglicemiantes orais não devem ser usados durante a gestação, mesmo nas mulheres que faziam uso desses medicamentos anteriormente, pois seus componentes cruzam a placenta e podem causar alterações metabólicas fetais, além de efeito teratogênico e hiperbilirrubinemia fetal.

Acompanhamento obstétrico

- A partir do terceiro trimestre, as mulheres devem ser acompanhadas em consultas quinzenais até a 34ª semana; e, a partir dessa semana, a consulta torna-se semanal
- Realização de exames complementares: urocultura (trimestral); exame ultrassonográfico morfológico, dopplerfluxometria e ecocardiograma fetal (entre 22 e 26 semanas de idade gestacional); perfil biofísico fetal; exame ultrassonográfico seriado a partir da 28ª semana (avaliação de peso e volume do líquido amniótico); cardiotocografia semanal entre 28 e 30 semanas, e 2 vezes/semana a partir de 34 semanas
- Contagem de movimentos fetais a partir de 28 semanas. Para esse cálculo, a gestante deve permanecer por 1 hora em decúbito lateral após refeição. Contagem menor que 7 movimentos fetais indicam alteração. Essa avaliação deve ser realizada 1 a 3 vezes/dia.

Interrupção da gestação

O diabetes gestacional não é indicação para cesariana. Em todo caso, a prática cirúrgica é eletivamente indicada quando houver alterações na vitalidade fetal ou no peso do feto estimado acima de 4.000 g.

As gestantes que apresentam ótimo controle metabólico e sem risco obstétrico (história de morte perinatal, macrossomia fetal ou complicações associadas à hipertensão) podem aguardar a evolução espontânea para o parto até o termo. Em todo caso, não é recomendável que a gestação ultrapasse 40 semanas nas mulheres que realizam controles glicêmicos com a dieta; e

39 semanas nas mulheres que fazem controle com insulinoterapia. Nas mulheres que alcançarem 39 a 40 semanas sem manifestação espontânea para o parto, a indução deve ser planejada pelo profissional médico.

Intervenções de enfermagem

- Monitore o estado da mulher durante toda a gravidez (ganho de peso, níveis de glicose, ingestão nutricional e parâmetros de crescimento fetal)
- Acompanhe os resultados de glicemia capilar antes e 1 a 2 horas após as refeições em diabéticas que fazem uso de insulina
- Reveja os resultados do monitoramento capilar e pesquise sinais de hiper e hipoglicemia
- Programe exames laboratoriais de acompanhamento. O perfil glicêmico deve ser avaliado a cada 2 semanas nas gestantes com controle adequado e semanalmente naquelas com controle inadequado
- Estimule um programa consciente de exercícios, incluindo o encaminhamento ao nutricionista para orientação alimentar
- Ajude na preparação para o trabalho de parto, incluindo as explicações sobre possível indução e monitoramento necessário
- Avalie com cuidado as alterações da glicemia e das necessidades de insulina durante o pós-parto
- Explique a importância da assistência pré-natal
- Informe os sinais e sintomas de hipoglicemia e hiperglicemia
- Monitore a glicose domiciliar durante toda a gestação.

Principais orientações de enfermagem

Oriente a paciente sobre:

- Distúrbios, diagnóstico, acompanhamento e tratamento da diabetes gestacional
- Os sinais e sintomas de hipoglicemia e hiperglicemia
- O programa nutricional e encaminhamento para o nutricionista
- A necessidade de cumprir o programa de atendimento e de exercícios conforme orientações médicas
- O monitoramento da glicemia capilar, ensinando a devida técnica e leitura do exame, assim como a frequência, conforme orientação médica
- O preparo e a administração de insulina, quando necessários, conforme prescrição médica.

TRABALHO DE PARTO PREMATURO E RUPTURA PREMATURA DAS MEMBRANAS OVULARES

O trabalho de parto prematuro ou pré-termo é definido como a ocorrência de contrações uterinas regulares* acompanhadas por apagamento e dilatação do colo do útero antes da 37ª semana de gestação. Isto é, excluindo-se situações de abortamento (antes de 22 semanas). Logo, o trabalho de parto prematuro é aquele que ocorre entre a 22ª semana até 36 semanas e 6 dias.

---

* Segundo Rezende (2018), o trabalho de parto prematuro é caracterizado por alteração cervical (apagamento cervical de pelo menos 50% e dilatação do colo do útero de pelo menos 3 cm), associado a, no mínimo, duas metrossístoles em 10 minutos, com duração de pelo menos 25 segundos. Outra referência o define pela ocorrência de quatro contrações em 30 minutos com duração de pelo menos 40 segundos.

150 Parte 1 • Enfermagem Materna

A prematuridade do parto é uma das complicações mais comuns na prática obstétrica moderna e, geralmente, deixa sequelas sobre a sobrevida e a saúde dos recém-nascidos.

Com o nascimento prematuro, além da possibilidade de alterações no neurodesenvolvimento relacionados com a hipoxia, os recém-nascidos também podem adquirir morbidades graves e complicações comuns no primeiro ano de vida, tais como: síndrome de angústia respiratória (SAR), hiperbilirrubinemia, persistência do canal arterial, enterocolite necrosante, hemorragia intracraniana, instabilidade na termorregulação, infecções recorrentes, intolerância alimentar e, consequentemente, dificuldade na alimentação.

Como sequelas tardias, a prematuridade pode associar-se a atraso do crescimento e disfunções auditivas e visuais.

A causa exata do trabalho de parto e parto prematuros é desconhecida; contudo, existem alguns fatores que podem enquadrar a gestante como de baixo ou alto risco. Desse modo, os fatores de risco estão relacionados diretamente com a história clínica e obstétrica (prévia e atual) da mulher e com seu nível socioeconômico.

Cabe, neste momento, destacar que, apesar da classificação dos fatores de risco (Quadro 14.4), deve-se levar em consideração que é bastante comum a RPMO no trabalho de parto e no parto prematuro. Além disso, ao analisar o período de evolução, as complicações e as condutas, percebem-se semelhanças e, muitas vezes, uma relação entre ambas. Por esse motivo, as duas complicações obstétricas serão unificadas em sua abordagem.

A RPMO (também conhecida como amniorrexe prematura) é definida como a ruptura espontânea das membranas amnióticas após 22 semanas de gestação e antes do início do trabalho de parto a termo, sendo associada como importante causa de prematuridade.

Sendo os fatores de risco semelhantes aos fatores citados para prematuridade, raramente a causa da RPMO é conhecida; contudo, a suspeita principal é de origem infecciosa, pois os microrganismos infectantes promovem o enfraquecimento das membranas e, consequentemente, sua ruptura.

Como os primeiros sinais e sintomas de trabalho de parto prematuro são sutis e, muitas vezes, podem passar despercebidos pela gestante e pelos profissionais que a acompanham no atendimento pré-natal, devem-se identificar as gestantes de risco para qualificar a assistência obstétrica. Os fatores relacionados com a história da paciente, a gravidez atual e o nível socioeconômico podem determinar se o risco é baixo ou alto para acarretar trabalho de parto e parto prematuros. Contudo, cabe ressaltar que as manifestações clínicas são fundamentais para a suspeita diagnóstica (Quadro 14.5).

Geralmente, o parto pré-termo é responsável por 75% da mortalidade neonatal e 50% das lesões neurológicas em crianças, pois predispõe a tocotraumatismos, apresentação pélvica, prolapso de cordão e, além disso, o parto precipitado agrava condições de hipoxia.

Independentemente do quadro obstétrico, é de extrema importância que o profissional realize o acompanhamento do trabalho de parto prematuro e/ou da RPMO (Quadro 14.6), sendo necessários alguns cuidados, orientações e intervenções de enfermagem:

- Atente para a data da última menstruação e calcule a idade gestacional
- Mantenha a gestante informada sobre as condições do feto
- Providencie um ambiente tranquilo e medidas de conforto com técnicas não farmacológicas
- Realize contínuo monitoramento fetal e materno, observando principalmente as contrações uterinas e a frequência cardíaca fetal, a cada 2 horas
- Pesquise sinais de sofrimento fetal
- Oriente a gestante a permanecer em repouso no leito em decúbito lateral esquerdo
- Meça a altura do fundo uterino diariamente
- Identifique se há contrações regulares, contabilizando a frequência e a intensidade
- Indague sobre a existência de desconforto lombar e abdominal
- Investigue a possibilidade de infecção materna por meio de sinais clínicos, como: febre, dor à palpação do abdome, alterações do líquido amniótico (cor e odor)
- Administre medicamentos conforme prescrição
- Avalie a necessidade de solicitar um profissional especializado para prestar apoio emocional, na tentativa de instituir medidas de enfrentamento na possibilidade de nascimento de um neonato prematuro.

PATOLOGIAS CLÍNICAS E INFECCIOSAS

As gestantes são suscetíveis a todos os agentes infecciosos que acometem a população em geral, de modo que os microrganismos transmitidos podem não só causar doença na mãe, mas também, dependendo do período gestacional, causar danos irreversíveis à vida do RN, inclusive levá-lo a óbito.

No decorrer da gravidez, os ajustes fisiológicos que ocorrem para o desenvolvimento fetal promovem sobrecarga em alguns órgãos e sistemas corporais. Frente a essas modificações fisiológicas e coexistindo um estado infeccioso (que pode ser classificado como crônico ou agudo), o meio intrauterino propicia ao feto condições inadequadas para o seu crescimento e desenvolvimento, além de inúmeras complicações que podem manifestar-se antes e após o nascimento.

Em consultas ginecológicas, é de extrema importância que o(a) enfermeiro(a) identifique as mulheres que apresentam condições de risco para determinadas infecções e as oriente sobre os riscos de uma gravidez em estados infecciosos. Dessa maneira, de acordo com a necessidade, tanto as orientações quanto o tratamento cabível para cada mulher em situações de infecções possibilitam condições viáveis de uma gestação sem complicações fetais.

Quadro 14.4 Grupo de risco para trabalho de parto prematuro.	
Relacionado com história clínica da mulher	• História de cirurgia cervical (conização) • História de parto prematuro anterior • História de dilatação e apagamento prematuro do colo do útero (incompetência istmocervical)
Relacionado com a gravidez atual	• Ruptura prematura das membranas ovulares • Placenta prévia • Descolamento prematuro de placenta • Sangramento genital • Distensão uterina excessiva (polidramnia, gestação múltipla, macrossomia fetal) • Infecções (ISTs, vaginose bacteriana e infecção urinária) • Anemia (hemoglobina < 10 g/dℓ)
Relacionado com condições socioeconômicas	• Estresse (divórcio, morte, baixo nível socioeconômico) • Fadiga ocupacional • Tabagismo e alcoolismo • Uso de drogas ilícitas • Extremos de idade (inferior a 16 anos e superior a 35 anos)

ISTs: infecções sexualmente transmissíveis.

Capítulo 14 • Complexidades do Período Gestacional

Quadro 14.5 Manifestações clínicas que caracterizam um trabalho de parto prematuro e ruptura prematura das membranas ovulares (RPMO).

Manifestações clínicas

Trabalho de parto prematuro	• Relato de cólicas abdominais, semelhantes a cólicas menstruais • Atividade uterina aumentada, causando dor e persistindo por mais de 1 h, mesmo com a gestante em repouso e submetida à sedação • Alterações plásticas do colo do útero (dilatação e apagamento) • Pressão pélvica • Sangramento vaginal • Ruptura das membranas amnióticas
RPMO	• A gestante relata história de líquido claro ou amarelado escorrendo subitamente pelas pernas • Mudança da secreção vaginal • Modificação do padrão urinário • Alteração dos movimentos fetais

Diagnóstico

Trabalho de parto prematuro	• Atividade uterina com duas metrossístoles a cada 10 min, com duração mínima de 25 s e que não cessam mesmo após repouso da gestante e administração de sedativos • Alterações plásticas do colo do útero (apagamento cervical de pelo menos 50% e dilatação do colo de pelo menos 3 cm) • Sangramento vaginal • Ruptura das membranas amnióticas, com alteração da secreção vaginal • O exame ultrassonográfico para avaliação do comprimento do colo uterino indica o risco de parto prematuro. Ou seja, segundo Rezende (2018), a distância menor que 15 mm entre os orifícios interno e externo, no decorrer do segundo trimestre, identifica um risco acima de 50% para um parto pré-termo antes de 32 semanas de gestação
RPMO	• Consiste especificamente em três formas de diagnóstico: história e líquido amniótico visível pelo orifício cervical ou na vagina; teste de nitrazina (Figura 14.9); teste de cristalização (Figura 14.10) • Exame físico e especular: observação do líquido saindo pelo colo ou acumulado em fundo de saco vaginal. Podem-se também observar elementos fetais em secreção vaginal como, por exemplo, a lanugem • Detecção do pH vaginal utilizando o teste do papel de nitrazina. Se houver líquido amniótico, ocorre alteração do pH vaginal, que modifica os parâmetros normais (4,5 a 5,5) para um meio alcalino (acima de 7). É válido destacar que o pH vaginal é alterado por sangramento vaginal, sabão, sêmen e vaginoses bacterianas, o que pode comprometer o resultado do exame • O fluido obtido do fundo de saco vaginal, quando aplicado sobre uma lâmina e deixado secar por 10 min, apresentará uma típica aparência de folha de samambaia, se for líquido amniótico. Esse método é denominado teste da cristalização da secreção vaginal • O exame ultrassonográfico apresenta baixa sensibilidade para o diagnóstico da RPMO, embora possibilite avaliar a diminuição do líquido amniótico, sendo este um achado bastante relevante

Importante: o toque vaginal pode fornecer com razoável precisão o diagnóstico de RPMO, especialmente nas pacientes com algum grau de dilatação do colo do útero. Entretanto, na ausência de trabalho de parto, o toque vaginal deve ser evitado, pois aumenta consideravelmente o risco de infecção.

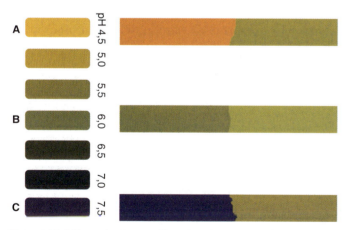

Figura 14.9 Teste da nitrazina (fitas **A** a **C**). **A.** Em mulher sadia sem queixas. **B.** Em mulher com vaginose bacteriana. **C.** Em gestante com ruptura prematura de membrana ovular.

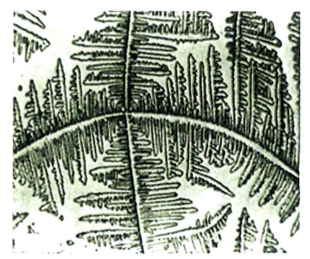

Figura 14.10 Teste de cristalização.

152 Parte 1 • Enfermagem Materna

Quadro 14.6 Condutas frente ao trabalho de parto prematuro.

Conduta preventiva	• Acompanhamento rigoroso de pré-natal em mulheres com história de parto prematuro anterior, com fatores de risco e com gestação gemelar • Orientação sobre os sinais e sintomas de trabalho de parto prematuro • Rastreamento e tratamento de infecções e em situações especiais • Diminuição da atividade física • Avaliação ultrassonográfica para avaliação do comprimento cervical e da dilatação, pois são dados sugestivos do diagnóstico, quando alterados • Cerclagem para situações em que há indicação de correção de incompetência istmocervical
Conduta conservadora	Tocólise* – medidas conservadoras capazes de inibir a contratilidade uterina e interromper o trabalho de parto prematuro. Com isso, a tocólise visa prolongar a gestação, possibilitando a administração de corticoide para promover maturação pulmonar do feto, melhorando o prognóstico ao nascimento • Hidratação venosa • Antibióticos (para situações de RPMO) • Corticoterapia Os fármacos recomendados são: • Betametasona 10 mg, IM, 1 vez/dia, por 2 dias • Dexametasona 0,6 mg, IM, 2 vezes/dia, por 2 dias
Conduta ativa	Rastreamento e profilaxia para infecção por *Streptococcus* do grupo B (ou *agalactiae*). Atualmente, recomenda-se que todas as gestantes sejam rastreadas próximo à 34ª semana de gestação, por meio da coleta de *swab* vaginal (introito vaginal). As pacientes infectadas por microrganismos devem receber antibiótico durante o trabalho de parto ou no momento da amniorrexe Recomenda-se a avaliação de risco para infecção: • Trabalho de parto com menos de 37 semanas • Temperatura intraparto $\geq 38°C$ • Amniorrexe há mais de 12 h **Assistência ao parto prematuro** Em situações em que a tocólise é contraindicada ou quando não se obtém mais sucesso com ela, o médico especializado deve levar em consideração dados obstétricos para determinar o melhor momento e a via de interrupção da gravidez. Para isso, o profissional deve avaliar a idade gestacional, a integridade das membranas, o peso estimado e a apresentação fetal, assim como a vitalidade fetal. *Avaliação da vitalidade fetal* Deve ser realizada de maneira rigorosa, se possível, com monitoramento contínuo *Via de parto* Não há restrições tanto para a via vaginal como para o parto cesárea

Condutas frente à RPMO

A conduta dependerá diretamente dos seguintes fatores:
• Idade gestacional
• Existência ou não de infecção
• Avaliação da vitalidade fetal
• Ocorrência ou não de trabalho de parto

Leucocitose não é um bom indicador para rastreamento de infecção, ou seja, é necessário associar a outros parâmetros, como taquicardia fetal, dor à palpação do útero e odor vaginal fétido

Conduta quando idade gestacional for inferior a 24 semanas

Como a taxa de sobrevida é muito baixa em fetos que nascem nesta fase, cabe discussão dos familiares junto à equipe médica para avaliação das complicações precoces e tardias na vida da criança. Em geral, recomenda-se a internação para administração de antibióticos, hidratação e acompanhamento das condições materno-fetais

Conduta quando idade gestacional for entre 24 e 34 semanas

Indica-se internação hospitalar para que a mulher mantenha repouso, assim como hidratação, pesquisa de infecção e avaliação de sofrimento fetal por meio de ausculta fetal, cardiotocografia e perfil biofísico fetal

Se não houver sinais de infecção, sofrimento fetal ou metrossístoles, deve-se adotar a conduta conservadora, visando ao amadurecimento pulmonar do feto, com administração de corticoides

Em caso de contratilidade uterina, sem sinais de infecção materno-fetal e sem tempo viável de amadurecimento pulmonar do feto, recomenda-se o uso de agentes tocolíticos para se alcançar o tempo viável da maturação pulmonar

Conduta quando idade gestacional for igual ou superior a 34 semanas

A conduta é ativa, ou seja, indica-se a interrupção da gestação, e a escolha da via de parto obedecerá a critérios obstétricos para cada caso. Não é indicado o uso de tocolíticos ou de corticoides nesse período.
• Corticoterapia: muitos referenciais propõem o uso de corticoides até 32 semanas em gestantes com RPMO
• Tocólise: a indicação de tocólise para gestação acima de 34 semanas demonstra efetividade na tentativa de prolongar a gestação por 48 h nos casos de RPMO, visando à realização de corticoterapia profilática. Contudo, seu uso deve ser criterioso, pois as metrossístoles podem estar associadas à infecção uterina

Uso de antibióticos

Quando se opta pela conduta conservadora, para gestação inferior a 34 semanas, o uso de antibióticos é benéfico, pois minimiza o risco de infecção materna e diminui a morbidade neonatal. Os antibióticos mais adequados nas primeiras 48 h são eritromicina e amoxicilina intravenosas, seguidos do esquema oral por mais 5 dias

Vias de parto

Se houver infecção materna ou fetal, é obrigatória a interrupção da gravidez, independentemente da idade gestacional. Deve-se preferir a via vaginal, tendo em vista que a cesariana aumenta o risco de infecção intra-abdominal

---

*Observação: a tocólise é contraindicada em diversas situações como, por exemplo, doenças maternas de difícil controle (hipertensão arterial grave e descolamento prematuro da placenta), corioamnionite, malformações fetais incompatíveis com a vida, óbito fetal, sofrimento fetal agudo. Contraindicações relativas: placenta prévia, colo com dilatação superior a 4 a 5 cm e RPMO.

Nas consultas do pré-natal, quando o(a) enfermeiro(a) suspeita de um estado infeccioso, a solicitação de exames laboratoriais específicos torna-se necessária, pois confirmarão a suspeita diagnóstica e são parâmetros dos títulos dos anticorpos e do estado imune para determinada doença.

Uma contagem de leucócitos anormalmente alta sugere infecção. As culturas realizadas a partir do material retirado das lesões ou das amostras da secreção podem ser usadas para isolar o microrganismo infeccioso específico.

Em geral, recomenda-se que as gestantes recebam orientações em grupo ou individualmente acerca das causas, vias de transmissão e técnicas de prevenção das infecções. Nas explanações, os profissionais de enfermagem devem descrever os sinais e sintomas das infecções comuns, com auxílio na detecção precoce dos fatores que as predispõem. Em caso de suspeita de uma infecção, a gestante deve receber imediata assistência para diagnóstico e tratamento efetivos.

Cabe destacar que essa assistência prestada a gestantes com infecção envolve todos os membros da família, visando controlar e minimizar a disseminação da infecção, assegurando, assim, condições de saúde satisfatórias para esse grupo de indivíduos.

Infecção urinária

A gestação ocasiona profundas modificações na anatomia do sistema urinário e na função renal, que são mediadas por hormônios e especialmente por fatores mecânicos que causam estase da urina e favorecem a infecção. Outro fator também importante é o refluxo vesico-uretral.

A infecção urinária é caracterizada pela existência e multiplicação de microrganismos patogênicos no sistema urinário e uma das complicações mais frequentes durante a gestação. Valores superiores a 100 mil colônias de bactérias por mℓ de urina confirmam o seu diagnóstico. Na maioria das vezes, as bactérias atingem o sistema urinário por via ascendente, vindas da vagina e do reto. Os microrganismos mais comuns são: *Escherichia coli* (85%), *Klebsiella* (10%) e *Proteus* (5%).

Estase das vias urinárias, estase vesical e uretral são fatores predisponentes para o desenvolvimento de infecção urinária, além das alterações físico-químicas (aumento de glicose, aminoácidos e vitaminas na urina das gestantes) e imunidade celular diminuída.

A infecção urinária pode manifestar-se nas seguintes formas clínicas: bacteriúria assintomática, cistite e pielonefrite.

O nível socioeconômico é um fator de risco importante para infecções urinárias. Outro fator importante é a diabetes, que também aumenta a incidência dessas infecções, e geralmente os microrganismos relacionados são *Klebsiella* e *Proteus*.

O *diagnóstico* fundamenta-se nos exames clínico e laboratorial, sendo as manifestações, nos casos mais leves, disúria, polaciúria e urgência miccional. Nas infecções mais graves, as pacientes apresentam queda do estado geral associada a febre, calafrios, cefaleia, náuseas, vômito e dor à punho percussão lombar (sugestiva de pielonefrite aguda). Associados à pielonefrite, há desidratação, comprometimento da função renal, hemólise, anemia, choque séptico e prematuridade. O diagnóstico laboratorial é dado pelo exame do sedimento urinário (EAS) e pela urocultura (Rezende, 2018).

▪ Formas clínicas de infecção urinária

A *bacteriúria assintomática* é definida pela colonização ativa e persistente do sistema urinário por bactérias patogênicas em concentração superior a 100 mil colônias por mℓ de urina, sem sintomatologia específica.

Por ser assintomática, a doença é suspeitada pelo EAS de rotina solicitado na assistência pré-natal. Entretanto, mais de 90% das suspeitas de infecção urinária que ocasionam bacteriúria assintomática são diagnosticadas com maior precisão por meio da urocultura.

A *cistite* é uma infecção sintomática do aparelho urinário baixo que ocorre em cerca de 1 a 2% das gestações. Apesar de a cistite geralmente não apresentar complicações, pode ser o início de infecção ascendente.

As situações clínicas assintomáticas da cistite são manifestadas por: polaciúria, desconforto suprapúbico, urgência urinária, ardência miccional, principalmente terminal.

A *pielonefrite* apresenta incidência variável e depende da prevalência da bacteriúria assintomática e de como é tratada.

Entre as manifestações destacam-se a febre e a dor lombar com irradiação para a fossa ilíaca e os órgãos genitais. Além disso, incluem-se os sintomas da cistite (polaciúria, desconforto suprapúbico, urgência e ardência miccionais). Essa sintomatologia clássica pode estar associada a náuseas, vômito e calafrios (Rezende, 2018).

A hospitalização é indicada para o tratamento de pielonefrite em gestante, a fim de iniciar antibióticos por via parenteral, além de hidratação intravenosa. Esta última é necessária para promover débito urinário adequado.

▪ Principais intervenções de enfermagem

- Durante o pré-natal, investigue se a gestante tem frequência e urgência urinárias, disúria ou hematúria. Solicite EAS de rotina
- Institua orientações relacionadas com as práticas higiênicas e profiláticas sobre os hábitos de eliminação vesicais e intestinais: urinar quando sentir necessidade e antes de deitar-se para dormir; após evacuar, limpar-se na direção da sínfise pubiana para o ânus; lavar as mãos antes e após usar o vaso sanitário
- Enfatize a importância de notificar imediatamente ao profissional de saúde os sinais de infecção, como ardência miccional.

Infecções virais

As infecções virais representam significativo agressor à fisiologia materna e ao desenvolvimento fetal. Em alguns casos, os vírus podem ultrapassar a barreira transplacentária. O vírus Zika, classificado como um arbovírus, transmitido especificamente por picadas do mosquito *Aedes aegypti*, é um exemplo.

A doença causada pelo vírus Zika apresenta risco superior comparado ao de outras arboviroses, como dengue, febre amarela e chikungunya, para o desenvolvimento de complicações neurológicas, como encefalites, microcefalia, entre outras. Ao ultrapassar a barreira transplacentária, o vírus acomete o tecido cerebral, desacelerando o crescimento celular do feto. A doença materna que se manifesta com *rash* cutâneo e prurido em todo o corpo, hiperemia conjuntival não purulenta e sem prurido, febre baixa, dores no corpo e nas articulações, não apresenta tratamento específico. A melhor recomendação às gestantes é a prevenção com medidas de erradicação da proliferação do mosquito, assim como a utilização de repelentes, conforme indicação do Ministério da Saúde e outros órgãos da saúde. Durante a infecção, recomendam-se apenas medicamentos para os sintomas, conforme prescrição médica (Brasil, 2018a).

154 Parte 1 • Enfermagem Materna

Influenza A (H1N1)

Infecção respiratória aguda, causada pelo vírus tipo A, diferenciada dos demais tipos de *influenza* que também possuem comportamento sazonal. O *influenza A* (H1N1), vírus capaz de ultrapassar a barreira transplacentária, está associado a epidemias e pandemias. O pico da incidência ocorre entre as estações climáticas mais frias, admitindo-se variações de circulação do vírus a cada ano.

Assim como o vírus da COVID-19 (coronavírus), o *influenza A* (H1N1) pode ser transmitido por contato direto, gotículas respiratórias e contato indireto por meio de manipulação de objetos e superfícies contaminadas.

O *influenza A* (H1N1) apresenta manifestações semelhantes às dos demais subtipos. É responsável por causar tosse, coriza, disfonia, febre (≥ 37,8°C), com a curva térmica em geral declinando após 2 ou 3 dias e normalizando em torno do 6º dia de evolução. Além disso, existem queixas de mialgias, artralgias, cefaleia, inapetência, indisposição física, com possibilidade até mesmo de episódios eméticos e diarreicos.

Tratamento e complicações

Gestantes infectadas por *influenza A* (H1N1), independentemente da idade gestacional, e puérperas em até 2 semanas de pós-parto, incluindo-se abortamento ou perda fetal, são pertencentes ao grupo de risco para complicações e devem iniciar o tratamento o mais brevemente possível. Além de medicamentos sintomáticos e de hidratação, é necessário o uso de antivirais.

Devido ao risco de lesão fetal, a hipertermia materna deve ser controlada com o uso de antitérmicos, sendo a melhor escolha de prescrição médica o uso do paracetamol. Mesmo vacinadas, gestantes e puérperas infectadas devem ser tratadas conforme prescrição médica com antiviral. O fosfato de oseltamivir (Tamiflu®) é atualmente o mais indicado na síndrome gripal independentemente de sinais de agravamento, visando à redução da morbimortalidade materna. O uso de zanamivir (Relenza®), na atualidade, é indicado somente em situações de intolerância gastrintestinal grave, reações anafiláticas e resistência ao oseltamivir (Brasil, 2018a).

A infecção por *Influenza A* (H1N1) em gestantes está associada ao risco de prematuridade neonatal e baixo peso fetal. Falência respiratória materna e óbito são complicações mais comuns em gestantes infectadas.

A melhor prevenção contra a infecção é a vacinação, oferecida anualmente. A vacina é capaz de promover imunidade durante o período de maior circulação dos vírus influenza. É indicada para gestantes, puérperas em até 45 dias após o parto, além de indivíduos com 60 anos de idade ou mais, crianças entre 6 meses e 5 anos, profissionais da saúde, indígenas, portadores de doenças crônicas não transmissíveis, adolescentes e jovens de 12 a 21 anos de idade sob medidas socioeducativas, professores das redes pública e privada e funcionários do sistema prisional.

Rubéola

Infecção viral que pode produzir graves malformações no feto. O vírus é transmitido de pessoa a pessoa por meio das secreções faríngeas.

- **Sinais e sintomas**: o período prodrômico da doença viral é marcado por mal-estar, febrícula, cefaleia e ardor conjuntival. Contudo, os sinais e sintomas clássicos incluem:
  - Exantema maculopapular centrífugo tipicamente no rosto, alastrando-se pelo tronco (surge 2 a 3 semanas após contato, durando até 5 dias)

  - Febrícula
  - Adenomegalia, principalmente na região cervical
  - Artralgias, que são queixas comuns em 40% dos casos
    Observação: uma semana antes da fase exantemática, o vírus já está sendo eliminado na orofaringe
- **Efeitos na gestação**: a transmissão por meio da placenta determina a infecção do feto; o vírus da rubéola apresenta elevada toxicidade para os tecidos embrionários, causando a síndrome da rubéola congênita. Dependendo da idade gestacional, pode ocorrer abortamento espontâneo ou parto prematuro. A gravidade do seu efeito depende do estágio de desenvolvimento do concepto no momento da infecção, sendo o primeiro trimestre, período de rápida organogênese, a fase mais crítica, podendo causar anomalias congênitas, como microftalmia, cardiopatia, alterações auditivas, retardo mental, catarata, anemia hemolítica, hepatite, alterações ósseas, entre outras enfermidades
- **Diagnóstico e tratamento**: o diagnóstico clínico pode ser suspeitado em pacientes que apresentam os sintomas clássicos citados. O diagnóstico da infecção fetal pelo vírus da rubéola pode ser confirmado pela pesquisa direta do microrganismo (ou de seus fragmentos) e/ou de anticorpos contra ele. A reação em cadeia da polimerase (PCR) pode ser usada nas amostras de vilo corial (biopsia), líquido amniótico (amniocentese) e sangue fetal (cordocentese). No sangue fetal, além da PCR, pode ser pesquisado IgM (após 16 semanas de gestação) e realizado hemograma fetal. É acompanhado da dosagem da IgM antivírus da rubéola. Seu pico é em torno de 1 a 2 semanas após o exantema materno. O achado de IgG não ajuda no diagnóstico, pois significa contato prévio com esse vírus, e o risco de transmissão vertical é mínimo. Sorologia IgG-negativa para rubéola indica gestante suscetível para aquisição da doença
- **Considerações de enfermagem**: no puerpério, essas pacientes devem ser orientadas para imunização. A vacina contra rubéola contém vírus vivos atenuados e não deve ser administrada em gestantes, pois eles cruzam a placenta, podendo provocar consequências danosas ao desenvolvimento fetal. Por esse motivo, o profissional, antes de administrar a dose da vacina, deve certificar-se de que as mulheres já estão imunes ou não apresentam possibilidade de estar grávidas e informar o risco de uma gestação nos 2 meses seguintes.

Sífilis

Doença infecciosa causada pela bactéria *Treponema pallidum* cuja transmissão pode ocorrer por meio de relações sexuais desprotegidas, transfusão de sangue contaminado e durante a gestação e o parto (transmissão vertical). A sífilis apresenta uma sequência de manifestação que envolve três estágios: primário, secundário e terciário. Em conformidade com a lei e as recomendações do Ministério da Saúde, tanto a sífilis em gestante como a congênita são doenças de notificação compulsória

- **Sinais e sintomas**: sífilis primária – cancro duro e linfadenopatia inguinal, que surgem entre a 2ª ou 3ª semana após a relação sexual desprotegida com pessoa infectada; é de curta duração e de difícil diagnóstico; sífilis secundária – surgem lesões cutâneas e mucosas em várias partes do corpo e ocorre queda de cabelos; sífilis terciária – fase mais grave da doença; causa cegueira, cardiopatia, paralisia
- **Efeitos na gestação**: em gestantes pode provocar abortamento espontâneo e, em outras situações, podem ocorrer

trabalho de parto prematuro, infecção congênita, malformação fetal e natimortalidade. Durante a gravidez, após confirmação do *venereal diseases research laboratory* (VDRL), iniciar o tratamento imediatamente

- **Diagnóstico**: os exames solicitados são:
  - Sorologia não treponêmica
    - VDRL e *rapid plasma reagin* (RPR)
      - O VDRL geralmente torna-se reativo a partir da 2ª semana do aparecimento do cancro duro (sífilis primária), ou em torno de 50 dias do contágio. Após o início da reatividade detectada pelo exame, sofre uma elevação ao longo do tempo, sendo comumente a titulação mais elevada na fase secundária da doença
      - É comum observar redução dos títulos a partir do primeiro ano de evolução da doença, mesmo sem tratamento
      - Na realização correta do tratamento, observa-se a queda dos títulos após algumas semanas. A negativação geralmente ocorre entre 9 e 12 meses, podendo, no entanto, permanecer com títulos baixos por longos períodos de tempo, até mesmo por toda a vida, sendo assim denominada "memória" ou "cicatriz" sorológica
      - Assim, títulos baixos podem representar doença muito recente ou muito antiga, tratada ou não
      - Dois títulos baixos, em um teste não treponêmico, com intervalo de 30 dias ou mais, excluem sífilis recente
      - Um teste treponêmico negativo exclui o diagnóstico de sífilis em atividade, observado o período de "janela imunológica"
      - Três títulos sucessivos baixos (menores ou iguais a 1/4), com intervalo superior a 30 dias, sem nenhum indício de reinfecção, é indicativo de "memória" sorológica
      - O resultado do VDRL reagente não indica necessariamente a presença da sífilis, pois doenças como hanseníase, malária, mononucleose, leptospirose, lúpus eritematoso sistêmico e artrite reumatoide podem revelar resultado falso-positivo
  - Sorologia treponêmica
    - *Fluorescent treponemal antibody – absorption* (FTA-Abs) – materna
      - O FTA-Abs, quando reagente, indica confirmação da sífilis, sendo detectada pela quantidade de anticorpos no sangue contra o *Treponema pallidum*
      - O FTA-Abs/IgM é evidenciado no FTA-Abs reagente, e para títulos de VDRL inferiores a 1/8, pois IgM é um marcador imunológico que identifica em que fase a doença está, podendo assim ser classificada como em atividade (se os títulos de VDRL estiverem iguais ou maiores que 1/8) ou se memória imunológica (se os títulos de VDRL estiverem iguais ou inferiores a 1/4).

Um exemplo para melhor compreensão se dá em consulta de pré-natal, quando a gestante retorna com os resultados de exame de primeira consulta e o VDRL dela é 1/2. Essa titulação não possibilita identificar se seria o início da doença ou a classificação de uma cicatriz sorológica (memória). Assim, caberia a realização do FTA-Abs/IgM. Sendo o FTA-Abs reagente, indicaria a doença em atividade e o enfermeiro destinaria o tratamento específico com penicilina G benzatina e acompanhamento mensal dos títulos de VDRL. Caso contrário, classificá-la-ia como cicatriz sorológica, sem indicação terapêutica

  - FTA-Abs (*fluorescent treponemal antibody – absorption*) – recém-nascido
    - O FTA-Abs/IgG, quando reagente em material do recém-nascido, significa transferência materna de anticorpos pela placenta
    - O FTA-Abs/IgM, por sua baixa sensibilidade em recém-nascidos, pode apresentar baixa especificidade para a definição do diagnóstico. Assim, não é recomendável a realização de exames treponêmicos para a confirmação de sífilis congênita em recém-nascidos
    - No entanto, se reagentes após o 18º mês de vida, confirma-se o diagnóstico da infecção

- **Tratamento de escolha**: penicilina
  - Tratamento da sífilis adquirida:
    - Sífilis primária (cancro duro): penicilina G benzatina 2,4 milhões de UI, IM, dose única (sendo 1,2 milhão em cada glúteo).
    - Sífilis secundária (lesões cutâneas não ulceradas) e sífilis latente recente (com menos de 1 ano de evolução): penicilina G benzatina 2,4 milhões de UI, IM, repetindo-se a mesma dose 1 semana depois. Dose total: 4,8 milhões de UI
    - Sífilis terciária ou sífilis com mais de 1 ano de evolução ou com duração ignorada: penicilina G benzatina 2,4 milhões de UI, IM, em 3 aplicações, com intervalo de 1 semana entre elas. Dose total: 7,2 milhões de UI.

Algumas mulheres apresentam história comprovada de alergia à penicilina, podendo, neste caso, ser tratadas com eritromicina (estearato/estolato), 500 mg, VO, a cada 6 horas, por 15 dias, para a sífilis recente; e por 30 dias para a sífilis tardia. Podem ser também usadas a tetraciclina e a doxiciclina, indicadas na mesma dosagem (Brasil, 2015).

Entretanto, em meio à dose inicial do tratamento de sífilis secundária, algumas mulheres podem apresentar reação febril de *Jarisch-Herxheimer,** na qual ocorrem exacerbação das lesões cutâneas, cefaleia, febre e artralgias. Essas manifestações exigem apenas cuidados sintomáticos, pois, em geral, ocorre involução espontânea dos sintomas em 12 a 48 horas.

Essa reação não significa hipersensibilidade ao fármaco e, por esse motivo, não se justifica a interrupção do esquema terapêutico. Em geral não ocorrerá novamente nas próximas aplicações

- Após o término do tratamento completo, o(a) enfermeiro(a) deve realizar o controle de cura mensal por meio dos títulos de VDRL
- Começar a tratar novamente em caso de interrupção de tratamento ou quadruplicação do denominador (p. ex., de 1/2 para 1/8)

---

* A reação de Jarish-Herxheimer ocorre por liberação dos antígenos dos espiroquetas mortos, 1 a 2 horas após o tratamento, simulando reações alérgicas do tipo imediato. Há intensificação do *rash* cutâneo (roséolas sifilíticas), elevação de temperatura, calafrios, cefaleia e, raramente, hipotensão (Brasil, 2015).

- – Títulos menores que 1/4 podem significar: doença recente (títulos ascendentes); doença antiga (títulos em declínio) tratada ou não, já que o VDRL tende a diminuir após o primeiro ano de infecção; cicatriz sorológica após o tratamento
- **Tratamento inadequado da sífilis materna – é assim considerado**:
  - Todo aquele realizado com qualquer medicamento que não seja penicilina
  - Tratamento incompleto, mesmo tendo sido realizado com penicilina
  - Tratamento realizado ou finalizado em período menor que 30 dias antes do parto
  - Quando o parceiro não foi tratado, ou foi tratado inadequadamente, e manteve contato sexual com a gestante após seu tratamento, sem usar o preservativo (masculino ou feminino)
- **Considerações de enfermagem**: qualificação do pré-natal por meio de:
  - Políticas de incentivo
  - Disponibilização de testes diagnósticos e tratamento para os agravos identificados. A sífilis é um dos agravos prioritários
  - Ações de controle, triagem laboratorial de todas as gestantes no pré-natal e tratamento oportuno
- **Orientações importantes**:
  - Evitar relação sexual até que o tratamento da gestante (e do parceiro com a doença) se complete
  - A gestante deve realizar controle de cura mensal
- **Prevenção e controle**:
  - Educação em saúde
  - Uso regular de preservativos
  - Diagnóstico precoce em mulheres em idade fértil e parceiros
  - Realização do teste diagnóstico em mulheres com intenção de engravidar
  - Abstinência sexual durante as fases de atividade da doença
  - Uso de preservativos durante as relações sexuais
  - Tratamento da gestante simultâneo ao do seu companheiro
  - Avaliação da possibilidade de reinfecção
  - Adesão rigorosa às medidas de higiene perineal
  - Lavagem cuidadosa das mãos após contato com áreas infectadas e antes de pegar o recém-nascido e tocar em outras pessoas.

Transmissão vertical do HIV

O modo de transmissão vertical do HIV está relacionado com múltiplos fatores. Entre os principais, destacam-se: carga viral elevada, ruptura prolongada das membranas amnióticas, via de parto, práticas intervencionistas, dentre outros.

Conforme o manual de *Recomendações para profilaxia da transmissão vertical do HIV e terapia antirretroviral em gestantes* (Brasil, 2018b), a carga viral nas secreções cervicovaginais e no leite materno tem-se mostrado importante fator de risco da transmissão do HIV, respectivamente, durante o parto e a amamentação. Suspeita-se de que aproximadamente 80% dessas transmissões ocorram durante ou próximo ao período intraparto, quando não realizadas as devidas intervenções medicamentosas. No caso do aleitamento materno, o risco adicional de transmissão chega a 22%.

Sendo maior o risco de contaminação durante o período do trabalho de parto e parto, no decorrer do pré-natal a mulher HIV-positiva deve receber as devidas orientações sobre a possibilidade de transmissão vertical.

Sem nenhuma intervenção durante o pré-natal, o manual citado descreve que o índice de transmissão situa-se em torno de 25%. Por meio de algumas medidas e a manutenção dos níveis de carga viral abaixo de 1.000 cópias/mℓ, essa transmissão pode ser reduzida para menos de 1%.

A identificação de gestantes soropositivas para o HIV é fundamental para um acompanhamento adequado no ciclo gravídico-puerperal e no período neonatal. O teste anti-HIV deve ser oferecido a toda gestante, devendo ser sempre voluntário e confidencial.

Dessa maneira, durante o pré-natal os principais exames devem ser solicitados ainda no primeiro trimestre de gestação, a fim de iniciar o uso profilático de terapia antirretroviral, para as mulheres HIV-positivas, a partir da 14ª semana gestacional, conforme preconiza o Ministério da Saúde (Brasil, 2018b).

O princípio básico da assistência à gestante portadora do HIV consiste em não realizar procedimentos que exponham o neonato a sangue e secreções maternos por muito tempo e que promovam solução de continuidade na pele do recém-nascido, além de desaconselhar o aleitamento materno. A definição da via de parto está relacionada diretamente com a carga viral materna no terceiro trimestre gestacional. Embora existam benefícios da cesariana eletiva com a redução da transmissão vertical do HIV, é possível optar por um parto vaginal quando a carga viral materna for inferior a 1.000 cópias/mℓ.

Durante o trabalho de parto e o parto, os cuidados essenciais são: não realizar amniotomia (rompimento artificial das membranas amnióticas); evitar toques vaginais repetidos e procedimentos invasivos, como amniocentese, cordocentese, escalpe cefálico; não usar fórceps nem realizar episiotomia ou extração a vácuo, sempre que possível; não executar manobra de *Kristeller*; clampear o cordão umbilical imediatamente após a expulsão do neonato; aspirar delicadamente as vias respiratórias do recém-nascido, evitando traumatismos em mucosas; e lavar o neonato com água e sabão imediatamente após o nascimento, a fim de minimizar o contato com as secreções do parto.

Além disso, é válido que o profissional esteja atento para que as parturientes portadoras do HIV não permaneçam com bolsa rota por mais de 4 horas, ou em trabalho de parto prolongado, pois isso aumenta as possibilidades de contaminação para o RN (Brasil, 2010).

No período puerperal, logo após o parto, o profissional deve estar ciente quanto à inibição láctea da puérpera HIV-positiva. Além da forma medicamentosa que pode ser prescrita pelo médico, o(a) enfermeiro(a) também pode atuar inibindo a lactação, com consentimento da puérpera, por meio da compressão das mamas com atadura ou até mesmo orientá-la quanto ao uso de um sutiã mais firme que possibilite compressão das mamas. O enfaixamento é recomendado por um período de 10 dias, evitando-se a manipulação e a estimulação das mamas, além da aplicação de gelo local por um período máximo de 20 minutos em cada mama, por 3 vezes/dia, realizando-se sempre um rodízio de aplicação fria nos quatro quadrantes da mama.

No entanto, nos casos que requerem ação medicamentosa para a inibição definitiva da lactação logo após o parto, utiliza-se cabergolina 1 mg (2 comprimidos de 0,5 mg – dose única). Desse modo, nos serviços em que há medicação disponível, torna-se desnecessária a técnica de enfaixamento das mamas como inibição mecânica da lactação.

As mulheres infectadas devem ser informadas e aconselhadas sobre o risco de transmissão do HIV durante a amamentação e orientadas quanto ao uso de substitutos do leite materno (como fórmula infantil), ou, quando disponível, o uso de leite de bancos de leite credenciados pelo Ministério da Saúde. Nenhuma criança deve receber aleitamento cruzado (leite de outra mulher).

O acompanhamento clínico da mulher deve incluir: retorno para avaliação clínico-obstétrica no 8º e no 40º dia pós-parto; encaminhamento à infectologia para seguimento clínico da infecção pelo HIV; reavaliação da necessidade de manutenção ou não da terapia antirretroviral e direcionamento ao serviço de planejamento familiar e orientações gerais para infecções sexualmente transmissíveis (ISTs).

Em suma, com uma abordagem adequada e orientação aprofundada à mulher soropositiva durante o pré-natal, parto e puerpério, o profissional pode reduzir os riscos materno-infantis em níveis muito próximos aos de gestantes não infectadas. Para isso, deve-se seguir o *Protocolo clínico e diretrizes terapêuticas para prevenção da transmissão vertical de HIV, sífilis e hepatites virais* (Brasil, 2018b), que consiste basicamente em:

- Durante a gestação, fornecer o esquema por via oral da terapia antirretroviral; a opção de primeira escolha a partir da 14ª semana de gestação é: tenofovir (TDF) + lamivudina (3TC) + raltegravir (RAL). Outra opção de antirretroviral para o segundo trimestre é: tenofovir (TDF)/lamivudina (3TC) + dolutegravir (DTG)
- Durante o trabalho de parto e parto:
  - Recomendar administração de zidovudina (AZT) intravenosa profilática durante o parto, quando a gestante apresentar carga viral desconhecida ou detectável na 34ª semana, indicando-se o parto cesárea eletivo, preferencialmente empelicado, recomendado a partir de 38 semanas
  - Para as situações em que as gestantes evidenciam carga viral detectável, porém menor que 1.000 cópias/mℓ na 34ª semana, o parto pode ser realizado por via vaginal ou conforme indicação obstétrica, devendo-se aplicar AZT injetável no parto
  - Para a gestante que apresenta carga viral indetectável na 34ª semana, o parto pode seguir conforme indicação obstétrica, mas preferencialmente por via vaginal, não sendo indicada a AZT injetável, mas recomenda-se manter a terapia antirretroviral por via oral, habitualmente utilizada no período gestacional.

Algumas recomendações importantes:

- Durante o trabalho de parto e parto (Quadro 14.7), quando existir indicação para administração de AZT injetável na mulher, esta deve ocorrer preferencialmente desde o início do trabalho de parto até o clampeamento do cordão umbilical
- Não havendo disponibilidade de AZT injetável, deve-se usar esquema alternativo de AZT 300 mg, VO, no começo do trabalho de parto e, a partir de então, 300 mg a cada 3 horas até o clampeamento do cordão umbilical. A parturiente deve receber AZT intravenosa, na dose de ataque, seguida de infusão contínua, desde o início do trabalho de parto até o clampeamento do cordão umbilical. Essas recomendações são para qualquer tipo de parto. Em todo caso, nas situações em que houver a possibilidade de cesárea eletiva, deve-se iniciar a AZT intravenosa 3 horas antes da intervenção cirúrgica
- No recém-nascido (Quadro 14.8), administrar xarope de AZT (solução oral) 10 mg/mℓ – iniciar após o parto,

---

Quadro 14.7 Esquema de tratamento para a parturiente.

AZT injetável – frasco ampola de 200 mg com 20 ml (10 mg/mℓ)

- Iniciar a infusão, em acesso venoso individualizado, com 2 mg/kg na primeira hora, seguindo infusão contínua com 1 mg/kg/h até o clampeamento do cordão umbilical.

Quadro 14.8 Esquema de tratamento para o recém-nascido.

AZT – solução oral

- Iniciar até 12 h após o parto (preferencialmente até a 4a hora), na dose de 4 mg/kg a cada 12 h, durante 4 semanas. Excepcionalmente, quando o RN não tiver condições de receber o medicamento por via oral, deve ser utilizado o AZT injetável, 3 mg/kg/dose 12/12 h

---

preferencialmente até a 4ª hora, na dose de 4 mg/kg a cada 12 horas, durante 4 semanas

- Excepcionalmente, quando o recém-nascido com 35 semanas de idade gestacional ou mais não tiver condições de receber o medicamento por via oral, pode ser utilizada a AZT injetável, na dosagem de 3 mg/kg/dose, IV, a cada 12 horas, por 4 semanas.

Conforme o *Protocolo clínico e diretrizes terapêuticas para prevenção da transmissão vertical de HIV, sífilis e hepatites virais* (Brasil, 2018b), cabe ressaltar que, para as mulheres que não utilizaram antirretroviral durante a gestação independentemente do uso de AZT injetável periparto, ou que realizaram antirretroviral na gestação, mas evidenciou-se carga viral desconhecida ou acima de 1.000 cópias/mℓ no terceiro trimestre, ou mulheres HIV-positivo com histórico de má adesão mesmo com carga viral menor que 1.000 cópias/mℓ no terceiro trimestre, ou parturientes com IST, especialmente sífilis ou com resultado reagente para o HIV no momento do parto, além da AZT em xarope, solução oral para o recém-nascido, como citado no parágrafo anterior, deve-se associar à AZT a nevirapina (NVP), solução oral que deve ser administrada em até 48 horas após o nascimento do neonato.

Quando o recém-nascido apresentar condições clínicas desfavoráveis que o impossibilitem de deglutir, a NVP poderá ser administrada por sonda nasoenteral, pois esse medicamento não apresenta formulação injetável (BRASIL, 2018b).

Transmissão vertical da toxoplasmose

Causada pelo protozoário *Toxoplasma gondii*, pode ser transmitida por meio da ingestão de carne crua ou malcozida, que contenha microrganismos encistados; pelas fezes dos gatos e também por via transplacentária, caso a gestante esteja infectada.

- **Sinais e sintomas**: no adulto, a toxoplasmose é frequentemente subclínica, ou seja, assintomática. Quando ocorrem sintomas, muitas vezes brandos e inespecíficos, são descritos como mal-estar, cefaleia e mialgia. Os sinais clínicos da doença são febre baixa e, ocasionalmente, erupção cutânea
- **Efeitos na gestação**: o protozoário cruza rapidamente a placenta, causando infecção congênita e, dependendo da idade gestacional, pode provocar abortamento espontâneo ou parto prematuro. Os conceptos infectados podem apresentar várias complicações intraútero (retardo no crescimento intrauterino, microcefalia, hidrocefalia, hepatoesplenomegalia) e, após o nascimento, raramente sobrevivem. Contudo, nas infecções menos graves, é possível diagnosticar depois

da concepção e/ou durante a infância: icterícia neonatal patológica, convulsões, erupção cutânea, retardo mental, cegueira, surdez, coriorretinite (inflamações da coroide e da retina) ou atraso no desenvolvimento
- **Diagnóstico e tratamento**: a suspeita diagnóstica surge pela descrição dos sinais e sintomas associados aos fatores de risco. O diagnóstico da infecção fetal pode ser confirmado por meio da pesquisa do microrganismo ou de anticorpos contra ele no líquido amniótico e no sangue do cordão umbilical. Os testes laboratoriais utilizados são: imunofluorescência (Elisa) e hemaglutinação.

Durante a gestação, recomenda-se a triagem por meio da detecção de anticorpos IgG e IgM na primeira consulta pré-natal
- Nas situações em que o resultado apresentar *IgG e IgM negativas*, o profissional deve instituir o programa de prevenção primária,* pois a gestante possui suscetibilidade para infecção. Nesse caso, recomenda-se a repetição da sorologia no terceiro trimestre de gestação
- Se a gestante for IgG-positiva e IgM-negativa, é considerada imunizada, ou seja, não há necessidade de novas sorologias
- Em situações em que *IgG for negativa e IgM positiva*, existe a possibilidade de ter ocorrido infecção muito recente; logo, deve-se iniciar espiramicina imediatamente (1 g, via oral, de 8/8 horas). Solicitar nova sorologia em 3 semanas
- Em situações em que *IgG for positiva e IgM positiva*, existe a possibilidade de infecção durante a gestação; logo, o profissional deve iniciar espiramicina imediatamente (1 g, via oral, de 8/8 horas). Um teste de avidez deverá ser realizado na mesma amostra coletada; entretanto, se não for possível, coletar nova amostra até 16 semanas (Brasil, 2020).

Assim, compreende-se que, por meio do teste de avidez, existe a possibilidade de identificar se a doença ocorreu antes de iniciar a gestação ou no início da gestação, o que possibilita manter ou suspender a espiramicina. Conforme esquema mostrado na Figura 14.11, quando o teste na amostra de IgG para toxoplasmose indicar baixa avidez, significa que há infecção aguda e, assim, deve-se permanecer com a espiramicina já iniciada. Resultados na amostra de IgG com alta avidez revelam que a infecção ocorreu antes do período gestacional, e, portanto, a espiramicina poderá ser suspensa.

Para o resultado de alta avidez (ou avidez forte), tem-se a infecção adquirida antes da gestação e, por esse motivo, não há necessidade de realizar mais testes. Logo, também se interrompe o tratamento instituído com espiramicina. Todavia, se o resultado indica baixa avidez (ou avidez fraca), tem-se uma infecção aguda. Nesse caso, o profissional deve manter espiramicina até a 16ª semana. A partir da 16ª semana, iniciar o esquema tríplice:** pirimetamina, sulfadiazina e ácido folínico, e encaminhar a gestante conforme protocolo institucional para Obstetrícia-Infectologia.

---
* O programa de prevenção primária refere-se aos cuidados de higiene na manipulação e no preparo dos alimentos, à orientação para não ingerir carnes cruas ou malcozidas e evitar contato com o solo e com fezes de gato, entre outros.

** O esquema tríplice materno caracteriza-se por pirimetamina 25 mg, de 12/12 horas, via oral; sulfadiazina 1.500 mg, de 12/12 horas, via oral; e ácido folínico 10 mg/dia, imprescindível para a prevenção de aplasia medular. O esquema tríplice deve ser mantido até o parto.

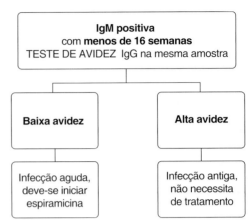

Figura 14.11 Toxoplasmose: teste de avidez.

O acompanhamento de imagem por meio do exame ultrassonográfico deve ser realizado mensalmente ou no máximo a cada 2 meses (Brasil, 2020).

A recomendação da triagem por meio da detecção de anticorpos IgG e IgM no terceiro trimestre gestacional traz a conduta de manter o programa de prevenção primária quando assim o resultado apresentar *IgG e IgM negativas*.

- Se, no terceiro trimestre, a gestante apresentar uma IgG positiva (sendo esta no primeiro trimestre negativa) e uma IgM negativa, existe a possibilidade de ter ocorrido um resultado falso-negativo da IgG na amostra anterior. Contudo, também é possível pensar na possibilidade de infecção durante a gestação, sendo necessário iniciar imediatamente o tratamento com esquema tríplice, mantendo-o até o parto e, após o nascimento, proceder com rastreamentos clínicos, laboratoriais e de imagem no recém-nascido.

Para as situações em que, no terceiro trimestre, a gestante for *IgG-negativa e IgM-positiva*, existe a possibilidade de ter ocorrido infecção muito recente ou a *IgM* ser falso-positiva. Todavia, deve-se iniciar espiramicina imediatamente (1g, via oral, de 8/8 horas). Solicitar nova sorologia em 3 semanas. Com sorologia *IgG e IgM positivas*, está confirmada a infecção, e o profissional deve substituir a espiramicina pelo esquema tríplice, mantendo-o até o parto. Também deve realizar o encaminhamento da gestante conforme protocolo institucional para Obstetrícia-Infectologia e acompanhamento ultrassonográfico mensal (Brasil, 2020)

- Em situações em que *IgG for positiva e IgM positiva*, no terceiro trimestre tem-se a certeza de infecção durante a gestação, devendo iniciar imediatamente o esquema tríplice* (pirimetamina, sulfadiazina e ácido folínico) e encaminhar a gestante conforme protocolo institucional para Obstetrícia-Infectologia. O acompanhamento de imagem por meio do exame ultrassonográfico deve ser realizado mensalmente ou no máximo a cada 2 meses (Brasil, 2020).

---
* O esquema tríplice materno caracteriza-se por pirimetamina 25 mg, de 12 em 12 horas, via oral; sulfadiazina 1.500 mg, de 12 em 12 horas, via oral; e ácido folínico 10 mg/dia, imprescindível para a prevenção de aplasia medular. O esquema tríplice deve ser mantido até o parto.

Capítulo 14 • Complexidades do Período Gestacional

Quadro 14.9 Avaliação dos exames laboratoriais referente à toxoplasmose na gestação: primeira sorologia correspondente ao primeiro trimestre (Brasil, 2020).

Situação	Resultados		Interpretação	Conduta
	IgG	IgM		
Primeira sorologia no 1º trimestre de gestação	Negativa	Negativa	Suscetibilidade	Programa de prevenção primária. Repetir sorologia no 3º trimestre (entre 32 e 24 semanas)
	Positiva	Negativa	Imunidade remota: gestante com toxoplasmose antiga	Não há necessidade de nova sorologia
	Negativa	Positiva	Infecção muito recente ou IgM falso-positiva	• Iniciar espiramicina imediatamente (via oral, 1 g, de 8/8 horas) • Repetir nova sorologia em 3 semanas • **Se IgM e IgG positivas**: confirmada a infecção. Manter espiramicina até a 16ª semana. A partir da 16ª semana, iniciar o esquema tríplice: pirimetamina, sulfadiazina e ácido folínico, e encaminhar gestante conforme protocolo institucional para Obstetrícia-Infectologia • **Se IgM positiva ou negativa e IgG negativa**: interromper o tratamento; orientar medidas de prevenção e repetir a sorologia após 1 mês. Se a sorologia permanecer inalterada, considerar gestante suscetível e repetir a sorologia no 3º trimestre gestacional
	Positiva	Positiva	Possibilidade de infecção durante a gestação	Iniciar espiramicina imediatamente (1 g, via oral, de 8/8 horas) Fazer o teste de avidez na mesma amostra. Se não for possível, coletar nova amostra até 16 semanas. Resultado: AVIDEZ FORTE – **infecção adquirida antes da gestação**. Não há necessidade de mais testes. Interromper o tratamento. Resultado: AVIDEZ FRACA – *infecção aguda*; manter espiramicina até a 16ª semana. A partir da 16ª semana, iniciar o esquema tríplice: pirimetamina, sulfadiazina e ácido folínico, e encaminhar a gestante conforme protocolo institucional para Obstetrícia-Infectologia. USG mensal ou bimensal.

Quadro 14.10 Avaliação dos exames laboratoriais referente à toxoplasmose na gestação: segunda sorologia correspondente ao terceiro trimestre (Brasil, 2020)

Situação	Resultados		Interpretação	Conduta
	IgG	IgM		
Segunda sorologia no 3º trimestre de gestação	Negativa	Negativa	Suscetibilidade	Manter o programa de prevenção primária
	Positiva	Negativa	Possibilidade de falso-negativo da IgG na amostra anterior. Provável imunidade remota	Exceção – primeira sorologia no 1º trimestre de gestação sendo IgM negativa e no terceiro trimestre IgG muito alta indica possibilidade de infecção durante a gestação. Analisar possibilidade de IgM falso-negativa Se houver possibilidade de infecção adquirida na gestação, iniciar o tratamento com esquema tríplice e, após o nascimento, rastreamento completo no recém-nascido
	Negativa	Positiva	Infecção muito recente ou IgM falso-positiva	• Iniciar espiramicina imediatamente (via oral, 1g de 8/8 horas) • Repetir nova sorologia em 3 semanas • **Se IgM e IgG positivas**: confirmada a infecção. Substituir a espiramicina pelo esquema tríplice mantendo-o até o parto. • Encaminhar a gestante conforme protocolo institucional para Obstetrícia-Infectologia • **Se IgM positiva ou negativa e IgG negativa**: interromper o tratamento; orientar medidas de prevenção e repetir a sorologia após 1 mês. Se a sorologia permanecer inalterada, considerar gestante susceptível
	Positiva	Positiva	Certeza de infecção durante a gestação	Iniciar o esquema tríplice (sulfadizina, pirimetamina e ácido folínico). USG mensal e encaminhamento para Obstetrícia- Infectologista

- **Considerações de enfermagem**:
  - Avalie a possibilidade dessa doença em todas as mulheres de risco, a fim de assegurar seu diagnóstico precocemente
  - Solicite, quando possível e/ou disponível, teste sorológico para detecção de anticorpos
  - Aconselhe a boa higiene das mãos na manipulação, no preparo e no consumo dos alimentos
  - Recomende a ingestão de carne bem cozida (principalmente a de porco), não devendo ser ingerida malpassada
  - Oriente a mulher a evitar contato com a urina e as fezes do gato doméstico, principalmente se o animal consumir carne crua de pequenos roedores, pois estes representam a maior ameaça
  - Sugira o uso de luvas para a mulher executar serviços de jardinagem (mesmo cuidado anterior).

160 Parte 1 • Enfermagem Materna

Questões de autoavaliação

1. O sulfato de magnésio é um anticonvulsivante efetivo, pois diminui a irritabilidade do sistema nervoso central e apresenta como efeito secundário a diminuição da pressão sanguínea por vasodilatação. Todavia, independentemente da via de administração, certos critérios clínicos devem ser observados antes da sua prescrição. São eles:
   - (A) Frequência respiratória superior a 12 irpm, débito urinário de pelo menos 30 mℓ/h e ausência de reflexo patelar
   - (B) Frequência respiratória superior a 12 irpm, débito urinário de pelo menos 30 mℓ/h e presença de reflexo patelar
   - (C) Frequência respiratória superior a 16 irpm, débito urinário de pelo menos 25 mℓ/h e presença de reflexo patelar
   - (D) Frequência respiratória superior a 16 irpm, débito urinário de pelo menos 30 mℓ/h e ausência de reflexo patelar

2. O sulfato de magnésio pode ser utilizado durante o trabalho de parto, parto e puerpério, devendo ser mantido por 24 horas após o parto, se iniciado antes dele. Esta medicação é indicada para prevenir convulsões recorrentes em mulheres com eclâmpsia, assim como aquelas que iniciaram em gestantes com pré-eclâmpsia. Para sua administração, é incorreto afirmar que:
   - (A) Pode ser realizada por via intramuscular, utilizando-se agulha longa e técnica em zigue-zague
   - (B) A dose de manutenção deverá ser suspensa caso a frequência respiratória seja menor que 16 irpm
   - (C) O gliconato de cálcio a 10% atua como antídoto em caso de depressão respiratória
   - (D) Nos casos de recorrência e persistência de convulsões, o nifedipino é a segunda opção terapêutica

3. De acordo com o manual *Gestação de alto risco*, quando ocorre a morte de embrião ou feto na cavidade uterina com menos de 22 semanas de gestação, em que, de maneira geral, o colo do útero ainda se encontra fechado, podendo ocorrer leve sangramento, pode-se classificar esse evento como:
   - (A) Ameaça de abortamento
   - (B) Abortamento inevitável
   - (C) Abortamento retido
   - (D) Abortamento infectado

4. O exame físico/ginecológico que evidencia sangue no canal vaginal, útero menor do que o esperado para a idade gestacional, amolecimento do colo do útero (e dor pélvica), em que se pode palpar uma massa dolorosa, podendo estar associada à eliminação de tecido coriônico pelo canal cervical, sugere o provável diagnóstico de:
   - (A) Placenta prévia
   - (B) Mola hidatiforme
   - (C) Gravidez ectópica
   - (D) Abortamento

5. Placenta prévia é definida como a placenta que se implanta total ou parcialmente no segmento inferior do útero, de acordo com sua posição em relação ao colo do útero, podendo ser classificada de três maneiras. Com base nessas informações, correlacione:
   - I. Baixa
   - II. Parcial
   - III. Completa
   - ( ) Recobre totalmente o orifício interno do colo do útero
   - ( ) Atinge o orifício interno do colo do útero, sem recobri-lo completamente
   - ( ) Está localizada próximo ao colo do útero, sem atingi-lo

A sequência correta é:
   - (A) III/II/I
   - (B) III/I/II
   - (C) II/I/III
   - (D) I/III/II

6. Em caso de gestante com VDRL positivo, achados clínicos de cancro duro e linfadenopatia inguinal evidenciados entre a 2ª e 3ª semana após a relação sexual desprotegida com pessoa infectada, o provável diagnóstico é sífilis _____ e a conduta terapêutica indicada é _____:
   - (A) Sífilis secundária/penicilina G benzatina 2,4 milhões de UI, IM, dose única
   - (B) Sífilis primária/penicilina G benzatina 2,4 milhões de UI, IM, dose única
   - (C) Sífilis terciária/penicilina G benzatina 2,4 milhões de UI, IM, semanal, por 3 semanas
   - (D) Sífilis primária/penicilina G benzatina 1,2 milhão de UI, IM, semanal, por 3 semanas

7. Assinale a resposta que completa corretamente as lacunas a seguir:
   A aloimunização do Rh pode ser prevenida pela administração de imunoglobulina anti-D, em mulheres com fator Rh _____, em resultado de Coombs indireto _____, com recém-nascido apresentando fator Rh _____ e resultado de Coombs direto _____.
   - (A) Negativo/positivo/positivo/negativo
   - (B) Negativo/negativo/positivo/negativo
   - (C) Positivo/positivo/negativo/positivo
   - (D) Negativo/negativo/negativo/positivo

8. A reação febril de Jarisch–Herxheimer refere-se às condições de reação ao tratamento da sífilis, em que é incorreto afirmar que:
   - (A) Ocorre por liberação de antígenos dos espiroquetas mortos, 1 a 2 horas após o tratamento
   - (B) É uma reação de hipersensibilidade ao fármaco usado, o que justifica a interrupção do esquema terapêutico
   - (C) Simula uma reação alérgica do tipo imediato, ocorrendo intensificação do *rash* cutâneo e aparecimento de roséolas sifilíticas
   - (D) Como as reações de lesões cutâneas, febre, artralgias e cefaleia apresentam involução espontânea em 12 a 48 horas, a terapêutica indicada exige apenas cuidados sintomáticos

9. Na pré-eclâmpsia, considera-se emergência obstétrica quando a pressão arterial diastólica está igual ou maior que 110 mmHg; nesse caso, o controle pressórico deve ser rápido, em até 1 ou 2 horas. Em relação à terapia anti-hipertensiva, o fármaco de primeira escolha durante a crise é:
   - (A) Hidralazina
   - (B) Labetalol
   - (C) Nifedipino
   - (D) Alfametildopa

10. Os casos suspeitos ou confirmados de amniorrexe prematura não devem ser submetidos ao exame de toque vaginal, porque isso aumenta o risco de infecções amnióticas, perinatais e puerperais. Entretanto, os métodos para diagnóstico da amniorrexe seguem abaixo, com exceção de:
   - (A) Prova de cristalização
   - (B) Verificação de pH do conteúdo vaginal
   - (C) Exame de ultrassonografia com a medida do índice de líquido amniótico (ILA)
   - (D) Teste de Schiller

Gabarito das questões: 1 – letra C; 2 – letra D; 3 – letra D; 4 – letra D; 5 – letra C; 6 – letra A; 7 – letra B; 8 – letra B; 9 – letra B; 10 – letra D.

REFERÊNCIAS BIBLIOGRÁFICAS

Branden PS. Enfermagem Materno-Infantil. Rio de Janeiro: Reichmann & Affonso editores; 2000.

Brasil. Ministério da Saúde. Atenção ao pré-natal de baixo risco. Brasília: Ministério da Saúde, 2012b.

Brasil. Ministério da Saúde. Atenção Humanizada ao Abortamento. Brasília: Ministério da Saúde, 2010.

Brasil. Ministério da Saúde. Gestação de alto risco. Secretaria de Políticas de Saúde. Brasília: Ministério da Saúde, 2012a.

Brasil. Ministério da Saúde. Manual dos Comitês de Mortalidade Materna. Manual técnico. 3. ed. Brasília: Ministério da Saúde, 2009.

Brasil. Ministério da Saúde. Parto, aborto e puerpério: assistência humanizada à mulher. Secretaria de Políticas de Saúde. Área Técnica de Saúde da Mulher. Brasília: Ministério da Saúde, 2001.

Brasil. Ministério da Saúde. Prevenção e tratamento dos agravos resultantes da violência sexual contra mulheres e adolescentes: norma técnica. Brasília: Ministério da Saúde, 2012 c.

Brasil. Ministério da Saúde. Protocolo clínico e diretrizes terapêuticas para prevenção da transmissão vertical de HIV, sífilis e hepatites virais. Brasília: Ministério da Saúde, 2018b.

Brasil. Ministério da Saúde. Protocolo clínico e diretrizes terapêuticas para atenção integral às pessoas com infecções sexualmente transmissíveis. Brasília: Ministério da Saúde, 2015.

Brasil. Ministério da Saúde. Protocolo de tratamento de Influenza: 2017. Brasília: Ministério da Saúde, 2018a.

Brasil. Ministério da Saúde. Protocolos da atenção básica: saúde das mulheres. Brasília: Ministério da Saúde, 2016. Brasil. Ministério da Saúde. Recomendações para profilaxia da transmissão vertical do HIV e terapia antirretroviral em gestantes. Brasília: Ministério da Saúde, 2010.

Brasil. Ministério da Saúde. Secretaria de Atenção Primária à Saúde. Departamento de Ações Programáticas Estratégicas. Coordenação-Geral de Ciclos da Vida. Coordenação de Saúde das Mulheres. Nota Técnica nº 14/2020, publicada em 22/05/2020. Trata do fluxograma de diretriz Nacional, para a condução clínica do diagnóstico e tratamento da Toxoplasmose Gestacional e Congênita.

Brasil. Ministério da Saúde. Vírus Zika no Brasil: a resposta do SUS. Brasília: Ministério da Saúde, 2017.

Kathryn AM *et al.* Enfermagem Materno-Infantil: Planos de Cuidados. 3. ed. Rio de Janeiro: Reichmann & Affonso Editores; 2002.

Rezende J. Obstetrícia Fundamental. 14. ed. Rio de Janeiro: Guanabara Koogan; 2018.

Ricci SS. Enfermagem Materno-neonatal e Saúde da Mulher. Tradução de Maria de Fátima Azevedo. Rio de Janeiro: Guanabara Koogan; 2015.

Ziegel EE, Cranley MS. Enfermagem Obstétrica. 8. ed. Rio de Janeiro: Guanabara Koogan; 1985.

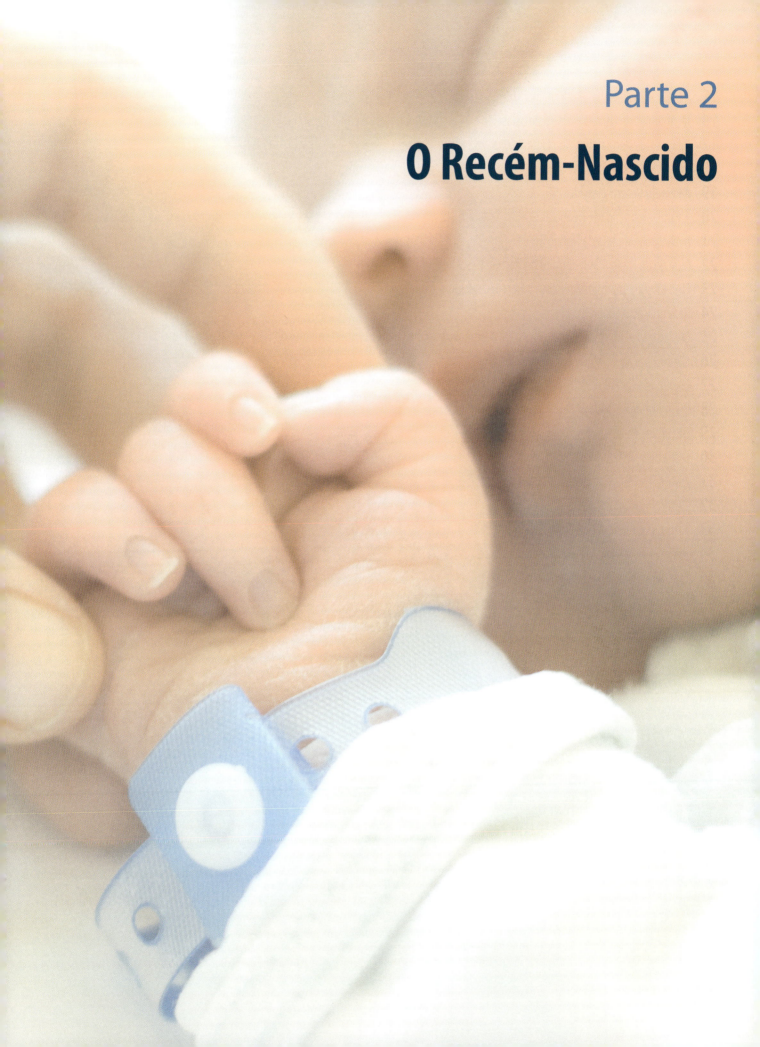

Parte 2
O Recém-Nascido

15 A Prática da Enfermagem Neonatal, *165*

16 Tecnologias de Cuidados ao Recém-Nascido e à Família na Unidade Neonatal, *171*

17 Adaptações Neonatais à Vida Extrauterina, *182*

18 Exame Físico Neonatal, *188*

19 A Pele do Recém-Nascido, *201*

20 A Família na Unidade Neonatal, *208*

21 Avaliação e Manejo da Dor no Recém-Nascido, *213*

22 Manejo da Estabilidade Térmica no Recém-Nascido, *219*

23 Cuidados Imediatos e Mediatos ao Recém-Nascido, *226*

24 Reanimação Neonatal, *238*

25 Cuidados de Enfermagem Voltados para o Desenvolvimento Neurocomportamental do Recém-Nascido, *246*

26 Administração de Medicamentos ao Recém-Nascido, *251*

27 Equilíbrio Hidreletrolítico e Nutricional, *259*

28 Prematuridade, *269*

29 Distúrbios Respiratórios, *273*

30 Distúrbios Neurológicos, *281*

31 Distúrbios Gastrintestinais, *291*

32 Distúrbios Hematológicos, *295*

33 Afecções Cirúrgicas e Malformações Congênitas no Período Neonatal, *302*

34 Infecção Neonatal, *318*

35 Cuidados Paliativos em Neonatologia, *324*

15

A Prática da Enfermagem Neonatal

Adriana Teixeira Reis • Caroline Vieira de Araújo

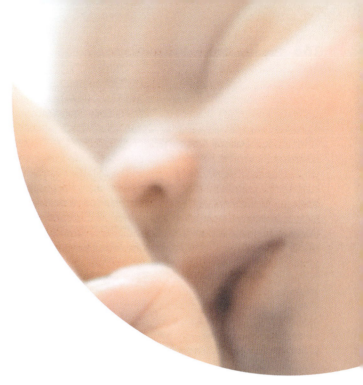

BASES FUNDAMENTAIS PARA O CUIDADO DO RECÉM-NASCIDO | DESCRIÇÃO E ORGANIZAÇÃO DAS UNIDADES NEONATAIS

Apesar de a taxa de mortalidade infantil brasileira ter declinado nas últimas décadas, o componente neonatal precoce (0 a 6 dias de vida) ainda é responsável por manter os indicadores brasileiros preocupantes. Cerca de 25% das mortes infantis acontecem nas primeiras 24 horas de vida, indicando uma relação estreita com a atenção ao parto e ao nascimento (Lansky et al., 2014).

No Brasil, os serviços de assistência ao recém-nascido (RN) têm buscado melhorias em sua estrutura e em sua organização desde a década de 1990, com o objetivo de reduzir a mortalidade materno-infantil. A partir dessa data, várias iniciativas, programas e pactos foram impulsionados. A Política Nacional de Atenção Integral à Saúde da Criança (PNAISC, 2015) apresenta sete eixos estratégicos de atenção, dentre os quais destaca-se a "atenção humanizada e qualificada à gestação, ao parto, ao nascimento e ao recém-nascido". É uma das políticas mais recentes, que abrange todos os marcos históricos de iniciativas à saúde da criança brasileira (Figura 15.1).

As unidades neonatais são serviços de internação responsáveis pelo cuidado integral ao RN em estado grave ou potencialmente grave, compostos por estruturas assistenciais com condições técnicas adequadas à prestação de apoio especializado, incluindo instalações físicas, equipamentos e recursos humanos. São locais de assistência altamente técnica e qualificada para o tratamento de RN que apresentam graves disfunções clínicas e/ou cirúrgicas desde o nascimento até o 28º dia de vida (Figuras 15.2 e 15.3).

As unidades neonatais são organizadas, de acordo com sua complexidade, conforme descrito no Quadro 15.1.

São considerados RNs em estado grave ou com risco de morte aqueles (Brasil, 2012):

- De qualquer idade gestacional que necessitem de ventilação mecânica e fração de oxigênio (F_{IO_2}) > 30% (insuficiência respiratória)
- Menores de 30 semanas de idade gestacional ou peso < 1.000 g
- Que necessitem de cirurgias de grande porte ou pós-operatório imediato
- Que necessitem de cuidados especializados, como: cateter venoso central (CVC), nutrição parenteral total (NPT), substâncias vasoativas, prostaglandina, antibioticoterapia (ATB), exsanguineotransfusão ou transfusão de hemoderivados em virtude de quadros hemolíticos agudos ou distúrbios de coagulação.

PRÁTICA DE ENFERMAGEM NA UNIDADE NEONATAL

Ser profissional de enfermagem em uma Unidade Neonatal requer profunda dedicação, agilidade e visão global, pois são muitos detalhes a serem observados de maneira dinâmica e precisa: coordenação de equipe, equipamentos, assistência direta ao RN, relatórios, terapêuticas avançadas e cuidado com as famílias.

Com o avanço da neonatologia, a mortalidade entre RNs vem decrescendo, mas as morbidades entre crianças até então consideradas inviáveis está aumentando. O avanço dessa especialidade vem imprimindo na enfermagem neonatal a necessidade de incorporação de novas tecnologias, fazendo-se mister a sistematização de cuidados intensivos de enfermagem direcionados para a redução de sequelas na clientela neonatal e na diminuição de riscos na assistência prestada. Desse modo, a enfermagem neonatal tem sido cada vez mais reconhecida como uma especialidade.

A incorporação de uma prática baseada em evidências no cenário da assistência à saúde também vem reforçando a enfermagem neonatal como uma atividade técnico-científica que tem buscado cuidado fundamentado em evidências.

A busca constante pelo conhecimento, bem como a realização de treinamentos em serviço almejando atualização constante, faz com que a enfermagem neonatal se destaque no cenário da saúde, a partir de uma prática com base em conhecimentos técnico-científicos, preocupada com a sobrevida de pequenos pacientes e a qualidade da assistência prestada a eles e às suas famílias.

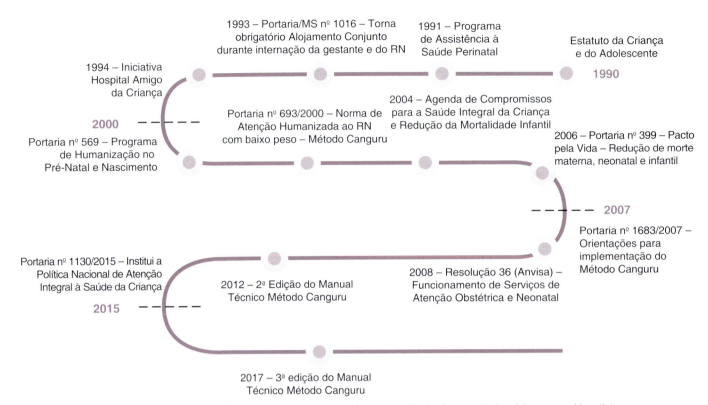

Figura 15.1 Linha histórica de iniciativas e políticas criadas para melhoria da atenção à saúde neonatal brasileira.

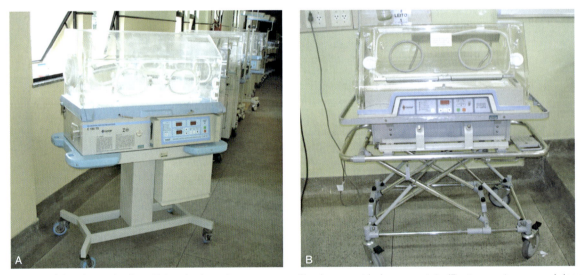

Figura 15.2 A. Modelos de incubadora. **B.** Incubadora de transporte utilizada em unidades neonatais. (Fonte: arquivo pessoal das autoras.)

SISTEMATIZAÇÃO DA ASSISTÊNCIA DE ENFERMAGEM NEONATAL

A sistematização da assistência de enfermagem (SAE) é tema novo na área de enfermagem. A Resolução nº 272 do Conselho Federal de Enfermagem (COFEN, 2002) estabelece a SAE como uma prática assistencial recomendável em todas as áreas de atuação da enfermeira. Sistematizar significa realizar uma assistência organizada ao RN e à sua família, pautada em princípios científicos.

A Organização Nacional de Acreditação Hospitalar vem promovendo a implementação de um processo permanente de avaliação e certificação da qualidade dos serviços de saúde em todo o país (Brasil, 2001). Esse processo tem reforçado a necessidade de se desenvolverem mais metodologias do cuidado, pautadas na padronização e na sistematização das práticas de saúde, em seus mais variados cenários. Nas unidades neonatais, deve-se primar pela organização e assistência sistematizada, a fim de promover uma linguagem única de cuidados, buscando qualidade assistencial e prevenção de erros.

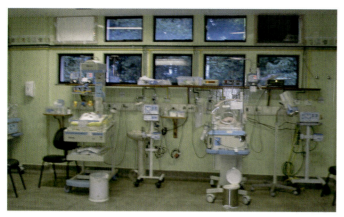

Figura 15.3 Salão da unidade de terapia intensiva neonatal (UTIN) com uma unidade de cuidados intensivos (UCI) à esquerda, incubadora à direita e equipamentos que compõem a unidade: respirador, monitores, bombas infusoras e fototerapia. (Fonte: arquivo pessoal das autoras.)

Quadro 15.1 Organização das unidades por áreas de atenção ao RN.

Alojamento conjunto	Unidade de cuidado hospitalar em que o RN sadio, logo após o nascimento, permanece ao lado da mãe, 24 horas por dia, até a alta hospitalar
UTIN	Serviço hospitalar direcionado para o atendimento de RN em estado grave ou com risco de morte
UCIN: • UCINCo • UCINCa – para RN > 1.250 g e estável	Unidade semi-intensiva com serviços destinados ao atendimento de RNs considerados de médio risco e de menor complexidade do que na UTIN, mas que requerem vigilância/acompanhamento profissional ininterrupto durante 24 horas

RN: recém-nascido; UCIN: Unidade de Cuidado Intermediário Neonatal; UCINCa – Unidade de Cuidado Intermediário Neonatal Canguru; UCINCo: Unidade de Cuidado Intermediário Neonatal Convencional; UTIN: Unidade de Terapia Intensiva Neonatal. Fonte: Brasil, 2012.

A SAE surgiu em meados da década de 1950, nos EUA, com a finalidade de desenvolver e organizar os conhecimentos de enfermagem. Várias teorias, descritas por diferentes autores, surgiram para orientar a assistência de enfermagem no atendimento às necessidades humanas, sendo algumas colocadas em prática, conhecidas como processo de enfermagem.

Com a aprovação da Lei do Exercício Profissional de Enfermagem (Brasil, 1986), que determina que a prescrição de enfermagem seja privativa da enfermeira, o processo de enfermagem passou a tomar frente nas atividades assistenciais.

Porém, no Brasil, somente em 2002, por meio da Resolução nº 272 (COFEN, 2002) passou-se a utilizar a SAE como método e estratégia de trabalho científico para a identificação das situações de saúde/doença, subsidiando ações de assistência de enfermagem que possam contribuir para promoção, prevenção, recuperação e reabilitação da saúde do indivíduo, da família e da comunidade.

Campestrini (1991) ressalta ainda que é por meio do processo de enfermagem que novas responsabilidades devem ser assumidas pela equipe de enfermagem, dando ênfase ao aperfeiçoamento de métodos, técnicas, normas e rotinas, com a finalidade de alcançar o seu objetivo primordial: o bem-estar do neonato e de sua família.

De acordo com Alfaro-LeFevre (2005), o processo de enfermagem é uma maneira sistemática e dinâmica de prestar os cuidados de enfermagem, o que possibilita identificar, compreender, descrever, explicar e predizer como a clientela responde aos problemas de saúde ou aos processos vitais, assim como definir os aspectos dessas respostas que necessitam de cuidado profissional, para alcançarem resultados.

Sob tal perspectiva, Franco (2004) descreve as cinco etapas desse processo, como a seguir.

Investigação. Consiste em recompilar, verificar e organizar os dados do nível de saúde do paciente; a informação dos aspectos físicos, emocionais, de desenvolvimento, sociais, intelectuais e espirituais; e é a base para a tomada de decisões nas etapas seguintes.

Nessa etapa, o instrumento de coleta de dados precisa refletir as necessidades do neonato e facilitar a elaboração de diagnósticos precisos, priorizando a organização do desenvolvimento das ações de enfermagem.

O sucesso do processo de enfermagem depende da qualidade de coleta dos dados iniciais, por isso é um passo fundamental.

Diagnóstico. Constitui uma relação das alterações atuais ou potenciais do nível de saúde do paciente; utiliza-se atualmente a Taxonomia dos Diagnósticos de Enfermagem da North American Nursing Diagnosis Association (NANDA), como um sistema de classificação internacional (Quadro 15.2).

Os diagnósticos de enfermagem baseiam-se tanto em problemas reais (atuais) quanto em problemas potenciais (futuros), que podem ser sintomas de disfunções fisiológicas, comportamentais, psicossociais ou espirituais.

Os diagnósticos de enfermagem são definidos pela NANDA como um julgamento clínico sobre as respostas do indivíduo,

Quadro 15.2 Lista de diagnósticos de enfermagem presentes no contexto da assistência de enfermagem à clientela neonatal.

1. Adaptação (à vida extrauterina) prejudicada
2. Padrão respiratório ineficaz
3. Ventilação espontânea prejudicada
4. Amamentação ineficaz
5. Amamentação interrompida
6. Nutrição desequilibrada: menos que as necessidades corporais
7. Ansiedade
8. Medo
9. Aspiração, risco para
10. Ansiedade relacionada com a morte
11. Pesar antecipado
12. Comunicação verbal prejudicada
13. Conhecimento deficiente acerca da patologia ou do prognóstico do RN
14. Conflito no desempenho do papel de mãe/pai
15. Enfrentamento familiar comprometido
16. Paternidade ou maternidade prejudicada
17. Processos familiares interrompidos
18. Crescimento e desenvolvimento retardados
19. Desobstrução de vias aéreas ineficaz
20. Troca de gases prejudicada
21. Dor aguda
22. Eliminação urinária prejudicada
23. Transtornos na regulação térmica (termorregulação – hipertermia e hipotermia)
24. Temperatura corporal desequilibrada, risco para
25. Termorregulação ineficaz
26. Infecção, risco para
27. Integridade da pele prejudicada
28. Integridade da pele prejudicada, risco para
29. Lesão, risco para
30. Padrão de sono perturbado
31. Privação do sono
32. Perfusão tissular ineficaz (renal, cerebral, cardiopulmonar, gastrintestinal, periférica)

Fonte: North American Nursing Diagnosis Association (NANDA).

168 Parte 2 • O Recém-Nascido

da família ou da comunidade a problemas de saúde – processos vitais reais ou potenciais.

Para Tannure e Gonçalves (2008), os diagnósticos são listados em ordem de prioridades, com base no grau de ameaças no nível de bem-estar do paciente, proporcionando, assim, foco central para as etapas subsequentes.

Planejamento. Implica uma série de fases nas quais a enfermeira estabelece as prioridades, anota os objetivos ou as respostas esperadas e descreve as medidas de enfermagem para solucionar os problemas identificados. Para coordenar o cuidado prestado por todos os membros da equipe de saúde, são desenvolvidas ações e intervenções específicas para cada diagnóstico de enfermagem.

Esta etapa representa um desafio para a enfermeira, pois requer um profissional que tenha conhecimentos técnico-científicos atualizados e pensamento crítico ao interpretar os dados coletados na anamnese e no exame físico, para que possa assumir a responsabilidade pelo cuidado que está propondo por meio da prescrição de enfermagem.

A consciência da responsabilidade exclusiva da enfermagem estimula a aquisição de novos conhecimentos e habilidades para a solução dos problemas. A prática reflexiva habilita a enfermeira a rever os seus conceitos, seus julgamentos e suas ações, levando-os a mudanças na atividade clínica (Tannure e Gonçalves, 2008).

Implementação. Consiste em realizar o planejamento de cuidados ao RN e à família. Nesta fase, a enfermeira continua coletando dados e validando o planejamento realizado. Essa coleta contínua de informações é essencial não somente para descobrir as mudanças no estado do paciente, como também para obter dados que permitirão a avaliação dos objetivos na fase seguinte. Para validar o plano, a enfermeira determina se o planejamento de cuidado é real e ajuda o paciente a obter as respostas ou metas desejadas, se foram consideradas as prioridades do paciente, se o planejamento está individualizado para cobrir as necessidades deste.

As prescrições de enfermagem são ações realizadas e documentadas pela enfermeira visando ao monitoramento do estado de saúde da paciente, a fim de minimizar riscos, resolver ou controlar um problema (diagnóstico de enfermagem), auxiliar nas atividades da vida diária e promover saúde, de modo que as respostas ao plano de cuidados sejam constantemente avaliadas por ela. Cada diagnóstico de enfermagem deve produzir um resultado esperado e, para isso, a enfermeira deverá prescrever cuidados e intervenções.

Avaliação. Identificam-se as respostas do paciente frente às ações de enfermagem e depois comparam-se aos padrões estabelecidos. Com frequência, esses padrões referem-se a critérios de respostas ou de avaliação, por meio dos quais a enfermeira determina em que medida os objetivos ou as respostas esperadas têm sido alcançados, parcialmente alcançados ou não obtidos. Se os objetivos não foram cumpridos, é imprescindível reajustar o planejamento de cuidados; por sua vez, esse reajuste deve implicar mudanças em alguma ou em todas as fases do processo de enfermagem.

Dessa forma, a enfermeira é responsável pela avaliação diária do estado do RN e da sua evolução a fim de que se alcancem os resultados esperados. Ao realizar a avaliação diária, a enfermeira detectará se os cuidados devem ser mantidos, se podem ser modificados ou se já podem ser finalizados.

É importante ressaltar que os dados obtidos na avaliação diária do RN, por intermédio do exame físico, bem como as prescrições de enfermagem e os resultados esperados, devem ser registrados na evolução de enfermagem.

A avaliação cuidadosa, deliberada e detalhada é a chave para a excelência do atendimento em saúde. Portanto, há diferença entre práticas com erros reiterados e práticas de cuidados seguras, eficientes e que buscam o aperfeiçoamento.

A SAE constitui, assim, um meio de buscar novas formas de praticar a enfermagem e repensar suas ações com o respaldo de conhecimento científico, o que requer profissional capacitado e atualizado para realizar os procedimentos de maneira mais segura e eficiente. A enfermeira neonatologista deve ser estimulada a ter um pensamento crítico sobre a sua atuação, de modo a avaliar continuamente a execução de suas atividades frente ao neonato e à sua família.

Metas para a assistência de enfermagem neonatal

Partindo-se dessa perspectiva de cuidado, podem-se destacar algumas metas a serem alcançadas durante a assistência ao neonato de risco:

- Relacionadas com a melhoria e a manutenção das condições de saúde do neonato:
  - Promover a adaptação plena do RN à vida extrauterina
  - Proporcionar mais conforto e bem-estar do RN
  - Cuidar da cicatrização de feridas
  - Controlar a dor no RN
  - Monitorar os processos hemodinâmicos
  - Equilibrar a glicemia
  - Promover e controlar a regulação térmica do RN
  - Monitorar riscos ambientais e de infecções
  - Estimular e acompanhar o crescimento e o desenvolvimento do RN
  - Fiscalizar as eliminações vesicointestinais
  - Promover e avaliar os equilíbrios hidreletrolítico e acidobásico
  - Garantir melhoria dos processos de troca de gases e ventilação
  - Viabilizar manutenção da integridade tissular e cutaneomucosa
  - Realizar organização neuropsicomotora do RN pré-termo
  - Não causar danos e/ou sequelas secundárias ao RN
- Relacionadas com o manejo e o apoio de famílias que estejam vivenciando a condição de ter um neonato que necessite de cuidados em uma Unidade Neonatal:
  - Promover aceitação e entendimento do estado de saúde do neonato pela família
  - Garantir apoio social
  - Desenvolver e apoiar a capacidade de comunicação das famílias
  - Estimular a boa recepção do RN pelas famílias
  - Proporcionar conhecimento acerca da amamentação correta
  - Orientar os cuidados com o neonato no domicílio
  - Controlar a ansiedade das famílias
  - Criar e estreitar o vínculo afetivo entre o RN e seus pais
  - Sustentar o desempenho do papel de cuidador pelos pais
  - Promover o enfrentamento familiar
  - Estabelecer e apoiar a amamentação
  - Escutar atentamente e proporcionar ambiente terapêutico
  - Propiciar relacionamento promotor de segurança por meio do diálogo e da escuta.

SEGURANÇA DO PACIENTE EM UNIDADES NEONATAIS

Os pacientes das Unidades Neonatais, em especial da UTIN, são pequenos, lábeis e apresentam imaturidade de órgãos e sistemas. Podem estar nessas unidades por graves problemas de saúde, por causas clínicas ou cirúrgicas. Eles requerem cuidados complexos, muitos medicamentos, doses fracionadas, variados procedimentos invasivos, além de uma hospitalização prolongada. Tudo isso pode aumentar o potencial de eventos indesejáveis na assistência. Requerem vigilância constante de práticas e instrumentos que possam mitigar o risco de ocorrência desses eventos. Por sua grande vulnerabilidade, pequenos incidentes podem provocar consequências letais a esses jovens pacientes.

Cabe destacar que existe uma taxonomia internacional específica utilizada pela Organização Mundial da Saúde (OMS, 2009) para a descrição de incidentes associados aos cuidados à saúde. É importante esclarecer que incidentes são eventos que podem resultar ou resultaram em danos desnecessários ao paciente. Existem quatro tipos de incidentes:

- **Circunstância de risco (*reportable circumstance*)**: é uma situação em que há potencial significativo de dano, mas o incidente não aconteceu. Por exemplo: o aspirador não funcionou, mas o RN não apresentou nenhum dano por causa disso. Identificou-se a falha mecânica a tempo e ela foi corrigida
- **"Quase – erro" ("*near-miss*")**: houve o incidente, mas não atingiu o paciente. Por exemplo: a enfermeira identificou a tempo a infusão que estava instalada equivocadamente em um RN, mas era de outro neonato. Ou seja, houve a troca da infusão, mas ela não foi iniciada
- **Incidente sem dano (*no harm incident*)**: ocorreu um evento a um paciente, mas não resultou em dano. Por exemplo: administra-se um leite de um RN em outro, homônimo, porém não houve repercussão por causa disso
- **Incidente com dano – evento adverso (*harmful incident*)**: evento que resulta em dano para um paciente (dano não intencional; decorrente da assistência e não relacionado com a evolução natural da doença de base). Por exemplo: instala-se uma infusão enteral (leite) em acesso vascular e o RN apresenta quadro de embolia gordurosa.

No Brasil, somente em 2013 a segurança do paciente passou a ser foco de programas e políticas públicas de saúde com a aprovação do Programa Nacional de Segurança do Paciente do Ministério da Saúde (MS), assim como da Resolução da Diretoria Colegiada (RDC) nº 36, da Agência Nacional de Vigilância Sanitária (Anvisa), que instituíram diretrizes e ações específicas para promover a segurança do paciente e a qualidade nos serviços de saúde. Em relação à assistência neonatal, a Anvisa propõe estratégias destinadas à melhoria da qualidade e da segurança na assistência materna e neonatal, com objetivo de reduzir os agravos resultantes do processo reprodutivo e minimizar os danos do processo assistencial (Gaíva *et al.*, 2017).

Dentre as metas internacionais, objetiva-se:

- Identificar o paciente corretamente
- Melhorar a comunicação efetiva
- Aperfeiçoar a segurança dos medicamentos de alta vigilância
- Assegurar cirurgias com local de intervenção, procedimento e paciente corretos
- Reduzir o risco de infecções associadas aos cuidados de saúde
- Diminuir o risco de lesões ao paciente, decorrente de quedas.

A assistência neonatal requer atenção a áreas específicas para a mitigação de incidentes e eventos adversos na assistência (Raju *et al.*, 2011).

Eventos adversos potenciais

- Erros de prescrição, preparo e administração de medicação e nutrição parenteral total
- Cuidados respiratórios relacionados com reanimação e erros relacionados aos cuidados com a ventilação
- Procedimentos invasivos e infecções causadas por cuidados à saúde inadequados
- Erros de identificação do paciente
- Falha de diagnóstico.

Outras fontes potenciais de incidentes e eventos adversos nas unidades neonatais

- Equipes multiprofissionais envolvidas no cuidado ao RN, com variedade de instrumentos de comunicação
- Tamanho, maturidade, vulnerabilidade e condições de doença subjacentes
- Condições de trabalho e fadiga dos profissionais da saúde
- Variedade de tratamento no cuidado ao RN de alto risco (p. ex., ventilador, cateter central, medicamentos)
- Eventos adversos com potencial para morbidade ao longo da vida
- Atraso na obtenção da identificação do RN (nome, identificação do hospital ou história pregressa)
- Escassez de recursos, medicamentos e produtos para a saúde bem testados, seguros e eficazes para uso específico na clientela neonatal.

Questões de autoavaliação

1. A Unidade Neonatal é um serviço de internação responsável pelo cuidado integral ao recém-nascido em estado grave ou potencialmente grave, composto por elementos essenciais, como:
   - (A) Instalações físicas adequadas
   - (B) Equipamentos
   - (C) Recursos humanos especializados
   - (D) Todas as opções acima

2. Um RN com peso < 1.500 g, ventilado e cateterizado em sala de parto tem indicação de internação em:
   - (A) Alojamento conjunto
   - (B) Unidade intensiva neonatal
   - (C) Unidade semi-intensiva neonatal
   - (D) Unidade de cuidado intermediário canguru

3. São diretrizes e objetivos da atenção integral e humanizada ao recém-nascido, *exceto*:
   - (A) Respeito
   - (B) Equidade
   - (C) Enfoque nas necessidades da equipe
   - (D) Integralidade

(continua)

170 Parte 2 · O Recém-Nascido

Questões de autoavaliação (*continuação*)

4. Diante de uma situação de risco para a ocorrência de incidentes ao RN, este pode ser caracterizado como:
   - (A) Circunstância de risco
   - (B) Incidente com dano
   - (C) Incidente sem dano
   - (D) Erro

5. Dentre as etapas da sistematização da assistência de enfermagem ao RN, aquela em que a enfermeira realiza o planejamento de cuidados ao RN e à família e continua validando o que foi realizado denomina-se:
   - (A) Investigação
   - (B) Diagnóstico
   - (C) Implementação
   - (D) Avaliação

REFERÊNCIAS BIBLIOGRÁFICAS

Alfaro-LeFevre R. Aplicação do Processo de Enfermagem: Promoção do Cuidado Colaborativo. 5. ed. Porto Alegre: Artmed; 2005.

Brasil. Congresso Nacional. Lei nº 7.498, de 25 de junho de 1986. Dispõe sobre a regulamentação do exercício de enfermagem e dá outras providências. Brasília: Diário Oficial da União, 1986. Seção 1, pp. 9273-5.

Brasil. Conselho Regional de Enfermagem (COFEN). Resolução COFEN nº 272/2002, de 27 de agosto de 2002. Dispõe sobre a sistematização da assistência de enfermagem – SAE – nas instituições de saúde brasileiras. Belo Horizonte: COFEN, 2003; 9:81-3.

Brasil. Ministério da Saúde. Parto, aborto e puerpério: assistência humanizada à mulher. Secretaria de Políticas de Saúde. Área Técnica de Saúde da Mulher. Brasília: Ministério da Saúde, 2001.

Brasil. Ministério da Saúde. Política Nacional de Atenção Integral à Saúde da Criança – PNAISC. Brasília: Ministério da Saúde, 2015. Brasil. Ministério da Saúde. Portaria nº 930, de 10 de maio de 2012. Define as diretrizes e objetivos para a organização da atenção integral e humanizada ao recém-nascido grave ou potencialmente grave e os critérios de classificação e habilitação de leitos de Unidade Neonatal no âmbito do Sistema Único de Saúde (SUS). Disponível em: http://bvsms.saude.gov.br/bvs/saudelegis/gm/2012/prt0930_10_05_2012.html. Acesso em: 19/01/2018.

Campestrini S. Súmula Pediátrica. Curitiba: Educa, 1991.

Franco CMBE. O significado do Ensino do Processo de Enfermagem para o docente. [Tese de doutorado]. Ribeirão Preto: USP, 2004.

Gaíva MAM, Rondon JN, Jesus LN. Segurança do paciente em unidade de terapia intensiva neonatal: percepção da equipe de enfermagem. Rev Soc Bras Enferm Ped. 2017;17(1):14-20.

Lansky S, Friche AAL, Silva AAM *et al.* Pesquisa Nascer no Brasil: perfil da mortalidade neonatal e avaliação da assistência à gestante e ao recém-nascido. Cad Saúde Pública [Internet]. 2014;30(Suppl 1):S192-207. Disponível em: http://www.scielo.br/scielo.php?script=sci_arttext&pid=S0102-311X2014001300024&lng=en. Acesso em: 25/04/2019.

Raju TNN, Suresh G, Higgins RD. Patient safety in the context of neonatal intensive care: research. Pediatr Res. 2011;70(1):109-15. Disponível em: https://www.ncbi.nlm.nih.gov/pmc/articles/PMC3454497/. Acesso em: 20/09/2018.

Tannure MC, Gonçalves AMP. SAE. Sistematização da Assistência de Enfermagem: Guia Prático. Rio de Janeiro: Guanabara Koogan; 2008.

World Health Organization (WHO). The Conceptual Framework for the International Classification for Patient Safety. v. 1.1. Final Technical Report and Technical Annexes. 2009. Disponível em: https://www.who.int/patientsafety/taxonomy/icps_full_report.pdf. Acesso em: 20/08/2019.

Gabarito das questões: 1 – letra D; 2 – letra B; 3 – letra C; 4 – letra A; 5 – letra C.

16

Tecnologias de Cuidados ao Recém-Nascido e à Família na Unidade Neonatal

Adriana Teixeira Reis • Andréia Neves Sant'Anna • José Antonio de Sá Neto •
Bárbara Bertolossi Marta de Araújo • Sandra Teixeira de Araújo Pacheco

INTRODUÇÃO

A criação das primeiras incubadoras neonatais (1880), projetadas a partir de câmaras de aquecimento de frangos, forneciam um ambiente com a temperatura mais adequada para a sobrevivência de recém-nascidos (RNs). Em Paris, tal advento foi um importante marco tecnológico para a Neonatologia e conseguiu reduzir a mortalidade de 66% para 38% em crianças com peso inferior a 2.000 g (Tragante *et al.*, 2010).

Os avanços tecnológicos agregados ao conhecimento científico na assistência neonatal contribuíram para o aumento da sobrevivência de recém-nascidos de muito baixo peso (RNMBP), elevando, consequentemente, o limite biológico da viabilidade fetal neste grupo etário (Ministério da Saúde, 2013).

O Brasil ocupa o 10º lugar no mundo em número de nascidos vivos prematuros e o 16º em quantidade de óbitos decorrentes de complicações da prematuridade. Assim, aproximadamente 350 mil neonatos são prematuros, representando cerca de 12% dos nascimentos no país (Sociedade Brasileira de Pediatria [SBP], 2016).

Com o avanço de tratamentos e tecnologias de suporte à vida nas Unidades de Terapia Intensiva Neonatais (UTINs), também são incorporadas novas tecnologias na assistência de enfermagem.

O ambiente das unidades neonatais visa oferecer uma estrutura física adequada, centrada na quantidade e na qualidade dos recursos materiais e humanos, com foco no atendimento rápido e eficaz ao RN enfermo. A prestação de cuidados intensivos ao neonato requer a utilização de equipamentos de ventilação, incubadoras, bombas de infusão e variados dispositivos que exigem o monitoramento contínuo por intermédio de visores e alarmes, e pela participação de muitos profissionais especializados. Além disso, a necessidade de intensa luminosidade, barulho e manejo frequente torna esse ambiente altamente estressante (Jordão *et al.*, 2016).

Sabe-se, ainda, que o apropriado desenvolvimento neonatal é determinado pelo suporte equilibrado das necessidades biológicas, ambientais e familiares, sendo necessário estabelecer uma contínua adequação tanto da abordagem técnica nos cuidados quanto das posturas que provoquem mudanças ambientais e comportamentais com vistas à humanização do atendimento (Brasil, 2013).

A palavra "tecnologia" tem origem do grego, pela junção do termo *tekhne*, que significa "técnica, arte, ofício", ao sufixo *logia*, que se traduz como "estudo".

Toma-se tecnologia por um conjunto de conhecimentos (científicos e empíricos) sistematizados, em constante processo de inovação, os quais são aplicados pelo profissional de enfermagem no processo de trabalho em saúde, para obtenção do seu objetivo. Assim, a tecnologia contribui na construção do saber e se mantém desde o momento da concepção da ideia até a implementação do conhecimento, sendo simultaneamente resultado dessa mesma construção (Pereira *et al.*, 2012).

TECNOLOGIAS LEVES, LEVE-DURAS E DURAS NAS UNIDADES NEONATAIS

As tecnologias em saúde podem ser classificadas como: leves, leve-duras e duras. Mediante tal classificação, é possível entender que, em se tratando de tecnologia, o conhecimento é vasto e abrange um saber prático, com destreza humana de fabricar, construir e utilizar meios e instrumentos como componente habitual e como parte da necessidade de se estabelecerem procedimentos sistematizados para uma atividade prática.

Tecnologia leve

É entendida como a comunicação, processo inter-relacional, que demanda compreensão e compartilhamento de mensagens e informações no cotidiano de trabalho. A forma como se intercambiam dados exerce influência direta no comportamento

172 Parte 2 • O Recém-Nascido

das pessoas, podendo ser expresso verbalmente, pela escrita e fala, e não verbalmente, por meio de comportamentos e atitudes.

O acolhimento é entendido como ferramenta tecnológica leve, essencial ao processo de cuidado, e tem fator preponderante no fortalecimento do trabalho com qualidade, gerando relações humanizadas entre quem cuida e quem é cuidado (Lee *et al.*, 2012).

Em se tratando de humanização, ao serem fornecidas informações, estas precisam ser dadas de forma contínua e de acordo com as necessidades das famílias, respeitando o processo individual de aceitação, mediante uma postura empática de apoio aos pais (Diaz *et al.*, 2014).

A assistência humanizada no cenário neonatal é essencial para favorecer a promoção da saúde, ao agregar conhecimentos e tecnologia, articulando-os em prol da qualidade de vida do recém-nascido (RN).

Tecnologia leve-dura

Refere-se aos saberes teóricos bem estruturados, como o processo de enfermagem, e que darão suporte para a compreensão do sistema de trabalho em saúde, de modo geral.

É leve quando entendida como um saber que as pessoas adquiriram e se insere na forma de pensar as situações e os casos em saúde, e na maneira de sistematizar as ações para resolvê-los, mas se torna dura à medida que é um "saber fazer" bem estruturado, organizado, protocolado e sistematizado.

Pode-se exemplificar a tecnologia leve-dura pelo uso de protocolos clínicos de admissão, alta, vigilância de fatores de risco, aplicação de padrões de prática (regulamentos e instruções técnicas).

Tecnologia dura

É representada por saberes e práticas relacionados com o uso de equipamentos e estruturas. A tecnologia dura foi fator preponderante para o aumento da sobrevida de RNs com agravos à saúde, ao longo de décadas.

Dentre as mais diversas tecnologias utilizadas no tratamento dos RNMBP, pesquisas evidenciam que o diagnóstico radiológico da enterocolite necrosante tem contribuído para uma conduta terapêutica imediata, reduzindo as complicações e aumentando a sobrevivência de recém-nascidos prematuros (RNPTs) extremos.

A utilização de corticoide no pré-natal para induzir a maturação pulmonar e a introdução do surfactante exógeno têm sido de grande importância para os RNPTs extremos. Seus efeitos e mecanismos de ação têm apresentado uma intervenção eficaz e segura na profilaxia e no tratamento da síndrome do desconforto respiratório (SDR), reduzindo a morbimortalidade e aumentando a sobrevida desses RNs. A administração de surfactante pulmonar tem, também, contribuído para o aumento da sobrevida dos RNMBP.

O ambiente da UTIN é repleto de sons provenientes dos alarmes dos equipamentos (monitores, bombas de infusão etc.), de procedimentos realizados pelos profissionais e conversas constantes dentro da unidade de internação, que provocam desconforto e estresse ao RN.

A iluminação forte do ambiente e os ruídos provocados pelas portinholas da incubadora, ou por materiais colocados sobre a incubadora, são também fatores que incomodam e promovem a interrupção constante do repouso do RN.

Ao longo do tempo, a equipe de enfermagem da UTIN vem desenvolvendo maior conscientização quanto aos fatores que desencadeiam o estresse do RN e tem interferido nesses aspectos; porém, ainda é possível perceber a necessidade de avanço no controle desses elementos estressantes, como o ruído.

O ambiente hospitalar associado às condutas terapêuticas pode provocar manifestações físicas e patológicas, causando grande desconforto ao RN e prejudicando ainda mais seu desequilíbrio orgânico. Promover o conforto do RN é possível, por meio de procedimentos humanizados, como o estímulo tátil, facilitado pela contenção, dócil e prolongada, com as mãos, permitindo que o RN vivencie mais qualidade no cuidado de enfermagem oferecido.

Os aparatos tecnológicos são necessários ao atendimento, e, por vezes são imprescindíveis à sobrevivência. A meta é "suavizar" os procedimentos que causem dor e desconforto, proporcionando ao RN e à família uma experiência mais positiva e humanizada da hospitalização (Quadro 16.1).

EXEMPLOS DE TECNOLOGIAS UTILIZADAS NAS UNIDADES NEONATAIS

Tecnologias leves

• Comunicação e escuta atenta na UTIN

Comunicação pode ser compreendida como um conjunto de ações, incluindo comportamentos verbais e não verbais usados nas relações entre as pessoas (Campos *et al.*, 2017). Na UTIN, a comunicação é uma importante tecnologia (leve) utilizada entre os participantes deste cenário: profissionais da saúde, famílias e o próprio RN, sendo um elemento transversal no processo de cuidado. Nesse espaço, a comunicação efetiva propicia um cuidado seguro, humanizado e de qualidade (Figura 16.1).

No contexto de uma UTIN, a comunicação deve ocorrer com clareza, de modo que as informações possam chegar ao nível de conhecimento do receptor e de todos os envolvidos no cuidado ao RN e à sua família.

Desde a admissão de um RN, troca de plantão, procedimentos realizados, medicamentos administrados, enfim, todo o fluxo de trabalho e os tratamentos dispensados ao RN devem ser conhecidos pela equipe local por meio de uma comunicação clara. Muitos erros em cuidados podem ocorrer devido à comunicação imprecisa ou sem um detalhamento necessário à sua boa compreensão. A UTIN é um ambiente muito complexo, altamente tecnológico, com pacientes vulneráveis e com agravos. Esse complexo ambiente de trabalho é o ambiente propício de alto risco para que ocorram erros.

Quadro 16.1 Resumo dos tipos de tecnologias.

Leves
Referem-se às relações para a implementação de cuidado, acolhimento e gestão de serviços

Leve-duras
Quando associadas à utilização de saberes bem estruturados, que não precisam de recursos de alta tecnologia para a sua realização, como teorias, modelos de cuidado e assistência de enfermagem

Duras
Quando envolvem a utilização de instrumentos, normas e equipamentos tecnológicos

Fonte: Sabino *et al.*, 2016.

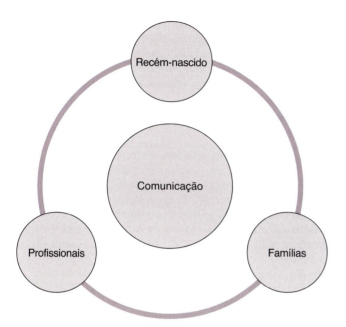

Figura 16.1 Inter-relação dos envolvidos na comunicação em Unidade de Terapia Intensiva Neonatal.

RNs gravemente enfermos podem ser admitidos na UTIN a qualquer hora do dia ou da noite. O quadro clínico do paciente pode variar muito rapidamente de um turno para outro, ou mesmo em minutos ou horas.

Esse ritmo de trabalho da UTIN predispõe o profissional a distrações. Alarmes, monitores, bombas infusoras, ventiladores, oxímetros de pulso, telefones, questionamentos de familiares, admissões inesperadas, RNs chorando; são muitos fatores que demandam extrema atenção do profissional, mas podem também distraí-lo. Entretanto, em uma UTIN, não há espaço para erros. Uma pequena distração pode ser fatal (Doerhoff e Garrison, 2015).

Alguns erros são 100% evitáveis a partir do desenvolvimento de boas práticas de comunicação (Anvisa, 2013; McGrath, 2013). Dentre os fatores humanos com maiores falhas, os mais comumente estudados são: cognição, fadiga e habilidade física (Doerhof e Garrisson, 2015).

A comunicação entre profissionais e famílias na UTIN se dá em uma condição bastante adversa, porém é crucial, até mesmo para definições terapêuticas. Os profissionais devem considerar que, em situações de estresse como no espaço da UTIN, essas famílias precisam de muito amparo das equipes. Não é fácil ter um filho, em uma idade tão tenra, sendo submetido a inúmeros procedimentos, manejo excessivo e a um ambiente que por si só é estressante por tratar de pacientes muito debilitados, com risco de morte. Nessa realidade, a comunicação não precisa, necessariamente, ser verbal. Estar ao lado, mostrar uma atitude positiva, tocar, olhar com compreensão expressam conforto e amenizam o sentimento de solidão. Por vezes, o silêncio "fala" por si só. Os profissionais devem evitar atitudes impositivas e substituir discursos como "sei o que está passando" por frases breves e diálogos como "eu entendo o que você está sentindo".

O ato de "dar notícias difíceis" também deve ser treinado pelos profissionais da área da saúde. O protocolo SPIKES segue seis passos didáticos e se aplica à realidade da UTIN (Baile et al., 2000; Buckman, 2005; Campos et al., 2017). Ele orienta a respeito de como o profissional da saúde deve preparar famílias e pacientes para a conversa sobre diagnóstico, procedimento e prognóstico da doença:

- ***Setting***: começar adequadamente, preparando o ambiente, como, o que e quem deve estar presente, mostrando atitudes cordiais normais
- ***Perception***: percepção do quanto a família sabe sobre a doença do RN
- ***Invitation***: convite para descobrir o quanto a família quer saber
- ***Knowledge***: transmitir o conhecimento, trocar informação
- ***Emphaty***: empatia para esclarecer dúvidas, considerando os sentimentos das famílias
- ***Strategy e summary***: estratégia para combinar o planejamento terapêutico do paciente de acordo com o que foi conversado.

A escuta atenta às necessidades dos familiares pode melhorar a compreensão do processo saúde/doença do RN, implicar diretamente no desenvolvimento de vínculos da família com ele e da família com a instituição, melhorando as experiências do processo de hospitalização. A partir de um diálogo aberto e transparente, as famílias podem expor suas expectativas, anseios, insatisfações, da mesma forma que o profissional mantém um canal aberto para o diálogo sincero sobre possibilidades terapêuticas, propostas e preparo para a alta.

Tão importante quanto a comunicação entre os profissionais e as famílias é a comunicação com o RN. Profissionais e o RN, bem como famílias e o RN, devem manter uma comunicação ativa durante a estada na UTIN. A formação de laços parentais se dá a partir da compreensão de que o RN é um ente recém-chegado às famílias. Tal como a comunicação dos profissionais com os RNs faz com que estes pequenos pacientes sejam reconhecidos como cidadãos de direito. Mas... como se comunicar com um RN? Prematuros que nem terminaram o desenvolvimento de seu sistema nervoso central?

O comportamento dos RNs é muito variável e depende de diversos fatores, como idade gestacional, personalidade e sensibilidade do RN, experiências intrauterinas e do parto, além do ambiente e do estado emocional das pessoas que cuidam dele (Brasil, 2014).

Os RNs expressam-se por meio de linguagem não verbal, corporal e dão pistas e sinais do que estão precisando e do que estão sentindo. Sono excessivo, fixação do olhar e recusa à estimulação são sinais de que algo não vai bem. Outros sinais como inquietação, choro excessivo, vômito, hiper-reflexia e alteração da coloração da pele também são pistas de que algo de errado pode estar ocorrendo com o RN.

O controle do ruído, da iluminação excessiva e a limitação do manejo do RN devem ser estratégias a serem incentivadas na UTIN para promover pausas e estímulos positivos para ele (Figura 16.2). O toque, a comunicação gestual (carinho, deixar que o RN pegue o dedo), o incentivo à sucção não nutritiva (ver Figura 16.3, mais adiante) e o uso de redes são ações que ajudam a organizar a psiquê do RN que está em processo de amadurecimento, principalmente se este for prematuro.

Cabe às equipes o acionamento de ferramentas que possam oferecer sensibilidade, interpretação subjetiva de sinais de estresse e aplicação de escalas comportamentais para a garantia de estímulos positivos ao RN na UTIN.

▪ *Toque positivo*

O toque é considerado uma ferramenta essencial para estimular o desenvolvimento do vínculo afetivo entre pais e RN, de modo que, ao tocar e cuidar do filho, os laços afetivos

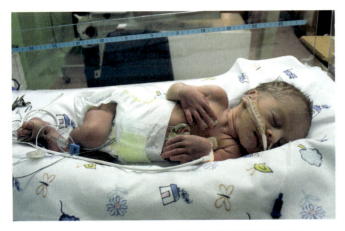

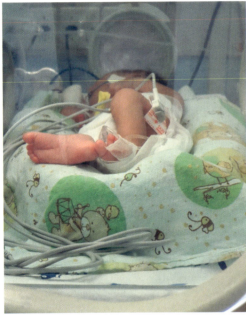

Figura 16.2 As fotos demonstram o uso de posicionamento de conforto para redução de estímulos mecânicos.

entre eles começam a se estreitar. O toque ainda representa uma tecnologia de cuidado de fundamental importância na integração da família no zelo, uma vez que reduz a sensação materna de incompetência e medo diante do filho prematuro (Araújo et al., 2015).

O toque positivo envolve vários tipos de interação tátil infantil, dentre eles, manipulação, massagem, o ato de segurar o RN, método canguru e *shantala*. Assim, esse tipo de toque pode ser realizado pelos pais, pois possuem envolvimento emocional necessário para fornecer um cuidado amoroso ao filho. É importante ressaltar que ele é realizado com o RN e não nele, de modo que devem ser observadas as respostas do neonato, seu estado comportamental, condição médica e seus sinais de aceitação. Essa postura demonstra o respeito pelo RN e a possibilidade de ele ser participante em seus próprios cuidados. O toque positivo evita que a criança comece a associar o toque a um posterior estímulo doloroso (Silva, 2009).

- ### *Toque parado*

Variação do toque positivo; nele, há uma pressão constante e o contato firme com as mãos sobre o RN. Assim, uma das mãos envolve a cabeça do RN, a outra contém os pés ou as mãos do neonato. Não existe restrição de movimentos durante o toque gentil e não deve ser utilizado nenhum outro estímulo concomitante. Esse toque não possui efeito direto na frequência cardíaca ou na saturação de oxigênio, entretanto promove diminuição do nível de atividade motora e do desconforto comportamental (Ministério da Saúde, 2011).

- ### *Contenção facilitada*

É uma espécie de contenção elástica, sendo também uma variação do toque positivo que pode ser realizada com o neonato em decúbito lateral ou em posição supina pelo profissional ou pelo familiar. É realizada através de contenção gentil dos membros superiores do RN junto ao tronco, com flexão das extremidades inferiores, mantidos na linha média e com os membros superiores flexionados, posicionando a mão perto da boca (Motta e Cunha, 2015).

Assim, é possível a promoção de estabilidade fisiológica e comportamental, uma vez que a contenção firme que permite certo movimento envia ao sistema nervoso central um fluxo contínuo de estímulos que podem competir com a sensação de dor (Anvisa, 2013).

- ### *Enrolamento*

Os neonatos podem ainda ser envolvidos em manta ou ninho e contidos durante procedimentos dolorosos, possibilitando menos choro, sinais vitais mais estáveis e estabilização do ciclo sono–vigília.

O enrolamento assemelha-se à contenção facilitada, pois também visa ao controle gentil do RN, mantendo braços e pernas flexionados em direção à linha média, rentes ao tronco e à face. Promove uma estimulação delicada e contínua que fornece impulso que pode competir diretamente com os de estresse e dor. Pode ser utilizado em RNs que estejam adequadamente monitorados e clinicamente estáveis (Ministério da Saúde, 2011).

- ### *Contato pele a pele*

O laço afetivo que os pais estabelecem ou não com a criança é um processo interacional constituído ao longo das suas experiências de vida, permeado por sonhos, expectativas e ansiedades. Nesse sentido, o Ministério da Saúde considera a relação afetiva como um relacionamento único entre duas pessoas, sendo ela específica e duradoura ao longo do tempo, em um processo contínuo (Brasil, 2017).

Em condições normais, o neonato comunica-se e interage com os seus pais mediante reações comportamentais, como o olhar e o choro, movimentando-se e aproximando-se instintivamente das carícias e do toque da mãe. No caso dos RNs prematuros ou doentes, internados na UTIN, essa capacidade de interação é prejudicada pelas condições de enfrentamento e sentimentos provocados pela hospitalização, além da condição de fragilidade e vulnerabilidade da criança (Brasil, 2013; Rolim et al., 2017).

O método canguru é um modelo de qualidade assistencial de cuidado humanizado, que surgiu na Colômbia por volta da década de 1980, criado por dois médicos neonatologistas, a partir da falta de leitos para acomodar os RNs prematuros e de baixo peso. Como não havia incubadoras suficientes, ao observarem o mundo animal tiveram a ideia de colocar os RNs entre os seios da mãe, através do contato direto pele a pele, a fim de manter sua temperatura. Com isso, passaram a perceber que, além do controle térmico, vários eram os benefícios, tanto para mãe quanto para o RN (Brasil, 2013).

No Brasil, sua criação foi em 5 de julho de 2000, por meio da Portaria nº 693, sendo o método dividido em três etapas distintas. A primeira etapa se dá desde o pré-natal até a entrada do RN na unidade neonatal, onde a mãe é incentivada pela equipe a realizar o primeiro toque no RN e a participar dos cuidados neonatais. Na segunda etapa, com o RN estável e em condições adequadas, ele é colocado na posição canguru, passando 24 horas com a mãe, sob orientação da equipe de enfermagem até conseguir se alimentar pela boca, preparando-se para a alta hospitalar. A última etapa ocorre em casa, após a alta hospitalar, e a família é orientada a continuar o método canguru, sendo acompanhada pela equipe multiprofissional no segmento ambulatorial que avaliará as condições físicas, o ganho de peso, o crescimento e o desenvolvimento do recém-nascido (Castral, 2012; Santos et al., 2016).

Além do controle térmico apropriado, estudos recentes apontam que o método reduz o tempo de separação entre mãe e RN; favorece o vínculo afetivo; reduz o risco de infecção hospitalar; diminui o estresse e a dor do neonato; aumenta os índices de aleitamento materno, reduzindo o desmame precoce; melhora a qualidade do desenvolvimento neurocomportamental e psicoafetivo do RN; propicia melhor relacionamento da família com a equipe de saúde; possibilita maior capacidade e confiança dos pais na participação dos cuidados com o RN, inclusive após a alta hospitalar; diminui o número de reinternações, contribuindo para a otimização dos leitos neonatais (Anvisa, 2013; Oliveira et al., 2014).

O contato pele a pele e seus inúmeros benefícios são apontados não apenas como facilitadores do vínculo afetivo, mas também como estratégia de proteção, promoção e incentivo ao aleitamento materno, em especial para o grupo de neonatos hospitalizados (Brasil, 2013).

Uma pesquisa apresentada na Conferência Nacional da Academia Americana de Pediatria revelou que o contato pele a pele, além de interferir na evolução clínica da criança, também pode diminuir o estresse parental, influenciando a saúde, o bem-estar, as relações interpessoais dos pais e afetivas com o RN (Izasa et al., 2015). Esse método mostrou-se tão eficaz para a saúde e o bem-estar da mãe e do RN que passou a ser uma recomendação tanto para RNs prematuros e de baixo peso quanto para aqueles de peso normal (Chan et al., 2016).

Vale ressaltar que o contato pele a pele e face a face deve ser realizado logo após o nascimento, desde que o recém-nascido e a mãe estejam em condições para executá-lo. Esse contato precoce era considerado apenas como ação de humanização e de valorização do afeto, mas atualmente já é respeitado como forma biológica, fisiológica de nascer, que beneficia a saúde física e psíquica tanto da mãe quanto do RN (Rogers et al., 2017).

Essa aproximação está diretamente relacionada com o apoio da equipe, em especial a de enfermagem, a hospitalização e vontade da mãe, podendo ser comprometida por seus sentimentos, pelas condições de saúde do RN, e incentivo por parte da equipe e da família. Tal prática fortalece e estreita o vínculo afetivo, fazendo com que o RN sinta a presença e a proteção materna, o que influenciará em sua recuperação (Oliveira et al., 2014; Santos et al., 2016).

Para os pais, o sucesso do método está relacionado com o suporte que recebem da rede de assistência, estando os profissionais da saúde intimamente envolvidos nesse processo,

propiciando acesso à informação, orientação, apoio emocional e participação nos cuidados com o seu filho (Oliveira et al., 2014).

Logo, a enfermagem tem papel fundamental nessa aproximação, incentivando e motivando os pais a ver, tocar e participar dos cuidados prestados ao RN, tão logo seja possível, de acordo com as suas necessidades biopsicossociais, culturais e espirituais, estabelecendo uma assistência em sua integralidade.

A integralidade constitui-se em realizar ações que valorizem o cuidado e tem, em suas concepções, o respeito e o comprometimento de atender ao próximo, de acordo com as suas demandas e necessidades. Nesse sentido, para se oferecer uma assistência na UTIN que atenda aos conceitos e objetivos da integralidade, deve-se considerar a participação da família no contexto do cuidado ao RN (Duarte et al., 2012).

Tecnologias leve-duras

Fundamentam-se nas melhores evidências clínicas e seguem os rigores de protocolos de cuidado assistencial.

• *Protocolo de manejo da dor neonatal*

Atualmente, existem escalas e medidas para tratamento e alívio da dor disponíveis para a clientela neonatal (ver Capítulo 21, *Avaliação e Manejo da Dor no Recém-Nascido*), podendo ser consideradas tecnologias leve-duras para avaliação sistematizada de sinais clínicos que requerem intervenção. O manejo da dor nas unidades neonatais é uma preocupação que consta na Declaração dos Direitos da Criança e do Adolescente Hospitalizados e Direitos do Prematuro, configurando-se como um problema de saúde pública, que deve ser tratado como prioridade dos serviços de saúde (Capellini et al., 2014).

O controle e o manejo da dor neonatal podem ser realizados por medidas farmacológicas e não farmacológicas, isoladas ou associadas (Cordeiro e Costa, 2014).

As medidas não farmacológicas são as opções de primeira escolha e consideradas tecnologias leves de cuidado. São de fácil aplicação, baixo custo, têm efetividade comprovada e possibilitam a participação da família. Dentre as principais medidas não farmacológicas recomendadas pelo Ministério da Saúde, pode-se exemplificar o toque positivo, o toque parado, a contenção facilitada, o enrolamento, a sucção não nutritiva com e sem glicose/sacarose, o contato pele a pele e o aleitamento materno (Anvisa, 2013).

Sucção não nutritiva

Fundamenta-se no oferecimento ao neonato de chupeta ou dedo enluvado pelo profissional ou familiar, de modo que ele sugue, a partir de seu reflexo natural. Além de promover analgesia, também notaram-se conforto, calma e modulação do desconforto do RN. Durante a sucção não nutritiva ritmada, podem-se observar aumento da oxigenação, melhora na função respiratória, diminuição da frequência cardíaca e do gasto energético, melhora na organização neurológica e emocional do neonato, entre outros (Cordeiro e Costa, 2014).

Nesse sentido, as medidas não farmacológicas utilizadas para prevenir ou reduzir a intensidade de um evento doloroso deve ser considerada como tecnologia. Dessa forma, ao utilizar a tecnologia da sucção não nutritiva, a enfermagem neonatal estará se apropriando de uma tecnologia do cuidado que proporcionará o alívio da dor no RNPT e, consequentemente, a melhora de sua sobrevida (Antunes e Nascimento, 2012).

A utilização de glicose/sacarose diretamente sobre a língua do RN deve ser realizada 2 minutos antes do estímulo doloroso ou potencialmente doloroso (Figura 16.3). A sacarose é indicada antes de procedimentos como coleta de sangue capilar, aspiração naso/orofaríngea e endotraqueal, punção lombar, punção venosa ou arterial, injeções intramusculares, cateterização urinária, passagem de sonda gástrica/enteral e exames oftalmológicos, além de ser uma terapia acessória ao manejo farmacológico em procedimentos como inserção de cateter central de inserção periférica (PICC) (Motta e Cunha, 2015).

O mecanismo de ação da sacarose associada à sucção não nutritiva ainda não foi bem estabelecido, entretanto acredita-se que essa associação promova a liberação de agentes opioides endógenos que atuam ocupando os receptores nociceptivos, modulando, então, a resposta ao estímulo da dor. Desse modo, a aplicação de tal medida proporciona a redução da duração do choro, atenua a mímica facial de dor, minimiza a elevação da frequência cardíaca e os escores na aplicação de escalas de avaliação da dor, mostrando-se como uma tecnologia de fácil participação da família.

Aleitamento materno

Considerado uma das principais tecnologias do cuidado, simples e barata, o leite materno é o alimento mais completo até o 6º mês de vida do bebê, por conter todos os nutrientes necessários para o seu crescimento e desenvolvimento. Além de oferecer proteção imunológica, auxiliar na prevenção de doenças gastrintestinais, é a maneira mais econômica e eficaz de se reduzir os índices de morbimortalidade infantil. Entre os benefícios maternos mais comuns, destacam-se: diminuição do risco de hemorragia no pós-parto; redução rápida do tamanho uterino; prevenção contra os cânceres de mama e de ovário e a osteoporose (Brasil, 2015; 2013).

A amamentação é um processo complexo que, além de envolver os aspectos biológicos e nutricionais, implica a difícil tarefa de adequação de nutrientes que interferirão na sobrevida do bebê e no processo de interação social e formação de apego, incluindo a família e a equipe.

Se possível, deve ser iniciada muito antes de o RN ter condições de ser levado ao seio materno. Nesse sentido, a equipe torna-se facilitadora do progresso e do estabelecimento da amamentação, à medida que acolhe a família na UTIN, encorajando e propiciando condições para que a mãe permaneça junto ao seu filho, iniciando o contato pele a pele, participando dos cuidados, ordenhando o seu leite e alimentando o seu RN, desde que seja sua vontade e esteja em condições para isso (Brasil, 2013).

São inegáveis os benefícios e os impactos do aleitamento materno na promoção da saúde integral da mãe e do RN, constituindo uma estratégia natural de proteção, formação de vínculos afetivos, redução dos índices de morbimortalidade infantil e com baixo custo financeiro.

Apesar de programas, projetos, campanhas, legislações e órgãos, como o Banco de Leite Humano, incentivarem e promoverem o aleitamento materno, ainda é grande o número de mulheres que não conseguem manter a amamentação exclusiva. Estudos apontam que aspectos físicos, sociais, culturais, econômicos e espirituais podem interferir no sucesso e na manutenção da amamentação; dentre eles, destacam-se: nível de escolaridade e trabalho materno, renda familiar, presença do pai, condições de nascimento e período pós-parto, idade da mãe, influências culturais dos familiares e condições habituais de vida (Moura *et al.*, 2015; Brasil, 2015; Pereira *et al.*, 2013).

Outro aspecto importante está relacionado com o efeito analgésico da amamentação, como um método não farmacológico de redução da dor. Um ensaio clínico randomizado avaliou a dor em RNs durante a vacina contra a hepatite tipo B e evidenciou que o leite materno em combinação com o contato pele a pele, quando comparado somente ao contato pele a pele, potencializa o seu efeito analgésico, contribuindo para o restabelecimento do neonato após o procedimento (Leite *et al.*, 2016).

Em outro estudo realizado sobre a amamentação, afirmou-se que o odor do leite materno e a sucção, associados ao contato materno, influenciam na resposta à dor e ao estresse do recém-nascido, propiciando o vínculo afetivo e psicológico da criança (Calasans *et al.*, 2016).

Esses recursos fazem com que o RN sinta a presença e a proteção materna, fortalecendo a capacidade de interação familiar, contribuindo para a sua melhora clínica e seu desenvolvimento.

Tecnologias duras

O recém-nascido prematuro ou doente, devido a sua condição de imaturidade e instabilidade hemodinâmica, necessita, na maioria das vezes, de cuidados especializados e intensivos para sobreviver. Esse suporte tecnológico é de extrema importância, porém a sua permanência na UTIN deve ser reduzida ao máximo, visando minimizar a sua exposição a sucessivos procedimentos e possíveis complicações provenientes do uso da tecnologia dura.

- *Berço aquecido*
  - **Descrição**: equipamento de calor irradiante (Figura 16.4)
  - **Objetivo**: aquecimento
  - **Cuidados de enfermagem**: checar funcionamento, temperatura, peso, hidratação, limpeza.

- *Incubadora e incubadora de transporte*
  - **Descrição**: equipamento acrílico e microprocessado (Figura 16.5)
  - **Objetivo**: aquecimento, isolamento, transporte, observação
  - **Cuidados de enfermagem**: checar funcionamento, temperatura, umidade, hidratação, limpeza sem álcool, troca de filtros, evitar ruídos na cúpula.

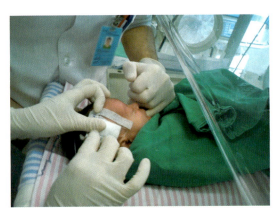

Figura 16.3 Administração de glicose/sacarose associada à sucção não nutritiva, como preparo para redução da dor no RN.

Capítulo 16 • Tecnologias de Cuidados ao Recém-Nascido e à Família na Unidade Neonatal **177**

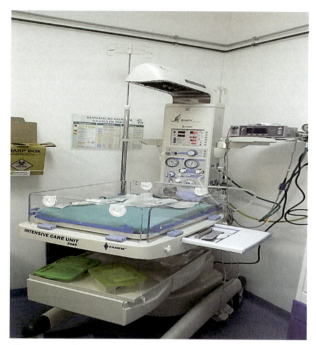

Figura 16.4 Berço aquecido. Fonte: arquivo pessoal do autor.

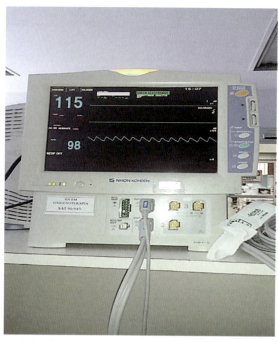

Figura 16.6 Monitor multiparamétrico. Fonte: arquivo pessoal do autor.

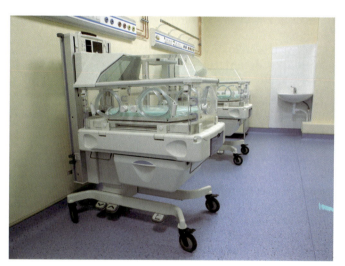

Figura 16.5 Incubadora.

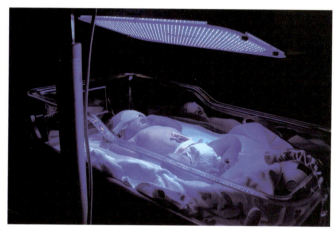

Figura 16.7 Fonte luminosa com luz de led.

- *Oxímetro de pulso e monitores multiparamétricos*

- **Descrição**: equipamento de monitoramento de sinais vitais e de saturação de oxigênio capilar (Figura 16.6)
- **Objetivo**: controlar os sinais vitais
- **Cuidados de enfermagem**: checar funcionamento, rodízio de sensor (queimaduras), parâmetros de alarme.

- *Equipamentos para fototerapia*

- **Descrição**: fonte luminosa terapêutica (Figura 16.7)
- **Objetivo**: tratamento e profilaxia da hiperbilirrubinemia neonatal
- **Cuidados de enfermagem**: checar radiação acima de 6 $\mu Wcm^2/nm$, temperatura, distância, proteção ocular, mudança de decúbito, conferir balanço hídrico, verificar efeitos colaterais (bronzeamento, erupção cutânea, fezes mais amolecidas), não usar óleos.

- *Equipamentos para assistência ventilatória*

- **Descrição**: equipamentos para manter oxigenação e função ventilatória (Figura 16.8)
- **Objetivo**: tratamento de suporte a distúrbios respiratórios
- **Cuidados de enfermagem**: manter vias respiratórias pérvias; higiene oral; umidificação e aquecimento; checar fração inspirada de oxigênio; monitorar saturação de oxigênio no sangue (Sp_{O_2}); cuidados com lesão de septo nasal, em virtude da pressão positiva contínua das vias respiratórias (CPAP).

Os distúrbios respiratórios associados a fatores de risco, a imaturidade estrutural e funcional do sistema respiratório dos RNs são uma das causas mais comuns de internação na unidade neonatal. De acordo com a literatura, a maioria das doenças respiratórias em neonatos está associada à imaturidade do sistema respiratório, e relaciona-se intimamente com baixo peso e idade gestacional ao nascimento (Brasil, 2011; Oliveira *et al.*, 2015).

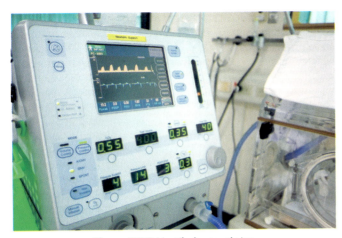

Figura 16.8 Ventilador mecânico.

O diagnóstico é realizado a partir da análise da história clínica materna, do parto e nascimento, da sintomatologia e dos exames auxiliares, uma vez que os sintomas se assemelham, independentemente do tipo de patologia que tenha causado o distúrbio respiratório (Ribeiro et al., 2013).

Os distúrbios respiratórios no RN podem ser causados por imaturidade pulmonar e deficiência de surfactante, decorrentes do parto e nascimento, e por malformações neonatais. Os sinais e sintomas que definem o tipo de terapêutica respiratória, além da associação dos fatores de risco, estão voltados basicamente para a observação e a inspeção do neonato. Em geral, esses distúrbios dificultam a adaptação cardiorrespiratória, ocasionando o quadro de insuficiência respiratória nas primeiras 72 horas de vida, caracterizado por padrão respiratório, aumento do trabalho respiratório e cor do RN (Brasil, 2011).

O suporte ventilatório é um método de tratamento pelo qual ocorre a inalação do oxigênio (O_2), e uma pressão menor do que a do ar ambiente facilita a troca dos gases no pulmão, reduzindo, assim, o trabalho respiratório. Utilizado com a finalidade de promover a manutenção da oxigenação tecidual adequada, ao mesmo tempo minimizando o trabalho cardiopulmonar, tem como efeito a redução da hipoxemia (Cavagnoli e Taglietti, 2014).

Embora o O_2 seja de vital importância para o RN com distúrbios pulmonares, recomendam-se o seu monitoramento e sua utilização de maneira criteriosa, em valores mínimos que possibilitem a correção da hipoxemia, evitando-se complicações decorrentes do seu uso, como displasia broncopulmonar, hemorragia peri-intraventricular e retinopatia da prematuridade (Ribeiro et al., 2013).

O suporte ventilatório no neonato inclui desde o uso de recursos tecnológicos mais simples, aplicados de forma não invasiva, como a CPAP, até a utilização de tecnologias mais sofisticadas, como ventilação de alta frequência. Dentre os modos de administração de oxigenoterapia em RNPTs, a ventilação não invasiva (VNI) tem sido utilizada com frequência, reduzindo o tempo de transição da ventilação mecânica para a respiração espontânea (Brasil, 2011).

Independentemente da modalidade e do modo de assistência ventilatória, é importante monitorar e observar os valores de saturação e concentração de O_2, pois, além de fazer parte da rotina na UTIN, o O_2 também é utilizado como forma de tratamento. A terapêutica deve ser encerrada gradualmente, de acordo com as respostas do neonato e os valores dos gases arteriais (Ribeiro et al., 2013).

Para aplicação das modalidades de administração de O_2 são utilizados dispositivos como máscaras facial e nasal, cânulas orotraqueal e nasotraqueal, e pronga nasal. Com base no conhecimento já existente, esses dispositivos, apesar de necessários, podem provocar algumas complicações para o RN a médio e longo prazo, tais como ressecamento das mucosas, lesão de septo nasal, escape aéreo, barotraumas e distensão abdominal.

Um estudo sobre a prevalência e os fatores associados à lesão do septo nasal em prematuros em uso de VNI constatou que o percentual de lesão nasal foi de 68,1%, associado ao baixo peso ao nascer e ao tempo de permanência com o dispositivo. Concluiu-se pela necessidade de implementar ações preventivas, como cuidados de enfermagem contínuos, adequação dos dispositivos e educação permanente em serviço (Sousa, 2014).

Nesse sentido, é importante que o profissional tenha conhecimento prévio das melhores evidências para sua prática profissional, pois, apesar de utilizar as melhores tecnologias, deve-se sempre ter conhecimento sobre o uso, as vantagens e desvantagens e a adequação de determinado dispositivo a outras tecnologias, como o contato pele a pele.

- *Bombas infusoras*

- **Descrição**: equipamento eletrônico que proporciona a infusão de fluidos enterais e parenterais com controle de volume e fluxo
- **Objetivo**: infusão de fluidos
- **Cuidados de enfermagem**: checar comandos; observar vias de administração ("veia pérvia?", "conexão segura?"); desinfectar o equipamento.

Uma pesquisa sobre os sentimentos e as percepções dos pais ao terem seu filho internado na UTIN concluiu que, embora os familiares tenham histórias e experiências de vida diferentes, em geral reagem com medo, angústia e desespero. Esses sentimentos são amenizados à medida que confiam e são orientados pela equipe de saúde, sentindo-se mais confortáveis com a estabilidade do seu filho e quando são incentivados a participar de alguns cuidados com a criança (Dias et al.; Raiskila et al., 2014).

Para a mãe, cuidar não se limita ao ato de banhar ou alimentar (etc.) o RN; representa um processo que envolve reconhecimento, aceitação e ligação com o seu filho. Ao ser motivada pela equipe de enfermagem a participar dos cuidados, deve-se sentir segura, confortável e apta a executar as habilidades aprendidas; caso contrário, essa experiência pode tornar-se negativa e frustrante, e a mãe pode sentir-se incapaz de cuidar do seu filho (Schaefer e Donelli, 2017).

É inquestionável a importância da mãe no desenvolvimento futuro do bebê, entretanto não se pode deixar de considerar a importância do pai nesse contexto. Partindo do princípio de que o nascimento de um RN prematuro ou doente pode trazer repercussões na vida familiar, ainda é preciso reconhecer que a presença paterna interfere positivamente tanto para a construção do apego entre pai e filho quanto para a mãe, como uma possibilidade de compartilhar com ela os cuidados da criança no hospital e no domicílio (Duarte, 2012).

Considerando a enfermagem como a categoria profissional responsável pelos cuidados diretos ao RN e à sua família, os profissionais de enfermagem oferecem informações importantes sobre as respostas do RN, percebendo as dificuldades e necessidades de cada família, e encorajando-as a manter o

Capítulo 16 • Tecnologias de Cuidados ao Recém-Nascido e à Família na Unidade Neonatal **179**

contato e participar dos cuidados direcionados ao seu filho; um gesto simples, que favorece a autoconfiança e o vínculo afetivo familiar.

Desse modo, é possível incluir o neonato e sua família no plano de cuidados. Duarte *et al.* (2012) reforçam a importância da inclusão da família na atenção ao RN, passando a ser um diferencial da assistência de enfermagem, e não uma atitude individual de um profissional que se restringe às rotinas de um ambiente frio e hostil.

Assim, é possível agrupar as tecnologias duras aos cuidados neonatais, desde que o RN esteja em condições favoráveis e os pais se sintam seguros e preparados para participar desses cuidados. Tais ações podem ser incorporadas pela equipe de enfermagem, inserindo e supervisionando os pais nos cuidados, que vão desde as mais simples até as mais complexas, como levar ao colo de seus pais os RNs com dispositivos nasais e traqueais (ver Figura 16.2), auxiliar no posicionamento dos dispositivos, ou até mesmo incentivá-los a participar de alguns procedimentos mais invasivos, como punção intravenosa, aspiração de vias respiratórias e de tubo orotraqueal (Duarte *et al.*, 2012).

Essas ações minimizam a dor e o estresse do neonato, facilitando o processo do cuidado, contribuindo para melhoria e qualidade de vida do RN, satisfação de familiares e dos profissionais, e tornando o cuidado mais humanizado. Embora incipientes, seu êxito ainda é um grande desafio na neonatologia contemporânea.

CONCLUSÃO

É possível aliar as tecnologias às práticas do cuidado, buscando medidas simples e de baixo custo, que beneficiem o vínculo familiar, reduzam a morbimortalidade neonatal e mantenham a integridade física, que promovam a recuperação e o desenvolvimento físico, cognitivo e psicossocial do RN.

Destaca-se que a implantação dessas tecnologias do cuidado não precisa de recursos financeiros altos, e sim da vontade e do comprometimento dos profissionais com o bem-estar dos neonatos internados em UTIN. Logo, a implementação e adequação das tecnologias do cuidado não dependem somente de domínio dos recursos, mas também do esforço coletivo e da adesão de toda a equipe de saúde.

Conclui-se que as boas práticas em saúde requerem, além da habilidade técnica e do conhecimento científico, comprometimento, conscientização, acolhimento, comunicação e apoio da equipe de enfermagem às necessidades do recém-nascido e de sua família, sendo estes os fatores determinantes para um cuidado de qualidade em toda a sua integralidade.

As tecnologias do cuidado podem contribuir para nortear a assistência de enfermagem ao neonato prematuro desde o nascimento, com vistas ao seu desenvolvimento adequado e equilibrado, com a participação da família.

O emprego das tecnologias na neonatologia não se limita apenas aos aparelhos ou à realização de uma técnica ou tarefa; é um processo interligado, que envolve pessoas, habilidades, equipamentos e diferentes conhecimentos, com o intuito de oferecer ao RN e à sua família um cuidado ético, seguro e humanizado.

Ao realizarem um procedimento, os cuidadores devem ter, além da habilidade técnica e do embasamento científico, a capacidade de ver, perceber, escutar e acolher, características que se expressam por atitudes de responsabilidade, carinho, respeito, afeto e atenção, manifestando-se de forma humanizada e integrada à tecnologia (Sá Neto e Rodrigues, 2015).

No que diz respeito à humanização na atenção ao RN e à sua família, o Ministério da Saúde preconiza um cuidado que respeite e valorize a vida em toda a sua integralidade, que incorpore medidas mais solidárias e humanas, no sentido de melhorar a qualidade da atenção à saúde da gestante, do neonato e da sua família, evitando práticas desnecessárias que, embora tradicionalmente realizadas, não beneficiam o RN e podem expô-lo a situações de risco (Brasil, 2013).

A partir das informações discutidas neste capítulo, compreende-se que a enfermagem oferece um cuidado que vai além da objetificação do indivíduo, passando a ser um processo interativo, relacional, existencial, moral e transformador, que resulta em ações, atitudes éticas e mais humanas. Esses aspectos, além da sensibilidade e do senso de responsabilidade da equipe de enfermagem, são características fundamentais para que se desenvolvam estratégias para um cuidado de qualidade ao RN e à sua família.

Questões de autoavaliação

1. O "método Canguru" é um tipo de estratégia que envolve o contato pele a pele precoce entre mãe/pai e recém-nascido de baixo peso, favorecendo o vínculo afetivo, a estabilidade térmica, o estímulo à amamentação e o desenvolvimento do RN. Estas ações envolvem a tecnologia:
   (A) Dura
   (B) Leve
   (C) Leve-dura
   (D) Processual

2. Um dos grandes desafios dos profissionais de enfermagem envolvidos com os processos de gerenciamento nas unidades neonatais é a combinação entre a eficiência das ações e a produção de resultados, centrada nas reais necessidades do RN e sua família. Tomando como base os processos de trabalho em saúde, pode-se afirmar que:
   (A) São constituídos pelas tecnologias leves e duras
   (B) O acolhimento, a relação de confiança e o vínculo que o profissional estabelece com o usuário são tipos de tecnologia de saúde
   (C) A organização do saber-fazer, seus protocolos e normas são tecnologias leves

   (D) A produção do cuidado em saúde deve estar pautada no conhecimento científico e na adequação dos procedimentos

3. A Unidade de Terapia Intensiva Neonatal é um ambiente de alta complexidade hospitalar, que concentra recursos humanos e tecnológicos indispensáveis ao suporte de vida de recém-nascidos (RNs) prematuros e/ou doentes. Estudos recentes apresentam experiências e evidências da associação de tecnologias leves aos cuidados dispensados ao RN e a seus familiares. Entre essas tecnologias leves de cuidado, destacam-se:
   (A) Ações de educação em saúde
   (B) Procedimentos invasivos
   (C) Protocolos operacionais padrão
   (D) Formas de conhecimento

4. As boas práticas em saúde requerem, além da habilidade técnica e do conhecimento científico, comprometimento, conscientização, acolhimento, comunicação e apoio da equipe de enfermagem às necessidades do recém-nascido e de sua família, sendo estes os fatores determinantes para um cuidado de qualidade em toda a sua integralidade. Dentre as

(continua)

180 Parte 2 • O Recém-Nascido

Questões de autoavaliação (*continuação*)

ações de enfermagem, assinale a alternativa que não condiz com o texto acima:

(A) Controlar ruído e iluminação excessiva e reduzir o número de manejos ao recém-nascido
(B) Garantir o livre acesso aos pais à Unidade de Terapia Intensiva Neonatal, exceto durante os cuidados de enfermagem
(C) Orientar e esclarecer a família quanto a procedimentos
(D) Valorizar medos, pensamentos, sentimentos, valores e crenças de cada família

5. Os avanços na tecnologia têm permitido diferentes abordagens ao recém-nascido (RN) e à sua família. Dentre os princípios do Sistema Único de Saúde que atendem às necessidades do recém-nascido e da família, a alternativa *incorreta* é:

(A) Integralidade
(B) Singularidade
(C) Impessoalidade
(D) Respeito

REFERÊNCIAS BIBLIOGRÁFICAS

Araújo BBM, Rodrigues BMRD, Pacheco STA. A promoção do cuidado materno ao neonato prematuro: a perspectiva da educação problematizadora em saúde. Rev Enferm UERJ. 2015;23(1):128-31.

Baile WF, Buckman R, Lenzi R *et al.* SPIKES – a six-step protocol for delivering bad news: application to the patient with cancer. Oncologist. 2000;5(4):302-11. Disponível em: https://www.ncbi.nlm.nih.gov/pubmed/10964998. Acesso em: 20/09/2020.

Brasil. Agência Nacional de Vigilância Sanitária (Anvisa). Assistência segura: uma reflexão teórica aplicada à prática. Série Segurança do paciente e qualidade em serviços de saúde. Caderno 1. Brasília: Anvisa, 2013. Disponível em: http://www.saude.pi.gov.br/uploads/divisa_document/file/374/Caderno_1_-_Assist%C3%AAncia_Segura_-_Uma_Reflex%C3%A3o_Te%C3%B3rica_Aplicada_%C3%A0_Pr%C3%A1tica.pdf. Acesso em: 25/08/2017.

Brasil. Ministério da Saúde. Secretaria de Atenção à Saúde. Departamento de Ações Programáticas e Estratégicas. Atenção à saúde do recém-nascido: guia para os profissionais de saúde/Ministério da Saúde, Secretaria de Atenção à Saúde, Departamento de Ações Programáticas e Estratégicas. (Série A. Normas e Manuais Técnicas). Brasília: Ministério da Saúde, 2011. 4 v.: il.

Brasil. Ministério da Saúde. Secretaria de Atenção à Saúde. Departamento de Ações Programáticas e Estratégicas. Atenção à saúde do recém-nascido: guia para os profissionais de saúde. 2. ed. atual. Brasília: Ministério da Saúde, 2014.

Brasil. Ministério da Saúde. Secretaria de Atenção à Saúde. Departamento de Ações Programáticas e Estratégicas. Atenção humanizada ao recém-nascido de baixo peso: método mãe canguru. Brasília: Ministério da Saúde, 2017.

Brasil. Ministério da Saúde. Secretaria de Atenção à Saúde. Departamento de Atenção Básica. Saúde da criança: aleitamento materno e alimentação complementar. 2.ed. – Brasília: Ministério da Saúde, 2015.

Brasil. Sociedade Brasileira DE Pediatria. Reanimação do Prematuro < 34 semanas em sala de parto: Diretrizes 2016 da Sociedade Brasileira de Pediatria. 2016. Disponível em: www.sbp.com.br/reanimação. Acesso em: 20/09/2020.

Buckman RA. Breaking bad news: the S-P-I-K-E-S strategy. Commun Oncol. 2005;2(2):138-42.

Calasans MTA, Maia JMA, Silva JF. A amamentação como método não farmacológico para o alívio da dor. Rev Enferm Contemp Bahia. 2016;5(2):261-70.

Campos CACA, Silva LB, Bernardes JS *et al.* Desafios da comunicação em Unidade de Terapia Intensiva Neonatal para profissionais e usuários. Saúde Debate. 2017;41(n. especial):165-74. Disponível em: http://www.scielo.br/pdf/sdeb/v41nspe2/0103-1104-sdeb-41-spe2-0165.pdf. Acesso em: 30/08/2017.

Capellini VK, Daré MF, Castral TC *et al.* Rev Eletr Enf. [Internet]. 2014;16(2):361-9. Disponível em: http://dx.doi.org/10.5216/ree.v16i2.23611. Acesso em: 20/09/2020.

Castral TC *et al.* Fatores maternos influenciam a resposta à dor e ao estresse do neonato em posição canguru. Rev Latin-Amer Enferm. 2012;20(3):435-43.

Cavagnoli A, Taglietti M. Monitoramento da oxigênioterapia em recém-nascidos hospitalizados na unidade de terapia intensiva neonatal. Fiep Bulletin. 2014;(2).Chan GJ *et al.* What is kangaroo mother care? Systematic review of the literature. J Glob Health. 2016;6(1):130-41.

Cordeiro RA, Costa R. Métodos não farmacológicos para alívio do desconforto e da dor no recém-nascido: uma construção coletiva da enfermagem. Texto Contexto Enferm. 2014;23(1):185-92.

Costa R, Cordeiro RA. Desconforto e dor em recém-nascido: reflexões da enfermagem neonatal. Rev Enferm UERJ. 2016;24(1).

Diaz Z, Fernandes S, Correira S. Difficulties of parents with infants admitted to a Neonatal Unit. Rev Enferm Ref. 2014;4(3):85-93.

Doerhoff R, Garrison B. Human factors in the NICU: A bedside nurse perspective. J Perinat Neonat Nurs. 2015;29(2):162-9. Disponível em: https://insights.ovid.com/pubmed?pmid=25919606. Acesso em: 25/08/2017.

Duarte ED *et al.* A família no cuidado do recém-nascido hospitalizado: possibilidades e desafios para a construção da Integralidade. Texto Contexto Enferm. 2012;21(4):870-8.

Fialho FA *et al.* Tecnologias aplicadas pela enfermagem no cuidado neonatal. Rev Baiana Enferm. 2015;29(1):23-32.

Isaza N *et al.* Parental stress before and after skin-to-skin contact in the NICU. AAP Experience. Washington, DC: National Conference & Exhibition. 2015.

Jordão KR, Proença LA, Machado LR *et al.* Possíveis fatores estressantes na unidade de terapia intensiva neonatal em hospital universitário. Rev Bras Ter Intensiva. 2016;28(3):310-4.

Koerich MS, Backes DS, Scortegagna HM *et al.* Tecnologias de cuidado em saúde e enfermagem e suas perspectivas filosóficas. Texto Contexto Enferm. 2006;15(Esp):178-85.

Lee HC, Martin-Anderson S, Dudley RA. Clinician perspectives on barriers to and opportunities for skin-to-skin contact for premature infants in neonatal intensive care units. Breastfeed Med. 2012;7(2):79-84.

Leite A *et al.* Amamentação e contato pele a pele no alívio da dor em recém-nascidos na vacina contra hepatite B. Rev Elet Enferm. 2016;17(3):1-8.

McGrath JM. Human factors: the importance of communication to outcomes in the NICU. J Perinat Neonat Nurs. 2013;27(2):108-9. Disponível em: https://insights.ovid.com/pubmed?pmid=23618929. Acesso em: 25/08/2017.

Motta GCP, Cunha MLC. Prevenção e Manejo não farmacológico da dor no recém-nascido. Rev Bras Enferm. 2015;68(1).

Moura ERBB *et al.* Investigação dos fatores sociais que interferem na duração do aleitamento materno exclusivo. Saõ Paulo: Revinter. 2015;8(2):94-116.

Nazareth CD, Lavor MFH, Sousa TMA. Dor em pacientes de UTI neonatal. Rev Rev Med UFC. 2015;55(1):33-7.

Neto JAS, Rodrigues MBRD. A ação intencional da equipe de enfermagem ao cuidar do RN na UTI neonatal. Ciência, Cuidado e Saúde, Maringá. 2015;14:1237-44.

Oliveira CS *et al.* Perfil de recém-nascidos pré-termo internados na unidade de terapia intensiva de hospital de alta complexidade. ABCS Health Sci. 2015;40(1):28-32.

Oliveira SJGS *et al.* Assistência humanizada no período perinatal com a utilização do método canguru: uma revisão bibliográfica. Ciências Biológicas e da Saúde. 2014;2(2):79-91.

Pereira CRVR *et al.* Avaliação de fatores que interferem na amamentação na primeira hora de vida. Rev Bras Epidemiol. 2013;16:525-34.

Pereira P, Tourinho e Santos. Technologies and their impact on nursing care practice. Rev Bras Inov Tecnol Saúde. 2012.

Raiskila S *et al.* Trends in care practices reflecting parental involvement in neonatal care. Early Hum Dev. 2014;90(12):863-7.

Ribeiro IA, Pacheco STA, Aguiar BGC. Enfermagem Neonatal: Conceitos e Práticas. Rio de Janeiro: Águia Dourada; 2014.

Rogers NL, Redko C, Smith LJ. Marketing skin-to-skin-contact in the kangaroo position as a frugal technology: a no-cost way to support improved maternal-child health outcomes across global contexts. Intern J Healt Sci Res. 2017;7(8).

Rolim KMC *et al.* O uso de tecnologia leve na promoção da relação enfermeira e pais na UTI Neonatal. Invest Qual Saúde. 2017;2:684-93.

Gabarito das questões: 1 – letra B; 2 – letra B; 3 – letra A; 4 – letra B; 5 – letra C.

Sabino LMM, Brasil DRM, Caetano JA *et al.* Uso de tecnologia leve-dura nas práticas de enfermagem: análise de conceito. Aquichan. 2016; 16(2):230-9.

Santos CCM, Lopes MGD. A sucção não nutritiva do recém-nascido prematuro como uma tecnologia de enfermagem. Rev Bras Enferm. 2013;66(5):647.

Santos MH, Azevedo F, Machado F. Benefícios do método mãe canguru em recém-nascidos pré-termo ou baixo peso: uma revisão da literatura. Universitas: Ciências da Saúde. 2016;14(1):67-76.

Schaefer MP, Donelli TMS. Intervenções facilitadoras do vínculo pais-RNs prematuros internados em UTIN: uma revisão sistemática. Avances en Psicología Latinoamericana. 2017;35(2):205-18.

Silva RNM. Cuidados voltados para o desenvolvimento do pré-termo na UTI Neonatal. In: Alves Filho N *et al.* (Ed.). Avanços em Perinatologia. Rio de Janeiro: MEDSI/Guanabara Koogan; 2009. pp. 35-50.

Sousa NFC *et al.* Prevalência de lesão do septo nasal em prematuros no uso de prongas nasais. Rev Esc Enferm USP. 2014;47(6):1-8.

Tragante CR, Ceccon MEJ, Falcão MC. Desenvolvimento dos cuidados neonatais ao longo do tempo. Pediatria. 2010;32(2):121-30.

Worl Health Organization (WHO). Maternal, newborn, child and adolescent health approved by the WHO Guidelines Review Committee. Recommendations on newborn health. 2013. Disponível em: http://www.who.int/maternal_child_adolescent/documents/guidelines-recommendations-newborn-health.pdf. Acesso em: 08/09/2017.

17
Adaptações Neonatais à Vida Extrauterina

Adriana Teixeira Reis • Heloisa Helena S. de Santana • Marcelle Campos Araújo

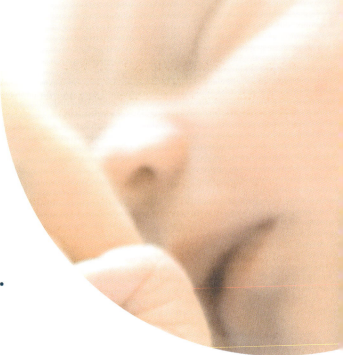

INTRODUÇÃO

O nascimento é um evento que demanda do recém-nascido (RN) uma série de novas funções a serem realizadas fora do ambiente uterino. Intraútero, o concepto não respira, pois seus pulmões estão cheios de fluido pulmonar, o que irá propiciar o desenvolvimento estrutural futuro da função respiratória.

No ambiente fetal, mantém-se uma circulação em que trocas gasosas, de nutrientes e excretas são realizadas pela estrutura placentária. Ao nascer, o recém-nascido (RN) passa de um ambiente líquido (uterino) para um ambiente aéreo (extrauterino), no qual precisa sofrer uma série de adaptações simultâneas para sua sobrevivência, agora, independente da estrutura placentária. Trata-se do estabelecimento da circulação neonatal. Dentre as principais adaptações, destacam-se a cardiovascular e a respiratória.

SISTEMA CARDIOVASCULAR E TRANSIÇÃO DA CIRCULAÇÃO FETAL PARA A NEONATAL

Circulação fetal

Antes do nascimento, a circulação do concepto pode ser entendida como circuitos paralelos (*shunts*), devido às três estruturas fetais que viabilizam a circulação de sangue venoso e arterial misturados: ducto venoso, forame oval e ducto arterioso (Figura 17.1).

Na vida fetal, devido ao fluido no pulmão, a resistência vascular neste órgão é elevada e a resistência vascular sistêmica é baixa. Essa característica leva à formação de um fluxo sanguíneo que funciona no sentido da circulação pulmonar para a sistêmica fetal, sendo denominado *shunt* direita-esquerda (D-E).

Durante a vida intrauterina, o transporte do sangue oxigenado que provém da placenta é feito pela veia cava inferior. Parte do sangue da veia umbilical vai ao fígado através da circulação hepática, e a maior parte chega à veia cava inferior pelo ducto venoso.

No nível da veia cava inferior, misturam-se os sangues dos segmentos inferiores (sangue pobre em oxigênio) e o sangue oxigenado da placenta. Cerca de 2/3 do sangue alcançam o átrio esquerdo pelo forame oval.

No átrio esquerdo, o sangue mistura-se àquele proveniente das veias pulmonares e vai ao ventrículo esquerdo, sendo, então, jogado para a circulação sistêmica pela aorta. No átrio direito, mistura-se o sangue da veia cava inferior com o proveniente de estruturas superiores, atinge o ventrículo direito e alcança o tronco da artéria pulmonar. Esse volume é desviado para a aorta através do ducto arterioso, que retorna à veia cava inferior e à placenta. Esse modelo de circulação ocorre pela elevada resistência vascular pulmonar (RVP).

Circulação neonatal

Ao corte do cordão umbilical e com a primeira incursão respiratória, ocorre a queda abrupta da RVP em relação à sistêmica.

O retorno venoso para a veia cava inferior decai, aumentando o fluxo por meio da câmara esquerda. Assim, o sangue das cavas inferior e superior entra no átrio direito e é bombeado pela artéria pulmonar. Estabelece-se o fluxo esquerda-direita (E-D) (Figura 17.2). Quando a pressão sistêmica excede a pulmonar, o ducto arterioso se contrai e apresenta uma característica de circulação mais próxima à do adulto.

O fechamento funcional do forame oval ocorre logo após o nascimento, devido às alterações dos gradientes de pressão nas câmaras cardíacas e ao maior retorno venoso pulmonar. O canal arterial apresenta fechamento funcional nos primeiros 4 dias de vida em RNs a termo, em decorrência do papel constritor do oxigênio.

O fechamento anatômico ocorre meses depois. Os prematuros têm maior tendência à persistência do canal arterial devido à ocorrência de doenças pulmonares que remontam à ocorrência de uma circulação fetal.

Diferenças entre a circulação fetal e a neonatal

Podem-se traçar algumas diferenças entre a circulação fetal e a neonatal, como apresentado no Quadro 17.1.

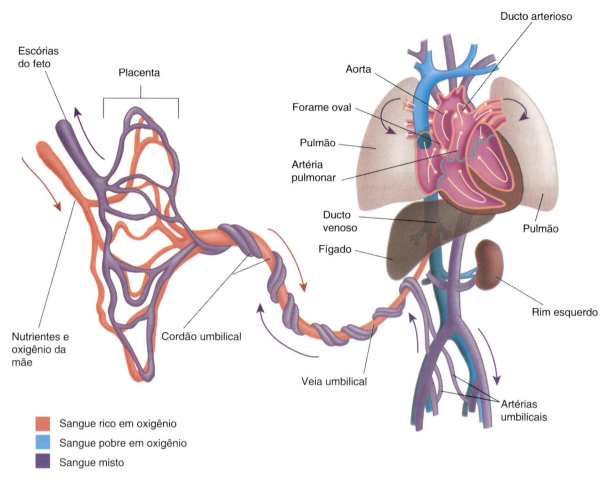

Figura 17.1 Circulação fetal. Note as estruturas ducto venoso, ducto arterioso e forame oval.

ALTERAÇÕES CARDIOVASCULARES E HEMATOPOÉTICAS

Ao nascer, nas primeiras 12 a 24 horas de vida, ocorre o fechamento funcional das estruturas anatômicas e dos *shunts* fetais. Trata-se do estabelecimento da circulação neonatal e inversão do *shunt* direita-esquerda para esquerda-direita. O fechamento anatômico dessas estruturas pode ocorrer em torno da 1ª ou 2ª semana (ducto venoso) até o final do primeiro mês de vida (ducto arterioso). O volume sanguíneo do RN é em torno de 80 a 90 mℓ/kg, em RNs a termo, e varia de 90 a 105 mℓ/kg em prematuros.

Dentro do útero, o feto tem o seu volume sanguíneo acrescido ao placentário. Quando ele nasce, esse volume tende a diminuir, a não ser por ocasião do corte tardio do cordão, fato que pode aumentar a volemia circulante do RN em cerca de 100 mℓ, por meio da transfusão placentária.

Sistema hematopoético

As hemácias fetais são grandes e em pequeno número. Após o nascimento, o número de hemácias gradualmente aumenta, à medida que o tamanho da célula diminui (Ricci, 2015).

Logo, o RN apresenta uma taxa de hemácias ou eritrócitos circulantes (hematócrito) aumentada a fim de promover adequada oxigenação dos tecidos. Da 14ª à 34ª semana, ocorre aumento gradual da hemoglobina e do hematócrito.

O hematócrito do sangue do cordão é de aproximadamente 55%, com variações entre 33 e 63%. A hemoglobina é de aproximadamente 17 g/dℓ, com variações de 14 a 20 g/dℓ. A policitemia corresponde a taxas superiores a 65% de hemácias. Por volta do 2º ao 3º mês, devido à hemólise de hemácias fetais e à diminuição de hemoglobinas em decorrência da diminuição da massa eritrocitária, ocorre a anemia fisiológica da lactância.

A hemoglobina fetal é, progressivamente, substituída pela hemoglobina neonatal. A taxa de plaquetas é normal, de 150 mil a 300 mil/mm³. Apesar disso, o RN apresenta maior tendência a sangramentos, devido à fragilidade capilar e à deficiência de vitamina K.

Há leucócitos com diminuição gradativa na primeira semana de vida, atingindo níveis de 12.000/mm³. Há também maior expressão de neutrófilos, porém ainda imaturos para realizarem resposta fagocitária contra infecções. Com frequência, observam-se bastonetes, metamielócitos e mielócitos.

SISTEMA RESPIRATÓRIO

No ambiente intrauterino, o concepto prepara progressivamente sua estrutura anatômica pulmonar para a realização de trocas de gases ao nascimento, função inexistente quando está no ambiente uterino, pois a estrutura responsável pela oxigenação do sangue é a placenta. Assim, o desenvolvimento do sistema respiratório passa por diversas fases, como apresentado na Figura 17.3.

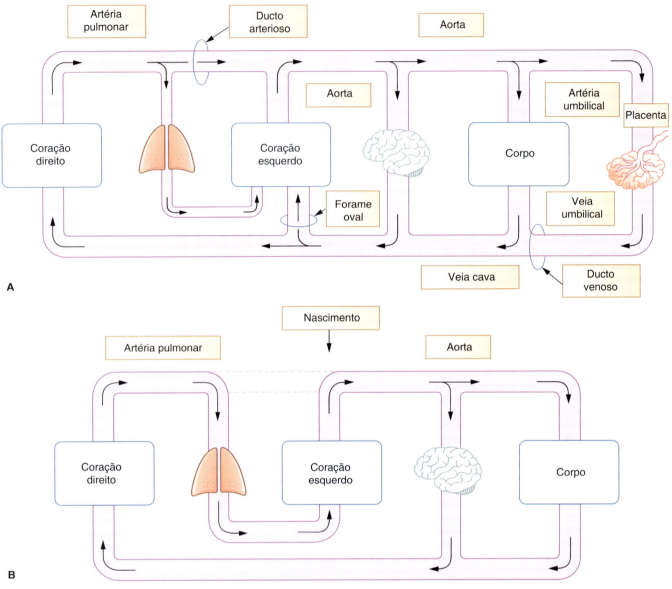

Figura 17.2 Esquema gráfico da transição da circulação fetal (**A**) para a circulação neonatal (**B**).

Quadro 17.1 Principais diferenças entre a circulação fetal e a neonatal.

Circulação fetal	Circulação neonatal
Apresenta 3 estruturas que viabilizam a ocorrência de *shunts* extrapulmonares: ducto venoso, forame oval e ducto arterioso	As estruturas fetais sofrem fechamento fisiológico (ou seja, perdem sua função) e, posteriormente, anatômico
Fluxo D–E (circulação pulmonar para a sistêmica)	Fluxo E–D (circulação sistêmica para a pulmonar)
A resistência vascular pulmonar é aumentada (os vasos estão congestos, resistentes, porque os pulmões não ventilam – estão repletos de fluido pulmonar) quando comparada à resistência vascular sistêmica	A resistência vascular pulmonar decai e a sistêmica aumenta (devido a essa queda, a circulação se inverte, pois a resistência vascular sistêmica torna-se maior)

D: direita; E: esquerda.

Em torno da 24ª à 30ª semana gestacional, as células alveolares, denominadas pneumócitos, iniciam a produção, ainda bastante limitada, de surfactante, um líquido tensoativo, composto por fosfolipídio, cuja função é manter o alvéolo pulmonar patente, propício para trocas, diminuindo a resistência pulmonar à respiração. O pico dessa produção de surfactante ocorre apenas em torno da 35ª semana.

A respiração neonatal vai depender de estímulos bioquímicos, mecânicos e ambientais, tais como:

- A passagem pelo canal de parto, que ajuda a remover as secreções presentes no sistema respiratório (ao contrário, o nascimento por meio de parto cesáreo pode propiciar maior acúmulo de secreções nas vias respiratórias do RN, podendo ocasionar "síndrome do pulmão úmido" ou taquipneia transitória)

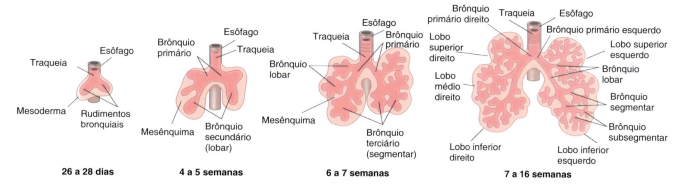

Figura 17.3 Fases de desenvolvimento embrionário e fetal das estruturas pulmonares.

- O centro respiratório medular (a luz, o som, o toque e a dor estimulam receptores químicos que, em resposta, interferem na respiração; os prematuros não têm esse centro amadurecido, e, por isso, apresentam maior potencial para a apneia)
- Reservas de energia para a mecânica ventilatória
- Oxigenação adequada do sistema nervoso central, sem ocorrência de asfixia perinatal.

SISTEMA HEPÁTICO

No RN, o fígado apresenta certa imaturidade funcional para realização dos processos de liberação de bilirrubina, coagulação sanguínea, metabolização de carboidratos e armazenamento de ferro.

Mecanismos de excreção da bilirrubina

A produção de bilirrubina resulta do catabolismo de proteínas heme, principalmente da hemoglobina degradada no baço (Alves Filho e Corrêa, 1995). Trata-se de um pigmento amarelado que confere coloração típica à urina e às fezes.

À medida que as hemácias envelhecem, pois têm um ciclo de vida em torno de 80 a 100 dias, contrastando com 120 dias no adulto (Ricci, 2015), vão para o baço e sofrem um processo chamado hemocaterese, pelo sistema fagocítico mononuclear. Quando a bilirrubina deixa o sistema fagocítico mononuclear, liga-se à proteína plasmática, sendo denominada bilirrubina indireta (não conjugada). Nesse decurso, alguns subprodutos são reciclados, como ferro e proteína, e outros são excretados.

Nessa fase, a bilirrubina apresenta característica lipossolúvel, sendo insolúvel em água.

É necessário que a bilirrubina indireta seja transformada em um composto hidrossolúvel (conjugada), a fim de ser excretada. Dessa maneira, no fígado, por ação da enzima glicuronil-transferase, a bilirrubina indireta (lipossolúvel, não conjugada) é transformada em bilirrubina direta (hidrossolúvel, conjugada), podendo ser excretada diretamente pela urina. Além dela, no fígado, o processo de conjugação também libera urobilinogênio e estercobilinogênio, subprodutos eliminados pela urina e pelas fezes.

A icterícia ou hiperbilirrubinemia é a condição em que há acúmulo de bilirrubina por excesso de produção, por impossibilidade de excreção ou excreção lenta e ineficaz, causando a coloração amarelada em pele e mucosas do RN. A icterícia é fisiológica quando ocorre cerca de 48 a 72 horas após o nascimento, por meio do processo fisiológico de substituição das hemácias fetais.

A icterícia pode acontecer de maneira precoce, nas primeiras 24 a 36 horas de nascimento, caracterizando uma condição patológica que merece investigação e tratamento. As causas podem ser infecção, incompatibilidade sanguínea, obstrução de vias biliares, asfixia, hipoglicemia e ingestão materna de salicilatos (Kenner, 2001).

Problemas de maturidade hepática, como na prematuridade (os prematuros produzem pouca quantidade de proteína plasmática, o que dificulta a ligação da bilirrubina indireta e o transporte hepático), também podem dificultar o processo de degradação da bilirrubina e sua consequente acumulação nos tecidos (sob a forma lipossolúvel), causando icterícia. O risco maior do aumento dos níveis séricos de bilirrubina é sua toxidade e a impregnação de bilirrubina nos gânglios basais do cérebro. Essa condição, denominada *kernicterus* ou encefalopatia bilirrubínica, pode ser fatal para o RN.

SISTEMA URINÁRIO

No útero, o concepto apresenta taxa de filtração glomerular baixa, e a idade gestacional também interfere na maturação da função renal, que melhora consideravelmente a partir da 34ª semana. A urina surge nas primeiras 48 horas. A densidade urinária (DU) é em torno de 1.005 a 1.015. Quanto maior é a DU, mais concentrada é a urina, o que significa que o RN apresenta mais solutos, diluídos em pequena quantidade de líquido. Pode indicar que ele está urinando pouco ou precisando de líquidos. Quanto menor é a DU, menos concentrada é a urina, o que indica débito urinário aumentado ou excesso de líquidos corporais.

O RN deve ser observado quanto aos seus mecanismos de perdas sensíveis (quantificáveis – vômito, urina, evacuação líquida) e insensíveis (não mensuráveis – perdas por respiração e suor). Avaliar o peso diário do RN, o balanço hídrico rigoroso e a DU são estratégias de controle de perdas que evitam desequilíbrios hidreletrolíticos.

SISTEMA DIGESTÓRIO

Entre a 16ª e a 17ª semana, o feto inicia a deglutição, o que contribui para a motilidade do trato gastrintestinal. Com 34 a 35 semanas, o concepto apresenta boa capacidade de sucção e ingestão, adaptando-se facilmente à vida extrauterina com 38 semanas. A capacidade gástrica do RN é cerca de 40 a 60 mℓ no primeiro dia após o nascimento (Kenner, 2001). Apresenta o esfíncter cárdico imaturo, o que predispõe à ocorrência de refluxo gastresofágico, devido à peristalse incoordenada (Ricci, 2015). Baixos níveis enzimáticos de amilase e lipase impedem a plena absorção de carboidratos e lipídios. Por isso, até o 6º mês de vida, a dieta dos lactentes deve ser essencialmente láctea, preferencialmente à base de leite materno, já que eles apresentam enzimas insuficientes para degradar outros produtos.

A vitamina K é sintetizada por bactérias intestinais na 1ª semana de vida, sendo responsável pela ativação de fatores de coagulação. Logo ao nascer, o RN apresenta o trato intestinal estéril, sem colonização bacteriana, e, por conseguinte, sem a produção de vitamina K, o que o leva ao risco de hemorragias. Assim, é necessária a administração de vitamina K exógena (via intramuscular) ao nascer, para a prevenção de sangramentos.

O mecônio é o produto das primeiras fezes do RN, composto por lanugem (pelos do corpo, cabelo), restos epiteliais e bile. Apresenta característica coloração verde-escura, é viscoso e inodoro. Sua eliminação ocorre entre 12 e 24 horas do nascimento.

O RN tem um intestino longo, comparado ao intestino de um adulto, por isso sua superfície de absorção é maior e com grande número de glândulas secretoras.

A frequência, a consistência e o tipo de fezes eliminadas pelo RN dependem da sua alimentação. RNs amamentados ao seio materno eliminam fezes de coloração amarelo-dourada com odor ácido, e aqueles alimentados com fórmulas eliminam fezes amarelo-esverdeadas. Os RNs excretam grande quantidade de lipídios e, por esse motivo, têm fezes gordurosas.

SISTEMA IMUNOLÓGICO

A criança nasce com elementos celulares de defesa do sistema imunológico. As propriedades fagocitárias do sangue, apesar de estarem presentes, são imaturas e não proporcionam uma resposta adequada dos tecidos para identificação de uma inflamação. Até a primeira invasão por um microrganismo estranho ou uma toxina, não existe possibilidade da produção de anticorpos.

Até o segundo mês de vida, os lactentes não são capazes de produzir imunoglobulinas (Ig), que são subdivididas em cinco classes: IgA, IgD, IgE, IgG e IgM.

IgA. Não atravessa a barreira placentária, é transmitida para a criança pelo leite materno. A IgA é encontrada principalmente no trato gastrintestinal, sistema respiratório, nas lágrimas, na saliva e no colostro do leite humano. Também é detectada em abundância no plasma, principalmente na infância, quando atinge seu nível máximo.

IgG. É encontrada no plasma e no líquido intersticial; considerada a principal imunoglobulina e a mais abundante, compreendendo cerca de 80% dos anticorpos circulantes no corpo. A IgG é a única imunoglobulina capaz de atravessar a barreira placentária e produzir anticorpos contra bactérias, toxinas bacterianas e agentes virais.

IgM. É encontrada no sangue e na linfa, e não atravessa a barreira placentária. É a primeira imunoglobulina a responder em caso de infecção. Normalmente, ao nascimento, seu nível é baixo. Em caso de IgM aumentada, deve ser investigada a existência de infecção congênita.

Caso a mãe já tenha desenvolvido anticorpos contra doenças infantis, como sarampo, difteria, poliomielite e rubéola, as imunoglobulinas são capazes de proteger as crianças dessas doenças por aproximadamente 3 meses.

Infecções congênitas

São conhecidas como TORCHS (acrônimo que designa o grupo de doenças congênitas transmitidas verticalmente pela barreira fetoplacentária ou de contato do sangue materno com o RN na hora do parto). Podem ser causadas por vírus ou bactérias e acarretar anomalias congênitas, como a rubéola e a toxoplasmose. A sigla significa: T = toxoplasmose; O = outras infecções; R = rubéola; C = citomegalovírus; H = herpes simples; S = sífilis. Neste grupo, ainda incluem-se a hepatite tipo B e a infecção pelos vírus da imunodeficiência humana (HIV), zika, chikungunya e dengue.

SISTEMA NEUROLÓGICO

Composto pelo sistema nervoso central (SNC; cérebro e medula espinal) e pelo sistema nervoso periférico (SNP; 12 pares de nervos cranianos e vários nervos espinais que derivam da medula espinal). O tronco cerebral e a medula espinal são contínuos.

O cérebro divide-se em tronco cerebral, hemisférios cerebrais e cerebelo. Ao nascimento, o cérebro do RN pesa, em média, 325 g. Quando a criança completa 1 ano de idade, o tamanho do seu cérebro aumenta e seu peso fica em torno de 1 kg.

O desenvolvimento neurológico ocorre nos sentidos cefalocaudal e proximodistal.

O SNC é fundamental na fase de transição da vida intrauterina para a extrauterina, sendo responsável por estimular os sistemas respiratório, cardiovascular, termorregulador e musculoesquelético. Os reflexos primitivos neonatais, respostas musculares involuntárias a um estímulo sensorial, revelam a maturidade do SNC. A mielinização do sistema nervoso segue os padrões de desenvolvimento neurológico (cefalocaudal e proximodistal).

A maioria das funções neurológicas é formada por reflexos primitivos. Na medida em que se dá a mielinização, alguns desses reflexos são substituídos por comportamentos intencionais ou desaparecem.

SISTEMA ENDÓCRINO E METABÓLICO

Ao nascer, o sistema metabólico do RN é funcionalmente imaturo, apesar de anatomicamente suficiente para o desempenho de suas funções. Após o nascimento, os níveis de glicose e cálcio mudam rapidamente. Deve-se atentar para tais alterações para que não ocorram mudanças plasmáticas bruscas desses elementos. Fatores como estresse ao frio, prematuridade e infecções podem alterar os valores normais da glicose (40 a 160 mg/dℓ) e provocar:

- **Hipoglicemia**: abaixo de 40 a 45 mg/dℓ
- **Hiperglicemia**: acima de 125 mg/dℓ em RNs a termo e acima de 150 mg/dℓ em prematuros (Gomella, 2006).

Os níveis de cálcio do RN também são deficientes, devido à imaturidade na produção do hormônio paratireoidiano. O nível desse hormônio é baixo entre 48 e 72 horas após o nascimento do concepto. Por isso, se o RN não se alimenta, deve receber cálcio exógeno, por via parenteral, uma vez que esse mineral é importante para crescimento ósseo, coagulação sanguínea e está presente na contração muscular (principalmente do miocárdio).

Questões de autoavaliação

1. Assinale a alternativa que descreva as diferenças entre a circulação fetal e a neonatal:
   - (A) A resistência vascular pulmonar é aumentada na circulação neonatal e é menor na fetal
   - (B) O fluxo da circulação fetal é direita-esquerda, e na neonatal é esquerda-direita
   - (C) A circulação neonatal depende de estruturas como o forame oval e o ducto arterioso patentes, e a fetal depende apenas da placenta
   - (D) A resistência vascular pulmonar aumenta ao nascimento, devido à entrada de ar nos pulmões

2. A impregnação dos gânglios basais do cérebro pela bilirrubina é uma condição clínica conhecida por:
   - (A) Icterícia
   - (B) Meningite
   - (C) *Kernicterus*
   - (D) Meningocele

3. Trata-se de uma imunoglobulina que não atravessa a barreira placentária e é transferida ao recém-nascido através do leite materno:
   - (A) IgG
   - (B) IgM
   - (C) IgE
   - (D) IgA

4. A vitamina K é sintetizada por bactérias intestinais na 1ª semana de vida, sendo responsável pela ativação de fatores de:
   - (A) Crescimento
   - (B) Imunoproteção
   - (C) Coagulação
   - (D) Termorregulação

5. A imaturidade do esfíncter cárdico no recém-nascido prematuro predispõe à ocorrência de:
   - (A) Refluxo gastresofágico
   - (B) Diarreia
   - (C) Megacólon congênito
   - (D) Atresia duodenal

REFERÊNCIAS BIBLIOGRÁFICAS

Alves Filho N, Corrêa MD. Manual de Perinatologia. Rio de Janeiro: Medsi; 1995.

Gomella TL. Neonatologia – Manejo, Procedimentos, Problemas no Plantão, Doenças e Farmacologia Neonatal. Porto Alegre: Artmed; 2006.

Kenner C. Enfermagem Neonatal. Rio de Janeiro: Reichmann & Affonso Editores; 2001.

Ricci SS. Enfermagem Materno-neonatal e Saúde da Mulher. Tradução de Maria de Fátima Azevedo. 3. ed. Rio de Janeiro: Guanabara Koogan; 2015.

Tamez RN, Silva MJP. A Enfermagem na UTI Neonatal – Assistência ao Recém-nascido de Alto Risco. 6. ed. Rio de Janeiro: Guanabara Koogan; 2017.

Gabarito das questões: 1 – letra B; 2 – letra C; 3 – letra D; 4 – letra C; 5 – letra A.

18

Exame Físico Neonatal

Adriana Teixeira Reis • Heloisa Helena S. de Santana • Luciane Pereira de Almeida

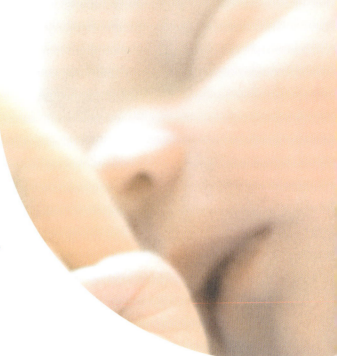

INTRODUÇÃO

O recém-nascido (RN) apresenta uma série de alterações fisiológicas e físicas, principalmente entre as primeiras horas até a primeira semana de vida. Ao final da primeira semana, ele perde cerca de 10% do seu peso ao nascimento. A enfermeira deve saber reconhecer achados de normalidade e anormalidade no RN a fim de proporcionar sua adaptação à vida extrauterina, orientar os pais sobre os sinais encontrados, além de reconhecer sinais de alerta essenciais à sobrevida do RN.

A avaliação física completa não deve ser realizada nas primeiras horas após o nascimento. Essa fase inicial do neonato é de vigília e grande reatividade ao parto; logo, o ideal é esperar que ele descanse do estresse gerado pelo ato da parturição. Após acordar, as avaliações somática (características físicas) e neurológica podem ser feitas.

CLASSIFICAÇÃO DO RECÉM-NASCIDO

A classificação do RN é feita a partir da determinação da idade gestacional e do peso ao nascimento.

Cálculo da idade gestacional

A duração média da gestação, calculada a partir do primeiro dia do último período menstrual normal, é 280 dias ou 40 semanas (Kopelman *et al.*, 2002). Para saber a idade gestacional do RN, utilizam-se os métodos de Capurro (somático e neurológico) e New Ballard.

• Método de Capurro

Trata-se de um método bastante simplificado, muito utilizado por sua facilidade de aplicação. Entretanto, apresenta limitações na avaliação de prematuros extremos, uma vez que a menor idade possível é de aproximadamente 29 semanas. Além disso, a avaliação neurológica é restrita a apenas dois itens, e no *New Ballard Score* (NBS) são avaliados seis parâmetros.

De acordo com o somatório dos pontos atribuídos a cada parâmetro avaliado, utiliza-se uma fórmula e descobre-se a idade gestacional em dias:

- Para RNs que nasceram deprimidos, com grau de asfixia que comprometa a avaliação neurológica: IG em dias = 204 + pontos somáticos totais
- Para RNs que nasceram hígidos: IG em dias = 200 + pontos somáticos + neurológicos.

Posteriormente, basta utilizar a divisão por 7 para ser convertida em semanas.

Os dados semiológicos para determinação do Capurro incluem as avaliações descritas nos Quadros 18.1 e 18.2.

• New Ballard Score (NBS)

Este método é o mais utilizado porque apresenta mais critérios neurológicos de avaliação, possibilitando uma avaliação mais completa do RN, inclusive dos prematuros extremos (Figura 18.1).

Qualquer um dos métodos usados para obter a idade gestacional dos RNs possibilita classificá-los em:

- **Pré-termo ou prematuro (RNPT)**: idade gestacional inferior a 37 semanas
- **A termo**: idade gestacional entre 37 e 41 semanas e 6 dias
- **Pós-termo**: idade gestacional igual ou superior a 42 semanas.

Quadro 18.1 Parâmetros somáticos e parâmetros neurológicos para avaliação da idade gestacional do recém-nascido (RN) pelo método de Capurro.

Parâmetros somáticos
- Textura da pele
- Formato da orelha
- Glândula mamária
- Pregas plantares
- Formação do mamilo

Parâmetros neurológicos
- Sinal do cachecol
- Posição da cabeça ao levantar o RN

Quadro 18.2 Valores atribuídos aos parâmetros do método de Capurro somático.

Parâmetro	Característica	Pontuação
Textura da pele	Muito fina	0
	Fina e lisa	5
	Algo mais grossa, discreta descamação superficial	10
	Grossa, marcas superficiais, descamação em mãos e pés	15
Formato da orelha	Chata, disforme, pavilhão não encurvado	0
	Pavilhão parcialmente encurvado na parte superior	8
	Pavilhão totalmente encurvado	16
	Chata, disforme, pavilhão não encurvado	24
Glândulas mamárias	Não palpáveis	0
	Palpáveis (menos que 5 mm)	5
	Palpáveis (entre 5 e 10 mm)	10
	Palpáveis (mais que 10 mm)	15
Pregas plantares	Sem pregas	0
	Marcas mal definidas sobre a parte anterior da planta	5
	Marcas bem definidas na metade anterior e sulcos no terço anterior	10
	Sulcos na metade anterior da planta	15
	Sulcos em mais da metade anterior da planta	20
Sinal do cachecol	Cotovelo alcança a linha axilar anterior do lado oposto	0
	Cotovelo situado entre a linha axilar anterior do lado oposto e a linha média	6
	Cotovelo situado na linha média	12
	Cotovelo situado entre a linha média e a axilar anterior do mesmo lado	18
Posição da cabeça ao levantar	Cabeça totalmente defletida, com ângulo de 270°	0
	Ângulo cervicotorácico entre 180° e 270°	6
	Ângulo cervicotorácico igual a 180°	12
	Ângulo cervicotorácico menor que 180°	18
Formação do mamilo	Apenas visível	0
	Aréola visível, discreta pigmentação, diâmetro < 0,75 mm	5
	Aréola visível, pigmentada, borda não pontilhada, diâmetro < 0,75 mm	10
	Aréola visível, pigmentada, borda pontilhada, diâmetro > 0,75 mm	15

Fonte: Kopelman *et al.*, 2004.

Em 2013, o Colégio Americano de Obstetras e Ginecologistas (ACOG) e a Sociedade Portuguesa de Obstetrícia e Medicina Materno-Fetal (SPOMMF) emitiram um parecer enquadrando a gestação a termo em nova estratificação, tendo em vista o resultado de pesquisas na área neonatal que apresentam desfechos relacionados especialmente com a morbidade respiratória e que variam muito no intervalo de 5 semanas. Dessa maneira, recomendaram os termos:

- **Gestação a termo inicial (*early term*)**: de 37 a 38 semanas e 6 dias
- **Gestação a termo (*fullterm*)**: de 39 a 40 semanas e 6 dias
- **Gestação a termo tardio (*late term*)**: a partir de 41 semanas e antes de 42 semanas
- **Gestação pós-termo (*postterm*)**: 42 semanas ou mais.

Com o avanço da neonatologia, o limite de viabilidade (sobrevivência) do RN tornou-se bastante questionável. Sabe-se que essa viabilidade aumenta progressivamente, de acordo com a idade gestacional, à medida que o RN fica mais próximo do termo.

Peso ao nascimento

Com relação ao peso, os RNs podem ser classificados em:

- **Extremo baixo peso (EBP)**: < 1.000 g
- **Muito baixo peso (MBP)**: < 1.500 g
- **Baixo peso**: < 2.500 g
- **Normal**: entre 2.501 e 4.000 g
- **Macrossômico**: > 4.001 g

Ao cruzar peso × idade gestacional, considera-se peso adequado para a idade gestacional (AIG) os percentis entre 10 e 90 do gráfico de Colorado, desenvolvido por Battaglia e Lubchenco (1967) (Figura 18.2). Neste padrão, o RN cresce em uma velocidade normal independentemente do tempo de nascimento – pré-termo, a termo ou pós-termo. O RN grande para a idade gestacional (GIG) encontra-se acima do 90º percentil e pode ter se desenvolvido em um padrão acelerado durante a vida fetal; o RN pequeno para a idade gestacional (PIG), cujo peso encontra-se abaixo do 10º percentil, pode ter sofrido retardo ou atraso no desenvolvimento da vida intrauterina.

Em 1996, Alexander *et al.* publicaram dados que representam uma referência de crescimento fetal nos EUA, por meio da análise de 3.134.879 RNs, demonstrando divergências em relação à curva de Colorado (Battaglia e Lubchenco, 1967), possivelmente pela altitude elevada em Denver e pelas características étnico-raciais da região. Os padrões apresentados servem, assim, de referência, mas não podem ser considerados ideais (Figura 18.3 e Quadro 18.3).

CONHECIMENTO DO HISTÓRICO DE SAÚDE PERINATAL

Alguns dados da mãe e do feto são fundamentais para o planejamento de cuidados ao RN e à sua mãe. História de infecção, descolamento prematuro de placenta, uso de medicamentos/drogas ilícitas interferem diretamente na saúde do RN, predizendo a necessidade de cuidados especiais pela enfermeira (Capítulo 12, *Nutrição do Recém-nascido: Aleitamento Materno e Principais Orientações*).

Avaliação do aspecto geral (cor, postura e tônus)

Nesta fase de observação geral (ectoscopia) do RN, verificam-se:

- **Coloração da pele (cor)**: principalmente ocorrência de cianose central (lábios) e de extremidades
- **Postura**: movimentos espontâneos e vigorosos, tendendo à posição fetal (ativo) ou não (hipoativo)
- **Tônus**: reação ao estímulo tátil (reativo) ou não (hiporreativo, hipotônico, "largado", flácido).

Neste momento inicial, podem ser evidenciadas anormalidades congênitas (malformações) visíveis, como pé torto congênito, gastrosquise, onfalocele etc.

Maturidade neuromuscular

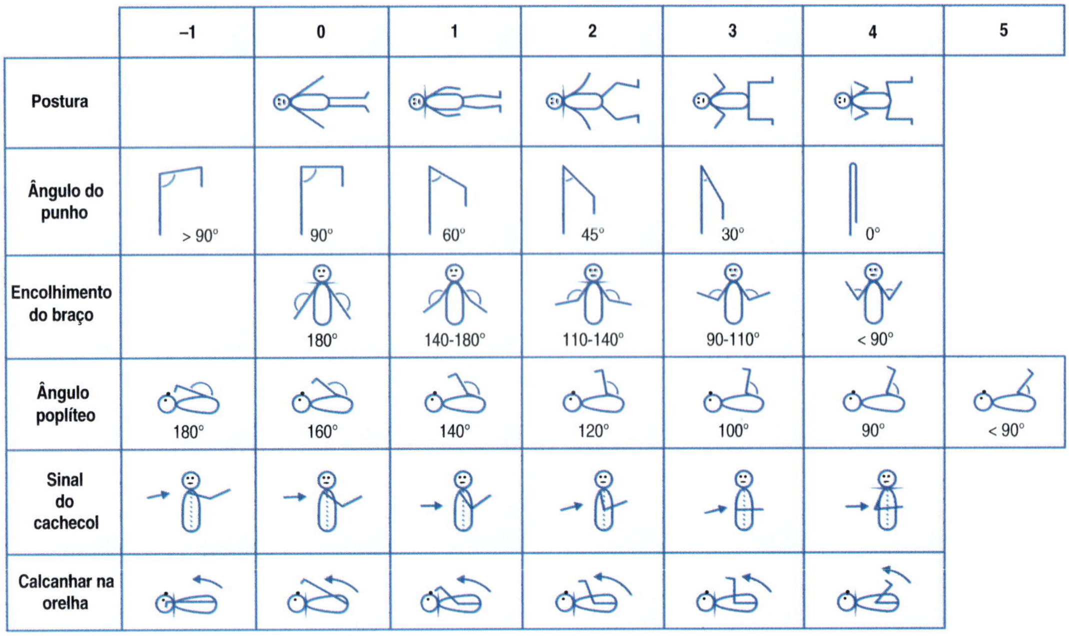

	−1	0	1	2	3	4	5
Postura							
Ângulo do punho	> 90°	90°	60°	45°	30°	0°	
Encolhimento do braço		180°	140-180°	110-140°	90-110°	< 90°	
Ângulo poplíteo	180°	160°	140°	120°	100°	90°	< 90°
Sinal do cachecol							
Calcanhar na orelha							

Maturidade física

Pele	Pegajosa friável, transparente	Gelatinosa, vermelha, translúcida	Lisa, rósea, veias visíveis	Descamação superficial e/ou erupção, poucas veias	Rachaduras, áreas pálidas, raras veias	Pergaminho, rachaduras profundas, nenhum vaso	Coriácea, rachaduras, enrugamento
Lanugem	Nenhuma	Escassa	Abundante	Afinamento	Áreas despeladas	Maioria despelada	
Superfície plantar	Calcanhar-dedo 40-50 mm: −1 < 40 mm: −2	> 50 mm, nenhuma prega	Marcas vermelhas descoradas	Somente pregas transversas anteriores	Pregas 2/3 anteriores	Pregas sobre toda a sola	
Mamas	Imperceptíveis	Dificilmente perceptíveis	Aréola chata, sem botão	Aréola pontilhada, botão 1-2 mm	Aréola elevada, botão 3-4 mm	Aréola completa, botão 5-10 mm	
Olhos/ Orelhas	Pálpebras coladas/ Frouxas: −1 Rijas: −2	Pálpebras abertas, pina chata pregueada	Pina curva mole, porém recolhe lentamente	Pina curva mole, porém recolhe rapidamente	Formada e firme, com retorno instantâneo	Cartilagem espessa, orelha rija	
Genitália masculina	Escroto vazio, sem rugas	Escroto cheio, rugas escuras	Testículos no canal superior, poucas rugas	Testículos descendo, poucas rugas	Testículos baixos, boas rugas	Testículos pendulares, rugas profundas	
Genitália feminina	Clitóris proeminente, lábios achatados	Clitóris proeminente, pequenos lábios menores	Clitóris proeminente, lábios menores aumentando	Grandes e pequenos lábios igualmente proeminentes	Grandes lábios maiores, pequenos lábios menores	Grandes lábios cobrem clitóris e pequenos lábios	

Avaliação da maturidade

Índice	Semanas
−10	20
−5	22
0	24
5	26
10	28
15	30
20	32
25	34
30	36
35	38
40	40
45	42
50	44

Figura 18.1 Escala New Ballard para classificação da maturidade do RN. (Fonte: Tamez e Silva, 2017.)

Períodos de reatividade

Após o nascimento, o RN passa por períodos de reatividade, a saber:

- **Primeiro período de reatividade**: ocorre até a primeira hora pós-parto. O RN apresenta interesse para sucção; respiração irregular; taquipneia; taquicardia (por excitação do sistema nervoso simpático). Nesta fase, é importante focar na promoção do vínculo e evitar a perda de calor

- **Estágio de sono**: ocorre de 2 a 3 horas após nascimento; a cor da pele melhora, a frequência cardíaca tende a se estabilizar
- **Segundo período de reatividade**: pode durar de 4 a 6 horas; a frequência cardíaca é lábil, podendo variar de taquicardia a bradicardia; apresenta hiper-reflexia; pele rosada. Nesta fase, ocorre a eliminação de secreções das vias respiratórias, podendo causar uma falsa impressão de RN "mal aspirado ao nascer", com roncos e necessidade de nova aspiração de vias respiratórias superiores.

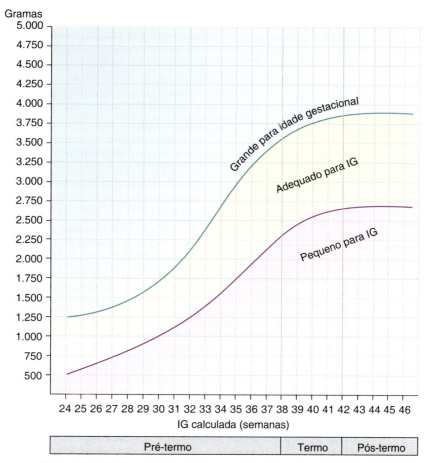

Figura 18.2 Gráfico de Colorado. (Fonte: Battaglia e Lubchenco, 1967.)

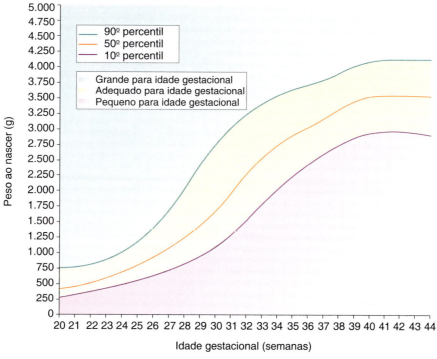

Figura 18.3 Curva de crescimento intrauterino desenvolvida por Alexander *et al.* (1996).

Quadro 18.3 Percentis de peso (em gramas) de acordo com a idade gestacional (Escala de Alexander *et al.*, 1996, EUA).

Idade gestacional (semanas)	Percentis				
	5	10	50	90	95
20	249	275	412	772	912
21	280	314	433	790	957
22	330	376	496	826	1.023
23	385	440	582	882	1.107
24	435	498	674	977	1.223
25	480	558	779	1.138	1.397
26	529	625	899	1.362	1.640
27	591	702	1.035	1.635	1.927
28	670	798	1.196	1.977	2.237
29	772	925	1.394	2.361	2.553
30	910	1.085	1.637	2.710	2.847
31	1.088	1.278	1.918	2.986	3.108
32	1.294	1.495	2.203	3.200	3.338
33	1.513	1.725	2.458	3.370	3.536
34	1.735	1.950	2.667	3.502	3.697
35	1.950	2.159	2.831	3.596	3.812
36	2.156	2.354	2.974	3.668	3.888
37	2.357	2.541	3.117	3.755	3.956
38	2.543	2.714	3.263	3.867	4.027
39	2.685	2.852	3.400	3.980	4.107
40	2.761	2.929	3.495	4.060	4.185
41	2.777	2.948	3.527	4.094	4.217
42	2.764	2.935	3.522	4.098	4.213
43	2.741	2.907	3.505	4.096	4.178
44	2.724	2.885	3.491	4.096	4.122

Fonte: Kopelman *et al.*, 2004.

EXAME FÍSICO DO RECÉM-NASCIDO

Realiza-se quando o neonato está mais estável, geralmente 12 a 24 horas após o nascimento. A enfermeira deve proceder ao exame físico quando o RN estiver tranquilo, optando sempre por começar por áreas menos invasivas. Para sua realização, é importante a observação detalhada de pele, cabelo, cabeça, face, olho, boca, nariz, ouvido, pescoço, tórax, abdome, postura, vigília, comportamento geral, sistema respiratório e genitália, em busca de quaisquer anomalias evidentes.

Cabeça

Deve ser redonda e simétrica. Observam-se tamanho, formato, simetria, fontanelas e suturas. O tamanho da cabeça do RN é relacionado diretamente com o tamanho do corpo e varia de acordo com etnia, idade e sexo.

É importante que o examinador seja atento e minucioso, a fim de detectar malformações congênitas ao nascimento.

O crânio do RN é constituído de ossos separados que vão se juntando de acordo com o crescimento do cérebro. Estes ossos são separados por suturas, que têm a aparência de rachaduras. As suturas unem-se até os 24 meses de idade, e até os 12 anos de idade podem separar-se, em resposta a um aumento da pressão intracraniana. À palpação, as suturas apresentam-se como cristas salientes, podendo acavalar-se

em decorrência da modelagem, aplainando-se normalmente até os 6 meses de idade. Entre as suturas, podem-se palpar as fontanelas bregmática e lambdoide, formadas por um tecido macio (Figura 18.4). A fontanela bregmática localiza-se anteriormente, deve ser macia, plana e pulsátil, e seu fechamento ocorre até os 24 meses. A fontanela lambdoide localiza-se posteriormente, é menor do que a fontanela bregmática e fecha-se até o 3º mês de vida do lactente (Ghizoni *et al.*, 2016). A fontanela lambdoide pode apresentar-se ocluída por ocasião do nascimento. As duas fontanelas, ao serem palpadas, devem estar moles, planas e abertas. Achados como fontanela protuberante sugerem aumento da pressão intracraniana, hidrocefalia, meningite ou neoplasia. Fontanela pequena ou grande sugere distúrbio do crescimento ósseo. Se a fontanela estiver deprimida, indica desidratação. Uma grande fontanela anterior, occipício achatado, cabeça pequena e arredondada e sutura sagital separada são indicativos de síndrome de Down.

Ao avaliar a cabeça do RN, a enfermeira pode encontrar algumas alterações na modelagem, devendo sempre levar em consideração as influências genéticas, como uma cabeça mais achatada, longa ou estreita. Também deve observar a posição em que o RN costuma ficar. Descartando as influências genéticas, deve-se atentar quanto ao tamanho: cabeça grande pode indicar macrocefalia, e cabeça pequena pode indicar microcefalia. Deve-se também alertar para variações que podem causar assimetrias, como bossa serosa ou serossanguinolenta (edema causado por pressão ocorrida no canal do parto) e céfalo-hematoma (derrame sanguíneo que se expande para o periósteo do RN), ambos considerados tocotraumatismos (traumas mecânicos decorrentes do trabalho de parto), como exposto na Figura 18.5.

• *Face*

O RN apresenta bochechas salientes e queixo pequeno. Sua face deve ser simétrica em repouso e durante o choro. Quando o neonato movimentar somente um lado da face, não conseguir fechar um dos olhos nem mexer os lábios em um mesmo lado, deve-se suspeitar de paralisia do nervo facial. O RN com paralisia do nervo facial tem dificuldade para se alimentar, pois não consegue fechar os lábios ao redor do mamilo. A paralisia do nervo facial pode ser consequência de trauma por ocasião do parto.

• *Órgãos e sentidos*

Ainda no útero, os cinco sentidos começam a se desenvolver, possibilitando que a criança, ao nascer, interaja com o meio ambiente. O RN tem a capacidade de sentir, distinguir cheiros e sabores, ver e ouvir.

Visão

A criança já enxerga ao nascer, mas não consegue definir os objetos, pois seu controle neuromuscular ainda é imaturo, prejudicando, assim, a acomodação visual e causando estrabismo convergente intermitente, comum até os 6 meses de idade.

O RN não consegue ajustar os olhos para enxergar com clareza imagens que estejam mais próximas; sua acuidade visual imatura só lhe permite ver à distância de 20 a 30 cm.

A acuidade visual da criança desenvolve-se completamente por volta dos 4 meses de idade.

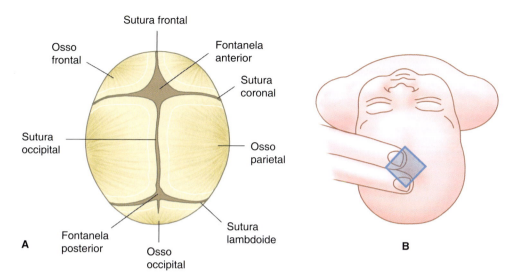

Figura 18.4 A. Localização de fontanelas no recém-nascido. **B.** Palpação da fontanela anterior.

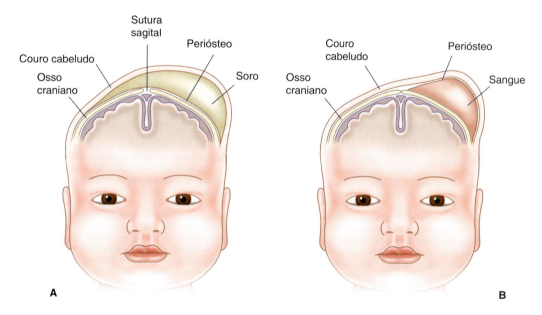

Figura 18.5 Diferenças entre bossa serossanguinolenta (**A**) e céfalo-hematoma (**B**).

Olfato

O RN tem o olfato pouco desenvolvido, mas reconhece o cheiro da mãe e o associa a conforto, carinho e saciedade da fome.

A respiração do RN se dá obrigatoriamente pelo nariz, que deve estar situado no meio da face, na linha média, e deve ser simétrico; as narinas devem ter o mesmo tamanho; o septo localiza-se entre as narinas, devendo estar íntegro. O espirro pode estar presente, sendo uma defesa do RN. A criança espirra para liberar secreções que possa ter inalado durante o parto. É importante assegurar-se de que o nariz do RN esteja desobstruído, possibilitando uma respiração livre e sem esforço.

Paladar

Ao nascer, o RN já consegue distinguir os sabores doce e azedo, preferindo o doce. Isso pode ser observado quando se oferece ao RN um sabor azedo; certamente, ele fará uma careta, demonstrando não ter gostado.

O RN tem uma boca pequena, seus lábios devem ser rosados, úmidos e íntegros, apresentar movimentos simétricos e estar posicionados à linha média. A cavidade oral também tem de ser rosada e úmida; se esta exibir placas brancas, sugere que a criança tenha adquirido candidíase oral durante o parto. A mandíbula deve estar alinhada, a gengiva deve ser lisa e podem ser verificados pequenos cistos epidérmicos brancos (pérolas de Epstein) que desaparecem normalmente, sem nenhuma intervenção, em algumas semanas. O palato mole e o palato duro devem estar íntegros.

Audição

Durante a gestação, especificamente no último trimestre, a audição do feto já está desenvolvida. Por ocasião do nascimento, pode haver muco na tuba auditiva, dificultando a audição imediata do RN, que reconhece a voz da mãe por tê-la ouvido durante toda a gestação e responde a vozes e ruídos próximos.

Parte 2 • O Recém-Nascido

A audição é muito importante para o desenvolvimento da criança. Distúrbios na audição são responsáveis por deficiências psicossociais e de linguagem.

A orelha é dividida em 3 partes: externa, média e interna. No feto essas três partes desenvolvem-se ao mesmo tempo que os órgãos vitais e, por esse motivo, quando o RN apresenta malformação das orelhas, é importante investigar se outras partes do corpo estão perfeitas.

Devem-se inspecionar as orelhas quanto ao tamanho, à inserção, ao formato e à abertura do canal auditivo. Em crianças menores, o canal auditivo aponta para cima; e em crianças maiores e em adultos, o canal encontra-se apontando para baixo e para a frente. As orelhas devem ser macias e flexíveis, voltando rapidamente a sua posição original ao serem flexionadas, e sua implantação deve se dar à mesma direção do canto externo do olho e do occipúcio. Uma implantação mais baixa ou em posição mais oblíqua são características de algumas síndromes, como a síndrome de Down e anormalidades do sistema renal. A aurícula não deve desviar mais de 10° de uma linha perpendicular à linha horizontal imaginária, traçada desde o canto externo do olho até a orelha.

A triagem auditiva neonatal ("teste da orelhinha"; Capítulo 23, *Cuidados Imediatos e Mediatos ao Recém-Nascido*) é de fundamental importância para detectar deficiência na audição de RNs. Em alguns casos, a surdez somente será diagnosticada por volta dos 2 anos de idade.

Tato

A criança é muito receptiva ao toque. Normalmente, ao tocar a face do RN perto da sua boca, ele se vira buscando o que acredita instintivamente ser seu alimento. Quando se coloca o dedo ou qualquer objeto na palma da sua mão, ele a fecha segurando o que lhe foi oferecido. Também é muito receptivo a carícias e afagos. Eles preferem um toque firme e gentil que lhes dá a sensação de proteção e segurança.

Tegumento

A avaliação tegumentar envolve inspeção e palpação de pele, unhas, cabelos e couro cabeludo.

• *Pele*

A pele do RN é muito fina e sensível. Ele nasce coberto por vérnix caseoso (substância esbranquiçada e gordurosa que tem por função proteger a pele e prevenir a perda excessiva de calor) e lanugem (pelos finos e sedosos que recobrem toda a pele). O primeiro desaparece nas primeiras horas de vida, e a segunda a partir da 32ª semana de vida.

Na avaliação da pele, observam-se a coloração, a integridade, o turgor e a textura. No RN bem hidratado é normal que, ao beliscar uma pequena área da pele, preferencialmente o abdome ou o tórax, esta retome imediatamente a sua posição original. É natural que a pele do RN descame e apareça alguma rachadura, e também é frequente a lanugem nos ombros, nas laterais da face e na porção superior das costas.

Deve-se observar a coloração da pele do RN, procurando por erupções, lesões cutâneas, petéquias, manchas ou cianose (Figura 18.6). A acrocianose é uma resposta normal do RN à exposição ao frio. As extremidades de mãos e pés tornam-se azuladas, retornando ao normal após o aquecimento da região. Ainda podem-se encontrar:

- **Manchas mongólicas**: sinais arroxeados que aparecem nas regiões glútea e lombar e nas pernas do RN

- **Manchas salmão**: pequenos vasos superficiais localizados nas pálpebras e na nuca do RN
- **Mília**: pequena granulação branca produzida pelas glândulas sebáceas que não são expelidas; geralmente são encontradas no nariz, na testa ou no queixo do RN
- **Nevo flâmeo**: mancha permanente, vermelho-arroxeada, que pode ser pequena ou alcançar até a metade do corpo do RN
- **Eritema tóxico**: pequenas pápulas ou pústulas que surgem geralmente na face, nas costas ou no tórax do RN; são um sinal de amadurecimento do sistema imune do RN que reage ao ambiente (reação eosinofílica). Desaparece espontaneamente.

No rastreamento da icterícia neonatal, deve-se ter atenção e observância à coloração de pele e mucosas. Na ocorrência da enfermidade, avalia-se a extensão, pelas zonas de Kramer (ver boxe *Zonas de Kramer para avaliação de icterícia neonatal*) e a intensidade (pelo sistema de cruzes, +/+4; +2/+4 etc.), uma vez que seu acometimento é cefalocaudal. Quando se avalia a intensidade, apresenta-se, por exemplo, um registro de "RN ictérico +/+4", com uso da escala de cruzes. Ou seja, com essa informação no registro, interpreta-se que o RN está levemente ictérico. O registro completo seria "RN ictérico +/+4 até zona II", por exemplo, se a extensão da icterícia vai até o tórax do RN.

• *Unhas*

Estruturas isentas de terminações nervosas, formadas por uma proteína rígida chamada queratina. Ao avaliar as unhas, a enfermeira deve observar a coloração, o formato e as condições gerais.

• *Cabelos/pelos*

O profissional deve avaliar distribuição, quantidade, cor, textura e qualidade. Essas variações decorrem da estrutura genética do RN.

O RN normalmente tem o corpo coberto por pelos finos e macios (lanugem). Deve-se atentar para tufos de pelos nas costas e nádegas, que podem indicar a existência de espinha bífida.

Pescoço

Costuma ser muito curto, impedindo sua visualização. A enfermeira deve avaliar a traqueia do RN em busca de desvios. A posição correta da traqueia é na linha média ou ligeiramente à direita. Desvios da traqueia causam problemas pulmonares à criança.

O RN deve ser capaz de sustentar a cabeça e movimentar o pescoço em todas as direções sem sinais de dor e não deve oferecer resistência lateral à movimentação. Sinais de dor à movimentação lateral do pescoço podem ser indicativos de lesão no músculo esternocleidomastóideo (torcicolo congênito).

Tórax

Tem um formato arredondado e suas costelas são bastante flexíveis, possibilitando leves retrações intercostais à inspiração. O tórax do RN é de 1 a 2 cm menor que a cabeça. O RN pode apresentar um processo xifoide bastante proeminente. Os mamilos do neonato, por vezes, apresentam-se ingurgitados, podendo até eliminar uma secreção branca leitosa, resultado da exposição a altos níveis de estrogênio materno durante a gestação. Há RNs que apresentam, próximo aos mamilos, pequenas áreas

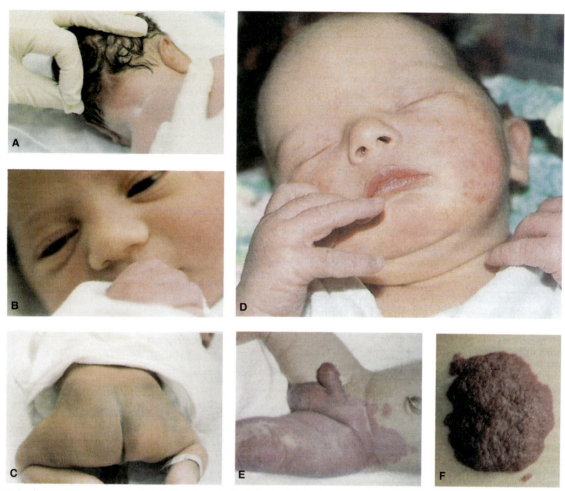

Figura 18.6 Achados comuns na pele do RN. **A.** Mancha salmão. **B.** Mília. **C.** Mancha mongólica. **D.** Eritema tóxico. **E.** Nevo flâmeo. **F.** Hemangioma. (Fonte: Ricci, 2015.)

pigmentadas levemente elevadas, denominadas mamilos supranumerários (mamilos extras). Esses mamilos encontram-se 5 a 6 cm abaixo dos mamilos normais.

Sistema respiratório

A respiração do RN inicia-se no nariz, é irregular e abdominal, e sua frequência respiratória fica entre 30 e 60 irpm. Períodos de apneia inferiores a 20 segundos são considerados normais e são denominados pausa. As estruturas do sistema respiratório são pouco desenvolvidas e, somadas à imaturidade imunológica, predispõem o RN a infecções. As primeiras estruturas pulmonares surgem no período fetal, na 4ª semana de gestação. A partir de 24 semanas de gestação, formam-se os ductos alveolares e estes produzirão os sacos alveolares. Os alvéolos definitivos só serão formados no 2º mês de vida. Nas últimas semanas de gestação, os pulmões secretam surfactante, que impede que os sacos alveolares se colem quando o RN expirar o ar. Ao nascimento, os pulmões da criança estão repletos de líquido, que é expelido e absorvido com a entrada do ar. Logo após o nascimento, o RN deve ser aspirado para remoção de líquidos e mucos da boca e do nariz, mantendo, assim, a desobstrução das vias respiratórias. Quando o neonato estiver tranquilo, deve-se proceder à ausculta pulmonar, devendo a enfermeira ouvir o murmúrio brônquico igualmente em ambos os lados. Estertores ou sibilos audíveis logo após o nascimento são normais e caracterizam uma adaptação à vida extrauterina, devendo desaparecer nas próximas horas. Esses sons, quando audíveis após as primeiras horas do nascimento, são indicativos de atelectasia e devem ser investigados.

Sistema cardiovascular

Os primeiros batimentos cardíacos surgem na 3ª semana de gestação. Ao bater, o coração distribui oxigênio e nutrientes que chegam ao feto através da placenta. Para isso, o coração depende de algumas estruturas especiais, como o ducto venoso, que propicia que a maior parte desse sangue chegue até o fígado e se junte ao sangue que vem pela veia cava inferior, seguindo até o coração. O forame oval possibilita que a maior parte do sangue que penetra no arco direito chegue ao átrio esquerdo, sem passar pela circulação pulmonar. O ducto arterioso conecta a artéria pulmonar à aorta, desviando o sangue do circuito pulmonar. O feto respira e se alimenta por meio da placenta. Os pulmões recebem apenas um volume pequeno de sangue, o suficiente para sua perfusão e oxigenação. Ao nascimento, as estruturas que antes formavam desvios (*shunts*) vão se fechando, e a circulação fetal transforma-se em circulação neonatal: a troca gasosa, que era placentária, passa a ser pulmonar. Com o estresse provocado pelo parto, o RN libera em seu organismo catecolaminas, epinefrina e norepinefrina, estimulando o aumento da contratilidade e do débito cardíaco, e os pulmões liberam surfactante, expelindo o líquido pulmonar. Ao nascer, a criança inspira pela primeira vez; o ar é levado para os pulmões, aumentando o fluxo sanguíneo pulmonar e retornando o sangue venoso ao coração. Consequentemente, ocorre aumento da pressão no átrio esquerdo. Uma pressão maior no átrio esquerdo do que no átrio direito leva o forame oval a se fechar, possibilitando que o fluxo sanguíneo do ventrículo direito siga diretamente para o pulmão, separando o sangue oxigenado do não oxigenado. Com a separação da placenta e o clampeamento do cordão umbilical, há aumento da pressão sistêmica e diminuição do retorno sanguíneo da veia cava inferior para o coração. Com isso, a resistência vascular pulmonar diminui. O ducto arterioso oclui-se funcionalmente algumas horas após o nascimento, e o ducto venoso, alguns dias depois em decorrência do funcionamento do fígado, que assume as funções da placenta. O ducto venoso, o ducto arterioso e os vasos umbilicais tornam-se desnecessários e formam ligamentos funcionais. O forame oval encerra-se funcionalmente no nascimento, mas anatomicamente apenas algumas semanas depois.

Quando a criança nasce, a resistência pulmonar ainda é alta e dificulta a detecção de defeitos cardíacos.

A ausculta de componentes específicos dos sons cardíacos é dificultada devido à velocidade da frequência cardíaca e à efetiva transmissão de murmúrios vesiculares. Os primeiros sons B1 e B2 são ouvidos nitidamente. B2 tem um som estridente e mais forte que B1. Frequentemente, ouvem-se sopros no RN que geralmente não estão associados a defeitos cardíacos, mas representam um encerramento incompleto do *shunt* fetal.

O coração do RN é grande em relação ao tamanho do seu corpo. Sua localização é meio horizontalizada, ocupando uma grande parte do tórax. Ao examinar o RN, a enfermeira deve observar a sua localização. Achados anormais como a dextrocardia (desvio do ápice cardíaco para o lado direito do tórax) devem ser relatados, pois existe o risco de os órgãos abdominais também estarem invertidos e apresentarem anormalidades circulatórias associadas.

A frequência cardíaca do RN varia entre 100 e 180 bpm logo após o nascimento, estabilizando-se, mais tarde, entre 120 e 140 bpm.

A taquicardia pode estar associada a doença cardiorrespiratória e hipertireoidismo. A bradicardia está associada a apneia e hipoxia.

Abdome

Na cavidade abdominal, encontram-se órgãos e estruturas dos sistemas geniturinário, gastrintestinal e hematopoético.

O abdome do RN deve ser inspecionado quanto a formato e movimento. Seu contorno deve ser cilíndrico e protuberante, com veias visíveis e sem distensão aparente. O abdome do RN é flácido, em decorrência da imaturidade da musculatura. O RN apresenta respiração abdominal; por esse motivo, o movimento do abdome deve ser sincronizado com a respiração. Os ruídos intestinais podem ser ouvidos em 15 a 20 minutos após o parto. O intestino deve ser auscultado nos quatro quadrantes, e os ruídos hidroaéreos devem ser ouvidos em todos eles. A ausência ou hiperatividade desses ruídos pode indicar obstrução intestinal. O abdome deve ser avaliado quanto à consistência e à existência de massa e sensibilidade. Os órgãos devem ser palpados, confirmando-se seu tamanho e localização. O fígado é palpável normalmente de 1 a 3 cm abaixo do rebordo costal direito, na linha hemiclavicular. O baço normalmente não é

palpável. Quando se pode palpar o baço a mais de 1 cm do rebordo costal esquerdo, é necessária avaliação mais detalhada (p. ex., existência de infecção). Os rins devem ser palpados próximo ao umbigo; sua extremidade final localiza-se de 1 a 2 cm acima do cordão umbilical. Este deve ser inspecionado quanto a sua largura. Um cordão que tenha uma base muito larga sugere a existência de onfalocele. Ele deve ser clampeado e cortado a uma distância de 10 a 15 cm de segurança, podendo o comprimento extra ser posteriormente cortado, após uma avaliação mais detalhada. O cordão umbilical tem aspecto gelatinoso e coloração branco-azulada, mudando para amarelada após seu clampeamento. O coto umbilical deve ser inspecionado com relação à quantidade de vasos, devendo conter 2 artérias e 1 veia. A ausência de uma artéria pode indicar anomalias renais e gastrintestinais. A veia presente no cordão umbilical tem lúmen maior que o das artérias e parede vascular mais fina. O coto umbilical também deve ser inspecionado quanto a sinais de sangramento, granuloma e infecções.

Genitália

Ao examinar a genitália externa do RN, é possível identificar distúrbios comuns.

No sexo masculino, deve ela ser inspecionada quanto à posição do meato urinário, que deve localizar-se na linha média, na extremidade da glande, e ter formato de fenda. Se estiver posicionado na superfície ventral do pênis (hipospadia), ou na superfície dorsal do pênis (epispadia), isso deve ser relatado. O escroto deve ser inspecionado quanto a tamanho, simetria, cor, existência de rugas e localização dos testículos. Ao nascimento, o escroto encontra-se relativamente grande e deve ser rosado em neonatos brancos e castanho-escuro em neonatos afrodescendentes. Ao palpar a bolsa escrotal, deve-se observar a existência ou não dos testículos, que podem encontrar-se também nos canais inguinais. A ausência de testículos na bolsa escrotal ou no canal inguinal denomina-se criptorquia e pode indicar genitália ambígua, principalmente se for acompanhada de redução da bolsa escrotal e pênis pequeno.

A fimose é fisiológica ao nascimento. A hispospadia associada à criptorquia revela a necessidade de pesquisa de cromatina sexual e cariótipo.

Ao contrário da genitália masculina, a feminina, ao nascimento, estará ingurgitada e tanto os grandes lábios quanto os pequenos lábios estarão edemaciados, principalmente após o parto de apresentação pélvica. Os grandes lábios normalmente são maiores que os pequenos lábios, recobrindo-os. Nos primeiros dias, pode ocorrer um corrimento vaginal de aparência esbranquiçada ou até hemorrágica, denominado pseudomenstruação. A enfermeira deve examinar cuidadosamente a genitália feminina para identificar qualquer evidência de genitália ambígua, fístula retovaginal com fezes na vagina ou alguma outra anormalidade.

Geralmente, as meninas apresentam hímen espesso. É necessária a pesquisa de imperfuração himenal e aderência de pequenos lábios.

Avaliação de sinais vitais e medidas antropométricas

A avaliação do RN deve levar em consideração parâmetros fisiológicos e possíveis sinais de anormalidades, as quais necessitarão de intervenções.

Sinais vitais

Temperatura corporal

A temperatura é regulada pelo hipotálamo. Durante uma infecção, o ponto de regulagem normal do organismo encontra-se elevado; dessa maneira, o hipotálamo aumenta a produção de calor até que a temperatura central do corpo seja compatível com esse ponto de regulagem. O RN tem esses mecanismos de regulação imaturos, podendo ocorrer flutuações importantes. Sua variação pode ser de até 1,6°C em um mesmo dia.

Ao nascer, a criança precisa ser aquecida para manter sua temperatura corporal. É de grande importância manter um ambiente térmico apropriado para manutenção térmica do RN, pois ele é extremamente sensível ao pouco aquecimento ou ao aquecimento excessivo.

A temperatura corporal pode ser medida por via oral, retal, axilar, pelo meato acústico externo ou pela pele (transcutânea). A preferência é a via axilar, optando-se pela via retal apenas em casos especiais, por impossibilidade de aferição em via axilar.

No RN, a temperatura axilar regula-se entre 36,5° e 37°C (Brasil, 2012), e pode aumentar discretamente pelo choro.

Estudos recomendam que o tempo de espera na colocação do termômetro por via axilar seja de 5 minutos e, por via retal, 4 minutos. A temperatura retal é mais alta que a axilar em torno de 1°C.

Frequência respiratória

O RN apresenta frequência respiratória aumentada. Isso se deve a sua taxa metabólica mais acelerada e ao fato de ter um número menor de alvéolos, além de menor superfície alveolar, para a promoção das trocas gasosas.

A frequência respiratória do RN deve ser observada a partir da movimentação de seu abdome. A enfermeira deve posicionar os dedos, ou a mão, ligeiramente abaixo do apêndice xifoide, percebendo suas elevações inspiratórias. Durante a contagem devem-se observar a profundidade e o ritmo da respiração. A contagem deve ser feita pelo tempo de 1 minuto.

A frequência respiratória do RN situa-se entre 30 e 60 irpm, e pode ser aumentada pelo choro ou diminuída pelo sono. Não basta apenas aferir a frequência respiratória. Uma boa anamnese também contempla a avaliação do padrão respiratório, na observação e na busca de sinais de desconforto, tal como apresentado pela Figura 18.7. Sinais como tiragem sub ou intercostal, retração de fúrcula, batimento de asa de nariz (BAN) são indicativos de desconforto respiratório e sugerem alerta às equipes.

Pressão arterial

A pressão arterial sistólica é baixa no RN, em consequência da menor capacidade do ventrículo esquerdo. Normalmente, o valor da pressão arterial aferida no braço do RN é 65 × 41 mmHg (Quadro 18.4).

Crescimento físico do RN

Geralmente, até os 6 meses de idade as crianças têm ganho ponderal semanal entre 140 e 200 g e crescem em altura, em média, 2,5 cm. No RN, a cabeça representa 1/4 do comprimento do corpo e 1/3 do peso corporal. A medida da circunferência da cabeça da criança ao nascimento é de aproximadamente 32 a 38 cm, excedendo sempre a circunferência do tórax de 1 a 2 cm até os 18 meses de idade. É importante fazer o acompanhamento diário de ganho ponderal do RN, a fim de saber se suas necessidades nutricionais estão sendo atendidas de maneira satisfatória. Em Unidade de Terapia Intensiva Neonatal, pode ser necessária mais de uma aferição de peso ao dia devido à retenção/perda de líquidos e ao consumo excessivo de energia, podendo implicar variações extremas de peso.

Medidas antropométricas

Comprimento

O comprimento do RN é, em média, de 50 cm, podendo variar de 45 a 55 cm. O neonato deve ser medido completamente despido, deitado em decúbito dorsal, com os joelhos presos para que ele não flexione as pernas. Em seguida, uma fita métrica ou uma régua antropométrica (Figura 18.8) deve ser esticada ao longo de seu corpo em direção cefalocaudal. A medida encontrada deve ser registrada em sua ficha.

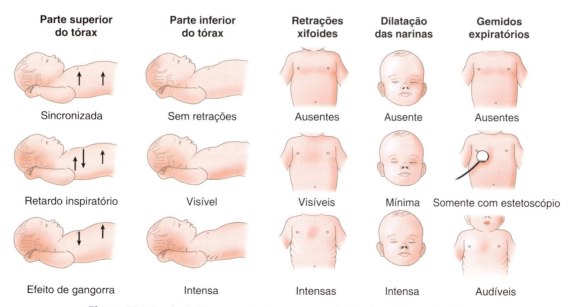

Figura 18.7 Escala de Silverman-Andersen para avaliação de padrão respiratório.

Quadro 18.4 Variação de pressão arterial do recém-nascido nas primeiras 12 horas de vida.

Peso	Hora	1	2	3	4	5	6	7	8	9	10	11	12
1.001-2.000 g	Sistólica	49	49	51	52	53	52	52	52	51	51	49	50
	Diastólica	26	27	28	29	31	31	31	31	31	30	29	30
	Média	35	36	37	39	40	40	39	39	38	37	37	38
2.001-3.000 g	Sistólica	59	57	60	60	61	58	64	60	63	61	60	59
	Diastólica	32	32	32	32	33	34	37	34	38	35	35	35
	Média	43	41	43	43	44	43	45	43	44	44	43	42
> 3.000 g	Sistólica	70	67	65	65	66	66	67	67	68	70	66	66
	Diastólica	44	41	39	41	40	41	41	41	44	43	41	41
	Média	53	51	50	50	51	50	50	51	53	54	51	50

Fonte: Tamez e Silva, 2017.

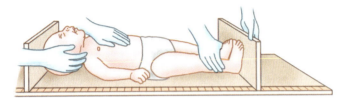

Figura 18.8 Medição do recém-nascido com régua antropométrica.

Circunferência da cabeça

A circunferência da cabeça do RN mede em torno de 33 a 35 cm. Deve ser calculada passando-se uma fita métrica por trás da orelha do RN e envolvendo a região da fronte e a occipital (Figura 18.9). RN com suspeita ou diagnóstico confirmado de hidrocefalia e aqueles com suspeita de fechamento precoce das suturas cranianas (craniossinostose) devem ter registros diários para acompanhamento.

A partir de 2015, por causa da epidemia do vírus Zika (ZIKV), a Organização Mundial da Saúde (OMS) definiu microcefalia como perímetro cefálico (PC) igual ou inferior a 31,9 cm para meninos e igual ou inferior a 31,5 cm para meninas. A microcefalia, isoladamente, não é uma doença em si, mas pode ser um sinal preditivo de destruição ou déficit do crescimento cerebral, podendo ser classificada como primária (de origem genética, cromossômica ou ambiental, incluindo infecções) ou secundária, quando resultante de evento danoso que atingiu o cérebro em crescimento, no fim da gestação ou no período peri ou pós-natal (Eickman *et al.*, 2016).

O aumento acelerado da circunferência da cabeça e valores "estacionados" devem ser interpretados como sinais de alerta. A medida encontrada deve ser registrada na ficha do RN.

Circunferência do tórax

O tórax do RN é menor que a cabeça cerca de 1 a 2 cm. A circunferência média do tórax é de 30 a 33 cm (Ricci, 2008) e deve ser aferida com o RN despido, passando-se uma fita métrica ao redor do tórax, na linha dos mamilos, frouxamente (Figura 18.10). A medida encontrada deve ser registrada na ficha do RN.

Peso

O RN pesa, em média, 3.400 g, com uma variação entre 2.700 e 4.000 g. Normalmente, ele perde cerca de 10% do seu peso nos primeiros dias de vida.

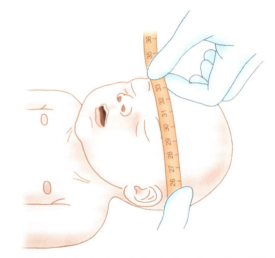

Figura 18.9 Medição da circunferência da cabeça do recém-nascido.

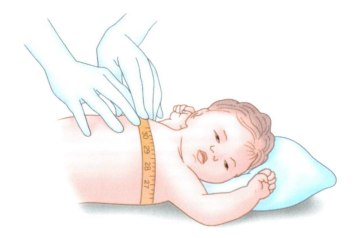

Figura 18.10 Medição do perímetro torácico do recém-nascido.

A pesagem do RN deve ser repetida desde o nascimento até sua alta. O prato da balança deve ser recoberto com um campo aquecido ou papel, para evitar o contato direto com a pele do neonato, evitando, assim, a perda de calor por condução. Antes de colocá-lo sobre a balança, esta deve ter a tara aferida a fim de se eliminar erro de pesagem. Em seguida, deve-se colocar o RN completamente despido, deitado, no centro da balança, sob supervisão contínua para que não haja incidentes. O peso encontrado deve ser registrado na ficha do RN. A "pesagem humanizada", com o RN mantido enrolado em um cueiro, também pode ser realizada. Oferece uma série de vantagens, dentre elas melhor contenção do RN, menos choro e maior proteção contra perda de calor por condução e convecção (menor resfriamento corporal). Nessa técnica, deve-se manter sempre alerta a necessidade de descontar o peso do cueiro daquele encontrado na balança, a fim de se obter o peso real do RN.

Avaliação neurológica

Ao realizar a avaliação neurológica do RN, a enfermeira deve observar a reatividade, o choro, o tônus, os movimentos e os reflexos. Reflexos ausentes ou anormais em um RN podem indicar patologia neurológica.

Normalmente são avaliados os reflexos de sucção, de Moro, da marcha, de tonicidade do pescoço, de busca, de Babinski, de preensão palmar e plantar, extensão cruzada dos membros inferiores, endireitamento do tronco e marcha automática. Também devem ser avaliados o reflexo de Galant (reflexos espinais) e o reflexo anocutâneo.

Na avaliação dos reflexos, podem-se destacar:

- **Reflexo corneano**: o RN deve piscar ao aparecimento súbito de uma luz ou de um objeto em direção a sua córnea. Esse reflexo persiste por toda a vida
- **Reflexo pupilar**: a pupila contrai-se em resposta a uma luz intensa ou brilhante. Esse reflexo persiste por toda a vida
- **Olho de boneca**: quando a cabeça do RN é movimentada para a direita ou para a esquerda, os olhos inclinam-se para trás e não se ajustam imediatamente. Esse reflexo some à medida que a criança desenvolve a fixação
- **Espirro**: é uma reação das narinas à obstrução ou irritação. Esse reflexo persiste por toda a vida
- **Sucção**: a criança inicia movimentos de sucção em resposta ao toque de seus lábios. Esse reflexo persiste por toda a infância
- **Vômito**: ao estímulo da faringe posterior, a criança parece engasgar. Esse reflexo persiste por toda a vida
- **Busca**: ao se tocar a bochecha do RN, ao lado da boca, ele vira a cabeça para esse lado à procura de algo para sugar. Esse reflexo costuma desaparecer entre o 4º e o 6º mês de vida, mas pode persistir até 1 ano de idade
- **Bocejo**: resposta espontânea à diminuição de oxigênio pelo aumento do volume de ar inspirado. Esse reflexo persiste por toda a vida
- **Tosse**: geralmente está presente a partir do 1º dia de vida e acontece em resposta à irritação da mucosa laríngea ou da árvore traqueobrônquica. Esse reflexo persiste por toda a vida
- **Preensão**: ao tocar as regiões plantares ou palmares das mãos ou dos pés próximo à base dos dedos, ocorre a flexão desses membros. O reflexo palmar desaparece no 3º mês, e o reflexo plantar no 8º mês de vida (Figura 18.11)
- Reflexo de **Babinski**: é provocado ao se tocar o exterior da região plantar, no sentido superior, a partir do calcanhar e cruzando em direção ao arco do pé. Em resposta a esse estímulo, os dedos apresentam hiperextensão e o polegar, dorsiflexão. Desaparece em torno dos 12 meses (Figura 18.12)
- Reflexo de **Moro**: ocorre quando o RN, ao se assustar, abre os braços, flexiona os joelhos e abre os dedos das mãos em formato de leque, com o polegar e o indicador em forma de C. Também chamado de "reflexo do abraço". Esse reflexo desaparece entre o 3º e o 6º mês de vida (Figura 18.13)

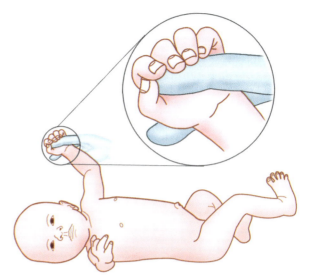

Figura 18.11 Preensão palmar.

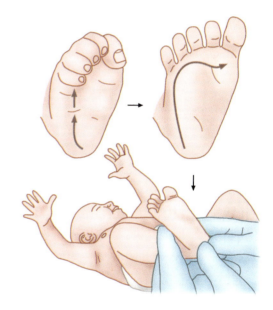

Figura 18.12 Reflexo de Babinski.

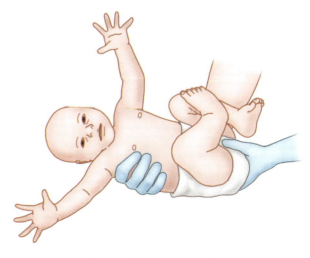

Figura 18.13 Reflexo de Moro.

200 Parte 2 • O Recém-Nascido

- **Estremecimento**: acontece quando um ruído súbito e alto provoca abdução dos braços, flexão dos cotovelos e as mãos permanecem fechadas. Esse reflexo desaparece em torno do 4º mês de vida
- **Tonicidade do pescoço**: ao girar a cabeça do RN para um lado, o braço e a perna daquele lado estendem-se, e o braço e a perna opostos flexionam-se. Esse reflexo desaparece entre o 3º e o 4º mês de vida
- **Curvatura do tronco (reflexo de Galant)**: com o RN deitado em decúbito ventral, aplica-se pressão firme, deslizando o dedo ao longo da coluna vertebral lateralmente dos 2 lados. Esse estímulo fará a pelve do RN flexionar-se na direção do lado estimulado, indicando inervação de T2-S1. Esse reflexo desaparece em torno do 4º mês de vida
- **Reflexo anocutâneo**: ao estimular a pele perianal próximo ao ânus, o esfíncter externo contrai-se imediatamente, indicando inervação de S4 e S5
- **Marcha**: quando a criança é segurada e sua sola dos pés toca uma superfície rígida, ocorrem flexão e extensão das pernas, simulando a deambulação. Esse reflexo desaparece da 3ª à 4ª semana de vida
- **Engatinhar**: colocando o RN em decúbito ventral, ele faz movimentos com as pernas e os braços para se arrastar como se fosse engatinhar. Esse reflexo desaparece em torno de 6 semanas.

Questões de autoavaliação

1. Trata-se de um tocotraumatismo em que há extravasamento de sangue para o periósteo:
   - (A) Bossa serossanguinolenta
   - (B) Encefalocele
   - (C) Céfalo-hematoma
   - (D) Microcefalia
2. O centro termorregulador do neonato localiza-se na seguinte região:
   - (A) Prosencéfalo
   - (B) Cerebelo
   - (C) Vérmis cerebelar
   - (D) Hipotálamo
3. A ausência de ruídos hidroaéreos na ausculta abdominal do recém-nascido pode indicar:
   - (A) Obstrução intestinal
   - (B) Onfalocele
   - (C) Criptorquia
   - (D) Gastrosquise
4. O reflexo expresso pelo recém-nascido com abdução dos braços, flexão dos cotovelos e mãos fechadas, que ocorre em virtude de ruídos repentinos, é denominado:
   - (A) Moro
   - (B) Galant
   - (C) Busca
   - (D) Babinski
5. Ao nascer, o RN é recoberto por uma substância esbranquiçada, gordurosa, denominada:
   - (A) *Millium* sebáceo
   - (B) Vérnix caseoso
   - (C) Manchas mongólicas
   - (D) Nevo flâmeo

REFERÊNCIAS BIBLIOGRÁFICAS

Alexander GR, Himes JH, Kaufman RB *et al.* A United States National reference for fetal growth. Obstet Gynecol. 1996;87:163-8.

Battaglia FC, Lubchenco LO. A practical classification of newborn infants by weight and gestational age. J Pediatr. 1967;71:159-63.

Brasil. Ministério da Saúde. Secretaria de Atenção à Saúde. Departamento de Ações Programáticas Estratégicas. Atenção à saúde do recém-nascido: guia para os profissionais de saúde. 4 v.: il. 2. ed. Brasília: Ministério da Saúde, 2012. Disponível em: http://bvsms.saude.gov.br/bvs/publicacoes/atencao_saude_recem_nascido_profissionais_v1.pdf. Acesso em: 12/11/2018.

Eickmann SH, Carvalho MDCG, Ramos RCF *et al.* Síndrome da infecção congênita pelo vírus Zika. Cad Saúde Pública. 2016;32(7):e00047716. Disponível em: http://www.scielo.br/pdf/csp/v32n7/1678-4464-csp-32-07-e00047716.pdf. Acesso em: 15/03/2020.

Ghizoni E, Denadai R, Raposo-Amaral CA *et al.* Diagnóstico das deformidades cranianas sinostóticas e não sinostóticas em bebês: uma revisão para pediatras. Rev Paul Pediatr. [Internet]. 2016;34(4):495-502. Disponível em: http://www.scielo.br/scielo.php?script=sci_arttext&pid=S0103-05822016000400495&lng=en. http://dx.doi.org/10.1016/j.rppede.2016.02.005. Acesso em: 02/06/2020.

Hockenberry MJ, Wong WD. Fundamentos de Enfermagem Pediátrica. 9. ed. Rio de Janeiro: Elsevier; 2014.

Kopelman BI, Santos AMN, Goulart AL *et al.* (Eds.). Diagnóstico e Tratamento em Neonatologia. São Paulo: Atheneu; 2004.

Oliveira RG. Manual de Referência de Pediatria. 2. ed. Belo Horizonte: Black Book; 2002.

Ricci SS. Enfermagem Materno-neonatal e Saúde da Mulher. Tradução de Maria de Fátima Azevedo. 3. ed. Rio de Janeiro: Guanabara Koogan; 2015.

Spong CY. Defining "term" pregnancy: recommendations from the defining "term" pregnancy workgroup. JAMA. 2013;309(23):2445-6. Disponível em: https://pubmed.ncbi.nlm.nih.gov/23645117/. Acesso em: 15/05/2020.

Tamez RN, Silva MJP. A Enfermagem na UTI Neonatal – Assistência ao Recém-nascido de Alto Risco. 6. ed. Rio de Janeiro: Guanabara Koogan; 2017.

Gabarito das questões: 1 – letra C; 2 – letra D; 3 – letra A; 4 – letra A; 5 – letra B.

19
A Pele do Recém-Nascido

Adriana Teixeira Reis

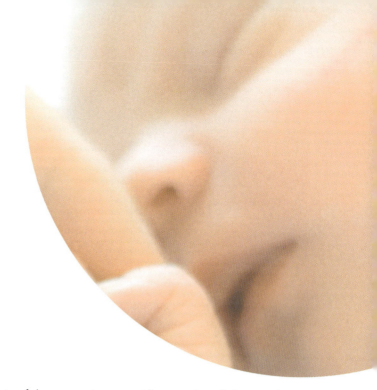

INTRODUÇÃO

Neste capítulo serão discutidas as características da pele do recém-nascido (RN), em virtude de suas importantes funções e especificidades. O cuidado com a pele do RN em unidades neonatais é um desafio para a enfermagem e para a equipe que cuida desses pequenos pacientes. Lesões de pele assemelham-se a grandes queimaduras, aumentando a ocorrência de infecções secundárias e sepse e os índices de mortalidade neonatal.

A pele começa a se desenvolver durante a 11ª semana de gestação. É o órgão que regula a temperatura corporal, detecta os estímulos dolorosos, as sensações agradáveis e protege o corpo contra a entrada de organismos nocivos à saúde.

RNs internados estão frequentemente expostos a procedimentos invasivos, substâncias desinfetantes, uso de adesivos para fixação de aparelhos, além do contato com microrganismos que coabitam o ambiente hospitalar.

Mais do que cuidar de um grande órgão, preservar e proteger a pele é uma ação que promove a segurança e previne a ocorrência de incidentes assistenciais indesejáveis.

FUNÇÕES E CARACTERÍSTICAS DA PELE

A pele é um órgão vital que tem funções de:

- Proteção (principalmente contra infecções)
- Termorregulação
- Percepção
- Produção de vitamina D, estrógenos e testosterona
- Secreção de substâncias: suor e gordura. Não se pode esquecer de que a pele do RN também "fala" como está sua condição hemodinâmica e de saúde em si. Distúrbios de perfusão, vermelhidão e sudorese são pistas subjetivas de que "algo pode não estar indo bem" e indicar infecções, cardiopatias, distúrbios respiratórios, dentre outros.

ANATOMIA DA PELE

A pele é formada por epiderme, derme e tecido subcutâneo. Na epiderme, localiza-se o estrato córneo, formado por restos de células mortas, que protege o corpo contra a entrada de substâncias nocivas e regula a homeostasia interna. Os melanócitos, também presentes na epiderme, são células produtoras de melanina (responsável pela pigmentação da pele). Na derme, situam-se glândulas sebáceas, sudoríparas, vasos sanguíneos e linfáticos, folículos pilosos e terminações nervosas. O tecido subcutâneo, constituído por células adiposas, protege o corpo contra o frio e o calor (Figura 19.1).

Epiderme

Formada essencialmente por queratinócitos, a epiderme é constituída por tecido epitelial estratificado córneo que se renova constantemente e confere à pele as propriedades de barreira contra infecções e ressecamento, entrada e perda de substâncias (água).

A epiderme apresenta cinco camadas (Figura 19.2), descritas a seguir.

Estrato córneo. Mais externo, cerca de 0,05 a 0,1 mm de espessura. Apresenta células basais, entre a derme e a epiderme, sendo

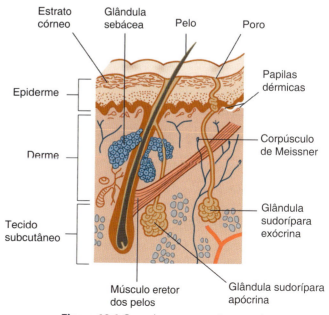

Figura 19.1 Camadas que compõem a pele.

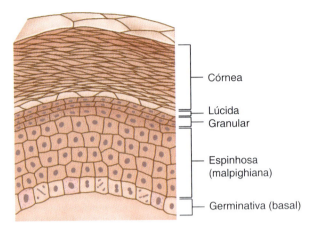

Figura 19.2 Camadas que compõem a epiderme.

a fonte de renovação desta. Está em divisão constante e evidencia crescimento frequente de novos queratinócitos.

Camada lúcida. Presente na pele das palmas das mãos e na planta dos pés. Constituída por uma ou duas filas de células planas e transparentes.

Camada granular. Formada por duas ou três camadas de células achatadas, com núcleos densos, contendo grânulos de uma substância que se transforma em queratina.

Camada malpighiana ou espinhosa. Camada espinhosa ou corpo mucoso de Malpighi. Constituída por células escamosas ou espinhosas, células de Langerhans que interagem com os queratinócitos, secretando citocinas imunorreguladoras e células T. Considerada o sistema imune da pele (*skin-associated lymphoid tissue*, [SALT]).

Camada germinativa ou basal. Contém células-tronco, basais e melanócitos.

Derme

Conecta-se à epiderme por meio das fibrilas. Composta por fibras elásticas e colágenas (70%), estruturas vasculares e nervosas, glândulas sebáceas e sudoríparas. Tem como principal função a resistência às compressões e aos estiramentos. Contém fibroblastos e mucopolissacarídios responsáveis pelo suporte e pela elasticidade da pele. Subdivide-se nas camadas papilar e reticular. A camada papilar é constituída por vasta rede de vasos, responsáveis pela termorregulação. Os corpúsculos de Meissner são responsáveis pela sensibilidade tátil. A camada reticular é o suporte a glândulas e folículos pilosos.

Hipoderme ou tecido celular subcutâneo

Formada basicamente por tecido adiposo. Sua principal função é de proteção mecânica contra choques e termorregulação (reservatório calórico).

EMBRIOLOGIA DA PELE

O embrião de 3 semanas é formado por uma única camada de células indiferenciadas. A partir de 5 semanas, inicia-se a formação de estruturas nervosas, mas até o 4º mês não apresentam mielinização. Com 9 semanas, há a formação do aparelho pilossebáceo. De 18 a 21 semanas, a epiderme é estratificada, mas não queratinizada.

O depósito de colágeno ocorre por volta do último trimestre. O RN prematuro (RNPT) não passa por essa fase, o que predispõe a maior ocorrência de edemas. Com 34 semanas, já se evidencia um significativo desenvolvimento da epiderme.

A pele do RN é mais fina, os ligamentos são mais frágeis e produzem menos secreções sebácea e sudorípara.

A pele do RNPT é mais permeável e frágil, e tem gordura subcutânea diminuída. Com idade gestacional (IG) inferior a 30 semanas, sua pele é incapaz de protegê-lo contra infecções e toxinas; perde água por via transcutânea, contribuindo para a perda insensível de água (PIA) ao nascimento. O aspecto da pele é fino, podendo variar de translúcido a gelatinoso.

A PELE DO RECÉM-NASCIDO

Anatomia da pele do recém-nascido a termo

O RN de 36 a 40 semanas apresenta epiderme mais desenvolvida e mais queratinizada e muitas camadas celulares; derme mais densa e tecido adiposo presente.

Anatomia da pele do recém-nascido prematuro

Antes da 28ª semana, a epiderme é mais fina (estrato córneo pouco desenvolvido) até da 31ª à 34ª semana.

A epiderme é deficiente em queratina, o que confere a função de barreira limitada, com pouca resistência, difusão de água, aumento de absorção de produtos tópicos. O vérnix é escasso. A derme ainda não tem arranjos firmes de fibras colágenas e elásticas, consequentemente com menos ligações intercelulares, pouco pelo, glândulas sebáceas imaturas, rede capilar mais superficial. A imaturidade do colágeno é associada a edema. Observa-se aumento de pH (mais alcalino). A hipoderme é pouco desenvolvida antes das 28 semanas e a escassez de lipídios provoca menor capacidade de termorregulação e pouca mobilidade à pele. É no terceiro trimestre gestacional que se inicia o acúmulo de lipídios nos adipócitos. O RNPT passa por essa fase com brevidade ou nem chega a ela, o que implica baixos depósitos de gordura subcutânea.

- **Consequências da imaturidade da pele no recém-nascido prematuro**
  - Aumento da perda de água transepidérmica
  - Dificuldade de regulação da temperatura corporal
  - Aumento do grau de absorção percutânea
  - Maior facilidade de erosão cutânea
  - Demandas calóricas aumentadas
  - Pele frágil e suscetível a lesões
  - Ineficiente como barreira
  - Suscetível a lesões mecânicas e físicas
  - Vulnerável à hipotermia e hipertermia (distermias)
  - Sensível à pressão: predispondo à ocorrência de isquemia e necrose
  - Desidrata rapidamente
  - Aumento da perda de calor por condução e radiação (diminui a gordura subcutânea).

Vérnix caseoso e suas funções

O vérnix (*to vanish*, envernizar) é formado entre a 17ª e a 20ª semana, sendo elemento importante para a maturação intestinal. Com 24 semanas, inicia-se a queratinização da pele e o desenvolvimento do estrato córneo.

Perda transepidermal

A perda excessiva de fluidos pela pele causa desidratação (imaturidade de barreira e permeabilidade da epiderme) e colabora ainda para o aumento da exposição de calor radiante emitida por equipamentos de aquecimento. Podem ocorrer, ainda:

- Hipernatremia hiperosmolar
- Hiperpotassemia
- Hiperglicemia
- Resistência insulínica
- Aumento da possibilidade de hemorragia intracraniana
- Aumento do risco de hipotermia (perda de calor por evaporação).

Para que não haja repercussão orgânica grave, causada pela perda de líquidos, estes devem ser repostos de acordo com o cálculo da taxa hídrica diária. Deve-se atentar para a sobrecarga de fluidos, que também pode acarretar insuficiência cardíaca congestiva (ICC) e edema agudo pulmonar.

FATORES DE RISCO PARA OCORRÊNCIA DE LESÕES CUTÂNEAS NO RECÉM-NASCIDO (ASSOCIATION OF WOMEN'S HEALTH, OBSTETRIC AND NEONATAL NURSES [AWHONN], 2001; LUND *ET AL.*, 2013)

- IG < 32 semanas
- Edema
- Aplicação de sedativos
- Uso de vasopressores
- Implantação de tubos e prongas nasais para pressão positiva contínua em vias respiratórias (CPAP nasal), sondas
- Uso de dispositivos vasculares
- Monitoramento, eletrodos, sensores
- Cirurgias
- Ostomias
- Ventiladores de alta frequência.

CAUSAS DETERMINANTES DE LESÕES CUTÂNEAS EM RECÉM-NASCIDO (AWHONN, 2001; LUND *ET AL.*, 2013)

- Remoção de adesivos (Figura 19.3)
- Lesão térmica/queimadura
- Fricção/abrasão
- Dermatites (Figura 19.4)
- Lesão por pressão (Figura 19.5)
- Infecções
- Extravasamento de infusões.

CUIDADOS COM A PELE DOS RECÉM-NASCIDOS A TERMO E PREMATUROS

Considerações sobre o banho

- O banho deve ser postergado até a estabilização térmica e de sinais vitais, 2 a 6 horas após nascimento
- Não remova todo o vérnix, apenas o excedente; sua eliminação não é necessária para "propósitos higiênicos", pois essa substância é protetora da pele
- Não "esfregue" o RN
- O banho deve durar o menor tempo possível
- Não há estudos que comparem diferentes técnicas de banho ou agentes de limpeza. A técnica de banho não parece afetar a taxa de colonização ou infecção de pele
- Precauções universais devem ser mantidas até o primeiro banho
- A regeneração do pH da pele de RNPT após banho com sabão alcalino pode ser postergada por até 7 dias.

Desvantagens do banho

O banho não é um procedimento inócuo. Os benefícios do banho diário não estão esclarecidos. Decisões devem ser tomadas de acordo com necessidades individuais, crenças e valores culturais. O banho pode causar:

- Hipotermia
- Choro intenso
- Aumento do consumo de oxigênio
- Estresse respiratório
- Dor (esfregar a pele é doloroso)
- Desestabilização dos sinais vitais
- Irritação e traumatismo na pele.

Recomendações gerais

- O banho de imersão no RNPT é contraindicado
- Use agentes de limpeza com pH neutro
- Reduza o contato prolongado da pele com sabonete
- O banho deve ser realizado de 2 a 3 vezes/semana.

Higiene em prematuros < 30 a 32 semanas e < 1.500 g

- Deve ser realizada somente com água estéril morna, nas primeiras 2 a 3 semanas após o nascimento
- Higienize cavidades e retire sujidades aparentes.

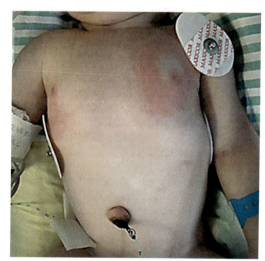

Figura 19.3 Lesão por adesivo (eletrodo). (Fonte: arquivo pessoal da autora.)

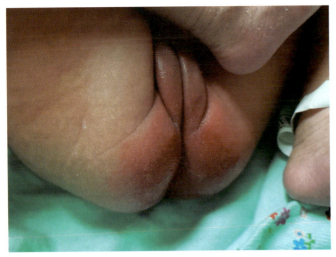

Figura 19.4 Dermatite de fralda.

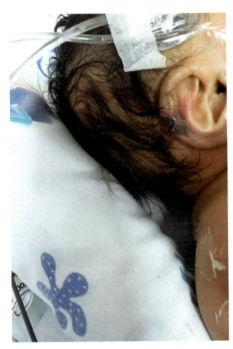

Figura 19.5 Lesão por pressão.

Higiene em prematuros > 1.500 g

- Primeiro banho após a primeira semana de vida; e, depois disso, 2 vezes/semana com sabão de pH neutro
- Use precauções padrão.

Preparo da pele para procedimentos

É recomendado para:

- Venopunção
- Cateterismo vesical
- Punção para glicemia capilar
- Troca de curativos de acessos venosos ou drenos
- Procedimentos invasivos de médio ou alto risco (cirurgias, instalação de cateter venoso central de inserção periférica [CCIP ou PICC], punção lombar, punção ou drenagem torácica ou mediastinal).

Álcool a 70%

Apresenta toxicidade devido ao risco de absorção e intoxicação, pode causar lesão química e sua eficácia antisséptica é discutida. Causa ressecamento e necrose tecidual.

Indicação: punção para avaliação de glicemia capilar, higiene das mãos, equipamentos, limpeza do coto, punção venosa e arterial em RN > 1.000 g.

Polivinilpirrolidona-iodo (PVP-I)

Causa elevação dos níveis séricos de iodo, predispondo à ocorrência de bócio e hipotireoidismo, além de ser hepatotóxico.

Indicação: seu uso é contraindicado na clientela neonatal por causa de seus efeitos nocivos, dos danos hepáticos e tireóideos futuros. Entretanto, alguns serviços de saúde não dispõem de clorexidina aquosa e utilizam o PVP-I para punções arterial e venosa, e preparo da pele para procedimentos invasivos em RN < 1.000 g. Deve-se retirar todo o seu excesso após o procedimento (a fim de evitar a absorção transcutânea), com cuidado para não acarretar lesões por abrasão).

Clorexidina alcoólica e aquosa

O uso de clorexidina em RN ainda não é consensual em literatura devido ao desconhecimento de seus efeitos tóxicos e absortivos, principalmente pela pele e pelo sistema nervoso central. Já foi descrito o risco de queimadura cutânea por sua utilização, principalmente em prematuros. Há necessidade de mais estudos para definir concentração, tempo de ação, eficácia e segurança de produtos na clientela neonatal (Sathiyamurthy *et al.*, 2016). Alguns trabalhos relatam reações relacionadas com a absorção do álcool ou dermatite e lesões abrasivas (queimaduras) em RNPT. Os efeitos relacionados ao uso de produtos alcoólicos também são desconhecidos a longo prazo, principalmente no que tange à neurotoxicidade.

Apesar disso, Deanna e Johnson (2016) sugerem o uso da clorexidina em prematuros após 2 semanas de vida: aquosa para mucosas e alcoólica para pele íntegra. Para neonatos nascidos com ≥ 26 semanas de gestação, use clorexidina (aquosa para mucosas e alcoólica para pele íntegra).

Outros estudos também sugerem que, para procedimentos invasivos, as preparações com clorexidina são recomendadas (Jurica *et al.*, 2016; Upadhyayula, 2007).

Cuidados com o coto umbilical

- Mantê-lo limpo e seco, pois configura-se como uma porta de entrada para infecções
- O uso de clorexidina é efetivo na prevenção de colonização e infecção do coto, mas retarda a mumificação. O álcool acelera a mumificação, mas não interfere na colonização. Rotineiramente, usa-se álcool a 70%
- Preservá-lo fora da área de fraldas.

Cuidados com a aplicação e remoção de adesivos

Retirar e colocar adesivos e eletrodos na pele do RN é contraindicado, pois causa abrasão, eritema e ulceração da sua pele. A remoção do adesivo pode retirar 70 a 90% da camada córnea.

Nos RNPT, devido à imaturidade dos processos de regeneração celular, pode demorar dias para haver cicatrização e renovação epitelial após a remoção de adesivos. A meta é preservar a função de barreira da pele, expondo o RN, o mínimo possível, a infecções secundárias. Assim:

- Limite o uso de adesivos e utilize fixações pequenas, com menor área de contato possível com a pele (Fernandes *et al.*, 2011)
- Evite usar adesivos ou use *double-back* na pele (uma proteção diretamente na pele e uma segunda, por cima desta, que pode ser trocada periodicamente, mantendo a que está em contato), com protetores à base de pectina – Hidrocoloide Thin®
- Retire adesivos com o uso de emolientes, quando não tiverem mais uso ou descolarem espontaneamente
- Utilize produtos que sirvam como barreiras (hidrocoloide e Cavilon®)
- Use faixas de espuma para reduzir o uso de adesivos em sensores de oximetria
- Use eletrodos gelificados
- Evite solventes e agentes que "retiram a gordura da pele" para melhor fixação.

Existem poucos estudos controlados sobre materiais e métodos de remoção. Sugere-se uso de algodão ou cotonete umedecido em água ou emolientes (ácidos graxos essenciais).

Uso de emolientes

Os óleos essenciais (ácidos graxos) e o óleo mineral evitam a descamação do estrato córneo, mantendo a barreira cutânea, e colaboram para a prevenção da perda transepidérmica de água. Devem ser aplicados sempre que necessário ou a cada 8 a 12 horas. Deve-se atentar para os RNs em uso de fototerapia, que podem apresentar bronzeamento e queimaduras pelo uso de óleos. Nesses casos, utilize soluções à base de água e petrolátum (Aquaphor®).

Vantagens:

- Reduzem o risco de hipotermia
- Promovem a nutrição da pele (absorção transcutânea de lipídios)
- Normalizam a perda de água transepidérmica
- Corrigem a deficiência de ácidos graxos essenciais
- Evitam ressecamento, quebras e fissuras, reduzindo o risco potencial de colonização microbiana.

Redução das perdas de água e calor transepidérmicas

- Use incubadora de parede dupla
- Aumente a umidade do ambiente da incubadora (névoa). Provenha umidade relativa de 70% ou mais pelo menos na primeira semana de vida. Depois da primeira semana, continue com 50 a 60% até o RN chegar a 30 a 32 semanas de idade ou até o final do primeiro mês
- Use filmes plásticos nas paredes de unidades de calor radiante (UCR) ou em torno do RN
- Uso materno de esteroides antenatais
- Utilize saco de polietileno na sala de parto
- Promova o contato pele a pele (método Canguru).

Prevenção de lesões de pele em recém-nascido sob oxigenoterapia (CPAP e tubo endotraqueal)

- Use prongas apropriadas
- Não pressione as narinas
- Aspire a cada 4 horas
- Massageie a pele a cada inspeção
- Evite condensações nas traqueias
- Proteja as narinas com hidrocoloide.

O PAPEL DA PELE NO DESENVOLVIMENTO NEUROLÓGICO | MÍNIMO MANEJO E MÉTODO CANGURU

Mesmo em RNs extremamente prematuros, a sensação do toque é desenvolvida. O sistema neurológico está evoluindo e seus neurossensores na pele são muito imaturos, causando sensações de irritação e superestimulação. É necessária a orientação para o toque gentil e o fortalecimento de "experiências positivas" para o neonato. Manipulações excessivas devem ser evitadas e o mínimo manejo deve ser incentivado. Devido à inevitabilidade de tratamento e de cuidados específicos neonatais, intervenções que causem dor e estresse, por vezes, podem ser necessárias. Nesse sentido, o plano de cuidados deve ser individual, sendo respeitadas as necessidades de repouso e manejo de cada RN. A organização corporal do RN também tem impacto em seu "bem-estar" global. O método Canguru favorece o contato pele a pele da mãe com seu RN de baixo peso, fortalece o vínculo da família com o neonato e propicia experiências sensoriais positivas ao seu neurodesenvolvimento. Ele é progressivo até que a mãe permaneça 24 horas com seu filho em posição canguru, junto ao peito. O RN deve estar de touca, luvas e fralda, em contato máximo com a pele da mãe. Essa estratégia:

- Preserva o calor
- Estimula a amamentação no seio
- Promove crescimento
- Diminui dias de internação
- Reduz infecção.

CUIDADOS COM A MUCOSA OCULAR DO RECÉM-NASCIDO POR OCASIÃO DO NASCIMENTO

Os agentes profiláticos recomendados atualmente incluem a pomada oftálmica de eritromicina a 0,5% ou de tetraciclina a 1% em aplicação única. Apesar de recomendada no passado, a solução de nitrato de prata tem pouca eficácia na prevenção de doença oftálmica por clamídia (*Centers for Disease Control and Prevention* [CDC], 2002 *apud* Ricci, 2008). A utilização de nitrato de prata a 1% deve ser reservada apenas em caso de não se dispor de eritromicina, tetraciclina ou povidona (Brasil, 2017).

Intervenções de enfermagem

- Avalie a pele regularmente por meio de escalas de avaliação (Quadros 19.1 e 19.2)
- Proceda à higiene da pele conforme protocolo
- Troque fraldas e higienize a região com água e emoliente
- Evite trocas desnecessárias de curativos
- Evite agentes químicos abrasivos: iodo, clorexidina, retirando seu excesso após os procedimentos
- Evite infiltrações e/ou extravasamentos de soluções intravenosas (Figura 19.6)

Quadro 19.1 Escore de avaliação do estado da pele do neonato.

Ressecamento	Eritema	Escoriação ou ruptura
1 = normal, nenhum sinal de ressecamento	1 = nenhum sinal de evidência de eritema	1 = nenhuma evidente
2 = pele seca, descamação visível	2 = eritema visível em menos de 50% da superfície corporal	2 = pequenas áreas localizadas
3 = pele muito ressecada, com fissuras	3 = eritema visível em mais de 50% da superfície corporal	3 = extensa

O escore varia de 3 a 9: reduções na pontuação significam melhoria do estado da pele do recém-nascido (RN); e aumentos significam piora na condição da pele do RN. Fontes: Associação Paulista de Epidemiologia e Controle de Infecção Relacionada à Assistência à Saúde [APECIH], 2002; AWHONN, 2001.

Quadro 19.2 Versão adaptada da escala de condição da pele do recém-nascido.

Parâmetro	Característica	Pontuação
Secura	Pele normal, nenhum sinal de pele seca	1
	Pele seca, descamação visível	2
	Pele muito seca, rachaduras/fissuras	3
Eritema	Não há evidência	1
	Eritema visível, < 50% da superfície corporal	2
	Eritema visível, ≥ 50% da superfície corporal	3
Ruptura/lesão	Nenhuma visível	1
	Pequena, em áreas localizadas	2
	Extensa	3

Resultado ideal = 3; pior resultado = 9. Fonte: Schardosim et al., 2014.

- Evite fitas adesivas e eletrodos no tórax, colando-os na linha axilar
- Procure utilizar tecnologias apropriadas para o cuidado da pele (adesivos antialérgicos adequados para fixação)
- Faça rodízio de sensor de oximetria a cada 2 horas
- Troque eletrodos apenas se não estiverem funcionando
- Reduza a área de contato dos eletrodos (cortando o eletrodo e isolando a pele)
- Evite usar produtos desengordurantes, tais como benjoim, pois é de base alcoólica, causando irritação na pele do RN
- Remova adesivos com água e emoliente cuidadosamente
- Evite perda insensível de água
- Mantenha ambiente térmico neutro
- Mude de decúbito a cada 2 a 3 horas
- Aplique creme à base de óleo mineral, do pescoço para baixo, lanolina ou vaselina sem fragrância (Aquaphor®) a cada 12 horas, em RNs com IG < 30 semanas que tenham pele íntegra.

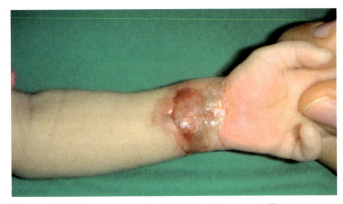

Figura 19.6 Extravasamento de hidratação venosa. (Fonte: arquivo pessoal da autora.)

Questões de autoavaliação

1. Assinale a alternativa correta no que se refere à pele do recém-nascido prematuro:
   - (A) O banho deve ser dado precocemente para fins de umidificação local, pois a pele é ressecada
   - (B) A hipoderme, ou tecido subcutâneo, é pouco presente antes das 28 semanas
   - (C) O excesso de lipídios favorece a termorregulação e pouca mobilidade à pele
   - (D) A rede capilar é mais profunda, predispondo a edemas

2. Como consequência da imaturidade cutânea do recém-nascido prematuro, há:
   - (A) Baixa perda de água transepidérmica
   - (B) Melhores condições de hidratação
   - (C) Aumento da sensibilidade à hipotermia e à hipertermia
   - (D) Redução da perda de calor por condução

3. Sobre o uso de emolientes na pele do recém-nascido prematuro, pode-se afirmar que:
   - (A) Os óleos essenciais (ácidos graxos) e o óleo mineral promovem a descamação do estrato córneo, acelerando a revitalização da pele
   - (B) Os emolientes induzem a perda transepidérmica de água
   - (C) Para uso concomitante com a fototerapia, deve-se preferir produtos à base de água
   - (D) Evitam ressecamento, quebras e fissuras, porém aumentam a colonização microbiana

4. São intervenções recomendadas para prevenção de lesões de pele causadas por CPAP nasal, *exceto*:
   - (A) Uso de prongas de tamanho adequado
   - (B) Aspiração rotineira a cada 2 horas
   - (C) Proteção das narinas com hidrocoloide
   - (D) Massagem no local nas inspeções

5. Em relação ao uso racional de adesivos no neonato, com foco na prevenção de lesões de pele, recomenda-se o emprego de:
   - (A) Eletrodos gelificados
   - (B) Esparadrapos com baixa aderência
   - (C) Solventes desengordurantes para fixação
   - (D) Curativos à base de hidrogel

Gabarito das questões: 1 – letra B; 2 – letra C; 3 – letra C; 4 – letra B; 5 – letra A.

REFERÊNCIAS BIBLIOGRÁFICAS

Association of Women's Health, Obstetric and Neonatal Nurses (AWHONN). Neonatal skin care. Evidence-based clinical practice guideline. Washington (DC): Association of Women's Health, Obstetric and Neonatal Nurses (AWHONN). 2007. Disponível em: http://www.awhonn.org/awhonn/content.do. Acesso em: 12/04/2010.

Brasil. Ministério da Saúde. Secretaria de Ciência, Tecnologia e Insumos Estratégicos. Departamento de Gestão e Incorporação de Tecnologias em Saúde. Diretrizes nacionais de assistência ao parto normal: versão resumida. Brasília: Ministério da Saúde, 2017. Disponível em: http://bvsms.saude.gov.br/bvs/publicacoes/diretrizes_nacionais_assistencia_parto_normal.pdf. Acesso em: 25/06/2020.

Fernandes JD, Machado MCR, Oliveira ZNP. Prevenção e cuidados da pele da criança e do recém-nascido. An Bras Dermatol. 2011;86(1):102-10. Disponível em: http://www.scielo.br/pdf/abd/v86n1/v86n1a14.pdf. Acesso em: 02/09/2020.

Johnson DE. Extremely preterm infant skin care a transformation of practice aimed to prevent harm. Adv Neonatal Care. 2016;16(5S):26-32. Disponível em: https://insights.ovid.com/pubmed?pmid=27676111. Acesso em: 02/02/2018.

Jurica AS, Čolić A, Gverić-Ahmetašević S et al. Skin of the very premature newborn – physiology and care. Paediatr Croat. 2016;60:21-6. Disponível em: https://bib.irb.hr/datoteka/933672.skin_of_the_very_premature_newborn.pdf. Acesso em: 12/09/2020.

Lund CH et al. Neonatal skin care: clinical outcomes of the AWHONN/NANN evidence-based clinical practice guideline. Association of Women's Health, Obstetric and Neonatal Nurses and the National Association of Neonatal Nurses. J Obstet Gynecol Neonatal Nurs. 2001; 30:41-51.

Ricci SS. Enfermagem Materno-neonatal e Saúde da Mulher. Tradução de Maria de Fátima Azevedo. Rio de Janeiro: Guanabara Koogan; 2008.

Ritchtman R. Diagnóstico e Prevenção de Infecção Hospitalar em Neonatologia. São Paulo: APECIH; 2002.

Sathiyamurthy S, Banerjee J, Godambe SV. Antiseptic use in the neonatal intensive care unit – a dilemma in clinical practice: an evidence based review. World J Clin Pediatr. 2016;5(2):159-71.

Schardosim JM, Ruschel LM, Motta GC et al. Adaptação transcultural e validação clínica da Neonatal Skin Condition Score para o português do Brasil. Rev Latino-Am Enferm. 2014;22(5):834-41. Disponível em: http://www.scielo.br/scielo.php?script=sci_arttext&pid=S0104-11692014000500834&lng=en. Acesso em:15/05/2020.

Upadhyayula S, Kambalapalli M, Harrison CJ. Safety of anti-infective agents for skin preparation in premature infants. Arch Dis Child. 2007 Jul;92(7):646-7. Disponível em: https://pubmed.ncbi.nlm.nih.gov/17588981/. Acesso em: 15/05/2020.

20
A Família na Unidade Neonatal

Adriana Teixeira Reis • Rachel Leite Soares de Vasconcelos

INTRODUÇÃO

O nascimento é um evento social no qual são atribuídas grandes expectativas. Toda a família é mobilizada para a chegada de um novo membro. Para a mãe, o nascimento de um filho pode ser compreendido como recompensa ou repetição de sua própria infância. Essa criança promove o resgate das frustrações maternas ou a extensão daquilo a que a mulher teve que renunciar ao longo de sua vida (Mannoni, 1996).

CHEGADA DE UM NOVO MEMBRO NA FAMÍLIA | ADAPTAÇÕES MATERNAS

Desde a concepção, a mulher e a família criam muitas expectativas e anseios. Antes mesmo do diagnóstico clínico de gravidez confirmado, a mulher é acometida por uma série de sintomas físicos e psíquicos, como hipersonia, aumento do apetite, náuseas, constipação intestinal, que, de forma sutil, já a preparam para esse novo evento em sua vida.

Ao conceber um filho, a mulher adquire novas funções – maternas –, mas não deixa de ser um indivíduo com aspirações, necessidades e expectativas para viver única e exclusivamente esse papel. Muitas vezes, necessita trabalhar, não tem parceiro e tem outros filhos. Nesse contexto psíquico, social e econômico, a mulher vai precisar de ajuda de pessoas para adaptar-se à sua nova condição – ser mãe. Essas pessoas que a apoiam nesse momento podem ser parentes, amigos e profissionais da saúde.

Ouvi-la, incentivá-la e compreender suas dúvidas e medos em virtude desses novos acontecimentos vão proporcionar o entendimento dessa nova fase de sua vida.

A mulher está sujeita a alterações emocionais do puerpério, tais como o *baby blues* ou pós-parto *blues* (50 a 70% dos casos), a depressão puerperal (10 a 15% dos casos), a psicose puerperal (5% das mulheres) (Morsch e Braga, 2003), além de lutos vividos na transição gravidez–maternidade, a perda do corpo gravídico, o retorno lento ao corpo original e a separação mãe–recém-nascido (RN).

Aspectos relacionados com o psiquismo, a sexualidade e o apoio à mulher no seu processo de reorganização psíquica devem ser contemplados nessa fase de grandes mudanças físicas e emocionais (Brasil, 2005).

O homem também vivencia intensa transformação e fica predisposto a desenvolver depressão pós-parto. Ele tem adicional de responsabilidade, tarefas e exigências. A manutenção da família, o apoio à mulher e a divisão dos cuidados com o RN e, porventura, com os demais filhos alteram sua rotina. A depressão pós-parto masculina pode acometer de 10 a 25% dos pais. O risco é maior na família em que a mulher já está deprimida. Isso impacta diretamente no apoio que o pai será capaz de dar à mulher e ao filho no pós-parto, aumentando a necessidade de intervenção profissional na família (Brasil, 2017).

Devido a esses variados acontecimentos simultâneos, os pais e mães, após o parto, continuam precisando de amparo e proteção. Muitas vezes, suas necessidades são colocadas em segundo plano devido às necessidades do RN. Deve-se poupá-los de ansiedades e de sentimentos negativos por meio de orientações simples, respeitando a singularidade.

As experiências da mulher na gravidez e no período pós-parto variam individualmente, assim como suas reações, em virtude de sua história de vida: afetiva, social, econômica, moral, entre outras. Viver a maternidade de maneira prazerosa é uma experiência saudável para a mulher que assim escolhe vivenciar esse momento.

Ocorre uma sucessão de eventos, desde aspectos físicos da gravidez e do período puerperal até sua transição existencial, agora na condição de mãe. A criação de vínculo da mãe com seu filho demanda bem-estar psíquico e grande mobilização de sentimentos: "a relação inicial mãe–bebê é, ainda, pouco estruturada, com o predomínio de uma comunicação não verbal e, por isso, intensamente emocional e mobilizadora" (Brasil, 2005).

O período logo após o nascimento é muito delicado e pode determinar a qualidade da ligação afetiva que irá se estabelecer entre a mãe, o bebê e sua família. A mãe, principalmente, constitui a figura central no desenvolvimento psicológico infantil (Rappaport *et al.*, 1981) e requer, por conta disso, atenção especial, escuta e compreensão do momento pelo qual está passando. E é nesse momento essencial e delicado para a construção da ligação afetiva que o RN prematuro ou enfermo precisa de cuidados intensivos e é momentaneamente afastado de seus pais, sendo privado do contato íntimo e contínuo de que o RN a termo e sadio se beneficia.

CONSTRUÇÃO DO PAPEL PARENTAL | REAÇÕES DA FAMÍLIA

A transição para o papel de pai e mãe e a construção da família é um processo que ocorre de modo contínuo, na medida em que os pais adquirem competências e passam por alguns estágios, desde o conhecimento das "formas de cuidar" até alcançarem modelos próprios e individuais para o cuidado com seu filho. Eles podem obter informações com parentes, lembrar da maneira como foram cuidados e adaptar toda a bagagem de vivências para a construção de formas individuais de se verem como pai e mãe.

No entanto, é ao nascimento que ocorre o encontro tão esperado entre mãe, pai e bebê, face a face. Todos ainda precisam se conhecer. O primeiro contato com o RN é determinante no processo de afeiçoamento e criação de vínculo entre os genitores e seu filho (Ricci, 2015). Esse "encantamento" (passo inicial para a construção de vínculo e laços afetivos) com o RN pode ser imediato, demorar ou nem mesmo acontecer. Não se pode achar que todos os pais terão identificação imediata com seus filhos.

No âmbito psíquico dos pais, o bebê começa a existir muito antes da concepção: a partir do desejo que cada homem e cada mulher têm, desde a infância, de um dia formarem uma família. Essa idealização é conhecida como bebê fantasmático. Inconscientemente, ele acompanha a vida emocional de cada um dos pais, mas possibilita alguns arranjos com a aproximação, experiências e vivências atuais e reais do casal com seu filho programado, ou já intraútero. Essa construção passa a ser conhecida como bebê imaginário.

À medida que a gravidez transcorre e o feto se desenvolve, ele começa a ser pensado e imaginado por meio das representações pelo pai e pela mãe. As sensações que o feto provoca contribuem para essa construção. As ideias sobre como será esse bebê e quais características herdará dos pais constituem a representação do bebê que está por vir. Assim, enquanto o bebê está sendo formado em sua estrutura biológica e corporal, também está sendo pensado quanto à sua individualidade e sua formação como sujeito. Esse é o bebê imaginado (Brasil, 2017).

Durante a gravidez, as fantasias em torno do bebê imaginado vão se ajustando o mais próximo à possível realidade pós-nascimento, principalmente no último trimestre gestacional. Assim, quando o nascimento ocorre pré-termo, os pais também são considerados prematuros e estão no auge da fantasia sobre a idealização do bebê. Essa representação, em confronto com a realidade de fragilidade de um RN doente ou prematuro, pode trazer intensa frustração e dificuldade de vínculo.

A rejeição é um sentimento factível, principalmente se a gravidez não for desejada ou os pais forem muito jovens e em situações especiais (prematuridade, malformações ao nascimento). A mobilização emocional é intensa nestes casos, momento em que os pais tentarão buscar maneiras para compensar o nascimento de um filho diferente do esperado. A mãe, tomada pela culpa de ter gerado um filho "diferente" do que foi idealizado (prematuro ou com qualquer outro agravo à saúde) pode ter sentimentos de aversão à criança, mas é necessário compreensão: "é preciso, entretanto, respeitar o retiro daquelas que não podem se permitir esta aproximação da criança e que manifestam medo ou uma atitude fóbica" (Brazelton *et al.*, 1987).

Greenberg e Morris (1982) descreveram um funcionamento especial do pai que pode auxiliar na formação de vínculo. É um processo denominado *engrossment* (não possui tradução para o português) que ocorre na ocasião do nascimento e do primeiro contato pai/bebê. De maneira inata, o pai estaria predisposto a dedicar-se ao filho; seria uma resposta automática do pai em relação ao seu RN em sentir-se absorvido por sua presença, com preocupação e interesse para com a criança e intensa emoção nesse primeiro contato. Assim, o profissional de saúde pode utilizar-se desse momento para auxiliar na continuação da construção do vínculo pai–bebê em situação de internação em unidade neonatal. É importante ressaltar que o pai costuma ser o primeiro a entrar na unidade neonatal. Então, ele assume um papel especial de mediador de notícias das primeiras informações à mãe e ao restante da família, sendo responsável por dar suporte a todos – à mulher e ao filho (Brasil, 2017).

Conhecer o funcionamento do papel do pai e acolhê-lo é estratégico para o início dos cuidados à família com RN internado. Saber lidar com essas situações requer muita sensibilidade do profissional. A existência de grupos de discussão multidisciplinares pode auxiliar na detecção de situações de risco ou mediar sentimentos que precisam ser verbalizados para melhor compreender as famílias que estão vivenciando a chegada desse novo membro.

FUNDAMENTOS PARA O CUIDADO DE ENFERMAGEM CENTRADO NA FAMÍLIA EM UNIDADES NEONATAIS

Algumas estratégias propostas pelo Ministério da Saúde que visam humanizar a assistência e estreitar o vínculo da família com o RN devem ser respeitadas: permanência do pai na sala de parto ou de um acompanhante de escolha da mulher, incentivo ao aleitamento materno na primeira hora de vida, método canguru, humanização do parto e nascimento. Estas estratégias baseiam-se em evidências científicas pautadas nos benefícios futuros que proporcionam para a criança e sua família.

A equipe de saúde deve propiciar a criação de um vínculo saudável entre a mãe, a família e seu filho, podendo envolver os pais na assistência sempre que possível, incentivando os cuidados ao RN, mantendo-os informados acerca do tratamento, ouvindo e tratando-os de modo gentil, para que se sintam verdadeiramente acolhidos. O acolhimento é uma postura de aproximação, "um 'estar com' e um 'estar perto de', ou seja, uma atitude de inclusão" (Brasil, 2008).

A filosofia do cuidado centrado na família reconhece os membros da família como uma constante na vida da criança. Os três componentes-chave do cuidado são respeito, colaboração e apoio. As famílias recebem apoio quanto à prestação de cuidados e à tomada de decisão na medida em que os profissionais reconhecem habilidades familiares no cuidado de seus filhos dentro e fora do ambiente hospitalar (Hockenberry e Winckelstein, 2006).

A enfermagem deve procurar atuar no processo de saúde/doença dos RNs que são sadios ou temporariamente enfermos em uma unidade de terapia intensiva neonatal (UTIN). Deve cuidar tanto da criança quanto de sua família, promovendo a criação do vínculo.

DESENVOLVIMENTO DO VÍNCULO ENTRE FAMÍLIA E RECÉM-NASCIDO

Alguns estudos de observação com animais e, posteriormente, com seres humanos demonstraram que os primeiros dias e semanas após o nascimento constituem um período fundamental para o estabelecimento de uma ligação afetiva entre a mãe e seu bebê. Trata-se do chamado "período de reconhecimento", quando mãe e filho estariam em uma fase em que um reconhece o outro (Rappaport *et al.*, 1981).

Neste período, de modo inconsciente, a mãe apresenta a chamada "preocupação materna primária", que seria a capacidade de compreender as necessidades do RN, buscando satisfazê-las (Winnicott, 2005). É a base para o desenvolvimento da maternagem ao bebê.

A maternagem é uma atitude materna frente ao bebê, advinda do estado psíquico denominado "preocupação materna primária", na mãe biológica. Este estado primitivo da mãe promove o reconhecimento das necessidades da criança, buscando satisfazê-las por meio de um conjunto de cuidados.

Com o ato de amamentar, o cheiro, a voz, o colo, são estabelecidas relações maternais com a criança, propiciando o vínculo que é a base para o desenvolvimento da criança e de seus valores futuros.

As características de temperamento da criança, somadas a condutas, atitudes e personalidades dos pais, produzem um padrão característico de interação social da criança com seus pais. O relacionamento das crianças com as pessoas que cuidam delas é a principal base para a construção do seu desenvolvimento emocional e cognitivo na infância (Mussen *et al.*, 1995).

O desenvolvimento da maternagem deve se dar em um ambiente propiciador, e a UTIN, por si só, não o é, cabendo aos profissionais o entendimento desses processos e a minimização dos efeitos agressores desse cenário na maturação do RN. Afinal, o apego da mãe ao seu bebê não é instantâneo e automático. Faz parte de um processo contínuo (Brazelton, 1988).

O atendimento às necessidades do RN, somado à maternagem satisfatória, faz com que a mãe seja suficientemente boa. A função da mãe suficientemente boa nos primeiros estágios de vida de uma criança inclui: o *holding* (a mãe ou substituta protege da agressão fisiológica, leva em conta a sensibilidade cutânea do lactente, inclui a rotina completa de cuidado dia e noite adequado a cada bebê, segue as mudanças do dia a dia de cada lactente, tanto físicas quanto psicológicas, e inclui, especialmente, o *holding* físico do lactente); a *manipulação* do bebê, quando trabalha o desenvolvimento do tônus muscular e da coordenação, e também a capacidade de a criança usufruir a experiência do funcionamento corporal, experimentando sensações reais, de *ser*, e a *apresentação* de objetos ou "realização", tornando real o impulso criativo da criança.

Daí a importância da apresentação do RN à sua mãe ainda na sala de parto, mesmo que seja breve em situações de gravidade, do estabelecimento do contato mãe–filho, do incentivo ao aleitamento materno na primeira hora de vida e da manutenção de um ambiente tranquilo por ocasião do nascimento.

Uma rede de apoio também é importante para promover a maternagem em unidade neonatal. Ter pessoas que auxiliem os pais facilita o desenvolvimento deles em seu novo papel, além de inserir esse RN em uma família com outros membros e relações além dos seus genitores. Assim, a visita dos avós e irmãos deve ser permitida e estimulada devido a sua importância para toda a família (Brasil, 2017).

NECESSIDADES PSICOAFETIVAS DO RECÉM-NASCIDO

O RN não pode ser esquecido como um ser social, que tem família, e existem competências que devem ser desenvolvidas pelos pais para que eles sejam suficientemente bons e se adaptem para propiciar o desenvolvimento de uma nova vida com qualidade.

Ajudar esses pais com sucesso requer informar sobre as reais necessidades do RN, de modo que eles percebam seu filho como uma pessoa e não apenas como uma doença.

O desenvolvimento emocional e social da criança depende não somente da maturação biológica, mas também da relação ambiental que esta desenvolve desde a tenra idade.

A criança só pode experimentar um processo de real desenvolvimento pessoal na presença de uma mãe suficientemente boa. Se a maternagem não for suficientemente boa, a criança torna-se um acumulado de reações à violação; o *self* verdadeiro da criança não consegue formar-se, ou permanece oculto por trás de um falso *self* que a um só tempo quer evitar e compactuar com as bofetadas do mundo (Winicott, 2005).

John Bowlby publicou um trabalho ressaltando os efeitos desastrosos da separação de crianças de suas mães. A partir deste estudo, sugeriu que, para um desenvolvimento adequado, a criança precisaria de uma relação afetiva e íntima entre sua mãe ou uma mãe substituta permanente. Com o avanço dos estudos, acrescentou que a saúde mental do indivíduo adulto depende desta relação afetiva e satisfatória entre a mãe e seu filho. Uma relação insatisfatória, turbulenta ou inexistente pode repercutir em neuroses e psicopatias futuras no adulto.

A privação materna ou de uma relação calorosa, íntima e contínua com uma mãe natural ou substituta traz angústia, necessidade exagerada de amor, desejo de vingança, culpa e depressão, resultando em transtornos emocionais e personalidade instável. Privações totais apresentam efeitos maiores e até incapacidade de estabelecer relações com outras pessoas, tornando o indivíduo antissocial.

PROMOÇÃO DO ENCONTRO ENTRE PAIS E RECÉM-NASCIDO NA UTIN

Por ocasião do nascimento de um neonato gravemente enfermo, rotineiramente ocorre a separação física entre este e seus pais, pois o RN requer atendimento imediato, para garantir sua sobrevida e prevenção de sequelas.

Esta separação não é fácil para os pais, principalmente quando são pegos de surpresa pelo parto prematuro, devido a alguma dificuldade de transição da vida intra para extrauterina, ou por alguma malformação inesperada. Toda essa situação estressante pode causar afastamento dos pais e medo do futuro. É um verdadeiro "golpe", um "susto", um "baque" em suas vidas.

Na UTIN, podem ocorrer condutas profissionais de não permitir o toque na criança, exacerbando o afastamento entre a mãe e o RN nos primeiros dias, em detrimento da instabilidade clínica do RN, o que dificulta o desempenho da função materna.

Em situações especiais, em que o RN precisa de suporte na UTIN (como na prematuridade ou quando há malformações), os comportamentos materno e paterno podem ser de afastamento em relação ao bebê, dificultando a criação de vínculo (Brazelton, 1988). Os pais podem vivenciar o ciclo de luto descrito por Kübler-Ross (2005), constituído pelas fases de negação e isolamento; raiva; barganha; depressão; e aceitação. É importante ressaltar que essas fases não são estanques, lineares e obrigatórias. Esse caminho é incerto, e os pais podem passar por alguns estágios antes de começarem a ver o bebê como seu e confiarem em si mesmos (Brazelton, 1988):

- Os pais se relacionam com o RN por meio de informações médico-laboratoriais
- Observam os movimentos do RN quando este é estimulado pelo médico ou pela enfermeira
- Os movimentos mais responsivos do RN são observados, mas ainda não ousam estimular o bebê por si mesmos
- Os pais tentam produzir movimentos no RN e sentem-se responsáveis por sua resposta
- Os pais pegam, seguram, alimentam o RN, adquirindo vínculo com o filho.

Qualquer retrocesso no tratamento do RN, caracterizando piora clínica e possibilidade de perda do filho, como uma infecção, o retorno para a oxigenoterapia, volta a requerer intervenções que os façam sentir-se seguros mediante tal situação, pois trata-se de um retorno ao ciclo de luto.

INTERVENÇÕES DE ENFERMAGEM

Os pais devem ser encarados como aliados no cuidado e na assistência ao RN, pois eles também funcionam como um elo terapêutico para o RN enfermo ou saudável. Os pais serão as bases do desenvolvimento psíquico e comportamental da criança. Assim, propõem-se as seguintes intervenções:

- Ouça e troque experiências sobre cuidados a serem realizados no RN
- Mantenha a empatia
- Dê informações de acordo com as perguntas
- Estimule a participação dos pais nos cuidados
- Favoreça o contato inicial, revendo rotinas engessadas
- A mãe que ainda não está em condições de visitar o RN na UTIN pode receber visitas dos profissionais, levando-lhe notícias e imagens do seu filho
- Acompanhe a primeira visita ao filho
- Não dificulte a entrada dos pais na unidade neonatal
- Torne o ambiente acolhedor aos pais
- Apresente o RN aos pais, informando-lhes como passou a noite e as características comportamentais da criança
- Escute o que os pais têm a dizer
- Entenda e acolha a estrutura familiar ampliada, autorizando a visita de entes e irmãos sob supervisão da psicologia
- Explique o uso dos equipamentos sem perder o foco no RN
- Incentive o toque
- Promova o contato pele-a-pele (método canguru) nas UTINs.

SUPORTE NAS SITUAÇÕES DE PERDA

Existem estratégias descritas em literatura que podem sistematizar e melhorar o processo de comunicação de notícias difíceis. O protocolo SPIKES, elaborado por Buckman em 1992, busca uma comunicação eficaz e promove também mais segurança para o profissional ao estabelecer um plano de ação e direcionamento de sua atuação. Tem as seguintes etapas: S – *setting up* (planejando a entrevista); P – *perception* (avaliando a percepção), I – *invitation* (convite do paciente), K – *knowledge* (dando conhecimento), E – *emotions* (abordar emoções), S – *strategy e summary* (estratégias e Resumo).

Esses passos preconizam que se deve preparar um local reservado e tranquilo para a conversa com a família, esclarecer suas dúvidas, ter escuta ativa, perceber as condições emocionais e de entendimento do paciente, adaptando a linguagem e o nível de informação que o familiar deseja saber, sendo claro e franco, apresentar as possibilidades de tratamentos, legitimar as emoções e finalizar com o resumo de tudo o que foi conversado e apresentado, checando o entendimento dos pais.

Todas as famílias esperam que a gravidez se encerre com o nascimento de um bebê sadio e que este sobreviva. Uma possibilidade de morte inesperada pode ser um evento muito traumático para todos. A equipe, ao perceber um RN gravemente enfermo, que pode vir a óbito a qualquer momento, deve contatar a família e oferecer informações periódicas sobre o quadro da criança.

É um momento de grande estresse para a família, quando os pais podem ter sentimentos de solidão, culpa e grande desamparo emocional. Avós, filhos, parentes e amigos devem auxiliar nesse momento difícil, assim como a equipe de saúde. Nesse sentido, é possível suavizar as rotinas, permitindo que os pais fiquem momentos a sós com o bebê e o peguem no colo.

Os pais também devem receber orientações a respeito de cartório e burocracias sobre o registro e a certidão de óbito do bebê.

Se o bebê tiver história de algum distúrbio genético, os pais podem ser encaminhados para aconselhamento, para orientação sobre futuras gestações.

As equipes devem compreender a função da reação de pesar das famílias, sem julgamentos. Na vigência da perda, deve-se estar aberto a situações de agressividade, passividade e tristeza, apresentadas pelos membros da família. Cada indivíduo reagirá de uma maneira.

Reconhecer as etapas do pesar das famílias facilita a compreensão do processo de perda/luto pelo qual estão passando.

Para o manejo do luto no caso de óbito, são propostas as seguintes intervenções:

- Pergunte sempre o que os pais desejam
- Encoraje os pais a verem o filho e o pegarem ao colo
- Prepare os pais para a possível aparência do filho
- Assegure privacidade
- Converse com os pais sobre as etapas da internação, diagnósticos e evolução do caso
- Chame o RN pelo nome
- Oriente rotinas diante do óbito, como cartório e necropsia
- Informe a possibilidade de os pais levarem algumas lembranças do RN, como mecha de cabelo e impressão plantar
- Facilite a realização de rituais espirituais de desejo da família
- Proporcione aos pais resultados de exames e necropsias
- Oriente o aconselhamento genético dos pais para futuras gestações (em caso de alterações genéticas do RN).

212 Parte 2 • O Recém-Nascido

Questões de autoavaliação

1. São recomendações para promoção do vínculo pais-bebê, exceto:
   - (A) Permitir a visualização do RN, mesmo que grave, em sala de parto
   - (B) Estimular a visita dos avós e irmãos
   - (C) O pai costuma ser o primeiro a entrar na UTIN; assim, a primeira visita da mãe não precisa ser acompanhada por profissional de saúde, caso esteja na companhia de seu parceiro
   - (D) Incentivar o toque e o contato pele a pele assim que possível.

2. O *baby blues* ou pós-parto *blues* é uma alteração emocional do puerpério que tem prevalência de:
   - (A) 70 a 90%
   - (B) 50 a 70%
   - (C) 20 a 40%
   - (D) 10 a 20%

3. Sobre a presença e a participação do pai, assinale a alternativa correta:
   - (A) O pai pode estar presente no pré-parto, parto e pós-parto; ou seja, até 24 horas após o nascimento do RN
   - (B) A depressão pós-parto também acomete os homens e é mais prevalente quando a mãe já se encontra em depressão
   - (C) O *engrossment* é um processo pelo qual pais e mães podem auxiliar na formação do vínculo com o RN

   - (D) A equipe de terapia intensiva precisa estender seus cuidados ao binômio mãe-bebê. O pai é importante para o suporte do binômio, mas não é parte do planejamento dos cuidados de enfermagem

4. A comunicação de notícias difíceis é um momento delicado para a família e para a equipe de saúde. O protocolo SPIKES é uma sugestão de condução desse momento e tem como princípios, exceto:
   - (A) Planejar a conversa com o familiar, em ambiente reservado
   - (B) Resumir a conversa verificando o entendimento do familiar
   - (C) Ser sempre otimista para não retirar a esperança da família
   - (D) Ajustar a linguagem para o adequado entendimento do familiar, evitando jargões técnicos em excesso

5. O momento do óbito de um recém-nascido representa uma crise para a família. Para dar suporte neste momento, a equipe de enfermagem pode ter como intervenções, exceto:
   - (A) Evitar que a mãe veja o filho morto já que pode causar mais sofrimento
   - (B) Orientar sobre burocracias como a certidão de óbito
   - (C) Dar acesso aos resultados de exames e necropsia
   - (D) Fornecer lembranças, como a impressão plantar ou a mecha de cabelo do filho morto

REFERÊNCIAS BIBLIOGRÁFICAS

Brasil. Ministério da Saúde. Secretaria de Atenção à Saúde, Departamento de Ações Programáticas Estratégicas. Atenção humanizada ao recém-nascido: método Canguru – manual técnico. Ministério da Saúde. 3. ed. Brasília: Ministério da Saúde; 2017. Brasil. Ministério da Saúde. Secretaria Especial de Políticas para as Mulheres. II Plano Nacional de Políticas para as Mulheres. Brasília: Ministério da Saúde; 2008.

Brasil. Ministério da Saúde. Secretaria de Atenção à Saúde. Planejamento de Ações Programáticas Estratégicas. Área Técnica de Saúde da Mulher. Pré-natal e puerpério: atenção qualificada e humanizada – manual técnico. Brasília: Ministério da Saúde; 2005. 158 p.

Brazelton TB *et al.* A Dinâmica do Bebê. Porto Alegre: Artes Médicas Sul; 1987. 170 p.

Brazelton TB. O Desenvolvimento do Apego. Uma família em formação. Porto Alegre: Artes Médicas; 1988.

Greenberg M, Morris N. Engrossment: the newborn's impact upon the father. In: Father and Child – Developmental and Clinical Perspectives. Cath S, Gurwitt A, Ross JM (Eds.). Boston: Little Brown and Co.; 1982.

Hockenberry MJ, Winkelstein WW. Fundamentos de Enfermagem Pediátrica. 7. ed. Rio de Janeiro: Elsevier; 2006.

Kübler-Ross E. Sobre a Morte e o Morrer. 8. ed. São Paulo: Martins Fontes; 2005. 296 p.

Mannoni M. A Criança Retardada e a Mãe. 5. ed. São Paulo: Martins Fontes; 1996. 196 p.

Morsch DS, Braga NA. A depressão na gestação e na UTI neonatal. In: Quando a Vida Começa Diferente: o Bebê e sua Família na UTI Neonatal. Rio de Janeiro: Fiocruz; 2003. pp. 69-80.

Mussen PH *et al.* Desenvolvimento e personalidade da criança. 3. ed. São Paulo: Harbra Ltda; 1995. 641 p.

Rappaport CR, Fiori WR, Herzberg E. Psicologia do Desenvolvimento. A Infância Inicial: o Bebê e sua Mãe. v. 2. São Paulo: EPU; 1981.

Ricci SS. Enfermagem Materno-neonatal e Saúde da Mulher. Tradução de Maria de Fátima Azevedo. 3. ed. Rio de Janeiro: Guanabara Koogan; 2015.

Winnicott DW. A Família e o Desenvolvimento Individual. 3. ed. São Paulo: Martins Fontes; 2005. 247 p.

Gabarito das questões: 1 – letra C; 2 – letra B; 3 – letra B; 4 – letra C; 5 – letra A.

21

Avaliação e Manejo da Dor no Recém-Nascido

Adriana Teixeira Reis • Marcelle Campos Araújo • José Antonio de Sá Neto

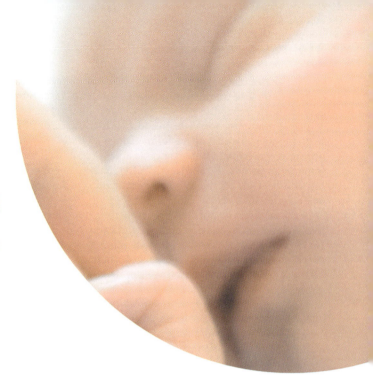

INTRODUÇÃO

A percepção da dor é uma característica inerente à vida; no entanto, essa capacidade não depende de uma experiência anterior, pois a dor é uma sensação primária própria, assim como o tato, o olfato, a visão e a audição, essenciais para o crescimento e o desenvolvimento do indivíduo.

A DOR E SUAS REPERCUSSÕES NO RECÉM-NASCIDO

A dor envolve uma sensação particular de sofrimento físico, expressa por um padrão de respostas que atua para proteger o organismo contra algum dano. Pode ser classificada em:

- **Dor aguda**: habitualmente é descrita como dor de curta duração, que se prolonga desde alguns segundos até semanas. A dor pode resultar de traumatismo, cirurgia ou doença
- **Dor crônica**: dura meses, anos ou a vida toda. Pode haver ocorrências intermitentes de dor crônica que se caracterizam por períodos de dor, intercalados com intervalos isentos de dor. A dor crônica também pode ser constante, persistir e piorar progressivamente, apesar do tratamento
- **Dor fantasma**: sensação de incômodo com origem em uma parte do organismo que já não existe mais
- **Dor intratável**: é a consequência da incapacidade de controlar ou aliviar a dor, apesar dos diversos esquemas terapêuticos.

O limiar de percepção da dor é o ponto em que a intensidade da estimulação nociva faz com que a pessoa sinta e refira estar sentindo dor. Este limiar, devido à influência de fatores físicos e psicossociais, varia em cada indivíduo, e em um mesmo indivíduo varia conforme a ocasião.

A resposta à dor inclui manifestações fisiológicas e comportamentais:

- Respostas fisiológicas:
  - Ação voluntária: reflexo de retração
  - Autônoma: órgãos e glândulas internos; envolvem dilatação das pupilas, tensão nos músculos, perspiração e aumento da pressão sanguínea, do pulso e da respiração
- Respostas comportamentais: o estado emocional, os antecedentes culturais, o treinamento na infância e as experiências anteriores do indivíduo com a dor são apenas alguns dos fatores que influenciam a maneira como ele responde a ela. Esses valores são incutidos na infância e o influenciam por toda a vida.

No recém-nascido (RN), a dor não foi motivo de preocupação de clínicos e pesquisadores durante muito tempo, pois existia a crença de que o neonato era incapaz de sentir dor. Atualmente, no entanto, pesquisas têm documentado que os neonatos, inclusive os prematuros, têm todos os componentes funcionais e neuroquímicos necessários para recepção, transmissão e integração do estímulo doloroso, ou seja, para a nocicepção (Silva, 2006).

Os receptores sensoriais cutâneos estão presentes na região perioral do feto por volta da 7ª semana gestacional e espalham-se pela face, pelas palmas das mãos e plantas dos pés na 11ª semana de gestação. Ao final da 30ª semana, as células responsáveis pela percepção dolorosa inicial estão completamente desenvolvidas (Bueno, 2002).

Acreditava-se que o RN, especialmente o prematuro, não sentia dor em decorrência da imaturidade de seu sistema nervoso central (SNC), especialmente pela falta de mielinização e ausência de memória da dor. No entanto, estudos de neurofisiologia efetuados nas últimas décadas demonstraram que suas vias nociceptivas e respostas neurofisiológicas a estímulos estão presentes desde a 24ª semana de gestação. Estes estudos evidenciaram também que as vias inibitórias descendentes, anatomicamente formadas, mas provavelmente não totalmente funcionais nos primeiros tempos, podem tornar os prematuros mais sensíveis à dor.

Convém ressaltar que, em neonatos, o mecanismo de modulação da experiência dolorosa ainda é imaturo, o que limita sua capacidade para enfrentar a dor e o estresse. Os sistemas inibitórios tornam-se funcionais após as primeiras semanas de vida extrauterina, levando os RNs a perceberem os estímulos dolorosos mais intensamente que crianças mais velhas e adultos (Okada et al., 2001). Estima-se que cada neonato internado em Unidade de Terapia Intensiva Neonatal (UTIN) receba cerca de

50 a 132 manipulações por dia, incluindo desde procedimentos como a intubação traqueal até cuidados rotineiros de enfermagem (Guinsburg et al., 1994).

Nesse contexto, torna-se necessário que os profissionais implementem medidas para humanizar o cuidado que minimizem seu sofrimento; dentre essas ações, reconhecimento e tratamento da dor. A abordagem individualizada bem como o respeito pelo RN e a sua família devem ser metas das unidades de cuidados intensivos.

A dor acarreta importantes repercussões, das quais se enfatiza o desenvolvimento cerebral prejudicado, o que ameaça a sua estabilidade fisiológica e ocasiona reflexos negativos, como alterações comportamentais, que serão percebidas apenas na infância, além de problemas psiquiátricos, como ansiedade, depressão e esquizofrenia.

Margotto (2006) reforça que episódios de dor podem causar alterações cardiovasculares e respiratórias (aumento da pressão arterial e diminuição da saturação de oxigênio), metabólicas e endócrinas (catabolismo, hipermetabolismo e supressão da atividade da insulina com consequente hiperglicemia), no sistema imunológico (aumento da suscetibilidade a infecções), na coagulação e na homeostasia.

AVALIAÇÃO DA DOR DO RECÉM-NASCIDO

A maior dificuldade na avaliação da dor do RN é a ausência de comunicação verbal, tornando sua mensuração subjetiva; por isso, conhecer a "linguagem" do neonato frente ao estímulo doloroso é um passo importante para a análise dessa dor.

O *choro* é considerado o método primário de comunicação dos RNs. A comunicação do estresse pelo choro mobiliza o adulto; no entanto, cerca de 50% dos RNs não choram durante o procedimento doloroso (Guinsburg, 1999). Além disso, o choro é pouco específico; porém, como parâmetro de dor, parece ser um instrumento útil, sobretudo quando está associado a outras medidas de avaliação de dor.

De acordo com Guinsburg (1999), o choro do neonato apresenta uma fase expiratória definida, seguida por uma breve inspiração, um período de descanso e, de novo, uma fase expiratória. Além disso, tem um padrão melódico e uma frequência de 80 db. Quando há dor, a fase expiratória fica mais prolongada, a tonalidade do choro fica mais aguda, ocorre perda do padrão melódico e a duração aumenta. Assim, parece realmente existir um choro específico de dor.

Apesar de o choro ser considerado um parâmetro importante na avaliação de dor, a American Academy of Pediatrics e a Canadian Pediatric Society (2000), ao discutirem a prevenção e o manejo da dor e do estresse em neonatos, lembram que a falta de resposta comportamental, incluindo choro e movimentos, não é necessariamente indicativo de falta de dor.

Os parâmetros fisiológicos não são específicos para a dor; no entanto, seu acompanhamento após estímulo significa uma resposta orgânica objetiva à dor. Esses indicadores não avaliam a intensidade ou qualidade do episódio doloroso e devem ser usados somente para avaliar resposta à dor aguda e de curta duração. Deve-se lembrar que praticamente nenhuma dessas medidas é específica para a dor, mas seu acompanhamento longitudinal, após um estímulo nociceptivo, representa uma resposta orgânica objetiva à dor (Guinsburg, 1995).

A *mímica facial* de neonatos é expressiva e fornece ricas informações sobre o estado emocional da criança, além de ser um método não invasivo. Nessa faixa etária, existem expressões faciais específicas da dor, tais como: fronte saliente, fenda palpebral estreitada, sulco nasolabial aprofundado, lábios entreabertos, boca estirada no sentido horizontal ou vertical, língua tensa e tremor de queixo. Segundo Okada et al. (2001), a expressão facial, por ser relativamente independente de aprendizagem e representar reação natural dos RNs aos estímulos nocivos, é considerada importante indicador de dor (Figura 21.1).

O RN evita, de maneira ativa, consistente e organizada, o estímulo doloroso. Na presença dele, o neonato apresenta alterações na *atividade motora*, como rigidez do tórax e movimentos de flexão e extensão das extremidades.

A análise do padrão motor tem se mostrado menos sensível e específica que a expressão facial em prematuros e RNs a termo. Isso ocorre porque, sobretudo nos prematuros, as respostas motoras podem ser menos evidentes que nos RNs a termo devido a postura hipotônica ou doenças sistêmicas associadas (Craig, 2002).

De acordo com Guinsburg (1999), após a punção capilar no calcanhar, em 0,3 segundo o RN retira a perna não puncionada; em 0,4 segundo, retira a perna puncionada; e em 1,8 segundo, chora. Ou seja, existe uma linguagem corporal em resposta ao estímulo doloroso.

O estado comportamental do RN nos momentos que antecedem o estímulo doloroso afeta a intensidade da resposta. Em sono profundo, ele demonstra menos dor se comparado ao RN em estado de alerta, quando analisadas as alterações de mímica facial. O ambiente também interfere na intensidade da resposta ao estímulo doloroso, por isso ele deve ser tranquilo, sem muitos ruídos, com baixa luminosidade, promovendo o máximo de conforto possível (Grunau e Craig, 1987).

ESCALAS MULTIDIMENSIONAIS DE DOR NO RECÉM-NASCIDO

A criação de escalas para a avaliação da dor surgiu como tentativa de analisar de maneira mais objetiva as respostas do RN à dor, porém esses instrumentos dependem da interpretação do observador acerca dos comportamentos avaliados, fato que os

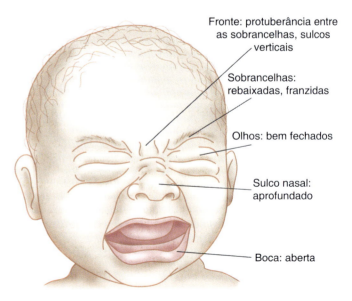

Figura 21.1 Expressão facial do recém-nascido com dor ou desconfortável. Note fronte saliente e enrugada, fenda palpebral estreitada, sulco nasolabial aprofundado, lábios entreabertos, boca estirada no sentido horizontal ou vertical, língua tensa, tremor de queixo e olhos apertados.

torna pouco objetivos. Por essa razão, métodos multidimensionais de avaliação devem ser utilizados, para se obter o máximo de informações a respeito das respostas individuais à dor e de suas interações com o ambiente.

Dentre as escalas mencionadas, as mais utilizadas são: o Sistema de Codificação Facial Neonatal (NFCS), a Escala de Dor Neonatal (NIPS) e o Perfil de Dor do Prematuro (PIPP). Estas escalas foram validadas e são confiáveis em grande variedade de situações.

Sistema de Codificação da Atividade Facial Neonatal

O NFCS foi elaborado por Grunau e Craig (1987), considerando a existência ou não dos seguintes movimentos faciais: fronte saliente, fenda palpebral estreitada, sulco nasolabial aprofundado, boca aberta, boca estirada, língua tensa, protrusão da língua e tremor do queixo. Para cada um dos itens, quando presente, é atribuído 1 ponto, sendo o escore máximo o total de 8 pontos. Considera-se que há dor quando três ou mais desses movimentos faciais descritos aparecem consistentemente durante a avaliação, conforme apresentado no Quadro 21.1.

Neonatal Infant Pain Scale (NIPS) | Escala de dor neonatal

A NIPS foi elaborada por Lawrence *et al.* (1993), sendo composta por seis indicadores de dor: cinco comportamentais e um fisiológico, incluindo a expressão facial, o choro, a respiração, o movimento dos braços e das pernas e o estado de alerta. Esta escala tem possibilidades de totalizar um somatório que varia de 0 a 7 pontos (Quadro 21.2).

Considera-se haver dor quando o somatório for igual ou maior que 4 pontos. "A NIPS tem se mostrado útil para a avaliação de dor em neonatos a termo e prematuros, conseguindo diferenciar os estímulos dolorosos dos não dolorosos" (Guinsburg, 1999).

Escala do perfil de dor do prematuro

O PIPP, *premature infant pain profile*, foi elaborado por Stevens *et al.* (1996) e consta da avaliação do estado de alerta, da variação da frequência cardíaca, da saturação de oxigênio e dos três parâmetros de mímica facial: testa franzida, olhos espremidos e sulco nasolabial aprofundado.

Esta escala valoriza o prematuro, levando em consideração que ele pode expressar menos dor, sendo um instrumento útil, específico e sensível (Guinsburg, 1999). Atualmente, é uma das escalas mais validadas, tem alta confiabilidade inter e intra-avaliador (> 0,93) e é exequível à cabeceira do leito, podendo ser utilizada para RNs prematuros e a termo (Stevens, 1999).

Para cada item observado, pode-se pontuar de 0 a 3 pontos, totalizando no máximo 21 pontos (Quadro 21.3). De acordo com Guinsburg (1999), escores acima de 6 pontos indicam dor leve e superiores a 12 pontos acusam dor moderada a intensa.

ESTRATÉGIAS E INTERVENÇÕES PARA MINIMIZAR E TRATAR A DOR DO RECÉM-NASCIDO

Considerando os avanços no conhecimento da fisiologia da dor e o desenvolvimento de métodos de avaliação da dor para o neonato, foram desenvolvidas medidas terapêuticas farmacológicas e não farmacológicas. Phillips (1995) afirma que o controle da dor baseia-se em 2 metas: minimizar sua intensidade, duração e o custo fisiológico da experiência dolorosa e maximizar a habilidade do paciente em recuperar-se dessa experiência.

Intervenções não farmacológicas

O manejo não farmacológico da dor objetiva principalmente evitar a desorganização, reduzir o estímulo adverso do ambiente, diminuir o estresse e prevenir agitação desnecessária.

A diminuição da carga total dos estímulos na UTIN, com redução do gasto energético, que favorece a organização homeostática e minimiza a exaustão, e evitação de múltiplos manejos, e em curto espaço de tempo, é um meio de atenuação dos estímulos dolorosos. A adequação dos procedimentos técnicos objetiva racionalizar sua utilização, diminuindo os mecanismos dolorosos ou tornando-os mais efetivos e menos excruciantes. As estratégias comportamentais utilizam vários métodos: estimulação de diversos receptores e vias, fornecendo competição com as sensações dolorosas, diminuição da hiperatividade e, até, liberação de substâncias com efeito analgésico (Silva, 2006).

As intervenções não farmacológicas para o manejo da dor estão descritas no Quadro 21.4.

Quadro 21.1 Sistema de Codificação Facial Neonatal.

	Pontuação	
Movimento facial	**0**	**1**
Fronte saliente	Ausente	Presente
Fenda palpebral estreitada	Ausente	Presente
Sulco nasolabial aprofundado	Ausente	Presente
Boca aberta	Ausente	Presente
Boca estirada	Ausente	Presente
Língua tensa	Ausente	Presente
Protrusão da língua	Ausente	Presente
Tremor queixo	Ausente	Presente

Fonte: Guinsburg, 1999.

Quadro 21.2 Escala de Dor Neonatal (NIPS).

	Pontuação		
Indicadores	**0**	**1**	**2**
Expressão facial	Relaxada	Contraída	—
Choro	Ausente	"Resmungos"	Vigoroso
Respiração	Relaxada	Diferente basal	—
Braços	Relaxados	Fletidos ou estendidos	
Pernas	Relaxadas	Fletidas ou estendidas	
Estado de alerta	Dormindo ou acordado e calmo	Desconfortável	—

Fonte: Guinsburg, 1999.

216 Parte 2 • O Recém-Nascido

Quadro 21.3 Escala de Perfil de Dor do Prematuro (PIPP).

		Pontuação			
	Indicadores	0	1	2	3
Observar RN por 15 segundos; anotar FC e SatO₂ basais	IG	≥ 36 semanas	32 a 35 semanas e 6/7 dias	28 a 31 semanas e 6/7 dias	< 28 semanas
	Estado de alerta	Ativo, acordado, olhos abertos, movimentos faciais +	Quieto, acordado, olhos abertos, sem mímica facial	Ativo, dormindo, olhos fechados, movimentos faciais +	Quieto, dormindo, olhos fechados, sem expressão facial
Observar RN por 30 segundos	FC máxima	↑ 0 a 4 bpm	↑ 5 a 14 bpm	↑ 15 a 24 bpm	↑ ≥ 25 bpm
	SatO2 mínima	↓ 0 a 2,4%	↓ 2,5 a 4,9%	↓ 5 a 7,4%	↓ ≥ 7,5%
	Testa franzida	Ausente	Mínima	Moderada	Máxima
	Olhos espremidos	Ausentes	Mínimos	Moderados	Máximos
	Sulco nasolabial	Ausente	Mínimo	Moderado	Máximo

FC: frequência cardíaca; IG: idade gestacional; RN: recém-nascido; SatO₂: saturação de oxigênio. Fonte: Guinsburg, 1999.

Quadro 21.4 Intervenções não farmacológicas para redução da dor no recém-nascido.

Atenuação dos estímulos dolorosos

- Minimização dos estímulos táteis
- Diminuição dos estímulos luminosos e ruídos
- Redução do manejo e dos movimentos bruscos
- Tranquilização do RN
- Agrupamento de cuidados
- Organização do sono

Adequação dos procedimentos técnicos

- Planejamento e organização prévios dos procedimentos
- Racionalização dos procedimentos dolorosos
- Uso de acesso venoso profundo
- Avaliação de venopunção em vez de punção do calcanhar
- Uso de lancetas mecânicas
- Utilização do mínimo de fitas adesivas e sua remoção gentilmente
- Realização do procedimento pela pessoa mais experiente

Utilização de estratégias comportamentais

- Contenção facilitada e enrolamento
- Preensão palmar e plantar
- Períodos de repouso antes e entre os procedimentos
- Sucção não nutritiva (> 30 sucções/min)
- Posição canguru
- Substâncias adocicadas

Em estudo realizado por Gray *et al.* (2000), que avaliou o *contato pele a pele* entre as mães e os RNs durante o teste do pezinho, verificaram-se substancial redução no ato de chorar e "fazer caretas", além da redução da frequência cardíaca nos RNs que estavam sendo segurados pela mãe com contato pele a pele em comparação com aqueles que foram submetidos ao procedimento dentro do berço.

A *sucção não nutritiva*, embora não seja um analgésico propriamente dito, tem a ação de inibir a hiperatividade e modular o desconforto do RN, ajudando a criança a se organizar após o estímulo agressivo, minimizando as reações fisiológicas e comportamentais (Guinsburg, 1999). Está associada a aumento na oxigenação, respiração e funcionamento intestinal. Segundo Guinsburg (1999), ela inibe a hiperatividade e a intensidade do desconforto, minimizando as repercussões fisiológicas e comportamentais, ajudando o RN a se organizar após o estímulo doloroso.

A *administração de glicose*, com ou sem sucção nutritiva, tem sido frequentemente usada como intervenção não farmacológica para o alívio da dor em procedimentos dolorosos em neonatos, já que reduz a duração do choro, a frequência cardíaca e a expressão facial. A glicose combinada com sucção não nutritiva, administrada aproximadamente 2 minutos antes do estímulo doloroso em RN a termo e prematuro, tem se mostrado eficaz na redução da proporção do tempo de choro após os procedimentos dolorosos simples e, em alguns casos, reduzindo os indicadores comportamentais e fisiológicos da dor (Franck e Lawhon, 1998; Stevens *et al.*, 1997; 1999).

Estudos evidenciam, também, a associação dessas soluções à sucção não nutritiva como benéfica e, até mesmo, mais eficaz para minimizar a dor do RN durante exames oculares e o teste do pezinho.

Com base em achados sobre os estudos envolvendo a análise da eficácia da solução de sacarose para o alívio da dor em neonatos, a American Academy of Pediatrics e a Canadian Pediatrics Society (2000) recomendam o uso da substância como rotina para alívio da dor em UTIN durante os procedimentos invasivos e dolorosos. Recomenda-se administrar, preferencialmente, sacarose a 24%. A dose ideal de sacarose oral ainda não foi estabelecida, mas recomenda-se de 0,2 a 0,5 mℓ (4 a 10 gotas) em RN pré-termo e 1 a 2 mℓ (20 a 40 gotas) em crianças nascidas a termo, na parte anterior da língua 2 minutos antes do procedimento. Deve-se administrar glicose a 25% na dose de 0,5 a 2 mℓ, 1 a 2 minutos antes do procedimento, na parte anterior da língua.

Dentre as estratégias comportamentais, contenção e posicionamento do RN são maneiras de limitar e manter a posição fetal, reconhecidamente eficaz na redução da dor em prematuros. A contenção por meio do "ninho" promove a organização comportamental.

A *contenção facilitada* (ver Capítulo 16, *Tecnologias de Cuidado ao Recém-nascido e à sua Família na Unidade Neonatal*) foi descrita como um método de conforto efetivo, em que se atenuam as respostas psicológica e comportamental da dor em prematuros. O RN é disposto de maneira que flexione os membros superiores e inferiores, contendo com uma das mãos e a outra na cabeça, como se estivesse em posição fetal e sustentação promovida pelo meio intrauterino.

A amamentação é uma alternativa viável enquanto se realizam procedimentos dolorosos. Em uma pesquisa prospectiva, randomizada e controlada, desenvolvida por Gray (2002), um grupo foi submetido à punção do calcâneo enquanto amamentava e outro submetido ao mesmo procedimento, porém sem amamentar. O choro e a mímica facial reduziram-se em 91% e 84%, respectivamente, durante o procedimento no grupo que estava sendo amamentado em relação ao grupo-controle. A frequência cardíaca também diminuiu. Em revisão pela Cochrane (2012), Shah *et al.* recomendam que a amamentação ou o leite materno devem ser usados para aliviar a dor do procedimento em neonatos submetidos a um único procedimento doloroso em vez de placebo, com posicionamento ou sem intervenção.

Por meio da avaliação de parâmetros fisiológicos e comportamentais, alguns estudos com RNs sobre procedimentos como teste do pezinho e punção venosa evidenciaram que a amamentação, durante o procedimento invasivo secundário, reduz efetivamente a resposta de dor dos RN a termo (Gray *et al.*, 2002; Carbajal *et al.*, 2003; Leite, 2005).

Intervenções farmacológicas

A utilização de agentes farmacológicos deve ser considerada em todos aqueles RNs com doenças pungentes e naqueles submetidos a procedimentos invasivos dolorosos, cirúrgicos ou não. São prescritos pela equipe médica, mas devem ser discutidos com toda a equipe multiprofissional. Dentre os fármacos utilizados para a dor na fase neonatal, recomendam-se os analgésicos não opioides e os opioides (Quadro 21.5).

Os analgésicos não opioides são indicados para tratar a dor de intensidade leve a moderada. O *paracetamol* é o fármaco mais seguro para uso no período neonatal. A dose recomendada é de 10 a 15 mg/kg no RN a termo e 10 mg/kg no prematuro. O início da ação analgésica é lento, cerca de 1 hora depois de sua administração, sendo pouco efetivo para processos dolorosos intensos.

Os analgésicos opioides mais utilizados na fase neonatal são a *morfina* e o *citrato de fentanila*. Devem ser administrados com bastante critério, devido aos efeitos colaterais, tais como: náuseas, vômito, íleo paralítico, sonolência, retenção urinária e depressão respiratória, rigidez torácica, além de sedação e dependência física. Os pacientes em uso de opioides devem estar sob monitoramento cardiorrespiratório e vigilância contínua da equipe de enfermagem.

A *morfina* é um opioide natural que atua estimulando os receptores opioides supraespinais. A via de administração é intravenosa, podendo ser aplicada de modo contínuo ou intermitente. A ação da morfina é imediata, ocorrendo o seu pico de ação em 20 minutos, com duração de 4 horas. A infusão contínua por bomba de infusão deve ser escolhida quando se desejar manter um nível terapêutico por períodos prolongados (Guinsburg, 2002; Takemoto *et al.*, 2000).

O *citrato de fentanila* é um opioide sintético considerado muito mais potente que a morfina, apresenta início de ação mais rápido e duração mais curta (menos de 2 horas). Pode ser empregado na dose de 1 a 4 µg/kg/dose, a cada 2 a 4 horas, por via intravenosa. A administração contínua é a mais utilizada na fase neonatal devido à estabilidade dos níveis terapêuticos séricos do fármaco, devendo também ser administrada sob bomba de infusão (Guinsburg, 2002).

A *naloxona* é uma antagonista da morfina e do citrato de fentanila, e pode ser usada quando se desejar minimizar ou reverter os efeitos dessas substâncias.

Anestésicos tópicos podem ser empregados principalmente para punções venosas e coletas sanguíneas, porém seu uso ainda vem sendo bastante discutido. Dentre os anestésicos disponíveis no mercado, o EMLA® (mistura de procaína e lidocaína) produz anestesia em pele intacta e é seguro no RN quando aplicado isoladamente em um único procedimento. Como desvantagens, podem-se citar a latência de cerca de 60 minutos, vasoconstrição que dificulta a punção venosa e o risco de metemoglobinemia. Seu uso em prematuros extremos ainda é mais restrito, devido a sua pele ser bastante fina e ter capacidade de proteção reduzida e permeabilidade aumentada.

Recomenda-se a infiltração local de lidocaína a 0,5% sem epinefrina na dose de 5 mg/kg (1 mℓ/kg) por via subcutânea em neonatos submetidos a punção liquórica, inserção de cateteres e drenagem torácica. O início da ação é quase imediato e a duração do efeito é de 30 a 60 minutos.

É de grande relevância ressaltar que a prevenção da dor no neonato é tão importante quanto o seu tratamento. As instituições de saúde devem desenvolver e implementar cuidados de prevenção à dor e ao estresse do RN, utilizando-se, entretanto, de programas educacionais que sensibilizem os profissionais para utilização de estratégias e cuidado individualizado.

Quadro 21.5 Doses para administração de fármacos em neonatologia.

	Fármaco	Via/tempo	Dose
Analgésicos não opioides	Paracetamol	Oral	10 a 15 mg/kg – RN a termo (a cada 6 h); 10 mg/kg – RN prematuro (a cada 6 h)
	Dipirona	Intravenosa/oral	10 a 15 mg/kg a cada 6 h
Analgésicos opioides	Citrato de fentanila	Intravenosa/intermitente	1 a 4 µg/kg/dose, a cada 2 a 4 h, em infusão lenta (30 min)
		Intravenosa/uso contínuo	Dores moderadas: 0,5 a 1 µg/kg/h Dores intensas: 1 a 4 µg/kg
	Morfina	Intravenosa/intermitente	0,05 a 0,2 mg/kg/dose a cada 4 a 6 h, em infusão lenta (30 min)
		Intravenosa/uso contínuo	Dores moderadas: 5 a 10 µg/kg/h Dores intensas: 10 a 20 µg/kg/h
	Tramadol	Intravenoso ou oral/intermitente	0,5 a 1 mg/kg/dose, a cada 4 a 6 h, em infusão lenta
Anestésico local	Lidocaína a 0,5% (sem epinefrina)	Subcutânea	Infiltrar 5 mg/kg (o efeito persiste por 30 a 60 min)
	EMLA® (creme)	Aplicação local antes de procedimentos como punções arteriais e lombares	

Fonte: Ministério da Saúde, 2018.

Questões de autoavaliação

1. Assinale a alternativa correta a respeito da dor sentida pelo neonato:
   - (A) O neonato não apresenta componentes funcionais e neuroquímicos necessários para recepção, transmissão e integração do estímulo doloroso, ou seja, para a nocicepção
   - (B) Ao final da 40ª semana de gestação, as células responsáveis pela percepção dolorosa inicial do futuro recém-nascido estão completamente desenvolvidas
   - (C) O mecanismo de modulação da experiência dolorosa ainda é bem desenvolvido no neonato, ampliando sua capacidade para enfrentar a dor e o estresse
   - (D) Episódios de dor podem causar alterações cardiovasculares, respiratórias, metabólicas e endócrinas no neonato

2. O manejo não farmacológico da dor no neonato visa evitar:
   - (A) Desorganização neurocomportamental
   - (B) Taquicardia
   - (C) Bradipneia
   - (D) Hipoatividade

3. A *mímica facial* de neonatos é expressiva e fornece ricas informações sobre seu estado emocional. Segundo o Sistema de Codificação Facial Neonatal (NFCS), existem pistas que podem sinalizar dor e estresse no recém-nascido, como:
   - (A) Fronte saliente e lábios cerrados
   - (B) Batimento de asa de nariz e lábios cerrados
   - (C) Fronte saliente e fenda palpebral estreitada
   - (D) Boca entreaberta e movimentos de sucção

4. Os analgésicos são indicados para tratar a dor de intensidade leve a moderada no período neonatal. O fármaco mais seguro para uso em recém-nascidos é:
   - (A) Tramadol
   - (B) Paracetamol
   - (C) Trometamol
   - (D) Ibuprofeno

5. A *sucção não nutritiva*, embora não seja um analgésico propriamente dito, tem a ação de:
   - (A) Reduzir a oxigenação periférica
   - (B) Inibir a hiperatividade
   - (C) Controlar os níveis glicêmicos
   - (D) Aumentar a pressão arterial

REFERÊNCIAS BIBLIOGRÁFICAS

Alves Filho N *et al.* (Ed.). Avanços em Perinatologia. Rio de Janeiro: Medsi/Guanabara Koogan; 2005. pp. 35-50.

Anand KJS, Craig KD. New perspectives on definition of pain. Pain. 1996;67:3-6.

Brasil. Ministério da Saúde. Secretaria de Atenção Primária à Saúde. Departamento de Ações Programáticas Estratégicas. Método canguru: diretrizes do cuidado. 1. ed. rev. [recurso eletrônico]. Brasília: Ministério da Saúde, 2018.

Bueno M. Boletim Científico do Centro de Estudos e Pesquisas do Hospital Samaritano. 2002;I(3).

Carbajal R *et al.* Analgesic effect of breast feeding in term neonates: randomized controlled trial. BMJ. 2003;326(13).

Craig KD, Korol C, Pillai R. Challenges of judging pain in vulnerable infants. Clin Perinatolol. 2002;29:445-57.

Franck LS, Lawhon G. Environmental and behavioral strategies to prevent and manage neonatal pain. Seminars in Perinatology. 1998;22(5):434-43.

Gray L *et al.* Breastfeeding is analgesic in health newborns. Pediatrics. 2002;109(4).

Gray L, Watt L, Blass EM. Skin-to-skin contact is analgesic in healthy newborns. Pediatrics. 2000;105(1):e14.

Grunau RVE, Craig KD. Pain expression in neonates: facial action and cry. Pain. 1987;28(3):395-410.

Guinsburg R, Peres AC, Almeida MFB. Differences in pain expression between male and female newborn infants. Pain. 2000;85:127-33.

Guinsburg R. Avaliação e tratamento da dor no RN. J Pediatr. 1999;75(3):149-60.

Guinsburg R. Dor no recém-nascido. In: Filho NA, Correa ND. Manual de Perinatologia. 2. ed. Rio de Janeiro: Medsi; 1995. pp. 582-93.

Guinsburg R. Dor no recém-nascido. In: Rugolo L. Manual de Neonatologia. São Paulo: Revinter; 2002. pp. 63-9.

Guinsburg R, Kopelman BI, Almeida MF *et al.* A dor no recém-nascido prematuro submetido à ventilação mecânica através de cânula traqueal. J Pediatr. 1994;75(3):82-90.

Lawrence J, Alcock D, McGrath P *et al.* The development of a tool to assess neonatal pain. Neonatal Netw. 1993;12(6):59-66.

Leite AM. Efeitos da amamentação no alívio da dor em recém-nascidos a termo durante a coleta de sangue para o teste do pezinho. 2005. Tese (Doutorado em Enfermagem em Saúde Pública). Escola de Enfermagem de Ribeirão Preto, Universidade Federal de São Paulo, São Paulo, 2005.

Margotto PR, Nunes D. Dor neonatal. In: Margotto PR. Assistência ao Recém-nascido de Risco. 2. ed. Brasília: Hospital Anchieta, 2006. pp. 129-33.

Okada M, Teixeira MJ, Tengan SK. Dor em pediatria. São Paulo: Grupo Editorial Moreira Jr.; 2001. pp. 376-95.

Phillips P. Neonatal pain management: a call to action. Pediatr Nurs. 1995;21(2):195-99.

Shah PS, Herbozo C, Aliwalas LL *et al.* Breastfeeding or breast milk for procedural pain in neonates. Cochrane Database Syst ver. 2012;12:CD004950. Disponível em: https://www.cochrane.org/CD004950/NEONATAL_breastfeeding-or-breast-milk-for-procedural-pain-in-neonates.

Silva RNM. Cuidados voltados para o desenvolvimento do pré-termo na UTI Neonatal. In: Sousa BBB, Santos MH, Sousa FGM *et al.* Avaliação da Dor como Instrumento para o Cuidar de Recém-nascidos Pré-termo. Texto e Contexto Enferm. 2006;15(n. esp.):88-96.

Stevens B *et al.* Premature infant pain profile: development and initial validation. Clin J Pain. 1996;12:13-22.

Stevens B, Johnston C, Franck L *et al.* The efficacy of developmentally sensitive interventions and sucrose for relieving procedural pain in very low birth weight neonates. Nurs Res. 1999;48(1):35-43.

Stevens B, Taddio A, Ohlsson A *et al.* The efficacy of sucrose relieving procedural pain in neonates: a ystematic review and meta-analysis. Acta Paediatr. 1997;86:837-42.

Taketomo CK, Hodding JH, Kraus DM. Pediatric dosage handbook. 6 th. Ohio: Lexicomp; 2000.

Gabarito das questões: 1 – letra D; 2 – letra A; 3 – letra C; 4 – letra A; 5 – letra B.

22

Manejo da Estabilidade Térmica no Recém-Nascido

Mariana Gomes Cardim • Adriana Teixeira Reis

INTRODUÇÃO

O ser humano é homeotérmico, isto é, tem a capacidade de manter a temperatura corporal em um intervalo de normalidade razoavelmente estrito, apesar das variações térmicas do meio ambiente. O equilíbrio térmico (termorregulação) é obtido por meio do balanço entre a perda e a produção de calor.

Durante a gestação, mecanismos maternos mantêm a temperatura intrauterina. A partir de 24 semanas, o sistema nervoso central (SNC) do feto tem amadurecimento suficiente para controlar sua temperatura corporal. A maturação do hipotálamo (centro termorregulador) ocorre entre 5 e 35 semanas de gestação, sendo capaz de regular hormônios secretados pela glândula pituitária.

A passagem da vida intrauterina para a extrauterina é um evento em que são necessários ajustes fisiológicos rápidos logo após o nascimento, a fim de que haja boa adaptação do recém-nascido (RN) a sua nova fase de vida. Assim, o RN inicia seu controle térmico ao nascimento, sendo um dos fatores mais críticos na sua adaptação bem-sucedida e, consequentemente, na sua sobrevivência.

A regulação da temperatura corporal é um mecanismo bastante complexo, mediado principalmente pelo hipotálamo por intermédio das áreas de produção, conservação e dissipação de calor. O neonato, em comparação com o adulto, tem uma capacidade termorreguladora limitada, superaquecendo-se e esfriando-se com facilidade. Quando o paciente é um RN prematuro (RNPT), os mecanismos de regulação térmica são ainda mais complicados.

Assim, a enfermeira deve ter conhecimento acerca dos sistemas envolvidos para a manutenção da temperatura corporal do RN e das estratégias que possam minimizar essas dificuldades, prevenindo sequelas graves.

FISIOLOGIA DA REGULAÇÃO TÉRMICA NO RECÉM-NASCIDO

A capacidade de regular a temperatura corporal, característica específica dos animais homeotérmicos, é exercida pelo hipotálamo. Este é composto por neurônios na sua parte anterior (pré-óptica) que, ao se aquecerem ou resfriarem, desencadeiam respostas que vão, respectivamente, aumentar ou diminuir a perda de calor. Além disso, o hipotálamo recebe informações pelos termorreceptores periféricos localizados na pele, nas vísceras e na medula espinal (Guyton e Hall, 1997).

Assim, o hipotálamo funciona como um termostato capaz de estabelecer equilíbrio entre a produção e a dissipação de calor, a fim de manter a temperatura corporal normal, condição necessária para conservar a conformação estrutural e funcional das proteínas corporais.

Existem dois centros no hipotálamo: o de perda do calor, situado na parte anterior; e o de conservação do calor, localizado posteriormente.

Estimulações no primeiro centro desencadeiam fenômenos de vasodilatação periférica e sudorese que resultam em perda de calor; já as estimulações na parte posterior do hipotálamo resultam em vasoconstrição periférica, tremores musculares (calafrios) e até mesmo liberação do hormônio tireoidiano, que produzem ou conservam calor.

O controle da temperatura corporal é o equilíbrio entre a produção e a liberação de calor. No RN, é comum que perdas de calor sejam superiores à produção, especialmente, no RNPT. Variados fatores influenciam a limitação da produção e o aumento da perda de calor. O controle térmico do RN depende da idade gestacional e pós-natal, do peso ao nascimento e de suas condições clínicas (Brasil, 2011).

O calor do feto é eliminado predominantemente pela circulação placentária (cerca de 85%). Apenas 15% são eliminados da sua pele para o líquido amniótico e deste para a parede uterina. Assim, o organismo materno é um reservatório de calor para o feto (Brasil, 2011). Após o nascimento, o RN é exposto a fatores ambientais que provocam forte impacto na sua temperatura corporal.

Os cuidados relacionados ao controle e à manutenção da temperatura corporal do RN são essenciais para garantia de sua sobrevivência. Na Unidade de Terapia Intensiva Neonatal (UTIN), esses cuidados devem ser ainda maiores, devido à instabilidade clínica dos RNs que estão em um ambiente refrigerado.

A temperatura corporal do neonato varia muito rapidamente com o frio e com o calor, e essas variações bruscas funcionam como agentes estressores para o RN. Ao sentirem frio, mobilizam mais energia para garantir sua homeostasia e, com isso,

Parte 2 • O Recém-Nascido

desperdiçam a energia necessária para a cura de processos fisiopatológicos.

A World Health Organization (WHO, 2013) considera febre no RN a temperatura > 37,5°C e hipotermia < 35,5°C.

Alguns cuidados devem ser tomados para prevenção da perda de calor pelo neonato (Brasil, 2011):

- Transportar o RN em incubadora aquecida e realizar procedimentos em berço de calor radiante
- Manter o RNPT na incubadora, em ambiente termoneutro (Quadro 22.1) na UTIN. Nas unidades que adotam o método Canguru, este deve ser estimulado
- RNPTs estáveis devem ser vestidos, a menos que estejam em contato pele a pele
- Na sala de parto, a temperatura ambiente deve ser, no mínimo, 26°C, para que se mantenha com maior facilidade a estabilidade térmica corpórea do RN (Ministério da Saúde, 2014)
- O banho deve ser adiado até 24 horas após o nascimento, mas, se não for possível, deve-se postergá-lo para, pelo menos, 6 horas depois do evento (WHO, 2013).

O uso de touca, colchões térmicos, plásticos para envolver o RN desde o nascimento, incubadoras e berços aquecidos também é tecnologia que garante termoproteção ao RN.

Não menos importante é a prevenção de hipertermia ambiental, associada à febre materna ou na vigência de quadro infeccioso ou desidratação. O tratamento da hipertermia deve incluir resolução do problema desencadeante. Garantir equipamentos com bom funcionamento, atenção aos alarmes de temperatura e controle de sinais vitais são algumas medidas que visam prevenir tal agravo.

Situações de resfriamento | Defesas contra hipotermia

Em situações de estresse por frio, o neonato utilizará alguns recursos físicos e químicos para se defender contra a hipotermia.

Controle vasomotor. A partir do estímulo nervoso periférico, ativa-se um dos primeiros mecanismos para promover a conservação de calor – a intensa vasoconstrição dos vasos cutâneos em todo o corpo, minimizando a condução de calor da região central interna do corpo para a pele e, portanto, conservando o calor do corpo. O controle vasomotor também é utilizado em situações de aquecimento (hipertermia), dissipando o calor por meio da vasodilatação periférica.

Isolamento térmico. Os tecidos e a gordura subcutâneos funcionam como um isolante térmico para o RN. O tecido adiposo é particularmente importante por conduzir o calor com apenas 1/3 da velocidade dos outros tecidos.

Atividade muscular. No adulto, o calafrio é o mais importante mecanismo involuntário de regulação da produção de calor, porém os neonatos não são capazes de produzir uma resposta adequada por esse meio. Por intermédio da atividade muscular voluntária, o neonato pode aumentar a produção de calor com a intensificação dos seus movimentos (frequentemente percebidos como irritabilidade) ou reduzir a perda de calor com a adoção de uma postura de flexão que diminui a área de superfície exposta ao ambiente.

Termogênese não espasmogênica. Quando os RNs enfrentam o estresse do frio, em resposta à perda de calor, os nervos simpáticos estimulam a liberação de norepinefrina, que age diretamente no tecido adiposo marrom, induzindo a lipólise. Esse tecido, também conhecido como gordura marrom, é exclusivo do RN e tem maior capacidade de produção de calor que o tecido adiposo normal. Os depósitos de gordura marrom estão localizados entre as escápulas, ao redor do pescoço, nas axilas, atrás do esterno, e circundando os rins, a traqueia, o esôfago, as glândulas suprarrenais e algumas artérias. O calor produzido pela gordura marrom é distribuído para as outras regiões do corpo por meio do sangue, que é aquecido à medida que flui pelas camadas desse tecido (Hockenberry e Winkelstein, 2014). A termogênese não espasmogênica é um importante mecanismo de manutenção da temperatura corporal do RN, podendo aumentar a produção de calor em até 100% (Kenner, 2001). É mais abundante no neonato, representando cerca de 2 a 6% do peso corporal total (Tamez e Silva, 2017).

CARACTERÍSTICAS DO RECÉM-NASCIDO

Comparando o adulto ao RN, este apresenta algumas características que o colocam em desvantagem fisiológica para a termorregulação, predispondo-o a uma excessiva perda de calor (Quadro 22.2).

Quadro 22.2 Características do recém-nascido (RN) predisponentes à incapacidade de termorregulação.

Características do RN	Observações relacionadas com o RNPT
Grande área de superfície corporal em relação à sua massa	Proporção maior de superfície a ser considerada Pele fina, o que dificulta a retenção de calor e de água Atividade muscular voluntária reduzida, dificultando a posição de flexão (posição fetal) que contribui para a diminuição da área de superfície radiante exposta ao ambiente
Pequena quantidade de tecido subcutâneo para prover isolamento térmico	A gordura subcutânea não se desenvolve até a 26ª à 30ª semana gestacional Mínima distância entre o centro corporal e a superfície
Mecanismo de produção de calor por meio da termogênese sem tremor envolvendo a queima de gordura marrom e o consumo de oxigênio	Estoques de gordura marrom menos desenvolvidos Ingestão de calorias insuficientes para a termogênese e o crescimento O consumo de oxigênio pode ser limitado devido a problemas pulmonares
	Tanto o RN a termo quanto o RNPT não têm capacidade de ajustar suas roupas para se aquecer nem de verbalizar se sentem frio ou calor

RNPT: recém-nascido prematuro.

Quadro 22.1 Faixas de zonas termoneutras nas primeiras semanas de vida do recém-nascido, de acordo com peso e idade gestacional.

Recém-nascido	Peso ao nascer/idade gestacional		
	< 1.500 g < 34 semanas	1.500 a 2.499 g 34 a 36 semanas	≥ 2.500 g ≥ 37 semanas
1º dia de vida	≥ 33,5°C	32° a 34°C	31° a 34°C
2º dia de vida	33° a 35°C	31,5° a 33,5°C	30,5° a 33,5°C
3º dia de vida	33° a 34°C	31,2° a 33,4°C	30,1° a 33,2°C
4º dia de vida	33° a 34°C	31° a 33,2°C	29,8° a 32,8°C
5 a 14 dias de vida	33° a 34°C	31° a 33°C	29° a 32,5°C

Fonte: Ministério da Saúde, 2011.

Ao se observar o Quadro 22.2, é possível verificar que todos os problemas dos neonatos são gravemente exacerbados na prematuridade devido à imaturidade de alguns sistemas do organismo e à instabilidade dos diferentes mecanismos de controle da homeostasia. Nesse sentido, um dos problemas particulares da criança prematura é a incapacidade de manter a temperatura normal, já que esta tende a se aproximar da temperatura do ambiente (Guyton e Hall, 1997).

Mecanismos de perda de calor

Devido às características anatomofisiológicas do RN, principalmente do RNPT, as perdas calóricas para o meio ambiente são particularmente importantes. Além disso, pelas suas condições clínicas, muitos necessitam de cuidados intensivos que implicam o manejo excessivo, em especial os RNPTs extremos, o que dificulta ainda mais a estabilidade da sua temperatura corporal. Por isso, o conhecimento da enfermeira sobre mecanismos de perda de calor é de suma importância para o planejamento do cuidado ao neonato. O RN pode perder calor por meio dos mecanismos descritos a seguir.

Evaporação. Perda de calor que acompanha a vaporização de um líquido a partir da superfície corporal, ou seja, quando fluidos tornam-se vapor. Depende da velocidade e da umidade relativa do ar. Constitui a principal via de dissipação de calor em ambientes quentes ou de baixa umidade relativa; e a pele encontra-se úmida. Ao nascimento, o RN molhado pelo líquido amniótico é especialmente suscetível à perda de calor por evaporação (Figura 22.1).

Condução. Perda de calor durante o contato direto da pele com um objeto mais frio. Pode ocorrer, por exemplo, durante o contato do RN com a balança, o estetoscópio ou, até mesmo, pelo toque das mãos frias do profissional (Figura 22.2).

Convecção. Perda de calor durante o contato da pele com a corrente de ar circunjacente. Depende da velocidade e da temperatura do ar. Pode ocorrer ao colocar um neonato diretamente no fluxo de ar de um ar-condicionado ou ao abrir as portinholas das incubadoras (Figura 22.3).

Radiação. Perda de calor para superfícies mais frias do ambiente que não estejam em contato direto com o neonato. Quanto mais próximo e mais frio estiver o objeto, maior a transferência de calor. Pode ocorrer ao colocar a incubadora próximo à parede ou janela (Figura 22.4).

Intervenções de enfermagem para evitar a perda de calor

- Monitore os sinais vitais
- Controle o balanço hídrico e o débito urinário
- Mantenha a temperatura aquecida
- Garanta bom funcionamento dos equipamentos
- Após o parto, recepcione o RN com campo pré-aquecido, realize a secagem do líquido amniótico e coloque-o sob calor radiante
- Dê o banho no RN por partes, secando-as em seguida. O banho no RN com peso < 1.500 g deve ser realizado dentro da incubadora
- Cheque sempre a temperatura da água do banho com uso de termômetro
- Troque as fraldas tão logo estejam molhadas
- Aqueça as mãos e os equipamentos antes de manipular o RN
- Forre os equipamentos com tecido aquecido antes de entrar em contato com o RN (p. ex., balança, placas de radiografia etc.)
- Forneça oxigênio aquecido
- Evite abertura das portinholas da incubadora desnecessariamente

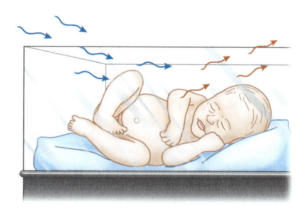

Figura 22.3 Convecção.

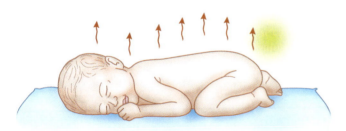

Figura 22.1 Evaporação.

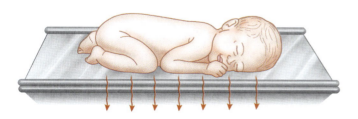

Figura 22.2 Condução.

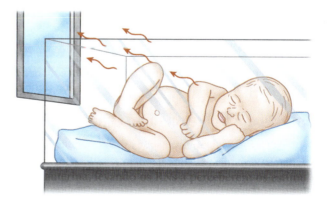

Figura 22.4 Radiação.

Parte 2 • O Recém-Nascido

- Agrupe os cuidados, evitando manipulações frequentes
- Reduza correntes de ar
- Coloque as incubadoras afastadas de paredes, janelas e correntes de ar.

AMBIENTE TÉRMICO NEUTRO

Faixa de temperatura ambiental que possibilita ao RN manter sua temperatura corporal normal por meio de uma taxa metabólica mínima, mantida apenas por controle vasomotor, transpiração e postura. Ou seja, são despendidos menos calorias e oxigênio para manter uma temperatura central estável.

Fatores como a temperatura do ar ambiente, a velocidade do fluxo de ar, a umidade relativa e a composição de objetos em contato direto com o neonato, ou que podem irradiar calor, compõem o ambiente térmico neutro (Tamez e Silva, 2017).

Nesse sentido, durante a internação do RN, principalmente o RNPT, a manutenção e o controle do ambiente termoneutro são imprescindíveis e merecem cuidado da enfermagem. Para orientar essa prática, de acordo com as especificidades de peso e idade do RN, sugere-se a utilização do quadro de temperaturas termoneutras conforme Quadro 22.3.

De acordo com o Quadro 22.3, é possível verificar que as crianças mais imaturas e de menor peso necessitam de temperatura mais elevada para a manutenção do ambiente termoneutro. Porém, cabe ressaltar que, apesar dessas diretrizes para orientar os limites ideais da temperatura de um ambiente, a enfermagem deve determinar o mais adequado para cada RNPT, por meio de rigoroso monitoramento de sua temperatura corporal, pois cada criança é única e como tal deve ter seu próprio ambiente térmico (Scochi *et al.*, 2002).

O local mais indicado para a aferição da temperatura em RN é a axila, por meio do termômetro de vidro ou digital, uma vez que, quando tomada corretamente, é a região do corpo que mais se aproxima da temperatura central. A faixa de normalidade da temperatura axilar em neonatos a termo é de 36,5° a 37,5°C e em RNPT é de 36,3° a 36,9°C (Tamez e Silva, 2017).

Vale ressaltar que RNs que sofrem de asfixia frequentemente serão hipotérmicos e que a medida adequada da temperatura é aquela obtida após a sua estabilização (Chatson *et al.*, 2007).

MÉTODOS DE PROTEÇÃO TÉRMICA E REAQUECIMENTO | TECNOLOGIAS DISPONÍVEIS

Como já explicado, a termorregulação ineficaz do RN pode ser influenciada pelas suas características, pelo ambiente, pela manipulação excessiva e pelos cuidados inadequados. Esses fatores justificam a necessidade de se dispensarem cuidados e recursos especiais ao RNPT visando à manutenção de um ambiente térmico favorável, o qual deve estar em consonância com peso, idade gestacional e condições clínicas.

Os principais métodos de proteção térmica e reaquecimento adequados são apresentados a seguir.

Contato pele a pele (método Canguru)

Recurso de assistência neonatal que implica contato pele a pele entre a mãe e o RN de baixo peso, possibilitando maior participação dos pais no cuidado ao seu RN. A posição canguru consiste em manter o RN de baixo peso, ligeiramente vestido, em decúbito prono, na posição vertical, contra o peito do adulto (Brasil, 2017).

Quadro 22.3 Faixas de zonas termoneutras, de acordo com peso e horas/dias de vida do RN.

Peso e horas/dias de vida	Temperatura inicial (°C)	Limites de temperatura (°C)
0 a 6 h		
↓ 1.200 g	35	34 a 35,4
1.200 a 1500 g	34,1	33,9 a 34,4
1.501 a 2.500 g	33,4	32,8 a 33,8
↑ 2.500 g (e > 36 semanas)	32,9	32 a 33,8
6 a 12 h		
↓ 1.200 g	35	34 a 35,4
1.200 a 1.500 g	34	33,5 a 34,4
1.501 a 2.500 g	32,8	32,2 a 33,8
↑ 2.500 g (e > 36 semanas)	32,4	31,4 a 33,8
12 a 24 h		
↓ 1.200 g	34	34 a 35,4
1.200 a 1.500 g	33,8	33,3 a 34,3
1.501 a 2.500 g	32,8	31,8 a 33,8
↑ 2.500 g (e > 36 semanas)	32,4	31 a 33,7
24 a 36 h		
↓ 1.200 g	34	34 a 35
1.200 a 1.500 g	33,6	33,1 a 34,2
1.501 a 2.500 g	32,6	31,6 a 33,6
↑ 2.500 g (e > 36 semanas)	32,1	30,7 a 33,5
36 a 48 h		
↓ 1.200 g	34	34 a 35
1.200 a 1.500 g	33,5	33 a 34
1.501 a 2.500 g	32,5	31,4 a 33,5
↑ 2.500 g (e > 36 semanas)	31,9	30,5 a 33,3
48 a 72 h		
↓ 1.200 g	34	34 a 35
1.200 a 1.500 g	33,5	33 a 34
1.501 a 2.500 g	32,3	31,2 a 33,4
↑ 2.500 g (e > 36 semanas)	31,7	30,1 a 33,2
72 a 96 h		
↓ 1.200 g	34	34 a 35
1.200 a 1.500 g	33,5	33 a 34
1.501 a 2.500 g	32,2	31,1 a 33,2
↑ 2.500 g (e > 36 semanas)	31,3	29,8 a 32,8
4 a 12 dias		
↓ 1.500 g	33,5	33 a 34
1.501 a 2.500 g	32,1	31 a 33,2
↑ 2.500 g (e > 36 semanas)	–	–
4 a 5 dias	31	29,5 a 32,6
5 a 6 dias	30,9	29,4 a 32,3
6 a 8 dias	30,6	29 a 32,2
8 a 10 dias	30,3	29 a 31,8
10 a 12 dias	30,1	29 a 31,4

Fonte: Chatson, 2010.

Este método tem várias vantagens para o RN, sua mãe e família, e para o Estado. Dentre elas, destaca-se o melhor controle térmico do RN, podendo ser utilizado ainda o contato pele a pele por períodos menores para reaquecer RNs hipotérmicos.

Para Moran *et al.* (1999), o método Canguru é considerado uma maneira de termorregulação similar às incubadoras.

Colchão térmico

Em estudo comparativo realizado no Canadá por L'Herault *et al.* (2001), para determinar a efetividade do colchão térmico na estabilização e na manutenção da temperatura durante o transporte inter-hospitalar de RN de muito baixo peso, verificou-se que o uso desse colchão é eficaz no transporte, pois as crianças apresentam estabilidade ou elevação da temperatura em níveis aceitáveis. Esse trabalho é extremamente relevante, uma vez que a hipotermia é uma preocupação no cuidado ao RN de muito baixo peso e o seu gerenciamento durante o transporte inter-hospitalar é essencial. A utilização do colchão térmico pode melhorar as condições clínicas, evitando instabilidades térmicas, complicações e até a morte dos RNPTs durante o transporte.

Fonte de calor radiante/unidade de calor radiante (UCR)/unidade de cuidados intensivos (UCIs)

São berços amplos, providos de resistência que emite calor para o cuidado de RNs em sala de parto que estejam gravemente enfermos na UTIN ou durante a execução de um procedimento invasivo (cateterismo umbilical, instalação de cateter epicutâneo [PICC], dissecção, procedimentos cirúrgicos na UTIN, como correção de persistência de canal arterial [PCA], por exemplo). Possibilitam a observação direta e o livre acesso ao RN. Têm controle térmico microprocessado, que se ajusta conforme a temperatura da pele do RN, a partir de um sensor cutâneo. Devem ser utilizados por poucas horas, devido ao risco de superaquecimento e desidratação.

Filme transparente, sacos de poliuretano e mantas térmicas

O uso do filme transparente é feito na cobertura das UCIs ou UCR para prevenção de perda de calor por convecção e radiação.

O uso de sacos de poliuretano para prevenir decréscimo da temperatura corporal em RN também é indicado durante procedimentos de longa duração (Ghyselen *et al.*, 2014).

Um estudo conduzido por Çağlar *et al.* (2014), na Turquia, em uma unidade neonatal com 55 prematuros, destacou o uso de saco de isolamento de vinil ou embrulho de polietileno como ótimas escolhas para prevenir a hipotermia após o nascimento em prematuros. Os sacos, tanto o de vinil como o de polietileno, provocam uma barreira e evitam a perda de calor por convecção, bloqueando as perdas por corrente de ar (Figura 22.5).

Ainda não há estudos que mencionem a manta térmica como uma opção para termoproteção do RN, apesar de ser uma tecnologia disponível no mercado brasileiro. Seu uso ainda é restrito em centros cirúrgicos (cirurgias neonatais), mas acredita-se que seus efeitos sejam similares ao saco de polietileno. A principal diferença é que a manta, além de evitar a perda de calor, também

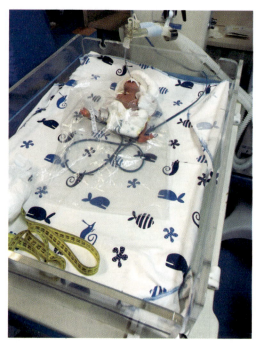

Figura 22.5 Plástico sobre recém-nascido prematuro para promover aquecimento.

produz uma superfície aquecida que, em contato com o RN, provoca a manutenção da temperatura corporal por meio do sistema de condução.

Incubadora

As incubadoras neonatais têm buscado cada vez mais simular um ambiente próximo ao uterino, no que diz respeito a condições de temperatura, umidade relativa (Figura 22.6) e suprimento de oxigênio. O principal objetivo das incubadoras é prover ao RN um ambiente acolhedor e o menos agressivo possível, de maneira que suas funções vitais se processem com baixo gasto energético, estimulando o ganho de peso e garantindo sua saúde. Equipes devem ter atenção e consultar o quadro de zona termoneutra para a adequada programação nas incubadoras microprocessadas.

Vestimentas

Equipes e pais devem atentar para o uso de roupas em excesso ou para a necessidade de utilização de vestuário mais aquecido nos RNs, de acordo com o peso do RN e a sazonalidade (condições climáticas).

DISTÚRBIOS DA (DES)REGULAÇÃO TÉRMICA

Hipotermia

Todos os neonatos correm o risco da termorregulação ineficaz, acarretando principalmente hipotermia. Contudo, o risco é maior no RNPT por apresentar um centro termorregulador imaturo e em virtude de suas características anatomofisiológicas.

Durante a hipotermia, o corpo tenta compensar a perda térmica, aumentando a taxa de metabolismo basal. Se essa taxa eleva-se acima do nível basal normal, várias manifestações serão deflagradas e os suprimentos de energia podem esgotar-se, causando acidose metabólica.

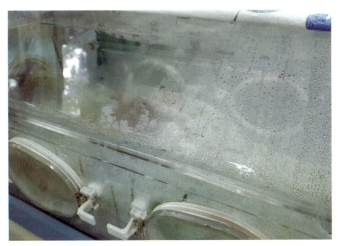

Figura 22.6 Incubadora umidificada. Observe a névoa (umidificação) no seu interior.

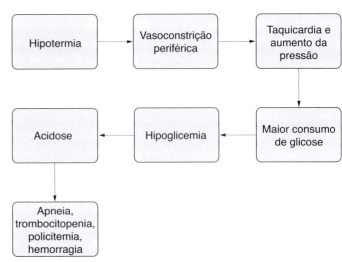

Figura 22.7 Eventos da hipotermia. (Fonte: Boxwell, 2006.)

Quadro clínico

Essas alterações poderão desencadear o seguinte quadro clínico:

- Baixa temperatura
- Extremidades e tórax frios
- Letargia
- Cianose
- Respiração lenta e superficial
- Bradicardia
- Hipotensão
- Depressão do SNC
- Intolerância alimentar
- Alterações metabólicas
- Mudança na coloração da pele (pálida ou mosqueada).

Quando os RNPTs são expostos à hipotermia aguda, respondem com vasoconstrição periférica, o que causa aumento da necessidade de O_2/hipoxia dos tecidos, produzem metabolismo anaeróbio e consequente acidose metabólica. Essa situação pode produzir ainda a constrição de vasos pulmonares, levando a hipoxia, metabolismo anaeróbio e acidose adicionais. Além disso, ocorre aumento no consumo de calorias (diminuindo o armazenamento de glicogênio), e é ativado o mecanismo da termogênese química sem tremor, por meio da metabolização da gordura marrom. Os RNPTs têm pouca gordura marrom e podem não aumentar seu nível metabólico além de 25%. Em consequência, há aumento do consumo de oxigênio, porém com menos eficiência no RNPT, que tem menor capacidade de mobilizar oxigênio, e maior probabilidade de asfixia e problemas respiratórios, frequentemente observados nesses RNs. Logo, o RNPT encontra-se no limite de sua capacidade de regulação térmica.

Assim, quando a hipotermia começa, a temperatura de sua pele diminui primeiro; não havendo intervenção, a temperatura central decai e pode resultar em hipotermia irreversível, levando o RN a óbito (Kenner, 2001).

É fato que a hipotermia, em qualquer RN, principalmente em RNPTs, pode provocar efeitos danosos, causando dificuldades adaptativas e até mesmo a morte (Figura 22.7).

Intervenções de enfermagem

- Aplique medidas de profilaxia de perda de calor
- Prepare a sala de parto, desligando o ar e recebendo o RN em campos duplos previamente aquecidos
- Não dê banho nem retire o vérnix precocemente (salvo indicações, como contato com os vírus da imunodeficiência humana [HIV], sífilis, herpes-vírus e mecônio espesso). Aguarde de 6 a 12 horas para o primeiro banho
- Monitore os sinais vitais
- Controle o balanço hídrico, o débito urinário e a glicemia capilar
- Acompanhe o quadro respiratório
- Mantenha o RN em jejum até a normalização de sua temperatura
- Aqueça o RN lentamente em incubadoras reguladas de 1° a 1,5°C acima de sua temperatura até a normalização do quadro
- Atente para possíveis sinais de infecção.

Hipertermia

Refere-se à temperatura corporal central elevada. Pode ser causada por temperatura ambiental elevada, ambientes superaquecidos, equipamentos com defeito ou mal monitorados, infecção, medicações, desidratação ou disfunção do SNC.

Quadro clínico

- Hipertermia
- Extremidades Quentes
- Rubor
- Taquicardia
- Taquipneia
- Irritabilidade
- Desidratação
- Convulsões.

Em situações de aquecimento (hipertermia), o corpo do RN responde dissipando calor por meio da vasodilatação periférica. Há elevação da taxa de metabolização e requerimento de oxigênio e aumento da perda de líquidos, ocasionando desidratação e acidose metabólica.

Cabe ressaltar que, quando o meio é a causa da hipertermia, o tronco e as extremidades encontram-se à mesma temperatura e o neonato apresenta vasodilatação. Na sepse, ele pode apresentar vasoconstrição e suas extremidades podem estar 2° a 3°C mais frias do que o tronco (Chatson et al., 2007).

Capítulo 22 • Manejo da Estabilidade Térmica no Recém-Nascido **225**

▪ *Intervenções de enfermagem*

- Monitore os sinais vitais
- Verifique se há sinais de infecção
- Controle o balanço hídrico e avalie os sinais de desidratação
- Monitore crises convulsivas
- Remova ou diminua as fontes externas de calor (cobertas, calor radiante, excesso de roupas e cueiros)

- Diminua progressivamente a temperatura da incubadora ou do berço radiante
- Garanta o bom funcionamento dos equipamentos
- Evite infecções (higienização das mãos, manutenção da integridade da pele)
- Se necessário, dê um banho para resfriar a pele do RN a termo.

Questões de autoavaliação

1. Os cuidados relacionados ao controle e à manutenção da temperatura corporal do recém-nascido (RN) são essenciais para garantia de sua sobrevivência. Assinale a intervenção que **NÃO** deve ser aplicada para prevenção da perda de calor no neonato:
   - (A) Manter o RN em incubadora aquecida com temperatura adequada; manter incubadoras afastadas da parede e neonatos menores que 1.500 g em incubadoras de parede dupla
   - (B) Aquecer as mãos e os equipamentos antes de manipular o RN
   - (C) Trocar as fraldas tão logo estejam molhadas
   - (D) Realizar o banho imediatamente após o nascimento e posteriormente aquecer o RN

2. A perda de calor do corpo do RN para objetos sólidos frios no ambiente que não estejam em contato direto com ele denomina-se:
   - (A) Evaporação
   - (B) Radiação
   - (C) Condução
   - (D) Convecção

3. Rafael foi admitido na Unidade de Terapia Intensiva Neonatal (UTIN). Nasceu por parto cesáreo, apresentou índice de Apgar igual a 3 e 5 no primeiro e no quinto minuto de vida, respectivamente, e peso ao nascimento de 1.200 g. Para garantir o controle térmico de Rafael e prevenir a perda de calor pelo mecanismo de condução, o enfermeiro deve fazer a seguinte intervenção:
   - (A) Oferecer oxigênio aquecido
   - (B) Aquecer as mãos antes de tocá-lo

   - (C) Manter o recém-nascido (RN) em incubadora de parede dupla
   - (D) Realizar a higienização corporal do RN dentro da incubadora

4. Durante a hipotermia, o corpo do recém-nascido tenta compensar a perda térmica, aumentando a taxa de metabolismo basal. Se essa taxa eleva-se acima do nível basal normal, várias manifestações serão deflagradas e os suprimentos de energia podem esgotar-se, causando acidose metabólica. Essas alterações poderão desencadear o seguinte quadro clínico:
   - (A) Letargia, cianose, respiração lenta e superficial
   - (B) Baixa temperatura, extremidades frias e aumento da atividade muscular
   - (C) Bradicardia, hipertensão e intolerância alimentar
   - (D) Pele pálida, taquipneia e alterações metabólicas

5. A hipertermia refere-se à temperatura corporal central elevada. Pode ser causada por temperatura ambiental elevada, ambientes superaquecidos, equipamentos com defeito ou mal monitorados, infecção, medicações, desidratação ou disfunção do sistema nervoso central. Essa condição poderá acarretar o seguinte quadro clínico:
   - (A) Temperatura corporal elevada, extremidades quentes e pele mosqueada
   - (B) Rubor, bradicardia e dispneia
   - (C) Taquicardia, irritabilidade e desidratação
   - (D) Convulsões, letargia e bradipneia

REFERÊNCIAS BIBLIOGRÁFICAS

Boxwell G. Neonatal Intensive Care Nursing. London and New York: Taylor & Francis Group; 2006. 455 p.

Brasil. Ministério da Saúde. Secretaria de Atenção à Saúde. Departamento de Ações Programáticas e Estratégicas. Atenção à saúde do recém-nascido: guia para os profissionais de saúde. 4 v.: il. Brasília: Ministério da Saúde, 2011.

Brasil. Ministério da Saúde. Secretaria de Atenção à Saúde. Departamento de Ações Programáticas Estratégicas. Atenção à saúde do recém-nascido: guia para os profissionais de saúde. 2. ed. atual. Brasília: Ministério da Saúde, 2014.

Brasil. Ministério da Saúde. Secretaria de Políticas de Saúde, Área da Saúde da Criança. Atenção humanizada ao recém-nascido de baixo peso: método canguru: Manual do curso. Brasília: Ministério da Saúde, 2017.

Çağlar S, Gözen D, İnce Z. Heat loss prevention (help) after birth in preterm infants using vinyl isolation bag or polyethylene wrap. J Obstetr Gynecol Neon Nurs. 2014;43:216-23.

Chatson K. Controle da temperatura. In: Cloherty JP, Eichenwald EC, Stark AR. Manual de neonatologia. Rio de Janeiro: Guanabara Koogan; 2010. p. 115-124.

Chatson K, Fant ME, Cloherty JP. Controle da temperatura. In: Avery GB. Neonatologia: Fisiopatologia e Tratamento do Recém-nascido. Rio de Janeiro: Guanabara; 2007.

Ghyselen L, Fontaine C, Dégrugilliers L et al. Polyethylene bag wrapping to prevent hypothermia during percutaneous central venous catheter insertion in the preterm newborn under 32 weeks of gestation. J Matern Fetal Neonatal Med. 2014;27(18):1922-5. Disponível em: https://pubmed.ncbi.nlm.nih.gov/24438464/Acesso em: 20/03/2020.

Guyton AC, Hall JE. Tratado de Fisiologia Médica. Rio de Janeiro: Guanabara Koogan; 1997.

Hockenberry MJ, Winkelstein WW. Fundamentos de Enfermagem Pediátrica. 9. ed. Rio de Janeiro: Elsevier; 2014.

Kenner C. Enfermagem Neonatal. Rio de Janeiro: Reichmann & Affonso editores; 2001.

L'Herault J, Petroff L, Jeffrey J et al. The effectiveness of a thermal mattress in stabilizing and maintaining during the transport of very low birth weight newborns. Appl Nurs Res. 2001;14(4):210-9.

Moran M, Radzyminski SG, Higgins KR et al. Maternal kangaroo (skin-to-skin) care in the NICU beginning 4 hours postbirth. MCN Am J Matern Child Nurs. 199;24(2):74-9.

Scochi CGS et al. Termorregulação: assistência hospitalar ao recém-nascido pré-termo. Acta Paul Enf. São Paulo. 2002;15(1).

Tamez RN, Silva MJP. Enfermagem na UTI Neonatal. Assistência ao Recém-nascido de Alto Risco. 6. ed. Rio de Janeiro: Guanabara Koogan; 2017.

World Health Organization (WHO). Maternal, newborn, child and adolescent health approved by the WHO Guidelines Review Committee. Recommendations on Newborn Health. 2013. Disponível em: https://apps.who.int/iris/bitstream/handle/10665/97603/9789241506649_eng.pdf:jsessionid=C6E8277C03732D62AAF8D7FA407F3F52?sequence=1. Acesso em: 08/06/2020.

Gabarito das questões: 1 – letra D.; 2 – letra B.; 3 – letra B.; 4 – letra A.; 5 – letra C.

23

Cuidados Imediatos e Mediatos ao Recém-Nascido

Adriana Teixeira Reis • Heloisa Helena S. de Santana • José Antonio de Sá Neto

CUIDADOS DE ENFERMAGEM AO RECÉM-NASCIDO

O preparo do ambiente para receber o recém-nascido (RN) é de fundamental importância para a sua adaptação à vida extrauterina. A sala de parto deve ser mantida entre 23 e 26°C, de acordo com as recomendações da Sociedade Brasileira de Pediatria (SBP, 2016), a fim de garantir a temperatura corporal normal do RN, minimizando a perda de calor e as suas repercussões clínicas.

Algumas medidas visam auxiliar o neonato na transição da vida intrauterina para extrauterina, contribuindo para a diminuição da morbimortalidade neonatal. Dentre as medidas, destacam-se:

- Atendimento por profissional médico ou enfermeiro capacitado e treinado em reanimação neonatal
- Avaliação da vitalidade do neonato
- Manutenção de campos e gorros aquecidos
- Secagem de RN em unidade de cuidado intensivo (UCI), ou unidade de calor radiante (UCR), utilizando campos pré-aquecidos, removendo-os em seguida
- Conservação do acesso às vias respiratórias superiores
- Aspiração da boca e depois das narinas do RN, somente quando necessário
- Verificação do índice de Apgar no primeiro e no quinto minuto de vida
- Iniciar as manobras de reanimação, se imperativo
- Cobrir a criança com um campo seco para mantê-la aquecida enquanto mantém o contato pele a pele
- Se o RN estiver estável, deve ser identificado e colocado em contato pele a pele com a mãe. Deve-se estimular o aleitamento materno, imediatamente na primeira hora de vida
- Evitar a separação mãe-filho na primeira hora após o nascimento para procedimentos de rotina, como pesar, medir e dar banho, a não ser que eles sejam solicitados pela mulher ou haja real necessidade para os cuidados imediatos do RN
- Posteriormente, verificam-se o peso, o comprimento e os perímetros (cefálico, torácico e abdominal). Dando continuidade aos cuidados, prossegue-se com avaliação dos sinais vitais, profilaxia oftálmica, administração de vitamina K, registros na ficha do RN, impressão plantar e digital do polegar direito do RN e do polegar direito da mãe. Também realizada a coleta de amostras de sangue do cordão umbilical para tipagem sanguínea, sorologias e armazenamento de sangue do cordão (caso seja a opção da família)
- A sala de parto deve estar provida de material testado e pronto para ser utilizado, caso a reanimação do RN seja necessária, conforme o Quadro 23.1
- As manobras de reanimação necessárias ao atendimento das primeiras horas de vida do RN são tratadas no Capítulo 24, *Reanimação Neonatal*.

CUIDADOS IMEDIATOS

Manutenção das vias respiratórias pérvias

As vias respiratórias devem ser mantidas livres de secreções para que o RN possa realizar os processos de ventilação–oxigenação satisfatoriamente. Para alcançar esta meta, o profissional deve manter as vias respiratórias superiores desobstruídas, posicionando adequadamente a cabeça e o pescoço (sem grande extensão ou flexão) e, se necessário, utilizar bulbo de aspiração ou aspiração com sonda traqueal, no sentido boca–nariz, para retirada de secreções. O Ministério da Saúde (Brasil, 2017) não recomenda a aspiração da orofaringe e da nasofaringe de maneira rotineira em RNs com boas condições de vitalidade (Capítulo 24, *Reanimação Neonatal*).

Clampeamento e secção do cordão umbilical

Para o clampeamento do cordão em RN a termo, com boa vitalidade, deve-se aguardar até que o cordão umbilical pare de pulsar, entre 1 e 5 minutos após o nascimento, exceto se houver alguma contraindicação ou necessidade de reanimação neonatal. Esta medida visa evitar a deficiência de ferro em lactentes, reduzindo o risco de desenvolvimento de anemia (SBP, 2016). Em crianças, a anemia pode provocar diminuição da capacidade cognitiva, distúrbios comportamentais, falta de

> **Quadro 23.1** Materiais necessários à assistência neonatal em sala de parto.

Equipamentos da sala de parto e/ou de reanimação (ambiente com temperatura de 26°C)

- Mesa de reanimação com acesso aos três lados
- Fonte de calor radiante
- Fontes de oxigênio umidificado e de ar comprimido, com fluxômetros
- Aspirador a vácuo com manômetro
- Relógio de parede analógico com ponteiro de segundos
- Termômetro digital para checagem de temperatura ambiente

Materiais para aspiração

- Sondas traqueais n°s 6, 8 e 10
- Sondas gástricas curtas n°s 6 e 8
- Dispositivo para aspiração de mecônio (ver Capítulo 20, *Reanimação Neonatal,* Figura 24.5)
- Seringa de 20 mℓ

Materiais para ventilação

- Reanimador neonatal manual (balão autoinflável com volume máximo de 750 mℓ, reservatório de oxigênio e válvula de escape com limite de 30 a 40 cmH$_2$O ou manômetro)
- Ventilador mecânico neonatal em T
- Máscaras redondas com coxim n°s 00 e 0 para RNPT e 1 para RN a termo
- *Blender* para mistura de oxigênio/ar
- Oxímetro de pulso com sensor neonatal e bandagem elástica escura

Materiais para intubação traqueal

- Laringoscópio infantil com lâminas retas n°s 00, 0 e 1
- Cânulas traqueais (TOT) sem balonete, de diâmetro uniforme, n°s 2,5/3,0/3,5 e 4,0 mm
- Materiais para fixação de cânulas: tesoura, fita adesiva hipoalergênica, esparadrapo, fio de algodão e algodão com soro fisiológico a 0,9%
- Pilhas e lâmpadas sobressalentes
- Detector colorimétrico de CO$_2$ expirado

Medicações

- Epinefrina diluída em soro fisiológico a 0,9% na concentração de 1/10.000 em seringa de 5 mℓ para administração única endotraqueal
- Epinefrina diluída em soro fisiológico a 0,9% na concentração de 1/10.000 em seringa de 1 mℓ para administração intravenosa
- Expansor de volume (soro fisiológico a 0,9% ou lactato de Ringer) em 2 seringas de 20 mℓ
- Álcool etílico a 70% ou clorexidina alcoólica a 0,5%
- Eritromicina a 5% ou tetraciclina a 1%, ou solução de povidona a 2,5%
- Ampola de água destilada
- Vitamina K

Materiais para cateterismo umbilical

- Campo fenestrado esterilizado, cadarço de algodão e gaze
- Pinça tipo Kelly reta de 14 cm e cabo de bisturi com lâmina n$^{\circ}$ 21
- Porta-agulha de 11 cm e fio agulhado mononáilon 4,0
- Sonda traqueal sem válvula n°s 6 ou 8 ou cateter umbilical 5 ou 8 Fr

Outros

- Luvas e óculos de proteção individual
- Compressas e gazes esterilizadas
- Estetoscópio neonatal
- Saco de polietileno de 30 × 50 cm e touca para proteção térmica de RNPT
- Tesoura de ponta romba e clampeador de cordão umbilical
- Seringas de 20, 10, 5 e 1 mℓ e agulhas
- Balança digital e antropômetro

CO$_2$: gás carbônico; RN: recém-nascido; RNPT: recém-nascido prematuro; TOT: tubo orotraqueal. Fonte: Brasil, 2011 (com adaptações).

memória, baixa concentração mental, déficit de crescimento, diminuição da força muscular e da atividade física, além de maior suscetibilidade a doenças infecciosas (Venâncio *et al.*, 2008). São utilizadas duas pinças hemostáticas. A primeira é colocada aproximadamente a 3 cm da inserção da placenta e a segunda, posicionada a 3 cm da porção que está inserida no RN. O cordão deve ser cortado exatamente ao meio, entre as duas pinças. Ao chegar à UCI, o pediatra ou a enfermeira deve aplicar o grampo umbilical e fazer a redução do coto, deixando-o em torno de 2 cm (Figura 23.1).

Manutenção da temperatura corporal

No RN a termo com boa vitalidade, seu corpo e segmento cefálico devem ser secos com campos pré-aquecidos e posicionados em contato direto com a mãe, no nível da placenta. A Organização Mundial da Saúde/World Health Organization (OMS/WHO) recomenda o contato pele a pele do RN com a mãe na primeira hora após o nascimento, para prevenir hipotermia e estimular o aleitamento materno (OMS, 2018).

Coloca-se gorro na cabeça do neonato (correspondente à maior área de perda de calor) e procede-se à secagem imediata e ao enrolamento do RN em campos aquecidos, enquanto se mantém o contato pele a pele, a fim de evitar hipotermia iatrogênica, que pode causar gastos energéticos e metabólicos desnecessários (SBP, 2016; Brasil, 2017).

O aumento do metabolismo acontece em resposta ao resfriamento, gerando maior consumo de oxigênio e de calorias. Se o oxigênio disponível não for aumentado para poder suprir essas necessidades, o neonato usará o aporte de oxigênio do seu organismo, o que desencadeará hipoxia, acidose metabólica e hipoglicemia (Hockenberry e Winkelstein, 2014).

Avaliação do índice de Apgar

Deve ocorrer no 1º e no 5º minuto de vida, para obtenção de informações sobre a adaptação do RN à vida extrauterina. O resultado do índice de Apgar pode ser alterado por processos infecciosos, malformações/anomalias congênitas, imaturidade fisiológica, uso de medicações maternas depressoras e distúrbios neuromusculares.

Identificação do recém-nascido

Ainda na sala de parto, o RN e a mãe recebem pulseiras de identificação. Geralmente, o RN recebe 2 pulseiras – uma delas colocada no punho e a outra no tornozelo (Figura 23.2), porém isso dependerá do sistema de padronização da unidade, podendo seguir outros protocolos. Pulseiras funcionam como identificação oficial e contêm número de registro, nome da mãe, sexo, data e hora do nascimento. Em algumas unidades consta um código de barras com as informações. A Joint Commission (2018) sugere o uso de sistemas de nomenclatura distintos que podem incluir o primeiro e o último nome da mãe e gênero do RN (p. ex., "Filho de Fulana de Tal, menina" ou "Filho de Fulana de Tal A" e "Filho de Fulana de Tal B" para múltiplos). Recomenda-se, também, estabelecer ferramentas de comunicação entre a equipe (p. ex., alertar a equipe sobre sinalização quando houver RNs com nomes semelhantes). A identificação correta do RN auxilia na mitigação de riscos à clientela neonatal. Incidentes indesejáveis e imprevistos podem ocorrer devido à incapacidade de comunicação e à ausência de características marcantes que possam diferenciar claramente um RN de outro; pode ocorrer de aspectos físicos serem similares, levando o profissional a dificuldades nessa distinção. Incidentes como paciente errado, procedimento errado, administração errada de medicamentos e de leite materno podem ser fatais e expor

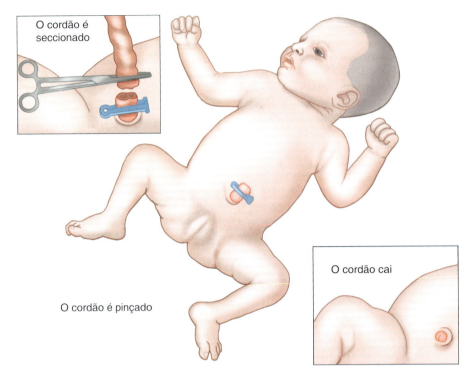

Figura 23.1 Secção do cordão umbilical.

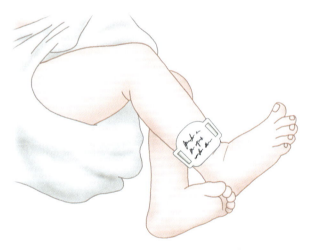

Figura 23.2 Identificação em tornozelo direito.

o RN a riscos reais. Um sistema de identificação confiável é necessário para a prevenção de riscos e incidentes ao RN. Além disso, é um procedimento previsto em lei. A identificação do RN deve ser garantida como direito de cidadania desde os seus primeiros dias de vida.

Registra-se a impressão plantar do RN, caso esteja em condições favoráveis de saúde, em formulário próprio (Declaração de Nascido Vivo [DNV]), que deve conter a data, a hora de nascimento, além de nome, impressão digital da mãe e outros dados pertinentes ao nascimento. O pé direito do RN é tingido com uma almofada de carimbo e aplica-se a impressão em 3 vias. Caso ele apresente condições desfavoráveis de saúde e tenha que ser encaminhado imediatamente para a Unidade de Terapia Intensiva Neonatal (UTIN), pode-se descrever na DNV "coleta impossibilitada" ou realizar a impressão mais tardiamente, por ocasião de maior estabilidade clínica (Figura 23.3).

Administração de vitamina K

A vitamina K é produzida no intestino pelas bactérias intestinais. Sua principal função é catalisar a síntese de protrombina no fígado. A ausência de bactérias nas fezes do RN impossibilita a produção dessa substância, levando ao prolongamento do tempo de coagulação e aumentando o risco de hemorragias. Assim, há a necessidade de administração exógena de vitamina K para prevenção de doença hemorrágica do RN. Com o início da alimentação, o RN leva, em média, 7 dias para começar a produção dessa vitamina em seu organismo.

A administração da vitamina K deve ser via intramuscular, no vasto lateral da coxa esquerda, na dose única de 1 mg (0,1 mℓ), logo após o nascimento. Utiliza-se uma agulha 13 × 4,5 e uma seringa de 1 mℓ. A angulação deve ser de 45° em RN até 2 kg e de 90° em RN com peso superior a 2 kg.

Se os pais recusarem a administração intramuscular da vitamina K, esta deve ser feita por via oral e em múltiplas doses, e eles devem ser orientados a seguir as recomendações do fabricante.

A dose oral é de 2 mg logo após o nascimento, seguida de mais 2 mg entre o 4º e o 7º dia. Em RNs em aleitamento materno exclusivo, a dose de 2 mg via oral deve ser repetida após 4 a 7 semanas, devido aos níveis baixos da vitamina K no leite materno e à inadequada produção endógena (Brasil, 2017).

Vacinação contra a hepatite tipo B

A vacina contra a hepatite tipo B é administrada preferencialmente logo após o nascimento, nas primeiras 12 horas, até as 24 horas de vida, com o objetivo de evitar a transmissão vertical

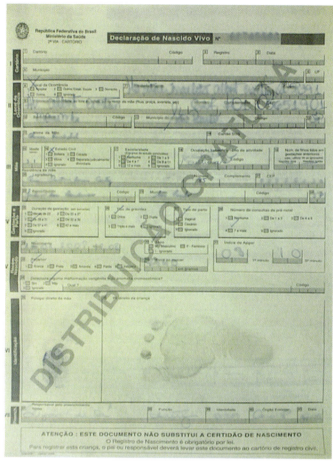

Figura 23.3 Declaração de nascido vivo com digitais materna (polegar direito) e neonatal (pé direito).

da doença, no caso de RN de mãe AgHBs-positiva. Caso isso não seja factível, inicie a profilaxia o mais precocemente possível, na unidade neonatal ou na primeira visita ao Posto de Saúde. Deve ser intramuscular profunda, no volume de 0,5 mℓ, no vasto lateral da coxa, em sítio diferente daquele da vitamina K. Geralmente, aplica-se na coxa direita.

Profilaxia oftálmica

Em 1880, o obstetra alemão Carl Siegmund Franz Credé, em sua clínica em Leipzig, iniciou a profilaxia neonatal introduzindo a técnica de limpar os olhos dos RNs com uma solução de nitrato de prata a 2%, zerando o índice de oftalmia neonatal na Alemanha. Essa técnica passou a ser conhecida como profilaxia de Credé e foi difundida pelo mundo inteiro, tendo posteriormente sua concentração modificada para 1%. Esta concentração mostrou-se eficaz na redução da oftalmia gonocócica ao longo dos anos e diminuiu a irritação causada pelo nitrato de prata. Em 1977, o Decreto-Lei nº 9.713 tornou obrigatória no Brasil a instilação de uma gota de solução de nitrato de prata a 1% em cada olho dos RNs.

A oftalmia neonatal é uma conjuntivite purulenta que se apresenta, em geral, na primeira semana de vida. É contraída principalmente a partir do parto vaginal por meio do contato direto do neonato com a secreção vaginal materna contaminada, e tem como agentes patológicos a *Chlamydia trachomatis*, a *Neisseria gonorrhoeae*, o *Staphylococcus aureus*, o *Haemophilus* sp., o *Streptococcus pneumoniae*, o *Streptococcus faecalis*, a *Pseudomonas aeruginosa*, e ainda o herpes-vírus tipo II. Hoje em dia, a *Chlamydia trachomatis* é a principal causa da oftalmia neonatal, sendo responsável pela maioria dos casos registrados. A *Neisseria gonorrhoeae*, agente etiológico da oftalmia gonocócica, é a causa mais frequente de cegueira. O nitrato de prata é amplamente eficaz contra esse agente.

Segundo o Centers for Disease Control and Prevention (CDC; *apud* Ricci, 2015), o nitrato de prata tem pouca eficácia na prevenção da oftalmia por clamídia, sendo recomendado o uso de pomada oftálmica à base de eritromicina a 5% ou tetraciclina a 1%, e/ou, como alternativa, a solução de povidona a 2,5%. Estudos realizados com a povidona mostraram maior eficiência no tratamento da oftalmia por clamídia, comparada ao nitrato de prata, e com a vantagem de não produzir conjuntivite química. Embora não haja um consenso, no Brasil as diretrizes de saúde ocular na infância recomendam o uso de povidona a 2,5% como profilaxia da oftalmia neonatal (Brasil, 2013).

A profilaxia da oftalmia neonatal deve ser realizada de rotina em todos os RNs, em até 4 horas após o nascimento, tanto no parto vaginal quanto cesáreo. A utilização de nitrato de prata a 1% deve ser reservada apenas em caso de não se dispor de eritromicina, tetraciclina ou povidona (Brasil, 2017).

A técnica de instilação de um agente profilático tem o seguinte passo a passo:

- Limpe as pálpebras do RN, imediatamente após o nascimento, usando algodão umedecido com água, preferivelmente fervida
- Recomenda-se que, primeiro, seja feito o contato olho a olho com os pais, para o desenvolvimento do contato afetivo
- Lave cuidadosamente as mãos antes de instilar o colírio
- Instile uma gota do agente profilático, durante a primeira hora após o nascimento da criança (antes de levá-la ao berço), em cada um dos olhos do RN, no fundo do saco da pálpebra inferior, o que é facilitado por uma tração delicada dessa pálpebra para baixo, com um dedo
- Manipule as pálpebras do RN fazendo-as deslizar sobre o globo ocular, com delicados movimentos de vaivém, para cima e para baixo, para garantir a distribuição da solução oftálmica profilática por toda a conjuntiva ocular
- Repita a instilação se a gota cair fora do fundo do saco conjuntival, na face externa das pálpebras ou no rebordo palpebral
- Evite que o colírio seja instilado diretamente sobre a córnea
- Não toque nos olhos do RN com a extremidade do frasco, a fim de evitar traumas e contaminação da solução
- Após a instilação, pode-se utilizar algodão umedecido com água, preferivelmente fervida, para remover excesso de colírio que, eventualmente, tenha escorrido pela face. É contraindicado o emprego de solução fisiológica ou de qualquer outra solução salina (Decreto-Lei nº 9.713/1977).

CUIDADOS MEDIATOS

Higienização corporal

O primeiro banho deve ser realizado até 24 horas após o nascimento; se isto não for possível, deve ser postergado pelo menos por 6 horas (OMS, 2018), até se atingir a estabilidade térmica, exceto nos RNs com história de exposição vertical, com o objetivo de remover resíduos de sangue materno, minimizando sua exposição a esses agentes etiológicos.

Ao manusear o RN, devem-se tomar as precauções padrão necessárias, como uso de luvas de procedimento, para evitar contaminação por sangue e secreções maternas.

O banho deve ser de imersão (banheira) com água morna, por causar menos perda de calor por evaporação, acalmar e confortar o RN. Os olhos e o rosto do RN devem ser lavados primeiro sem sabão, apenas com água morna. O uso de xampu e sabonete suaves é indicado para o banho do RN, desde que em banhos espaçados (p. ex., 2 a 3 vezes na semana), pois sua utilização frequente causa irritação cutânea e remove a camada de estrato córneo da superfície da pele. O corpo do RN deve ser banhado em sentido cefalocaudal. A cabeça deve ser lavada em separado, prioritariamente, com o RN seco e aquecido. Todo o xampu deve ser removido do couro cabeludo, pois o acúmulo desse produto pode causar dermatite seborreica. Após a lavagem da cabeça, deve-se secá-la completamente, pois é a maior área de perda de calor do RN. A seguir, higieniza-se o RN de frente e de bruços (com o RN sempre apoiado confortavelmente no antebraço do cuidador). A posição de bruços deve ser deixada para o final, pois conforta o RN e ele sai da água tranquilo. A região de fraldas (períneo) deve ser deixada para o final.

Recomenda-se o banho humanizado, em que o RN é progressivamente desenrolado do cueiro já imerso na banheira (Figura 23.4). O objetivo é tornar o cuidado menos intervencionista, prevenir a hipotermia, oferecer conforto e relaxamento para o RN.

Após o banho, o RN deve ser enrolado em cobertores e aquecido sob fonte de calor radiante para evitar hipotermia e gasto excessivo de energia.

Curativo do coto umbilical

O coto umbilical é um excelente meio para o crescimento de bactérias; por isso, os pais devem ser orientados quanto à limpeza da área da fralda e cuidados com essa região.

O curativo do coto umbilical deve ser realizado após o banho e a cada troca de fralda. Estudos indicam que soluções antissépticas retardam a queda do coto umbilical, entretanto o uso de clorexidina alcoólica a 0,5% ou de álcool a 70% é recomendado para evitar infecções. A limpeza inicial deve ser realizada com água estéril e gaze, da parte mais distal para a parte mais proximal do coto umbilical. A fralda deve ser dobrada abaixo do coto umbilical, evitando irritações, umidade e contaminação. Esse procedimento também expõe o coto ao ar, ajudando a secagem. Não deve ser utilizada nenhuma cobertura no coto (p. ex., deixá-lo enrolado em gaze, dentro da fralda), pois essa medida predispõe a um retardo do processo de mumificação (Figura 23.5) e de queda do mesmo, que deve ocorrer em torno de 5 a 15 dias (Hockenberry e Winkelstein, 2014).

Incentivo ao aleitamento materno

O leite materno é importante para o desenvolvimento e o crescimento da criança, reduzindo a mortalidade infantil em crianças menores de 5 anos de idade, protegendo contra doenças como diarreia, infecções respiratórias e alergias, diminuindo o risco de desenvolver hipertensão, colesterol alto, diabetes, sobrepeso e obesidade na vida adulta. O aleitamento materno minimiza consideravelmente os quadros infecciosos, pois o leite materno é estéril e contém: células brancas vivas (leucócitos) que matam as bactérias; imunoglobulina tipo A (IgA) e outras contra várias doenças comuns da infância. Isso ajuda a proteger a criança até que ela comece a produzir seus próprios anticorpos. O leite materno também contém uma substância chamada fator bífido, que facilita o crescimento de *Lactobacillus bifidus* no intestino da criança. Esses lactobacilos impedem que outras bactérias cresçam e causem diarreia. A lactoferrina (proteína presente no soro do leite humano) junta-se ao ferro, inibindo o crescimento de algumas bactérias patogênicas. A criança em aleitamento materno tem menos diarreia e menos infecções respiratórias. Além disso, o leite materno ajuda na sua recuperação em caso de infecção (King, 2001).

O leite materno modifica-se conforme a criança vai mamando. Primeiramente é denominado colostro, depois leite de transição e, por último, leite maduro.

O colostro é secretado nos primeiros dias após o parto, em pequenas quantidades; é uma substância espessa e amarelada, tem alto teor de proteínas, minerais e vitaminas lipossolúveis, é rico em IgA, que ajuda a proteger o trato gastrintestinal do neonato contra infecções e funciona como um laxante natural, ajudando na eliminação de mecônio (Ricci, 2015). Também é abundante em fatores de crescimento que estimulam o intestino imaturo da criança a se desenvolver. O fator de crescimento prepara o intestino para digerir e absorver o leite maduro e impede a absorção de proteínas não digeridas. Se a criança recebe leite de vaca ou outro alimento antes de receber o colostro, esses alimentos podem lesionar o intestino e causar alergias (King, 2001).

O leite de transição e o leite maduro começam a ser secretados logo após o colostro, em cerca de 1 ou 2 semanas. São normalmente mais ralos que o leite de vaca, fazendo com que muitas mães acreditem que seu leite é fraco e não alimenta o RN. Esse é um mito comum que deve ser esclarecido, para que as mães não cessem o aleitamento.

A mamada tem duas fases: no início da mamada, o leite materno tem aspecto acinzentado e ralo, é rico em proteína, lactose, vitaminas, minerais e água; na segunda fase, ou final da mamada, o leite (denominado posterior) tem um aspecto mais forte e é mais branco do no começo, por conter mais gordura. A gordura encontrada no leite do fim é responsável por fornecer calorias e energia. É importante deixar que a criança pare de mamar espontaneamente, para que ela possa mamar o leite nas suas duas fases, essenciais para o seu crescimento e desenvolvimento. A gordura presente no leite posterior também

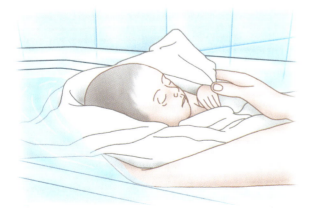

Figura 23.4 Banho humanizado.

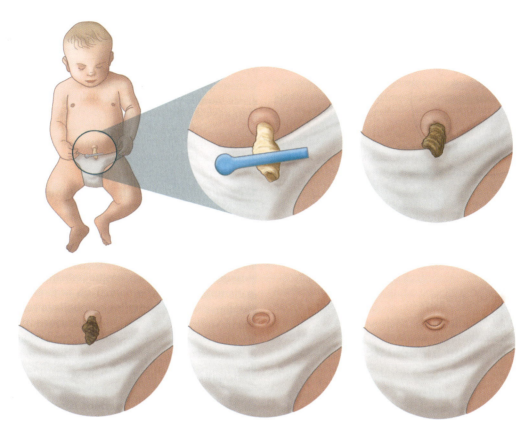

Figura 23.5 Processo de mumificação do coto umbilical.

é responsável pela saciedade. Quando a criança não mama o leite posterior, precisa mamar outra vez em um período de tempo menor.

O posicionamento é muito importante para que seja mantida a amamentação. Posições desconfortáveis para a mãe e o lactente podem interferir no sucesso do aleitamento. A melhor acomodação é sempre a que proporciona mais conforto para mãe e filho, e cada mãe, mediante experimentação, pode decidir quais as posições mais adequadas para amamentação.

Para que a disposição escolhida seja adequada, é preciso que a criança esteja de frente e tenha todo o seu corpo encostado no corpo da mãe. Seu rosto deve estar perto da mama, seu queixo encostado na mama e a boca bem aberta. O lábio inferior deve estar virado para fora, e a maior parte da aréola deve aparecer acima do lábio superior da criança. A criança deve engolir lenta e profundamente, e a mãe não deve sentir dor no mamilo (King, 2001).

Para que a amamentação seja satisfatória, a mãe deve procurar um lugar tranquilo. O relaxamento e a tranquilidade do ambiente ajudam na descida do leite.

Ela pode sentar-se e segurar a criança de frente, manter a criança embaixo do braço, deitar-se com ela ao seu lado, ou, se preferir, também pode usar um travesseiro para apoiar. A enfermeira deve auxiliar a mãe na amamentação, observar a mamada e esclarecer quaisquer dúvidas.

Em 2017, o Ministério da Saúde começou a incentivar as empresas a ampliarem o benefício da licença-paternidade. A nova Lei prorrogou de 5 para 20 dias essa licença por intermédio do programa Empresa Cidadã, desde que comprovada a participação do pai nos cuidados com o RN (Ricci, 2015).

- **Benefícios do aleitamento materno**

O aleitamento materno proporciona vários benefícios para a mãe e a criança. Para a mulher: diminui o sangramento pós-parto e a incidência de anemias; auxilia na perda de peso, ajudando o retorno ao peso pré-gestacional; diminui o risco de fraturas ósseas por osteoporose; reduz a prevalência de cânceres de mama, ovário e endométrio; reforça os laços afetivos entre mãe e filho, além de não oferecer custo. Para a criança: melhora acuidade visual; desenvolvimento neuromotor e cognitivo; quociente intelectual; desenvolvimento social; acalma e conforta; diminui o índice de mortalidade infantil, a desnutrição, as doenças respiratórias, otites, alergias em geral, leucemias e linfomas, neuroblastomas, tumores de crescimento, parasitoses intestinais, diarreias, enterocolite necrosante, doença celíaca, colite ulcerativa, gastrite/úlcera gástrica, doenças crônicas, osteoporose, aterosclerose e doenças cardiovasculares, obesidade e síndrome da morte súbita infantil (Corintio, 2015).

Alimentação por leite artificial

Quando os pais alimentam seu filho usando a mamadeira, seja por opção ou porque a mãe não pode amamentar, precisam de orientações sobre os tipos de fórmulas disponíveis, a preparação e a estocagem da fórmula, o material a ser usado, as posições para alimentação e a quantidade a ser dada ao RN (Ricci, 2015). O lactente deve ser observado quanto aos sinais de reação ou de intolerância à lactose.

Avaliação de peso, medidas e exame físico

A avaliação inicial do RN é alterada após o período de transição da vida intrauterina para a extrauterina. Nos cuidados mediatos, deve ser realizado o exame completo, a pesquisa de reflexos, em busca de evidências clínicas a fim de detectar qualquer alteração física e identificar a necessidade de intervenções precoces, na presença de qualquer anormalidade. Deve-se evitar a separação mãe/bebê na primeira hora após o nascimento para realização de procedimentos como pesagem, medidas e banho. O exame físico e os procedimentos de rotina poderão ser realizados nas primeiras 24 horas ou caso seja realmente necessário. Esse assunto será aprofundado no Capítulo 18, *Exame Físico Neonatal*.

RASTREAMENTO (SCREENING) NEONATAL

É importante fazer o rastreamento de distúrbios genéticos e erros inatos do metabolismo em todos os neonatos, porque alguns poderão nascer com doença metabólica potencialmente fatal, porém não evidente ao nascimento.

Programa Nacional de Triagem Neonatal

Desde 1960, a OMS/WHO preconiza a importância da realização dos programas populacionais de triagem neonatal, especialmente nos países em desenvolvimento, além de criar critérios para sua realização. No Brasil, o *Programa Nacional de Triagem Neonatal* (PNTN) foi implantado por meio da Portaria GM/MS nº 822, de 6 de junho de 2001, que tem como objetivo geral promover a detecção de doenças congênitas sem fase pré-sintomática em todos os nascidos vivos, permitindo o tratamento precoce e, consequentemente, diminuindo a morbidade, suas consequências e a mortalidade gerada pelas doenças triadas. Dentre outros objetivos, destacam-se: a ampliação do espectro de patologias triadas (fenilcetonúria, hipotireoidismo congênito, anemia falciforme, hemoglobinopatias, fibrose cística, hiperplasia adrenal congênita e deficiência de biotinidase), a busca da cobertura de 100% dos nascidos vivos e a definição de uma abordagem mais ampla da questão, determinando que o processo de triagem neonatal envolva várias etapas, como a realização do exame laboratorial, a busca ativa dos casos suspeitos, a confirmação diagnóstica, o tratamento e o acompanhamento multidisciplinar especializado dos pacientes (Hockenberry e Winkelstein, 2014; Brasil, 2016).

Está em fase de avaliação, pelo Ministério da Saúde, a proposta de reformulação do PNTN, para a inclusão de exames clínicos para a triagem neonatal: triagem neonatal ocular (TNO), teste do reflexo vermelho ("teste do olhinho"); triagem neonatal auditiva (TNA), "teste da orelhinha"; e triagem da cardiopatia congênita, "teste do coraçãozinho".

▪ Coleta de sangue para triagem neonatal: teste do pezinho (PKU)

O procedimento é realizado por profissional da saúde treinado em serviço de referência para coletar amostras de sangue por meio da punção no calcanhar do RN (Figura 23.6), obtendo-se quatro manchas de sangue em papel-filtro (cartão de "Guthrie"). O RN deve ser colocado em posição vertical, no colo materno, podendo sugar durante o exame. A coleta deve ocorrer preferencialmente entre o 3º e o 5º dia de vida, não podendo ultrapassar 28 dias (Brasil, 2016). O RN precisa ingerir leite materno suficiente ou fórmula, para que haja elevação de níveis de fenilalanina e seja possível o rastreamento da fenilcetonúria. Por isso, o exame não deve ser realizado antes de 48 horas de vida.

O teste do pezinho pode triar de 2 a 46 doenças, dependendo da oferta do serviço. Para a realização dos testes ampliados, deve haver suspeita por meio de sinais sutis apresentados pelo RN, como perda de peso, vômito, convulsões, tornando-se um aditivo para realização de diagnóstico diferencial de outras patologias. O Quadro 23.2 apresenta alguns desses distúrbios.

▪ Exame clínico para triagem neonatal: teste do olhinho

Também conhecido como teste do reflexo vermelho, é um rastreamento que deve ser realizado na primeira semana de vida do RN, preferencialmente antes da alta da maternidade. Pode detectar e evitar diversas patologias oculares e agravamento de casos, como retinopatia da prematuridade, catarata congênita, glaucoma, retinoblastoma, infecções, traumatismos de parto e cegueira irreversível. Essas alterações podem afetar cerca de 3% dos RNs em todo o mundo. Os RNPTs devem obrigatoriamente realizar esse teste visual, de modo que se afaste o risco da retinopatia da prematuridade, principal causa da cegueira infantil na América Latina.

Uma vez detectado qualquer problema ocular precocemente, podem-se controlar os danos visuais e evitar seus avanços.

A cegueira na infância compromete diretamente o desenvolvimento da criança. Os olhos são "janelas para o mundo" e é por meio deles que obtemos estímulos e informações necessárias ao bom desenvolvimento cognitivo e motor.

O exame é simples: uma fonte de luz sai do oftalmoscópio e observa-se o reflexo que vem das pupilas. Quando a retina é atingida por essa luz, os olhos sadios refletem tons de vermelho, laranja ou amarelo. Quando há alguma alteração, esse reflexo tem qualidade ruim ou aparece esbranquiçado. A comparação dos reflexos dos dois olhos também pode demonstrar diferenças de grau entre um olho e outro ou estrabismo (Brasil, 2016).

▪ Teste da orelhinha: emissões otoacústicas evocadas

No Brasil, a TNA (teste da "orelhinha") foi regulamentada pela Portaria nº 2.073, de 28 de setembro de 2004, do Ministério da Saúde, que instituiu a Política Nacional de Atenção à Saúde Auditiva.

A audição também é um dos sentidos essenciais ao bom desenvolvimento cognitivo e motor da criança. É por meio

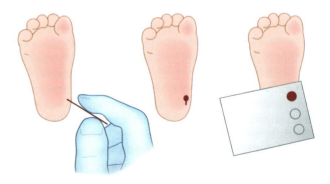

Figura 23.6 Teste do pezinho.

Capítulo 23 · Cuidados Imediatos e Mediatos ao Recém-Nascido **233**

Quadro 23.2 Erros genéticos e inatos do metabolismo.

Distúrbio	Descrição	Sinais e sintomas
Anemia falciforme	Anormalidade hereditária recessiva, geralmente com maior incidência na raça negra. No Brasil, afeta cerca de 8% dos negros, mas, devido à intensa miscigenação, pode ser observada também em brancos ou pardos	Restrição de crescimento, episódios de hiperviscosidade sanguínea e distúrbios veno-oclusivos dolorosos; infecções de repetição; icterícia, aumento do baço (sequestro esplênico)
Deficiência de biotinidase	Doença genética autossômica recessiva. A deficiência desta enzima resulta na incapacidade de liberar biotina dos alimentos e provocar falha secundária da atividade de enzimas mitocondriais importantes	Convulsões, ataxia, hipotonia, dermatite, queda de cabelos e atraso no desenvolvimento
Doença da urina em xarope de bordo (leucinose)	Distúrbio autossômico recessivo, em que há deficiência no metabolismo de alguns aminoácidos (leucina, isoleucina e valina), caracterizada por acidose, sintomas do sistema nervoso central e urina com odor de melado	Letargia, alimentação inadequada, vômito, perda de peso, convulsões, choro agudo, urina com odor característico de xarope de bordo. A acidose pode provocar coma
Fenilcetonúria (PKU)	Deficiência autossômica recessiva que compromete o metabolismo da fenilalanina	Irritabilidade, crescimento e desenvolvimento inadequados, vômito, odor forte na pele
Fibrose cística	Doença de herança autossômica recessiva na qual ocorre um distúrbio na permeabilidade das membranas celulares aos íons cloreto, causando aumento das concentrações de sódio e cloro no suor, aumento da viscosidade das secreções, deficiência pancreática exócrina e doença pulmonar obstrutiva crônica	Íleo meconial, hiperviscosidade de secreções, icterícia, desnutrição, baqueteamento digital, cianose, insuficiência respiratória
Galactosemia	Ausência de enzima conversora de galactose (açúcar do leite) em glicose	Baixo ganho ponderal, vômito, icterícia, mudanças de humor, perda da visão, convulsões e retardamento mental, podendo avançar para lesões cerebrais, em visão e fígado, pelo acúmulo de galactose
Hipotireoidismo congênito	Deficiência na produção de hormônio tireoidiano, essencial para o desenvolvimento do cérebro	Transtorno no crescimento, retardamento mental, problemas na alimentação e respiração

da audição e da experiência que as crianças têm com os sons ainda no ventre materno que se inicia o desenvolvimento da linguagem. Qualquer perda na capacidade auditiva, mesmo pequena, pode privar a criança de receber informações sonoras adequadas e essenciais para a aquisição da linguagem.

Esse exame é realizado já no segundo ou terceiro dia de vida do RN até os primeiros 3 meses, a fim de que se possa detectar o mais precocemente possível qualquer deficiência.

O teste de emissões otoacústicas evocadas (EOA) consiste na produção de um estímulo sonoro de baixa intensidade e na captação do seu retorno (eco), registrado em computador. A partir do estímulo sonoro, as partes internas do ouvido (cóclea) emitem o eco que será registrado sob a forma de gráfico com o resultado do exame.

Um RN que tenha um diagnóstico precoce de perda auditiva pode receber intervenção fonoaudiológica adequada, podendo desenvolver linguagem muito semelhante à de uma criança ouvinte.

Deve-se dar atenção aos RNs que têm fator de risco para a surdez, ou seja, casos em que já exista história de surdez na família, intervenção em UTIN por mais de 48 horas, uso de medicamentos ototóxicos, história de infecção congênita (rubéola, sífilis, toxoplasmose, citomegalovírus e herpes-vírus), anormalidades craniofaciais (malformação de pavilhão auricular, fissura labiopalatina), entre outros.

Todos os RNs devem ser avaliados antes da alta hospitalar ou no máximo até 1 mês de idade, tendo como objetivo identificar todos aqueles que apresentem perda auditiva igual ou superior a 35 dB. A avaliação audiológica subsequente deve ser realizada, pelo menos, uma vez por 24 a 36 meses de idade, caso a criança tenha algum fator de risco auditivo, mesmo que já tenha passado pela triagem auditiva neonatal.

A perda auditiva bilateral significativa em neonatos saudáveis é estimada entre 1 e 3 em cada 1.000 nascimentos e em cerca de 2 a 4% nos provenientes de UTIN (Fernandes e Nozawa, 2010). Quando houver suspeita de deficiência a partir dessa triagem, a criança deve ser encaminhada para avaliações otológica e audiológica completas (Brasil, 2016).

No Quadro 23.3 estão relacionados os fatores de risco para a surdez.

▪ *Teste do coraçãozinho*

As cardiopatias congênitas estão entre as principais malformações congênitas que se manifestam no período neonatal, acometendo cerca de 1 a 2 RNs a cada 1.000 nascidos vivos. Além da alta mortalidade associada ao curso natural da doença, a necessidade de procedimentos especializados e intervenções de alto custo, que nem sempre estão disponíveis nas unidades

Quadro 23.3 Fatores de risco para surdez no recém-nascido.

- Histórico familiar de deficiência auditiva congênita
- Infecção congênita (sífilis, toxoplasmose, rubéola, citomegalovírus e herpes-vírus)
- Anomalias craniofaciais (malformações de pavilhão auricular, meato acústico externo, ausência de filtro nasal, implantação baixa da raiz do cabelo)
- Peso ao nascimento inferior a 1.500 g
- Hiperbilirrubinemia (níveis séricos indicativos de exsanguineotransfusão)
- Medicação ototóxica por mais de 5 dias (aminoglicosídios ou outros, associados ou não aos diuréticos de alça)
- Meningite bacteriana
- Boletim de Apgar de 0 a 4 no 1º minuto ou 0 a 6 no 5º minuto
- Ventilação mecânica por período mínimo de 5 dias
- Sinais ou síndromes associadas à deficiência auditiva condutiva ou neurossensorial

neonatais, torna o prognóstico da doença ainda pior. Uma das estratégias de rastreamento e intervenção precoce propostas pelo Ministério da Saúde por meio do Relatório nº 115 da Comissão Nacional de Incorporação de Tecnologias no Sistema Único de Saúde (CONITEC/SUS), ratificado pela Portaria MS nº 20, de 10 de junho de 2014, é o teste do coraçãozinho (Brasil, 2014).

Trata-se de um teste de aferição da oximetria de pulso a ser realizado de forma universal, fazendo parte da triagem neonatal no âmbito do SUS, em todo RN com idade gestacional > 34 semanas para identificação de cardiopatias congênitas críticas dependentes de canal arterial, entre 24 e 48 horas de vida, antes da alta hospitalar.

Nas cardiopatias congênitas críticas, há mistura de sangue oxigenado e não oxigenado que acarreta diminuição da saturação periférica de O_2 (Sp_{O_2}). A da SP_{O_2} deve ser realizada a partir do uso de equipamento de oximetria de pulso, colocando-se o sensor do oxímetro no membro superior direito e em um dos membros inferiores do RN, sendo necessário que suas extremidades estejam aquecidas, e o monitor evidencie uma onda de traçado homogêneo. Se a Sp_{O_2} for maior ou igual a 95% em ambas as medidas (membros superior e inferior direito) e a diferença entre elas for menor que 3%, o resultado é considerado normal. Se a medida da Sp_{O_2} for menor que 95% ou houver uma diferença igual ou maior que 3% entre as medidas dos membros, uma nova aferição deverá ser realizada após 1 hora. Caso a diferença se confirme, é necessária uma avaliação clínica e cardiológica mais minuciosa, sendo considerado padrão-ouro para o diagnóstico a realização do ecocardiograma do RN nas primeiras 24 horas.

Nesse sentido, o teste do coraçãozinho em RNs aparentemente saudáveis tem sido fundamental para detecção precoce de cardiopatias, melhorando o prognóstico e reduzindo a taxa de mortalidade neonatal (Figura 23.7).

ORIENTAÇÕES PARA O CUIDADO COM O RECÉM-NASCIDO | O PROCESSO DE ALTA HOSPITALAR

Durante o período de transição neonatal, podem ocorrer determinados agravos que exigem intervenção. Embora não se trate de ameaça à vida, são uma fonte de ansiedade e dúvidas para os pais, principalmente quando se veem sozinhos, levando o RN para casa. Algumas orientações simples oferecidas pela(o) enfermeira(o) podem ajudar os pais nessas situações (Quadro 23.4).

Vacinas

A orientação aos pais deve ser continuada, principalmente durante a primeira semana de vida do RN, período de maior vulnerabilidade. O Ministério da Saúde (2010) recomenda o calendário básico de vacinação da criança, conforme o Quadro 23.5.

A primeira dose da vacina contra a hepatite tipo B deve ser administrada na maternidade, nas primeiras 12 horas de vida do RN. O esquema básico constitui-se de 3 (três) doses, com intervalos de 60 dias da primeira para a segunda dose, e 180 dias da primeira para a terceira dose. As principais vacinas do calendário nacional de vacinação atual devem ser aplicadas aos 2, 4 e 6 meses de idade com a vacina pentavalente, contra difteria, tétano, coqueluche, hepatite tipo B, meningite e outras infecções causadas pelo *Haemophilus influenzae* tipo B. O primeiro reforço é feito aos 15 meses e o segundo entre 4 e 6 anos de idade. É possível administrar a primeira dose da vacina oral de rotavírus humano com 2 meses, sendo a segunda dose aos 4 meses de idade. A poliomielite é administrada em 3 doses, junto com a pentavalente, com o primeiro reforço aos 15 meses e o segundo reforço aos 4 anos de idade. A vacina contra febre amarela é indicada para crianças a partir dos 9 meses de idade, que residam ou que irão viajar para área endêmica (estados:

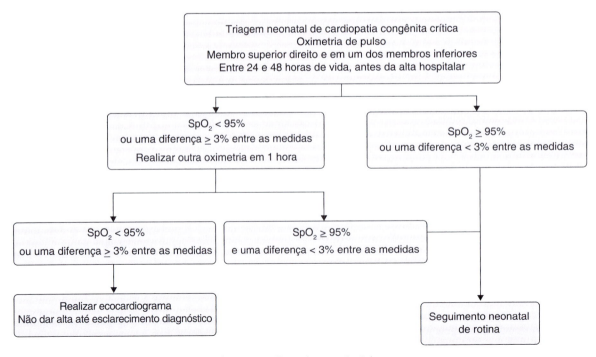

Figura 23.7 Teste do coraçãozinho.

Capítulo 23 • Cuidados Imediatos e Mediatos ao Recém-Nascido **235**

Quadro 23.4 Erros genéticos e inatos do metabolismo.

Agravos	Orientações para prevenção
Singulto (soluço)	Agasalhar bem o RN
Choro persistente	Colocar o RN junto ao peito, assim ele ouve o coração da mãe, se acalma e aquece a região abdominal, caso o problema seja cólica
Cólicas	Deitar o RN de bruços e massagear delicadamente as suas costas ou colocá-lo junto ao peito
Flatulência	Com o RN deitado de costas, dobrar suas pernas até tocar a barriga. Pode-se, também, fazer massagens na extensão do abdome para eliminação de gases
Golfadas	Colocar o RN em pé no colo, balançar seu corpo suavemente para os dois lados até que a bolha de ar saia do estômago
Obstrução nasal	Retirar delicadamente o muco seco das narinas com soro fisiológico e pera de sucção
Hipotermia	Não é necessário uso de álcool na água. Enxugar rapidamente o RN após o banho para que ele não sinta frio, não se esquecendo de secar bem suas dobrinhas e seu umbigo
Onfalite	Pus ou hiperemia na região pericotoumbilical sugere infecção e deve ser avaliada pelo profissional da saúde
Icterícia	Colocar o RN para tomar banho de sol (até as 9h00 da manhã). No momento da troca de fraldas, observe a coloração da pele do RN; se ela estiver amarelada, significa que ele está com icterícia. Quando ela aparecer nas primeiras 24 horas de vida, quando o tom amarelado se tornar muito intenso, ou, ainda, quando ela se espalhar por todo o corpo, atingindo as pernas e os braços, há necessidade de o neonato ser avaliado pelo profissional da saúde
Constipação intestinal e diarreia	As fezes dos primeiros dias costumam ser escuras, depois podem ser amarelas, líquidas e, às vezes, esverdeadas. Se a criança estiver bem, isso não é diarreia
Assaduras/dermatite e alergias cutâneas	Para evitar assaduras, troque as fraldas sempre que estiverem molhadas ou sujas e limpe o RN com água, pano ou algodão úmido. Sempre que usar sabonete, enxágue bem. Não use talco ou perfumes, pois podem levar à sufocação do RN. É importante que as roupas, os objetos e os brinquedos sejam lavados e bem enxaguados, evitando-se produtos perfumados

Quadro 23.5 Calendário básico de vacinação da criança.

Idade	Vacinas	Doses	Doenças evitadas
Ao nascer	BCG-ID	Dose única	Formas graves de tuberculose
	Vacina contra hepatite tipo B	Dose	Hepatite tipo B
2 meses	Vacina pentavalente (DTP + HB + Hib)	1ª dose	Difteria, tétano, coqueluche, hepatite tipo B, meningite e outras infecções causadas pelo *Haemophilus influenzae* tipo B
	VIP		Poliomielite (paralisia infantil)
	VORH		Diarreia por rotavírus
	Vacina pneumocócica 10-valente		Doenças invasivas e otite média aguda, causadas por *Streptococcus pneumoniae* sorotipos 1, 4, 5, 6B, 7F, 9V, 14, 18C, 19F e 23F
3 meses	Vacina meningocócica C (conjugada)	1ª dose	Doenças invasivas causadas por *Neisseria meningitidis* do sorogrupo C
4 meses	Vacina pentavalente (DTP + HB + Hib)	2ª dose	Difteria, tétano, coqueluche, hepatite tipo B, meningite e outras infecções causadas pelo *Haemophilus influenzae* tipo B
	VIP		Poliomielite (paralisia infantil)
	VORH		Diarreia por rotavírus
	Vacina pneumocócica 10-valente		Doenças invasivas e otite média aguda, causadas por *Streptococcus pneumoniae* sorotipos 1, 4, 5, 6B, 7F, 9V, 14, 18C, 19F e 23F
5 meses	Vacina meningocócica C (conjugada)	2ª dose	Doenças invasivas causadas por *Neisseria meningitidis* do sorogrupo C
6 meses	Vacina pentavalente (DTP + HB + Hib)	3ª dose	Difteria, tétano, coqueluche, meningite, hepatite tipo B e outras infecções causadas pelo *Haemophilus influenzae* tipo B
	VIP		Poliomielite (paralisia infantil)
9 meses	Vacina contra febre amarela	Dose inicial	Febre amarela
12 meses	SRC (tríplice viral)	1ª dose	Sarampo, rubéola e caxumba
	Vacina pneumocócica 10-valente	Reforço	Contra doenças invasivas e otite média aguda, causadas por *Streptococcus pneumoniae* sorotipos 1, 4, 5, 6B, 7F, 9V, 14, 18C, 19F e 23F.
	Vacina meningocócica C (conjugada)	1º Reforço	Doenças invasivas causadas por *Neisseria meningitidis* do sorogrupo C
15 meses	VOP	1º reforço	Poliomielite (paralisia infantil)
	Vacina hepatite tipo A	dose única	Hepatite A
	DTP (tríplice bacteriana)	1º reforço	Difteria, tétano e coqueluche
	SCRV (tetra viral)	Dose única	Sarampo, caxumba, rubéola e varicela
4 anos	DTP (tríplice bacteriana)	2º reforço	Difteria, tétano e coqueluche
	VOP	2º reforço	Poliomielite (paralisia infantil)
	Vacina varicela	2ª dose	Varicela (catapora)
	Febre Amarela	Reforço	Febre amarela
9 anos	HPV quadrivalente	2 doses	Infecções pelo papilomavírus humano tipos 6, 11, 16 e 18
	Febre amarela	Dose única	Febre amarela

BCG: bacilo Calmette–Guérin; VIP: vacina inativa contra poliomielite; VOP: vacina oral contra poliomielite; VOHR: vacina oral de rotavírus humano. Fonte: Brasil, 2020.

AP, TO, MA, MT, MS, RO, AC, RR, AM, PA, GO e DF), área de transição (alguns municípios dos estados: PI, BA, MG, SP, PR SC e RS) e área de risco potencial (alguns municípios dos estados: BA, ES e MG). Se a criança for viajar para áreas de risco, vacine-a contra febre amarela 10 (dez) dias antes da viagem.

Vacinação do RNPT

O nascimento prematuro, por si só, é de grande preocupação para a família e requer cuidados adicionais para proteção do RN.

Os RNPTs, por apresentarem condições clínicas desfavoráveis ao nascer, acabam sendo esquecidos de proteções adicionais, já que são mais vulneráveis a algumas infecções. Neste sentido, a prevenção ganha ainda mais importância nesse grupo. Vale lembrar que a maior parte das defesas (anticorpos) transferidas da mãe para a criança, durante a gestação, ocorre no último trimestre da gravidez e, por isso, prematuros nascem sem essa proteção. Além do mais, a imaturidade do seu sistema imunológico os deixa mais vulneráveis em comparação com os RNs a termo.

Condições comuns como anemia, desnutrição, desmame precoce do seio materno e uso de alguns medicamentos também interferem diretamente na imunidade da criança, aumentando a suscetibilidade dos RNPTs a agravos, principalmente no sistema respiratório. Assim, doenças como gripe, pneumonia, bronquiolite e coqueluche são frequentes nessa clientela.

No Quadro 23.6, há recomendações da Sociedade Brasileira de Imunizações (SBIm, 2020/21). Todos aqueles que convivem com RNPTs devem também estar vacinados contra várias doenças, com o intuito de reduzir o risco de transmissão para o RN, especialmente contra: coqueluche, influenza, varicela, sarampo, caxumba e rubéola.

Os profissionais da saúde e os cuidadores que lidam com a criança também devem estar vacinados. Além das vacinas, medidas como higienização adequada das mãos, aleitamento materno, evitar tabagismo, retardar início de frequência a escolas e creches também são eficazes para a prevenção de doenças que podem ser transmitidas ao RNPT.

Quadro 23.6 Recomendações para vacinação do recém-nascido prematuro (RNPT) 2020/2021.

Vacina	Recomendações e cuidados especiais
BCG-ID	Dose única. Se peso ao nascer < 2.000 g, adiar a vacinação até que o RNPT atinja peso maior ou igual a 2.000 g
Hepatite tipo B	Obrigatoriamente quatro doses (esquema 0 – 2 – 4 – 6 meses de idade ou 0 – 1 – 2 – 6 meses de idade) em RNPT com peso inferior a 2.000 g ou idade gestacional menor que 33 semanas, sendo a primeira dose nas primeiras 12 horas de vida
Palivizumabe® (anticorpo monoclonal). Não se trata de uma vacina, mas de imunobiológico para imunização passiva contra o VSR	Recomendadas doses mensais consecutivas de 15 mg/kg de peso, por via intramuscular, até no máximo cinco aplicações para os seguintes grupos: • Prematuros até 28 semanas gestacionais, no 1º ano de vida • Prematuros até 32 semanas gestacionais, nos primeiros 6 meses de vida • RNs com doença pulmonar crônica da prematuridade e/ou cardiopatia congênita, até o 2º ano de vida, desde que esteja em tratamento destas condições nos últimos 6 meses de vida • Utilizar inclusive em RNs hospitalizados
Influenza (gripe comum)	1ª dose aos 6 meses de vida, depois seguir o calendário regular. De acordo com a sazonalidade
VIP	Vacinar na idade cronológica, iniciando aos 2 meses de vida
Rotavírus	• Vacinar na idade cronológica, iniciando aos 2 meses de vida, respeitando-se a idade limite máxima de aplicação da primeira dose de 3 meses e 15 dias • Vacina de vírus vivo atenuado, oral e, portanto, contraindicada em ambiente hospitalar
Tríplice bacteriana	• Vacinar na idade cronológica, iniciando aos 2 meses de vida • Para RNPTs, hospitalizados ou não, utilizar preferencialmente vacinas acelulares
Haemophilus influenzae tipo B	Vacinar na idade cronológica, iniciando aos 2 meses de vida. O reforço da vacina Hib deve ser aplicado aos 15 meses de vida
Pneumocócica conjugada	Vacinar na idade cronológica, iniciando aos 2 meses de vida
Meningocócicas conjugadas (ACWY/C)	Vacinar na idade cronológica, iniciando aos 3 meses de vida. A fim de reduzir a frequência de eventos adversos, a vacina meningocócica tipo B deve ser aplicada preferencialmente em separado das vacinas pneumocócica e pertússis, e deve-se considerar o uso de antitérmico profilático
Meningocócicas B	Vacinar de acordo com a idade cronológica. Crianças entre 3 e 12 meses devem receber duas doses com intervalo de 2 meses entre elas, idealmente aos 3 e 5 meses de idade, e uma dose de reforço entre 12 e 15 meses de idade (esquema 2 + 1). Aconselhável o uso de paracetamol profilático nas primeiras 24 horas pós-vacinação
Febre amarela	Vacinar na idade cronológica, aos 9 meses de idade. Contraindicada em casos de imunodeficiência
IGHAHB	Para RNPTs de mães portadoras do vírus da hepatite tipo B: administrar 0,5 mℓ IM. Aplicar preferencialmente nas primeiras 12 a 24 horas de vida, até, no máximo, o 7º dia de vida
IGHVZ	• Para RNPTs entre 28 e 36 semanas de gestação expostos à varicela, quando a mãe tiver histórico negativo para varicela • Para RNPTs com menos de 28 semanas de gestação ou menos de 1.000 g de peso e expostos à varicela, independentemente do histórico materno de varicela • A dose é de 125 UI por via IM e deve ser aplicada em até 96 horas de vida do RNPT Independentemente da idade gestacional ou PN, recomendar para RNPT cuja mãe tenha apresentado quadro clínico de varicela de 5 dias antes até 2 dias depois do parto
IGHAT	Está recomendada na dose de 250 UI IM. Para RNPTs com lesões potencialmente tetanogênicas, independente da história vacinal da mãe

BCG: bacilo Calmette–Guérin; IGHAHB: imunoglobulina humana anti-hepatite B; IGHAT: imunoglobulina antitetânica; IGHVZ: imunoglobulina humana antivaricela-zóster; VIP: vacina inativa contra poliomielite; VSR: vírus sincicial respiratório. Fonte: SBIm, 2020/2021.

Questões de autoavaliação

1. O preparo do ambiente para receber o recém-nascido (RN) é de fundamental importância para a sua adaptação à vida extrauterina. Dentre as medidas de proteção e redução de índices de morbimortalidade neonatais, podem-se citar:
   - (A) Aspiração de vias respiratórias superiores de todos os RNs
   - (B) Recepção em campos aquecidos e com gorros na cabeça
   - (C) Manutenção da sala de parto com temperatura a 21°C
   - (D) Encaminhamento de todos os RNs à incubadora aquecida

2. A prevenção da hemorragia neonatal se dá pela administração exógena do seguinte composto:
   - (A) Vitamina K
   - (B) Protrombina
   - (C) Eritropoetina
   - (D) Melatonina

3. No que tange aos testes para rastreamento neonatal (triagem), é correto afirmar que:
   - (A) Durante o "teste do pezinho", o neonato não poderá mamar no seio, pois poderá interferir diretamente no resultado do exame
   - (B) O "teste de emissões otoacústicas evocadas" (EOA) consiste na produção de um estímulo sonoro de alta intensidade e na captação da resposta facial do RN pelo examinador
   - (C) No "teste do coraçãozinho", se a diferença entre a Sp_{02} dos membros for menor que 3%, seu resultado é considerado normal
   - (D) O "teste do olhinho" deve ser realizado preferencialmente após a alta da maternidade

4. (Complete a lacuna) A primeira dose da vacina contra hepatite tipo B deve ser administrada nas primeiras _____ horas de vida do recém-nascido:
   - (A) 6
   - (B) 8
   - (C) 10
   - (D) 12

5. Dentre as indicações de administração de palivizumabe, inclui-se:
   - (A) Prematuros até 28 semanas gestacionais, nos primeiros 6 meses de vida
   - (B) Prematuros até 32 semanas gestacionais, nos primeiros 6 meses de vida
   - (C) RNs com doença pulmonar crônica da prematuridade nos primeiros 6 meses de vida
   - (D) Prematuros neuropatas, nos primeiros 6 meses de vida

REFERÊNCIAS BIBLIOGRÁFICAS

Brasil. Ministério da Saúde. Comissão Nacional de Incorporação de Tecnologias no SUS (CONITEC). Relatório nº 115 da CONITEC. Dispõe sobre a inclusão da oximetria de pulso – teste do coraçãozinho, a ser realizado de forma universal, fazendo parte da triagem Neonatal no Sistema Único de Saúde. [relatório na internet]. Diário Oficial da União. 2014. Disponível em: http://conitec.gov.br/images/Incorporados/TesteCoracaozinho-FINAL.pdf.

Brasil. Ministério da Saúde. Portal da Saúde. Calendário básico de vacinação da criança. 2020. Disponível em: https://www.saude.go.gov.br/files/imunizacao/calendario/Calendario.Nacional.Vacinacao.2020.atualizado.pdf15/09. Acesso em:15/09/2020.

Brasil, Ministério da Saúde. Secretaria de Atenção à Saúde. Departamento de Ações Programáticas Estratégicas. Diretrizes de atenção à saúde ocular na infância: detecção e intervenção precoce para prevenção de deficiências visuais. Brasília: Ministério da Saúde, 2013. 40 p.

Brasil. Ministério da Saúde. Secretaria de Atenção à Saúde. Departamento de Ações Programáticas Estratégicas. Método canguru: diretrizes do cuidado [recurso eletrônico]. Brasília: Ministério da Saúde, 2018. 84 p.

Brasil. Ministério da Saúde. Secretaria de Atenção à Saúde. Departamento de Atenção Especializada e Temática. Triagem neonatal biológica: manual técnico. Brasília: Ministério da Saúde, 2016. 80 p.

Brasil. Ministério da Saúde. Secretaria de Ciência, Tecnologia e Insumos Estratégicos. Departamento de Gestão e Incorporação de Tecnologias em Saúde. Diretrizes nacionais de assistência ao parto normal: versão resumida [recurso eletrônico]. Brasília: Ministério da Saúde, 2017. Disponível em: http://bvsms.saude.gov.br/bvs/publicacoes/diretrizes_nacionais_assistencia_parto_normal.pdf. Acesso em:15/09/2020.

Brasil. Sociedade Brasileira de Imunizações (SBIm). Imunização do prematuro 2020/21. Disponível em: https://sbim.org.br/images/calendarios/calend-sbim-prematuro.pdf. Acesso em: 15/09/2020.

Brasil. Sociedade Brasileira de Pediatria (SBP). Reanimação do recém-nascido < 34 semanas em sala de parto: Diretrizes 2016 da Sociedade Brasileira de Pediatria. 2016. Disponível em: www.sbp.com.br/reanimacao.

Brasil. Sociedade Brasileira de Pediatria (SBP). Reanimação do recém-nascido ≥ 34 semanas em sala de parto: Diretrizes 2016 da Sociedade Brasileira de Pediatria. 2016. Disponível em: www.sbp.com.br/reanimacao.

Corintio MN. Aleitamento Materno: Manual de Orientação. Federação Brasileira das Associações de Ginecologia e Obstetrícia (FEBRASGO). 3. ed. São Paulo: Ponto; 2015.

Fernandes JC, Nozawa MR. Estudo da efetividade de um programa de triagem auditiva neonatal universal. Ciênc Saúde Coletiva. 2010;15(2). Disponível em: <http://www.scielosp.org/scielo.php?script=sci_arttext&pid=S1413-81232010000200010&lng=en&nrm=iso>. Acesso em: 26/06/2011.

Hockenberry MJ, Winkelstein WW. Fundamentos de Enfermagem Pediátrica. 7. ed. Rio de Janeiro: Elsevier; 2014.

Joint Commission. R[3] Report. Requirement, Rationale, Reference. 2018;17. Disponível em: https://www.jointcommission.org/assets/1/18/R3_17_Newborn_identification_6_22_18_FINAL.pdf. Acesso em: 15/12/2018.

King FS. Como Ajudar as Mães a Amamentar. 4. ed. Tradução de Zuleika Thomson e Orides Navarro Gordon. Brasília: Ministério da Saúde, 2001.

Ricci SS. Enfermagem Materno-neonatal e Saúde da Mulher. Tradução de Maria de Fátima Azevedo. 3. ed. Rio de Janeiro: Guanabara Koogan; 2015.

Venâncio SI *et al.* Efeitos do clampeamento tardio do cordão umbilical sobre os níveis de hemoglobina e ferritina em lactentes aos 3 meses de vida. Instituto de Saúde, Secretaria de Estado da Saúde de São Paulo. Hospital Municipal Fernando Mauro Pires da Rocha. Cad Saúde Pública. 2008;24(Suppl 2). Disponível em: www.scielosp.org/scielo.php?pid=S0102311X2008001400017&script=sci_arttext#b. Acesso em: 27/08/2009.

World Health Organization (WHO). Recommendations: intrapartum care for a positive child birth experience. Geneva: World Health Organization; 2018.

Gabarito das questões: 1 – B; 2 – letra A; 3 – letra C; 4 – D; 5 – B.

24
Reanimação Neonatal

Adriana Teixeira Reis • José Antonio de Sá Neto

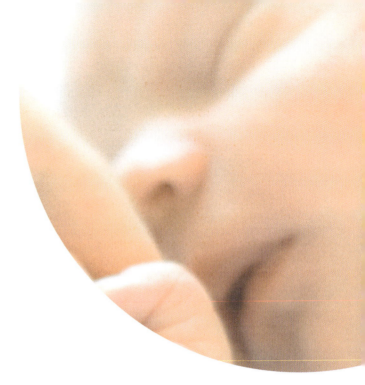

PREPARO PARA RECEPÇÃO E AVALIAÇÃO DO RECÉM-NASCIDO EM SALA DE PARTO

Com base nas últimas publicações do *International Liaison Committee on Resuscitation* (ILCOR) e da Sociedade Brasileira de Pediatria (SBP), este capítulo visa ao conhecimento de situações que exigem intervenção no momento do nascimento e das manobras necessárias ao pronto atendimento dos recém-nascidos (RNs) que necessitam de auxílio na transição para a vida extrauterina, assegurando-lhes a assistência adequada na sala de parto.

No Brasil, estima-se que, a cada 3 milhões de crianças que nascem por ano, 300 mil necessitem de manobras para iniciar e manter a respiração, e cerca de 25 mil que nascem prematuras precisem de assistência ventilatória. A cada 10 nascidos vivos, 1 necessitará de auxílio para iniciar respiração espontânea efetiva; 1 em cada 100 nascidos vivos necessitará de intubação traqueal; e 1 a 2 de 1.000 nascidos vivos necessitarão de reanimação neonatal avançada, com intubação, massagem cardíaca e medicações (SBP, 2016).

A reanimação neonatal consiste em práticas de cuidado imediato, devendo ser iniciada no primeiro minuto de vida ("minuto de ouro") e tem por objetivo favorecer a transição bem-sucedida da vida fetal para neonatal.

Todo o material de reanimação deve estar devidamente preparado e testado para o momento do nascimento. Esses materiais incluem: fonte de calor radiante, materiais de aspiração e ventilação (ambu e máscara, laringoscópio, tubos orotraqueais [TOTs], sondas, rede de vácuo funcionante – Capítulo 23, *Cuidados Imediatos e Mediatos ao Recém-nascido*) e medicações, conforme apresentadas no Quadro 24.1.

É indispensável que exista uma equipe exclusiva para o atendimento dos RNs, que consiste na assistência por profissional capacitado, preferencialmente médico (pediatra ou neonatologista) ou enfermeiro (obstétrico/obstetriz ou neonatologista). Também é de extrema importância que a equipe de profissionais da saúde esteja capacitada, conheça todo o material, os equipamentos, as manobras de reanimação neonatal, além das condições e fatores associados ao parto que podem requerer reanimação do RN antes mesmo do seu nascimento (Quadro 24.2).

Quadro 24.1 Medicações necessárias para reanimação do recém-nascido na sala de parto.

Medicações/diluição	Epinefrina intravenosa 1:10.000 1 mℓ epinefrina 1:1.000 em 9 mℓ de SF 0,9%	Epinefrina endotraqueal 1:10.000 1 mℓ epinefrina 1:1.000 em 9 mℓ de SF 0,9%	Expansores de volume (intravenosos) SF 0,9% Lactato de Ringer Sangue total
Preparo	1 mℓ	5 mℓ	2 seringas de 20 mℓ
Dose	0,1 a 0,3 mℓ/kg	0,5 a 1 mℓ/kg	10 mℓ/kg
Peso ao nascer			
1 kg	0,1 a 0,3 mℓ	0,5 a 1 mℓ	10 mℓ
2 kg	0,2 a 0,6 mℓ	1 a 2 mℓ	20 mℓ
3 kg	0,3 a 0,9 mℓ	1,5 a 3 mℓ	30 mℓ
4 kg	0,4 a 1,2 mℓ	2 a 4 mℓ	40 mℓ
Velocidade e precauções	Infundir rápido na veia umbilical e, a seguir, infundir 0,5 a 1,0 mℓ de SF 0,9%	Infundir diretamente na cânula traqueal e ventilar a seguir. Uso único	Infundir o expansor de volume na veia umbilical lentamente, em 5 a 10 min

SF: soro fisiológico. Fonte: SBP, 2016.

Quadro 24.2 Fatores que interferem nas condições de nascimento e podem determinar necessidade de reanimação do recém-nascido.

Fatores antenatais	Fatores relacionados ao parto
• Idade materna < 16 anos ou > 35 anos	• Apresentação não cefálica
• Diabetes	• Cesárea de emergência
• Hipertensão específica da gestação	• Uso de fórceps ou extração a vácuo
• Hipertensão crônica	• Trabalho de parto prematuro
• Anemia fetal ou aloimunização	• Parto taquitócico
• Óbito fetal ou neonatal anterior	• Coriamnionite
• Sangramento no 2º ou 3º trimestre	• Ruptura prolongada das membranas (> 18 h antes do parto)
• Infecção materna	• Trabalho de parto prolongado (> 24 h)
• Doença materna cardíaca, renal, tireoidiana ou neurológica	• Placenta prévia
• Polidrâmnio ou oligoidrâmnio	• Macrossomia fetal
• Ausência de cuidado pré-natal	• Bradicardia fetal
• Ruptura prematura das membranas	• Padrão anormal de frequência cardíaca fetal
• Pós-maturidade	• Anestesia geral
• Gestação múltipla	• Tetania uterina
• Discrepância entre idade gestacional e peso ao nascer	• Líquido amniótico meconial
• Diminuição da atividade fetal	• Prolapso de cordão
• Uso de drogas ilícitas	• Uso materno de opioides nas 4 h que antecedem o parto
• Malformação ou anomalia fetal	• Segundo estágio do trabalho de parto prolongado (> 2 h)
• Uso de medicações (magnésio e bloqueadores adrenérgicos)	• Descolamento prematuro de placenta
• Hidropsia fetal	• Sangramento intraparto abundante

Fonte: SBP, 2016.

O boletim de Apgar (Quadro 24.3) não deverá ser utilizado para avaliar a necessidade de manobras de reanimação neonatal, mas, sim, para avaliar a resposta do RN em relação às manobras realizadas.

Em 1949, a médica Virginia Apgar sinalizou para a necessidade de um teste que avaliasse o RN no seu primeiro contato com a vida extrauterina. Em 1952, depois de vários estudos, propôs a avaliação do RN pelo índice de Apgar.

O boletim de Apgar ampliado é avaliado no 1º e no 5º minuto após o nascimento (Quadro 24.4). Quando o escore é < 7 no 5º minuto, sua avaliação deve ser estendida a 4 vezes de 5 minutos, ou seja, por 20 minutos.

Para avaliação do índice de Apgar (Quadro 24.5), é necessária a observação dos seguintes parâmetros: coloração da pele (inspeção do tronco e dos membros), frequência cardíaca (FC; ausculta durante 1 minuto completo), esforço respiratório (observação de volume e vigor do choro, ausculta da profundidade e da frequência das incursões respiratórias), tônus muscular (observação da flexão dos membros e da sua resistência quando são puxados para o lado externo do corpo) e irritabilidade reflexa (piparote na sola do pé ou aspiração de vias aéreas superiores [Ricci, 2015]).

Avalia-se atribuindo um número de 0 a 2 para cada parâmetro, sendo 0 para uma resposta fraca ou ausente e 2 para uma resposta normal. O somatório desses valores para RN em condições normais deve ficar entre 8 e 10 pontos. Quando o RN apresentar valores entre 4 e 7 pontos, demonstrará dificuldade moderada para se ajustar à vida extrauterina. Pode haver hipoxia moderada. Quando o índice de Apgar fica entre 0 e 3, o RN apresenta intensa dificuldade de ajuste à vida extrauterina. Nesse caso, o RN encontra-se gravemente deprimido, hipóxico, em um estado também conhecido por "morte aparente".

Quadro 24.3 Boletim de Apgar.

Sinal	Escore		
	0	1	2
Frequência cardíaca	Ausente	Menor que 100 bpm	Maior ou igual a 100 bpm
Respiração	Ausente	Lenta e irregular	Regular e chorando
Tônus muscular	Flácido	Alguma flexão	Movimentos ativos
Irritabilidade reflexa	Sem resposta	Careta	Tosse, espirro, choro
Cor	Azul ou pálida	Corpo rosado e extremidades azuis	Rosada

REANIMAÇÃO DO RECÉM-NASCIDO

A reanimação neonatal é o conjunto de procedimentos destinados à manutenção da circulação sanguínea rica em oxigênio e nutrientes, otimizando a perfusão cerebral, prevenindo ou atenuando lesão neurológica em outros órgãos após parada cardiorrespiratória.

Passos iniciais

Logo após o nascimento, as diretrizes continuam a dar ênfase a três perguntas para avaliar a condição de vitalidade ao nascer e nortear a necessidade de intervenções de reanimação mais ou menos invasivas:

- Gestação a termo?
- Respirando ou chorando?
- Tônus muscular em flexão?

Se a resposta for "sim" para todas as perguntas, o RN não necessita de manobras de reanimação, portanto não precisa ser separado da mãe. Deve-se simplesmente secá-lo, colocá-lo diretamente no tórax ou abdome materno, em contato pele a pele, com uso de touca na cabeça (maior área de perda de calor) e manter seu dorso coberto com campo macio ou compressa previamente aquecida. Devem ser avaliados a FC, o tônus e a respiração do RN periodicamente. Para aquele que nasce com boas condições de vitalidade, recomenda-se que o clampeamento do cordão umbilical seja tardio, entre 1 e 3 minutos, depois da sua extração completa da cavidade uterina, até cessar sua pulsação. Em prematuros abaixo de 34 semanas de idade gestacional, o clampeamento deve ser realizado 30 a 60 segundos após o nascimento, desde que o mesmo esteja em boas condições de vitalidade (SBP, 2016).

Após o clampeamento do cordão, o RN deve ser mantido em contato pele a pele com a mãe, sendo recomendado o início do aleitamento materno na primeira hora de vida. Nesse período, para manter a temperatura corporal do neonato entre 36,5 e 37,5°C (normotermia), o ambiente na sala de parto deve permanecer entre 23 e 26°C. Após os cuidados de rotina na sala de parto, o RN deve ser encaminhado junto à sua mãe para o alojamento conjunto.

Se houver uma resposta "não" para pelo menos uma das três perguntas iniciais: gestação a termo, respiração ou choro presente e tônus muscular em flexão, o RN deve ser conduzido à mesa de reanimação para ser executada a seguinte sequência: provisão de calor, desobstrução das vias aéreas, aspirando sua

Quadro 24.4 Boletim de Apgar ampliado.

Idade gestacional: _____

Sinal	0	1	2	1 min	5 min	10 min	15 min	20 min
Frequência cardíaca	Ausente	< 100 bpm	> 100 bpm					
Respiração	Ausente	Irregular	Regular					
Tônus muscular	Flacidez total	Alguma flexão	Movimentos ativos					
Irritabilidade reflexa	Ausente	Alguma reação	Caretas e/ou espirros					
Cor	Cianose/palidez	Corpo róseo Extremidades cianóticas	Corpo e extremidades róseos					
TOTAL								

Comentários:

Reanimação					
Minutos	1	5	10	15	20
O$_2$ suplementar					
VPP com máscara					
VPP com cânula					
CPAP nasal					
Massagem cardíaca					
Epinefrina/expansor					

bpm: batimentos por minuto; VPP: ventilação com pressão positiva com balão/ventilador manual; CPAP: pressão positiva contínua nas vias aéreas.

Quadro 24.5 Interpretação do índice de Apgar.

Valores	Condições ao nascimento
0 a 3	Asfixia grave; condição ao nascer ruim; necessita de manobras invasivas de reanimação (p. ex., intubação, ventilação com pressão positiva, massagem cardíaca, medicações)
4 a 7	Asfixia moderada; condição de nascimento regular; pode necessitar de manobras de reanimação moderadamente invasivas (p. ex., ventilação com pressão positiva, oxigênio suplementar)
8 a 10	Sem asfixia; boa condição de nascimento; necessita apenas de observação

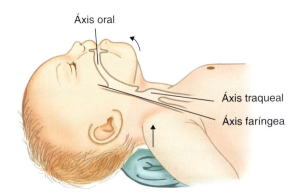

Figura 24.1 Hiperextensão leve da cabeça com uso de coxim subescapular. (Fonte: SBP, 1996.)

boca e narinas (se necessário), e secagem (SBP, 2016). Para assegurar a permeabilidade das vias aéreas, deve-se manter o pescoço do RN em leve extensão, através de um coxim em região cervical e escapular, evitando sua hiperextensão ou flexão exagerada (Figura 24.1).

A parada cardiorrespiratória em neonatos tem como principal causa a asfixia. Por isso, as diretrizes da SBP e internacionais continuam a enfatizar a ventilação como foco da reanimação inicial do neonato, mantendo como sequência o acrônimo **ABC**:

- *Airway* (proteção e manutenção da via aérea pérvia)
- *Breathing* (ventilação adequada)
- *Circulation* (preservação da circulação, especialmente em órgãos nobres como cérebro e coração).

As manobras de reanimação devem ser realizadas de acordo com a avaliação simultânea da respiração e FC, sendo os batimentos cardíacos o principal indicador na tomada de decisão. Os métodos de avaliação da FC são: ausculta cardíaca precordial, palpação do pulso pelo cordão umbilical, detecção do pulso pela oximetria e da atividade elétrica por monitoramento cardíaco. Recomenda-se o monitor cardíaco para apuração acurada da FC, sendo o método mais indicado na sala de parto.

A respiração é avaliada por observação dos movimentos respiratórios espontâneos, expansão do tórax e choro do RN, estando adequada se for uma respiração regular e suficiente para manter a FC > 100 bpm.

Um esquema gráfico (fluxograma) deve ser seguido passo a passo, a fim de serem definidas estratégias que rapidamente serão aplicadas ao RN. Na definição desse "esquema mental" pelo reanimador, cada passo deve ser realizado, no máximo, em 30 segundos, a fim de que possam ser tomadas decisões para prolongar as manobras, suspendê-las ou ir adiante com os passos da reanimação (Figura 24.2). Essa diretriz, conhecida como a marca do minuto de ouro, ou *golden minute*, foi mantida nos primeiros 60 segundos de vida do RN. Havendo vitalidade adequada, com FC > 100 bpm e respiração rítmica e regular, o RN deve receber os cuidados de rotina (SBP, 2016).

Nos casos em que o RN esteja hipotônico, sem respiração, ou seja prematuro (RNPT), devem ser instituídas, em no máximo 30 segundos, as seguintes medidas:

- Oferecer calor (por meio de uma fonte de calor radiante)

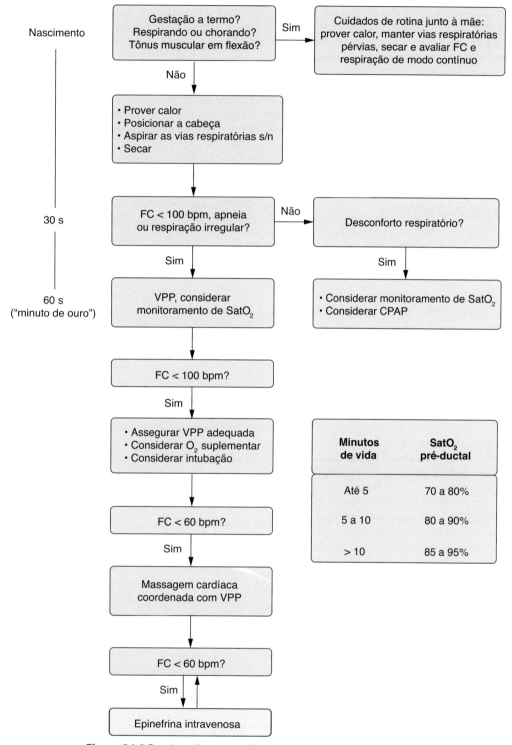

Figura 24.2 Reanimação neonatal em sala de parto. (Fonte: SPB, 2016.)

- Posicionar a cabeça do neonato com leve extensão do pescoço para garantir a abertura das vias aéreas superiores (ver Figura 24.1)
- Aspirar a boca e depois as narinas, se houver necessidade
- Secar e remover os campos úmidos
- Reposicionar a cabeça, se necessário
- Avaliar o RN pela sequência **ABC**.

O primeiro passo consiste em manter a normotermia do RN com peso inferior a 1.500 g. A hipotermia é um fator de risco para a morbimortalidade, agravando ou favorecendo o desequilíbrio acidobásico, o desconforto respiratório, a enterocolite necrosante, a hemorragia peri-intraventricular em RNPTs de muito baixo peso. Recomenda-se técnica adicional de aquecimento, envolvendo todo o corpo do RN, exceto a face, com um saco plástico transparente de polietileno de 30 × 50 cm, e manutenção sob fonte de calor radiante, além do uso de touca na cabeça, evitando, assim, perda excessiva de calor e suas complicações (distúrbios do metabolismo da glicose – hipoglicemia; distúrbios respiratórios e cardiovasculares).

242 Parte 2 • O Recém-Nascido

Todos os procedimentos de reanimação devem ser feitos sob uma fonte de calor (SBP, 2016).

Deve-se ter cuidado ao aspirar a boca e as narinas do RN, evitando-se a introdução brusca da sonda e sua chegada até a faringe posterior, pois essa manobra pode causar traumatismo, atelectasia, apneia e bradicardia devido ao espasmo laríngeo estimulado por reflexo vagal. Se a técnica for realizada por sonda traqueal e vácuo, deve-se medir seu comprimento, desde a narina até a curvatura da mandíbula (trago), a fim de evitar manobra vagal. Pode-se utilizar sonda traqueal nº 6, 8 ou 10, no sentido boca–nariz, de maneira delicada, com pressão máxima do aspirador a vácuo de aproximadamente 100 mmHg.

Ventilação por pressão positiva

Após os passos iniciais, se o RN não presentar melhora, indica-se a ventilação por pressão positiva (VPP). Ela deve ser iniciada nos primeiros 60 segundos – "minuto de ouro" (*golden minute*) –, garantindo que o neonato mesmo respire nos primeiros minutos de vida. A VPP com balão autoinflável (ambu), após a realização dos passos iniciais em 30 segundos, é indicada nos casos de:

- Apneia
- *Gasping* (suspiros profundos, seguidos de apneia)
- FC < 100 bpm.

A pressão máxima a ser administrada pelo balão autoinflável e limitada pela válvula de escape deve ser entre 30 e 40 cmH_2O. O ventilador mecânico manual em T também pode ser utilizado com máscara ou cânula traqueal. A máscara facial pode ser de material maleável transparente ou semitransparente, com borda acolchoada, anatômica ou arredondada, com espaço morto de 5 cm, de diversos tamanhos. É de fundamental importância o ajuste da face do RN com a máscara, de tal modo que ela cubra a ponta do queixo, a boca e o nariz, assim como sua vedação, para que não ocorra escape de ar e seja mantida a ventilação efetiva.

Se o RN com mais de 34 semanas de idade gestacional apresentar apneia, respiração irregular ou FC < 100 bpm, a ventilação com ar ambiente deve ser iniciada, com observação da insuflação pulmonar e normalização da FC. Para o RN abaixo ou igual a 34 semanas de idade gestacional, o suporte ventilatório deve ser administrado com oxigênio suplementar na concentração inicial de 30%, podendo ser aumentada ou reduzida com uso de *blender* (misturador de gases), de modo a manter a saturação de oxigênio ($SatO_2$) adequada, de acordo com os minutos de vida. Esta saturação deve ser monitorada pela oximetria de pulso, garantindo que o sensor neonatal fique localizado no membro superior direito, de preferência no pulso radial direito ($SatO_2$ pré-ductal), sendo desejáveis os seguintes valores:

- **Até 5 minutos**: 70 a 80%
- **De 5 a 10 minutos**: 80 a 90%
- **Mais de 10 minutos**: 85 a 95%.

O ponto crítico da reanimação neonatal é a ventilação adequada, que infla os pulmões de ar, promovendo a dilatação de sua vasculatura e a troca gasosa adequada. A VPP deve ser realizada com auxílio de máscara, evitando-se a intubação de rotina, na frequência de 40 a 60 movimentos por minuto, obtida por meio da regra "*aperta/solta/solta...aperta/solta/solta*". Durante a ventilação, é importante verificar a adaptação da máscara à face do RN, de acordo com seu tamanho e tipo adequados. Observam-se a permeabilidade das vias aéreas, posicionando-se a cabeça do RN adequadamente; e a expansibilidade torácica;

e verifica-se a entrada de ar nos pulmões, para certificar-se de que a ventilação está sendo efetiva.

Após a VPP apresentar o resultado esperado (respiração espontânea adequada do RN e sua FC > 100 bpm), pode-se suspendê-la. Se depois de 30 segundos de ventilação o RN apresentar-se com FC < 100 bpm ou expansibilidade torácica insatisfatória, ou sem respiração espontânea, considera-se a ventilação inadequada, devendo-se verificar o ajuste da máscara facial, a permeabilidade das vias aéreas e, se necessário, aumentar a pressão no balão autoinflável, atentando-se para a possibilidade de suplementação de oxigênio e realização de intubação traqueal. Durante períodos prolongados de VPP, recomenda-se a inserção de sonda orogástrica, com o intuito de diminuir a distensão do estômago e melhorar o padrão da ventilação.

Intubação traqueal

A intubação traqueal é indicada nos casos em que:

- Ocorre aspiração de mecônio traqueal com obstrução de via aérea
- A VPP com máscara prolongada é ineficaz, e a FC permanece < 100 bpm
- O RN necessite de massagem cardíaca (FC < 60 bpm)
- Seja necessária a administração de epinefrina e outra via não foi obtida
- Haja suspeita de anomalias congênitas que requeiram intubação imediata, como na hérnia diafragmática congênita (abdome escavado e tórax abaulado, indicando vísceras no mediastino)
- O RN seja prematuro extremo e deva receber surfactante profilático de acordo com a rotina da instituição.

Na reanimação neonatal, a intubação deve ser indicada por profissionais capacitados e habilitados para o procedimento, pois existe elevado risco de complicações, tais como: hipoxemia, apneia, bradicardia, pneumotórax, lesão de tecidos moles, perfuração de traqueia ou esôfago e risco de infecção.

O tamanho do TOT ou da cânula traqueal é escolhido de acordo com o peso do neonato (Quadro 24.6). Devem-se preferir tubos centimetrados, ou seja, marcados centímetro a centímetro, pois garantem a fixação adequada e são livres de riscos. É necessário deixar próximo ao RN um número maior e um menor, pois, eventualmente, há variações anatômicas.

A confirmação imediata da posição adequada da cânula é obrigatória por meio de inspeção do tórax, ausculta, visualização de condensação na cânula e aumento da FC; este é o melhor indicador de que a cânula está bem localizada na traqueia. Entretanto, essa avaliação pode demorar de 30 a 60 segundos, sendo recomendada, então, a análise com uso de detector colorimétrico de gás carbônico (CO_2) exalado, instalado entre a cânula e o ambu.

Quadro 24.6 Número do tubo orotraqueal (TOT) de acordo com o peso do recém-nascido (RN).

Peso do RN	Nº do TOT
< 1.000 g	2,5
1.000 a 2.000 g	3
2.001 a 3.000 g	3,5
> 3.000 g	4

Ao proceder à intubação, deve-se fixar a cânula, na medida correspondente ao *peso do RN somada a uma constante 6*. Por exemplo, se o RN pesar 1 kg, a cânula deverá ficar fixada na posição 7, na altura do centro do lábio superior. A parte distal da cânula deverá ser localizada no terço médio da traqueia, na altura da 1ª vértebra torácica, sendo confirmada a sua posição somente após controle radiológico.

O uso de oxigênio suplementar na VPP por cânula traqueal deve ser iniciado com concentração de oxigênio a 30% e, após 30 segundos, avalia-se a $SatO_2$, com aumento de 20% a cada 30 segundos, caso seja necessário. Se o RN for prematuro e continuar com a FC < 100 bpm, a concentração de oxigênio deve permanecer a mesma que estava sendo oferecida antes da intubação.

Em RN que nascer banhado em mecônio, não apresentar respiração, FC e tônus normais, deve-se aspirar sua traqueia sob visualização direta, por meio de laringoscópio e aspirador de mecônio acoplado ao tubo orotraqueal. Se a criança apresentar boas condições de vitalidade, mesmo havendo mecônio, deve-se evitar a intubação traqueal de rotina. Essa criança deve ser observada e reavaliada após 1 a 2 horas de vida (Brasil, 2017).

Se o neonato, após intubação, apresentar FC > 100 bpm e movimentos respiratórios espontâneos, a ventilação deverá ser suspensa e o RN extubado, oferecendo-se oxigênio inalatório, de acordo com a $SatO_2$. Se o RN continuar em apneia, com FC > 100 bpm, deve-se manter a intubação e encaminhá-lo para a Unidade de Terapia Intensiva Neonatal (UTIN).

Estudos atuais têm recomendado o uso da pressão positiva contínua nas vias aéreas (CPAP) como método de prevenção da intubação precoce, principalmente em prematuros com idade gestacional inferior a 34 semanas, que apresentam FC > 100 bpm e respiração espontânea, porém com desconforto respiratório e/ou saturação abaixo da esperada. A utilização de CPAP em RNPTs têm reduzido a incidência de broncodisplasia pulmonar, a necessidade de ventilação mecânica e surfactante, diminuindo a dependência de oxigênio, do tempo de internação e do óbito hospitalar. Na sala de parto, esse método pode ser empregado por meio de circuito de ventilador mecânico manual em T, equipamento controlado a fluxo e limitado a pressão, que apresenta os seis componentes seguintes:

- Via de entrada da mistura de gases proveniente do *blender*
- Via de saída para o paciente
- Controle de limite de pressão máxima
- Controle de pressão inspiratória
- Tubo T com orifício regulador de pressão positiva expiratória final (PEEP)
- Manômetro que indica a pressão inspiratória e PEEP.

Massagem cardíaca

Em situações de asfixia neonatal, ocorrem vasoconstrição periférica, hipoxemia tecidual, diminuição da contratilidade cardíaca, bradicardia e consequente parada cardíaca do RN, que na maioria dos casos consegue ser revertida com ventilação adequada. Quando isso não acontece, a hipoxia e a acidose metabólica podem provocar falência do miocárdio, comprometendo o fluxo pulmonar. Nesse caso, indica-se a massagem cardíaca.

A massagem cardíaca é indicada quando, após 30 segundos de ventilação com oxigênio suplementar, o RN apresentar FC < 60 bpm. São realizadas 3 compressões torácicas para 1 ventilação, na relação 3:1.

A compressão cardíaca é realizada no terço inferior do esterno, onde se localiza a maior parte do ventrículo esquerdo (Figura 24.3). A técnica pode ser realizada de duas maneiras: a dos dois dedos e a dos dois polegares, sendo a última mais indicada, por aumentar o pico de pressão sistólica e melhorar a perfusão coronariana. Na técnica dos dois polegares, estes podem ser sobrepostos ou justapostos; os sobrepostos produzem maior pico de pressão, e os justapostos podem causar risco de lesões pulmonar e hepática. Os polegares devem ser posicionados no terço inferior do esterno, abaixo da linha intermamilar, com o restante das mãos circundando o tórax e apoiando o dorso do RN. A profundidade de compressão deve ser de 1/3 do tórax anteroposterior, permitindo a reexpansão torácica e o enchimento das câmaras cardíacas, mantendo os dedos na posição adequada (SBP, 2016).

Se após 30 segundos de manobra for restabelecida a FC > 60 bpm, interrompe-se a massagem, mantendo a VPP, até que o RN apresente respirações regulares e FC > 100 bpm. Em geral, quando o neonato recebe massagem cardíaca na sala de parto, é mais prudente encaminhá-lo intubado para a UTIN. Após VPP com cânula traqueal, oxigênio a 100% e massagem cardíaca sincronizadas, se a FC persistir < 60 bpm, deve-se administrar epinefrina.

Medicações

A via medicamentosa preferida é a intravenosa, seguida da endotraqueal, quando não for possível cateterizar a veia umbilical de imediato. A epinefrina é um fármaco alfa-adrenérgico que promove vasoconstrição periférica, aumentando a frequência dos batimentos cardíacos e melhorando a perfusão coronariana. Recomenda-se sua administração por via intravenosa, mas pode ser empregada por via traqueal, em dose única, embora sua eficácia seja questionada.

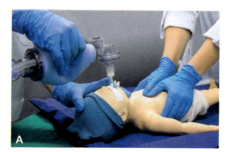 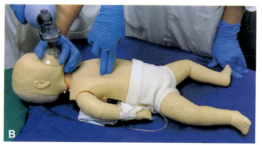

Figura 24.3 Sequência de ventilação e compressão torácica. Um profissional sempre fica na cabeça do recém-nascido para promover as ventilações e outro é responsável pela massagem cardíaca externa com 2 dedos entrelaçados no tórax (**A**) ou no terço inferior do xifoide (**B**).

244 Parte 2 • O Recém-Nascido

Quando não for revertida a bradicardia por VPP e massagem cardíaca adequada, pode se repetir a administração de epinefrina a cada 3 a 5 minutos, na dose 0,03 mg/kg, considerando o expansor de volume.

Expansores de volume (soro fisiológico a 0,9%, lactato de Ringer ou sangue total) devem ser considerados em pacientes suspeitos de hipovolemia e administrados por via intravenosa na dose de 10 mℓ/kg (ver Quadro 24.1). Suspeita-se de hipovolemia quando a FC não melhora e o RN não responde às manobras de reanimação, apresentando sinais de choque, como palidez, má perfusão e pulsação fraca.

A necessidade de suporte circulatório por meio de massagem cardíaca e utilização de medicação na reanimação neonatal é um indicador de mau prognóstico no que se refere à mortalidade e ao desenvolvimento neurológico, principalmente em RNPTs e RNs que sofrem asfixia.

Algumas situações requerem cuidados específicos da equipe de reanimação, como no nascimento de crianças com anomalias congênitas. O reconhecimento ou suspeita dessas situações requer os seguintes cuidados adicionais:

- Na atresia de esôfago, inserir sonda nº 8 ou 10 no coto proximal, mantendo sistema de aspiração contínua
- Em defeitos de fechamento da parede abdominal (gastrosquise e onfalocele), iniciar ventilação com ambu e cânula traqueal para prevenir distensão excessiva das alças, mantendo sonda orogástrica aberta. As vísceras devem ser cobertas com plástico de proteção estéril. Na gastrosquise, manter o RN em decúbito lateral direito, para evitar compressão das vísceras expostas e manusear o conteúdo eviscerado com luva estéril (Capítulo 33, *Afecções Cirúrgicas e Malformações Congênitas no Período Neonatal*)
- Caso haja falhas de fechamento do tubo neural (mielomeningocele e meningocele), manter o RN em decúbito lateral; manusear o saco herniário com luva estéril e cobrir o defeito com plástico poroso
- Em caso de hidropisia, preparar material para toraco ou paracentese.

Em todas as situações em que o RN necessitar de transporte para a UTIN, este deve ser feito em incubadora apropriada e equipada para a locomoção do neonato.

Tempo máximo de tentativa de reanimação

Uma vez iniciadas as manobras, os RNs que não apresentarem sinais de vida (batimentos cardíacos e frequência respiratória) após 10 minutos de manobras demonstram elevada mortalidade e sérios comprometimentos neurocomportamentais, podendo ser justificada a descontinuidade das manobras após este tempo. Entretanto, na prática, a difícil decisão de descontinuar o suporte ainda não apresenta consenso na literatura, dependendo de políticas institucionais e da decisão médica.

É necessário um consistente manejo individualizado de casos pelas equipes obstétrica e neonatal, juntamente com os pais. Trata-se de uma decisão bioética extremamente difícil. Quando parar? Quando não reanimar? Não iniciar a reanimação e descontinuar o tratamento durante ou após a reanimação são eticamente inaceitáveis. Tais decisões perpassam por valores individuais e coletivos, crenças, princípios éticos, religiosos, sociais e culturais.

Considerando o RN como uma pessoa dependente e de direito, a sua autonomia é delegada aos pais, pela incapacidade deliberativa dos seus atos e desejos. Nesta situação, há uma violação do direito dos pais, inviabilizando a sua participação e manifestação nas decisões quanto às condutas restritivas de cuidados paliativos ou de conforto, desrespeitando o princípio da autonomia e os seus direitos, como responsáveis legais por seu filho (Sá Neto e Rodrigues, 2015).

Considera-se a descontinuidade de esforços para manutenção da vida quando houver (American Heart Association [AHA], 2015; SPB, 2014):

- Gestação de baixo peso e/ou anomalias congênitas; estes fatores associam-se a raros casos de sobrevivência com evidências científicas como, por exemplo, nos casos de prematuridade < 22/23 semanas de idade gestacional ou peso < 400 g
- Anomalias, como anencefalia e trissomia do cromossomo 13 ou 18
- Condições associadas a prognósticos incertos, descritos na literatura como casos com elevada morbidade.

No Brasil, não existem regras de conduta, e sim princípios éticos que norteiam as nossas ações. Nesse sentido, há de se considerar cada caso, buscando-se o equilíbrio das decisões e evitando-se a obstinação terapêutica. Quando não houver possibilidade de recuperação da criança, a atenção da equipe assistencial deve ser canalizada para o conforto do RN e da família, afetivo e emocional.

Questões de autoavaliação

1. Durante as manobras de reanimação neonatal, o boletim de Apgar objetiva avaliar:
   - (A) A necessidade dessas manobras de reanimação neonatal
   - (B) As respostas do recém-nascido às manobras recebidas
   - (C) As condições para sobrevivência do neonato
   - (D) A necessidade de aquecimento do recém-nascido
2. Dentre as condições de vitalidade ao nascer, podem-se destacar alguns padrões a serem avaliados, *exceto*:
   - (A) Frequência cardíaca
   - (B) Tônus muscular
   - (C) Temperatura
   - (D) Unidade de Cuidado Intermediário Canguru
3. O fármaco de escolha para tratamento da bradicardia na reanimação neonatal é:
   - (A) Dopamina
   - (B) Dobutamina
   - (C) Bicarbonato de sódio
   - (D) Epinefrina
4. Ao nascimento, em caso de suspeita de anomalias congênitas, como a hérnia diafragmática congênita, a indicação de suporte, na vigência de desconforto respiratório, é:
   - (A) CPAP nasal
   - (B) Oxigênio inalatório
   - (C) Intubação orotraqueal
   - (D) Ventilação com ambu e máscara
5. A indicação de instalação de sonda orogástrica durante a manobra de reanimação neonatal justifica-se por:
   - (A) Diminuir a distensão do estômago e melhorar o padrão da ventilação
   - (B) Aumentar a resistência gástrica
   - (C) Reduzir os níveis de sódio e potássio durante a reanimação
   - (D) Ser mais uma via de administração de medicamentos durante a reanimação

Gabarito das questões: 1 – letra B; 2 – letra C; 3 – letra D; 4 – letra D; 5 – letra A.

REFERÊNCIAS BIBLIOGRÁFICAS

American Heart Association (AHA). Atualização das diretrizes de RCP e ACE. 2015.

Brasil. Ministério da Saúde. Secretaria de Atenção à saúde. Departamento de ações programáticas e estratégicas. Atenção à saúde do recém-nascido: guia para profissionais de saúde. v. 1. 2. ed. Brasília: Ministério da Saúde, 2014.

Brasil. Ministério da Saúde. Secretaria de Ciência, Tecnologia e Insumos Estratégicos. Departamento de Gestão e Incorporação de Tecnologias em Saúde. Diretrizes nacionais de assistência ao parto normal: versão resumida [recurso eletrônico]. Brasília: Ministério da Saúde, 2017. Disponível em: http://bvsms.saude.gov.br/bvs/publicacoes/diretrizes_nacionais_assistencia_parto_normal.pdf. Acesso em: 04/01/19.Ricci SS. Enfermagem Materno-neonatal e Saúde da Mulher. Tradução de Maria de Fátima Azevedo. 3. ed. Rio de Janeiro: Guanabara Koogan; 2015.

Sá Neto JA, Rodrigues BMRD. A ação intencional da equipe de enfermagem ao cuidar do RN na UTI neonatal/The intentional action of nursing team to caring for the newborn in the NICU. Ciência, Cuidado e Saúde (Online). 2015; 14:1237-44.

Sociedade Brasileira de Pediatria (SBP); Branco MF, Guinsburg R. Reanimação do recém-nascido ≥ 34 semanas em sala de parto. Diretrizes 2016 da Sociedade Brasileira de Pediatria. 2016. Disponível em: http://www.sbp.com.br/fileadmin/user_upload/DiretrizesSBPReanimacaoRNMaior34 semanas26jan2016.pdf. Acesso em: 20/01/2019.

Sociedade Brasileira de Pediatria (SBP); Branco MF, Guinsburg R. Reanimação do recém-nascido < 34 semanas em sala de parto. Diretrizes 2016 da Sociedade Brasileira de Pediatria. 2016. Disponível em: http://www.sbp.com.br/fileadmin/user_upload/DiretrizesSBPReanimacaoPrematuroMenor34 semanas26jan2016.pdf. Acesso em: 20/01/19.

Sociedade Brasileira de Pediatria (SBP). Manual de Reanimação Neonatal. São Paulo: IMO'S Gráfica e Editora; 1996. 157 p.

Wyckoff MH, Aziz K, Escobedo MB et al. Part 13: Neonatal Resuscitation: 2015 American Heart Association guidelines update for cardiopulmonary resuscitation and emergency cardiovascular care. Circulation. 2015; 132(18 Suppl 2):S543-60.

Wyllie J, Bruinenberg J, Roehr CC et al. European Resuscitation Council Guidelines for Resuscitation 2015: Section 7. Resuscitation and support of transition of babies at birth. Resuscitation. 2015; 95:249-63.

25

Cuidados de Enfermagem Voltados para o Desenvolvimento Neurocomportamental do Recém-Nascido

Adriana Teixeira Reis • Marcelle Campos Araújo •
Rachel Leite Soares de Vasconcelos

INTRODUÇÃO

Um dos princípios da humanização é proporcionar conforto e segurança ao recém-nascido (RN) e a sua família durante a internação na Unidade de Terapia Intensiva Neonatal (UTIN).

A enfermagem deve ter como metas:

- Manejar o RN adequadamente, favorecendo seu desenvolvimento sensório-cognitivo, crescimento e recuperação
- Evitar o estresse, a dor e a manipulação desnecessária do RN, prevenindo desorganização e agitação comportamentais
- Promover ambiente de conforto para os RNs e seus familiares.

Na transição da vida intrauterina para a extrauterina, o RN abandonou o ambiente seguro por "um novo mundo", onde sofre manipulação média de 134 vezes em 24 horas. Os recém-nascidos prematuros (RNPTs) apresentam extrema labilidade com esse manejo, sendo manifestada por perdas de calor e peso, e alterações hemodinâmicas.

Partindo-se da perspectiva do cuidado atraumático (Whaley e Wong, 1999), devem ser realizadas intervenções que minimizem ou não propiciem o estresse físico ou psicológico da criança e da família na UTIN. Cabe às equipes saber identificar sinais de desorganização comportamental do RN e evitar futuras sequelas neurológicas e motoras. Saber "dar um tempo" para a criança não desabona a qualidade do cuidado, mas, sim, a preserva de excessos de manejo e futuros danos neurocomportamentais.

O Programa de Avaliação e Cuidados Individualizados para o Desenvolvimento do Neonato (NIDCAP, em inglês *Newborn Individualized Developmental Care and Assessment Program*) requer pessoal treinado e foi desenvolvido a partir de observações da pediatra Heidelise Als (1982; 2002), que descreveu alguns sistemas funcionais de comunicação expressos pelo RN (autônomo, motor, estado, atenção e interação, sistema autorregulador) e ficou conhecido como Teoria sincronoativa.

O cuidado direcionado ao desenvolvimento do neonato descreve algumas intervenções que podem promover e facilitar sua estabilização, recuperação e seu progresso na UTIN. Ele está pautado em 5 eixos: controle de ruídos, moderação da luminosidade, cuidados posturais, manejo da dor e presença da família.

As bases teóricas desse cuidado surgiram a partir da compreensão de estudos que demonstravam que o RN de baixo peso está exposto a riscos de complicações medicamentosas, déficit de crescimento e dificuldades cognitivas, neurológicas e comportamentais.

Durante o último trimestre gestacional, o cérebro fetal apresenta crescimento superior ao dos outros estágios da vida, caracterizado por migração, sinaptogênese e mielinização (Boxwell, 2006). O desenvolvimento cerebral sadio depende de influências do ambiente. O RN prematuro (RNPT) é particularmente vulnerável às influências ambientais negativas da UTIN, como luz, ruído, manipulação excessiva e privação afetiva.

O ambiente intrauterino confere limite físico pelo próprio líquido amniótico e barreiras uterinas. Ao nascimento, nas incubadoras, o RN procura limites até então conhecidos. O manejo dele é frequentemente associado a um aumento de sua frequência cardíaca e de seu consumo de oxigênio e energia. Entretanto, nem sempre esse manejo é desfavorável ao RN, podendo ser um momento prazeroso, de estimulação e de contato afetivo. Assim, a organização do RN no leito deve ter a participação dos pais e ser estimulada pelos profissionais.

As políticas de restrição de manipulação do RN para prevenção de danos neurocomportamentais e fisiológicos devem ser avaliadas constantemente e não podem ser entendidas como "não cuidar" ou "descuidar". Mínimo manejo significa evitá-lo em excesso, realizá-lo de modo agrupado, de maneira que o RN possa ser beneficiado com períodos de sono e repouso mais

Capítulo 25 • Cuidados de Enfermagem Voltados para o Desenvolvimento Neurocomportamental do Recém-Nascido

prolongados. Não significa, em contrapartida, deixar de aspirar um RN quando necessário ou deixá-lo desorganizado no leito, utilizando a justificativa do mínimo manejo.

DESENVOLVIMENTO DOS SISTEMAS SENSORIAIS

Os sistemas sensoriais desenvolvem-se precocemente na vida embrionária. A partir de 7 a 8 semanas de idade gestacional, inicia-se a formação dos sistemas sensoriais. Na 15ª semana, o concepto já tem capacidade de sugar, podendo ser captadas essas imagens pela ultrassonografia. A partir da 20ª semana, já apresenta sensibilidade tátil.

Sistema vestibular (equilíbrio)

Segundo sistema a ser desenvolvido na vida fetal. É plenamente funcional no nascimento a termo, com progressiva integração com o sistema visual durante o primeiro ano de vida. Sua função pode ser afetada pelo uso de aminoglicosídios, fármacos que apresentem ototoxicidade (gentamicina e amicacina).

A estimulação vestibular suave pode ajudar a consolar o RN. A voz humana em tom suave é agradável e o acalma. Movimentos lentos tendem a aquietar, e movimentos rápidos são prejudiciais, propiciando, inclusive, hemorragias peri-intraventriculares (intracranianas), em especial no RNPT. Assim, o simples ato de trocar uma fralda deve ser feito de modo suave e não com o destaque rápido da fita adesiva, pois isso é uma ação ameaçadora para o RN, levando-o ao estresse desnecessariamente.

▪ *Desenvolvimento da audição*

Terceiro sistema a amadurecer. O feto apresenta respostas como piscar e se assustar a partir de 25 a 28 semanas, e reações de atenção e alerta a partir de 32 a 34 semanas.

Desenvolvimento do olfato e paladar

A partir de 29 a 32 semanas, podem existir respostas como sugar ou acordar em virtude de odores desagradáveis ou muito fortes (Ministério da Saúde, 2017). Os odores aversivos são rejeitados pelo RN e o cheiro do leite humano torna-se um estímulo positivo para o bebê. Quanto à gustação, o bebê é capaz de discriminar os sabores doce e amargo, expressando tais sensações.

Desenvolvimento da visão | Iluminação do ambiente

Último sistema visual a se desenvolver, de 26 a 30 semanas (percepção cortical da luz). A luz constante pode atrasar o desenvolvimento do ritmo circadiano e causar diminuição dos níveis de saturação de oxigênio. Luz intensa nos olhos do RN pode comprometer a integridade da retina. Daí a importância de proporcionar momentos de penumbra na UTIN, como o apagar das luzes, respeitando-se os ciclos de sono–vigília, e a utilização de cobertores na cúpula da incubadora para redução da incidência de luz.

INTERVENÇÕES PARA PREVENÇÃO DE DANOS

As principais intervenções são listadas a seguir:

- Referentes ao sistema auditivo
  - Rever o *design* da UTIN
  - Usar mantas, cueiros sobre as incubadoras
  - Eliminar rádios

- Remover água dos circuitos da oxigenoterapia
- Falar baixo
- Considerar o uso de protetores de ouvido em algumas situações, como hipertensão pulmonar e nas duas primeiras semanas de UTIN (RNPTs de 28 a 32 semanas)
- Alarmes – cheque imediatamente o motivo da deflagração de alarmes de bombas, respiradores e oxímetros
- Reduzir o volume de alarmes de frequência cardíaca, entretanto, continue monitorando de maneira eficaz
- Diminuir a campainha de telefones convencionais e de celulares
- Manusear incubadoras suavemente – não batuque ou coloque objetos sobre o tampo; feche e abra portinholas de modo suave
- Tomar cuidado com a manipulação de equipamentos e materiais para que eles não caiam e provoquem barulho desnecessariamente
- Usar abafadores em pias, portas, gavetas e lixeiras
- Referentes ao sistema olfativo/gustativo
  - Estimular a ida ao colo
  - Evitar odores fortes na limpeza da UTIN, próximo ao RN
  - Evitar uso de perfumes fortes que possam provocar estímulo aversivo
  - Quando utilizar luvas de látex para sucção não nutritiva durante procedimentos dolorosos, umedeça com leite humano ou soro glicosado
- Referentes à sensibilidade tátil
  - Usar contenção adequada (una os braços do RN sobre o tórax quando este chorar desorganizado e inconsolavelmente). O toque leve deve ser evitado, mas, quando necessário, devem-se usar as mãos, sem pressão excessiva ("contenção gentil")
  - Utilizar cuidados de suporte postural – "ninho", fornecendo limites e sustentação para o corpo (Figura 25.1)
  - Proporcionar superfície de contato ventral
  - Permitir exploração manual da face e da boca, das mãos e do corpo. Também podem ser usadas roupinhas e até enrolamento do RN, mantendo-se as mãos próximo à face
  - Se o RN mostrar desorganização neurocomportamental, pare a intervenção, se possível, "dando um tempo" e continue os cuidados após a reorganização/redução do nível de estresse
  - Oferecer suportes necessários para facilitar sua recuperação (contenção, redução de luz e ruídos, oportunidades para segurar e sugar, abraçar e levar as mãos à boca)
  - Planejar as atividades antes de se aproximar do RN, a fim de dar-lhe total atenção, sem precisar interromper o procedimento
  - Atuar em conjunto, com uma pessoa dando suporte ao RN, mantendo todas as interações toleráveis a ele
- Referentes ao ambiente
  - Fornecer venda ocular mesmo fora do uso da fototerapia
  - Manter iluminação individualizada
  - Usar ritmos de dia/noite.

PROMOÇÃO DE CUIDADOS E MANEJO INDIVIDUALIZADOS

Brazelton (1973) desenvolveu a escala neonatal de avaliação comportamental, na qual apresentava os seguintes estados comportamentais identificados no RN: sono profundo, sono ativo, sonolência, alerta tranquilo, despertar ativo e choro intenso.

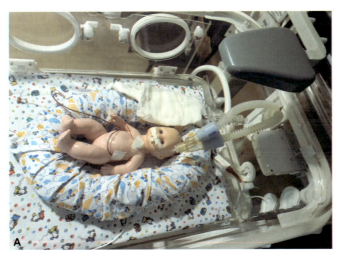 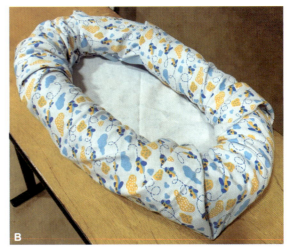

Figura 25.1 A. Uso do "ninho" para posicionamento do recém-nascido (posição em decúbito dorsal). **B.** Modelo sugestivo de ninho para uso na unidade neonatal.

Além da aplicação da escala de Brazelton, podem-se ainda identificar sinais de estresse no RN, a partir da observação de seus dados fisiológicos, tais como:

- Alteração no ritmo da respiração (taquipneia) e batimentos cardíacos (taquicardia)
- Coloração da pele (pele mosqueada e pálida)
- Alterações motoras (estado de hiperexcitabilidade com movimentos amplos de braços e pernas)
- Nível de atenção (estado de alerta excessivo, passando à "apatia protetora", com desinteresse em sugar e sonolência excessiva).

Pode-se proporcionar conforto e evitar o estresse a partir do uso de medidas simples de cuidado. O que se deve observar é que nas UTINs o modelo de assistência ao RN deve ser modificado, criando-se uma cultura de proteção e prevenção de danos, e não concentrada apenas no tratamento de danos neuromotores já instalados. Com essa mudança de cultura, deve-se buscar, antes do procedimento:

- Falar suavemente
- Posicionar o RN e dar contenção elástica
- Evitar mudanças bruscas de postura
- Propiciar sucção não nutritiva com uso de glicose a 25%.

Durante um procedimento, também podem ser usadas algumas estratégias como:

- Execução do procedimento em etapas, permitindo recuperação fisiológica do RN
- Minimização de outros estímulos, como ruídos excessivos e fala
- Agrupamento dos procedimentos (p. ex., ao administrar a dieta, aproveitar para fazer a troca de fralda antes da técnica)
- Uso de facilitadores – sucção do dedo, apoio para mãos e pés.

Após procedimento, deve-se confortar o RN, até sua estabilização, e evitar outros estímulos seguidos.

Cuidados posturais

Principalmente os RNPTs apresentam-se sem habilidade de autorregulação de sua postura exploratória, o que causa movimentos de membros, mãos levadas à face e à boca, repercutindo em gastos energéticos desnecessários. Quando se mantém postura organizada, o RN evita gastos excessivos de energia, preservando suas reservas para seus processos fisiológicos. Além disso, reduzem-se problemas motores futuros que possam ser provocados por mau posicionamento no leito e problemas comportamentais causados por estresse excessivo, secundário aos movimentos desordenados do RN.

Regras gerais

- Individualize o cuidado, avaliando a necessidade de cada RN (não se pode achar que um cuidado ou uma posição seja agradável a todos os RNs)
- Evite contenções em RNs mais rígidos
- Equilibre as necessidades de contenção e de movimentação
- Mantenha postura fletida (fetal), com membros próximos à linha média, em simetria
- Não mexa no RN em sono profundo
- Posicione o RN, procurando deixá-lo em estado de sono
- Varie as posturas
- Mantenha sua cabeça alinhada (diminui as variações da pressão intracraniana)
- Conserve suas mãos próximo ao rosto
- Mantenha seus pés apoiados
- Enrole o RN, se necessário.

Posturas mais utilizadas

- Prona (Figuras 25.2 e 25.3)
- Supina (Figuras 25.4 e 25.5)
- Lateral (Figura 25.5)
- Enrolamento (Figura 25.6A e B)
- Canguru.

Posturas alternativas | Posicionamento em rede e terapia aquática (ofurô)

A utilização de rede na incubadora, também denominada redeterapia (Figura 25.7), é uma alternativa que visa à reorganização postural tônica do RNPT. Beneficia o tônus flexor quando favorece a posição fetal, de difícil conquista em outras posturas tradicionais em UTIN. Auxilia ainda na organização comportamental e na estimulação vestibular, facilitando a integração sensorial. É uma medida não farmacológica para redução de

Capítulo 25 • Cuidados de Enfermagem Voltados para o Desenvolvimento Neurocomportamental do Recém-Nascido **249**

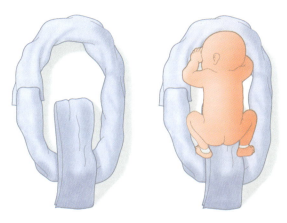

Figura 25.2 Posição prona 1. Enrole um cueiro formando um círculo completo. Use outro cueiro macio para oferecer suporte pélvico e torácico.

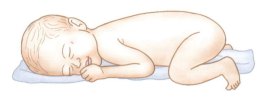

Figura 25.3 Posição prona 2. Cabeça em ângulo oblíquo, se tolerável.

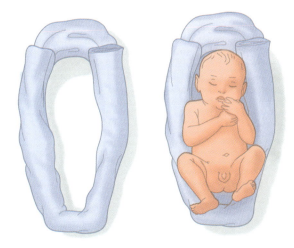

Figura 25.4 Posição supina 1. Mantenha flexão das pernas.

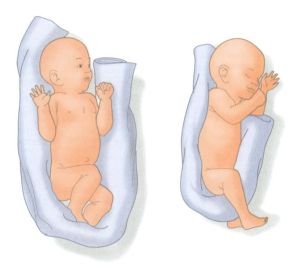

Figura 25.5 Posição supina 2 (à esquerda) e lateralizada (à direita), com uso de "rolinho em U".

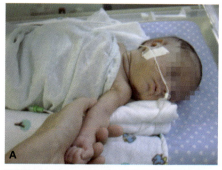

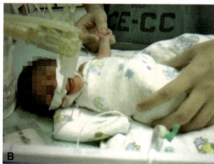

Figura 25.6 A e **B.** Exemplos de enrolamento e aconchego com uso de cueiro para punção venosa. (Fonte: arquivo pessoal das autoras.)

dor e estresse. A rede pode ser indicada para RNs estáveis, após 72 horas de vida (risco de hemorragia peri-intraventricular), sem uso de oxigenoterapia, sem diagnóstico de refluxo gastresofágico e com peso de até 2.000 g, com tempo mínimo de 1 hora e máximo de 3 horas diárias (Ministério da Saúde, 2017).

A ofuroterapia ou terapia aquática é uma medida para conforto do RN em ambiente de UTIN. Utiliza-se um balde com o fundo arredondado, buscando organização neurocomportamental do RN, relaxamento, melhoria de ciclo de sono e homeostase, por meio de banho de imersão. As principais indicações para o uso desse recurso são: RNs com alterações neurocomportamentais, irritabilidade, hipertonia e intolerância a mudanças comportamentais. O RN precisa estar estável clinicamente, com bom nível de saturação de oxigênio (> 90%), normotérmico e sem acessos venosos (Ministério da Saúde, 2017).

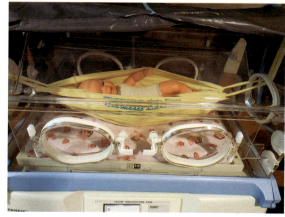

Figura 25.7 Uso de rede na Unidade de Terapia Intensiva Neonatal.

Questões de autoavaliação

1. São fundamentos do cuidado direcionado ao desenvolvimento do neonato:
   - (A) Realizar todos os procedimentos agrupados e rapidamente mesmo que o recém-nascido apresente leve descompensação
   - (B) Prevenir hemorragia intracraniana com cuidados posturais prioritários nas primeiras 72 horas
   - (C) Proporcionar postura e posicionamento adequados, redução de ruídos e luminosidade, manejo adequado da dor e participação da família
   - (D) Realizar estímulos sensório-cognitivos precocemente para o adequado desenvolvimento

2. Heidelise Als propôs a teoria sincronoativa e os cuidados individualizados ou contingenciais. São sinais de estresse manifestados pelo recém-nascido, *exceto*:
   - (A) Taquipneia e taquicardia
   - (B) Alterações da coloração da pele (pele mosqueada ou pálida)
   - (C) Estado de atenção alerta e focado na interação do familiar
   - (D) Movimentos amplos de braços e pernas

3. Sobre a postura e o posicionamento do recém-nascido (RN), pode-se afirmar que:
   - (A) Para o RN com dificuldades no tônus flexor, a rede pode ser benéfica; pode-se mantê-lo na rede por no mínimo 8 horas consecutivas para sua organização
   - (B) Em UTIN, a única posição recomendada é a supino, pois outras posições associam-se à morte súbita do RN
   - (C) Pode ser utilizada contenção gentil para auxiliar em procedimentos dolorosos
   - (D) As mãos do RN não devem ficar próximo à boca pelo risco de retirada de sonda orogástrica

4. Sobre o desenvolvimento dos sistemas sensoriais, é correto afirmar:
   - (A) A sucção já tem desenvolvimento a partir da 15ª semana de idade gestacional
   - (B) O sistema auditivo é o último a se desenvolver
   - (C) A luz constante não prejudica o desenvolvimento do ritmo circadiano
   - (D) O sistema vestibular (equilíbrio) ainda não é plenamente funcional ao nascimento a termo

5. Em UTIN, algumas medidas práticas precisam ser observadas para prevenir danos ao desenvolvimento do recém-nascido prematuro (RNPT), *exceto*:
   - (A) Uso de protetores de ouvido em algumas situações, como hipertensão pulmonar e em RNPTs extremos
   - (B) Checagem imediata de alarmes deflagrados em bombas, respiradores e oxímetros
   - (C) É imprescindível manter o volume de alarmes de frequência cardíaca para adequado monitoramento de todos os RNPTs internados
   - (D) Manipule incubadoras suavemente: não batuque ou coloque objetos sobre seu tampo; feche e abra portinholas de modo suave

REFERÊNCIAS BIBLIOGRÁFICAS

Als H. Program guide – Newborn Individualized Developmental Care and Assessment Program (NIDCAP®): an education and training program for health care professionals. Children's Medical Center Corporation; 2002.

Als H. Towards a synactive theory of development: promise for the assessment of infant individuality. Inf Ment Health J. 1982;3(4):229-43.

Boxwell G. Neonatal Intensive Care Nursing. London and New York: Taylor & Francis Group; 2006. 455 p.

Brasil. Ministério da Saúde. Secretaria de Atenção à Saúde, Departamento de Ações Programáticas Estratégicas. Atenção humanizada ao recém-nascido: método Canguru– manual técnico. 3. ed. Brasília: Ministério da Saúde, 2017.

Brazelton TB. Neonatal Behavioral Assessment Scale. London: William Heinemann Medical Books; 1973.

Whaley LF, Wong DL. Enfermagem Pediátrica: Elementos Essenciais à Intervenção Efetiva. 5. ed. Rio de Janeiro: Guanabara Koogan; 1999. 1118 p.

Gabarito das questões: 1 – letra C; 2 – letra C; 3 – letra C; 4 – letra A; 5 – letra C.

26

Administração de Medicamentos ao Recém-Nascido

Adriana Teixeira Reis • Aline Cerqueira

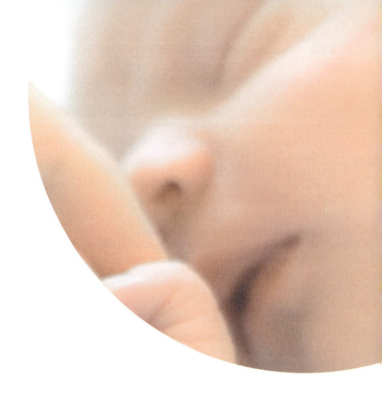

INTRODUÇÃO

Um dos objetivos da administração medicamentosa ao neonato é o tratamento de afecções ou a provisão de elementos necessários à sobrevivência e à manutenção da homeostase orgânica do recém-nascido (RN).

O RN tem características bastante diferenciadas daquelas da população adulta, principalmente no que se refere à maturidade hepática e renal, o que interfere nos mecanismos de metabolização e excreção de fármacos. Soma-se a esses fatores sua baixa tolerância ao uso de medicamentos orais, por incapacidade de absorção pela mucosa gastrintestinal, principalmente quando enfermo. Assim, grande parte da administração de medicamentos em RNs é realizada por via intramuscular. Em um estudo realizado em cinco unidades neonatais da Secretaria Municipal de Saúde do Rio de Janeiro (Menezes, 2005), identificou-se que a via venosa foi utilizada em 99,6% dos RNs. Dessa maneira, a enfermeira deve ter conhecimento sobre o uso de fármacos na unidade neonatal, a fim de administrá-los de modo eficaz e seguro, observando seus efeitos no RN e minimizando e controlando riscos possíveis e incidentes.

ADOÇÃO DE BOAS PRÁTICAS

Diante da complexidade da terapia medicamentosa, Miller et al. (2007) sugerem a adoção das seguintes estratégias para redução de erros de medicação em pediatria.

- Implantação de prescrição médica eletrônica com limites adequados de doses aos RNs
- Implementação de sistemas de alerta para interação medicamentosa conforme faixa etária da criança e tipo de atendimento e terapêutica medicamentosa prescrita
- Introdução de dispositivos automáticos de distribuição de medicamentos
- Implantação de farmácia para manipulação de medicamentos em comprimidos, cápsulas, drágeas e pílulas em solução líquida para uso em crianças
- Padronização dos medicamentos e armazenamento adequado
- Treinamento dos profissionais da saúde para prescrição de medicamentos, análise de rotulagem, distribuição, administração e monitoramento
- Disponibilização de farmácia com ambiente físico e recursos humanos especializados na área de pediatria
- Assistência contínua do farmacêutico, disponível 24 horas mesmo a distância
- Estabelecimento de políticas adequadas para "ordens verbais" e medicamentos administrados "pela mãe" ou outro familiar/acompanhante no ambiente assistencial
- Rotulagem clara e precisa de medicamentos, considerando padronização do uso de decimais
- Implantação de medidas de avaliação do uso de fármacos, notificação e revisão dos erros de medicação
- Promoção do acesso às informações relevantes sobre os medicamentos
- Disponibilização de equipe de enfermeiros especialistas em pediatria
- Realização de treinamento constante da equipe de técnicos de enfermagem
- Designação das atividades que são privativas dos enfermeiros no que tange à terapia medicamentosa em protocolos institucionais
- Realização da prescrição de enfermagem quanto aos cuidados para administração, monitoramento e acompanhamento dos resultados da terapia medicamentosa na criança
- Disponibilização de material e equipamentos adequados para administração de medicamentos em crianças
- Utilização de bombas de infusão volumétrica para promover maior acurácia nas infusões intravenosas
- Implantação de tecnologias para cálculo da dosagem de medicamentos (p. ex., sistemas informatizados com checagem de cálculo de doses)
- Documentação cuidadosa do processo que envolve a administração dos medicamentos
- Educação dos pacientes e familiares a respeito do tratamento implementado
- Implantação de sistemas de monitoramento automatizados para detecção e alerta para eventos adversos

252 Parte 2 • O Recém-Nascido

- Redução de eventos adversos relacionados com medicamentos anticoagulantes
- Implantação de esquema de distribuição de doses unitárias
- Utilização de sistemas de alerta e protocolos escritos para procedimentos especiais e utilização de medicamentos de risco
- Utilização de programas com dados farmacológicos
- Central de farmácia para preparo e administração de medicamentos
- Implantação de sistema de código de barras no processo de administração de medicamentos
- Padronização de equipamentos e material tecnológico (p. ex., bombas de infusão)
- Padronização de escalas e sistemas de avaliação da criança (p. ex., quilograma – kg)
- Utilização de formulários que contenham áreas específicas para o registro de informações como, por exemplo, alergias e peso
- Facilitação dos meios de comunicação entre os componentes da equipe de saúde.

Em 2001, a Academia Americana de Pediatria publicou os Princípios da Segurança do Paciente em Pediatria, também propondo diretrizes para a redução de incidentes associados à administração de medicamentos na clientela pediátrica (Lannon *et al.*, 2001), como:

- Atuar em equipe a fim de criar ambientes de prática seguros e prevenir a ocorrência de erros
- Enfocar a abordagem sistêmica para a promoção da segurança do paciente e prevenção de erros, e elaborar sistemas para identificar as falhas e aprender com elas
- Explorar os problemas relacionados com os erros de dosagem em pediatria, em especial devido à complexidade de seu cálculo
- Direcionar ações específicas à segurança do paciente em pediatria e desenvolver diretrizes de cuidado a fim de coordenar ações de intervenção para a promoção da segurança desse grupo
- Exigir das indústrias farmacêuticas que os medicamentos não tenham nomes parecidos nem sons de nomes parecidos
- Incentivar a inclusão de pacientes pediátricos em estudos clínicos de novos fármacos
- Implementar práticas seguras de medicação com base em recomendações científicas
- Conduzir pesquisas de análise dos erros em pediatria a fim de identificar estratégias de intervenção.

A administração segura de medicamentos em neonatologia também perpassa por conhecimentos de farmacologia, como biodisponibilidade e mecanismos de farmacocinética. Toda administração de medicamentos deve considerar a resposta orgânica de cada RN e dependerá da dose, da gravidade da doença e de alterações em suas funções cardíaca, renal e hepática.

CONCEITOS DE FARMACOCINÉTICA

As fases pelas quais o fármaco passa pelo organismo do RN serão descritas a seguir.

Absorção. Fase de transferência do fármaco do local de administração para a circulação sanguínea. Alguns fatores podem interferir nessa absorção (Tamez e Silva, 2017):

- Via de administração
- Grau de ionização do fármaco

- Peso molecular
- Solubilidade lipídica
- Ocorrência de transporte ativo.

A biodisponibilidade de um fármaco refere-se ao percentual administrado que se encontra ativo no organismo para exercer ação farmacológica. Assim, na via intravenosa, o medicamento é 100% absorvido e tem biodisponibilidade equivalente a 1,0. Medicamentos administrados por outras vias, em geral, são parcialmente absorvidos e têm menor biodisponibilidade do que os administrados pela via intravenosa (p. ex., um medicamento que é 80% absorvido tem biodisponibilidade de 0,8). A propriedade química do fármaco também interfere em seu percentual de absorção (Boxwell, 2006).

Distribuição. Fase de transferência do medicamento do local de maior para o de menor concentração. O medicamento livre é rapidamente metabolizado e excretado, sendo essa fração que efetivamente produz efeitos farmacológicos no organismo. O fármaco liga-se aos tecidos ou ainda circula no plasma conjugado à albumina (caso seja um fármaco ácido), ou à proteína plasmática (caso seja um fármaco básico). No RN prematuro (RNPT), os níveis de proteína plasmática são baixos. A albumina neonatal também tem capacidade reduzida de se ligar a fármacos, se comparada à albumina adulta. Estes fatores aumentam a disponibilidade do fármaco livre plasmático, podendo repercutir em maior toxicidade orgânica do fármaco.

Metabolização. Processo de biotransformação do medicamento antes de sua efetiva excreção. Geralmente, tal processo acontece em nível hepático. Medicamentos lipossolúveis necessitam ser convertidos em componentes hidrossolúveis para serem eliminados pelos rins.

Excreção. Remoção do medicamento e dos seus metabólitos pela via renal. Podem ser excretados *in natura* (não passam pela fase de metabolização) ou após biotransformação (fármaco e seus subprodutos – metabólitos). Esse processo sofre interferência direta do fluxo renal, da filtração glomerular, da secreção tubular e da reabsorção renal. O RNPT tem taxa de filtração glomerular reduzida comparado a RNs a termo.

Os aminoglicosídios, como a gentamicina, são excretados *in natura* pelos rins; por isso, devem ser administrados com cautela no RN que tenha comprometimento da função renal ou ainda não tenha urinado satisfatoriamente. Paracetamol e morfina são exemplos de fármacos metabolizados no fígado. Fenobarbital é um exemplo de fármaco metabolizado no fígado e excretado pelos rins.

VIAS DE ADMINISTRAÇÃO DE MEDICAMENTOS

A escolha da via dependerá das propriedades físico-químicas do fármaco, da finalidade terapêutica, da idade gestacional e do peso do RN e de sua condição clínica. Os fármacos podem, assim, ser administrados pelas vias:

- Enteral (via oral ou diretamente no estômago ou intestino, por meio de sondas)
- Retal
- Intramuscular
- Cutânea
- Nasal
- Ocular
- Intravenosa.

Enteral

Via em que são administrados medicamentos pelo trato gastrintestinal, a partir da via oral. Alguns medicamentos admitem a administração concomitante com leite, como, por exemplo, os polivitamínicos. A mistura com um pequeno volume de leite melhora o sabor da solução, evitando que o RN regurgite. Entretanto, outros fármacos não podem ser ingeridos simultaneamente, apenas 30 minutos antes da dieta, a fim de que sua absorção seja preservada, como, por exemplo, medicamentos antirrefluxo (como a domperidona e a bromoprida) e a solução de sulfato ferroso.

Esses fármacos podem, ainda, ser administrados diretamente no estômago (via gástrica) por meio de sonda nasogástrica, orogástrica ou por gastrostomia, ou diretamente no intestino, mediante sonda oro ou nasojejunal. Geralmente, o que determina a via de administração (oral ou o uso de sondas) é a capacidade de coordenação dos reflexos de sucção e deglutição do RN, seu peso e a existência de patologias de base.

Retal

Geralmente utilizada para realização de estímulo retal, quando o RN apresenta impactação de fezes, com distensão abdominal. O objetivo é promover o estímulo da peristalse intestinal, seguida de evacuação e liberação de gases intestinais. É utilizada em pós-operatórios tardios de cirurgias abdominais em RNPT que apresenta icterícia e em RNs que permanecem longos períodos sem evacuar. Podem ser administrados supositórios ou soluções. Para a administração, lateralizar o RN, mantendo as pernas fletidas. Não se deve elevar as pernas do RN sobre o abdome, pois essa manobra causa aumento da pressão intracraniana, principalmente em prematuros, podendo predispor a riscos de hemorragia periventricular.

Intramuscular

Via utilizada para administração de vitamina K e vacina contra a hepatite tipo B ao nascimento. Devido à reduzida massa muscular do RN, principalmente nos prematuros, recomenda-se (Tamez e Silva, 2017):

- Até 0,25 mℓ para RN com peso inferior a 1.000 gramas
- Até 0,5 mℓ para RN com peso superior a 1.000 gramas.

A área de administração comumente utilizada é o músculo vasto lateral, localizado na face anterolateral da coxa (Figura 26.1), considerando-se a quantidade de massa nessa região e a agulha adequada para aplicação. Com o uso de agulhas 13 × 4,5 (de insulina), é possível administrar o fármaco em ângulo de 90°; com agulhas 25 × 7 ou 20 × 5,5, deve-se obter uma angulação de 45°, com introdução apenas do bisel, principalmente nos prematuros desprovidos de massa muscular. Não massagear a área após administração.

Cutânea

Aplicação de fármacos diretamente na pele para evitar ou tratar lesões. Usa-se, por exemplo, óxido de zinco para prevenção de dermatite de fralda – ácido graxo essencial para criação de barreira cutânea no RNPT.

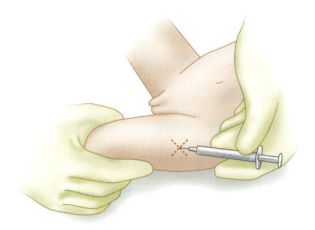

Figura 26.1 Aplicação de medicamento no músculo vasto lateral da coxa do recém-nascido. O "x" indica o local adequado na região anterolateral.

Nasal

Instilação de soro fisiológico para tratamento e alívio da congestão nasal.

Ocular

Administração de soluções para profilaxia (colírio de nitrato de prata a 1% ou tobramicina ao nascer, para prevenção de conjuntivite/oftalmia gonocócica ou por outros germes), tratamento (em caso de conjuntivite já instalada) ou diagnose (colírio de fenilefrina a 2,5% ou tropicamida 0,5 a 1% para avaliação oftalmoscópica no rastreamento da retinopatia da prematuridade [ROP]).

Intravenosa

Via mais utilizada em neonatologia para administração de soluções em dispositivos intravenosos periféricos (de curta permanência) e centrais (de média a longa permanência). Estudo de Menezes (2005) realizado em cinco unidades neonatais públicas do Município do Rio de Janeiro aponta que, dos 252 neonatos estudados, 45,2% usaram dispositivo periférico e central e 5,6% usaram apenas dispositivo central.

São considerados dispositivos de curta permanência:

- Cateteres periféricos
- Cateteres arteriais
- Flebotomia/dissecção
- Cateteres utilizados para monitoramento hemodinâmico (Swan-Ganz, cateter para medicação de pressão venosa central).

São considerados cateteres de média e longa permanência:

- Cateter central de inserção periférica (CCIP ou PICC)
- Central semi-implantado
- Central totalmente implantado.

A rede venosa do RN é vasta, havendo a possibilidade de escolha de vários acessos para punção nas seguintes regiões:

- Braços e mãos: veias basílica, cefálica, cubital mediana, axilar e arco venoso dorsal. A veia axilar é geralmente evitada, pelo risco de lesão de artéria e nervos; entretanto, ela é calibrosa, o que facilita a implantação de PICC por profissional experiente, pois apresenta apenas uma válvula antes de chegar à veia subclávia (Harada e Rêgo, 2005) (Figura 26.2)

- Pernas e pés: veias safena, poplítea e arco venoso dorsal pedioso. A veia poplítea deve ser evitada pelo risco de artrite, em virtude de proximidade com a articulação (Figura 26.3)
- Cabeça e pescoço: veias temporal, parietal, retroauricular e jugular externa (Figura 26.4).

O uso de dispositivos intravasculares em neonatologia deve seguir rigorosos critérios e levar em consideração o tipo mais adequado para a terapia proposta. Deve-se atentar para o pH e a osmolaridade das soluções, o tempo de terapia e o estado clínico do RN. Soluções com osmolaridade superior a 450 mOsm/ℓ apresentam risco moderado para a ocorrência de flebite, se administradas em veia periférica. Soluções com osmolaridade superior a 600 mOsm/ℓ apresentam elevado risco para flebite. Soluções com variações extremas de pH também apresentam elevado risco de danos teciduais ao RN.

Prever e prover acesso seguro para o RN é tarefa da enfermeira, uma vez que, administrando soluções em dispositivos adequados, prevenirá danos como flebites, infiltrados, trombose e necroses. O Quadro 26.1 apresenta as principais indicações clínicas para o uso de dispositivos intravasculares periféricos *versus* centrais.

Na clientela neonatal, o uso de cateteres venosos centrais coincide com as seguintes necessidades e condições clínicas (Becton, Dickinson and Company, 2000; Santos, 2000):

- Prematuridade extrema
- RN com peso inferior a 1.500 gramas
- RN que necessite de uso prolongado de antibioticoterapia
- RN em uso de nutrição parenteral por tempo prolongado
- RN em uso de soluções irritantes e vesicantes (pH < 4 ou > 8), como medicamentos inotrópicos, glicose > 12,5% e soluções com osmolaridade > 850 mOsm/ℓ (Infusion Nurses Society Brasil, 2018)
- Variações de peso que necessitem de elevadas concentrações de glicose (como nos pequenos para a idade gestacional e nos grandes para a idade gestacional)

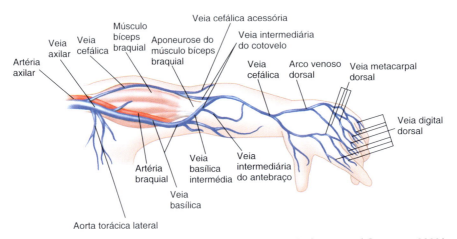

Figura 26.2 Veias dos braços e das mãos. (Fonte: Becton, Dickinson and Company, 2000.)

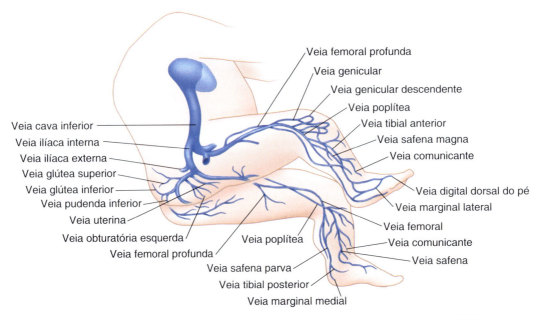

Figura 26.3 Veias das pernas e dos pés. (Fonte: Becton, Dickinson and Company, 2000.)

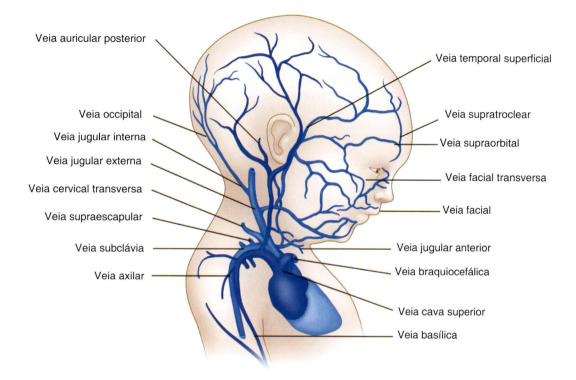

Figura 26.4 Veias da cabeça e do pescoço. (Fonte: Becton, Dickinson and Company, 2000.)

- RNs com patologias cirúrgicas de grande porte (cardiopatias, gastrosquise, onfalocele, atresia de esôfago, hérnia diafragmática, entre outras)
- RNs com malformações congênitas e doenças genéticas que apresentem dificuldades para manutenção de acesso por tempo prolongado (como síndrome de Patau, síndrome de Apert, síndrome de Down, fibrose cística).

- *Terapia intravenosa e segurança do paciente*

A crescente complexidade imposta pelos processos de produção dos cuidados na assistência à saúde exigiu a reestruturação do modelo de gestão, visando atender com segurança e qualidade as reais necessidades apresentadas pelo paciente.

O desenvolvimento de tecnologias, medicações e aperfeiçoamento terapêutico influenciaram consideravelmente a atuação de profissionais da saúde, sobretudo do enfermeiro, exigindo atendimento qualificado prestado por profissionais capacitados visando minimizar a ocorrência de erros decorrentes da assistência prestada (Belela *et al.*, 2011).

Nos dias atuais, cerca de 90% dos pacientes admitidos em unidades hospitalares utilizam a terapia intravenosa para o restabelecimento de sua condição clínica, o que a torna uma das formas mais comuns de intervenção no cuidado à saúde (Lima, 2013).

Quadro 26.1 Indicações clínicas para uso de dispositivos intravasculares na clientela neonatal.

Indicações clínicas	Acesso venoso	Cateter central/ CCIP ou PICC
Fluidos IV, soluções com eletrólitos, hemoderivados	Sim	Sim
Soluções com variações extremas de osmolaridade (> 450) ou pH (< 6 ou > 8)	Não	Sim
Antibióticos e quimioterápicos não vesicantes, dentro dos valores normais de pH e osmolaridade	Sim	Sim
Medicamentos irritantes e alguns antibióticos e quimioterápicos vesicantes, infusão contínua de soluções vesicantes	Não	Sim
Nutrição parenteral parcial (solução de dextrose a 10% ou menor). Soluções dentro ou próximo ao estado isotônico	Sim	Sim
Nutrição parenteral total (solução de dextrose maior que 10%)	Não	Sim
Terapia menor que 6 dias	Sim	Não
Terapia maior que 6 dias, com duração de 2 a 4 semanas	Não	Sim
Terapia maior que 4 semanas, duração acima de 1 ano	Não	Sim
Necessidade de um acesso venoso confiável	Não	Sim
Necessidade rápida de alto volume de medicamento em atendimento de PCR, ou administração de sangue pressurizado, injeção em bolo rapidamente, hemoferese ou hemodiálise	Sim	Não

Adaptado de Becton, Dickinson and Company, 2000.

O Institute of Medicine (IOM) dos EUA publicou em 2000 uma das obras mais importantes sobre a ocorrência de lesões e mortes resultantes de erros na área da saúde até o momento, o relatório *To Err is Human: Building a Safer Health System*, no qual se concluiu que erros por medicação perfazem cerca de 7.000 mortes ao ano. Desde então, o tema segurança do paciente assume posição de destaque na literatura internacional, objetivando prevenir erros e danos ao paciente, além de promover a qualidade do cuidado prestado (Belela et al., 2011).

Em 2004, a Organização Mundial da Saúde (OMS), preocupando-se com a situação relacionada com a segurança do paciente, criou a Aliança Mundial para Segurança do Paciente (*World Alliance for Patiente Safety*). Dentre os objetivos desse programa, estavam organizar os conceitos e as definições sobre segurança do paciente e propor medidas para reduzir os riscos e mitigar eventos adversos, e assim foi elaborada a Classificação Internacional para a Segurança do Paciente (ICPS), que apresenta as seguintes definições:

- Segurança do paciente: ato de reduzir a um mínimo aceitável o risco de dano desnecessário associado ao cuidado de saúde
- Evento adverso: incidente que resulta em dano ao paciente
- Risco: probabilidade de um incidente ocorrer
- Segurança: redução do risco de danos desnecessário a um nível aceitável
- Efetividade: cuidado fundamentado no conhecimento científico para todos que dele possam se beneficiar, evitando seu uso por aqueles que provavelmente não se beneficiarão (Brasil, 2014).

Considerando que a terapia intravenosa se tornou recurso indispensável na prática clínica, é consenso na literatura que os erros de medicação são frequentes, especialmente nas unidades neonatal e pediátrica.

Nessa perspectiva, destaca-se que RNs, crianças e adolescentes têm características diferenciadas com relação a absorção, distribuição, metabolismo e excreção dos fármacos. Cerca de 80% dos fármacos comercializados são destinados a adultos, todavia muitos são utilizados em crianças, incluindo-se o RN.

Diante dessa realidade, ressalta-se a necessidade de administração de doses fracionadas e de cálculos matemáticos, atentando-se para a manipulação excessiva, que pode comprometer a estabilidade do medicamento, além de oferecer riscos de contaminação, e da possibilidade de intoxicação do paciente decorrente do uso de medicamentos comercializados em altas concentrações (Harada et al., 2012).

Um estudo desenvolvido na Inglaterra entre 2007 e 2008 identificou que a faixa etária mais acometida foi de 0 a 4 anos de idade e, dentre os erros observados, os mais comuns envolviam dosagem e/ou concentração, correspondendo a 23% dos eventos abrangendo crianças e RNs (National Patient Safety Agency, 2009).

Pelos motivos expostos, são imprescindíveis a capacitação, o conhecimento e o aprimoramento dos profissionais de enfermagem em relação a todo o processo implicado na terapia intravenosa, bem como a aquisição e a apreensão de conhecimentos disponíveis nas evidências científicas atuais, possibilitando uma prática clínica baseada em evidências (Jacinto et al., 2014).

Erros de medicação caracterizam-se por serem eventos evitáveis, ocorridos em qualquer fase da terapia medicamentosa, que pode ou não causar danos ao paciente. O dano caracteriza o evento adverso, que se define como um prejuízo sofrido durante o atendimento à saúde, acarretando doenças secundárias ou piora na condição clínica do paciente (Belela et al., 2010).

Dispositivos intravasculares usados em neonatologia

Os dispositivos intravasculares mais utilizados em neonatologia (Associação Paulista de Estudos e Controle de Infecção hospitalar [APECIH], 2005) são:

- Cateter venoso periférico (cateter sobre agulha, mais conhecido como "jelco", e cateter agulhado, mais conhecido como "escalpe")
- Cateter central de inserção periférica (PICC ou CCIP) – cateter inserido em uma veia periférica cuja ponta localiza-se em um vaso central, na veia cava superior ou veia cava inferior
- Cateter umbilical (arterial e venoso) – inserido na veia ou na artéria umbilical, ou em ambas. A via venosa é utilizada para infusão de soluções. A via arterial, para monitoramento da pressão venosa central ou para coleta de sangue arterial, principalmente em RNPT, evitando punções periféricas recorrentes (Figura 26.5)
- Flebotomia/dissecção – procedimento cirúrgico que acessa veias periféricas para inserção de cateteres em uma veia central
- Cateter venoso central de inserção periférica (PICC/CCIP).

A National Association of Vascular Access Network define o PICC como um cateter inserido em um vaso periférico e levado até a veia cava superior (na junção da veia cava superior com o átrio direito) ou inferior, no caso da punção dos vasos periféricos dos membros inferiores em RN (Hadaway; Lynn, 2006).

Phillips (2001) descreve o dispositivo como um cateter venoso central longo, confeccionado em material macio e flexível, inserido por meio de uma veia periférica e posicionado no sistema venoso central.

O PICC (Figura 26.6) pode ser fabricado a partir do uso de dois principais tipos de materiais: o Silastic® (polímero de silicone), sem fio-guia; e o cateter de poliuretano, com um fio introdutor. O tamanho é variado em diâmetro e comprimento. O cateter é introduzido a partir de uma veia periférica do corpo até uma veia central (veia cava superior ou inferior). Ele é mais longo que o normalmente utilizado em punção intravenosa, sendo, assim, possível inserir sua extremidade em uma veia central. A punção para introdução do cateter pode ser realizada em vasos calibrosos, como as veias cefálica e basílica no membro superior ou a veia safena no membro inferior. O cateter venoso

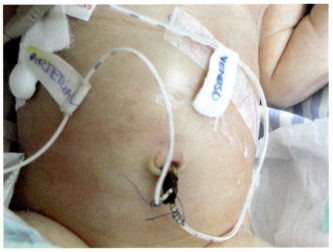

Figura 26.5 Cateteres umbilicais arterial e venoso em neonato. (Fonte: Arquivo pessoal da autora.)

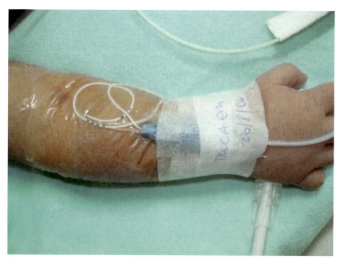

Figura 26.6 Cateter venoso central de inserção periférica em membro superior de recém-nascido. (Fonte: arquivo pessoal da autora.)

central percutâneo é empregado em RN de baixo peso e em bebês que terão necessidade de acesso por várias semanas, e pode ser utilizado para administração de líquidos, soluções de nutrição e medicações (Gomella, 2006).

Devido às suas inúmeras vantagens, o uso dos cateteres epicutâneos vem crescendo anualmente, e há estudos que demonstram que, nos EUA, no ano de 1998, 60 mil PICC foram utilizados (Santos, 2006).

Tal dispositivo tem se configurado como uma opção segura para utilização em terapias infusionais de longa permanência, com baixo potencial de complicações (Lourenço e Kakehashi, 2003).

Instalação de cateter venoso central de inserção periférica em recém-nascido

Segue um roteiro para instalação do CCIP/PICC em RN. Os protocolos podem variar de acordo com as realidades institucionais e guias facilitadores locais:

- Informe a família sobre as indicações e vantagens do procedimento
- Obtenha o Termo de Consentimento Livre e Esclarecido para o procedimento
- Acomode o neonato em uma unidade de cuidados intensivos (UCI) sob calor radiante
- Faça a mensuração externa do comprimento do cateter que deve ser introduzido nas:
  - Veias em membros superiores: com o bebê em decúbito dorsal, braço abduzido a 90°, medir do ponto de inserção até a fúrcula e desta até o 2º espaço intercostal visível
  - Veias de cabeça e pescoço: com o bebê em decúbito dorsal, medir do ponto de inserção até a fúrcula e desta até o 2º espaço intercostal visível
  - Veias de membros inferiores: medir do local de inserção até a virilha, depois até a cicatriz umbilical e desta até o apêndice xifoide
- Separe o material
- Monitore o paciente (observe ocorrência de arritmias durante o procedimento)
- Aconchegue o paciente, expondo apenas o local a ser puncionado, de modo seguro. Solicite um membro da equipe para realizar sucção não nutritiva com o neonato a fim de transmitir-lhe conforto durante o procedimento
- Coloque gorro, óculos e máscara
- Proceda ao preparo cirúrgico das mãos e posterior degermação (até os cotovelos) com escova embebida em antisséptico recomendado pela comissão de controle de infecção hospitalar ou realize o preparo com solução alcoólica específica para tal finalidade, na técnica recomendada pelo fabricante
- Seque-se com compressa estéril e coloque luvas desinfetadas e capote
- Um profissional fica responsável por realizar a antissepsia da pele: aplique solução degermante (se houver necessidade), aguarde 2 minutos, retire com soro fisiológico, administre solução antisséptica tópica e aguarde pelo menos 2 minutos
  - Utilize os antissépticos adequados para cada faixa de peso a fim de evitar lesões de pele nos neonatos
- O outro profissional permanece estéril para a colocação do campo fenestrado, enquanto prepara o cateter, preenchendo toda sua extensão com soro fisiológico, testando e organizando o material
- Coloque campos estéreis
- Garroteie o membro a ser puncionado com garrote desinfetado (pode ser com a borda da luva estéril)
- Puncione a veia com introdutor de escolha
- Remova o garrote
- Inicie a introdução do cateter, progressivamente, até 5 cm
- Remova a agulha introdutora, pressionando o cateter contra o braço com uma gaze, garantindo que ele não se desloque da posição
- Prossiga a introdução do cateter até a distância programada (Figura 26.7)
- Conecte adaptadores
- Aspire sangue pelo cateter, testando fluxo e refluxo
- Lave o cateter com soro fisiológico
- Radiografe imediatamente para atestar a posição da ponta ou mantenha infusão contínua com soro fisiológico a 0,9% a 0,5 mℓ/h até a chegada do aparelho radiográfico
- Remova o campo fenestrado
- Limpe o local de punção com soro fisiológico e retire qualquer resquício de solução antisséptica e sangue da pele do bebê
- Fixe o cateter à pele com um pequeno quadrado de gaze e curativo transparente (nas primeiras 24 horas)

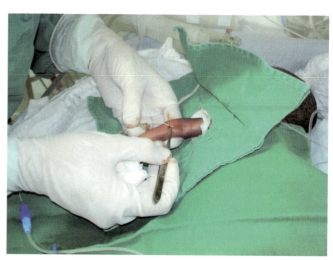

Figura 26.7 Progressão do cateter venoso central de inserção periférica sem o introdutor. (Fonte: arquivo pessoal da autora.)

Parte 2 • O Recém-Nascido

- Organize o RN e a unidade do paciente
- Higienize as mãos
- Registre o procedimento em ficha própria
- Confirme pela radiografia o local da ponta do cateter – a posição ideal é no terço inferior da veia cava superior. Esse local é conhecido por junção cavo-atrial (para punções em cabeça, pescoço e membros superiores) ou entre as vértebras T6 e T9, acima do diafragma (posição alta, tal como a posição do cateter umbilical, para punções de veias de membros inferiores)
- É recomendada a aplicação de um *checklist* de inserção.

Questões de autoavaliação

1. No que se refere à adoção de boas práticas relacionadas com a administração segura de medicamentos em pediatria e neonatologia, pode-se afirmar que:
   - (A) A documentação do processo que envolve a administração dos medicamentos deve ser cuidadosa
   - (B) A educação permanente a respeito do tratamento deve envolver apenas os profissionais da saúde
   - (C) Os dispositivos de distribuição de medicamentos devem ser manuais
   - (D) As prescrições por "ordem verbal" são mais seguras

2. O volume máximo em mℓ a ser administrado por via intramuscular em recém-nascido acima de 1.000 g é de:
   - (A) 0,25
   - (B) 0,5
   - (C) 0,75
   - (D) 1,0

3. O dispositivo intravascular mais indicado para administração de soluções com osmolaridade acima de 850 mOsml/ℓ é:
   - (A) Cateter venoso periférico
   - (B) Cateter umbilical arterial
   - (C) Cateter venoso central
   - (D) Cateter de Swan-Ganz

4. A localização segura do cateter venoso central de inserção periférica (PICC/CCIP) instalado em membro superior de neonatos que necessitam de terapia infusional de longa duração deve ser:
   - (A) Veia cava inferior
   - (B) Átrio direito
   - (C) Junção cavo-atrial
   - (D) Subclávia

5. Para a administração segura de fármacos na clientela neonatal, é necessário conhecimento de farmacocinética e farmacodinâmica. Assinale a alternativa correta no que se refere a estes princípios:
   - (A) A albumina neonatal tem alta capacidade de se ligar a fármacos, reduzindo a toxicidade orgânica destes
   - (B) Soluções com osmolaridade superior a 600 mOsm/l apresentam baixo risco para ocorrência de flebite
   - (C) São consideradas soluções irritantes e vesicantes aquelas com pH < 7
   - (D) O grau de ionização do fármaco interfere no seu mecanismo de absorção

REFERÊNCIAS BIBLIOGRÁFICAS

Associação Paulista de Estudos e Controle de Infecção hospitalar (APECIH). Infecção associada ao uso de cateteres vasculares. Coordenação: Nicoletti C, Carrara D, Richtmann R. 3. ed. (rev. e ampl.) São Paulo: APECIH-Associação Paulista de Estudos e Controle de Infecção Hospitalar, 2005.

Becton, Dickinson and Company. Workshop for midline and peripherally inserted central catheters for the neonate, 2000.

Belela ASC, Pedreira MLG, Peterlini MAS. Erros de medicação em pediatria. Rev Bras Enferm. 2011;64(3):563-9. Belela ASC, Peterlini MA, Pedreira ML. Revelação da ocorrência de erro de medicação em unidade de cuidados intensivos pediátricos. Rev Bras Ter Intensiva. 2010;22(3):257-63.

Boxwell G. Neonatal Intensive Care Nursing. London and New York: Taylor & Francis Group; 2006. 455 p.

Brasil. Conselho Regional de Enfermagem de São Paulo (COREN-SP). Uso seguro de medicamentos: guia para preparo, administração e monitoramento. São Paulo: COREN-SP, 2017.

Brasil. Ministério da Saúde. Agência Nacional de Vigilância Sanitária (Anvisa). Documento de referência para o Programa Nacional de Segurança do Paciente. Brasília: Ministério da Saúde, 2014. 40 p.: il.

Gomella TL. Neonatologia – Manejo, Procedimentos, Problemas no Plantão, Doenças e Farmacologia Neonatal. Porto Alegre: Artmed; 2006.

Hadaway, Lynn MEd, RNC, CRNI® Technology of Flushing Vascular Access Devices, Journal of Infusion Nursing: May-June 2006 – Volume 29 – Issue 3 – p 137-145.

Harada MJCS, Chanes DC, Kusahara DM *et al*. Segurança na administração de medicamento em pediatria. Rev Acta Paul Enferm. 2012;25(4):639-42

Harada MJCS, Rêgo RC. Manual de Terapia Intravenosa em Pediatria. São Paulo: ELLU; 2005.

Infusion Nurses Society Brasil (INS Brasil). Diretrizes práticas para terapia infusional. 3. ed. São Paulo: Infusion Nurses Society Brasil (INS Brasil), 2018.

Jacinto AKL *et al*. Flebite associada a cateteres intravenosos periféricos em crianças: estudo de fatores predisponentes. Esc Anna Nery. 2014;18(2):220-6.

Lannon CM, Coven BJ, France FL *et al*.; National Initiative for Children's Health Care Quality Project Advisory Committee. Principles of patient safety in pediatrics. Pediatrics. 2001;107(6):1473-5.

Lima AC. Complicações relacionadas a terapia intravenosa periférica em adultos cardiopatas internados. 2013. Dissertação (Pós-graduação em Saúde e Desenvolvimento). 79 f. Campo Grande: Universidade Federal de Mato Grosso do Sul, 2013.

Lourenço SA, Kakehashi TY. Avaliação da implantação do cateter venoso central de inserção periférica em neonatologia. Acta Paul Enf. 2003;16(2):16-32.

Menezes SO. Avaliação do acesso vascular em neonatos com menos de 1.500 g internados em Unidades Neonatais da SMS do Rio de Janeiro. Dissertação de Mestrado apresentada ao Instituto Fernandes Figueira. Rio de Janeiro: s.n; 2005. 46 p.

Miller MR, Robinson KA, Lubomski LH *et al*. Medication errors in paediatric care: a systematic review of epidemiology and an evaluation of evidence supporting reduction strategy recommendations. Qual Saf Health Care. 2007;16(2):116-26.

National Patient Safety Agency. Review of patient safety for children and young people [Internet]. London: National Patient Safety Agency; 2009. Disponível em: https://pubmed.ncbi.nlm.nih.gov/17403758/. Acesso em: 20/02/2012.

Phillips LD. Manual de Terapia Intravenosa. 2. ed. São Paulo: Artmed; 2001. 550 p.

Santos A. CD-Rom Capacitação e Qualificação em Inserção e Manutenção DIV e PICC. Fiocruz. Elaboração Enfa. Graciela Gomes, 2006.

Santos AC. A enfermeira na implantação do cateter epicutâneo em crianças de terapia intensiva neonatal: estudo retrospectivo de janeiro de 1997 a julho de 1998. Rio de Janeiro. Monografia (Especialização em Enfermagem Pediátrica), Escola de Enfermagem Anna Nery. Universidade Federal do Rio de Janeiro, 2000.

Tamez RN, Silva MJP. A Enfermagem na UTI Neonatal – Assistência ao Recém-nascido de Alto Risco. 6. ed. Rio de Janeiro: Guanabara Koogan; 2017.

Gabarito das questões: 1 – letra A; 2 – letra B; 3 – letra D; 4 – letra C; 5 – letra D.

27

Equilíbrio Hidreletrolítico e Nutricional

Adriana Teixeira Reis • Carlos Sérgio Corrêa dos Reis • Heloisa Helena S. de Santana

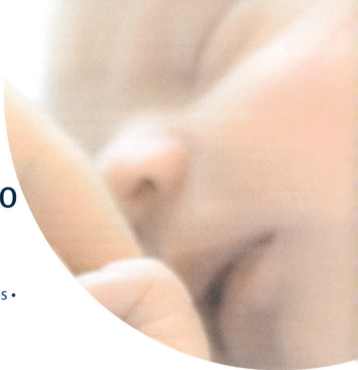

EQUILÍBRIO HIDRELETROLÍTICO

Durante a gestação, a placenta é responsável pelo fornecimento de água e eletrólitos, que se encontram distribuídos nos espaços extracelular (líquido intravascular + líquido intersticial) e intracelular, para o atendimento das necessidades do feto. No decurso do desenvolvimento fetal, a quantidade desses líquidos é inversamente proporcional à idade gestacional.

Na medida em que a idade gestacional avança, há decréscimo de água corporal total e de líquido intracelular. Assim, o recém-nascido prematuro (RNPT) apresenta maior volume de líquido extracelular ao nascimento e, consequentemente, de água corporal total quando comparado ao recém-nascido a termo (RNT). A função glomerular melhora de acordo com o aumento da idade gestacional. RNPTs com menos de 34 semanas de gestação têm taxa de filtração glomerular (TFG) baixa, apresentam dificuldade de absorção de sódio e bicarbonato, e de armazenamento da urina, apresentando balanço negativo e diurese diluída.

Após o nascimento, o RNPT pode perder até 15% do seu peso durante a primeira semana de vida; e o RNT, cerca de 5 a 10% no mesmo período.

A primeira diurese pode ocorrer até as primeiras 48 horas de vida, com fluxo urinário ideal de 1 a 3 mℓ/kg/h.

RNPTs e criticamente enfermos não conseguem receber aporte adequado de líquidos, calorias e nutrientes por mamada (leite materno), sendo necessário manejo para garantia do fornecimento desses elementos essenciais à homeostase do recém-nascido (RN). Ao nascer, o RN é um sistema de perdas e ganhos hídricos, o qual requer equilíbrio para garantia de seu crescimento e desenvolvimento adequados. O controle hidreletrolítico, então, torna-se essencial, a fim de que sejam contabilizados ganhos e perdas de líquidos.

Mecanismos de perdas hídricas

O RN pode apresentar perdas hídricas sensíveis e insensíveis. As sensíveis refletem o que pode ser mensurado (urina, drenagem gástrica), e as insensíveis correspondem àquelas não quantificáveis (evaporação de água pela pele e na respiração).

- **Perda hídrica insensível ou perda insensível de água**

O termo "perda insensível de água" (PIA) refere-se à soma de todas as perdas de água através da pele e da respiração, contrapondo-se às perdas sensíveis. A perda de água transepidérmica se dá pela difusão através da pele, dependendo, portanto, de sua permeabilidade. Ela depende não apenas dos fatores relacionados com as propriedades de barreiras da pele, da idade gestacional e pós-natal, mas também de fatores ambientais, como umidade, velocidade do ar e temperatura (Quadro 27.1).

As consequências advindas dessas perdas são inúmeras, podendo-se destacar a hipernatremia, a desidratação e o aumento da perda de calor e, consequentemente, maior redução de peso. A PIA pode ser minimizada por algumas estratégias (Quadro 27.2), tais como aumento da umidade do ambiente e manutenção do RNPT em incubadoras de parede dupla com controle térmico e de umidade.

Necessidades de água e eletrólitos

As necessidades variam de acordo com o peso e a idade gestacional. Recém-nascidos com peso < 750 g podem necessitar de 100 a 300 mℓ/kg/dia, na primeira semana de vida; > 750 g, de 80 a 150 mℓ/kg/dia, e após a primeira semana, de 120 a 180 mℓ/kg/dia. A necessidade de gliconato de cálcio é de 300 a 400 mg/kg/dia. As reservas de nutrientes, principalmente em RNPTs sob estresse na Unidade de Terapia Intensiva Neonatal

Quadro 27.1 Relação entre perda insensível de água (PIA) e peso ao nascer.

Massa corporal ao nascer (g)	PIA (mℓ/kg)/h
< 750	4 a 8
750 a 1.000	1,5 a 3,5
1.000 a 1.500	1,5 a 2,3
1.500 a 2.000	0,7 a 1
3.000	0,5

Fonte: Kopelman et al., 2004.

260 Parte 2 • O Recém-Nascido

Quadro 27.2 Fatores que interferem na perda insensível de água (PIA) pelo recém-nascido (RN).

Aumentam a PIA	Diminuem a PIA
• Prematuridade	• Umidificação da incubadora e ar inspirado
• Lesão de pele e defeitos congênitos (gastrosquise, extrofia de bexiga etc.)	• Uso de incubadora com parede dupla ou tenda aquecida e umidificada ("floresta tropical")
• Berço aquecido	
• Convecção forçada	• Uso de zona termoneutra
• Atividade motora e choro	• Cobertura plástica no RN
• Fototerapia	• Umidificação e aquecimento do oxigênio ofertado
• Hipertermia	
• Taquipneia	• Membrana semipermeável
	• Agentes tópicos (óleo mineral, petrolato [Aquaphor®] e ácidos graxos essenciais)

Fonte: MacDonald *et al.*, 2007; Kopelman *et al.*, 2004.

(UTIN), esgotam-se rapidamente, podendo ocasionar distúrbios metabólicos graves. Deve ser avaliado o débito urinário para o ajuste de taxa hídrica. Débitos < 1 mℓ/kg/h podem indicar necessidade de aumento da razão hídrica; e débitos > 3 mℓ/kg/h podem significar oferta excessiva de líquidos.

O profissional de enfermagem deve acompanhar o balanço hídrico horário, controlar o peso diário do RN e monitorar pH e densidade urinários, pois são valores que refletem o funcionamento renal e a necessidade de ajustes hídricos.

Distúrbios do equilíbrio hidreletrolítico

• *Desidratação*

A manutenção do equilíbrio hidreletrolítico, assim como a correção dos seus distúrbios, faz parte dos cuidados básicos de atenção a qualquer RN, especialmente para aqueles que nasceram prematuramente (idade gestacional menor que 37 semanas) independentemente de sua doença de base.

Definida pelas perdas hidreletrolíticas do organismo, cuja gravidade irá depender da magnitude do déficit de água e de eletrólitos em relação à reserva corpórea desses elementos, a desidratação pode ser leve, moderada ou grave, dependendo do volume do déficit e da perda de peso do RN.

O nível sérico de sódio (Na) determinará sua classificação em desidratação: hiponatrêmica ou hipotônica, caracterizada pelo valor de Na sérico menor que 130 mEq/ℓ (perda maior de Na do que de água); e isonatrêmica ou isotônica, quando o valor de Na encontrar-se entre 130 e 150 mEq/ℓ, ocorrendo uma perda proporcional de Na e água, não alterando, assim, o gradiente osmótico entre os meios intra e extracelulares (tipo de desidratação mais frequente). Na desidratação hipernatrêmica ou hipertônica, o nível sérico de Na estará acima de 150 mEq/ℓ, caracterizando-se pela perda proporcional maior de água. Contudo, outros distúrbios eletrolíticos e metabólicos também poderão ocorrer.

Causas

Multivariadas, podendo ocorrer devido a:

- Aumento de perdas insensíveis
- Perdas para o terceiro espaço (ascite, sepse, hipertensão intracraniana [HIC])

- Perdas sensíveis aumentadas (drenagem gástrica, diarreia, vômito)
- Depleção por diuréticos
- Patologias cirúrgicas (gastrosquise, mielomeningocele).

Sinais

Os distúrbios eletrolíticos no RN são de difícil detecção, uma vez que apresentam etiologias e sinais muito sutis e similares aos apresentados em outras complicações. Além das perdas ponderais, também podem ter como causas:

- Oligúria ou anúria
- Fontanelas deprimidas, ausência de saliva
- Perfusão capilar diminuída
- Densidade urinária (DU) elevada (> 1.015)
- Hipotensão
- Apneia
- Choque

Além das causas já listadas, o Quadro 27.3 apresenta os distúrbios mais frequentes na clientela neonatal.

Intervenções de enfermagem

- Monitore rigorosamente sinais vitais (temperatura, pulso, respiração e pressão)
- Verifique o peso diariamente ou quando necessário
- Controle o hematócrito e os eletrólitos
- Acompanhe o volume urinário e a osmolaridade ou DU, que deve ser mantida entre 1.008 e 1.012.

• *Falência renal | Insuficiência renal aguda*

Comprometimento da função renal do RN com quadro de oligúria (débito urinário < 0,5 mℓ/kg/h) ou anúria com retenção de compostos nitrogenados (ureia e creatinina) e disfunção do equilíbrio acidobásico. Pode ser causada por fatores associados no Quadro 27.4 e evoluir para insuficiência pré-renal, pós-renal ou falência obstrutiva e renal propriamente dita (intrínseca).

Na vigência de insuficiência renal, a osmolaridade urinária encontra-se aumentada e o RN apresenta distúrbios plasmáticos, como hiperpotassemia, hiponatremia, hipocalcemia, hiperfosfatemia, proteína total e albumina diminuídas e glicose aumentada.

Deve-se monitorar a densidade, o pH urinário, a ocorrência de hematúria, proteinúria e glicosúria.

Tratamento

Devem ser suspensas as substâncias nefrotóxicas. O cálculo da taxa hídrica deve basear-se nas perdas insensíveis e gastrintestinais. O uso de furosemida em doses de 1 mg/kg/dose deve ser considerado, assim como de soro fisiológico a 0,9% de 5 a 10 mℓ/kg. Dopamina em baixas doses, 2 a 5 μg/kg/min, pode melhorar a perfusão renal. A acidose requer tratamento com bicarbonato de sódio.

A diálise peritoneal é utilizada para a remoção de metabólitos endógenos, toxinas e excesso de fluido por meio de um processo de difusão e ultrafiltração pela membrana peritoneal semipermeável (Figura 27.1). Um cateter é introduzido no espaço peritoneal e fixo à pele. Geralmente, 15 a 40 mℓ/kg de fluido são infundidos durante 10 minutos, deixando-se por 35 minutos de permanência e drenando-se por 10 minutos. É contraindicada nos casos de peritonite, íleo paralítico, malformações e cirurgias abdominais e coagulopatias.

Capítulo 27 • Equilíbrio Hidreletrolítico e Nutricional 261

Quadro 27.3 Distúrbios eletrolíticos mais frequentes na clientela neonatal.

Elemento	Quadro clínico	Etiologia	Sinais	Tratamento
Sódio Íon que potencializa despolarização celular e mantém volume de fluido extracelular	Hiponatremia (< 130 mEq/ℓ)	Volume hídrico elevado; uso de diuréticos (perda de sódio), fluidos hiperosmolares; uso de indometacina (causa retenção hídrica); hiperglicemia; perdas sensíveis; distúrbios no sistema nervoso central ou uso de fármacos como carbamazepina, opiáceos e barbitúricos que estimulam a secreção inapropriada de hormônio antidiurético; asfixia, meningite, HIC	Convulsões, edema, irritabilidade/letargia, apneia	Restrição hídrica; correção de sódio com infusões de até 10 mEq/ℓ em 24 h
	Hipernatremia (> 150 mEq/ℓ)	Ingesta ou taxa hídrica inadequada; PIA excessiva; diabetes insípido	Sinais de desidratação, perda de peso, convulsões, irritabilidade/letargia	Correção da hipernatremia; redução da administração de sódio; monitoramento de diurese, peso, ureia e creatinina; diminuição de perdas insensíveis de água
Potássio Cátion intracelular	Hipocalemia (< 3,5 mEq/ℓ)	Aumento da perda de potássio (resíduo gástrico, vômito, diarreia); alcalose; hipercalcemia; hipomagnesemia; uso de medicamentos (diuréticos, corticoides, gentamicina)	Letargia, arritmias, distensão abdominal	Aumento da ingestão de potássio para 2 a 3 mEq/kg/dia e correção – infusão venosa em 1 h (0,5 a 1 mEq/ℓ) com monitoramento cardíaco
	Hiperpotassemia (> 6,5 mEq/ℓ)	Infusão excessiva; falência renal; prematuridade; acidose; hemotransfusão	Letargia, alteração do traçado do ECG com fibrilação ventricular	Elimine fontes de potássio; provoque perda de potássio (diuréticos; diálise peritoneal ou uso de resinas – Sorcal®)
Cálcio Participa do sistema de coagulação, contração muscular e neurotransmissão	Hipocalcemia (cálcio total < 7 mg/dℓ e cálcio ionizado < 4,4 mg/dℓ)	Prematuridade; regulação hormonal imatura – filhos de mães diabéticas, asfixia, estresse; alcalose; deficiência de vitamina D (jejum); uso de diuréticos	Apneia, irritabilidade; tremores; convulsões; arritmias	Administração de cálcio exógeno (gliconato de cálcio a 10%) de 200 a 800 mg/kg/dia
	Hipercalcemia (cálcio total > 11 mg/dℓ e cálcio ionizado > 5,4 mg/dℓ)	Administração excessiva de cálcio; hipervitaminose A e D; transtornos em tireoide e paratireoides; uso de diuréticos; insuficiência adrenal	Íleo paralítico; poliúria; bradicardia	Hiperidratação; uso de corticoides; suspenda administração de cálcio
Glicose	Hipoglicemia (< 40 mg/dℓ)	Prematuridade; filhos de mãe diabética (hiperinsulinismo); incompatibilidade de Rh; asfixia; hipotermia; sepse neonatal	Abalos; convulsão; apneia; cianose; diaforese; intolerância alimentar; choro estridente; letargia	Infusão rápida de glicose a 10% (2 a 4 mℓ/kg); correção da TIG; uso de hidrocortisona e glucagon
	Hiperglicemia (> 180 mg/dℓ)	Controle inadequado de infusões de glicose; uso de esteroides e teofilina; sepse; estresse (pós-operatório, por exemplo)	Poliúria – diurese osmótica e desidratação	Uso de insulina regular 0,05 a 0,1 UI/kg intravenosa entre 15 e 20 min, podendo ser necessária administração contínua (0,02 a 0,1 UI/kg/h); reduza a TIG

ECG: eletrocardiograma; HIC: hipertensão intracraniana; PIA: perda insensível de água; TIG: taxa de infusão de glicose.

Quadro 27.4 Correlação entre tipos de insuficiência renal neonatal e suas causas.

Causas	Tipos
Hipotensão, hipovolemia, desidratação, sepse, insuficiência cardíaca, asfixia	Insuficiência pré-renal
Estenose da junção ureteropiélica, bexiga neurogênica, obstrução ureteral	Insuficiência pós-renal
Trombose de artéria renal, rim policístico, necrose tubular, uso de substâncias nefrotóxicas que comprometam a função renal	Insuficiência renal intrínseca

Procedimentos correlatos

▪ *Cateterismo vesical*

Fundamentos

- Necessidade de acompanhar balanço hídrico (exames)
- Procedimento invasivo
- Agressivo à integridade corporal
- Quando estritamente necessário
- Avaliar o risco–benefício do procedimento.

Materiais

- Bandeja estéril com cuba, pinça de antissepsia e campo fenestrado
- Sonda de Foley ou uretral nº 4, 6 ou 8
- Campo estéril impermeável
- Luva estéril, capote, máscara e óculos
- Cuba-rim estéril para drenagem
- Seringa de 10 mℓ (para encher balão da sonda de Foley)
- Sistema de drenagem fechado
- Solução antisséptica aquosa
- Material para fixação.

Procedimento

- Orientar familiares
- Higienizar as mãos

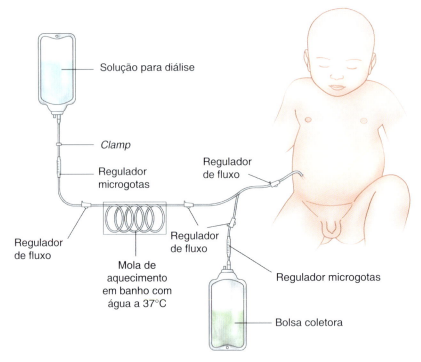

Figura 27.1 Esquema de diálise peritoneal em recém-nascido.

- Fazer higienização local – degermação e antissepsia da pele
- Colocar luvas estéreis
- Posicionar campo fenestrado
- Visualizar meato
- Introduzir sonda (3 a 4 cm em meninas ou 5 a 6 cm em meninos). Atentar para não introduzir demasiadamente, pois a sonda pode enovelar na bexiga, sendo necessário intervenção cirúrgica para sua retirada
- Avaliar drenagem (coletor)
- Fixar sonda
- Registrar o procedimento e os resultados obtidos

Controle da glicemia capilar e do hematócrito por meio de microtécnica

Fundamentos

Técnica utilizada para controle da glicemia capilar e do hematócrito, exigindo pequena amostra de sangue.

Materiais

- Algodão seco
- Algodão ou gaze embebida em álcool a 70%
- Agulha 13 × 4,5 ou lanceta própria
- Luva de procedimento
- Micropore® ou adesivo para contenção do sangue no orifício pós-punção.

É importante observar que o local mais indicado para coleta é a porção lateral do calcanhar (Figura 27.2). Não realize a punção na região medial, pois nela encontra-se a artéria plantar, havendo risco de punção da mesma e de osteomielite. Evite locais de punção previamente utilizados.

Procedimento

- Higienizar as mãos
- Colocar o RN em posição confortável
- Fazer protocolo de prevenção da dor com sucção não nutritiva ou sucção ao seio materno
- Colocar luvas de procedimento
- Aquecer o local com fricção ou compressa morna
- Escolher o local de punção, "ordenhando-o" para possibilitar maior vascularização
- Realizar antissepsia com álcool a 70%, permitindo sua evaporação antes da punção
- Envolver firmemente o calcanhar com a mão
- Executar uma punção rápida e delicada do local escolhido, utilizando a lanceta ou agulha 13 × 4,5
- Aguardar a formação de uma gota de sangue e aproximar o material específico (fita de glicemia ou tubos de micro-hematócrito). Comprimir com algodão seco o local puncionado

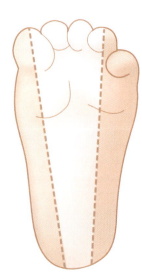

Figura 27.2 Locais recomendados para punção de calcâneo no recém-nascido.

- Retirar as luvas
- Colocar o RN em posição confortável
- Lavar as mãos
- Encaminhar o material coletado
- Registrar o procedimento e os resultados obtidos.

EQUILÍBRIO NUTRICIONAL

Desenvolvimento da função digestiva do recém-nascido

A maturação do sistema digestório neonatal só irá ocorrer em torno do primeiro ano de vida, seja no RNPT ou RNT. Os prematuros, apesar de apresentarem uma morfologia igual à do RNT, são funcionalmente incompletos.

O reflexo de sucção no RN está presente a partir da 17ª semana de vida intrauterina, mas sua capacidade para sugar–deglutir–respirar somente estará presente em torno de 32 a 34 semanas, assim como o reflexo de reação ao engasgo (Tamez e Silva, 2017).

O estômago do RN tem capacidade para cerca de 2 a 3 mℓ/kg de peso ao nascimento. Essa capacidade aumenta rapidamente com o passar dos dias. O tempo de esvaziamento do estômago leva em média 2 a 3 horas, e a peristalse é rápida, por isso o RN tem necessidade de mamar várias vezes (Ricci, 2015).

O RN tem necessidade média de 100 a 150 cal/kg/dia. Cada 30 mℓ de leite materno ou fórmulas contêm aproximadamente 20 calorias.

É necessário observar o aspecto das fezes, a quantidade de vezes que o RN defeca, o número de fraldas trocadas ao dia (considerado normal entre 6 e 12), se a quantidade oferecida de leite materno ou fórmula o satisfaz e se está ganhando peso. Esta observação é importante para garantir que o RN esteja recebendo a quantidade ideal de suprimentos.

Em geral, existem 3 escolhas aceitáveis de alimentação: o leite humano, a fórmula do leite de vaca comercialmente preparado e o leite de vaca em pó modificado. Estas opções afetam o neonato e sua família de diferentes maneiras: psicológica, financeira e nutricionalmente (Hockenberry, 2006).

O aleitamento materno é considerado ideal para todos os RNs e recomendado exclusivamente nos primeiros 6 meses de vida. O leite materno contém todos os nutrientes de que o RN necessita e em quantidades adequadas até esta idade. São eles:

- Proteína e lipídio
- Lactose
- Vitaminas (não havendo necessidade de suplementos)
- Ferro
- Água
- Sais, cálcio e fosfato
- Enzima lipase que digere lipídios.

Necessidades nutricionais do recém-nascido a termo

Energia/calorias

O RNT pode requerer de 85 a 100 kcal/kg/dia por via enteral e 90 kcal/kg/dia por via parenteral.

O RNPT, em ambiente termoneutro, necessita de 40 a 60 kcal/kg/dia. Neonatos graves e com extremo baixo peso chegam a precisar de 120 a 150 kcal/kg/dia.

A nutrição parenteral (NP) pode ser opção para neonatos com peso ao nascer < 1.500 g e para > 1.501 g, quando apresentam impossibilidade de receber nutrição enteral significativa para atender suas demandas energéticas e não iniciarão dieta em tempo maior que 3 dias.

As fontes para obtenção de energia são:

- **Carboidratos**: após o nascimento, o RN requer glicose, principalmente para a manutenção do metabolismo cerebral. O RNPT é suscetível a lesões neurológicas quando ocorre hipoglicemia. Em geral, utiliza-se taxa de infusão de glicose (TIG) de 4 a 6 mg/kg/min, podendo chegar até 15 mg/kg/min em RN gravemente enfermos e filhos de mãe diabética
- **Lipídios**: componentes essenciais para o desenvolvimento neurológico do RN. Os ácidos graxos essenciais – linoleico e linolênico (ômega-3 e -6) – são importantes para a mielinização e o desenvolvimento da retina. As necessidades são de 5 a 7 g/kg/dia
- **Proteínas**: devem ser ofertadas em torno de 2,25 a 4 g/kg/dia. O leite materno é a melhor fonte de proteínas para a alimentação do RNPT
- **Cálcio e fósforo**: o RNPT, por sua incapacidade de absorção intestinal, necessita de:
  - Cálcio: 150 a 200 mg/kg/dia
  - Fósforo: 100 a 200 mg/kg/dia.
  - Os depósitos de cálcio e de fósforo no osso do feto pela barreira transplacentária ocorrem no final do terceiro trimestre; assim, o RNPT está desprovido, pois não passa por esta fase
- **Ferro**: deve ser oferecido a fim de prevenir a depleção, ocorrência de anemia e distúrbios intelectuais futuros. Necessidades: 4 a 6 mg/kg/dia, continuando com suplemento por 3 a 4 meses
- **Oligoelementos e vitaminas**: cofatores em processos metabólicos, participando do crescimento e do desenvolvimento celular
- **Vitaminas hidrossolúveis**: há poucos estudos sobre o uso de vitaminas hidrossolúveis em RNPTs. O Quadro 27.5 mostra a necessidade de dose diária recomendada
- **Vitaminas lipossolúveis**:
  - Vitamina A: 250 UI/100 kcal em fórmula para RNPT e RNT. Para RN de muito baixo peso, recomendam-se 1.000 a 1.500 UI suplementadas ao leite humano durante o primeiro mês de vida. A deficiência de vitamina A pode ocasionar xeroftalmia e alterações de células do sistema respiratório
  - Vitamina D: 400 UI/dia para RNPT e RNT até o primeiro ano de vida
  - Vitamina E: para < 1.500 g, 12,5 UI a cada 12 horas; após atingir 1.500 g, interromper a suplementação.

Alimentação do recém-nascido prematuro

Antes de 36 a 37 semanas, o RN precisa de atenção redobrada quanto à alimentação e é muito suscetível à aspiração, por ainda não ter atingido maturidade suficiente para coordenar seus mecanismos de sucção e deglutição. As contrações esofágicas também são descoordenadas, e o reflexo do engasgo pode não estar presente. Esses reflexos desenvolvem-se conforme a maturidade, podendo se extinguir rapidamente (Hockenberry, 2006). Com os sistemas de deglutição e respiração ainda deficientes, o RN não consegue ingerir a quantidade de calorias e líquidos necessária ao seu crescimento.

Quadro 27.5 Doses recomendadas de vitaminas para recém-nascidos prematuros (RNPTs).

Elementos/ unidade	RNPT muito baixo peso (≤ 1.500 g)		RNPT com extremo baixo peso (≤ 1.000 g)	
	Parenteral	Enteral	Parenteral	Enteral
Vitamina A (UI)	700 a 1.500	700 a 1.500	700 a 1.500	700 a 1.500
Vitamina D (UI)	40 a 160	150 a 400	40 a 160	150 a 400
Vitamina E (UI)	3,5	6 a 12	3,5	6 a 12
Vitamina K (µg)	6 a 10	7 a 9	6 a 10	7 a 9
Ácido ascórbico (mg)	25	24	25	24
Tiamina (mg)	350	240	350	240
Riboflavina (mg)	150	360	150	360
Piridoxina (mg)	180	180	180	180
Niacina (mg)	6,8	4,8	6,8	4,8
Pantotenato (mg)	6	6	6	6
Biotina (mg)	2	1,7	2	1,7
Folato (mg)	56	50	56	50
Vitamina B$_{12}$ (mg)	0,3	0,3	0,3	0,3

Fonte: Brasil, 2009.

O intestino do RN pode ser menos irrigado em virtude de hipoxia sofrida no período perinatal, em que o sangue é desviado para irrigar órgãos mais nobres como o cérebro e o coração. Com isso ocorre isquemia, acarretando lesão na parede intestinal. Essas situações podem desencadear perda de peso, ou ganho de peso insatisfatório e desnutrição no RN.

A introdução preferencialmente do colostro da própria mãe ou de fórmula por via enteral em pequenos volumes, denominada dieta trófica (0,5 a 1 mℓ/kg/h), é utilizada para estimular a maturação, preparar o intestino do RN para futura absorção de nutrientes e proporcionar a colonização da mucosa do RN com a microbiota do colostro materno. Essa prática ajuda na constituição do volume da mucosa intestinal, estimula o desenvolvimento de enzimas, a função pancreática, o amadurecimento dos hormônios intestinais, reduz a distensão e a má absorção gastrintestinais e estimula a transição para alimentação oral (Ricci, 2015). É utilizada em RNPT (< 1.500 g), fracionada a cada 2 ou 3 horas.

Vias e métodos de administração de dietas enterais

O volume nutricional oferecido ao RN pode ser aumentado, levando-se em consideração a estabilidade clínica do neonato, ou suspenso na vigência de sinais de intolerância, tais como:

- Resíduos biliosos, com grumos acastanhados e/ou sangue
- Resíduos gástricos em quantidade acima de 30% do valor total do volume prescrito
- Distensão abdominal
- Relevo de alças (alças intestinais visíveis)
- Mudança na coloração do abdome
- Vômitos
- Irritabilidade
- Letargia
- Sangue nas fezes visível ou oculto (catalase +).

A meta é alcançar um volume de 150 a 160 mℓ/kg/dia. Para aqueles RNs alimentados por via oral, com peso > 2 kg, pode haver progressão de 5 mℓ a cada 3 horas. Para aqueles RNs entre 1,5 e 2 kg, progride-se de 3 a 4 mℓ a cada 3 horas.

Para RNs alimentados por gavagem, ver o Quadro 27.6.

• Alimentação por sucção

Idealmente, o RN deve ser estimulado a sugar o seio materno. Havendo essa impossibilidade (por imaturidade dos sistemas e prevenção de perda de peso), usa-se o método *finger feeding* (Figura 27.3) ou o bico artificial. Esse método é utilizado quando o RN precisa ser treinado para a transição de gavagem para o seio materno, a fim de que ele não perca o estímulo de sucção, além de fortalecer a musculatura oral e seu reflexo de coordenação. O bico artificial é recomendado nos casos de contraindicação ao aleitamento materno (mãe soropositiva para vírus da imunodeficiência humana [HIV], por exemplo), quando a mulher expressa não querer amamentar e em casos de internação prolongada em que há perda do estímulo de lactação sem reversão com a técnica de relactação/translactação.

• Gavagem simples

A gavagem simples ou alimentação intermitente é o modo mais comum de alimentar os RNPTs de baixo peso. Oferece menor risco, tem baixo custo e é mais fisiológica, aproximando-se da alimentação normal. Deve ser utilizada em todos os RNPTs com peso inferior a 1.800 g e/ou idade gestacional < 35 semanas, ou naqueles em que a deglutição e/ou sucção sejam insuficientes.

Quadro 27.6 Progressão de volumes de dieta de acordo com o peso do recém-nascido.

Peso (g)	Início (mℓ/kg/dia)	Progressão (mℓ/kg/dia)
< 750 g	10	10
750 a 1.000	10 a 20	Até 20
1.000 a 1.500	20 a 30	Até 20
1.500 a 2.500	30 a 40	40
> 2.500	50	50

Fonte: Braga e Mendes, 2004.

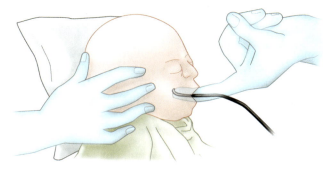

Figura 27.3 Alimentação por *finger feeding*.

Deve-se aspirar o estômago antes de administrar a alimentação. Havendo resíduo até 30% do volume total da dieta, com aspecto de leite digerido, deve ser reinjetado sob gravidade, e o volume medido diminuído da dieta. Caso o conteúdo aspirado seja bilioso, com grumos, sangue ou acastanhado, isso deve ser comunicado ao médico.

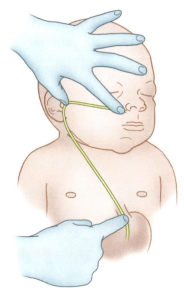

Figura 27.4 Mensuração da sonda nasogástrica no recém-nascido.

• Sondagem oro/nasogástrica

Fundamentos

Consiste no processo de introdução de uma sonda até o estômago através da cavidade oral ou nasal. A cavidade oral é de primeira escolha. A via nasal é contraindicada em RNPTs, pois compromete uma narina, aumentando a dificuldade para a entrada de ar na respiração, já que esta é eminentemente nasal. Além disso, existe o risco de traumatismo da mucosa nasofaríngea. Geralmente utiliza-se a sondagem nasogástrica quando o RN necessita de estimulação oral pela equipe de fonoaudiologia ou quando há algum impedimento anatômico importante (fissura palatal).

Materiais

- Sonda gástrica curta nº 6, 8 ou 10
- Esparadrapo comum e antialérgico
- Estetoscópio clínico infantil
- Seringa de 3 ou 5 mℓ.

Procedimento

- Higienizar as mãos
- Organizar o material
- Deixar o paciente com o tórax exposto
- Posicionar o paciente em decúbito dorsal
- Medir a extensão da sonda a ser introduzida: asa do nariz (se nasogástrica) ou da comissura labial (se orogástrica) ao lóbulo da orelha, e deste até o apêndice xifoide (Figura 27.4). Marcar a sonda, com tira de esparadrapo, amarrando a fixação sobre a tira
- Monitorar o RN com oximetria de pulso (durante o procedimento, o RN pode ter estimulação do reflexo vagal, com ocorrência de bradicardia e apneia)
- Apoiar a cabeça do RN com a mão, levantando-a suavemente com ligeira flexão
- Introduzir a sonda pela cavidade oral, com movimentos precisos até a medida prévia, lubrificando a mesma com a própria saliva do RN. Pode-se utilizar a sucção não nutritiva durante o procedimento (dedo enluvado) para que haja incentivo à deglutição, facilitando, assim, a progressão da sonda
- Aspirar o conteúdo gástrico utilizando seringa de 3 mℓ. Caso não haja conteúdo, injetar 1 mℓ de ar com movimento único, auscultando ruído aéreo com estetoscópio sobre a região epigástrica
- Fixar a sonda, puxando o fio para cada um dos lados da boca, prendendo com os pedaços retangulares de esparadrapo comum sobre os pedaços de membrana transparente semipermeável (tipo Micropore®) ou hidrocoloide previamente fixados na região anterior ao lóbulo da orelha (não colar nas bochechas, pois atrapalha o desenvolvimento oromotor do RN)
- Colocar o RN em posição confortável
- Recolher o material utilizado
- Lavar as mãos
- Registrar o procedimento.

• Sondagem transpilórica

Fundamentos

Introdução de sonda/cateter em duodeno ou jejuno pela via oral ou nasal do RN. É indicada em situações em que haja história de refluxo importante, resíduo gástrico elevado e episódios persistentes de vômito pelo uso de sonda gástrica. No pós-operatório de cirurgias como atresia de esôfago, são instaladas em sala operatória, passando pela anastomose realizada pelo cirurgião (transanastomótica). Seu uso predispõe ao risco de enterocolite necrosante e diarreia. Geralmente, utilizam-se sondas radiopacas, confeccionadas em material flexível (silicone). Segue a mesma técnica da sondagem oro/nasogástrica, mas a medida modifica-se: asa do nariz (se nasogástrica) ou da comissura labial (se orogástrica) ao lóbulo da orelha, deste até o apêndice xifoide, seguindo até a cicatriz umbilical. A intenção é que a sonda migre para o duodeno e o jejuno com a peristalse (Figura 27.5).

• Gastrostomia e jejunostomia

Aberturas temporárias ou permanentes que realizam comunicação direta de um órgão ou porção deste (gastrostomia – estômago,

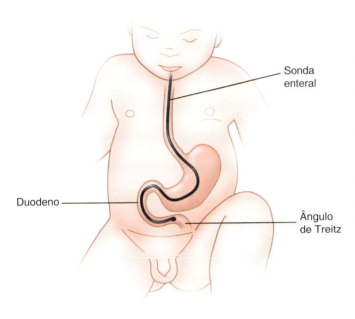

Figura 27.5 Localização adequada de sonda transpilórica.

Figura 27.6; jejunostomia – jejuno) com o meio externo, para que seja possível a introdução direta de alimentos fluidos. São realizadas quando o RN é incapaz de se alimentar pela boca, seja por déficit neurológico ou malformações do sistema digestório que comprometam o processo de alimentação natural.

Gastróclise

Infusão controlada da solução por sonda naso ou orogástrica, de maneira contínua. Tal método não é considerado fisiológico, já que se utilizam pressões e controle de volume e velocidade de infusão. Empregada em casos especiais (RN < 1.000 g) de intolerância à gavagem com administração de volumes de uma só vez.

Copinho

Esta técnica é útil na transição da gavagem para a via oral quando é necessária a complementação do leite materno, e também na ausência da mãe temporariamente. A utilização do copinho em vez do bico artificial (mamadeira) é muito importante, pela facilidade de nutrição sem o esforço da sucção.

Alimentação por mamadeira

A alimentação com mamadeira é indicada nos casos de mães impossibilitadas de amamentar (p. ex., soropositivas para HIV). Deve-se ter o cuidado de manter o RN em posição sentada a fim de evitar broncoaspiração do conteúdo. É importante que ele já tenha desenvolvido as funções de coordenação de sucção e deglutição, e a função respiratória esteja preservada (sem apresentar obstrução nasal). Durante a mamada, é importante que seja oferecido suporte ao queixo e estímulo da musculatura facial por meio de avaliação fonoaudiológica especializada.

Translactação

Utiliza-se esta técnica no período de transição da alimentação por sonda para a alimentação ao seio materno, tornando mais fácil a adaptação do RNPT ao peito, reduzindo seu tempo de internação hospitalar. Nela, uma sonda é conectada a um recipiente com leite e o RN, ao sugar, recebe o leite do frasco/seringa, estimulando a produção de leite materno pela sucção (Figura 27.7). Essa técnica é conhecida como relactação, sendo recomendada nos casos em que haja interrupção do aleitamento materno de modo voluntário (introdução de novos alimentos antes de 6 meses de idade) ou involuntário (perda da produção de leite materno por internação do RN na UTIN, instabilidade emocional, falta de estimulação da mama).

Nutrição parenteral

O RN que não estiver apto a receber alimentação enteral devido à sua condição clínica pode necessitar de nutrientes por via parenteral. Recomenda-se que seja iniciada entre o 2º e o 3º dia de vida, a fim de garantir o crescimento, o desenvolvimento e o

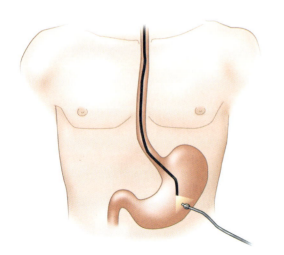
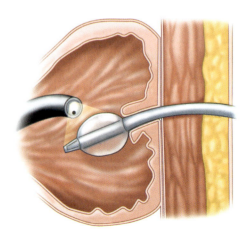

Figura 27.6 Tubo de gastrostomia.

reparo celular em situações que causem grande consumo energético, como na prematuridade. O RN que passou por cirurgia, portador de doença pulmonar grave, asfixia ou infecções também demanda grande consumo energético por necessidade de cicatrização de tecidos e metabolismo acelerado para combate de infecções ou regeneração alveolar/pulmonar.

• Indicações para nutrição parenteral

A NP deve, preferencialmente, ser administrada em cateter venoso central de inserção periférica (PICC/CCIP, cateter umbilical, Broviac), quando a concentração de glicose exceder 12,5% e a osmolaridade for superior a 850 mOsm/ℓ.

Seus componentes incluem glicose, aminoácidos, proteínas, lipídios, vitaminas e minerais. O envase das bolsas deve ser feito com técnica asséptica, bem como o manejo das linhas de acessos centrais, uma vez que sua formulação é propícia ao crescimento bacteriano.

É indicada nos seguintes casos:

- Prematuro com peso < 1.500 g cuja combinação de nutrição enteral e parenteral será < 90 kcal/kg/dia na 1ª semana após o nascimento
- RN que nasceu há mais de 1 semana e que não receba 80 a 90 kcal/kg/dia
- RN que passou por cirurgia, mas não será iniciada nutrição enteral entre 3 e 5 dias
- RN com patologias gastrintestinais que afetem a possibilidade da nutrição enteral (síndrome do intestino curto, enterocolite necrosante, atresia intestinal).

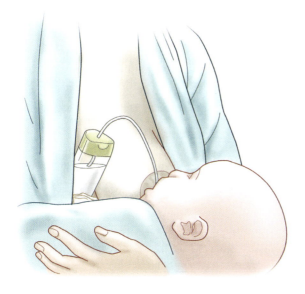

Figura 27.7 Técnica de translactação.

Questões de autoavaliação

1. O controle do balanço hidreletrolítico é um dos principais cuidados da enfermagem na assistência aos recém-nascidos de risco internados em Unidade de Terapia Intensiva Neonatal. Em relação ao volume hídrico corporal, a enfermeira tem conhecimento de que este é distribuído pelos seguintes espaços:
   (A) Plasmático, intersticial e celular
   (B) Plasmático, extracelular e celular
   (C) Extracelular, celular e intersticial
   (D) Extracelular, plasmático e intersticial

2. Nos casos de desidratação em recém-nascido, o controle sérico do sódio pode ser avaliado e, dependendo do resultado, a desidratação pode ser classificada em hiponatrêmica, isonatrêmica ou hipernatrêmica. Na desidratação hiponatrêmica, o nível sérico de sódio encontra-se:
   (A) Acima de 150 mEq/ℓ
   (B) Entre 130 e 150 mEq/ℓ
   (C) Entre 150 e 160 mEq/ℓ
   (D) Abaixo de 130 mEq/ℓ

3. As vantagens do aleitamento materno comparativamente à alimentação artificial incluem tudo que se segue, exceto:
   (A) O leite materno contém imunidade
   (B) A amamentação natural proporciona o desenvolvimento do maxilar
   (C) A amamentação natural torna a criança obesa
   (D) As crianças alimentadas com leite materno têm menos chance de ficarem superalimentadas

4. A alimentação por gavagem tem sido o modo mais utilizado de nutrição enteral nos recém-nascidos prematuros que não conseguem ser alimentados por sucção ao seio materno ou pelo copinho. Para a realização da técnica de gavagem com segurança, recomenda-se:
   (A) Posicionar a criança em decúbito lateral para a passagem da sonda
   (B) Lubrificar a sonda com água destilada para facilitar sua passagem até o estômago
   (C) Monitorar possíveis episódios de bradicardia e/ou apneia durante a passagem da sonda
   (D) Distensão abdominal e desenho de alça intestinal não devem ser considerados durante o procedimento de gavagem e alimentação do recém-nascido.

5. Para recém-nascido prematuro internado em unidade de cuidados intensivos, quando iniciada a alimentação pelo trato gastrintestinal, deve-se optar por:
   (A) Fórmula láctea para prematuros
   (B) Soro glicosado
   (C) Hidrolisado proteico
   (D) Leite materno ordenhado

Gabarito das questões: 1 – letra A; 2 – letra D; 3 – letra C; 4 – letra C; 5 – letra D.

REFERÊNCIAS BIBLIOGRÁFICAS

Braga TDA, Mendes SGMM. Alimentação enteral no recém-nascido prematuro. In: Neonatologia. Instituto Materno Infantil de Pernambuco (IMIP). Rio de Janeiro: Guanabara Koogan; 2004.

Brasil. Ministério da Saúde. Secretaria de Assistência à Saúde. Coordenação Materno-Infantil. Manual de assistência ao recém-nascido. Brasília: Ministério da Saúde, 1994.

Brasil. Ministério da Saúde. Secretaria de Atenção à Saúde. Área de Saúde da Criança. Atenção humanizada ao recém-nascido de baixo peso: método Canguru. Série A. Normas e Manuais Técnicos nº 145. Brasília: Ministério da Saúde, 2009.

Brasil. Ministério da Saúde. Secretaria de Atenção à Saúde. Atenção à saúde do recém-nascido: guia para os profissionais de saúde. vols. 1 e 2. Brasília: Ministério da Saúde, 2014.

Brasil. Ministério da Saúde. Secretaria de Atenção à Saúde. Método Canguru: diretrizes do cuidado. [recurso eletrônico]. Brasília: Ministério da Saúde, 2018.

Cloherty JP, Eichenwald EC, Stark AR. Manual de Neonatologia. 7. ed. Rio de Janeiro: Guanabara Koogan; 2015.

Hockenberry MJ, Winkelstein WW. Fundamentos de Enfermagem Pediátrica. 7. ed. Rio de Janeiro: Elsevier; 2006.

King FS. Como ajudar as mães a amamentar. Tradução de Zuleika Thomson e Orides Navarro Gordon. 4. ed. Brasília: Ministério da Saúde, 2001.

Kopelman BI, Santos AMN, Goulart AL *et al*. Diagnóstico e Tratamento em Neonatologia. São Paulo: Atheneu; 2004.

MacDonald MG, Mullet MD, Seshia MMK. Avery Neonatologia – Fisiopatologia e Tratamento do Recém-nascido. 6. ed. Rio de Janeiro: Guanabara Koogan; 2007.

Rego JD. Aleitamento Materno: um Guia para Pais e Familiares. 2. ed. São Paulo: Atheneu; 2008.

Ricci SS. Enfermagem Materno-neonatal e Saúde da Mulher. Tradução de Maria de Fátima Azevedo. 3. ed. Rio de Janeiro: Guanabara Koogan; 2015.

Tamez RN, Silva MJP. A Enfermagem na UTI Neonatal – Assistência ao Recém-nascido de Alto Risco. 6. ed. Rio de Janeiro: Guanabara Koogan; 2017.

28
Prematuridade

Adriana Teixeira Reis

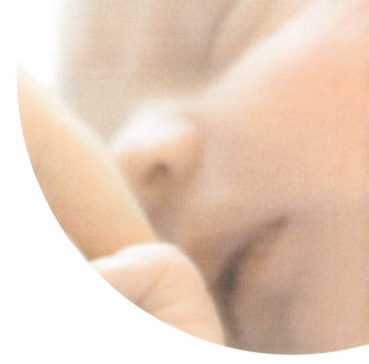

ASSISTÊNCIA DE ENFERMAGEM NOS PRINCIPAIS DISTÚRBIOS NEONATAIS

O nascimento prematuro corresponde a 28% das causas de mortalidade neonatal em nível global (Organização Mundial da Saúde [OMS], 2006), sendo reconhecidamente uma agressão ao feto, pois provoca a interrupção do desenvolvimento de órgãos, estrutural e funcionalmente. Com os avanços da neonatologia e o incremento de recursos tecnológicos de ponta nas unidades de terapia intensiva neonatais (UTINs), a sobrevida desse grupo tem aumentado consideravelmente.

A prematuridade é uma condição estabelecida pelo nascimento precoce, ou seja, anterior a 37 semanas de gestação. Entretanto, a Academia Americana de Pediatria considera prematura a criança que nasceu antes da 38ª semana de gestação.

Há de se fazer a diferença entre recém-nascido de baixo peso (RNBP) e recém-nascido prematuro ou pré-termo (RNPT). O RNBP é aquele que, independentemente da idade gestacional, apresenta peso de nascimento inferior a 2.500 g.

CLASSIFICAÇÃO E CARACTERÍSTICAS

As subcategorias de nascimento prematuro, com base na idade gestacional, são:

- Extremamente prematuro (< 27 semanas)
- Muito prematuro (< 32 semanas)
- Moderadamente prematuro (32 a 33 semanas)
- Prematuro tardio (34 a 36 semanas).

Segundo o peso, os prematuros podem ser considerados:

- Prematuros de muito baixo peso (apresentam peso < 1.500 g)
- Prematuros com extremo baixo peso (apresentam peso ao nascer < 1.000 g).

Quanto às características físicas, apresentam:

- Postura mais hipotônica, flácida, pela imaturidade neuromuscular
- Pouca gordura subcutânea e pele gelatinosa (delgada, fina, podendo ser transparente pela pouca quantidade de tecido adiposo adjacente e até evidenciar vasos sanguíneos – Figura 28.1)
- Poucas pregas plantares ou ausência das mesmas
- Pálpebras fundidas
- Cabelo escasso e emaranhado
- Mamilos pouco visíveis ou discretamente presentes
- Pouco vérnix caseoso
- Lanugem (pelo sedoso e macio) em face, braços e dorso
- Membros longos e finos
- Pouca rugosidade em bolsa escrotal, testículos impalpáveis, fimose em meninos e grandes lábios e clitóris proeminentes em meninas.

FATORES RELACIONADOS

São possíveis causas de nascimento prematuro:

- Baixas condições socioeconômicas
- Desnutrição
- Gestação de risco: < 14 e > 35 anos de idade
- Excesso de trabalho na gestação

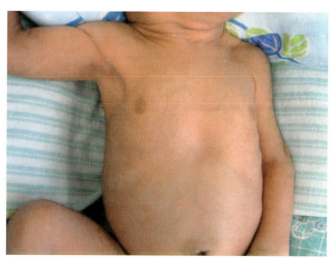

Figura 28.1 Pele e tórax de recém-nascido prematuro. (Fonte: arquivo pessoal da autora.)

- Tabagismo
- Doenças maternas agudas ou crônicas (pulmonar e cardíaca)
- Problemas ligados à gestação, gestação múltipla, história anterior de parto prematuro
- Problemas ligados à gestação, como pré-eclâmpsia, oligoidrâmnia, incompetência istmocervical, descolamento prematuro de placenta (DPP), ruptura prematura de membranas ovulares (RPMO)
- Indicação inadequada de cesárea.

Os RNPTs apresentam problemas potenciais de saúde que podem corroborar o aumento da morbimortalidade neonatal, por isso necessitam de assistência diferenciada e cuidados especiais de enfermagem. Ainda em sala de parto, demonstram maior risco para ocorrência de asfixia, requerendo manobras de reanimação delicadas e ventilação sem excesso de pressão, a fim de evitar traumatismos por excedentes pressóricos (barotraumas) e danos no sistema nervoso central.

A laqueadura do cordão umbilical deve ser feita de modo a deixar maior segmento do coto umbilical para possíveis necessidades de cateterização dos vasos.

Quanto ao aquecimento, também precisam de medidas especiais, como uso de touca e plástico semipermeável para prevenção de perda de calor (Figura 28.2).

O transporte do RNPT da sala de parto para a unidade neonatal deve ser feito em incubadora de transporte pré-aquecida, após o primeiro contato com a mãe.

PRINCIPAIS PROBLEMAS DA PREMATURIDADE

Os RNPTs são mais vulneráveis a alguns distúrbios, devido à imaturidade anatômica e funcional de vários órgãos e sistemas. Assim, estão mais suscetíveis a infecções, por imaturidade do sistema imunológico, problemas do sistema respiratório, danos neurológicos, auditivos, dentre outros.

Distúrbios respiratórios

O sistema respiratório do RNPT é estruturalmente imaturo e, por vezes, não completou sua diferenciação embrionária, necessária à produção de surfactante alveolar. Seu centro respiratório hipotalâmico ainda pode ser funcionalmente subdesenvolvido, predispondo a episódios recorrentes de apneia. Também são mais vulneráveis a infecções.

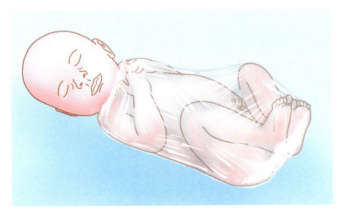

Figura 28.2 Uso de plástico para prevenção de perda de calor no recém-nascido prematuro.

• Desconforto respiratório

Podem ocorrer dificuldades no processo de adaptação e maior possibilidade de apresentar problemas como taquipneia transitória e doença da membrana hialina (DMH) (Capítulo 29, *Distúrbios Respiratórios*).

• Apneia da prematuridade

Os RNPTs são mais suscetíveis à ocorrência de pausa (cessação dos movimentos respiratórios em um intervalo de tempo < 20 segundos) e apneia (cessação dos movimentos respiratórios em tempo > 20 segundos, podendo associar-se à bradicardia, palidez ou cianose). Existem várias teorias que tentam explicar os episódios de apneia entre os RNPTs:

- Depressão do centro respiratório
- Função quimiorreceptora débil
- Sono e controle respiratório ainda imaturos
- Caixa torácica complacente, levando o RN facilmente à fadiga
- Obstrução das vias respiratórias por flexão ou extensão do pescoço.

Pausas e apneias também podem ocorrer secundariamente a outros distúrbios, tais como infecções, hemorragia intraventricular e mudanças de temperatura. O controle da apneia inclui medidas farmacológicas (uso de cafeína e aminofilina) e não farmacológicas, como controle térmico rigoroso, posicionamento no leito em posição canguru e oxigenoterapia, quando necessário.

• Asfixia perinatal

Pode ocorrer intraútero, durante o trabalho de parto ou ao nascimento. Ocorre acidemia por déficit de oxigenação, geralmente expressa por valores de pH sanguíneo < 7 e Apgar de 0 a 3 por mais de 5 minutos. A asfixia é um evento que pode levar à encefalopatia hipóxico-isquêmica. Fatores como hemorragias maternas, infecções, imaturidade do centro respiratório e imaturidade pulmonar associam-se à asfixia.

• Displasia broncopulmonar

Também denominada doença pulmonar crônica (DPC), decorre do uso de ventilação mecânica a que os RNs possam, porventura, ter sido submetidos, causando alteração estrutural pulmonar com necessidade de prolongamento da oxigenoterapia.

Distúrbios metabólicos e hidreletrolíticos

Pelas deficiências endócrina e renal causadas por imaturidade, os RNPTs estão mais sujeitos a algumas alterações em seu organismo.

Hipoglicemia. Os RNPTs têm baixas reservas, pois não chegam ao último trimestre gestacional – fase em que ocorre o maior armazenamento de glicose para o concepto. Além disso, a imaturidade na secreção dos hormônios insulina e glucagon justifica a tendência à hipoglicemia. Hiperglicemia também pode ocorrer, secundária à oferta excessiva de glicose (velocidade de infusão mal controlada, taxa de infusão de glicose excessiva, infecções). Variações abruptas de glicemia são danosas ao RN. A hipoglicemia, por exemplo, pode deflagar no RNPT distúrbios como alterações somatossensoriais, auditivas, mentais e motoras. Assim, devem ser alimentados tão logo tenham condições de receber hidratação venosa ou nutrição parenteral total, a fim de manter os níveis glicêmicos normais.

Hipocalcemia e hipomagnesemia. Ocorre pela desregulação de tirocalcitonina e paratormônio. Pode predispor a osteopenia e o raquitismo (doenças óssea e metabólica, respectivamente). As infusões venosas devem ofertar esses íons diariamente, uma vez que, dificilmente, os RNPTs toleram alimentação enteral em grandes volumes; e, mesmo recebendo dieta, esta não chega a suprir suas necessidades diárias.

Função renal. Os RNPTs apresentam fluxo renal diminuído (1 a 2 mℓ/kg/h), riscos de edema, quando recebem grande volume hídrico, e de hipovolemia, pelas perdas insensíveis aumentadas, principalmente pela redução de água transepidermal (pela pele). Os néfrons estão subdesenvolvidos e apresentam menor taxa de filtração glomerular. Algumas condições acarretam prejuízo da função renal, como: síndrome do desconforto respiratório; ventilação mecânica; fármacos para inibir o parto prematuro (vasopressina).

Icterícia. Decorre do desenvolvimento hepático insuficiente, pela diminuição da vida média das hemácias e pelo menor nível de albumina sérica. Assim, os níveis de bilirrubina sérica devem ser monitorados.

Infecção. Os RNPTs são mais suscetíveis a infecções devido à imaturidade do sistema imunológico, à colonização da pele por microbiota multirresistente da UTIN e também por sofrerem muitos procedimentos invasivos.

Distúrbios do sistema hematológico

Os RNPTs apresentam queda dos níveis de hemoglobina no período pós-natal, podendo chegar de 7 a 8 g/dℓ entre 4 e 7 semanas de vida (Filho e Corrêa, 1995). A anemia precoce é fisiológica e geralmente cursa com anemia tardia, ocasionada por carências nutricionais e pelo rápido crescimento do prematuro. Alguns fatores colaboram para a ocorrência da anemia: baixa sobrevida das hemácias; baixos níveis de eritropoetina; coletas frequentes de sangue na UTIN. A policitemia também pode surgir secundariamente, como mecanismo de compensação de hipoxia. O número elevado de hemácias aumenta a viscosidade do sangue, reduzindo a perfusão de órgãos e predispondo a icterícia, distúrbios respiratórios e intolerância alimentar.

Regulação térmica insuficiente

Os RNPTs apresentam pouco tecido subcutâneo e gordura marrom, predispondo ao aumento do consumo de oxigênio. A perda de calor se dá por vários mecanismos, dentre eles a evaporação, já que apresentam pele fina e vasos mais superficiais. Episódios de hipotermia podem ser letais para esses recém-nascidos. Algumas medidas podem ser implementadas para a prevenção da perda de calor e consequente resfriamento (Brasil, 2017):

- Uso de fontes de calor radiantes
- Controle da temperatura da sala de parto entre 23° e 26°C
- Receber o RN em campos aquecidos
- Utilizar touca ao nascimento
- Secar delicadamente o RN e remover os campos úmidos
- Não secar nem envolver o corpo abaixo do pescoço em saco de polietileno de RNPTs com menos de 34 semanas gestacionais
- Transportar o RN em incubadora de transporte preaquecida

- Não dar banho no RN logo após o nascimento; em situações especiais, somente após estabilidade térmica
- Manter o RN na zona de temperatura neutra
- Utilizar incubadoras de parede dupla e umidificadas, de preferência acima de 50%
- Promover contato pele a pele em posição canguru.

Distúrbios cardiovasculares

RNPTs podem apresentar mais frequentemente persistência de canal arterial e hipotensão, aumentando o risco de acidose metabólica, hemorragia intraventricular, enterocolite necrosante, insuficiência renal e broncodisplasia pulmonar. O diagnóstico é confirmado por ecocardiograma. O tratamento inclui restrição hídrica, diuréticos, indometacina e controle da pressão arterial.

Distúrbios neurológicos

RNPTs também são mais suscetíveis a hemorragias intracranianas (HICs) por imaturidade dos vasos da matriz germinal e autorregulação limitada do fluxo sanguíneo cerebral. O uso de ventilação mecânica, manipulação excessiva, manejo inadequado na troca de fraldas (comprimindo a coxa sobre o abdome) e variações bruscas de posicionamento da cabeça do RN na primeira semana de vida podem predispor a danos e até mesmo ao óbito. A ultrassonografia transfontanela (USTF) deve ser realizada no 4º, 7º e 30º dia de vida. A leucomalácia periventricular, uma isquemia decorrente do hipofluxo sanguíneo cerebral, também pode ser encontrada isoladamente ou em associação à hemorragia.

Distúrbios oftalmológicos

A retinopatia da prematuridade é um achado correspondente à doença vasoproliferativa exclusiva dos RNPTs, principalmente entre aqueles com peso < 1.800 g e idade gestacional < 36 semanas. Pode estar associada a comprometimento da acuidade visual e maior frequência de miopia e estrabismo. Sua principal causa é o uso de oxigenoterapia por tempo prolongado na UTIN, o que favorece a formação de radicais livres e danos à retina. Por esse motivo, deve-se monitorar o uso abusivo e prolongado de oxigênio na UTIN, vigiando os níveis de saturimetria.

Distúrbios auditivos

Asfixia, hiperbilirrubinemia, infecção, ruído excessivo na UTIN e uso de substâncias ototóxicas – aminoglicosídios – predispõem a maior risco de deficiência auditiva. Deve-se fazer rastreamento neonatal para triagem auditiva por meio de audiometria do tronco cerebral (BERA) e emissões otoacústicas transitórias (teste da orelhinha).

Distúrbios nutricionais

Os RNPTs não têm coordenação sobre o mecanismo de sucção–deglutição–respiração e apresentam capacidade gástrica restrita. Estão mais sujeitos a refluxo gastresofágico pela imaturidade do esfíncter cárdia, além de hipoperfusão de órgãos abdominais. Todas essas características propiciam maior risco de deficiência nutricional e atraso no crescimento e no desenvolvimento de RNPTs. Espera-se que o RN perca até 15% do seu peso de nascimento entre 7 e 21 dias de vida. Após essa fase, inicia-se o período de ganho de 15 a 30 gramas diários. O controle de peso deve ser diário, para melhor acompanhamento da oferta calórica.

272 Parte 2 • O Recém-Nascido

INTERVENÇÕES DE ENFERMAGEM

- Conheça a história materna
- Controle a velocidade de infusão de fluidos
- Balanço hídrico horário com observância do mℓ/h e permeabilidade do acesso vascular
- Observe e registre postura e coloração da pele do RN
- Afira os sinais vitais
- Use capnia permissiva, ajustando alarmes de saturimetria (Sp$_{O_2}$ entre 85 e 95%)
- Não levante as pernas do RNPT ao trocar suas fraldas, prevenindo variações bruscas de pressões intracraniana e intra-abdominal. Troque as fraldas fazendo rolamento lateral, de um lado para o outro
- Propicie contato pele a pele e aproximação com os pais
- Use medidas de prevenção de infecções (Capítulo 34, *Infecção Neonatal*)

- Posicione confortavelmente o RN no leito, aconchegado (Capítulo 25, *Cuidados de Enfermagem Direcionados ao Desenvolvimento Neurocomportamental do Recém-Nascido*)
- Evite variações bruscas de temperatura e posição, principalmente na primeira semana de vida
- Proporcione estímulos favoráveis. A participação dos pais como estímulo favorável ao desenvolvimento do RN na UTIN deve ser incentivada. O RN deve ser tocado, mas na impossibilidade desse contato físico, deve-se "tocá-lo com a voz", cantando e falando palavras em tons agradáveis e suaves. A fala é um estímulo favorável ao desenvolvimento humano
- Tenha como meta cuidar do cérebro do RNPT que está em desenvolvimento, utilizando medidas para redução de ruídos, manejo de estímulos dolorosos e posicionamento de conforto

Questões de autoavaliação

1. O nascimento prematuro é, conceitualmente, aquele que ocorre antes da seguinte idade gestacional:
   - (A) 32 semanas
   - (B) 37 semanas
   - (C) 40 semanas
   - (D) 42 semanas
2. A cessação dos movimentos respiratórios em recém-nascidos prematuros em tempo superior a 20 segundos, podendo associar-se à bradicardia, palidez ou cianose, é denominada:
   - (A) Pausa
   - (B) Taquipneia
   - (C) Apneia
   - (D) Bradipneia
3. A imaturidade muscular do esfíncter cárdia pode predispor à seguinte condição no recém-nascido prematuro:
   - (A) Persistência de canal arterial
   - (B) Anemia

   - (C) Hipertensão pulmonar
   - (D) Refluxo gastresofágico
4. Trata-se de um achado correspondente à doença vasoproliferativa exclusiva dos RNPTs, associada a comprometimento da acuidade visual:
   - (A) Coloboma
   - (B) Pregas epicânticas
   - (C) Retinopatia
   - (D) Catarata
5. A anemia precoce em prematuros é fisiológica e cursa com anemia tardia. Alguns fatores colaboram para a ocorrência da anemia, dentre eles:
   - (A) Frequentes coletas de sangue na Unidade de Terapia Intensiva Neonatal
   - (B) Elevada sobrevida das hemácias
   - (C) Altos níveis de eritropoetina
   - (D) Policitemia

REFERÊNCIAS BIBLIOGRÁFICAS

Brasil. Ministério da Saúde. Secretaria de Atenção à Saúde. Departamento de Ações Programáticas Estratégicas. Atenção humanizada ao recém-nascido: método Canguru – manual técnico. 3. ed. Brasília: Ministério da Saúde, 2017. 340 p. Disponível em: https://bvsms.saude.gov.br/bvs/publicacoes/atencao_humanizada_metodo_canguru_manual_3ed.pdf. Acesso em: 15/09/2020.

Filho N, Corrêa MD. Manual de perinatologia. Rio de Janeiro: Medsi; 1995.

Morgan J C *et al*. The late preterm infant. Paediat Child Health. 2018; 28(1): 13-7. Disponível em: https://www.paediatricsandchildhealthjournal.co.uk/action/showCitFormats?pii=S1751-7222%2817%2930214-7&doi=10.1016%2Fj.paed.2017.10.003. Acesso em: 20/11/2018.

Organização Mundial da Saúde (OMS). Sobrevivência neonatal. 2006. The Lancet. 2005. Disponível em: https://www.who.int/maternal_child_adolescent/documents/pdfs/lancet_neonatal_survival_series_pr.pdf?ua=1. Acesso em: 15/09/2020.

Gabarito das questões: 1 – letra B; 2 – letra C; 3 – letra D; 4 – C; 5 – letra A.

29

Distúrbios Respiratórios

Marcelle Campos Araújo • Adriana Teixeira Reis

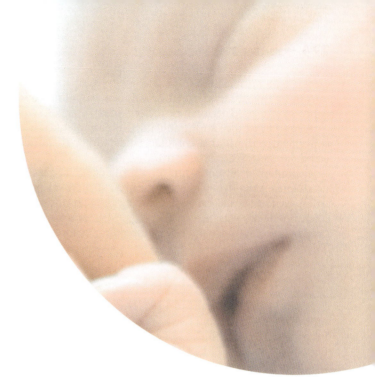

INTRODUÇÃO

No recém-nascido (RN), as alterações respiratórias são a principal causa de internação no período neonatal e sua incidência e gravidade estão relacionadas com:

- Idade gestacional
- Infecção materna
- Sofrimento fetal agudo
- Uso de corticoide antenatal.

Durante a gestação, o pulmão do feto apresenta-se cheio de líquido, recebendo cerca de 12% do débito ventricular direito. Na fase embrionária, os pulmões não participam das trocas gasosas, mas realizam função secretória de fluidos. A maior parte do volume sanguíneo é desviada do pulmão por meio de *shunts* específicos. O volume sanguíneo que retorna ao coração do feto pela veia cava inferior se dirige do átrio direito para o esquerdo pelo forame oval, e o fluxo sanguíneo que retorna ao coração pela veia cava superior é desviado pelo *ductus arteriosus*, passando direto à aorta. Isso ocorre devido à alta resistência do leito capilar pulmonar, que pode ser aumentada se houver hipoxia ou diminuída com a oferta de oxigênio (O_2) e consequente redução de gás carbônico (CO_2) (Moreira *et al.*, 2004).

Nos primeiros minutos de vida, o fluido é absorvido ou expelido, e os pulmões inflam-se de ar. O fluxo sanguíneo pelos pulmões aumenta de 8 a 10 vezes. A resistência pulmonar, antes elevada, diminui devido a redução da tensão de CO_2, elevação do pH e dilatação dos vasos capilares alveolares.

A função respiratória normal depende de vários fatores, tais como integridade das estruturas respiratórias anatômicas envolvidas – pulmões, árvore brônquica, vias respiratórias superiores, caixa torácica, musculatura respiratória e elementos reguladores das atividades respiratórias localizadas no sistema nervoso central (SNC). A maturação anatômica e funcional pulmonar ocorre em torno de 35 semanas de idade gestacional. Portanto, nos recém-nascidos prematuros (RNPTs), as funções pulmonares podem estar comprometidas, propiciando maior risco de insuficiência respiratória (Tamez e Silva, 2017).

Os sinais clínicos da insuficiência respiratória no RN são:

- Apneia
- Batimento de asa de nariz
- Aumento do esforço respiratório
- Sinais de hipoxia tecidual (palidez, taquicardia, cianose)
- Gemido expiratório
- Retrações torácicas (intercostal, subcostal, esternal, supraesternal)
- Dispneia, taquipneia.

A aferição dos gases arteriais possibilita a avaliação adequada da ventilação–perfusão pulmonar, e o estudo radiológico é de extrema importância no diagnóstico das patologias respiratórias.

PATOLOGIAS RESPIRATÓRIAS DO PERÍODO NEONATAL

Síndrome do desconforto respiratório ou doença da membrana hialina

Caracteriza-se pela deficiência de surfactante, que provoca o colapso dos alvéolos (atelectasia pulmonar) de maneira progressiva, podendo causar insuficiência respiratória e levar a óbito. A incidência e a gravidade dessa doença estão diretamente relacionadas com a idade gestacional (Moreira *et al.*, 2004).

Os fatores que aumentam o risco para a síndrome do desconforto respiratório (SDR), ou doença da membrana hialina (DMH), são corioamnionite, prematuridade, gênero masculino, filhos de mãe diabética e asfixia perinatal. Os fatores que diminuem o risco são uso de corticoide antenatal e parto vaginal.

▪ Fisiopatologia

A causa primária dessa enfermidade é a deficiência de surfactante pulmonar, que é composto primariamente de fosfolipídios (75%), proteínas (10%) e carboidratos. A partir da 20ª semana de gestação, o feto acumula surfactante dentro das células alveolares tipo II, ocorrendo aumento gradativo até o termo (pico em torno de 35 semanas).

O surfactante tem como finalidades: diminuir a tensão superficial na interface ar–líquido alveolar; manter a estabilidade alveolar, impedindo seu colapso ao final da expiração (atelectasia). No RNPT, a dificuldade de respirar pode ser resultado da elevada tensão superficial do líquido pulmonar no feto e da musculatura frágil, além da própria imaturidade estrutural e perfusão anormal da vasculatura pulmonar, que contribuem para deteriorar as trocas gasosas.

A insuficiência de surfactante no alvéolo aumenta a tensão superficial e diminui a complacência pulmonar, podendo estimular atelectasias progressivas.

O número de alvéolos funcionais influencia na gravidade da doença, pois determina a superfície disponível para as trocas gasosas, o que depende da idade gestacional do RN. A imaturidade das vias respiratórias e da caixa torácica também favorece o colapso dos pulmões, piorando o quadro de DMH (Moreira *et al.*, 2004).

• *Quadro clínico*

É variável e depende da idade gestacional. Inicialmente pode ser discreto, porém progressivo em intensidade e gravidade. A evolução do quadro clínico pode levar à falência respiratória e óbito nas primeiras 72 horas de vida. É importante o conhecimento da história obstétrica, as condições de nascimento, além da identificação de fatores de risco.

Os sinais e sintomas aparecem logo após o nascimento, e o desconforto respiratório é progressivo. Ao exame físico, podem-se verificar: dispneia e taquipneia, retração intercostal e esternal, gemidos expiratórios, batimentos de asa de nariz, cianose e murmúrio vesicular diminuído, aumento da necessidade de oxigênio, episódios de apneia e acidose respiratória ou metabólica.

A radiografia apresenta padrão reticulogranular difuso (microatelectasias) com aspecto de "vidro moído", broncogramas respiratórios e aumento de líquido pulmonar. Nos casos graves, o pulmão pode ter aspecto branco pela atelectasia total (Moreira *et al.*, 2004).

A dosagem dos gases sanguíneos é de grande importância na avaliação e na condução terapêutica da doença.

• *Tratamento*

O tratamento recomendado inclui (Tamez e Silva, 2017; Brasil, 2014):

- Reduções da hipoxemia e do trabalho respiratório por meio de ventilação mecânica não agressiva ou uso de pressão positiva contínua nas vias respiratórias (CPAP nasal)
- Monitoramento de gasometria arterial – correção de acidoses
- Manutenção de temperatura corporal e de sinais vitais normais
- Fornecimento de aporte calórico adequado
- Equilíbrio hidreletrolítico e glicemia controlada
- Administração precoce de surfactante.

A terapêutica com surfactante tem demonstrado reduzir substancialmente a mortalidade neonatal. O uso precoce é melhor, principalmente se administrado nas primeiras 6 horas de vida. Nos RNs com peso ao nascimento inferior a 1.000 g, considerar administração do surfactante na primeira hora de vida, independentemente do quadro respiratório ou radiológico, desde que o RN permaneça em ventilação mecânica.

Caso o quadro clínico do RN tenha apresentado pouca melhora, o surfactante pode ser administrado novamente, em até quatro doses. Alguns fatores podem afetar a resposta a esse agente, como: asfixia, infecção, hipoplasia pulmonar, hipertensão pulmonar, dose, tipo, dentre outros.

A maioria dos surfactantes utilizados na prática clínica é de origem animal (boi ou porco) modificado, porém os surfactantes sintéticos também estão disponíveis. As principais complicações relacionadas com seu uso são: hemorragia pulmonar, queda de saturação de oxigênio no sangue (Sp_{O_2}), persistência do canal arterial, hemorragia intraventricular graus I e II e bradicardia.

Cuidados na administração de surfactante

- Verifique a posição da cânula traqueal
- Mantenha o frasco de surfactante em temperatura ambiente
- Aspire a cânula traqueal antes de administrar a substância
- Realize o procedimento com técnica asséptica
- Mantenha o RN em decúbito dorsal
- Ventile o RN (a melhor maneira é no respirador, com controle da pressão ofertada)
- Observe frequência cardíaca, Sp_{O_2} e coloração do RN
- Aspire a cânula traqueal somente após 6 horas.

• *Prevenção*

A administração de corticoide para a gestante pode prevenir e modificar a evolução da SDR do RN, otimizar os efeitos da terapêutica com o surfactante, após o nascimento, e reduzir a incidência de hemorragia peri-intraventricular. Todas as gestantes entre 24 e 34 semanas de gestação com risco de parto prematuro devem ser consideradas candidatas ao tratamento pré-natal com corticoides.

O tratamento consiste em duas doses de 12 mg de betametasona administradas por via intramuscular a cada 24 horas ou quatro doses de dexametasona administradas por via intramuscular a cada 12 horas. Os efeitos benéficos são mais evidentes 24 horas após o início da terapia e perduram por 7 dias.

Taquipneia transitória do recém-nascido

A taquipneia transitória do RN, também conhecida como "síndrome do pulmão úmido", ocorre devido à retenção do fluido pulmonar no feto após o nascimento.

É uma doença benigna, que acomete RN a termo e RNPT tardio. Caracteriza-se por taquipneia logo após o nascimento. É mais comum na cesariana eletiva sem trabalho de parto, asfixia perinatal, diabetes materna e policitemia.

A absorção dos fluidos pulmonares não eliminados após o nascimento ocorre pelo sistema linfático, entre 12 e 72 horas (Tamez e Silva, 2017).

• *Fisiopatologia*

A absorção do líquido pulmonar inicia-se com o início do trabalho de parto. Estima-se que cerca de 70% desse fluido sejam reabsorvidos antes do nascimento. Durante a passagem pelo canal de parto, são eliminados cerca de 5 a 10% do líquido pulmonar, e o restante é absorvido nas primeiras horas de vida pelos vasos linfáticos e capilares pulmonares.

A taquipneia transitória está relacionada com o retardo de reabsorção de líquido alveolar pelo sistema linfático pulmonar, logo após o nascimento, causando alteração respiratória. O atraso na reabsorção do líquido pulmonar acarreta diminuição de complacência pulmonar e aumento do trabalho respiratório (Cloherty *et al.*, 2005).

Quadro clínico

O início do aparecimento dos sintomas é precoce, logo nas primeiras horas. As principais manifestações são (Moreira *et al.*, 2004):

- Taquipneia (frequência respiratória [FR] entre 60 e 120 irpm)
- Retração intercostal
- Batimento de asas do nariz
- Gemência expiratória
- Cianose (geralmente necessita de oxigênio suplementar por pouco tempo).

A radiografia de tórax mostra volume pulmonar aumentado, coração levemente dilatado e cisurite (líquido nas fissuras).

A gasometria arterial pode revelar hipoxemia em ar ambiente, hipercapnia e acidose respiratória nas primeiras horas de vida.

Tratamento

O tratamento é principalmente de suporte e inclui (Moreira *et al.*, 2004):

- Administração de oxigênio – CPAP nasal é utilizado principalmente quando há gemência expiratória e pode acelerar a cura
- Monitoramento contínuo com oximetria de pulso
- Manutenção de ambiente termoneutro
- Hidratação venosa para manutenção do equilíbrio hidreletrolítico
- Dieta precoce por sonda orogástrica (SOG) até normalização da FR
- Controle da glicemia.

Síndrome de aspiração de mecônio

Verifica-se mecônio no líquido amniótico em 10 a 20% dos partos, porém somente 1 a 2% dos RNs desenvolvem a síndrome de aspiração de mecônio (SAM) (Brasil, 2014). Por isso, atualmente não são indicadas intubação e aspiração da traqueia de RNs vigorosos que nascem com líquido amniótico meconial. Entretanto, nos RNs deprimidos, esse procedimento diminui a possibilidade de gravidade da síndrome.

O mecônio é composto por água (72 a 80%), bile, ácidos biliares, suco pancreático, muco, lanugem e vérnix caseoso. A eliminação de mecônio intraútero é consequência de asfixia (sofrimento fetal) e redução da pressão parcial de oxigênio (Po_2) no sangue venoso umbilical. A isquemia intestinal produz um período transitório de hiperistalse e relaxamento do tônus do esfíncter anal, levando à eliminação de mecônio (Avery, 2007).

Acomete normalmente RN a termo ou pós-termo. Os fatores predisponentes são: gestação com duração maior que 40 semanas, insuficiência placentária, oligoidrâmnio, retardo no crescimento intrauterino, doenças maternas (hipertensão, diabetes melito, eclâmpsia e pré-eclâmpsia).

Fisiopatologia

A aspiração de mecônio pode ocorrer intraútero, mas é frequente nas primeiras inspirações após o parto. O sofrimento fetal aumenta o trânsito intestinal e o relaxamento do esfíncter, com eliminação de mecônio, podendo obstruir a traqueia. As vias respiratórias com obstrução parcial possibilitam a entrada de ar, mas não a sua saída, ocasionando pneumotórax.

O mecônio pode provocar pneumonite química e alteração nos pneumócitos do tipo II com consequente diminuição da produção de surfactante e complacência pulmonar.

Quadro clínico

É variável e inclui:

- Impregnação de mecônio em pele, cordão umbilical e unhas
- Mecônio na traqueia
- Gemência expiratória, taquipneia, desconforto respiratório
- Cianose logo após o parto com piora progressiva nas primeiras 12 horas de vida
- Hipoxemia e hipercapnia
- Na radiografia: evidência de infiltrado bilateral, volume pulmonar aumentado, pneumomediastino, pneumotórax, áreas de hipotransparência alternada com áreas de hiperinsuflação (Moreira *et al.*, 2004).

Quando não há complicações, o quadro clínico melhora em 5 a 7 dias.

Tratamento

O tratamento pós-natal da SAM começa com observação e monitoramento contínuos dos RNs (Avery, 2007). Os pontos a serem destacados são:

- Oxigenoterapia
- Monitoramento contínuo por oximetria de pulso
- Manutenção da zona termoneutra
- Suporte nutricional e hidreletrolítico
- Uso controverso de antibiótico
- Administração de surfactante (pode melhorar quadro respiratório)
- Avaliação de hipertensão pulmonar persistente (monitoramento pré e pós-ductal).

Hipertensão pulmonar persistente

Caracteriza-se pela persistência da circulação fetal. Devido à pressão arterial pulmonar elevada, ocorre grande desvio de sangue da direita para a esquerda do coração, pelo forame oval e ducto arterial, resultando em diminuição do fluxo sanguíneo pulmonar com consequente hipoxemia grave e acidose (Tamez e Silva, 2017).

A hipertensão pulmonar persistente (HPP) pode ser secundária a outras patologias. Podem-se citar como principais etiologias (Tamez e Silva, 2017):

- Vasoconstrição pulmonar devido a hipoxia e acidemia, em algumas infecções
- Doença do parênquima pulmonar, encontrada na aspiração de mecônio, pneumonia grave, DMH, pneumotórax, hipoplasia pulmonar
- Defeitos cardíacos congênitos
- Aumento da viscosidade sanguínea – policitemia
- Alterações no desenvolvimento vascular pulmonar decorrem de hipoxia fetal crônica, doenças cardíacas e redução da oxigenação materna
- Diminuição da área vascular pulmonar, como nos casos de hérnia diafragmática, cistos pulmonares e anormalidades no crescimento pulmonar.

Fisiopatologia

Na adaptação da vida intrauterina para extrauterina, há queda na resistência vascular pulmonar (RVP) após o nascimento, levando a aumento no fluxo sanguíneo pulmonar. Essas mudanças são fundamentais para que o pulmão possa assumir seu papel nas trocas gasosas.

Alguns fatores são responsáveis pela queda do tônus vascular após o nascimento, e entre eles podem-se citar distensão pulmonar e aumento nas tensões de oxigênio.

Na hipertensão pulmonar, a RVP está aumentada, ocasionando desvio do fluxo de sangue da circulação pulmonar pelo ducto arterial e forame oval, ou seja, igual ao que acontece na circulação fetal. Esse "desvio" (*shunt*) resulta em hipoxemia grave, provocando vasoconstrição e piora da hipertensão pulmonar, criando um ciclo vicioso.

Quadro clínico

Caracteriza-se por (Tamez e Silva, 2017; Moreira *et al.*, 2004):

- Instabilidade clínica ao manuseio
- Agitação
- Hipoxia desproporcional ao grau de doença pulmonar
- Diferença de Sp_{O2} pré e pós-ductal (a ausência dela não afasta HPP)
- Cianose, apesar da administração de oxigênio
- Sopro cardíaco
- Ecocardiograma com Doppler colorido – *shunt* direita-esquerda pelo canal arterial – avalia funções cardíacas, pressão na válvula pulmonar e RVP
- Radiografia: pode ser normal ou evidenciar patologia pulmonar. Apresenta pouca vascularização.

Tratamento

Inclui a correção das anormalidades subjacentes e visa aumentar o fluxo sanguíneo pulmonar e reduzir o *shunt* direita–esquerda (Avery, 2007). São metas do tratamento:

- Reverter hipoxemia
- Restaurar a oxigenação
- Restabelecer o equilíbrio ácido-básico
- Otimizar a função miocárdica
- Reduzir a RVP
- Otimizar a pressão arterial sistêmica
- Evitar agitação e estresse, com consequente aumento no consumo de oxigênio
- Manter sinais vitais estáveis
- Manter mínimo manuseio
- Manter acesso venoso profundo.

Óxido nítrico

Produzido naturalmente pelas células endoteliais e age localmente na musculatura lisa vascular, promovendo seu relaxamento e consequente vasodilatação. A ação seletiva nos vasos pulmonares, quando utilizado por via inalatória, deve-se à propriedade do gás em difundir-se através da membrana alvéolo-capilar. Sua dose inicial é de 20 ppm. Na circulação sistêmica, o óxido nítrico liga-se à hemoglobina, formando a metemoglobina; portanto, como cuidado, devem-se dosar periodicamente índices para rastreamento de metemoglobinemia.

Pneumonia

Causa significativa de morbidade e mortalidade em neonatos pré-termo e a termo, podendo ocorrer intraútero ou após o nascimento. O RNPT é mais suscetível por apresentar sistema imunológico imaturo (Avery, 2007). Os fatores maternos que podem estar associados são: corioamnionite, ruptura prolongada das membranas, parto prolongado e infecção urinária.

A história obstétrica é importante. Ao exame físico, o RN pode apresentar (Tamez e Silva, 2017):

- Estresse respiratório – taquipneia, aumento da necessidade de oxigênio, apneia, retrações, hipoxemia
- Diminuição dos murmúrios vesiculares uni ou bilaterais
- Instabilidade térmica
- Radiografia evidenciando infiltrados alveolares e borramento de bordo cardíaco.

O diagnóstico é confirmado por história pré e pós-natal, radiografia, cultura do aspirado endotraqueal, hemocultura, hemograma, cultura de urina e liquor. O tratamento é realizado com antibioticoterapia.

Pneumotórax

Resultado da hiperdistensão de alvéolos e da porção distal dos pulmões, provocando uma ventilação desigual com consequente ruptura dos alvéolos. O ar sai dessas cavidades, seguindo para o espaço pleural visceral e parietal (Tamez e Silva, 2017).

Os fatores que predispõem ao pneumotórax são:

- Altas pressões produzidas ao nascimento com a primeira respiração, mesmo em RN a termo sadio, causando pneumotórax espontâneo
- RNs com doenças pulmonares que provoquem a diminuição da complacência do órgão e que necessitem de altas pressões na ventilação mecânica
- RNs com SAM, devido ao efeito de obstrução causado pelo mecônio preso no alvéolo, produzindo retenção de ar nos alvéolos distais
- Intubação seletiva
- Pós-terapia com surfactante, devido à alteração da complacência pulmonar
- Imaturidade pulmonar.

O quadro clínico pode ser assintomático, especialmente quando a extensão for pequena, ou de evolução lenta. Os sinais/sintomas são: agitação, taquipneia, taquicardia, queda da pressão arterial, retrações acentuadas, gemido expiratório, dispneia com diminuição da oxigenação e perfusão, redução dos ruídos respiratórios, bulhas cardíacas diminuídas ou abafadas, enfisema subcutâneo, parada cardíaca e óbito.

O diagnóstico pode ser confirmado por radiografia e quadro clínico.

Nos pacientes assintomáticos, sem doença respiratória associada, não é necessário intervir. A reabsorção do ar ocorrerá espontaneamente em poucos dias. Se houver estresse respiratório, pode ser administrado oxigênio a 100% por meio de capacete (Oxihood).

Nos pacientes sintomáticos, o tratamento é a toracocentese ou drenagem de tórax. Todo o material deverá sempre estar disponível para ser utilizado dentro da Unidade de Terapia Intensiva Neonatal (Tamez e Silva, 2017).

▪ Cuidados durante a toracocentese

- Verifique os sinais vitais a cada 15 minutos durante o procedimento
- Mantenha o RN em decúbito dorsal
- Administre analgésicos
- Mantenha o sistema de drenagem abaixo do nível do tórax
- Não ordenhe os tubos de conexão
- Observe a oscilação e o borbulhamento na coluna do selo d'água com os movimentos respiratórios
- Observe mudanças no quadro clínico.

Displasia broncopulmonar

Processo inflamatório agudo, secundário a vários estímulos que determinam alterações importantes nas vias respiratórias inferiores, ocasionando fibrose e edema pulmonar, com dependência de oxigênio. Combinação de toxicidade do oxigênio, barotrauma e volutrauma, decorrentes da ventilação mecânica.

Estima-se a ocorrência de cerca de 7 mil novos casos de displasia broncopulmonar (DBP) ao ano, com taxas de reinternação após alta hospitalar e elevado índice de mortalidade, relacionado principalmente com falência cardiorrespiratória (Bhering, 2004).

São muitos os fatores associados a essa patologia, causando resposta inflamatória e sequelas graves. Podem-se citar: prematuridade, toxicidade do oxigênio, volutrauma e/ou barotrauma, intubação traqueal, infecção, edema pulmonar.

As principais estratégias para redução de incidência e manejo da DBP são: prevenção do trabalho de parto prematuro e da prematuridade, uso de corticoide antenatal e de surfactante, prevenção das lesões pulmonares ocasionadas pelos efeitos do oxigênio e da ventilação mecânica, prescrição de diuréticos, antioxidantes (vitamina A) e corticoide sistêmico e inalatório (Bhering, 2004).

▪ Fisiopatologia

A lesão pulmonar ocorre pelo uso de suporte ventilatório e pode ser consequente a: lesão física (oxidativa – pela liberação de radicais livres, secundária ao uso contínuo de oxigênio) e lesão mecânica (causada por volutrauma). Ocorre, assim, reação inflamatória local, que evolui para parada da septação alveolar, inibição vascular e, finalmente, fibrose, caracterizada por lesão pulmonar permanente.

▪ Quadro clínico

O exame físico tipicamente revela (Cloherty *et al.*, 2005):
- Retração intercostal
- Taquipneia
- Estertores na ausculta
- Gasometria arterial com evidência de hipoxemia e hipercapnia
- Radiografia alterada
- Prova de função pulmonar com evidência de aumento da resistência e diminuição da complacência.

▪ Tratamento

- Diuréticos
- Broncodilatadores
- Esteroides

- Suporte nutricional (contribui para o crescimento pulmonar)
- Manutenção da oxigenação
- Importante: atente para imunizações específicas, pois RNs portadores de DBP são mais suscetíveis a infecções respiratórias de repetição. Considerar o uso de anticorpo monoclonal (Palivizumabe®).

Apneia da prematuridade

Ocorre por alterações no centro de controle da respiração. Normalmente, é observada nos RNPTs, devido à imaturidade do centro respiratório e à resposta alterada do CO_2.

Considera-se apneia quando há cessação dos movimentos respiratórios por mais de 15 a 20 segundos, com interrupção da respiração acompanhada de bradicardia e/ou cianose (Tamez e Silva, 2017).

A etiologia das apneias está associada a diversos fatores, mas existe relação entre a idade gestacional e a frequência dos episódios de apneia. Outras causas são:

- Prematuridade
- Infecções
- Alterações pulmonares (hipoxia, asfixia, síndrome da angústia respiratória, pneumonia, acidose, obstrução de vias respiratórias, pneumotórax e atelectasia)
- Desordens neurológicas (hemorragia craniana, malformações, convulsões e *kernicterus*)
- Desordens cardiovasculares (hipotensão, arritmias, ducto arterioso patente e falência cardíaca congestiva)
- Alterações gastrintestinais (enterocolite necrosante [ECN], perfuração intestinal e refluxo gastresofágico [RGE])
- Instabilidade térmica
- Anemia
- Policitemia
- Alterações metabólicas
- Dor.

▪ Classificação

A apneia pode ser classificada em (Tamez e Silva, 2017):

- **Primária**: ocorre logo após cessação dos movimentos respiratórios, depois de período de esforço respiratório rápido
- **Secundária**: ocorre após um período de respiração ofegante, que depois torna-se lenta e fraca, até ocorrer apneia. Não responde a estímulo tátil, necessitando de reanimação
- **Obstrutiva**: ocorre quando o fluxo de ar está bloqueado por obstrução das vias respiratórias superiores (queda de língua, secreção, flexão ou hiperextensão da cabeça, RGE), levando a esforço respiratório
- **Central**: ocorre devido à imaturidade do centro respiratório, provocando alterações no controle da respiração
- **Mista**: apresenta componentes da apneia dos tipos obstrutiva e central.

▪ Quadro clínico

Pode ocorrer bradicardia, cianose generalizada, moteamento da pele, cianose dos lábios, palidez, queda de Sp_{O_2} e letargia.

O diagnóstico é realizado principalmente por meio de observação do RN.

Tratamento

Os medicamentos são utilizados com o objetivo de estimular os centros respiratórios e aumentar a sensibilidade dos quimiorreceptores ao CO_2 e a contratilidade diafragmática (Tamez e Silva, 2017). O tratamento inclui:
- Estimulação tátil durante o episódio de apneia
- Administração de oxigênio, se necessário
- Controle do RGE
- Manutenção de ambiente termoneutro para diminuição do consumo de oxigênio
- Monitoramento contínuo com oximetria de pulso
- Manutenção de cabeceira elevada a 30°
- Desobstrução das vias respiratórias
- Prevenção de distensão abdominal.

Intervenções de enfermagem

- Mantenha o ambiente em zona termoneutra
- Mantenha a Sp_{O_2} entre 90 e 95%
- Ajuste a fração inspirada de oxigênio (FI_{O_2}) de acordo com a saturação do RN
- Garanta o mínimo manejo
- Mantenha as vias respiratórias pérvias
- Cheque os parâmetros e Sp_{O_2} a cada hora
- Faça rodízio do sensor transcutâneo de saturação a cada 3 horas
- Verifique os sinais vitais a cada 3 horas
- Administre oxigênio conforme prescrição médica
- Mantenha a mistura de O_2 umidificada e aquecida
- Promova conforto e minimize e a dor
- Observe e registre:
  - Alterações no padrão respiratório
  - Retrações intercostais
  - Cianose
  - Episódios de apneia
  - Gemência expiratória.

OXIGENOTERAPIA

Administração de oxigênio suplementar com finalidade terapêutica indicada na ocorrência de hipoxemia e cianose. Apesar de benéfico, o oxigênio deve ser utilizado com critério, pois pode ter efeitos especialmente na retina e nos pulmões de RNPTs.

A Sp_{O_2} e a concentração de O_2 devem ser monitoradas para evitar administração desnecessária de altas concentrações, causando barotrauma e efeitos deletérios em vários órgãos. Portanto, o ideal é que todos os RNs sejam acompanhados por oximetria de pulso (Tamez e Silva, 2017).

Técnicas de administração de oxigênio

Cânula nasal

O oxigênio é administrado por meio de cânula diretamente nas cavidades nasais com fluxo contínuo, umidificado e, se possível, aquecido (Figura 29.1). Normalmente este fluxo não deve ultrapassar l litro por minuto (ℓ/min), pois pode provocar irritação da mucosa nasal e faríngea, além de deglutição de ar. Recomenda-se a utilização de um *blender* (misturador de gases, se possível com aquecedor), pois haverá melhor controle da administração de oxigênio.

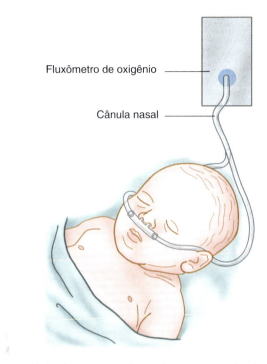

Figura 29.1 Administração de oxigênio por meio de cânula nasal.

Capacete, halo ou Oxihood

O RN recebe oxigênio umidificado e aquecido de modo contínuo por meio de um capacete acrílico, com flutuações mínimas em seus níveis (Figura 29.2). É indicado para os RNs que respirem espontaneamente, requeiram concentração de oxigênio < 60% e apresentem estresse respiratório mínimo ou moderado.

A cabeça do RN deve ser posicionada dentro do halo, mantendo-se livre o espaço entre o pescoço e o capacete. Deve-se evitar retirar o RN do capacete durante a terapia. Se necessário, coloque a fonte de oxigênio próximo à narina.

Pressão positiva contínua nas vias respiratórias

Consiste na administração de oxigênio sob pressão contínua por meio de dispositivos nasais flexíveis (pronga ou máscara), aumentando a capacidade funcional residual pulmonar e reduzindo a RVP, melhorando a oxigenação.

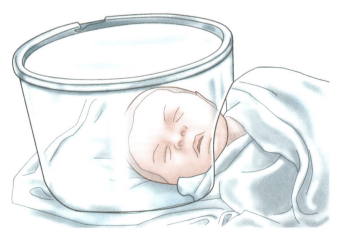

Figura 29.2 Administração de oxigênio por Oxihood.

É um tipo de suporte respiratório não invasivo que pode ser administrado sem intubação. Funciona ao fornecer um nível contínuo de pressão positiva nas vias respiratórias, que promove distensão pulmonar, supera o colapso e melhora a ventilação. CPAP pode ser produzido de diferentes maneiras: (1) usando-se um fluxo variável de ar e oxigênio, em direção ao paciente durante a inalação e longe do paciente durante a expiração (fluxo variável de CPAP); (2) soprando-se um alto fluxo de ar e oxigênio (cânula nasal de alto fluxo); ou (3) imergindo o final de um circuito respiratório e fazendo o paciente expirar contra uma coluna de água, gerando bolhas ("*bubble* CPAP") (Dewez e van den Broek, 2017).

Esse método mantém pressão positiva nas vias respiratórias durante a fase expiratória, possibilitando distensão alveolar mais eficiente e prolongada. Evita atelectasia, melhora a estabilidade da parede torácica, a capacidade residual funcional e reduz episódios de apneia. Normalmente são utilizadas pressões de 4 a 6 cmH$_2$O (Figura 29.3).

As complicações que podem ocorrer com o uso de CPAP são: pneumotórax, distensões gástrica e abdominal, irritação da mucosa nasal e até necrose, enfisema intersticial, pneumomediastino e diminuição do retorno venoso.

Indica-se CPAP nasal principalmente nas seguintes condições (Brasil, 2014):

- RN com peso inferior a 1.500 g, sob qualquer sinal de aumento do trabalho respiratório. Nesse caso, instalar a CPAP precocemente, se possível desde o nascimento
- RN com peso superior a 1.500 g, mantendo-se Sp$_{O2}$ abaixo de 89% com oxigênio igual ou superior a 40%
- Pós-extubação traqueal para todos os RNs com peso inferior a 1.500 g
- Apneia neonatal.

Cuidados com o RN em uso de CPAP nasal (Tamez e Silva, 2017; Brasil, 2014):

- Ao instalar o dispositivo nasal, deve-se observar o diâmetro da narina do RN e utilizar o curativo de hidrocoloide como medida para prevenção de lesões e redução do escape de ar
- Adaptar a pronga com a curvatura para baixo e dentro da cavidade nasal
- É importante que a pronga não encoste no septo nasal nem fique com muita mobilidade. O atrito pode causar lesões graves

- Ajustar os dois lados do circuito de tubos à face e à cabeça do RN, mantendo a cânula nasal afastada do septo nasal
- Verificar periodicamente a adaptação da pronga/máscara às narinas, a permeabilidade das vias respiratórias superiores, a posição do pescoço e o aspecto das asas e do septo nasal quanto a isquemia e necrose
- Manter a umidificação do sistema, prevenindo ressecamento da mucosa das vias respiratórias
- Avaliar a necessidade de aspiração das vias respiratórias superiores. Utilizar solução salina para manutenção da perviedade das vias respiratórias, evitando aspiração rotineira. Fazer ventilação mecânica utilizada sempre que houver alterações na habilidade dos pulmões em manter troca gasosa adequada. A ventilação mecânica é um procedimento invasivo, cujo principal objetivo é otimizar a respiração usando o mínimo possível de F$_{IO_2}$ e de pressão. Para a maioria dos RNs com insuficiência respiratória, é suficiente o recurso da ventilação convencional. Apesar do surgimento de novas técnicas convencionais e não convencionais, a estratégia ventilatória mais utilizada é, ainda, a ventilação mandatória intermitente (IMV), com aparelhos de fluxo contínuo e limitados a pressão.

É importante adotar uma estratégia ventilatória que vise à otimização do volume pulmonar, evitando tanto a atelectasia como a hiperinsuflação.

Dentre as indicações de ventilação mecânica, podem-se citar:

- Apneia persistente que não responda a tratamentos clínicos e farmacológicos
- Falência respiratória
- Defeitos congênitos anatômicos – hérnia diafragmática, hipoplasia pulmonar
- Problemas neurológicos que afetem os centros respiratórios
- Complicações das funções pulmonares – pneumonia, aspiração de mecônio, síndrome da angústia respiratória (SAR), enterocolite necrosante (ECN), pneumotórax e hipertensão pulmonar persistente (HPP).

A maioria dos respiradores neonatais é ciclada a tempo e limitada à pressão, e apresenta vários parâmetros que podem ser ajustados de acordo com a patologia do RN.

Terminologias utilizadas

Pressão inspiratória máxima (PIP). Depende da complacência pulmonar e da resistência das vias respiratórias. A PIP deve ser a mínima possível para se obter uma troca gasosa adequada.

Pressão positiva ao final da expiração (PEEP). A pressão é preestabelecida e mantida durante a expiração, evitando o colapso alveolar.

Frequência. Reflete o número de ciclos do respirador em 1 minuto.

Pressão média das vias respiratórias (MAP). Média de pressão aplicada aos pulmões durante o ciclo respiratório. As mudanças nos parâmetros do ventilador afetam a pressão média das vias respiratórias.

FI$_{O2}$. Concentração de oxigênio administrada; varia de 21 a 100%.

Antes da utilização do respirador no RN, é importante verificar:

- O desempenho do sistema elétrico
- O funcionamento das fontes de oxigênio e de ar comprimido
- Se os circuitos estão íntegros e montados corretamente
- Se o umidificador está preenchido com água estéril e aquecido.

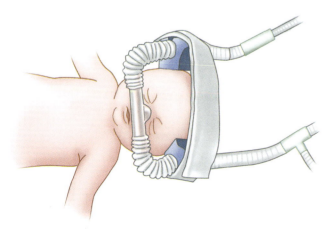

Figura 29.3 Pressão positiva contínua nas vias respiratórias (CPAP nasal).

Intervenções de enfermagem durante oxigenoterapia

- Cheque o funcionamento dos equipamentos e fontes de oxigênio e de ar comprimido antes do uso no RN
- Administre oxigênio umidificado e aquecido
- Mantenha oxigenação adequada de acordo com prescrição
- Monitore com oximetria de pulso
- Ajuste FI_{O_2} de acordo com Sp_{O_2} do RN, mantendo entre 90 e 95%
- Avalie mudanças no aumento do trabalho respiratório – cor, frequência, retrações, gemido expiratório, batimentos de asa de nariz
- Mantenha temperatura do RN estável
- Agrupe os procedimentos/diminua o estresse
- Avalie se há dor e agitação
- Evite hipoxia
- Verifique os sinais vitais a cada 3 horas
- Aspire as vias respiratórias, após avaliação de sua necessidade mediante ausculta pulmonar
- Mantenha circuito livre de água
- Cheque parâmetros e Sp_{O_2} de oxigênio a cada hora
- Mantenha alarmes programados com parâmetros mínimo e máximo para Sp_{O_2}
- Mude decúbito e sensor de oximetria de pulso a cada 3 horas.

Questões de autoavaliação

1. A taquipneia transitória do recém-nascido ocorre devido à retenção do fluido pulmonar no feto. A absorção desse líquido não eliminado após o nascimento ocorre pelo sistema linfático e, em geral, em um período pós-natal correspondente a:
   - (A) 12 e 48 horas
   - (B) 6 e 72 horas
   - (C) 24 e 72 horas
   - (D) 12 e 72 horas
2. O CPAP nasal é usado com o objetivo de manter uma pressão positiva nas vias aéreas. O uso de pronga nasal é de fácil aplicação, mas exige que o profissional esteja atento a(o):
   - (A) Ajuste do circuito de tubos à cabeça do recém-nascido (RN), mantendo a cânula nasal totalmente dentro das narinas
   - (B) Ajuste de FI_{O_2} de acordo com Sp_{O_2} do RN, mantendo entre 85 e 90%
   - (C) Aspiração das vias respiratórias superiores a cada 3 horas, a fim de evitar obstrução nasal
   - (D) Uso do hidrocoloide como medida para minimizar a fuga de ar nas narinas
3. A utilização de corticoide antes do nascimento de um recém-nascido pré-termo visa prevenir o seguinte distúrbio respiratório:
   - (A) Taquipneia transitória
   - (B) Doença da membrana hialina
   - (C) Síndrome de aspiração de mecônio
   - (D) Hipertensão pulmonar persistente
4. A terapêutica com surfactante tem demonstrado reduzir substancialmente a mortalidade em recém-nascidos (RNs) com síndrome da membrana hialina. No que tange à sua administração, pode-se citar como cuidado:
   - (A) Administração precoce, especialmente em neonatos menores de 1.000 g
   - (B) Manter RNs em decúbito ventral
   - (C) Aspirar a cânula somente após 2 horas de administração
   - (D) Utilizar técnica limpa
5. Dentre as indicações para uso de ventilação mecânica neonatal, pode-se citar, exceto:
   - (A) Apneia persistente
   - (B) Falência respiratória
   - (C) Gastrosquise
   - (D) Hérnia diafragmática

REFERÊNCIAS BIBLIOGRÁFICAS

Avery G. Neonatologia: Fisiologia e Tratamento do Recém-nascido. 6. ed. Rio de Janeiro: Medsi; 2007.

Bhering CA. Displasia broncopulmonar (DBP). In: Moreira MEL, Lopes JMA, Carvalho M (Org.). O recém-nascido de alto risco: teoria e prática do cuidar. Coleção Criança, Mulher e Saúde. Fiocruz, 2004.

Brasil. Ministério da Saúde. Secretaria de Atenção à Saúde. Departamento de Ações Programáticas e Estratégicas. Atenção à saúde do recém-nascido: guia para os profissionais de saúde. 2. ed. Brasília: Ministério da Saúde, 2014.

Cloherty JP, Eichenwald EC, Stark AR. Manual de Neonatologia. 5. ed. Rio de Janeiro: Guanabara Koogan; 2005.

Dewez JE, van den Broek N. Continuous Positive Airway Pressure (CPAP) to treat respiratory distress in newborns in low – and middle-income countries. Trop Doct. 2017;47(1):19-22.

Moreira MEL, Lopes JMA, Carvalho M (Org.). O Recém-nascido de Alto Risco: Teoria e Prática do Cuidar. Coleção Criança, Mulher e Saúde. Fiocruz, 2004.

Saugstad OD, Aune D. Optimal oxygenation of extremely low birth weight infants: a meta-analysis and systematic review of the oxygen saturation target studies. Neonatology. 2014;105(1):55-63.

Tamez RN, Silva MJP. A Enfermagem na UTI Neonatal – Assistência ao Recém-nascido de Alto Risco. 6. ed. Rio de Janeiro: Guanabara Koogan; 2017.

Gabarito das questões: 1 – letra D; 2 – letra D; 3 – letra B; 4 – letra A; 5 – letra C.

30

Distúrbios Neurológicos

Marcelle Campos Araújo • Adriana Teixeira Reis

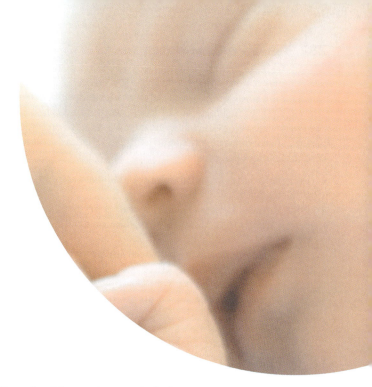

INTRODUÇÃO

O cérebro passa por diversas fases de desenvolvimento durante a vida intrauterina. Alterações no desenvolvimento do sistema nervoso central (SNC) podem causar lesões permanentes nas estruturas anatômica e fisiológica.

As principais causas dessas alterações no período neonatal são: infecções congênitas, asfixia perinatal, malformações congênitas, uso materno de medicamentos, hemorragia intracraniana (HIC), hipoxemia, bradicardia, parada cardiorrespiratória (PCR) e hipotensão (Tamez e Silva, 2017).

Algumas anomalias podem ocorrer no período pós-natal, especialmente nos recém-nascidos prematuros (RNPTs), pois nascem no período em que ocorre o rápido crescimento e a diferenciação das células cerebrais, tornando-os vulneráveis a distúrbios neurológicos e atraso no desenvolvimento.

HEMORRAGIA INTRAVENTRICULAR OU INTRACRANIANA

A hemorragia intraventricular (HIVe) ou HIC é uma das principais lesões neurológicas que acometem os RNPTs, principalmente aqueles de muito baixo peso (peso ao nascimento inferior a 1.500 g).

Um grande número de casos ocorre logo após o nascimento ou no primeiro dia pós-nascimento, tendo, portanto, estreita relação com os aspectos perinatais (Hermeto et al., 2009).

Nos RNs, as HICs podem acarretar falhas no desenvolvimento neuropsicomotor dessas crianças, especialmente porque estão relacionadas com a prematuridade. Quanto maior o grau da hemorragia, mais frequentes as complicações como hidrocefalia e encefalomalácia, que podem causar deficiências cognitivas e motoras graves. Danos neurológicos decorrentes da HIC podem ser vários: paralisia cerebral, deficiência visual e auditiva, atraso mental, hipertensão intracraniana aguda, lesão cerebral hipóxico-isquêmica, hidrocefalia pós-hemorrágica e infarto hemorrágico periventricular, estes dois últimos sendo complicações muito comuns (Ohlweiler et al., 2003; O'Shea et al., 2012; Farage e Assis, 2005; Brezan et al., 2012). No Brasil, foram analisados os dados de 1.659 RNPTs com peso menor que 1.500 g, em hospitais integrantes da Rede Brasileira de Pesquisas Neonatais no período de 2006 a 2008. A incidência de hemorragia peri-intraventricular (HPIV) foi 34%, sendo 14,6% grau I, 7,8% grau II, 5,7% grau III e 5,8% grau IV (Brasil, 2014).

Fisiopatologia

A HIC ocorre particularmente em RNPTs, pois esses pacientes apresentam a matriz germinativa subependimária (um tecido imaturo composto por células germinativas, localizado na região subependimária dos ventrículos laterais). Esse tecido é ricamente vascularizado e seus vasos são de finas paredes, estando sujeitos à lesão por alterações no fluxo sanguíneo cerebral. O sangramento pode ficar restrito a essa região ou romper a parede ependimária e cair no ventrículo lateral. A matriz germinativa não é encontrada em RNs a termo, pois as células que a compõem migram para regiões mais superficiais do encéfalo com a maturação do feto.

A matriz germinativa localiza-se na região periventricular, que é o sítio de proliferação neuronal e de origem do tecido de sustentação cerebral. Ela é irrigada por um rico leito capilar, o qual tem sua proliferação máxima por volta de 34 semanas de gestação e involui à medida que o RN se aproxima da maturidade. Várias alterações na matriz germinativa, especialmente aquelas ligadas ao fluxo sanguíneo cerebral, podem determinar sangramento nesse local. O controle desse fluxo envolve mecanismos metabólicos, químicos e neuronais complexos, que nos RNPTs são bastante falhos (Meneguel e Guinsburg, 2003).

O fluxo de sangue no cérebro depende da pressão arterial sistêmica e, como o RNPT não apresenta autorregulação de seu sistema cardiovascular, qualquer variação dessa pressão altera esse fluxo sanguíneo e, consequentemente, provoca rompimento dos vasos. A hipoxia, particularmente em RNPTs, frequentemente precede o sangramento intraventricular, pois lesiona o endotélio capilar, prejudica a autorregulação vascular craniana e eleva o fluxo sanguíneo cerebral e a pressão venosa, aumentando a possibilidade de ocorrer hemorragia.

Fatores de risco

São muitos os fatores que podem desencadear ruptura dos vasos da matriz germinativa, tais como: maternos, obstétricos, perinatais e intrínsecos ao RN. As causas maternas e obstétricas estão

Parte 2 • O Recém-Nascido

relacionadas com as condições que podem favorecer a prematuridade, tais como cuidados pré-natais inadequados, hipertensão arterial, diabetes melito, gemelaridade, entre outras. Os fatores de risco perinatais são, essencialmente, trabalho de parto prolongado, parto vaginal e sinais de sofrimento fetal. São variadas as condições desencadeantes relacionadas com o RN, tais como (Brasil, 2014):

- Prematuridade – quanto menor a idade gestacional, maior o risco
- Peso ao nascimento – quanto menor o peso, maior a incidência das formas mais graves da doença. Os RNs menores de 1.500 g são os mais acometidos
- Necessidade de reanimação em sala de parto
- Desconforto respiratório grave – o que pode determinar crises complicadas de hipoxemia e hipercapnia
- Necessidade de ventilação mecânica – ocasionando flutuação do fluxo sanguíneo cerebral
- Aspiração habitual de cânula traqueal – causa alterações significativas na circulação do RNPT
- Pneumotórax – promove oscilações importantes na circulação geral do RN prematuro com repercussões no fluxo sanguíneo cerebral
- Variações amplas de pressão arterial
- Uso de expansores – a expansão volumétrica do RN provoca alterações súbitas da circulação e deve ser utilizada com cautela
- Policitemia – a hemoconcentração acarreta lentidão e diminuição do fluxo sanguíneo cerebral
- Sepse – pelas anormalidades hemodinâmicas, respiratórias e da coagulação inerentes à doença
- Canal arterial patente com sinais de descompensação.

Classificação

A gravidade da HIC pode ser avaliada pela classificação de Papile *et al.* (1978), de acordo com a localização da hemorragia e a dilatação ventricular, em:

- **HIC I**: hemorragia leve, restrita à matriz germinal (< 10% da área ventricular)
- **HIC II**: hemorragia intraventricular sem dilatação dos ventrículos (10 a 50% da área ventricular)
- **HIC III**: hemorragia intraventricular moderada com dilatação ventricular (> 50% da área ventricular, com distensão dos ventrículos laterais)
- **HIC IV**: hemorragia intraventricular grave com hemorragia parenquimatosa. A dilatação pós-hemorrágica do ventrículo é observada em mais de 40% dos casos de hemorragia periventricular. As medidas do ventrículo maior, em casos de dilatação grave, chegam a 12 mm, e 4 a 7 mm correspondem a dilatação leve.

Nos casos de dilatação grave, os sinais clínicos correlacionam-se à hipertensão intracraniana e são expressos por apneia, sucção débil, irritabilidade, disjunção das suturas cranianas e "olhar em sol poente".

Muitos casos de dilatação ventricular grave exigem tratamento enérgico, o qual consiste na punção lombar repetida e criação de *shunt* ventriculoperitoneal.

Quadro clínico

Os achados clínicos da HIC no RN são variáveis e dependem da magnitude do sangramento. Pequenas hemorragias periventriculares frequentemente não provocam sinais clínicos, porém sangramentos volumosos podem causar torpor, convulsões tônicas ou generalizadas, abaulamento da fontanela anterior e anemia rapidamente progressiva.

As manifestações clínicas relacionam-se com a perda de volume sanguíneo e sua evolução ou com a disfunção neurológica. Podem-se encontrar (Tamez e Silva, 2017; Rodrigues e Magalhães, 2008):

- Alteração do nível de consciência
- Diminuição da motricidade espontânea (hipotonia/quadriparesia flácida)
- Distúrbios respiratórios (hipoventilação ou apneia)
- Convulsões
- Postura em descerebração
- Alteração na movimentação dos olhos/rigidez pupilar
- Queda do hematócrito
- Abaulamento da fontanela anterior
- Hipotensão
- Bradicardia
- Instabilidade de temperatura corporal
- Acidose metabólica
- Desequilíbrio glicêmico.

Diagnóstico

A ultrassonografia transfontanela (USTF) é o exame de eleição para o diagnóstico de HIC. Além da diagnose, a ela contribui para o estadiamento da HIC e fornece informações quanto ao prognóstico imediato e a longo prazo. A USTF deve ser realizada, através da fontanela anterior ou bregmática, em todos os RNs com peso ao nascimento inferior a 1.500 g, entre 3 e 5 dias de vida, e repetida semanalmente até a alta hospitalar, independentemente de sintomas. A importância da HIC no prognóstico do desenvolvimento neuropsicomotor dos RNs de muito baixo peso tornou-se mais evidente à medida que os métodos diagnósticos sofisticaram-se e os achados clínicos e epidemiológicos tornaram-se mais conhecidos (De Vries *et al.*, 2004). A primeira USTF deve ser realizada nas primeiras 72 horas de vida, pois 50% dos pacientes apresentam HIC até 24 horas de vida, 80% até 48 horas de vida e 90% até 72 horas de vida (Volpe, 2008). Desse modo, pode-se rastrear e tratar precocemente o problema. A segunda USTF deve ser realizada 5 dias após a primeira, a fim de avaliar a progressão e a extensão das lesões. A progressão ocorre em 20 a 40% dos casos.

As vantagens desse método sobre outros, como a tomografia computadorizada (TC) e a ressonância magnética (RM), são baixo custo, boas sensibilidade e especificidade, e fácil realização à beira do leito, sem alterar o estado hemodinâmico, respiratório e térmico do RN. Além disso, não é necessária a sedação da criança, e o procedimento pode ser repetido inúmeras vezes por não utilizar radiação (Brasil, 2014).

A TC é um método de imagem eficaz para localização e extensão da hemorragia. A RM fornece excelentes imagens das hemorragias, entretanto, apresenta alto custo e requer transporte do RN até o setor de imagem devido ao porte do equipamento.

Tratamento e acompanhamento

O tratamento da maioria das HICs é de suporte, exceto quando uma anormalidade hematológica contribui para o sangramento. Considerando-se a história natural da hidrocefalia pós-hemorrágica, em que cerca de 35% dos casos evoluem com dilatação progressiva e apenas 15% necessitam de derivação ventriculoperitoneal (DVP), a conduta tem sido cada vez mais conservadora (Whitelaw, 2001; Volpe, 2008).

As intervenções consistem em:

- **RN com hemorragia**: realizar USTF seriadas para controle e detecção da dilatação ventricular
- **RN com dilatação ventricular pós-hemorrágica**:
  - Verificar a circunferência cefálica e se há abaulamento da fontanela anterior
  - Acompanhar condições clínicas (observar sinais neurológicos) e evolução do tamanho dos ventrículos por meio da USTF
  - Intervenções imediatas: punção lombar seriada, drenagem ventricular externa ou derivação ventriculoperitoneal
- **Todos os RNs com hemorragia**: USTF seriadas até 1 ano de idade.

Prognóstico

As sequelas neurológicas decorrentes da HIC estão diretamente relacionadas com comprometimento parenquimatoso cerebral e desenvolvimento da hidrocefalia pós-hemorrágica. As principais alterações neurológicas são as motoras.

Também como alterações neurológicas, ainda que menos frequentes, porém não menos graves, estão os distúrbios intelectuais ou cognitivos, intimamente ligados à extensão da doença (Volpe, 2008). É fundamental o acompanhamento do paciente com HIC por equipe multiprofissional durante toda a infância.

Prevenção

A principal estratégia para evitar a HIC é a prevenção da prematuridade. Quando isso não for possível, por causas maternas e/ou fetais, é importante que se tomem medidas com vistas a minimizar seus efeitos para que o RN possa se desenvolver de modo adequado ou no melhor de seu potencial (Carteaux *et al.*, 2003; Mclendon *et al.*, 2003).

As primeiras 96 horas são fundamentais para prevenção da HIC, principalmente nos RNPTs com menos de 32 semanas, e as Unidades de Terapia Intensiva Neonatais devem desenvolver protocolos para minimizar as alterações de fluxo cerebral nesses pacientes (Protocolo de Mínimo Manuseio).

Algumas intervenções podem ser realizadas durante gestação, parto e período neonatal com o objetivo de prevenção da HIC (Rodrigues e Magalhães, 2008; Brasil, 2014; Tamez e Silva, 2017):

- **Medidas pré-natais**:
  - Uso antenatal de corticoide: vários ensaios controlados e randomizados evidenciam que a utilização prévia desse hormônio exerce influência protetora contra HIC. O corticoide age de modo indireto, por induzir a maturidade pulmonar e promover a estabilização hemodinâmica, e também de forma direta, atuando no processo de maturação dos vasos da matriz germinativa
  - Nascimento em unidade neonatal de atenção terciária: crianças nascidas em centros de atenção secundária e posteriormente transportadas para um centro de referência terciária apresentam maiores taxas de mortalidade e morbidade, inclusive maior incidência de HIC
  - Administração de antibióticos em ruptura prematura de membranas: corioamnionite e sepse neonatal têm sido consideradas fatores de risco no desenvolvimento de HIC e leucomalácia periventricular

- Administração de tocolíticos: possibilita a transferência da gestante para um centro de atenção terciária e reduz a morbidade e a mortalidade do RNPT (Meneguel e Guinsburg, 2003)
- **Medidas em sala de parto**:
  - Presença de profissional devidamente capacitado para atendimento ao RNPT: é importante para a adequada reanimação, minimizando os efeitos da hipo ou hiperventilação e da hipoxemia sobre o fluxo sanguíneo cerebral, bem como os efeitos deletérios da hiperóxia no SNC (Carteaux *et al.*, 2003; Mclendon *et al.*, 2003)
  - Prevenção contra hipotermia no RN: a baixa temperatura corporal está associada a maior risco de morte e aumento na morbidade neonatal, incluindo desenvolvimento de HIC
- **Medidas pós-natais**:
  - Manejo clínico por equipe experiente: é evidente a melhora na qualidade da assistência global, evitando-se manobras e tratamentos que podem provocar flutuações no fluxo sanguíneo cerebral e exercendo, portanto, efeito protetor
  - Implementação de sistema individualizado de tratamento: um dos mais conhecidos é o *Newborn Individualized Developmental Care and Assessment Program* (NIDCAP), que inclui a observação comportamental do RN com o objetivo de implementar a filosofia de cuidados centrados na família, sob a perspectiva do desenvolvimento da própria criança e de sua autorregulação global diante dos estímulos neurossensoriais. O método propõe, também, que a estrutura organizacional do ambiente deva ser modificada, com redução dos níveis sonoro e de luminosidade, além de reflexão sobre pertinência e necessidade de realização de alguns procedimentos invasivos. O manejo do RNPT é realizado a cada 6 horas
  - Posicionamento da cabeça: o posicionamento do segmento cefálico do RNPT virado para o lado pode afetar o retorno venoso jugular e alterar a pressão intracraniana (PIC) e o fluxo sanguíneo cerebral
  - Manejo adequado da pressão arterial: a hipotensão e a hipertensão estão associadas a alterações do fluxo sanguíneo cerebral e desenvolvimento de HIC e isquemia cerebral. Recomenda-se tratar a hipovolemia apenas em casos de perdas volumétricas óbvias (placenta prévia, ruptura de cordão etc.). Quando não houver hipovolemia franca, devem-se usar no máximo duas expansões com infusão em não menos de 30 minutos
  - Manejo adequado da pressão arterial tem efeito protetor
  - Uso criterioso de sessões de fisioterapia e de aspiração rotineira de cânula traqueal: a fisioterapia nas primeiras 72 horas de vida está associada à ocorrência de HIC, devendo ser realizada com critério. Do mesmo modo, a aspiração da cânula traqueal deve ser realizada apenas quando necessária e de maneira individualizada. Apesar de não haver relação direta entre o procedimento e a HIC, estudos mostram que ocorrem alterações em pressão arterial, fluxo sanguíneo cerebral e PIC durante o procedimento (Flenady e Gray, 2002)
  - Uso criterioso de narcóticos: alterações fisiológicas agudas desencadeadas por dor ou estímulos estressantes podem atuar como fatores causais ou agravantes da HIC precoce e das lesões isquêmicas que levam à leucomalácia

- Limitação do uso de bicarbonato de sódio: a expansão volumétrica e o aumento da osmolaridade sérica provocados pela infusão do bicarbonato de sódio são fatores de risco para o desenvolvimento de HIC em RNPT. Portanto, a limitação do seu uso exerce efeito protetor contra HIC
- Correção e prevenção de distúrbios ventilatórios, hemodinâmicos e de coagulação
- Prevenção de mudanças bruscas de posição no RNPT, principalmente na 1ª semana de vida (sempre manter a cabeça alinhada com o corpo e evitar elevação dos membros inferiores).

SÍNDROME CONGÊNITA ASSOCIADA AO VÍRUS ZIKA

A síndrome congênita associada ao vírus Zika (SCZ) tem na microcefalia (Figura 30.1), definida como "perímetro cefálico (PC) abaixo de −2 desvios padrões para idade e sexo de acordo com curvas de referência" sua manifestação mais marcante. Pode incluir desproporção craniofacial e algumas deformidades articulares e de membros, mesmo que na ausência de microcefalia, com danos irreversíveis para o crescimento e o neurodesenvolvimento infantil (França et al., 2018).

Outras anomalias incluem pele excessiva e redundante do couro cabeludo. Os achados neurológicos relatados incluem hiper-reflexia, irritabilidade, tremores, convulsões, disfunção do tronco cerebral e disfagia. Anormalidades de olho são relatadas e incluem: manchas pigmentares focais e atrofia coriorretiniana na mácula, hipoplasia do nervo óptico, escavação e atrofia, outras lesões da retina, colobomas da íris, glaucoma congênito, microftalmia, subluxação do cristalino, catarata e calcificações intraoculares (Centers for Disease Control and Prevention [CDC], 2019).

Crianças acometidas por SCZ podem apresentar retardo no desenvolvimento cognitivo, motor e na fala, problemas na visão e na audição, epilepsia e paralisia cerebral (Teixeira et al., 2018).

Atualmente, não há tratamento específico para essa síndrome. A assistência é multiprofissional e deve ser voltada para potencializar o desenvolvimento de áreas não afetadas.

A abordagem da enfermagem na SCZ deve prever atendimento desde pré-natal, nascimento, puerpério e puericultura, de acordo com as necessidades da tríade mãe–família–RN.

ENCEFALOPATIA HIPÓXICO-ISQUÊMICA

A encefalopatia hipóxico-isquêmica (EHI) é uma síndrome clínica com manifestações de intensidade variável. O resultado do exame neurológico e a evolução estão associados ao tempo, à gravidade e à duração do incidente hipóxico-isquêmico no cérebro do RN. Ou seja, se a oxigenação e o fluxo sanguíneo são rapidamente restabelecidos, a lesão é reversível e alguns RNs recuperam-se totalmente; do contrário, podem desenvolver lesões neurológicas permanentes (Brasil, 2014). De acordo com a Academia Americana de Pediatria, para diagnosticar asfixia perinatal é necessária a ocorrência de manifestações neurológicas e de disfunção multissistêmica, conforme os seguintes critérios:

- Acidemia metabólica ou mista profunda (pH < 7) em sangue arterial de cordão umbilical
- Escore de Apgar entre 0 e 3 por mais de 5 minutos
- Manifestações neurológicas no período neonatal (convulsões, hipotonia, hiporreflexia, coma, entre outras)
- Disfunção orgânica multissistêmica, ou seja, alterações nos sistemas cardiovascular, gastrintestinal, pulmonar, hematológico ou renal.

Fisiopatologia

A asfixia causa, inicialmente, uma redistribuição do débito cardíaco com o objetivo de preservar o cérebro, o coração e as glândulas adrenais, ocasionando perda parcial da oferta de oxigênio aos tecidos periféricos, vísceras abdominais e pulmões. É um modo de proteção do organismo, preservando a função dos órgãos considerados mais nobres, pois é necessário o fornecimento de oxigênio adequado aos tecidos para que as células mantenham o metabolismo aeróbico e suas funções vitais. Entretanto, com a evolução do processo de hipoxia/isquemia, há redução do fluxo sanguíneo cerebral com consequente acidemia metabólica. Essa mudança de metabolismo aeróbico para anaeróbico promove disfunções orgânicas. Caracteristicamente, na hipoxia/isquemia grave é comum a lesão cerebral (Brasil, 2014).

Manifestações clínicas

Geralmente, o RN asfixiado desenvolve uma fase de hiperexcitabilidade com aumento do tônus. Nos casos mais leves, pode recuperar-se totalmente; quando a asfixia é mais grave, o RN

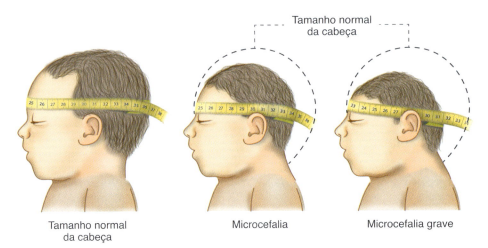

Figura 30.1 Microcefalia.

pode permanecer letárgico, hipotônico e, em casos extremos, evoluir com decorticação.

Sarnat e Sarnat (1976) estabeleceram critérios para a classificação da gravidade da EHI, em que foram definidos três níveis associados com o prognóstico evolutivo das crianças.

No estágio I, o RN é hiperalerta, com aumento do tônus muscular, podendo apresentar tremores, dificuldade na alimentação e frequência respiratória normal ou aumentada. Tipicamente, o quadro permanece por 24 a 48 horas, e a evolução costuma ser favorável, sem sequelas. São casos de asfixia leve.

No estágio II, o RN encontra-se letárgico, com dificuldade para se alimentar. A criança pode apresentar ocasionalmente episódios de apneia ou convulsões durante os primeiros dias. Habitualmente, a situação se resolve em 1 semana. A asfixia é classificada como moderada e relaciona-se a 30% de chances de incapacidades no futuro e 6% de evolução para o óbito.

No estágio III, ocorre estupor e a criança permanece hipotônica ou inconsciente. As convulsões podem permanecer por muitos dias e são frequentes os episódios de apneia. A criança pode demorar semanas para melhorar ou nunca se recuperar. A asfixia é classificada como grave, e as chances de óbito chegam a 60%. Os sobreviventes desenvolvem sequelas de intensidade variável.

Tratamento

Deve ser imediato, logo após o episódio hipóxico-isquêmico, a fim de interromper a cascata de eventos fisiopatológicos que causam a morte do neurônio. Com a intervenção na fase de apoptose dos neurônios, há grande possibilidade de reversão da lesão.

Deve-se ressaltar que, além dos danos ao SNC, o episódio hipóxico-isquêmico pode afetar todos os demais órgãos ou sistemas. Assim, a abordagem clínica deve ser sistemática, de forma a atender a todas as possíveis consequências decorrentes desse episódio, e pode ser realizada pelos passos descritos a seguir (Brasil, 2014). Intervenção pós-natal imediata

A reanimação sistematizada e eficiente na sala de parto pode prevenir o dano neurológico promovido pela asfixia aguda. No entanto, se a hipoxia intrauterina ocorreu há mais tempo, as manifestações da EHI, em níveis variados, são inevitáveis.

▪ Medidas de suporte vital

Neste contexto, deve-se cuidar da manutenção da oxigenação e da perfusão, da temperatura corporal, do balanço metabólico (glicose) e hidreletrolítico (especialmente íons, cálcio, sódio e potássio) e do equilíbrio acidobásico, além de medidas para evitar e minimizar edema cerebral e tratamento das convulsões, conforme as seguintes orientações:

- **Oxigenação**: devem-se manter os níveis de pressão parcial de oxigênio no sangue arterial (Pa_{O_2}) e de gás carbônico no sangue arterial (Pa_{CO_2}) o mais próximo possível do normal (Pa_{O_2} entre 55 e 90 mmHg e Pa_{CO_2} entre 35 e 50 mmHg) e evitar hiperóxia, que pode promover redução no fluxo sanguíneo cerebral e/ou potencializar a lesão causada pelos radicais livres, e hiperventilação, que pode levar à hipocapnia excessiva ($Pa_{CO_2} < 25$ mmHg), o que pode reduzir o fluxo sanguíneo cerebral
- **Perfusão cerebral**: sua manutenção requer pressão arterial média sistêmica entre 45 e 50 mmHg, no mínimo
- **Manutenção da temperatura**: deve-se manter a temperatura corporal em uma faixa fisiológica (36,5° a 37,2°C). Esta é

uma medida básica de suporte vital. Atualmente, tem sido discutida a utilização de hipotermia corporal ou seletiva da cabeça no manejo do RN com EHI, com a finalidade de minimizar a perda de energia, inibir a liberação do glutamato e salvar neurônios apoptóticos
- **Manutenção da glicemia**: a glicemia deve ser mantida em níveis fisiológicos, ou seja, 50 a 90 mg/dℓ. A hipoglicemia é uma condição agravante, que, além de reduzir reservas energéticas (ATP) e iniciar a cascata de eventos bioquímicos, pode potencializar os aminoácidos excitatórios (aspartato e glutamato) e aumentar o tamanho da área de hipoxia/isquemia cerebral. Por outro lado, não adianta manter níveis de glicose elevados como estratégia terapêutica. A hiperglicemia pode causar elevação do lactato cerebral, lesão celular, aumento do edema intracelular e vários distúrbios na regulação do tônus vascular cerebral
- **Manejo do edema cerebral**: o RN que sofre lesão hipóxico-isquêmica tem predisposição à sobrecarga hídrica, principalmente em função da redução do débito urinário (oligúria), comum na EHI. Anúria ou oligúria (diurese inferior a 1 mℓ/kg/h) ocorre por secreção inapropriada do hormônio antidiurético ou por necrose tubular aguda. Na fase inicial, pode-se detectar hematúria. Ambas as situações devem ser manejadas com restrição hídrica (oferta de 60 mℓ/kg/dia). No manejo do RN asfixiado, no entanto, pode ser necessária a expansão volumétrica com soro fisiológico para manutenção da pressão arterial média e da pressão de perfusão cerebral, além da restrição hídrica inicial de 60 mℓ/kg/dia e do controle rigoroso do débito urinário, procurando-se evitar sobrecarga ou queda de pressão de perfusão
- **Controle do débito urinário**: anúria ou oligúria (diurese inferior a 1 mℓ/kg/h) ocorre por secreção inapropriada do hormônio antidiurético ou por necrose tubular aguda. Na fase inicial, pode-se detectar hematúria. Ambas as situações devem ser manejadas com restrição hídrica (oferta de 60 mℓ/kg/dia)
- **Tratamento da convulsão**: as convulsões podem ocorrer precocemente na evolução clínica da EHI, com manifestações focais ou multifocais. Estão relacionadas com o aumento do metabolismo cerebral desencadeado pela EHI.

▪ Estratégias de neuroproteção

Sabe-se que nas primeiras 6 horas após o episódio hipóxico-isquêmico há redução do fluxo sanguíneo e do aporte de oxigênio cerebral, ocasionando diminuição de substrato para o metabolismo energético, principalmente de glicose, e uma série de eventos bioquímicos que acarretam aumento do cálcio intracelular. Após esse primeiro estágio da lesão cerebral, há recuperação parcial do fluxo sanguíneo (em 12 a 24 horas), conhecido como segundo estágio ou de reperfusão.

Entre esses dois estágios da lesão cerebral, há a fase de latência, que ocorre, em média, 5,5 horas após o incidente hipóxico-isquêmico e parece ser o momento ideal para intervenções terapêuticas. É necessário reconhecer precocemente os RNs afetados e descobrir o momento do evento inicial, para aplicar medidas terapêuticas visando à interrupção da cascata de eventos que levam ao dano neuronal. Portanto, as intervenções terapêuticas parecem ser mais eficazes quando instituídas no período de latência, cerca de 5 horas após o episódio hipóxico-isquêmico.

Há diversos estudos empregando duas técnicas de resfriamento corporal com o objetivo de inibir, reduzir e melhorar a evolução da lesão cerebral e das sequelas neurológicas decorrentes da EHI. São elas a hipotermia seletiva da cabeça e a hipotermia corporal total. A temperatura de resfriamento deve ser mantida entre 32° e 34°C. Temperaturas inferiores a 32°C são menos neuroprotetoras e abaixo de 30°C podem produzir efeitos adversos sistêmicos graves.

A hipotermia corporal total parece ser mais indicada que a hipotermia seletiva da cabeça, porque promove o resfriamento de estruturas cerebrais mais profundas, como o tálamo e os núcleos da base, e a manutenção da temperatura cerebral mais estável, sendo mais efetiva. O resfriamento corporal total deve ser iniciado antes de 6 horas após o evento hipóxico, e deve ser mantido até 72 horas de duração, conservando-se a temperatura retal entre 32° e 34°C.

A hipotermia tem sido efetiva em reduzir sequelas neurológicas e melhorar a sobrevida dos RNs com EHI. Entretanto, antes de sua recomendação formal, mais estudos ainda são necessários para confirmar definitivamente o efeito terapêutico desse método.

A hipotermia seletiva da cabeça é realizada com um capacete, e a hipotermia corporal total com um colchão térmico, onde o recém-nascido é colocado, com um aparelho de servocontrole para regular a temperatura do colchão.

O *International Consensus on Cardiopulmonary Resuscitation* (ILCOR) de 2010 incluiu a indicação de hipotermia terapêutica para todo RN a termo ou próximo do termo que tenha evoluído para EHI moderada a grave – RNs com idade gestacional maior do que 35 semanas, peso ao nascimento maior que 1.800 g e que tenham menos de 6 horas de vida e que preencham os critérios estabelecidos no Quadro 30.1.

DEFEITOS DE FECHAMENTO DO TUBO NEURAL

Malformações congênitas frequentes que ocorrem devido a uma falha no fechamento adequado do tubo neural embrionário, durante a quarta semana de embriogênese (Wilson, 2014; Zaganjor *et al.*, 2016). Apresentam um espectro clínico variável,

---

Quadro 30.1 Indicação de hipotermia terapêutica.*

Evidência de asfixia perinatal

- Gasometria arterial de sangue de cordão ou na primeira hora de vida com pH < 7,0 ou BE ≤ 16
- Ou história de evento agudo perinatal (descolamento abrupto de placenta, prolapso de cordão)
- Ou escore de Apgar de 5 ou menor no 10º minuto de vida
- Ou necessidade de ventilação além do décimo minuto de vida

Evidência de encefalopatia moderada a grave antes de 6 horas de vida

Atentar para:
- Convulsão
- Baixo nível de consciência
- Falta de atividade espontânea
- Postura
- Tônus
- Reflexos
- Sistema autonômico

*Para indicação de hipotermia terapêutica, devem ser preenchidos todos ambos os critérios (evidências de asfixia e encefalopatia antes de 6 horas de vida). De acordo com o ILCOR, a fase de reaquecimento deve ser lenta e gradual, ao longo de 4 horas, com aumento de 0,5°C por hora até o alcance da temperatura de 36,5°C. Esse processo objetiva evitar complicações do rápido reaquecimento.

---

sendo os mais comuns a anencefalia e a espinha bífida (EB) (Arth *et al.*, 2016).

A anencefalia é a ausência completa ou parcial do cérebro e do crânio. A EB é um defeito de fechamento ósseo posterior da coluna vertebral. O defeito pode ser recoberto por pele essencialmente normal (EB oculta) ou associar-se com uma protrusão cística, podendo conter meninges anormais e líquido cefalorraquidiano (LCR) – meningocele; ou elementos da medula espinal e/ou nervos – mielomeningocele. Outra forma clínica é a encefalocele, na qual o cérebro e as meninges se herniam em virtude de um defeito na calota craniana. Aproximadamente 20% das crianças afetadas por defeitos de fechamento do tubo neural (DFTN) apresentam algum outro defeito congênito associado (Yang *et al.*, 2016).

Embora varie consideravelmente nas diversas regiões geográficas, a incidência dos DFTN, de maneira geral, situa-se em torno de 1:1.000 nascimentos vivos (Yang *et al.*, 2016; Chen, 2008). O risco de recorrência em futuras gestações de um casal que teve um filho com DFTN é cerca de 25 a 50 vezes maior que o da população em geral, com um índice entre 4 e 5%.

Etiologia

Têm sido descritas algumas condições maternas relacionadas com risco aumentado de DFTN, nomeadamente: diabetes melito, obesidade, hipertermia, deficiência de ácido fólico e uso de fármacos antiepilépticos (ácido valproico e carbamazepina) e antagonistas dos folatos (metotrexato e aminopterina). Destas causas, a deficiência de folatos parece ter um papel nuclear na fisiopatologia do anormal encerramento do tubo neural, conforme traduz o demonstrado benefício da suplementação periconcepcional com ácido fólico. Sugere-se, como principal mecanismo, que a rápida divisão celular inerente ao desenvolvimento do tubo neural careça de elevada síntese de nucleotídios (essenciais à replicação de ácido desoxirribonucleico [DNA]), a qual depende diretamente da disponibilidade de ácido fólico. Do mesmo modo, interferências em enzimas da via de metabolização dos folatos, como a ação inibitória da di-hidrofolato redutase (DHFR) pelo metotrexato e da 5,10-metileno tetra-hidrofolato redutase (MTHFR) pelo valproato, são processos que também ilustram o papel do ácido fólico neste contexto.

Fatores hereditários constituem também causas preponderantes desses defeitos.

Tipos de defeitos do tubo neural

▪ *Anencefalia*

Ocorre por volta do 24º dia de gestação e caracteriza-se pela herniação das estruturas cerebrais malformadas devido à ausência da calota craniana. Habitualmente, existem medula, tronco cerebral e cerebelo.

A calota e os tecidos cranianos que formam o tronco cerebral e as porções variáveis do diencéfalo são malformadas ou ausentes. A criança apresenta "área cerebrovascular", que consiste em uma massa de tecido conjuntivo vascular e esponjosa, colágeno, canais de sangue, cistos, glias, plexos coroides irregulares e hemorragias. A "área cerebrovascular" é coberta por um saco epitelial e em 46% dos casos não existem hemisférios cerebrais, apenas rudimentos. O cerebelo é ausente em 85%, e o tronco cerebral, em 75%.

- *Encefalocele*

Identifica-se pela herniação do tecido cerebral para fora da cavidade craniana, devido a um defeito ósseo. Ocorre logo após o fechamento do tubo neural, com extravasamento do conteúdo encefálico pelo defeito ósseo.

A maioria das encefaloceles congênitas ocorre nas regiões occipital ou frontal. Sinais clínicos incluem massa protuberante que pode ser pulsátil. A quantidade e a localização do tecido neural protruído determinam o tipo e o grau de déficit neurológico. Frequentemente, ocorrem defeitos visuais, atraso do desenvolvimento psicomotor e deficiências motoras persistentes. Também pode existir hidrocefalia devido à anatomia anormal. O tratamento é cirúrgico (Avery, 2007).

- *Espinha bífida*

Representa um conjunto misto de malformações que podem atingir os tecidos ósseo, mesenquimatoso e neural, e que se dividem em dois grupos: EB aberta (defeito na pele, tecidos moles subjacentes e arcos vertebrais, com exposição do tecido neural/meninges) e EB fechada (quando os defeitos são recobertos por pele).

Meningocele

Malformação congênita do tubo neural, caracterizada pela abertura anômala da coluna vertebral com protrusão das meninges, sem elementos nervosos (Figura 30.2).

É preenchida pelo LCR, sem estruturas do SNC em seu interior.

Mielomeningocele

Protrusão herniada da medula espinal e de suas meninges, por meio de um defeito no canal vertebral. É também conhecida como EB (Figura 30.3). É o defeito mais grave e que tem as piores consequências neurológicas, dependendo da localização e da gravidade da lesão.

Distúrbios associados aos defeitos do tubo neural

- *Neurológicos*

- **Hidrocefalia**: 80 a 90% dos casos

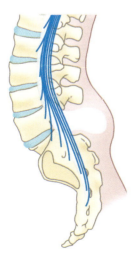

Figura 30.2 Meningocele.

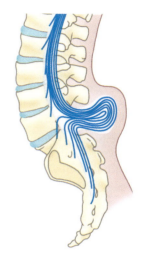

Figura 30.3 Mielomeningocele.

- **Arnold-Chiari do tipo II**: ocorre em cerca de 90% dos casos. Malformação que obstrui a passagem de LCR, causando hidrocefalia. Consiste no deslocamento de algumas estruturas da base do cérebro para dentro do canal espinal.

- *Urológicos*

- Disfunção neurogênica de bexiga
- Infecção do sistema urinário
- Malformação renal
- Ânus imperfurado.

Diagnóstico de alterações do tubo neural

- *Pré-natal*

- USTF
- Dosagem da alfafetoproteína sérica materna
- Amniocentese – dosagem da alfafetoproteína.

- *Pós-natal*

O diagnóstico é clínico e realizado por meio da avaliação física do RN, que inclui:

- Investigação de outras malformações (cardíaca, renal, defeitos estruturais das vias respiratórias, do trato gastrintestinal, costelas e quadris)
- Exames de audição e oftalmológico
- Observação de extravasamento de liquor pela lesão
- Investigação de hidrocefalia (verificar circunferência do crânio, fontanela anterior, USTF)
- Testagem de reflexos neurológicos
- Avaliação de membros inferiores (hipotonia e deformidades – pé torto congênito).

Tratamento

Deve ser realizado preferencialmente intraútero ou de forma mais precoce possível após o nascimento. A prevenção contra infecção é realizada com antibioticoterapia venosa, principalmente quando a membrana que recobre o defeito encontra-se rota (rompida). O tratamento dos distúrbios urológicos depende da avaliação clínica e do diagnóstico da disfunção (por meio da urodinâmica). Pode ser necessário realização de cateterismo vesical intermitente para esvaziamento da bexiga neurogênica e prevenção contra infecções de repetição. O tratamento ortopédico objetiva a correção de deformidades (pé torto e curvatura em L), a fim de facilitar o posicionamento e restabelecer a função, quando possível, da marcha. De acordo com a localização do defeito, o potencial para deambulação é classificado em (Cloherty *et al.*, 2005):

- **Toracolombar**: deambulação improvável
- **Lombar**: pode deambular com aparelhos e muletas
- **Lombossacra**: deambula com ou sem pequenas órteses
- **Sacra**: deambula sem aparelhos.

Intervenções de enfermagem no pré-operatório

- Proteger lesão com gaze com petrolátum (vaselina) ou saco de proteção estéril (o mesmo usado na proteção de vísceras na gastrosquise – ver Figura 33.10, no Capítulo 33, *Afecções Cirúrgicas e Malformações Congênitas no Período Neonatal*)
- Manter decúbito lateral
- Usar técnica asséptica para cuidar do defeito (luva estéril para tocar na lesão)
- Observar drenagem de liquor pela lesão
- Administrar antibiótico
- Promover apoio aos pais para o enfrentamento da situação
- Programar acesso venoso central confiável (cateter central de inserção periférica [PICC/CCIP]) – se houver necessidade de antibioticoterapia prolongada

Intervenções de enfermagem no pós-operatório

- Inspecionar cicatriz cirúrgica e sinais de infecção da ferida operatória (hiperemia, drenagem de liquor, sangue ou pus)
- Manter decúbito lateral
- Observar esvaziamento da bexiga – balanço hídrico rigoroso; se necessário, realizar cateterismo vesical intermitente
- Controlar circunferência cefálica, para rastreamento de crescimento anormal, sugestivo de hidrocefalia
- Observar se as fontanelas estão tensas
- Verificar movimentação dos membros inferiores
- Realizar mudança de decúbito
- Monitorar os sinais vitais
- Instalar balanço hídrico
- Observar e registrar sinais de aumento da PIC, tais como letargia ou agitação, vômito e queda da saturação de oxigênio (Sp_{O2})
- Incentivar vínculo afetivo com os pais, envolvendo-os no cuidado com o RN
- Incentivar o aleitamento materno.

Prognóstico

- Depende mais do nível da lesão e da intervenção cirúrgica
- Provavelmente, haverá atraso no desenvolvimento motor (estimulação adequada e intervenções fisioterápicas)
- Atraso intelectual – o risco é maior quando há hidrocefalia significativa, infecção precoce do sistema nervoso e PIC não controlada
- Cerca de 85% das crianças cujas lesões medulares encontram-se em L3 ou abaixo concluem a escolaridade.

HIDROCEFALIA

Caracteriza-se pelo acúmulo de LCR no sistema ventricular (Figura 30.4A e B), com consequentes aumentos da circunferência craniana e da PIC do RN, levando a danos físicos e mentais. A hidrocefalia está presente em 80 a 90% dos RNs com defeito do tubo neural.

A hidrocefalia ocorre quando há perda do equilíbrio entre a produção e a absorção do LCR, que é um ultrafiltrado do plasma e tem como funções: manter flutuante o tecido cerebral; transportar os nutrientes ao cérebro e eliminar resíduos; circular entre crânio e medula espinal, compensando as trocas no volume de sangue intracraniano. Seu volume normal é de 125 a 150 mℓ.

Manifestações clínicas

- Rápido aumento da circunferência craniana
- Fontanela abaulada com separação de suturas
- Adelgaçamento dos ossos do crânio com vasos sanguíneos proeminentes
- Hipertensão intracraniana
- Irritabilidade
- Sonolência excessiva
- Perda de apetite e vômito frequente
- Choro constante e agudo
- Crises convulsivas
- Incapacidade de seguir um objeto com o olhar (olhar em sol poente).

Diagnóstico

- USTF
- TC de crânio
- RMs cerebral e medular (se necessário).

Tratamento

DVP, como na Figura 30.4C. Um cateter valvulado é instalado pelo neurocirurgião para drenar o excesso de liquor para o peritônio.

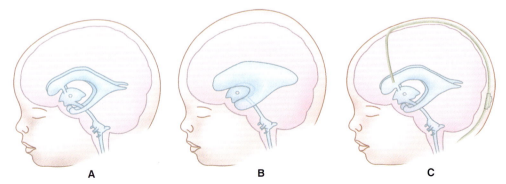

Figura 30.4 A. Ventrículos normais. **B.** Ventrículos dilatados na hidrocefalia. **C.** Derivação ventriculoperitoneal.

Quanto mais precoce o tratamento, maiores as chances de sucesso para evitar sequelas como problemas visuais e de memória.

Complicações

- Obstrutivas (migração da válvula)
- Infecciosas
- Drenagem excessiva (ocasiona colapso ventricular, com rompimento de vasos sanguíneos e sinais de choque) ou insuficiente.

Cuidados no pós-operatório de derivação ventriculoperitoneal

- Observar drenagem de liquor pela incisão abdominal
- Medir circunferência craniana
- Avaliar fontanela anterior
- Acompanhar os sinais vitais (frequências cardíaca e respiratória, temperatura axilar e pressão arterial)
- Observar sinais de peritonite (dor à palpação, distensão abdominal, hipertermia, taquicardia, cordão fibroso ao longo do cateter em tórax, abdome e região valvular [cabeça])
- Verificar sinais de meningite e alteração da PIC (hipertermia, letargia, vômito, convulsões e irritabilidade)
- Evitar posicionar a criança para o mesmo lado da válvula, pelo menos nas primeiras horas de pós-operatório
- Realizar mudança de decúbito.

Prevenção

O CDC recomenda que mulheres em idade reprodutiva consumam 0,4 mg/dia de ácido fólico (Tamez e Silva, 2017). Essa vitamina pode ser encontrada normalmente em vegetais de folhas verdes como espinafre e brócolis, no suco de laranja e em grãos enriquecidos. Com essa medida, espera-se prevenir até 75% dos casos de defeitos do tubo neural, que atingem 1 em cada 1.000 RNs nascidos vivos.

Diante do elevado número de casos registrados e das numerosas pesquisas mostrando a eficiência do uso de ácido fólico por mulheres em idade fértil, o Ministério da Saúde, com o apoio de instituições médicas, adotou a Resolução da Diretoria Colegiada (RDC) nº 344, de 13 de dezembro de 2002, que estabelece a obrigatoriedade para os fabricantes de farinha de trigo e milho enriquecerem seus produtos com o ácido fólico.

Orientações na alta hospitalar

- Realizar cateterismo vesical intermitente
- Verificar incisão cirúrgica
- Observar sinais de hipertensão intracraniana (vômito, letargia, irritabilidade, convulsões, fontanela anterior)
- Orientar o aleitamento materno
- Encaminhar o paciente para acompanhamento de algumas especialidades, como fisioterapia, urodinâmica, pediatria, terapia ocupacional, psicologia, nutrição, entre outras.

Questões de autoavaliação

1. Assinale a alternativa que melhor descreve as alterações ocorridas no sistema nervoso central neonatal:
   - (A) Podem causar lesões temporárias e não têm impacto na estrutura anatômica e fisiológica
   - (B) Quanto maior o grau de uma hemorragia peri-intraventricular, mais frequentes as complicações como mielomeningocele e anencefalia
   - (C) O fluxo sanguíneo cerebral do RN prematuro independe da pressão arterial sistêmica, pois esta é autorregulável
   - (D) Qualquer variação na pressão arterial sistêmica altera o fluxo sanguíneo cerebral e, consequentemente, acarreta rompimento dos vasos

2. Assinale a alternativa que propõe intervenções que podem ser realizadas com o objetivo de prevenção contra hemorragia peri-intraventricular no recém-nascido prematuro (RNPT):
   - (A) Medidas contra hipotermia e aspiração de vias respiratórias nas primeiras 72 horas de vida
   - (B) Prevenção contra hipotermia e correção de distúrbios ventilatórios.
   - (C) Mínimo manejo e uso de anticoagulantes
   - (D) Mínimo manejo e prescrição de fisioterapia nas primeiras 72 horas de vida do RNPT.

3. Assinale a alternativa que apresenta alterações do quadro de encefalopatia hipóxico-isquêmica neonatal:
   - (A) Alcalose metabólica em sangue arterial de cordão umbilical
   - (B) Escore de Apgar entre 4 e 7 por mais de 5 minutos
   - (C) Manifestações neurológicas como convulsões, hipotonia, hiporreflexia, coma, entre outras
   - (D) Variações da pressão arterial sistêmica.

4. A técnica de hipotermia terapêutica visa reduzir os danos causados pela hipoxia cerebral, mediante inibição de uma cascata de eventos bioquímicos que acarretam aumento do cálcio intracelular. Nesse sentido, a terapêutica deve ser realizada:
   - (A) Imediatamente após o nascimento
   - (B) Somente após 48 horas de vida
   - (C) Cerca de 12 horas após o evento hipóxico-isquêmico
   - (D) Aproximadamente 5 horas após o evento hipóxico-isquêmico

5. São cuidados de enfermagem no pós-operatório imediato de derivação ventriculoperitoneal realizada no recém-nascido, *exceto*:
   - (A) Posicionar a criança para o mesmo lado da válvula, pelo menos nas primeiras horas de pós-operatório
   - (B) Observar drenagem de liquor pela incisão abdominal
   - (C) Medir circunferência craniana
   - (D) Verificar sinais de peritonite, como dor à palpação, distensão abdominal, hipertermia, taquicardia, cordão fibroso ao longo do cateter em tórax, abdome e região valvular (cabeça).

Gabarito das questões: 1 – letra D; 2 – letra B; 3 – letra B; 4 – letra C; 5 – letra A.

REFERÊNCIAS BIBLIOGRÁFICAS

Amiel-Tison C, Korobkin R. Problemas neurológicos. In: Fanaroff AMB, Klaus MH. Alto risco em Neonatologia. 4. ed. Rio de Janeiro: Guanabara Koogan; 1995.

Arth A, Kancherla V, Pach H et al. A 2015 global update on folic acid-preventable spina bifida and anencephaly. Birth Defects Res A Clin Mol Teratol. 2016;106(7):520-9.

Avery G. Neonatologia: Fisiologia e Tratamento do Recém-nascido. 6. ed. Rio de Janeiro: Medsi; 2007.

Brasil. Ministério da Saúde. Secretaria de Atenção à Saúde. Departamento de Ações Programáticas e Estratégicas. Atenção à saúde do recém-nascido: guia para os profissionais de saúde. 2. ed. v. 3. Brasília: Ministério da Saúde, 2014.

Brezan F, Ritivoiu M, Drăgan M et al. Preterm screening by transfontanelar ultrasound: results of a 5 years cohort study. Med Ultrason. 2012;14(3):204-10.

Carteaux P, Cohen H, Check J et al. Evaluation and development of potentially better practices for the prevention of brain hemorrhage and ischemic brain injury in very low birth weight infants. Pediatrics. 2003;111(4 Pt 2):489-96.

Centers for Disease Control and Prevention (CDC). Zika and Pregnancy. Disponível em: https://www.cdc.gov/pregnancy/zika/testing-follow-up/zika-syndrome-birth-defects.html. Acesso em: 20/5/2019.

Chen CP. Syndromes, disorders and maternal risk factors associated with neural tube defects entso. Taiwan J Obstet Gynecol. 2008;47(3):376.

Cloherty JP, Eichenwald EC, Stark AR. Manual de Neonatologia. 5. ed. Rio de Janeiro: Guanabara Koogan; 2005.

De Vries LS, Van Haastert IL, Rademaker KJ et al. Ultrasound abnormalities preceding cerebral palsy in high-risk preterm infants. J Pediatr. 2004;144(6):815-20.

Farage L, Assis MC. Achados ultra-sonográficos da hemorragia intracraniana em recém-nascidos prematuros. Arq Neuropsiquiatr. 2005;63(3B):814-6.

Flenady VJ, Gray PH. Chest physiotherapy for babies being extubated. Cochrane Database Syst Rev. 2002;(2):CD000283.

França GVA et al. Síndrome congênita associada à infecção pelo vírus Zika em nascidos vivos no Brasil: descrição da distribuição dos casos notificados e confirmados em 2015-2016. Epidemiol Serv Saúde. 2018; 27(2):e2017473. Disponível em: <https://doi.org/10.5123/S1679-49742018000200014>. Acesso em: 02/07/2019.

Hermeto F, Martins BMR, Ramos JRM et al. Incidência e principais fatores associados à falha de extubação em recém-nascidos com peso de nascimento < 1.250 gramas. J Pediatr. 2009;85(5):397-402.

McLendon D, Check J, Carteaux P et al. Implementation of potentially better practices for the prevention of brain hemorrhage and ischemic brain injury in very low birth weight infants. Pediatrics. 2003;111(4 Pt 2):497-503.

Meneguel JF, Guinsburg R. Hemorragia peri-intraventricular: fatores e conduta. In: Procianoy RS, Leone CR. Programa de Atualização em Neonatologia (PRORN). Porto Alegre: Artmed/Panamericana; 2003. pp. 59-83.

Ohlweiler L, Silva AR, Barros SV et al. Influence of intracranial hemorrhage and neonatal seizures on the neurological and psychomotor development of premature infants at Hospital de Clínicas de Porto Alegre, Brazil. Arq Neuropsiquiatr. 2003;61(4):902-5.

O'Shea TM, Allred EN, Kuban KC et al. Intraventricular hemorrhage and developmental outcomes at 24 months of age in extremely preterm infants. J Child Neurol. 2012;27(1):22-9.

Papile LA, Burstein J, Burstein R et al. Incidence and evolution of subependymal and intraventricular hemorrhage: a study of infants with birth weights less than 1,500 gm. J Pediatr. 1978;92(4):529-34.

Rodrigues FM, Magalhães M. Normas e Condutas em Neonatologia. Rio de Janeiro; 2008.

Sarnat HB, Sarnat MS. Neoanatal encephalopaty following fetal distress: a clinical and eletroencephalographic study. Arch Neurol. 1976;33(10):696-705.

Tamez RN, Silva MJP. A Enfermagem na UTI Neonatal – Assistência ao Recém-nascido de Alto Risco. 6. ed. Rio de Janeiro: Guanabara Koogan; 2017.

Teixeira, GA, Enders BC, Carvalho ALB et al. Análise do conceito síndrome congênita pelo Zika vírus. Cien Saude Colet. 2018;350. Disponível em: http://www.cienciaesaudecoletiva.com.br/artigos/analise-do-conceito-sindrome-congenita-pelo-zika-virus/16883?id=16883. Acesso em: 02/07/2019.

Volpe JJ. Intracranial hemorrhage: germinal matrix – intraventricular hemorrhage of the premature infant. In: Neurology of the Newborn. 5. ed. Philadelphia: Elsevier; 2008. pp. 517-88.

Whitelaw A. Intraventricular haemorrhage and posthaemorrhagic hydrocephalus: pathogenesis, prevention and future interventions. Semin Neonatol. 2001;6(2):135-46.

Wilson RD; SOGC Genetics Committee; Special Contributor. Prenatal screening, diagnosis, and pregnancy management of fetal neural tube defects. J Obstet Gynaecol Canada. 2014; 36:927-39.

Yang W, Carmichael SL, Shaw GM. Folic acid fortification and prevalences of neural tube defects, orofacial clefts, and gastroschisis in California, 1989 to 2010. Birth Defects Res A Clin Mol Teratol. 2016;106(12):1032-1041.

Zaganjor I, Sekkarie A, Tsang BL et al. Describing the prevalence of neural tube defects worldwide: a systematic literature review. PLoS One. 2016;11(4):e0151586.

31
Distúrbios Gastrintestinais

Adriana Teixeira Reis • Marcelle Campos Araújo

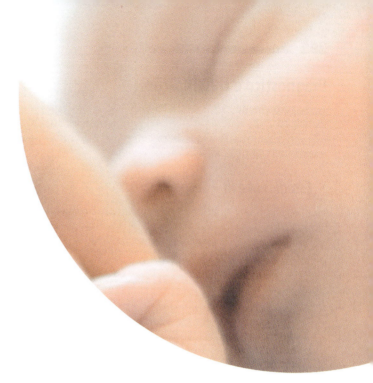

INTRODUÇÃO

O sistema digestório neonatal apresenta importantes funções que interferem diretamente no crescimento e no desenvolvimento sadios da criança. Dentre suas principais atribuições, destacam-se: a absorção de nutrientes, a manutenção do equilíbrio hidreletrolítico e a proteção contra infecções e patógenos (Tamez e Silva, 2017).

No período neonatal, podem ocorrer algumas anormalidades funcionais relacionadas com o sistema digestório primitivo ou defeitos morfológicos que vão interferir diretamente no trato gastrintestinal do RN, alterando seu funcionamento normal (Capítulo 33, *Afecções Cirúrgicas e Malformações Congênitas no Período Neonatal*). Portanto, são de extrema importância a inspeção e a avaliação do abdome e das funções digestivas do RN, a fim de detectar os distúrbios gastrintestinais precocemente.

ENTEROCOLITE NECROSANTE

A enterocolite necrosante (ECN ou NEC) é uma síndrome clinicopatológica com sinais e sintomas gastrintestinais e sistêmicos, caracterizada por necrose e inflamação do intestino do RN (Barros, 2004). É uma das alterações gastrintestinais mais graves na Unidade de Terapia Intensiva Neonatal (UTIN), sendo uma das principais causas de morbidade e mortalidade neonatal. A incidência aumenta nos RNs de muito baixo peso (< 1.500 g), com mortalidade de até 50%. A prematuridade é o maior fator de risco, podendo ocorrer em RNs a termo acometidos por asfixia, policitemia ou cardiopatias. A doença pode ocorrer entre o 3º e o 10º dia de vida e em RNs prematuros extremos entre 24 h e 3 meses de vida.

Acredita-se que a ECN seja um distúrbio multifatorial, podendo acontecer de modo isolado ou epidêmico. Os mecanismos envolvidos na lesão da mucosa são imaturidade imunológica e gastrintestinal, isquemia e colonização bacteriana.

Diversos fatores de risco são identificados e relacionados com o seu aparecimento, tais como:

- Asfixia perinatal
- Policitemia
- Septicemia
- Estresse causado por dor, desconforto e mau posicionamento
- Uso de cateteres umbilicais
- Hipoxia
- Choque
- Hipotermia
- Doença da membrana hialina
- Persistência do canal arterial
- Progressão rápida da dieta (acima de 20 mℓ/kg/dia)
- Alimentação jejunal
- Uso de fórmulas artificiais.

A mortalidade da ECN clássica varia entre 20 e 40%. Estenoses do intestino delgado ou grosso podem ocorrer em cerca de 10 a 20% dos casos. O prognóstico depende da extensão da área intestinal afetada, sendo importante a manutenção do íleo terminal e da válvula ileocecal para o transporte de nutrientes – lípidios, vitamina B_{12} e sais biliares.

Quadro clínico

Pode ser sutil e requer observação cuidadosa para que os primeiros sintomas não passem despercebidos. A observação da equipe de enfermagem é fundamental na detecção dos sintomas iniciais de ECN. Dentre os sintomas mais comuns, podem-se destacar:

- Resíduos gástricos biliosos ou com grumos castanhos, revelando intolerância alimentar
- Vômito bilioso
- Distensão abdominal
- Alças intestinais salientes (relevo de alças)
- Sangue nas fezes
- Letargia
- Abdome doloroso à palpação
- Alteração da coloração abdominal (variando de avermelhada a acinzentada ou azulada)
- Aumento da necessidade de oxigênio
- Trombocitopenia e, nos casos mais graves, coagulação intravascular disseminada (CIVD)
- Sinais de septicemia (má perfusão, taquipneia, apneia, instabilidade térmica e choque).

Diagnóstico e classificação

A classificação de ECN baseia-se em achados clínicos, radiológicos e laboratoriais, e possibilita a uniformização do diagnóstico em diferentes serviços, bem como serve de roteiro para o manejo da doença em seus vários estágios.

▪ Estágios IA e IB – Suspeita

Nestes estágios, as manifestações clínicas são inespecíficas, possibilitando apenas a suspeita de ECN. Os RNs apresentam as seguintes alterações gastrintestinais e sistêmicas:

- Distensão abdominal
- Aumento de resíduo gástrico
- Resíduo gástrico bilioso
- Muco e/ou sangue nas fezes
- Piora clínica com letargia e acidose
- Temperatura instável, apneia, bradicardia

Suspeita-se de ECN nos estágios IA e IB, quando:

- **IA**: sangue oculto nas fezes
- **IB**: sangue vivo nas fezes.

Esses achados podem estar associados a quadros tão graves como sepse neonatal ou ECN, mas podem também ser decorrentes de condições menos graves, como intolerância alimentar. Diante da suspeita de ECN, recomendam-se as seguintes medidas:

- Suspender imediatamente a nutrição enteral
- Realizar sondagem orogástrica e manter a sonda em drenagem para aliviar a distensão abdominal. Utilizar sonda mais calibrosa possível para o tamanho da criança, para garantir sua permeabilidade e contínuo esvaziamento gástrico
- Manter estabilidades hidreletrolítica, metabólica e hemodinâmica
- Realizar hemograma, hemocultura, exame de urina, dosagem da proteína C reativa, e, eventualmente, exame de liquor, que poderão orientar quanto à evolução da doença e à detecção de eventuais agentes infecciosos envolvidos no processo
- Realizar exame radiológico do abdome no momento da suspeita e repeti-lo ao longo do dia, dependendo da evolução do RN. A radiografia possibilita a avaliação da evolução do comprometimento intestinal pelo grau de distensão abdominal e do edema de alças ou alça sentinela, pneumatose intestinal ou periporta e pneumoperitônio
- Iniciar imediatamente antibioticoterapia de amplo espectro
- Reiniciar a alimentação enteral, de preferência com leite da própria mãe (na impossibilidade, utilizar o de banco de leite humano) 48 horas após a normalização do quadro clínico e laboratorial.

▪ Estágios II e III – Enterocolite confirmada

- O quadro clínico da ECN confirmada é alarmante. O diagnóstico é comprovado quando os vários exames já citados forem positivos e as radiografias evidenciarem achados radiológicos sugestivos.

Os achados radiológicos sugestivos de ECN são:

- Pneumatose intestinal ou periporta
- Pneumoperitônio.

É recomendável que os RNs com ECN (confirmada ou suspeita) sejam acompanhados também por cirurgiões pediátricos experientes. Intervenção cirúrgica de urgência pode ser necessária. O íleo terminal e o cólon proximal são as áreas mais comumente comprometidas. As lesões, no entanto, podem estender-se do estômago ao reto. A ocorrência de pneumoperitônio é indicação absoluta de intervenção cirúrgica, e a ressecção do segmento intestinal não viável permanece sendo o padrão de atuação no tratamento da ECN. No entanto, a drenagem peritoneal pode ser empregada quando a criança estiver gravemente comprometida e sem condições para suportar uma intervenção cirúrgica. Após melhora clínica e estabilização hemodinâmica do RN, ele poderá ser submetido à intervenção cirúrgica em condições mais favoráveis.

Até 40% das crianças acometidas pela ECN apresentam estenoses intestinais que podem surgir até 2 semanas após ocorrência da doença. A maioria das estenoses ocorre no cólon. Episódios recorrentes de intolerância alimentar e dificuldade de progressão da dieta enteral após quadro de ECN de qualquer grau sugerem estenose, sendo necessária a investigação radiológica. Com a ECN confirmada, os seguintes estágios correspondem aos respectivos quadros clínicos:

- **IIA**: RN moderadamente enfermo. Dilatação intestinal e pneumatose intestinal, ausência de ruídos abdominais com ou sem dor abdominal
- **IIB**: moderadamente enfermo. Dilatação intestinal e pneumatose intestinal, com ou sem ascite, dor abdominal, acidose metabólica e trombocitopenia leve
- **IIIA** (ECN avançada): gravemente enfermo, intestino não perfurado, ascite, sinais de peritonite, dor e distensão acentuadas. Hipotensão, apneia e bradicardia graves, acidose respiratória e metabólica, CIVD e neutropenia
- **IIIB** (ECN avançada): gravemente enfermo com perfuração intestinal e pneumoperitônio.

Tratamento

O tratamento deve ser instituído sempre que houver suspeita, a fim de minimizar a gravidade e suas complicações. Os pacientes com ECN suspeita podem beneficiar-se de repouso intestinal por 72 horas. Nos casos mais graves, necessitam de tratamento por 10 a 14 dias.

O tratamento cirúrgico tem indicação absoluta quando houver pneumoperitônio. A abordagem consiste no inventário da cavidade abdominal (laparotomia exploratória) para avaliação da necessidade de ressecção de segmentos intestinais necrosados. Pode ser necessária a colocação de estomas temporários a fim de minimizar o processo inflamatório das alças e tentar preservar os segmentos intestinais afetados. Em RNs com instabilidade hemodinâmica e impossibilidade de realização da laparotomia exploratória, a única opção é a paracentese. Podem-se traçar como pilares no tratamento da ECN:

- Dieta zero
- Descompressão gástrica (sonda gástrica em sifonagem)
- Instalação de cateter venoso central
- Reposição de fluidos e aporte calórico intravenoso
- Correção de distúrbios hidreletrolíticos e metabólicos
- Tratamento com antibiótico de amplo espectro
- Suporte ventilatório
- Suporte vasoativo (aminas), nos casos de choque séptico
- Manejo da dor
- Controles rigorosos de peso, diurese e pressão arterial (PA)
- Monitoramento do sangramento intestinal

- Correção de anemia, plaquetopenia e outros distúrbios de coagulação
- Radiografia seriada do abdome a cada 6 horas.

Intervenções de enfermagem

- Execute o mínimo manejo
- Verifique os sinais vitais e PA a cada 3 horas
- Meça a circunferência abdominal diariamente
- Mantenha pérvio o acesso venoso
- Administre soluções fisiológicas por via intravenosa (para hidratação), nutrição parenteral (NPT) e medicações prescritas, atentando para o volume (mℓ/h)
- Observe e registre hipoatividade, irritabilidade, perfusão, distensão abdominal e apneias
- Monitore rigorosamente o balanço hídrico
- Verifique o resíduo gástrico (coloração e volume)
- Promova ambiente termoneutro
- Ofereça suporte ventilatório
- Controle a dor (avaliação da dor com o uso de escalas)
- Observe e registre sangue nas fezes
- Verifique o peso diariamente.

Prevenção

Como ocasionalmente a ECN ocorre em surtos, existe a possibilidade de que o agente causador seja transmitido a outros RNs. Assim, todos os cuidados preventivos de disseminação de infecções são importantes para a diminuição de ocorrência dessa doença. As medidas preventivas são:

- Rigorosa higienização das mãos da equipe e de todo o pessoal que circula na UTIN
- É importantíssimo manter limpeza criteriosa do material de intervenção e dos equipamentos usados nos cuidados dos RNs a fim de prevenir a propagação de infecções
- Infraestrutura física e de pessoal adequada ao número de leitos das unidades neonatais. Não se deve permitir superpopulação de pacientes
- É altamente recomendável a utilização do leite da própria mãe e/ou de banco de leite humano na nutrição enteral de RNs, em particular dos recém-nascidos prematuros (RNPTs), pois contribui para a diminuição da incidência e/ou gravidade da ECN neonatal, além de ser a dieta recomendada para o reinício da alimentação enteral de crianças acometidas pela doença
- Uso de corticoide em gestantes sob risco de parto prematuro, em tempo suficiente antes do parto, pois tem se mostrado importante na redução da ocorrência de ECN.

REFLUXO GASTRESOFÁGICO

O refluxo gastresofágico (RGE) é definido como a passagem involuntária e intermitente do conteúdo gástrico em direção ao esôfago. O conteúdo gástrico pode variar, incluindo saliva, alimentos, secreções gástricas e pancreáticas ou biliares que passaram para o estômago.

A propulsão do alimento da boca para o estômago depende principalmente do peristaltismo do esôfago, do mecanismo de relaxamento e contração do esfíncter esofágico inferior e do esvaziamento gástrico. O RGE pode ocorrer como distúrbio primário, em consequência de incompetência ou relaxamento intermitente do esfíncter esofágico posterior, ou pode ser manifestação de outra doença (Vanderhoof *et al.*, 2007). O feto é capaz de deglutir por volta da 20ª semana de gestação, mas a maturação completa da função esofágica ocorre ao redor da 39ª semana de gestação. Assim, os RNPTs têm maior probabilidade de desenvolver o RGE.

Em RNs prematuros com menos de 1.500 g, a incidência de RGE situa-se em torno de 3 a 10%. Destacam-se entre os fatores de risco: prematuridade, asfixia ao nascer, distúrbios neurológicos, atresia de esôfago, hérnia diafragmática, doenças pulmonares crônicas, atresia duodenal, gastrósquise, onfalocele, estenose pilórica e uso de alguns medicamentos (cafeína, aminofilina, dopamina).

Etiologia

Dentre as variadas causas do RGE, podem-se destacar:

- Imaturidade do esfíncter esofágico na porção distal
- Retardamento do esvaziamento gástrico
- Alimentos com alta osmolaridade
- Uso prolongado de sonda gástrica
- Prematuridade
- Distúrbios neurológicos
- Distensão gástrica (estimula o relaxamento do esfíncter esofágico)

Quadro clínico

O vômito é a apresentação clássica do refluxo, porém muitos episódios não resultam em êmese. Outro achado importante é a dor, devido, principalmente, à esofagite e ao desconforto. Outras manifestações relatadas em RNs com refluxo são:

- Irritação
- Choro contínuo
- Perda de peso e crescimento lento
- Pneumonia por aspiração/atelectasia
- Movimentos de mastigação
- Apneia, bradicardia, cianose (reflexo vagal).

Diagnóstico

- Radiografia com contraste
- pHmetria – monitoramento do pH esofágico por 24 horas por meio de sensor, colocado na altura distal do esôfago. O número de vezes em que o pH é menor do que 4 é avaliado como refluxo
- Cintigrafia gastresofágica.

Tratamento

Medicamentoso. Pode ser utilizado com o objetivo de promover o esvaziamento do trato gastrintestinal, aumentando sua motilidade. Em alguns casos, também podem ser utilizados medicamentos a fim de diminuir a acidez gástrica.

Posicionamento. Posicionar o RN com cabeceira elevada a 45º após as dietas.

Dietas. Administrar pequenos volumes com aumento da frequência; engrossar fórmulas; alimentação jejunal.

Cirúrgico. Recomendado nos casos persistentes de RGE associados a dificuldade de ganho de peso pelo RN ou quando ocorrem complicações respiratórias. No procedimento cirúrgico, realiza-se a diminuição do esfíncter gastresofágico, ou seja, o estreitamento da válvula entre o esôfago e o estômago (fundoplicatura pela técnica de Nissen).

Intervenções de enfermagem

- Posicione o RN em decúbito ventral após as dietas
- Mantenha a cabeceira elevada a 45°
- Observe a queda de saturação durante as dietas
- Acompanhe e registre a ocorrência de vômito, cianose, apneias, bradicardia e dispneia
- Administre a medicação prescrita meia hora antes das dietas
- Oriente os pais antes da alta hospitalar.

Questões de autoavaliação

1. A enterocolite necrosante (ECN) é uma síndrome de necrose intestinal aguda de etiologia desconhecida e patogenia complexa. Os sinais e sintomas preditivos de ECN são:
   - (A) Recusa alimentar, vômito bilioso e/ou de aspecto fecaloide, hipertensão arterial
   - (B) Íleo paralítico, aumento do resíduo gástrico, enterorragia e hipertensão arterial
   - (C) Letargia, recusa alimentar, acidose metabólica, massa abdominal dolorosa à palpação, vômito de aspecto fecaloide
   - (D) Distensão abdominal, vômito bilioso, aumento do resíduo gástrico, enterorragia e alças abdominais salientes

2. Muitas são as causas do refluxo gastresofágico no RN. Dentre elas, pode-se destacar:
   - (A) Imaturidade do esfíncter esofágico proximal
   - (B) Esvaziamento gástrico acelerado
   - (C) Uso de leite materno ordenhado para gavagem
   - (D) Uso prolongado de sonda gástrica

3. O refluxo gastresofágico pode ser definido como uma disfunção do esôfago, causando retorno frequente do conteúdo estomacal ao esôfago. É mais frequente nos recém-nascidos prematuros devido a:
   - (A) Incapacidade de deglutir antes de 30 semanas
   - (B) Maturidade incompleta do esôfago que ocorre em torno de 39 semanas
   - (C) Baixa ingestão de alimentos hiperosmolares
   - (D) Esvaziamento gástrico acelerado ocasionando refluxo para o esôfago

4. A enterocolite necrosante é uma das principais causas de morbidade e mortalidade na Unidade de Terapia Intensiva Neonatal, acometendo principalmente os recém-nascidos prematuros (RNPTs). Pode-se citar como medida de prevenção, *exceto*:
   - (A) Rigorosa higienização das mãos da equipe na UTIN
   - (B) Limpeza criteriosa do material e dos equipamentos para prevenção da propagação de infecções
   - (C) Administração de fórmulas lácteas hidrolisadas a RNPTs, pois favorece sua digestão
   - (D) Uso de corticoide em gestantes sob risco de parto tem se mostrado importante na redução da ECN

5. Destaca-se como cuidado de enfermagem no manejo do refluxo gastresofágico neonatal:
   - (A) Manter a cabeceira elevada a 45° durante e depois da dieta
   - (B) Realizar massagem abdominal após a dieta
   - (C) Trocar a fralda após a dieta
   - (D) Utilizar fórmulas espessantes

REFERÊNCIAS BIBLIOGRÁFICAS

Barros MCM. Enterocolite necrosante. In: Kopelman BI *et al*. Diagnóstico e Tratamento em Neonatologia. São Paulo: Atheneu; 2004.

Brasil. Ministério da Saúde. Secretaria de Atenção à Saúde. Departamento de Ações Programáticas e Estratégicas. Atenção à saúde do recém-nascido: guia para os profissionais de saúde. 2. ed. v. 4. Brasília: Ministério da Saúde, 2014.

Tamez RN, Silva MJP. A Enfermagem na UTI Neonatal – Assistência ao Recém-nascido de Alto Risco. 6. ed. Rio de Janeiro: Guanabara Koogan; 2017.

Vanderhoof JA, Zach TL, Adrian TE. Doenças gastrintestinais. In: Avery G. Neonatologia: Fisiologia e Tratamento do Recém-nascido. Rio de Janeiro: Medsi; 2007. 6. ed. pp. 864-86.

Gabarito das questões: 1 – letra D; 2 – letra D; 3 – letra B; 4 – letra C; 5 – letra A.

32

Distúrbios Hematológicos

Marcelle Campos Araújo • Adriana Teixeira Reis

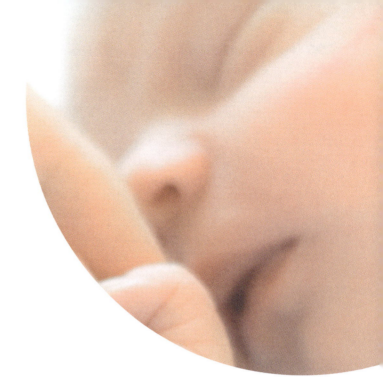

INTRODUÇÃO

A hiperbilirrubinemia neonatal configura-se como um dos problemas mais frequentes no período neonatal e expressa, clinicamente, o aumento dos níveis de bilirrubina. Quadros intensos podem afetar o sistema nervoso central, causando graves complicações aos recém-nascidos (RNs).

Na prática, 98% dos RNs têm níveis séricos de BI acima de 1 mg/dℓ durante a 1ª semana de vida, o que, na maioria das vezes, reflete a adaptação neonatal ao metabolismo da bilirrubina, sendo chamada hiperbilirrubinemia fisiológica (Brasil, 2011).

HIPERBILIRRUBINEMIA NEONATAL

A icterícia é causada por um nível elevado de bilirrubina no sangue e caracteriza-se pela coloração amarelada de pele e mucosas. Resulta da imaturidade das funções do fígado associada à destruição das hemácias nos RNs.

É a patologia mais frequente no período neonatal. Estima-se que cerca de 25 a 50% dos RNs a termo desenvolvam níveis séricos de bilirrubina > 7 mg/dℓ (Cloherty et al., 010).

Muitos RNs apresentam icterícia na primeira semana de vida, sem significar, contudo, alguma doença – condição conhecida como hiperbilirrubinemia fisiológica (ou normal) do RN. Porém, em alguns casos, a icterícia decorre de alguma doença, devendo ser corretamente identificada, a fim de possibilitar o tratamento adequado. A hiperbilirrubinemia não fisiológica ou patológica requer investigação e é geralmente expressa por icterícia precoce, nas primeiras 24 horas de vida, e aumento da concentração de bilirrubina total maior que 5 mg/dℓ/dia (Tamez e Silva, 2017).

Metabolismo da bilirrubina

A bilirrubina é derivada do catabolismo da hemoglobina liberada das hemácias (75 a 80%) e da degradação de precursores de hemácias (25%).

Na medida em que as hemácias envelhecem (as hemácias duram 120 dias no adulto e em torno de 80 dias do RN), são removidas e destruídas pelo sistema reticuloendotelial. O heme é catabolizado e convertido em bilirrubina. A bilirrubina, deixando o sistema reticuloendotelial, liga-se à proteína plasmática, sendo denominada bilirrubina indireta (não conjugada). Nesse processo, alguns subprodutos são reciclados, como ferro e proteína, e outros são excretados.

Nessa fase, a bilirrubina apresenta característica lipossolúvel, sendo insolúvel em água (Figura 32.1).

É necessário que a bilirrubina indireta seja transformada em um composto hidrossolúvel (conjugada), a fim de ser excretada. Dessa forma, no fígado, por ação da enzima glicuronosil-transferase, a bilirrubina indireta (lipossolúvel; não conjugada) é transformada em bilirrubina direta (hidrossolúvel; conjugada), podendo ser excretada diretamente pela urina. Além dela, no fígado, o processo de conjugação também libera urobilinogênio e estercobilinogênio, subprodutos eliminados pela urina e pelas fezes.

A icterícia ou hiperbilirrubinemia é a condição em que há acúmulo de bilirrubina por excesso de produção, devido à impossibilidade de excreção ou à excreção lenta e ineficaz.

Icterícia fisiológica

É a mais comum, representando 50% dos casos. Transitória e benigna em geral, reflete as limitações do RN em metabolizar, transportar e eliminar a bilirrubina. Decorre de um conjunto de fatores que estimulam o aumento da produção de bilirrubina, e consequente dificuldade de sua captação pelo fígado (o que possibilita seu acúmulo no sangue), e da sua reabsorção no intestino.

A suscetibilidade dos RNs à icterícia fisiológica é resultado de menor vida média das hemácias e imaturidade da função hepática.

Caracteriza-se pelo aumento progressivo da concentração sérica de bilirrubina indireta e ocorre cerca de 48 a 72 horas após o nascimento. Normalmente, apresenta-se de forma leve e regride espontaneamente, mas às vezes requer tratamento para evitar os problemas causados pelo excesso desse composto no sangue, como a encefalopatia bilirrubínica (kernicterus). Os RNs não manifestam sinais de doença como letargia, sucção débil e instabilidade térmica.

A evolução é cefalocaudal e segue a classificação das zonas de Kramer (Capítulo 18, Exame Físico Neonatal).

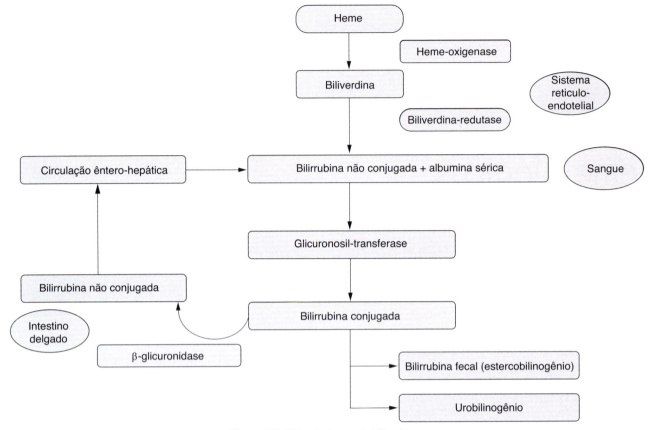

Figura 32.1 Metabolismo da bilirrubina.

Icterícia patológica

A icterícia pode ocorrer precocemente, nas primeiras 24 a 36 horas de nascimento, caracterizando uma condição patológica que necessita de investigação e tratamento. As causas podem ser infecção, incompatibilidade sanguínea, obstrução de vias biliares, asfixia, hipoglicemia e ingestão materna de salicilatos (Kenner, 2001).

A imaturidade hepática, como na prematuridade (os prematuros produzem pouca quantidade de proteína plasmática, o que dificulta a ligação da bilirrubina indireta e o transporte hepático), também dificulta o processo de degradação da bilirrubina, fazendo com que ela se acumule em tecidos (forma lipossolúvel), causando icterícia. O risco maior do aumento dos níveis séricos de bilirrubina é a toxicidade e a impregnação dos núcleos da base. Essa condição, denominada *kernicterus* ou encefalopatia bilirrubínica, pode ser fatal para o RN.

Incompatibilidade de ABO

O RN tem hemácias do grupo A ou B e mãe do grupo O, ocorrendo transferência de anticorpos (ACs) maternos – imunoglobulinas (IgG) anti-A e anti-B – que provocam hemólise no RN. A evolução é de início precoce, com progressão rápida. Pode ocorrer no primeiro filho, sem prévia sensibilização da mãe.

Incompatibilidade de Rh

Doença hemolítica neonatal causada pela destruição precoce das hemácias do neonato em virtude da passagem transplacentária de ACs maternos ativos contra antígenos das hemácias do neonato. Esses ACs fixam-se aos antígenos (Ags) na membrana celular das hemácias fetais, causando hemólise (Figura 32.2).

Quando o sangue Rh-positivo do feto (em geral mais de 1 mℓ) entra na circulação materna durante a primeira gravidez ou abortamento, a formação de ACs anti-D pode ser induzida nas gestantes Rh-negativas não sensibilizadas. Na gravidez subsequente, os ACs maternos causam destruição das hemácias fetais (hemólise).

A anemia fetal causa hipoxia tecidual, que, por sua vez, estimula a eritropoese medular e extramedular (fígado e baço). A eritropoese hepática causa alterações em sua arquitetura, com hipertensão portal, comprometimento da função celular e diminuição da produção de albumina. Isso provoca redução da pressão coloidosmótica e edema generalizado – quadro conhecido como hidropisia fetal. Essa condição é caracterizada por anemia grave, hiperbilirrubinemia, hemólise, déficit de coagulação e edema generalizado (ascite, derrames pleural e pericárdico) no RN.

O curso da doença hemolítica ocorre da seguinte maneira:

- Existe sensibilização prévia (nascimento de filho anterior, aborto ou transfusão de sangue Rh-positivo)
- Ocorre icterícia precoce (nas primeiras 24 a 36 horas) e acentua-se progressivamente
- Progride com hemólise e confirma-se o resultado com teste de Coombs direto.

O quadro clínico depende da intensidade da hemólise. Segundo Bowman (1988), a doença hemolítica pode ser classificada em:

- Leve (50% dos casos)
  - Anemia ausente ou muito leve

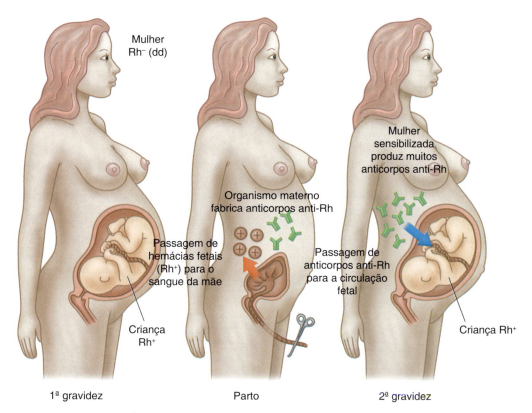

Figura 32.2 Fisiopatologia da doença hemolítica neonatal.

- Níveis de hemoglobina maiores que 12 a 13 g/dℓ e bilirrubina < 3 a 3,5 mg/dℓ
- Não é necessário exsanguineotransfusão (EST)
■ Moderada (25% dos casos)
  - Hiperbilirrubinemia intensa, palidez discreta e hepatoesplenomegalia
  - Níveis de bilirrubina no cordão umbilical indicam EST imediata e/ou icterícia precoce, com progressão rápida nas primeiras horas de vida
■ Grave
  - Anemia progressiva e possibilidade de evolução para edema generalizado, caracterizando a hidropisia fetal
  - A hipoglicemia constitui um achado frequente (hipertrofia e hiperplasia das ilhotas de Langerhans)
  - Manifestações hemorrágicas também costumam ocorrer, provavelmente devido à trombocitopenia.

Diagnóstico

O diagnóstico neonatal é feito por meio da tipagem sanguínea. Confirma-se a sensibilização materna pela presença de ACs anti-D em teste de Coombs indireto. Ao nascer, a confirmação do tipo sanguíneo Rh-positivo do RN e negativo da mãe, acompanhada da positividade do teste de Coombs direto, são elementos diagnósticos. Nos RNs submetidos à transfusão intrauterina, o resultado negativo do teste de Coombs direto não descarta o diagnóstico.

A intensidade pode ser avaliada pelos graus de anemia e hiperbilirrubinemia no período neonatal imediato, além de hepatoesplenomegalia, extensão do edema, petéquias e sufusões hemorrágicas. Ao hemograma, observam-se: anemia (hemoglobina < 13 g/dℓ), aumento de eritroblastos e reticulócitos (a contagem de reticulócitos é superior a 6%, podendo chegar a 30 a 40%).

Tratamento no período neonatal

O tratamento objetiva a diminuição da hemólise e dos níveis de bilirrubina, além da correção da anemia e das alterações hemodinâmicas. A reanimação do RN deve ser realizada por equipe experiente, que deverá estabilizá-lo. Amostras de sangue do cordão devem ser enviadas para verificar concentração de hemoglobina, contagem de reticulócitos, tipagem sanguínea, teste de Coombs direto e quantidade de bilirrubinas totais e suas frações.

Efeitos tóxicos da bilirrubina

A bilirrubina não conjugada atravessa o sistema nervoso central e deposita-se nos núcleos da base e do tronco cerebral (*kernicterus*). O prematuro, devido à hipoproteinemia, corre maior risco.

Os fatores de risco para desenvolvimento do *kernicterus* são: hemólise, prematuridade, baixo peso, sepse, hipoalbuminemia, acidose e algumas substâncias tóxicas.

Manifestações clínicas da encefalopatia bilirrubínica (kernicterus)

- **Fase I**: hipotonia, letargia e reflexo de sucção débil nos primeiros 2 a 3 dias de vida
- **Fase II**: espasticidade, opistótono e febre
- **Fase III**: aparente melhora, geralmente no fim da primeira semana, com diminuição da espasticidade
- **Fase IV**: ocorre, geralmente, nos 2 a 3 meses de vida, com sinais sugestivos de paralisia cerebral.

Tratamento da icterícia neonatal

▪ *Fototerapia*

É o tratamento de escolha. Modifica a estrutura da bilirrubina para produtos mais hidrossolúveis que são eliminados pelo rim ou fígado. O tratamento intensivo pode eliminar a necessidade de EST. É seguro, não invasivo e efetivo.

O mecanismo de ação é a transformação fotoquímica (fotoisomerização e foto-oxidação) da molécula de bilirrubina nas áreas expostas à luz. Sua eficácia depende de fatores como superfície corporal exposta à luz, nível de radiação, tipo de luz, distância entre a fonte luminosa e o RN, concentração sérica inicial de bilirrubina (De Carvalho, 2001).

Coexistindo outras patologias (acidose, asfixia, sepse), os níveis descritos nos Quadros 32.1 e 32.2 devem ser reduzidos.

Intervenções de enfermagem

- Mantenha proteção ocular para RN em uso de fototerapia
- Controle a temperatura a cada 3 horas
- Realize a mudança de decúbito
- Exponha a maior área de superfície corporal
- Controle ingestas e perdas por meio de balanço hídrico rigoroso
- Afira o peso corpóreo diariamente
- Mantenha e incentive a amamentação
- Desobstrua a visão do RN durante as mamadas
- Não utilize cremes e/ou pomadas no RN, pois podem provocar bronzeamento e queimaduras
- Evite o uso de fraldas
- Mantenha distância adequada entre a fonte luminosa e o RN – lâmpadas fluorescentes (40 cm) e halógenas (50 cm)
- Teste periodicamente a radiação, de acordo com as horas de uso dos equipamentos. A irradiância ideal deve ser mantida acima de 6 μW cm^2/nm. Níveis menores que 4 μW cm^2/nm não têm efeito terapêutico (Tamez, 2017).

▪ *Exsanguineotransfusão*

Tem o objetivo de diminuir os níveis de bilirrubina sérica e reduzir o risco de *kernicterus*. Remove as hemácias sensibilizadas e os ACs circulantes, diminuindo o grau de destruição delas.

Consiste no mecanismo de troca de sangue no qual se removem parcialmente as hemácias lisadas e os ACs ligados ou não às hemácias plasmáticas do RN.

No Quadro 32.3, são comparados os critérios para tratamento da hiperbilirrubinemia com fototerapia e exsanguineotransfusão em recém-nascidos saudáveis.

As indicações incluem: doença hemolítica grave, hemoglobina no sangue do cordão < 12 mg%, aumento da taxa de bilirrubina > 0,5 mg/dℓ/h e velocidade de hemólise > 0,5 mg/dℓ.

O volume a ser trocado é de duas volemias (1 volemia no RN a termo = 80 mℓ/kg e no RNPT = 100 mℓ/kg). O sangue deve ser o mais fresco possível e preservado com anticoagulante de solução de glicose, fosfato e citrato (CPD), sendo do tipo sangue total reconstituído.

A veia umbilical ou veias profundas devem ser usadas preferencialmente. As complicações agudas (5 a 10%) incluem: bradicardia transitória, cianose, vasospasmo transitório, trombose, apneia com bradicardia e óbito (0,3%). As complicações tardias são: anemia, colestase e trombose da veia porta/hipertensão portal.

Indicações para exsanguineotransfusão

Segue faixa para tratamento por meio de EST, apresentada na Figura 32.3.

Quadro 32.1 Níveis indicados para fototerapia e exsanguineotransfusão em recém-nascido prematuro ≥ 35 semanas.

| | Bilirrubina total (mg/dℓ) | | | |
| | Fototerapia | | Exsanguineotransfusão | |
Idade	$35^{0/7}$ a $37^{6/7}$ semanas	≥ $38^{0/7}$ semanas	$35^{0/7}$ a $37^{6/7}$ semanas	≥ $38^{0/7}$ semanas
24 h	8	10	15	18
36 h	9,5	11,5	16	20
48 h	11	13	17	21
72 h	13	15	18	22
96 h	14	16	20	23
5 a 7 dias	15	17	21	24

Fonte: Brasil, 2011.

Quadro 32.2 Níveis indicados para fototerapia e exsanguineotransfusão em recém-nascido prematuro < 34 semanas.

| | Bilirrubina total (mg/dℓ) | |
Peso ao nascer	Fototerapia	Exsanguineotransfusão
1.001 a 1.500 g	6 a 8	11 a 13
1.501 a 2.000 g	8 a 10	13 a 15
2.001 a 2.500 g	10 a 12	15 a 17

Fonte: Brasil, 2011.

Quadro 32.3 Tratamento da hiperbilirrubinemia em RN a termo e saudáveis.

Idade (horas de vida)	Considere fototerapia	Inicie fototerapia	Exsanguineotransfusão
Menos de 24	–	–	–
25 a 48	12 a 15 mg%	15 mg%	> 20 mg%
49 a 72	15 a 18 mg%	18 mg%	> 25 mg%

Fonte: American Academy of Pediatrics, 1994.

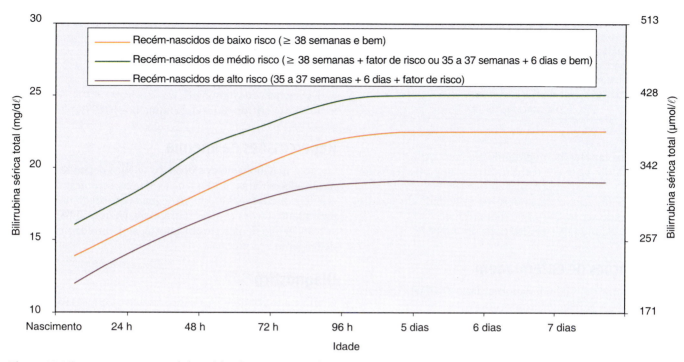

Figura 32.3 Taxas para tratamento de hiperbilirrubinemia neonatal por meio de exsanguineotransfusão, segundo bilirrubina total e horas de vida.

POLICITEMIA

Definida como hematócrito (Hct) venoso > 65% ou taxa de hemoglobina > 22 g/dℓ. Caracteriza-se por aumento da viscosidade e redução do fluxo sanguíneo, podendo afetar órgãos e tecidos, pois a hiperviscosidade resulta em diminuição da oxigenação tecidual e formação de trombos (Figura 32.4).

Entre as causas, destacam-se: fatores maternos que resultam na diminuição do fluxo sanguíneo placentário (tabagismo, cardiopatias, diabetes ou oligoidrâmnio); fatores placentários (retardo do crescimento intrauterino, infecções maternas, asfixia); síndromes fetais (trissomias do 21, do 13 e do 18, síndrome de Beckwith-Wiedemann); transfusão placentária de hemácias (transfusão entre gêmeos, retardo muito prolongado do ligamento do cordão).

Quadro clínico e diagnóstico

Na maioria das vezes é assintomática, mas, mesmo em baixos níveis, deve ser tratada. Os sinais relacionam-se com hiperviscosidade e baixo fluxo sanguíneo. As principais manifestações são: cianose, insuficiência cardíaca congestiva, letargia, tremores, hipoglicemia, pletora, hipocalcemia, irritabilidade, convulsões e intolerância alimentar. É importante lembrar que muitos RNs são assintomáticos e que apresentam débito cardíaco diminuído devido à elevada viscosidade.

Pode ocorrer hipoglicemia devido ao número aumentado de hemácias, à diminuição da glicose hepática e à elevação de consumo de glicose pelo cérebro.

O diagnóstico pode ser confirmado pela avaliação das taxas de Hct capilar, que, em geral, são 10% maiores que as do central.

Tratamento

- RN assintomático com Hct entre 65 e 70%
  - Hidratação
  - Monitoramento da glicemia capilar e da evolução da icterícia

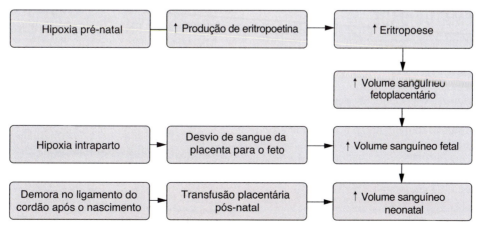

Figura 32.4 Patogenia da policitemia e hiperviscosidade.

- Observação do surgimento de sinais e sintomas
- RNs sintomáticos com Hct maior ou igual a 65% ou assintomáticos com Hct maior ou igual a 70%
  - EST parcial com soro fisiológico a 0,9% (soroferese)

$$\text{Volume} = \frac{\text{Hct do RN} - \text{Hct desejado} \times \text{peso corporal (kg)} \times \text{m}\ell}{\text{Hct do RN}}$$

- Controlar Hct, hemoglobina, plaquetas, glicemia, cálcio e bilirrubinas e realizar ultrassonografia transfontanela
- A via de acesso dependerá da gravidade do quadro, podendo ser periférica ou umbilical
- Uma segunda EST parcial pode ser indicada.

Intervenções de enfermagem
- Acompanhe o RN com monitor cardíaco e oxímetro de pulso
- Mantenha o ambiente termoneutro
- Verifique os sinais vitais a cada 3 horas
- Mantenha pérvio o acesso venoso
- Monitore a função renal (balanço hídrico rigoroso e densidade urinária)
- Controle a glicemia capilar rigorosamente
- Observe abalos, convulsões, letargia, distensão abdominal, resíduos gástricos e sangue nas fezes.

ANEMIA NEONATAL

Deficiência de oxigenação tecidual secundária à falta de transportador de oxigênio (hemácias). As causas dessa anemia são classificadas em três grandes grupos: perda sanguínea, produção reduzida e aumento da destruição de hemácias.

A eritropoese fetal ocorre sequencialmente durante o desenvolvimento embrionário, em três diferentes locais: saco vitelino, fígado e medula óssea. A formação de hemácias, pelo saco vitelino, atinge seu pico entre 2 e 10 semanas de gestação. Já a produção medular começa por volta da 18ª semana, e, por volta da 30ª semana, torna-se o principal órgão hematopoético. Ao nascimento, quase todas as hemácias são produzidas na medula óssea, embora um pequeno nível de produção hepática persista pelos primeiros dias de vida. A produção de hemácias na vida extrauterina é controlada, em parte, pela síntese renal de eritropoetina (EPO).

ANEMIA DA PREMATURIDADE

É de origem multifatorial e caracteriza-se por queda progressiva da concentração de hemoglobina, associada à baixa contagem de reticulócitos. Normalmente, ocorre a partir da segunda semana de vida. Após o nascimento, ocorre diminuição rápida na concentração de hemoglobina, especialmente devido ao aumento da disponibilidade de oxigênio com a respiração pulmonar.

O RNPT cresce muito rapidamente, e a eritropoese pode não conseguir responder às necessidades do organismo, além da reduzida produção de EPO pelos rins, podendo levar à anemia da prematuridade. Vários fatores podem contribuir para o desenvolvimento da anemia no RNPT:

- Coletas frequentes de sangue

- Transfusão sanguínea nas primeiras semanas, o que diminui o estímulo eritropoético
- Ganho ponderal
- Tempo de vida das hemácias no neonato
- Deficiência de ferro
- Deficiência de vitamina E
- Resposta eritropoética diminuída nos RNPTs.

Repercussões da anemia

Como o metabolismo dos diversos tecidos depende de oxigenação adequada, as consequências agudas e crônicas da anemia refletem os efeitos da oferta inadequada de oxigênio. As principais manifestações clínicas são: apneia, letargia, dificuldade de sucção, ganho de peso insatisfatório, aumento da necessidade de oxigênio e taquicardia.

Diagnóstico

Confirmado por meio de quadro clínico e exames laboratoriais (Hct, hemoglobina, reticulócitos, teste de Coombs).

Tratamento

Tem como objetivo evitar que ocorram distúrbios clínicos em consequência do baixo fornecimento de oxigênio. A primeira opção é a transfusão de concentrado de hemácias, porém os critérios indicativos foram bastante discutidos. É importante que cada serviço tenha um protocolo de utilização de concentrado de hemácias bem definido. A dose recomendada é de 10 a 15 mℓ/kg (em 2 horas).

A suplementação de ferro, além de medidas para minimizar a perda de sangue, é fundamental para os RNPTs e deve ser administrada na dose de 2 a 4 mg/kg/dia para aqueles alimentados exclusivamente com leite materno.

A suplementação de vitamina E parece não ser necessária para o tratamento da anemia da prematuridade, porém, devido ao risco de lesões oxidativas (utilização de doses progressivamente maiores de ferro), poderia ser utilizada como fator protetor.

O uso de EPO recombinante humana com o objetivo de reduzir as transfusões de concentrado de hemácias deve ser discutido em cada serviço e autorizado pelos pais, pois há possibilidade de eventos adversos desconhecidos.

Intervenções de enfermagem
- Acompanhe o RN com monitor cardíaco e oximetria de pulso
- Mantenha pérvio o acesso venoso
- Administre o concentrado de hemácias e as medicações prescritas
- Verifique os sinais vitais antes de iniciar a administração do concentrado de hemácias, após 15 minuutos do início e a cada 1 hora até o término da transfusão
- Evite perdas sanguíneas por múltiplas punções e programe cateter central de inserção periférica (PICC/CCIP) para infusões prolongadas
- Observe as reações do RN durante a transfusão
- Verifique necessidade de oxigênio, letargia, taquicardia, cianose e dificuldade de sucção.

Questões de autoavaliação

1. A anemia hemolítica está relacionada com a redução da sobrevida e/ou a rápida destruição dos eritrócitos. Tem como causas mais comuns:
   - (A) Infecções, redução na produção de hemácias e aumento nos níveis de eritropoetina após o parto
   - (B) Incompatibilidade de ABO e de Rh, e aumento nos níveis de eritropoetina após o parto
   - (C) Redução na produção de hemácias, incompatibilidade de Rh e aumento nas taxas de albumina
   - (D) Incompatibilidade de ABO e de Rh, infecções e redução da produção de hemácias

2. Para recém-nascidos em uso de fototerapia, a realização do balanço hídrico é fundamental devido à:
   - (A) Redução da diurese pela exposição corporal à fonte luminosa
   - (B) Diminuição da ingesta em virtude da necessidade de mantê-los o maior tempo sob a fonte luminosa
   - (C) Maior perda insensível de água quando em fototerapia
   - (D) Maior eliminação de fezes amolecidas

3. A doença hemolítica neonatal é causada pela destruição precoce das hemácias do recém-nascido por anticorpos maternos por via transplacentária. Sobre o curso desta patologia, pode-se afirmar que:
   - (A) A icterícia ocorre tardiamente com aumento das taxas de bilirrubina direta
   - (B) A doença progride com hemólise e apresenta resultado positivo em teste de Coombs direto
   - (C) Não existe sensibilização materna prévia
   - (D) A evolução da doença é sempre acompanhada de anemia grave e hidropisia fetal

4. A fototerapia é a modalidade terapêutica mais utilizada para o tratamento da hiperbilirrubinemia neonatal, e sua eficácia está relacionada com vários fatores, tais como:
   - (A) Presença de hiperbilirrubinemia direta
   - (B) Mecanismo de foto-oxidação
   - (C) Instabilidade térmica do recém-nascido
   - (D) Superfície corporal exposta à luz

5. A anemia na prematuridade pode ser consequência de diversas causas, como, por exemplo:
   - (A) Restrição de crescimento intrauterino
   - (B) Coletas frequentes de sangue
   - (C) Aleitamento materno ineficaz
   - (D) Deficiência de vitamina B_{12}

REFERÊNCIAS BIBLIOGRÁFICAS

American Academy of Pediatrics. Practice parameter: management of hyperbilirubinemia in the healthy term newborn. Pediatrics. 1994;94:558-65.

Bowman J. Alloimune hemolytic disease of the neonate. In: Stockman J, Pochedly C. Developmental and Neonatal Hematology. New York: Raven Press; 1988.

Brasil. Ministério da Saúde. Secretaria de Atenção à Saúde. Departamento de Ações Programáticas e Estratégicas. Atenção à saúde do recém-nascido: guia para os profissionais de saúde/Ministério da Saúde, Secretaria de Atenção à Saúde, Departamento de Ações Programáticas e Estratégicas. – Brasília: Ministério da Saúde, 2011. 4 v.: il. – (Série A. Normas e Manuais Técnicas). Disponível em: http://bvsms.saude.gov.br/bvs/publicacoes/atencao_recem_nascido_%20 guia_profissionais_saude_v2.pdf. Acesso em: 24/07/2020.

Cloherty JP, Eichenwald EC, Stark AR. Manual de Neonatologia. 6. ed. Rio de Janeiro: Guanabara Koogan; 2010.

De Carvalho M. Tratamento da icterícia neonatal. J Pediatr. 2001;77:(Suppl):S71-80. Disponível em: https://pesquisa.bvsalud.org/portal/resource/pt/lil-299211?lang=fr. Acesso em: 25/11/2010.

Kenner C. Enfermagem Neonatal. 2. ed. Rio de Janeiro: Reichmann & Afonso; 2001.

Tamez RN, Silva MJP. A Enfermagem na UTI Neonatal – Assistência ao Recém-nascido de Alto Risco. 6. ed. Rio de Janeiro: Guanabara Koogan; 2017.

Gabarito das questões: 1 – letra D; 2 – letra D; 3 – letra C; 4 – letra B; 5 – letra B.

33

Afecções Cirúrgicas e Malformações Congênitas no Período Neonatal

Adriana Teixeira Reis • Elzeni dos Santos Braga

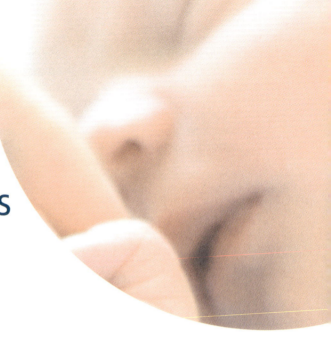

INTRODUÇÃO

O termo *anomalias congênitas* (ou "defeitos congênitos") é utilizado para definir alterações morfológicas ou funcionais desenvolvidas durante a gestação e detectadas ao nascimento. Tais anomalias podem consistir em malformações, rupturas, deformidades, sequências e síndromes (Maitra e Kumar, 2005).

Muitos defeitos estão associados a anormalidades cromossômicas e outras alterações orgânicas; por exemplo, obstrução duodenal associada à síndrome de Down e à cardiopatia congênita. Se for detectada alguma anomalia cromossômica no feto ou neonato, os pais precisarão de acompanhamento genético.

Cerca de 2 a 5% de nascidos vivos apresentam algum tipo de malformação detectada ao nascimento. Graças aos avanços da medicina perinatal, a sobrevida de portadores dessas malformações melhorou consideravelmente nos últimos anos (Ribeiro, 2004; Guerra *et al.*, 2008). Os defeitos congênitos são responsáveis por uma parcela significativa da mortalidade infantil no Brasil e no mundo e podem ser definidos total ou parcialmente por fatores genéticos (Horovitz *et al.*, 2005; Horovitz *et al.*, 2006; Guerra *et al.*, 2008). Eles representam 5% das causas de óbitos no período neonatal (Organização Mundial da Saúde [OMS], 2018).

Embora a incidência seja pequena na população neonatal, esses distúrbios podem representar graves repercussões na vida da criança, do adulto e de sua família. Nos EUA, no ano de 2002, mais da metade das mortes infantis foi atribuída a 5 principais causas, sendo as malformações congênitas responsáveis por 20% dos casos (Ricci, 2015). Apesar de avanços da genética médica e molecular, a etiologia das malformações ainda permanece parcialmente obscura. Podem ter origens genética (distúrbio em um único gene, aberrações cromossômicas), ambiental (exposição a teratógenos) ou multifatorial. Podem ser distúrbios esporádicos, de causa desconhecida, hereditários, isolados ou múltiplos, aparentes ou ocultos, macro ou microscópicos (Ricci, 2015). O fato é que ainda há muito a ser descoberto sobre essas anomalias congênitas. Ao nascimento, a malformação deve ser descrita no item 34 da Declaração de Nascido Vivo brasileira, de acordo com a listagem que compõe o "Capítulo XVII – Malformações congênitas, deformidades e anomalias cromossômicas" da Classificação estatística internacional de doenças e problemas relacionados à saúde – CID-10 (OMS, 2008).

Em maio de 2010, a 63ª Assembleia Mundial da Saúde aprovou uma Resolução sobre defeitos congênitos, conclamando os países a "prevenirem os defeitos congênitos sempre que possível, para implementar exames e programas, e fornecer suporte e cuidados contínuos para crianças com defeitos de nascença e suas famílias" (Flores *et al.*, 2015).

Estudos populacionais sobre malformações são raros no Brasil e limitados a dados hospitalares que compõem o ECLAMC (Estudo Colaborativo Latino-Americano de Malformações Congênitas/*Latin American Collaborative Study on Congenital Malformations*). Estudo de Costa *et al.* (2006) com 9.386 puérperas internadas em maternidades do município do Rio de Janeiro evidenciou uma prevalência de 1,7% de defeitos congênitos ao nascimento, sendo as malformações de menor gravidade (polidactilia e pé torto congênito) mais frequentemente observadas e os defeitos do fechamento do tubo neural as principais anomalias de maior gravidade detectadas.

As malformações "podem causar praticamente metade de todas as mortes em neonatos a termo e provocar sequelas múltiplas em muitos" (Ricci, 2015). Podem ser neurais, cardíacas, intratorácicas, gastrintestinais, geniturinárias, esqueléticas e cromossômicas (Ribeiro, 2004). Algumas delas não são aparentes e requerem métodos de imagem para definição diagnóstica e conduta. Outras malformações são aparentes, como é o caso da gastrosquise, onfalocele, mielomeningocele, extrofia vesical, fenda labial, podendo ser facilmente visualizadas. As malformações aparentes podem ser detectadas no período antenatal, a fim de ser realizado acompanhamento e planejamento antecipado para o nascimento com oferecimento de suporte adequado e equipe multiprofissional experiente.

As anomalias congênitas mais comuns ao nascimento são: atresia de esôfago, hérnia diafragmática congênita (HDC), atresia intestinal, gastrosquise, onfalocele, malformação anorretal e doença de Hirschsprung. Todas têm incidência entre 1/2.000 e 1/5.000 nascidos vivos (Farmer, 2015; Sakonidou *et al.*, 2018).

A cirurgia neonatal vem se desenvolvendo rapidamente nos últimos 40 anos, o que tem contribuído para a redução dos índices de mortalidade neonatal. O avanço de técnicas cirúrgicas corretivas tem propiciado a sobrevida de muitos recém-nascidos (RNs) até então considerados inviáveis. Além disso, tem auxiliado na correção de defeitos esteticamente perceptíveis, propiciando, assim, melhor enfrentamento social pela família e pela criança.

Ao ser detectada alguma anomalia no período pré-natal, é recomendável encaminhar a gestante para um centro especializado com equipe de cirurgiões, neonatologistas, enfermeira, geneticista, anestesista, psicólogo, assistente social e todo o aparato diagnóstico de imagem e laboratorial, a fim de oferecer suporte ao RN, que se torna muito vulnerável.

MALFORMAÇÕES CONGÊNITAS MAIS COMUNS NO PERÍODO NEONATAL

Fendas palatina e labial

Anomalias craniofaciais em que se evidenciam fissuras na região do lábio superior (Figura 33.1), podendo ser uni (Figura 33.2) ou bilateral. A fenda palatina é uma abertura longitudinal ao palato, podendo acometer o palato duro (mais anterior) ou mole (posterior). Pode ocorrer de forma isolada ou associada a outras anomalias (síndrome). Os fatores de risco para a ocorrência dessa anomalia são: etilismo e/ou tabagismo materno, e uso de fenitoína e ácido retinoico na gestação (Ricci, 2015).

A correção cirúrgica é realizada mais tardiamente, entre 6 e 18 meses de vida (Quadro 33.1).

A fenda palatina não constitui contraindicação ao aleitamento materno. É importante que o RN seja estimulado desde o nascimento a lamber e sugar o seio materno. Essa conduta só é contraindicada caso o RN tenha problemas no mecanismo de coordenação da sucção–deglutição ou por alguma impossibilidade respiratória. Nesses casos, a sonda orogástrica ou nasogástrica para realização de gavagem e gastróclise é recomendada.

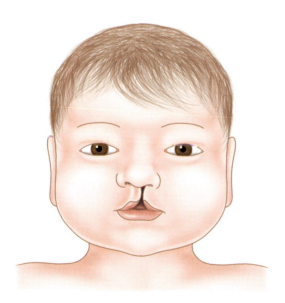

Figura 33.1 Fenda labial.

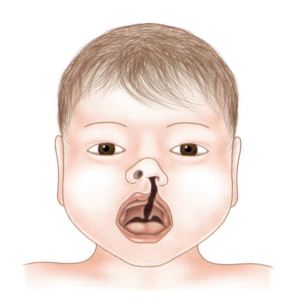

Figura 33.2 Fenda palatina unilateral esquerda.

Quadro 33.1 Cuidados de enfermagem no pré e no pós-operatório de fenda palatina/palatoplastia.

Pré-operatório

- Rastreie a abertura anômala em palato duro ou mole da criança, por meio da colocação do dedo mínimo para estímulo de sucção do RN durante o exame físico
- Oriente a família a higienizar as placas oclusoras diariamente, de 2 a 3 vezes/dia, realizando escovação da mesma, para retirada de resíduos de leite. Após a higienização, a placa é fixada com pastas de fixação no palato do RN (Corega®)
- Aconselhe os pais sobre o tempo das mamadas do RN, pois são mais demoradas devido a maiores interrupções
- Ensine os pais a manter o RN ereto durante e logo após as mamadas para eructar
- Avalie, periodicamente, se há odores peculiares na cavidade oral, indicativos de acúmulo de leite. A limpeza com água filtrada, cotonete e pano macio deve ser rigorosa
- Estimule a criação de laços parentais com a criança. Se houver dificuldades, use estratégias como a escuta atenta para verbalização de dúvidas

Pós-operatório

- Dê continuidade às orientações de higiene sobre a ferida operatória; mantenha o local limpo com água filtrada ou soro fisiológico, sem resíduos de leite
- Aplique antisséptico com base aquosa no local (p. ex., clorexidina aquosa)
- Verifique se há sangramento, odor, febre e/ou pus em cicatriz operatória
- Elogie os pais na realização dos cuidados com a criança
- Acompanhe o crescimento e o desenvolvimento da criança

No período que antecede a correção cirúrgica da criança (queiloplastia – correção do lábio; palatoplastia – correção do palato), podem ser utilizadas placas acrílicas oclusoras, a fim de evitar o refluxo de leite para as narinas, durante a alimentação. À medida que a criança cresce, a placa deve ser trocada periodicamente.

Atresia esofágica

Malformação em que ocorre falha na separação entre esôfago e traqueia na vida fetal. O esôfago termina em um "fundo cego". Há 5 tipos mais comuns (Figura 33.3): (1) atresia sem fístula; (2) atresia com fístula proximal; (3) atresia com fístula distal; (4) atresia com fístula dupla – proximal e distal; e (5) fístula traqueoesofágica sem atresia – em H. Cerca de 90% dos casos estão associados à fístula traqueoesofágica (Roberts *et al.*, 2016).

Pode apresentar-se isolada ou estar associada a outras malformações, constituindo síndromes como:

- VATER (acrônimo para malformações: V – vértebra; A – anomalia anorretal; T – traqueia; E – esôfago; R – anomalias renais e em rádio)
- VACTERL (V – vértebra; A – anomalia anorretal; C – anomalia cardiovascular; T – traqueia; E – esôfago; R – anomalias renais e em rádio; L – *limb* [anomalias articulares])
- CHARGE (C – coloboma em íris; H – *heart* [cardiopatia congênita]; A – atresia de cóanas; R – retardo do crescimento; G – anomalias genitais; E – *ear* [anomalias em pavilhão auricular e/ou surdez])
- Edwards.

Cerca de 29 a 39% das atresias esofágicas associam-se à anomalia cardiovascular; 11 a 18%, malformação anorretal; 16 a 22%, anomalia musculoesquelética; 4 a 26%, anomalia geniturinária; 3 a 4%, atresia duodenal; e 3 a 6%, síndrome de Down. (Roberts *et al.*, 2016).

A suspeita do diagnóstico pode ocorrer ainda no pré-natal, pela constatação de polidrâmnio. Ao nascer, grande quantidade de secreção oral, incapacidade de avançar a sonda gástrica até o estômago, tosse e engasgo com a alimentação, acompanhados de cianose, são sinais que evidenciam a atresia. Na radiografia, não é possível mostrar o ar na câmara gástrica. O tratamento é cirúrgico, e, dependendo do estado geral e da anomalia, podem-se aproximar os cotos esofágicos em um tempo ou em estágios ou ainda optar pela técnica cirúrgica *long gap*, nos casos em que esses cotos estiverem muito distantes e impedirem a anastomose primária. Esta técnica consiste em um pré-operatório prolongado, cerca de 90 dias, em que se aguarda o crescimento dos cotos esofágicos. Ela evita a realização da esofagostomia, com posterior transposição gástrica. A correção em estágios requer realização de esofagostomia (para drenagem de saliva), gastrostomia (para descompressão gástrica) e jejunostomia (para alimentação). Na sala operatória, o cirurgião pode instalar uma sonda jejunal para futura alimentação do RN. Esta sonda deve ser mantida e não pode ser repassada caso seja tracionada, pois ela avança por meio da anastomose cirúrgica (Quadro 33.2). Repassar a sonda jejunal pode implicar abertura da fístula. O manejo do paciente no pré-operatório requer cuidados específicos para evitar broncoaspiração. Dentre os cuidados, inclui-se a instalação de uma sonda de aspiração contínua tipo Replogle e manutenção da cabeceira do leito o mais elevada possível, além da irrigação ininterrupta do coto esofágico superior. O manejo do paciente no pós-operatório requer cuidados com a hiperflexão ou hiperextensão do pescoço; ambas devem ser evitadas, especialmente nas anastomoses mais justas, assim como a prevenção de extubação acidental dos pacientes com necessidade de ventilação mecânica.

Hérnia diafragmática congênita

Falha congênita no diafragma que propicia a herniação de conteúdos abdominais para o tórax (Figura 33.5). Na radiografia, com introdução de sonda orogástrica no tórax, pode ser evidenciado ar nesse órgão (alças proeminentes). À ectoscopia, destacam-se desvio do íctus, abdome escavado e murmúrio vesicular abolido. No pré-natal, a ultrassonografia revela vísceras abdominais na cavidade torácica, desvio do mediastino

---

Quadro 33.2 Cuidados de enfermagem no pré e no pós-operatório de atresia de esôfago.

Pré-operatório

- Sustente a cabeceira elevada a 30 a 40°
- Mantenha decúbito lateral ou ventral
- Conserve ativos o sistema Venturi e a sonda Replogle (Figura 33.4)
- Avalie a função respiratória
- Mantenha o balanço hídrico rigoroso
- Reforce aspectos positivos da criança junto aos pais
- Ouça as dúvidas dos pais e tente esclarecê-las
- Deixe material de intubação traqueal pronto e testado
- Aspire as vias respiratórias com delicadeza e baixas pressões (o coto esofágico é muito friável e pode ser traumatizado)
- Programe acesso venoso central confiável (PICC/CCIP) para oferta de fluidos

Pós-operatório

- Garanta fixação adequada de tubo orotraqueal (se houver) e funcionamento de estomias
- Garanta a fixação adequada da sonda transanastomótica (SNJ) e verifique a quantidade de sonda exteriorizada a cada 12 h, evitando ao máximo a sua saída acidental, pois a mesma não poderá ser repassada, sob risco de abrir fístula ou promover deiscência na anastomose primária
- Controle a dor
- Mantenha atenção quanto a drenagens, densidade urinária e glicemia
- Mantenha cabeceira fletida para evitar tensão na anastomose
- Avalie funcionamento de dreno de tórax, contabilizando drenagem e sua característica
- Continue prestando informações e acolhimento aos pais

PICC: cateter venoso central de inserção periférica.

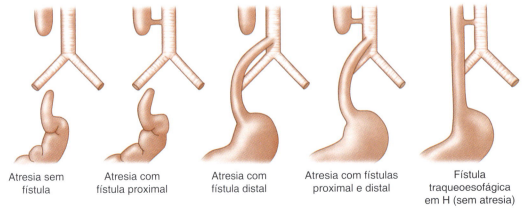

Atresia sem fístula | Atresia com fístula proximal | Atresia com fístula distal | Atresia com fístulas proximal e distal | Fístula traqueoesofágica em H (sem atresia)

Figura 33.3 Tipos de atresia de esôfago.

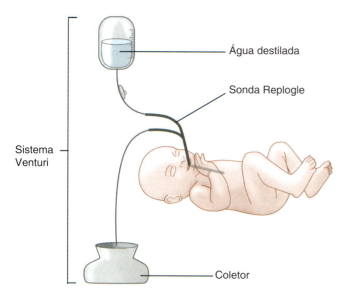

Figura 33.4 Sistema Venturi e sonda Replogle.

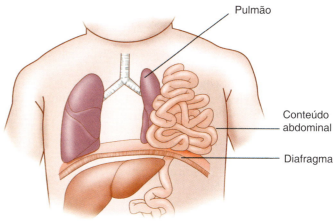

Figura 33.5 Hérnia diafragmática clássica (conteúdos abdominais à esquerda, herniados através do forame de Bochdalek).

e polidrâmnio. A partir do Doppler nas artérias pulmonares fetais, pode-se predizer hipoplasia pulmonar.

Na suspeita de HDC em sala de parto, deve ser iniciada intubação traqueal imediatamente.

Essa anomalia ocorre aproximadamente em 1 a cada 3.000 nascimentos, com igual frequência em ambos os sexos.

A herniação ocorre mais comumente nos segmentos posterolaterais do diafragma, com uma frequência maior no lado esquerdo (cerca de 80 a 90% dos casos) que no direito, devido ao forame de Bochdalek. O efeito expansivo do intestino herniado pode comprometer a ramificação e a proliferação das vias respiratórias em desenvolvimento e dos vasos, tanto no pulmão do lado da hérnia como no contralateral. A diminuição do desenvolvimento vascular pulmonar distal proporciona menor volume vascular pulmonar com aumento da resistência vascular pulmonar, o que resulta em hipertensão pulmonar. Cerca de 28% dos casos de HDC associam-se a outras malformações (Long et al., 2018). Em 44 a 66% dos casos, incluem-se anormalidades cromossômicas (como trissomias do 18 e 21), malformações do sistema nervoso central e geniturinárias. A gravidade da insuficiência respiratória, assim como seu prognóstico, depende diretamente do grau de hipoplasia pulmonar e de hipertensão pulmonar associada. A hérnia retroesternal de Morgagni é uma forma anterior de herniação diafragmática rara, cujo diagnóstico é confirmado pela radiografia de tórax. O tratamento é realizado pela reconstituição cirúrgica, e o prognóstico é, geralmente, favorável.

O tratamento da HDC consiste em correção cirúrgica e manejo hemodinâmico para estabilização do RN. Reverter a hipoxia, a hipercapnia e a acidose é imprescindível. Ventilação mecânica com oxigênio a 100%, sedação com narcóticos, indução de paralisia muscular, alcalose controlada com hiperventilação e bicarbonato de sódio por via intravenosa, e uso de vasopressores são estratégias essenciais. Utilização de oxigenação por membrana extracorpórea (ECMO), reposição de surfactante, ventilação líquida, ventilação pulmonar intratraqueal e transplante lobar pulmonar são novas modalidades terapêuticas que ainda estão sob investigação.

A correção cirúrgica consiste em redução da hérnia, removendo delicadamente as vísceras do tórax. Se houver um saco, este será liberado e excisado. Pode ser necessária a instalação de um dreno torácico de cavidade para saída de líquido da cavidade, no período pós-operatório. A intervenção é efetuada por meio de laparotomia subcostal, por onde se dá a redução do intestino para a cavidade abdominal. Frequentemente, a doença associa-se à má rotação intestinal (Quadro 33.3).

Quadro 33.3 Intervenções de enfermagem no pré e no pós-operatório de hérnia diafragmática congênita (HDC).

Pré-operatório

- Ao se suspeitar de HDC em sala de parto, o RN deve ser entubado e ventilado. Cabe à enfermeira o auxílio nesse procedimento, a fim de que seja rápido e resolutivo
- Instalar sonda orogástrica calibrosa para descompressão do estômago (nº 10)
- Mantenha saturimetria de pulso e encaminhe o neonato à UTIN
- Preserve o aquecimento do RN, impedindo seu estresse pelo frio
- Realize infusão de vasopressores
- Administre sedativos
- Manuseie minimamente e reduza a hipertensão pulmonar (evite ruídos, abafadores de ouvido, reduza estímulos luminosos, táteis, fale baixo, coloque os celulares no *vibracall*)
- Aceite SpO_2 mínima de 85 a 87%
- Mantenha pérvio o acesso venoso pérvio
- Monitore sinais vitais, diurese, balanço hídrico horário, pressão arterial invasiva (cateter umbilical arterial) e não invasiva
- Conserve o RN em posição de Fowler
- Posicione o RN em decúbito lateral para o lado da hérnia
- Estabeleça protocolo de intervenção mínima
- Deixe disponível equipamento para uso do óxido nítrico

Pós operatório

- Mantenha os cuidados básicos do pré-operatório (redução de ruídos, aquecimento, balanço hídrico)
- Implemente cuidados com fixação do dreno de tórax (evite tração e pinçamento acidental)
- Empreenda cuidados com acesso venoso central (PICC, dissecção ou cateter umbilical – técnica asséptica)
- Evite desencadear dor, pois esta aumenta a hipertensão pulmonar Do RN
- Mantenha protocolo de intervenção mínima
- Promova a humanização da assistência

PICC: cateter venoso central de inserção periférica; RN: recém-nascido; Sp_{O_2}: saturação periférica de O_2; UTIN: unidade de terapia intensiva neonatal.

Obstrução intestinal

Interrupção do lúmen intestinal, em qualquer segmento, resultando em obstrução mecânica. A criança apresenta vômito bilioso ou fecaloide, com distensão abdominal. O diagnóstico pode ser confirmado por radiografia simples de abdome. No pré-natal, a ultrassonografia consegue detectar a malformação, a partir do achado de polidrâmnio.

São causas de obstrução intestinal: atresia intestinal, má rotação, vólvulo, íleo meconial, doença de Hirschsprung/megacólon congênito e anomalias anorretais. O manejo consiste em reparo primário por laparotomia, laparoscopia ou endoscopia. Pode ocorrer a formação primária de estoma com anastomose posterior.

As intervenções de enfermagem para casos de atresias estão descritas no Quadro 33.4.

Má rotação intestinal e vólvulo

A má rotação surge devido ao desenvolvimento embrionário anormal do intestino em torno da artéria mesentérica superior. Pode causar vômito, distensão abdominal, dor e hemorragia gastrintestinal baixa. O comprometimento da irrigação do órgão pode provocar necrose, peritonite, perfuração e morte.

Íleo meconial

Geralmente, associa-se à fibrose cística. É causado pela aderência de uma glicoproteína anormalmente viscosa ao mecônio, endurecendo-o. O lúmen intestinal, então, torna-se ocluído, com sinais clínicos de obstrução. Os RNs apresentam episódios de vômito bilioso e distensão abdominal nos primeiros dias de vida.

Doença de Hirschsprung | Megacólon congênito

O RN apresenta-se com quadro de obstrução intestinal e vômito bilioso, e, ao toque retal, apresenta eliminação explosiva de fezes e gases. O diagnóstico é confirmado por meio de clister opaco e biopsia (exame histológico para rastreamento de aganglionoses).

Anomalias anorretais

Grupo de malformações do intestino posterior, em que há falha na separação do trato geniturinário do sistema digestório. São diagnosticadas como ânus imperfurado (Figura 33.6). No sexo masculino, podem-se encontrar ânus imperfurado com fístula urinária (uretral ou vesical) e ânus imperfurado com fístula perineal. No sexo feminino, ânus imperfurado com fístula vestibular, ânus imperfurado com fístula perineal e ânus imperfurado do tipo cloaca. Pacientes sem fístula perineal são comumente agrupados em "malformações altas" e aqueles com fístula perineal, como "malformação baixa". Até 70% desses pacientes têm uma anomalia associada. As malformações baixas são frequentemente tratadas com uma anoplastia primária, e as malformações altas, com uma anorretoplastia sagital posterior, também conhecida como cirurgia do Peña (Cho *et al.*, 2001).

Defeitos da parede abdominal

Gastrosquise e onfalocele

Defeitos congênitos de parede abdominal caracterizados por exteriorização de alças intestinais e vísceras (Figura 33.7). Essas anomalias podem ser detectadas durante a ultrassonografia pré-natal de rotina ou durante a investigação dos níveis elevados de alfafetoproteína. São duas condições distintas morfológica e embriologicamente. Na onfalocele (Figura 33.8), as vísceras são recobertas por membranas translúcidas avasculares: o âmnio e o peritônio parietal. O cordão umbilical está sempre no ápice do defeito. A falha da parede abdominal pode se apresentar de diversos tamanhos, contendo quantidade variável de alças intestinais, com ou sem fígado no seu interior.

Na gastrosquise, o defeito abdominal é relativamente pequeno, localizado à direita do cordão umbilical, geralmente de 4 a 6 cm de diâmetro, o qual está em sua posição normal, decorrente do fechamento incompleto de folhetos laterais durante a 6ª semana de gestação. A gastrosquise é classificada em intestino simples (intacto, não obstruído) e complexo (com atresia, necrose ou perfuração associada). A diferença entre gastrosquise e onfalocele se dá pela presença de membranas que recobrem as vísceras abdominais durante o período intrauterino (Figura 33.9). Na gastrosquise, essa membrana é inexistente, ficando alças e outras estruturas (como ovários, estômago e bexiga, por exemplo) em contato com o líquido amniótico. Este líquido tem efeito irritativo nas alças

---

Quadro 33.4 Intervenções de enfermagem no pré e no pós-operatório de obstrução intestinal.

Pré-operatório
- Descompressão gástrica com sonda calibrosa número 8 ou 10
- Monitore os sinais vitais e o balanço hídrico rigorosamente
- Conserve cabeceira elevada
- Mantenha reposição hidreletrolítica

Pós-operatório
- Continue com os cuidados do pré-operatório
- Mantenha os cuidados com o acesso venoso central
- Evite desencadear a dor no RN
- Conserve cabeceira elevada
- Controle drenagens, volume e características, inclusive se houver necessidade de estomias
- Observe e registre as características da ferida operatória
- Promova a humanização da assistência

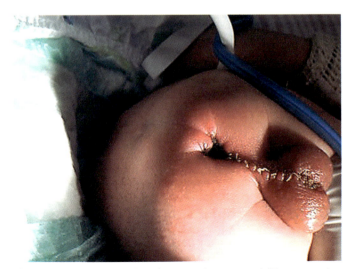

Figura 33.6 Pós-operatório de anomalia anorretal. (Fonte: arquivo pessoal da autora.)

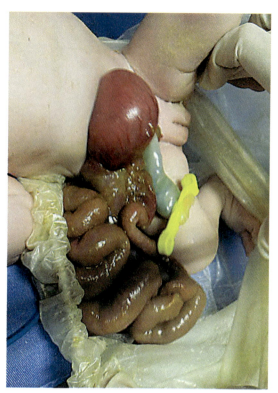

Figura 33.7 Gastrosquise com alças e estômago exteriorizados. (Fonte: arquivo pessoal da autora.)

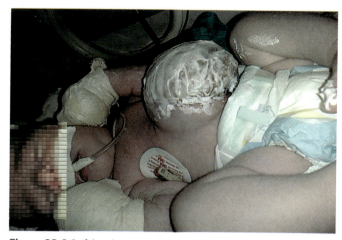

Figura 33.8 Onfalocele com cobertura de sulfadiazina. (Fonte: arquivo pessoal da autora.)

Hérnia umbilical

Protrusão sobressalente na região umbilical, por meio do anel umbilical. O colo do saco herniário pode ser estreito, mas o corpo quase sempre contém alças do intestino delgado ou grosso e o omento maior. Quando encarcerada, observa-se, ao exame, uma tumefação dura, dolorosa, irredutível. Aos esforços, como ao choro, não se sente impulsão no dedo ao palpar a região. A hérnia estrangulada (encarcerada) tem indicação exclusivamente cirúrgica, pois pode haver sofrimento (necrose de alça).

intestinais, acarretando peritonite química. Ao nascimento, há edema substancial, congestão e espessamento dessas alças. A gastrosquise é considerada um evento esporádico com etiologia multifatorial, sendo mais frequente em gestantes jovens, e sua incidência gira em torno de 1 a 2,11 por 10.000 nascidos vivos. A correção cirúrgica da gastrosquise pode ser em um tempo cirúrgico (síntese primária) ou necessitar do uso do silo abdominal para acompanhamento das alças pelo cirurgião. O silo também é utilizado quando a cavidade do RN é desproporcional ao edema das alças, o que demanda a recolocação progressiva do conteúdo para não haver complicações como sobrecarga vascular e desconforto respiratório. Pode-se optar pela técnica do silo pré-formado e reduções estagiadas ou silo provisório ao nascimento e posterior fechamento da parede abdominal com utilização de um curativo tipo placa de hidrocoloide em vez de pontos captonados. Essa técnica de fechamento reduz as taxas de infecção do sítio cirúrgico e o tempo de internação total, e tem melhor aspecto estético, uma vez que pode ser usado o próprio coto umbilical como reparo para o fechamento da parede abdominal. Outra técnica de fechamento é a utilização do curativo a vácuo com utilização de pressão negativa.

No Quadro 33.5 são apresentadas algumas intervenções de enfermagem no pré e no pós-operatório da gastrosquise.

A onfalocele relaciona-se com anomalias cromossômicas, variando de 8 a 67% dos casos, sendo frequentes as trissomias do 13, 18 e 21 e a síndrome de Beckwith-Wiedemann. A incidência de onfalocele é de 2,5 por 10.000 nascidos vivos. A onfalocele associa-se à alta mortalidade, que varia de acordo com as malformações ou cromossomopatias correlacionadas. Quando isolada, o prognóstico é bom, com uma taxa de sobrevida de até 94%.

Quadro 33.5 Intervenções de enfermagem no pré e no pós-operatório de gastrosquise.

Pré-operatório

- Manipule o RN eviscerado com técnica asséptica
- Proteja as alças intestinais com uso de saco plástico esterilizado até o torso (Figura 33.10)
- Posicione o paciente em decúbito lateral direito em uma incubadora ou unidade de calor radiante, para favorecer o retorno venoso e diminuir o edema de alças intestinais exteriorizadas
- Coloque o paciente em decúbito dorsal, se já tiver instalado o silo provisório na sala de parto
- Execute descompressão gástrica com sonda calibrosa nº 8 para menores de 1.500 g ou nº 10 para maiores de 1.500 g
- Monitore os sinais vitais e o balanço hídrico rigorosamente
- Programe o acesso venoso central (PICC/CCIP). Nesses casos, não será viável o uso do cateterismo umbilical
- Mantenha reposição hidreletrolítica a 120 mℓ/kg/h

Pós-operatório

- Mantenha cuidados com o acesso venoso central
- Evite desencadear a dor no RN
- Mantenha o silo sob tração para evitar sobrecargas vascular abdominal e respiratória (Figura 33.11)
- Controle drenagens
- Observe e registre características da ferida operatória
- Se for utilizado o curativo tipo hidrocoloide para fechamento da parede abdominal, o mesmo deverá ser trocado em conjunto com o cirurgião, pelo risco de exteriorização de alças intestinais, devendo ser mantido por 4 dias, se estiver muito saturado; se estiver com as bordas soltas, sinalize para que seja avaliada a necessidade de troca
- Promova contato com a família, esclarecendo suas dúvidas

PICC: cateter venoso central de inserção periférica; RN: recém-nascido.

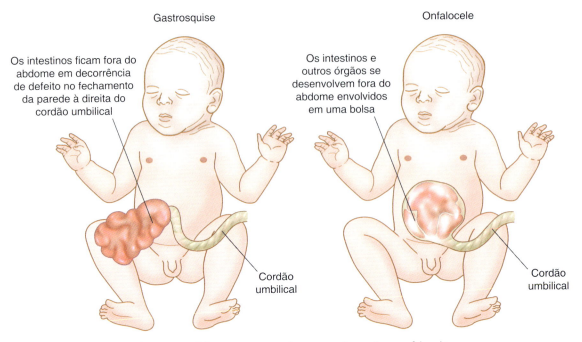

Figura 33.9 Diferenças estruturais entre gastrosquise e onfalocele.

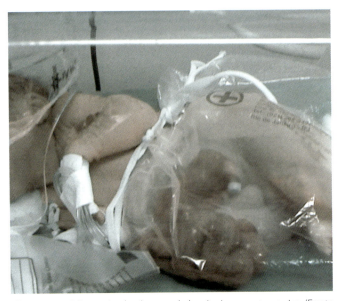

Figura 33.10 Proteção de vísceras abdominais na gastrosquise. (Fonte: arquivo pessoal da autora.)

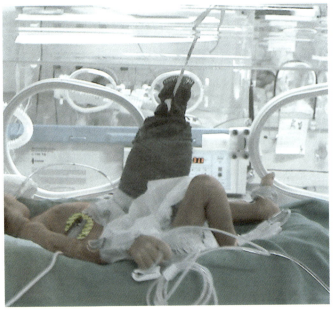

Figura 33.11 Silo abdominal sob tração. (Fonte: arquivo pessoal da autora.)

As reduções por meio de manobras digitais podem conter a hérnia, devendo ser realizadas por profissional especializado (pediatra ou cirurgião).

Hérnia inguinal

Evidenciada pelo abaulamento da região inguinal, que fica mais evidente aos esforços (choro). O tratamento das hérnias inguinais é cirúrgico, mas pode ser conservador até 3 a 6 meses de vida do lactente.

Hidrocele

Pode ser uni ou bilateral e surge quando há fechamento incompleto do trato pelo qual o testículo desce do abdome para o escroto. Isso viabiliza a passagem do líquido peritoneal do abdome aberto para o escroto, produzindo aumento deste último. As hidroceles costumam desaparecer alguns meses após o nascimento, mas causam preocupação aos pais. Podem ocorrer em associação à hérnia inguinal. As hidroceles podem ser demonstradas facilmente por transiluminação da porção aumentada do escroto (se este estiver cheio de líquido translúcido, ele ficará iluminado).

Cardiopatias congênitas

Os fatores que influenciam a ocorrência de defeitos cardíacos congênitos são cromossômicos, genéticos, maternos e do

Capítulo 33 • Afecções Cirúrgicas e Malformações Congênitas no Período Neonatal

desenvolvimento embrionário. Infecções como rubéola, citomegalovirose e toxoplasmose são reconhecidamente fatores causais para a ocorrência destes. A trissomia do 21 (síndrome de Down) também se associa a defeitos, como malformações do septo interventricular.

As malformações cardíacas são comumente descritas como cianóticas (tetralogia de Fallot, atresia tricúspide, transposição das grandes artérias, retorno venoso anômalo total, tronco arterioso e síndrome do coração hipoplásico) e acianóticas (defeitos de septo atrial e ventricular, de ducto arterioso pérvio, canal atrioventricular, coarctação da aorta, estenose aórtica e estenose pulmonar). Nas acianóticas, existe *shunt* esquerda-direita e não há cianose porque o fluxo de sangue sistêmico (maior pressão) resulta em grande fluxo para os pulmões (menor pressão). Em *shunts* direita-esquerda, devido ao aumento da resistência vascular pulmonar, esse fluxo pode estar reduzido, ocorrendo mistura entre sangue oxigenado e desoxigenado, e causando cianose. Entretanto, na prática, mesmo crianças portadoras de cardiopatias acianóticas podem desenvolver cianose. Podem-se também classificar de acordo com o padrão de fluxo sanguíneo, conforme apresentado no Quadro 33.6.

▪ *Intervenções de enfermagem para recém-nascido com cardiopatia congênita*

- Realize avaliação física periódica, em busca de sinais de insuficiência cardíaca congestiva (ICC) (edema, diminuição de pulsos periféricos, taquipneia, hepatomegalia, irritabilidade excessiva e sudorese)
- Disponha o RN em posição de Fowler
- Controle rigorosamente os sinais vitais
- Monitore saturação de oxigênio, frequência cardíaca e traçado eletrocardiográfico
- Acompanhe rigorosamente o balanço hídrico
- Adote medidas de conforto para que não haja consumo energético excessivo por irritabilidade e desconforto do RN

Quadro 33.6 Caracterização das cardiopatias congênitas mais comuns.

Descrição do defeito cardíaco	Caracterização da cardiopatia	Caracterização de acordo com o fluxo	Fisiopatologia	Sinais e sintomas
Defeito de septo interatrial ou comunicação interatrial (CIA)	Acianótica	Aumento do fluxo sanguíneo pulmonar	O sangue flui do lado esquerdo para o direito por meio da comunicação entre as câmaras cardíacas ou pela conexão anormal entre aorta e artéria pulmonar (canal arterial)	Sopro cardíaco, palidez, cianose, taquipneia e arritmias
Defeito do septo interventricular ou comunicação interventricular (CIV)	Acianótica	O sangue oxigenado do ventrículo esquerdo passa para o ventrículo direito	Abertura anormal entre os ventrículos direito e esquerdo	Taquipneia, taquicardia e irritabilidade. Pode ocorrer ICC. Sopro característico

(continua)

310 Parte 2 • O Recém-Nascido

Quadro 33.6 Caracterização das cardiopatias congênitas mais comuns. (*continuação*)

Descrição do defeito cardíaco	Caracterização da cardiopatia	Caracterização de acordo com o fluxo	Fisiopatologia	Sinais e sintomas
Persistência de canal arterial (PCA)	Acianótica	O sangue é desviado da aorta para a artéria pulmonar, levando à congestão pulmonar	Falha no canal arterial (vaso que liga aorta à artéria pulmonar)	Sopro, taquicardia, angústia respiratória, ICC, pressão de pulso alargada e pulsos em "ricochete"
Coarctação de aorta (CoAo)	Acianótica	Obstrução do fluxo sanguíneo a partir dos ventrículos	Obstrução causada por estreitamento ou constrição de válvula ou artéria, resultando em aumento da pressão na área a jusante e diminuição do sangue disponível para a circulação sistêmica	Diminuição do débito cardíaco, insuficiência cardíaca congestiva (ICC), aumento da pressão arterial, pulsos femorais fracos ou ausentes, pulsos em "ricochete" nos braços
Estenose aórtica	Acianótica	Estreitamento ou estenose da válvula aórtica, com consequente aumento da resistência ao fluxo no ventrículo esquerdo	Estreitamento ou estenose da válvula aórtica, aumentando a resistência ao fluxo sanguíneo no ventrículo esquerdo e hipertrofia da parede ventricular esquerda. A ocorrência de insuficiência ventricular esquerda, pode levar à congestão vascular pulmonar (edema pulmonar)	Diminuição do débito cardíaco, pulso fraco, hipotensão e taquicardia

(*continua*)

Capítulo 33 • Afecções Cirúrgicas e Malformações Congênitas no Período Neonatal

Quadro 33.6 Caracterização das cardiopatias congênitas mais comuns. (*continuação*)

Descrição do defeito cardíaco	Caracterização da cardiopatia	Caracterização de acordo com o fluxo	Fisiopatologia	Sinais e sintomas
Estenose pulmonar	Acianótica	Estreitamento na entrada para a artéria pulmonar, reduzindo o fluxo para a artéria pulmonar	Estreitamento da passagem de fluxo sanguíneo para a artéria pulmonar. A resistência ao alto fluxo provoca hipertrofia ventricular direita e fluxo pulmonar diminuído	Sopro, cardiomegalia, cianose (estreitamento grave), ICC
Tetralogia de Fallot Estenose pulmonar / Cavalgamento da aorta / Defeito septal ventricular / Hipertrofia ventricular direita	Cianótica	Redução do fluxo sanguíneo pulmonar. A direção do desvio do fluxo depende da diferença entre as resistências pulmonar e sistêmica	A forma clássica é composta de quatro defeitos: no septo ventricular, estenose pulmonar, cavalgamento de aorta e hipertrofia ventricular direita	Sopro, cianose, dispneia, intolerância aos esforços
Atresia tricúspide	Cianótica	Falha na válvula tricúspide. O sangue flui para o lado esquerdo através de defeito no septo atrial ou do forame oval patente, flui para o ventrículo direito e pulmões através de um defeito no septo ventricular	Ausência de desenvolvimento da válvula tricúspide, impedindo a comunicação entre o átrio e o ventrículo direitos. O sangue flui através de um defeito do septo interatrial ou de um forame oval persistente para o lado esquerdo do coração. Geralmente, está associada a outros defeitos, como estenose pulmonar e transposição das grandes artérias	Cianose, taquicardia e dispneia. Fluxo pulmonar diminuído e dessaturação sistêmica

(*continua*)

Quadro 33.6 Caracterização das cardiopatias congênitas mais comuns. (*continuação*)

Descrição do defeito cardíaco	Caracterização da cardiopatia	Caracterização de acordo com o fluxo	Fisiopatologia	Sinais e sintomas
Transposição das grandes artérias (TGA) ou transposição dos grandes vasos (TGV) 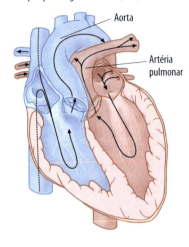	Cianótica	Fluxo sanguíneo misto. Através de defeitos nos septos ventriculares ou atriais ou PCA, o sangue entra na circulação sistêmica misturado, uma vez que a aorta sai do ventrículo direito e a artéria pulmonar, do ventrículo esquerdo	O fluxo sanguíneo sistêmico saturado mistura-se ao pulmonar dessaturado, ocorrendo congestão pulmonar e diminuição do débito cardíaco. Nessa patologia, a artéria pulmonar origina-se no ventrículo direito, não havendo comunicação entre as circulações sistêmica e pulmonar	Cianose, ICC, dispneia, palidez cutânea ou coloração acinzentada da pele, cardiomegalia
Tronco arterial 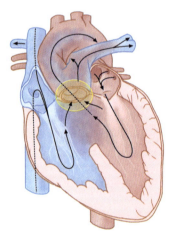	Cianótica	O sangue de ambos os ventrículos se mistura na grande artéria comum	Falha na septação e divisão embrionária entre artéria pulmonar e aorta, resultando em um único vaso que se cavalga sobre os ventrículos	Dessaturação, hipoxemia, sopro, ICC, déficit de crescimento
Síndrome do coração esquerdo hipoplásico 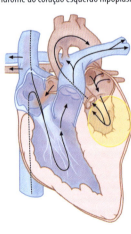	Cianótica	O sangue do átrio esquerdo se mistura com o do átrio direito através do forame oval, fluindo para o ventrículo direito e para a artéria pulmonar	Hipodesenvolvimento do lado esquerdo do coração, com ocorrência de ventrículo esquerdo hipoplásico e atresia aórtica	Cianose, ICC, débito cardíaco diminuído

Capítulo 33 • Afecções Cirúrgicas e Malformações Congênitas no Período Neonatal **313**

- Evite exposição do RN ao frio e ao calor excessivos, pois alterações de vasodilatação e vasoconstrição causam sobrecarga circulatória e aumento do trabalho cardíaco
- Inclua os pais nos planos de cuidado.

Insuficiência cardíaca congestiva

Qualquer defeito estrutural cardíaco pode induzir quadro de ICC, devido à incapacidade do coração de bombear o sangue em volume suficiente para atender às demandas metabólicas do organismo. A disfunção cardíaca é agravada se associada a defeito estrutural, demandas excessivas do coração por sepse, choque ou anemias. O quadro clínico inclui taquipneia com sinais de desconforto, taquicardia, diminuição de pulsos periféricos, hepatomegalia, irritabilidade ou letargia (por hipoxia cerebral), palidez, sudorese e perfusão periférica lentificada.

Dependendo da repercussão hemodinâmica da cardiopatia, a realização de cirurgia ocorrerá quando a criança estiver com maior peso e mais estável hemodinamicamente. Alguns procedimentos podem ser realizados na própria unidade de terapia intensiva neonatal (UTIN) caso o defeito esteja repercutindo de modo grave na saúde do RN e sem resposta ao manejo clínico medicamentoso (como, por exemplo, na persistência de canal arterial [PCA], devido às suas graves repercussões respiratórias, sem melhora com uso de medicamentos). Nesses casos, a intervenção é imediata.

Alguns fármacos utilizados no manejo medicamentoso da cardiopatia e os cuidados de enfermagem na sua administração são descritos a seguir.

Deslanosídeo; lanatosídeo C (Cedilanide®). Digitálico de ação curta. Doses: de 10 a 20 µg/kg em recém-nascidos prematuros (RNPTs) e 20 a 40 µg/kg em RNs a termo. *Cuidados*: monitorar arritmias, hipocalemia e hipercalcemia.

Digoxina. Digitálico administrado sob a forma de elixir ou manipulado em solução oral. Doses: RNPT – 10 a 20 µg/kg; RN a termo – 25 a 35 µg/kg; lactentes – 40 a 50 µg/kg. *Cuidados*: monitorar letargia, agitação, náuseas, vômito e diarreia.

Dobutamina. Eleva o débito cardíaco, sem aumento importante da frequência cardíaca. Aumenta a contratilidade miocárdica. Dose: 2 a 15 mg/kg/min, por via intravenosa, em infusão contínua. *Cuidados*: monitorar pressão arterial. Pode causar cefaleia, náuseas, taquicardia e vômito. Deve ser administrada em veia central pelo risco de necrose tecidual se houver extravasamento da solução.

Dopamina. Usada nas seguintes doses: 0,5 a 5 mg/kg/min – promove aumento da perfusão renal; 5 a 10 mg/kg/min – promove aumento do débito cardíaco e da pressão arterial; 10 a 40 mg/kg/min – promove vasoconstrição sistêmica. *Cuidados*: monitorar pressão arterial. Pode provocar dispneia, arritmias, náuseas e vômito. É diluída em soro fisiológico ou glicosado. A infusão pode ser trocada a cada 24 horas.

Furosemida (Lasix®). Diurético de alça usado em ICC, hipertensão e hipervolemia. Dose: 1 a 2 mg/kg/dose. *Cuidados*: monitorar hidratação, pois pode causar hipovolemia. Administrar lentamente, pois apresenta efeito ototóxico, principalmente quando associada a aminoglicosídio. Causa precipitação quando administrada em conjunto com dopamina e dobutamina.

Indometacina (Indocid®). Anti-inflamatório que inibe a síntese de prostaglandina, induz o fechamento do ducto arterioso e diminui os fluxos cerebral, renal e gastrintestinal. Dose: de 0,2 mg/kg/dose, por via intravenosa. *Cuidados*: deve-se monitorar o volume urinário, pesquisar sangue oculto nas fezes, manter controle pressórico rigoroso. É contraindicada para pacientes com tendências a sangramento e enterocolite necrosante.

Hidroclorotiazida. Diurético tiazídico. Dose: 2 a 4 mg/kg/dia. *Cuidados*: monitorar lesões cutâneas, vômito, icterícia, plaquetopenia e hiperglicemia.

Isoproterenol (Isuprel®). Agonista beta-1 e beta-2-adrenérgico; aumenta o débito cardíaco. Usada em choque cardiogênico. Promove a secreção de insulina. Dose: 0,05 a 1 µg/kg/min. *Cuidados*: monitorar fibrilação ventricular, bradicardia e bloqueio atrioventricular.

Milrinona (Primacor®). Inibidor da fosfodiesterase, tem efeito inotrópico e vasodilatador. Administrada em dose de ataque de 50 mg/kg e manutenção de 0,5 mg/kg/min. *Cuidados*: observar trombocitopenia, broncospasmo, arritmias e hipotensão.

Norepinefrina. Inotrópico e cronotrópico. Dose: 0,05 a 0,10 mg/kg/min. *Cuidados*: observar arritmias, hipertensão, cefaleia, vômito e função renal.

Prostaglandina E1 (Prostin®). Utilizada em cardiopatias ducto-dependentes, mantendo o canal arterial pérvio. Promove vasodilatação. Inibe agregação plaquetária. Dose: 0,05 a 0,1 mg/kg/min. *Cuidados*: monitorar sistema cardiovascular, ocorrência de apneia e bradicardia.

MANEJO DO RECÉM-NASCIDO CIRÚRGICO | REVISÃO DE CUIDADOS

Alguns aspectos gerais devem ser considerados na assistência ao RN cirúrgico, como descrito a seguir.

Termorregulação

O sistema de controle da temperatura do RN é imaturo. Os RNPTs têm pouca gordura subcutânea, o que favorece a hipotermia. O uso de anestésicos e o frio da sala cirúrgica devem ser controlados por meio de colchões térmicos e aquecimento das extremidades do RN. Essas medidas devem ser adotadas principalmente para aqueles RNs com defeitos na parede anterior do abdome, como gastrosquise, exposição de estruturas do sistema nervoso central (mielomeningocele) e outras vísceras (extrofia de bexiga, ectopia *cordis*). Os RNPTs apresentam estresse metabólico, incluindo o cirúrgico, com mobilização de reservas energéticas. Tornam-se, assim, imprescindíveis a manutenção de zona termoneutra e a proteção contra perda de calor, com conservação da temperatura corporal desses neonatos, por meio do uso de incubadoras, unidades de calor radiante e película plástica. A temperatura da pele pode ser mantida entre 36,7° e 37,3°C, com ajustes no equipamento entre 34° e 36,5°C (Kelly *et al.*, 2008).

Função respiratória

Pode estar comprometida pelo ato anestésico. O uso de opiáceos (morfina, fentanila) pode desencadear depressão respiratória, comprometendo os mecanismos de ventilação/perfusão. Necessitam, assim, de observação contínua, com monitor multiparamétrico para acompanhamento de frequências cardíaca e respiratória, saturação de oxigênio (Sp_{O_2}) e capnografia. A extubação precoce é favorável, pois reduz os riscos de infecções e de traumatismos no sistema respiratório. Entretanto, deve-se avaliar a ocorrência de apneia causada por impregnação de anestésicos ou prematuridade. Nos casos de neurocirurgia, a apneia de origem central deve ser considerada.

Descompressão gástrica e prevenção de broncoaspiração

Os RNs com atresia de esôfago apresentam salivação abundante e necessitam de uso de sonda especial dupla (Replogle®) para drenagem de fluidos. A cabeceira deve ser mantida elevada a 45° para evitar microbroncoaspirações, preservando o *status* pulmonar do RN, principalmente na vigência de fístula traqueoesofágica.

A descompressão gástrica com sonda orogástrica de maior calibre (nº 8 quando RN < 1.500 g e nº 10 quando RN > 1.500 g) é importante para os casos de estenose de piloro, megacólon e atresias intestinais, e na gastrosquise, a fim de drenar conteúdo de estase na câmara gástrica.

Na HDC, em que parte das vísceras abdominais encontra-se no tórax, a intubação precoce ocorre ao nascer, a partir de detecção no pré-natal ou por evidência clínica ao nascimento de que o RN apresenta abdome escafoide, desvio de íctus e sofrimento respiratório.

Equilíbrio hidreletrolítico

O RN cirúrgico corre grave risco de distúrbio hidreletrolítico devido ao seu grande índice de perda de líquidos, seja por drenagens (sonda em sifonagem), exposição de vísceras ou mesmo lesão cutânea (incisão cirúrgica). O desequilíbrio de fluidos causa perfusão lentificada e sobrecarga cardiovascular.

Para a prevenção desse agravo no RN, deve-se:

- Garantir acesso venoso confiável (idealmente central, como cateter venoso central de inserção periférica [PICC/CCIP], cateterismo umbilical ou dissecção)
- Pesá-lo diariamente
- Realizar balanço hídrico horário
- Administrar reposições conforme prescrição médica
- Manter monitoramento de saturação de oxigênio, sinais vitais e pressão arterial
- Verificar perfusão periférica (o enchimento deve ser de até 2 segundos; se superior a esse tempo, pode ser necessário reposição hídrica)
- Controlar glicemia capilar
- Checar gasometria e eletrólitos
- Monitorar densidade urinária (DU).

Um acesso venoso arterial (cateter umbilical arterial) pode ser necessário para controle *on-line* de pressão venosa central para fins de monitoramento hemodinâmico, bioquímico e respiratório, além de evitar múltiplas punções arteriais (principalmente em RNPT).

Alimentação

O início de uma dieta enteral para o RN cirúrgico depende do tipo de cirurgia realizada, da extensão do problema e da idade gestacional. A anestesia em si causa íleo paralítico, devendo-se aguardar o retorno da peristalse. Pode ser iniciada dieta trófica quando houver evidência de retorno da peristalse no pós-operatório. O leite materno é a primeira escolha e deve ser oferecido em volumes de 20 mℓ kg/dia. Observe distensão abdominal e retenção da dieta (com aferição de resíduo e ocorrência de náuseas/vômito). O ganho ponderal deve ser avaliado.

Até que seja possível a alimentação enteral, que pode demorar semanas a meses, emprega-se a dieta parenteral, que apresenta riscos de infecção e sobrecarga hepática até que a função normal seja restabelecida. Para tanto, devem-se monitorar níveis de triglicerídios, eletrólitos, ureia, creatinina e enzimas hepáticas.

O controle rigoroso na manutenção de cateteres venosos centrais, com implementação de boas práticas, é essencial para a prevenção de infecções associadas ao trato vascular e sepse neonatal.

Proteção de vísceras expostas

Na gastrosquise utiliza-se filme plástico transparente, saco plástico esterilizado de Silastic® ou silo provisório com anel de silicone e bolsa estéril, inserido pelo cirurgião no próprio centro obstétrico, a fim de manter a integridade, a umidade das vísceras e de reduzir a perda de calor (Figura 33.12). Compressas com solução salina não são indicadas, pois ressecam as fibras da mucosa exposta, causando-lhes resfriamento e provocando perda de calor pelo RN. Além disso, são mais difíceis de serem removidas.

Deve-se manter o RN em decúbito lateral direito em 0°, se alças intestinais estiverem protegidas apenas pelo saco estéril. Se já estiverem com o silo provisório, manter o RN em decúbito dorsal a 0° e com o silo preso com fios na cúpula superior da incubadora. Essas medidas são adotadas para facilitar a vascularização, descomprimindo o mesentério, e a redução do edema das alças intestinais. Pode ser necessário uso de silo por período maior, quando não for possível a síntese primária (ou seja, a colocação de todo o conteúdo exteriorizado na cavidade abdominal de uma só vez) (Figura 33.13). Isso acontece quando há desproporção entre o volume exteriorizado e o tamanho da cavidade. Pela condição das alças, às vezes muito edemaciadas e em condições de má vascularização, mantém-se o silo, a fim de aguardar a melhora de seu aspecto. Quando o conteúdo, ainda assim, é desproporcional à cavidade e, em casos extremos, pode ser necessária a realização de fasciotomia (abertura da musculatura abdominal para reduzir a tensão do conteúdo introduzido) (Figura 33.14).

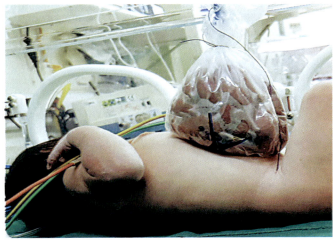

Figura 33.12 Silo provisório. (Fonte: arquivo pessoal da autora.)

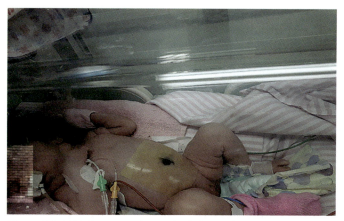

Figura 33.13 Fechamento da parede abdominal com curativo. (Fonte: arquivo pessoal da autora.)

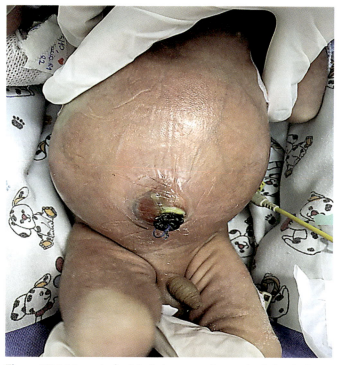

Figura 33.14 Aspecto final do fechamento da parede abdominal com 9 dias de curativo tipo hidrocoloide. (Fonte: arquivo pessoal da autora.)

Nas exposições de tubo neural (como na mielomeningocele rota), deve-se manter o RN em posição prona, a fim de diminuir a pressão. Deve-se usar técnica asséptica e curativos não aderentes para manutenção da integridade do saco herniário, que contém as estruturas nervosas e o liquor. A proteção da lesão objetiva evitar a contaminação local por urina e fezes.

Na exposição de órgão, como na extrofia de cloaca e de bexiga, coberturas vaselinadas estéreis podem ser utilizadas para prevenção de abrasões. O local deve ser limpo com soluções mornas e estéreis e manipulado com técnica asséptica para evitar infecções secundárias. Deve-se atentar para a ocorrência de infecções fúngicas, por ser um local úmido e aquecido. Alguns protetores cutâneos (como hidrocoloide em pó, Stomahasive®, solução polimérica em *spray* (Cavilon®) podem ser utilizados a fim de proteger a região do períneo contra a saída de efluentes cáusticos, urina e fezes).

Considerações pós-operatórias

As primeiras horas após a cirurgia são determinantes para a sobrevida do RN, e alguns cuidados são essenciais para isso, como descrito a seguir.

Cuidados com a pele e a ferida pós-operatória

O cuidado com a pele tem por objetivo:

- A manutenção da termorregulação
- A prevenção contra infecções
- A proteção contra perda transepidérmica de água
- A utilização de substâncias que causem menos toxicidade (menor absorção) e abrasão à pele.

Existem vários fatores que contribuem para o aumento dos riscos de infecção e de lesões secundárias: ferida operatória em si, possibilidade de edema, restrição de posição (uso de silo, sedativos) que pode predispor a úlceras por pressão.

As seguintes medidas podem ser adotadas para prevenção desses agravos:

- Avaliação da pele e de sua integridade, com utilização de escalas (Capítulo 19, *A Pele do Recém-Nascido*)
- Uso de solução salina ou água destilada para limpeza da ferida operatória
- Não utilização de antissépticos que possam ser tóxicos ou rasivos à pele do RN
- Uso de coberturas adequadas, em conformidade com a recomendação do serviço (agentes como hidrogel, hidrocoloide, alginato de cálcio são tecnologias que podem ser utilizadas de acordo com a característica da ferida operatória)
- Não utilização de sabonete em toda higienização do RN (Capítulo 19, *A Pele do Recém-Nascido*)
- Realização de mudança de decúbito a cada 4 horas.

Suporte farmacológico

Podem ser necessários antibióticos profiláticos e substâncias inotrópicas para melhoria da função circulatória, a fim de estabilizar o RN no pré-operatório e manter o equilíbrio hemodinâmico no pós-operatório. O uso de analgésicos e anestésicos também controla e previne a dor, que pode comprometer as funções vitais do RN.

Transporte

Na detecção antenatal de alguma malformação, por exemplo, em gastrosquise ou mielomeningocele, o transporte mãe/bebê para um centro especializado é a melhor conduta. Caso não seja possível, o RN deve ser transportado por profissionais experientes, preocupados em mantê-lo hidratado, aquecido e com boa condição ventilatória, para que, ao chegar ao serviço de referência, possa ser submetido a intervenção cirúrgica imediata. Em algumas patologias, quanto mais cedo o RN for submetido a intervenção cirúrgica, melhor será o prognóstico, como na gastrosquise.

Controle da dor

Alguns critérios são avaliados devido à complexidade do RN cirúrgico, quando vários sistemas são acometidos, desde a pele até possíveis distúrbios metabólicos. A dor pode ser avaliada por meio de várias escalas (Capítulo 21, *Avaliação e Manejo da Dor no Recém-Nascido*). Kelly *et al.* (2008) sugerem uma

Parte 2 • O Recém-Nascido

avaliação pormenorizada da dor no RN cirúrgico, de acordo com o Quadro 33.7. Conforme o escore, os RNs irão necessitar de intervenções menos (aconchego, sucção não nutritiva, enrolamento) ou mais invasivas (analgésicos).

Escores de 1 a 5+ necessitam de medidas de conforto de enfermagem (sucção não nutritiva, aconchego, posicionamento no leito, enrolamento); acima de 5+ necessitam de medidas de conforto de enfermagem e/ou analgesia.

O controle da dor evita o estresse desnecessário do RN na UTIN que pode comprometer, a curto prazo, suas funções fisiológicas (período de sono, funções cardiovascular e respiratória). O RN com dor pode apresentar sequelas a longo prazo, como problemas de neurodesenvolvimento e comportamentais futuros (personalidade insegura, agressividade, transtornos do humor). O manejo farmacológico inclui uso de anestesia epidural caudal e espinal, principalmente em cirurgias anorretais e abdominais.

Cuidados com os pais

Todas as questões relacionadas com a necessidade da estada na UTIN – preocupações com o medo da perda, da anestesia, da cirurgia em si e de sequelas ("O bebê ficará normal?"; "Terá alguma deficiência?") – rondam as mentes dos pais e podem provocar afastamento, revolta e ansiedade. Eles precisam de apoio, acolhimento, informações corretas, claras e simplificadas. Grupos multiprofissionais com enfermeira, cirurgião e anestesista podem auxiliar no esclarecimento de dúvidas e aproximar o serviço assistencial e as famílias. Assim que a condição do RN for mais estável, pode-se incentivar os pais ao cuidado, durante a higienização do RN, troca de fraldas, alimentação e contato pele a pele (método canguru). Elogiar os pais durante o desempenho de cuidados também é uma estratégia de aproximação e estreitamento do vínculo entre serviço e família do RN.

Quadro 33.7 Avaliação da dor no recém-nascido cirúrgico.

Postura/tônus	Relaxado	0	Largado, tronco rígido; braços estendidos	1	Fletido/tenso; punhos cerrados; tronco "em guarda"; braços estendidos	2
Padrão de sono	Relaxado/tranquilo	0			Agitado, acorda assustado, facilmente despertável, inquieto	2
Expressão	Relaxado	0	Testa franzida, sulco nasolabial levemente afundado; olhos levemente fechados	1	Sulco nasolabial profundo; caretas; olhos cerrados	2
Cor	Rosado, bem perfundido	0			Pálido, mosqueado, cianótico	2
Choro	Ausente	0			Presente quando manipulado; choro que não cessa após manuseio; choro irritadiço	2
Respiração	Dentro dos limites fisiológicos	0	Taquipneia	1	Apneia	2
Frequência cardíaca	Dentro dos limites fisiológicos	0	Taquicardia	1	Variando entre bradi e taquicardia	2
Saturação (SpO_2)	Normal	0			Dessaturação com/sem manuseio	2
Pressão sanguínea	Normal	0			Hipo/hipertensão	2
Análise subjetiva da enfermeira O bebê no momento está com dor?	Não	0			Sim	2

Questões de autoavaliação

1. Onfalocele e gastrosquise são defeitos congênitos da parede abdominal, caracterizados por exteriorização de alças intestinais e vísceras. Em relação à sua localização, pode-se afirmar que:
   - (A) A gastrosquise localiza-se à direita do coto umbilical, e a onfalocele à esquerda do coto umbilical
   - (B) A onfalocele geralmente não tem um local específico, podendo apresentar-se de diversas formas, e, em 50% dos casos, a gastrosquise localiza-se à esquerda do cordão umbilical
   - (C) Tanto a gastrosquise quanto a onfalocele não têm localização específica e podem apresentar-se de várias formas
   - (D) A gastrosquise está localizada à direita do cordão umbilical, e a onfalocele está recoberta pela membrana do cordão umbilical, que está no ápice do defeito.

2. Dentre as patologias cirúrgicas que acometem o recém-nascido, aquela que apresenta desvio do íctus, abdome escavado e murmúrio vesicular abolido, e vísceras abdominais na cavidade torácica é:
   - (A) Atresia de esôfago com fístula traqueoesofágica
   - (B) Hérnia inguinal
   - (C) Hérnia diafragmática
   - (D) Hidrocele

3. Ao assumir o plantão, a enfermeira encontra RN em pós-operatório de atresia de esôfago com tubo orotraqueal nº 3,5, cabeceira elevada, pescoço ligeiramente fletido e sonda transanastomótica totalmente exteriorizada. O que ela deve fazer?
   - (A) Repassar a sonda transanastomótica e fixá-la de forma mais segura, registrando o ocorrido
   - (B) Comunicar à equipe de cirurgia para avaliar o paciente e não repassar a sonda transanastomótica
   - (C) Aspirar vias respiratórias superiores com cuidado e repassar a sonda transanastomótica
   - (D) Passar uma sonda orogástrica e comunicar a equipe de cirurgia

4. Em relação à alimentação do recém-nascido com fenda palatina e lábio leporino, é correto afirmar que o enfermeiro deve orientar a mãe sobre:
   - (A) O tempo das mamadas do RN, pois são mais demoradas devido a maiores interrupções e que se deve manter o RN ereto durante e logo depois da alimentação

(continua)

Questões de autoavaliação (*continuação*)

(B) A troca de fradas logo após as mamadas

(C) Evitar a higienização da cavidade oral para não causar náuseas

(D) Sempre colocar o RN no berço em grau zero após as mamadas

5. Existem vários fatores que contribuem para o aumento do risco de infecção e ocorrência de lesões secundárias no recém-nascido que passou por cirurgia: ferida operatória em si, possibilidade de edema, restrição de posição (uso de silo, sedativos) que pode predispor à ocorrência de lesões por pressão. Algumas medidas podem ser tomadas para prevenção desses agravos, como:

(A) Avaliar a pele utilizando escalas e utilizar solução salina para realização da limpeza da ferida operatória

(B) Avaliar a pele utilizando escalas e utilizar solução alcoólica para realização da limpeza da ferida operatória

(C) Realizar curativo diariamente, utilizando coberturas adequadas até a alta do paciente

(D) Manter o paciente em mínimo manejo e na mesma posição para evitar complicações com a ferida operatória

REFERÊNCIAS BIBLIOGRÁFICAS

Cho S, Moore SP, Fangman T. One hundred three consecutive patients with anorectal malformations and their associated anomalies. Arch Pediatr Adolesc Med. 2001;155(5):587-91.

Costa CMS, Gama SGN, Leal MC. Congenital malformations in Rio de Janeiro, Brazil: prevalence and associated factors. Cad Saúde Pública. 2006;22(11):2423-31.

Farmer D, Sitkin N, Lofberg K *et al.* Surgical interventions for congenital anomalies. In: Debas HT, Donkor P, Gawande A *et al.* (Eds.). Essential Surgery: Disease Control Priorities. Vol. 1. 3rd ed. Washington: World Bank Group; 2015.

Flores A, Valencia D, Sekkarie A *et al.* Building capacity for birth defects surveillance in Africa: Implementation of an intermediate birth defects surveillance workshop. J Glob Health Perspect. 2015;1.

Guerra FAR *et al.* Defeitos congênitos no município do Rio de Janeiro, Brasil: uma avaliação através do SINASC: 2000-2004. Cad Saúde Pública. 2008;24(1):140-9.

Horovitz DDG *et al.* Atenção aos defeitos congênitos no Brasil: características do atendimento e propostas para a formulação de políticas públicas em genética clínica. Cad. Saúde Pública. 2006;22(12):2599-609.

Horovitz DDG, Llerena Jr. JC, Mattos RA. Atenção aos defeitos congênitos no Brasil: panorama atual. Cad Saúde Pública. 2005;21(4):1055-64.

Kelly A, Liddell M, Davis C. The nursing care of the surgical neonate. Seminars in Pediatr Surg. 2008;17(4):290-6.

Long AM, Bunch KJ, Knight M *et al.* Early population based outcomes of infants born with congenital diaphragmatic hernia. Arch Dis Child Fetal Neonatal Ed. 2018;103(6):F517-22.

Maitra A, Kumar V. Enfermedades de la infancia. In: Robbins & Cotran. Patología Humana con CD e Acceso a Student Consult. 7. ed. España: Elsevier; 2005.

MBChB NW. Manejo e resultados das anomalias congênitas em países de baixa, média e alta renda: um estudo coorte prospectivo, multicêntrico, internacional. (Protocolo de estudo v7 7 de junho de 2018 registrado no ClinicalTrials.gov). Disponível em: http://globalpaedsurg.com/wp-content/uploads/2018/07/Portuguese-Global-Paedsurg-v2-7th-July-18.pdf. Acesso em: 13/9/2020.

Organização Mundial da Saúde (OMS). Classificação estatística internacional para doenças e problemas relacionados à saúde (CID-11). Disponível em: https://icd.who.int/en. Acesso em: 13/9/2020.

Organização Mundial da Saúde (OMS). Plano de ação para a saúde da mulher, da criança e do adolescente 2018-2030. Washington, D.C., EUA, 18 a 22 de junho de 2018.

Ribeiro AM. Assistência ao recém-nascido com anomalias congênitas. In: Kopelman *et al.* Diagnóstico e tratamento em neonatologia. São Paulo: Atheneu; 2004. pp. 45-55.

Ricci SS. Enfermagem Materno-neonatal e Saúde da Mulher. Tradução de Maria de Fátima Azevedo. 3. ed. Rio de Janeiro: Guanabara Koogan; 2015.

Roberts K, Karpelowsky J, Fitzgerald DA *et al.* Outcomes of oesophageal atresia and tracheoesophageal fistula repair. J Paediatr Child Health. 2016;52(7): 694-8.

Sakonidou S, Ali K, Farmer I *et al.* Mortality and short-term morbidity in infants with exomphalos. Pediatr Int. 2018;60(5):438-41.

Gabarito das questões: 1 – letra D; 2 – letra C; 3 – letra B; 4 – letra A; 5 – letra A.

34
Infecção Neonatal

Adriana Teixeira Reis • Marcelle Campos Araújo • Priscilla Barboza Paiva

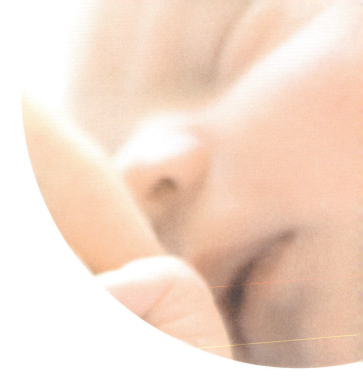

INTRODUÇÃO

As infecções relacionadas com a assistência à saúde (IRAS) que acometem o recém-nascido (RN) abrangem os períodos pré-natal, perinatal e neonatal.

Cerca de 60% da mortalidade infantil brasileira acontece no período neonatal, sendo a sepse uma das suas principais causas (Agência Nacional de Vigilância Sanitária [Anvisa], 2017).

A ocorrência das infecções neonatais correlaciona-se, principalmente, com peso ao nascimento, uso de cateteres venosos centrais (CVC) e tempo prolongado de ventilação mecânica. Muitos outros fatores também podem ter forte associação à incidência de infecções, como falta de treinamento de pessoal, pequeno contingente de profissionais na unidade assistencial, mau uso de antimicrobianos e monitoramento inadequado.

CAUSAS DE INFECÇÕES RELACIONADAS COM A ASSISTÊNCIA À SAÚDE NO PERÍODO NEONATAL

Via transplacentária

Por intermédio dessa via, infecções são adquiridas ainda intraútero. São elas: herpes-vírus simples, toxoplasmose, rubéola, citomegalovírus, sífilis, hepatite tipo B e infecção pelo vírus da imunodeficiência humana adquirida (HIV), Zika, Chikungunya e dengue.

IRAS precoce | Provável origem materna

Identificam-se, nas primeiras 48 horas de vida do RN, os seguintes fatores maternos de risco para infecção no neonato:

- Bolsa rota > 18 horas
- Cerclagem ou pessário
- Febre materna nas últimas 48 horas
- Colonização por estreptococo beta-hemolítico do grupo B (*Streptococcus agalactiae*), sem realização de quimioprofilaxia intraparto
- Trabalho de parto em gestação abaixo de 35 semanas
- Infecção de sistema urinário sem tratamento ou sendo tratada há menos de 72 horas
- Procedimentos de medicina fetal nas últimas 72 horas
- Corioamnionite.

IRAS tardia | Provável origem hospitalar

A infecção é identificada após 48 horas de vida do RN, de forma clínica, laboratorial ou microbiológica, enquanto o neonato estiver internado em unidade hospitalar ou após a alta, dependendo do período de incubação:

- Gastrenterite e infecções do sistema respiratório – até 3 dias após a alta
- Sepse, conjuntivite, onfalite, impetigo, infecções cutâneas e do sistema urinário – até 7 dias após a alta
- Infecção de sítio cirúrgico sem prótese – até 30 dias após o procedimento
- Infecção de sítio cirúrgico com prótese – até 90 dias após o procedimento.

Caso o RN apresente sinais clínicos precoces sugestivos de infecção, sem fatores maternos que os justifiquem, o quadro deve ser considerado como infecção hospitalar precoce.

As principais causas de infecções em unidades neonatais são:

- Mãos e equipamentos contaminados
- Soluções contaminadas, administradas por via enteral (leite) e parenteral (hemoderivados, medicamentos, nutrição parenteral) (Figura 34.1)
- Vírus influenza e adenovírus transmitidos pela via respiratória
- Microbiota multirresistente por uso excessivo de antimicrobianos nas unidades neonatais.

Os RNs são vulneráveis a infecções principalmente por algumas características inerentes ao período neonatal e à condição de prematuridade, como:

- Baixo peso ao nascimento (maior o risco de infecções)
- Defesa imunológica diminuída (quanto mais prematuro, menos imunocompetente)
- Necessidade frequente de procedimentos invasivos quando internados em Unidade de Terapia Intensiva Neonatal (UTIN)
- Suscetíveis à colonização por germes hospitalares agressivos e altamente virulentos.

Alguns fatores de risco podem colaborar para o aumento da epidemiologia das IRAS neonatais como, por exemplo,

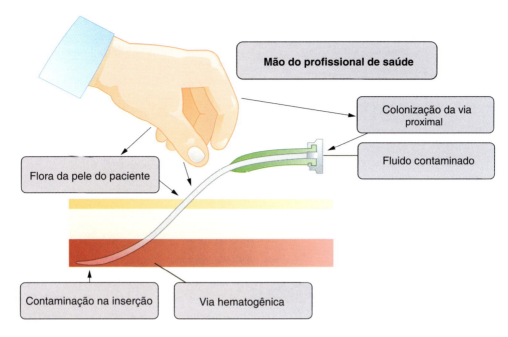

Figura 34.1 Patogênese das infecções de corrente sanguínea.

superlotação local e inadequação do número de profissionais da saúde para o atendimento dos RNs, nas relações ideais. Esses fatores são considerados pela Anvisa (2017) como "indicadores de estrutura" e estimam a proporção de recursos físicos, humanos e de equipamentos em relação ao número de pacientes e sua complexidade em determinada unidade, a fim de prover uma assistência à saúde de qualidade.

Quanto à relação quantitativa esperada de profissionais de enfermagem/RN, consideram-se ideais aquelas estabelecidas pelos seguintes critérios (a partir da Portaria do Ministério da Saúde/Gabinete do Ministro (MS/GM) nº 930, de 10 de maio de 2012):

- Em UTIN:
  - 1 (um) técnico de enfermagem/2 (dois) RNs; e
  - 1 (um) enfermeiro para no máximo 10 (dez) RNs
- Em Unidade de Cuidados Intermediários Neonatal:
  - 1 (um) técnico de enfermagem/5 (cinco) RNs
  - 1 (um) enfermeiro para no máximo 15 (quinze) RNs.

FATORES DE RISCO

Considera-se o RN com alto risco para infecções aquele:

- Com peso ao nascimento < 1.500 g
- Em uso de assistência ventilatória (intubação ou traqueostomia)
- Com cateter vascular central (CVC)
- Em pós-operatório
- Portador de quadro infeccioso grave com repercussão sistêmica (pneumonia, meningite, enterocolite etc.).

INDICADORES EPIDEMIOLÓGICOS

Os indicadores epidemiológicos que levam em consideração o monitoramento dos RNs em unidades hospitalares estratificam a clientela principalmente pelo peso, maior fator de risco. Assim, são consideradas as faixas de peso < 750 g; de 750 a 999 g; de 1.000 a 1.499 g; de 1.500 a 2.499 g e acima de 2.500 g.

Os indicadores de processo, de resultado e de estrutura também apresentam impacto nos fatores de risco para as taxas de IRAS neonatais.

O Quadro 34.1 apresenta alguns exemplos de indicadores.

DIAGNÓSTICO

O diagnóstico clínico de infecção em neonatologia é difícil, em virtude da grande variedade de sintomas que podem se apresentar. Por isso, torna-se necessária uma avaliação diagnóstica complementar com exames laboratoriais.

Sinais clínicos

São considerados sinais clínicos de infecção:

- Queda do estado geral – hipoatividade/letargia
- Instabilidade térmica/distermias – temperatura < 36°C e > 37,5°C
- Hiperglicemia – acima de 125 mg/dℓ (sangue total) e 145 mg/dℓ (plasma)
- Apneia – pausa com duração superior a 20 segundos ou com duração menor, associada a frequência cardíaca < 100 bpm
- Desconforto respiratório
- Intolerância alimentar
- Sangramentos
- Instabilidade hemodinâmica ou choque.

Diagnóstico laboratorial

O diagnóstico laboratorial deve considerar os itens a seguir:

- Hemograma com contagem de plaquetas. Nas primeiras 72 horas de vida, pode apresentar alteração, mas sem valor específico para infecção. Atentar caso ocorram leucocitose/leucopenia; neutrofilia/neutropenia; elevação de neutrófilos imaturos; razão de neutrófilos imaturos sobre segmentados > 0,3; alterações degenerativas de neutrófilos; plaquetopenia (< 150.000/mm^3)

320 Parte 2 • O Recém-Nascido

Quadro 34.1 Indicadores para monitoramento de infecções em unidades neonatais.

	Descrição	Fórmula
Indicadores de processo	Consumo de produtos para higienização das mãos (por RN/dia)	$\dfrac{\text{Consumo de sabonete líquido mensal (m}\ell\text{) na unidade}}{\text{Total de RN/dia no mês de toda a unidade neonatal}}$
	Acompanhamento de inserção de cateter vascular central	$\dfrac{\text{Tipo de inserção do cateter} \times 100}{\text{Número total de cateteres inseridos na unidade}}$
Indicadores de resultado	Infecção primária da corrente sanguínea (IPCS)	$\dfrac{\text{IPCS por peso de nascimento} \times 1.000}{\text{Total de cateter venoso central/dia}}$
	Incidência de infecção por PAV	$\dfrac{\text{N}^{\underline{o}} \text{ de PAV por RN} \times 1.000}{\text{N}^{\underline{o}} \text{ de VM/dia}}$
Indicadores de estrutura	Relação de profissional de enfermagem/neonato	RN em UTIN: 1 técnico de enfermagem para cada 1 a 2 RNs e 1 enfermeira para cada 5 RNs RN em cuidados intermediários: 1 técnico de enfermagem para cada RN e 1 enfermeira para cada 10 RNs
	Relação de técnico de enfermagem/RN	Inadequação de técnicos de enfermagem/RN (%): $\dfrac{\text{N}^{\underline{o}} \text{ de dias inadequados} \times 100}{\text{N}^{\underline{o}} \text{ de dias do mês}}$ Se a proporção for 0,4/dia, notificar como proporção inadequada

PAV: pneumonia associada à ventilação mecânica; RN: recém-nascido; UTIN: Unidade de Terapia Intensiva Neonatal; VM: ventilação mecânica. Fonte: Anvisa, 2017.

- Proteína C reativa – aumenta em 24 horas de evolução de um processo infeccioso, atinge o pico em 2 a 3 dias e permanece elevada até 5 a 10 dias após tratamento da infecção
- Culturas
  - Hemoculturas
  - Cultura de liquor/líquido cefalorraquidiano (LCR)
  - Urocultura.

Medidas de prevenção

Para descartar a possibilidade de infecção em RN, medidas gerais de prevenção – descritas no Quadro 34.2 – devem ser adotadas.

Medidas específicas de prevenção

As medidas específicas, de acordo com o sítio/procedimento, são descritas no Quadro 34.3.

TRATAMENTO

Dependerá da fase em que sejam detectadas as infecções – precoce ou tardia –, do conhecimento de antibiogramas e do perfil microbiológico de cada unidade. O uso de esquemas empíricos é proposto da seguinte maneira:

- **Infecções de origem materna**: ampicilina e amicacina
- **Infecções tardias**: oxacilina e amicacina
- **Infecções por estreptococo do grupo B**: penicilina cristalina.

Quadro 34.2 Medidas gerais de prevenção contra infecção neonatal.

- Treinamento adequado das equipes, com especial atenção à higienização das mãos
- Área física adequada e pias em número suficiente
- Utilização racional de antimicrobianos
- Rastreamento de doenças infectocontagiosas
- Internação criteriosa
- Vigilância durante visitas de familiares
- Uso racional de precauções na unidade
- Processos de trabalho bem instituídos para garantir adesão às boas práticas (protocolos, *checklists*, instruções)

As cefalosporinas de terceira e quarta gerações são utilizadas para casos de meningite, insuficiência renal e infecções por bactérias multirresistentes. A Comissão de Controle de Infecção Hospitalar (CCIH) deve manter vigilância e discutir os casos na unidade, a fim de propor o esquema mais adequado para cada caso.

INTERVENÇÕES DE ENFERMAGEM

- Mantenha unhas curtas, cabelos presos e retire relógio, anéis, aliança e pulseiras antes de entrar na UTIN
- Proceda à higienização das mãos ao entrar e sair da UTIN, bem como:
  - Antes e após o contato com o paciente
  - Após contato com áreas próximas ao paciente
  - Antes da realização de procedimento asséptico
  - Após exposição a fluidos corporais
- Realize a higienização antisséptica das mãos com álcool a 70% quando não houver sujidade aparente
- Evite contato de profissionais adoecidos (ou com quadro infeccioso agudo vigente) com o RN (infecções cutâneas, respiratórias e diarreia)
- Use barreira máxima para procedimentos invasivos (punção lombar, instalação de cateter central)
- Utilize técnica asséptica para aspiração de tubo orotraqueal, punções venosas, sondagens
- Use material individual para cada paciente (termômetro, estetoscópio, fita métrica, "cubas" para banho)
- Desinfecte pisos e superfícies regularmente, sempre que necessário e na alta do paciente
- Evite comer e beber na UTIN
- Esterilize incubadoras na alta de cada RN e a cada 7 dias
- Troque filtros de incubadora, frascos, conexões e curativos rotineiramente, conforme recomendação da CCIH local
- Adote medidas de precaução com base em rotas de transmissão e de acordo com o agente etiológico, conforme sugerido no Quadro 34.5.

Precauções em unidades neonatais

As recomendações para precauções nas UTINs são as mesmas utilizadas em outras unidades hospitalares, para outra

Quadro 34.3 Medidas de prevenção específicas para controle de infecções de acordo com o sítio/procedimento.

Algumas medidas a serem adotadas

Para prevenção contra infecções respiratórias	• Evite traumatismos excessivos durante intubação traqueal • Use luva estéril para intubação traqueal • Evite extubação acidental com uso de fixação adequada • Não use antimicrobianos para prevenir pneumonias • Vacine pacientes de grupo de alto risco contra pneumococos • Descarte condensados líquidos do circuito do respirador com uso de luvas • Não retorne a água condensada para o copo nem descarte-a no chão. Pode ser desprezada em saco plástico e depositada em lixo hospitalar e/ou expurgo • Troque circuitos do respirador quando apresentarem sujidade aparente ou mau funcionamento
Prevenção contra lesões de pele	• Mantenha a temperatura e a umidade do ambiente • Posicione adequadamente • Use emolientes, quando indicado • Use antissépticos adequados; a clorexidina tópica parece ser a de melhor espectro. Há necessidade de retirada após o procedimento com água estéril. Evite uso de soluções iodadas • Johnson (2016) sugere o seguinte: para RN < 26 semanas de gestação, use iodopovidona para as primeiras 2 semanas de vida. Após 2 semanas de vida, use clorexidina (aquosa para mucosas e alcoólica para pele íntegra); para RN com ≥ 26 semanas de gestação, use clorexidina (aquosa para mucosas e alcoólica para pele íntegra). O uso de clorexidina em RNs ainda não é consensual em literatura devido ao desconhecimento de seus efeitos tóxicos e sua absorção, principalmente pela pele e pelo sistema nervoso central. Há relatos de queimadura cutânea por sua utilização, principalmente em RNPTs prematuros. Há necessidade de mais estudos para definir concentração, tempo de ação, eficácia e segurança de produtos na clientela neonatal. Cabe a discussão com as CCIH locais para haver recomendação direcionada à epidemiologia do serviço • Realize higiene do coto umbilical com álcool a 70% ou clorexidina alcoólica a 0,5% • Utilize boas práticas para uso de adesivos (ver Capítulo 19, *A Pele do Recém-nascido*

Infecções relacionadas com o uso de cateteres

Cateteres periféricos	• Prepare a pele adequadamente • Prefira membros superiores • Realize higienização das mãos e técnica asséptica para inserção do cateter • Não há período de troca do dispositivo vascular, apenas se apresentar sinais flogísticos e de infecção (pode ser utilizada a Escala de Avaliação de Flebite – Quadro 34.4) • Troque equipo a cada 96 h • Troque equipo de NPT e hemoderivados a cada bolsa
CVC	• Mantenha instalação em veias cavas (superior ou inferior) por profissional experiente • Não insira CVCs próximo a locais de lesão • Faça um *checklist* de inserção de cateter central • Utilize barreira máxima para instalação (gorro, máscara, óculos, avental longo e com mangas, luvas estéreis) • Prepare a pele do paciente com solução alcóolica de acordo com a recomendação da CCIH local • Aguarde a secagem espontânea do antisséptico antes de proceder à punção • Prefira o menor número de lumens • Manipule o menos possível • Desinfecte o *hub* com solução alcoólica antes da administração de fármacos e da troca de equipos • Evite infusão de hemoderivados e coleta de sangue pelo CVC em pacientes em uso de NPT e múltiplos fármacos • O primeiro curativo de flebotomia/dissecções ou PICC deve ser feito com gaze e trocado após 24 a 48 h. Após esse período, deve ser mantido com curativo transparente. Troca-se o curativo transparente apenas quando estiver sujo, úmido ou soltando (geralmente, a cada 7 dias). Na troca, utilize técnica asséptica • A cultura de ponta de cateter deve ser realizada apenas na suspeita de infecção (não é um procedimento de rotina), e, se possível, pareada com hemocultura • Desinfecte conexões, conectores valvulados e ports de adição de medicamentos com solução antisséptica à base de álcool, com movimentos aplicados de forma a gerar fricção mecânica ininterrupta entre 5 e 15 segundos • Avalie, no mínimo uma vez ao dia o sítio de inserção dos CVCs, por inspeção visual e palpação sobre o curativo intacto • Revise, diariamente, a necessidade de uso do CVC
Infecção urinária (sonda vesical)	• Retire sonda vesical de demora o mais precocemente possível • Use técnica asséptica na instalação de sonda vesical • Mantenha sistema fechado e estéril • Para obtenção de amostras de urina, use técnica asséptica • Não altere a rotina de monitoramento, apenas na suspeita de obstrução por grumos e contaminação do sistema. Troque todo o sistema quando ocorrer desconexão, quebra da técnica asséptica ou vazamento. Nesses casos, troque sonda e sistema fechado • Realize capacitação periódica da equipe de saúde em inserção, cuidados e manutenção do cateter urinário com relação à prevenção de infecção de sistema urinário • Mantenha o fluxo de urina desobstruído • Esvazie a bolsa coletora regularmente • Conserve sempre a bolsa coletora abaixo do nível da bexiga • Não realize irrigação do cateter com antimicrobianos nem use antissépticos tópicos ou antibióticos aplicados a cateter, uretra ou meato uretral
Infecção em pequenos procedimentos cirúrgicos (instalação de drenos torácicos; punções de alívio)	• Realize o preparo cirúrgico das mãos • Utilize paramentação completa: barreira máxima (gorro, máscara, óculos, avental longo e com mangas, e luvas estéreis) • Use campo estéril e instrumentos desinfectados • Realize antissepsia de campo operatório • Faça banho pré-operatório com clorexidina degermante, em cirurgias eletivas, sempre que possível, e inicie antibioticoterapia durante o ato anestésico, em centro cirúrgico

CCIH: Comissão de Controle de Infecção Hospitalar; CVC: cateter venoso central; PICC: cateter venoso de inserção periférica; NPT: nutrição parenteral; RN: recém-nascido; RNPT: recém-nascido prematuro. Fontes: Afsar, 2009; Johnson, 2016; Sathiyamurthy, 2016.

Quadro 34.4 Escala de avaliação de flebite.

Grau	Critérios
0	Sem sintomas
1	Eritema no local do acesso com eritema e/ou edema
2	Dor no local do acesso com eritema e/ou edema
3	Dor no local do acesso com eritema e/ou edema Formação de estria/linha Cordão venoso palpável
4	Dor no local do acesso com eritema e/ou edema Formação de estria/linha Cordão venoso palpável > 2,5 cm de comprimento Drenagem purulenta

Fonte: Infusion Nursing Society, 2006; 2018.

população de pacientes, como adultos, por exemplo. Entretanto, algumas particularidades devem ser consideradas, como nos casos em que algum familiar ou os pais possam ser agentes de transmissão de doenças para o RN ou possam oferecer algum risco à UTIN (outros pacientes ou profissionais), principalmente quando lá permanecerem. A visão do profissional da saúde deve ser sempre balizada pelo critério da segurança. Os profissionais também podem adoecer e, conscientes dos riscos, devem adotar as medidas de precaução pertinentes a cada caso, principalmente quando o RN está na UTIN.

Em geral, quadros respiratórios, de diarreia e viroses são rapidamente disseminados de sua fonte para outro indivíduo e ambiente. As mãos dos profissionais também são fontes de transmissão, bem como equipamentos hospitalares e mecanismos de comunicação nas unidades (telefones, prontuário do paciente, papeletas).

O uso de sinalizações para identificação da modalidade de precaução a ser utilizada deve estar visível, a fim de que toda a equipe multiprofissional tenha acesso à informação e possa garantir a implementação das medidas de proteção profissionais e para os outros pacientes da unidade. Entretanto, deve-se ter o cuidado de não expor o RN e suas famílias com placas que possam gerar aversão à criança. Termos como "cuidado", "não toque" devem ser evitados.

As precauções podem ser:

- Padrão – utilizadas para todos os pacientes e sempre que houver risco de exposição profissional a sangue e fluidos corporais. Compreendem higienização correta das mãos, uso de luvas, aventais, máscaras ou proteção facial para evitar o contato do profissional com materiais do paciente, como sangue, líquidos corporais, secreções e excretas (exceto suor), pele não intacta e mucosa. Inclui controle ambiental e prevenção de acidentes com material biológico
- Específicas – todas as precauções específicas devem ser adotadas em conjunto com as precauções-padrão
  - Para evitar transmissão aérea/aerossóis – doenças transmissíveis por meio de aerossóis (partículas < 5 µm). Recomenda-se quarto privativo e, se possível, com ventilação especial; as portas e janelas devem permanecer fechadas; é necessário o uso de máscaras PFF-2 (N-95) ao entrar no quarto
  - Para transmissão por gotículas – para precaução de doenças respiratórias suspeitas ou confirmadas transmissíveis por partículas > 5 µm. Nesses casos, utilizar a máscara cirúrgica, quarto privativo, se possível, ou restrição do RN à incubadora, com respeito à distância interleitos superior a 1 m
  - Para evitar transmissão por contato – doenças transmissíveis por contato direto. É imprescindível o uso de luvas, avental (capote) e quarto privativo ou incubadora. Nesses casos, para o descarte de resíduos do paciente deve-se ter especial cuidado ("lixo infectante").

Quadro 34.5 Precauções de acordo com a rota de transmissão de doenças (OPAS, 2016).

Precauções

Padrão	Aerossóis	Gotículas	Contato
• AIDS • *Burkholderia cepacia* (infecção ou colonização) em paciente com fibrose cística • Conjuntivites, incluindo conjuntivite gonocócica do RN • Encefalites • Enterocolite necrotizante • Enterocolites e gastroenterites infecciosas, inclusive por *Salmonella* e *Shigella* • Hepatites B e C • Herpes-vírus simples mucocutâneo recorrente (pele, oral, genital) • Impetigo • Infecções de pele, ferida cirúrgica, úlceras de decúbito pequenas ou limitadas • Infecções por echovírus, poliovírus e Coxsackie • Meningites virais • Pericardite, miocardite • Sífilis primária ou secundária com lesões de pele ou de mucosas, incluindo a forma congênita • Tuberculose extrapulmonar incluindo escrofulose e renal	• Tuberculose pulmonar (confirmada ou suspeita) • Sarampo • Varicela, • Herpes-zóster disseminado ou herpes-zóster localizado em imunodeprimidos	• Doença invasiva por *H. influenzae* tipo b (epligotite, meningite, pneumonia) – manter precauções até 24 h do início da antibioticoterapia • Doença invasiva por meningococo (sepse, meningite, pneumonia) – manter precauções até 24 h do início da antibioticoterapia • Difteria laríngea – manter precauções até duas culturas negativas • Coqueluche – manter precauções até 5 dias após o início da antibioticoterapia • Caxumba – manter precauções até 9 dias do início da exteriorização ou tumefação das parótidas • Rubéola – manter precauções até 7 dias após o início do exantema. Para rubéola congênita utilizar precauções de contato (ver abaixo) • Escarlatina – manter precauções até 24 h após o início da antibioticoterapia • Vírus influenza – manter precauções por 5 dias após início dos sintomas ou mais	• Herpes simples muco-cutâneo severo • Herpes-vírus simples em RNs em contato com doença materna – para RN de parto vaginal ou cesárea, se a mãe tiver lesão ativa e bolsa rota por mais de 4 a 6 h • Abscessos não contidos com potencial de contaminação ambiental extensa e risco de transmissão • Diarreia • Rubéola congênita – até um ano de idade • Difteria cutânea • Hepatite A • Febre hemorrágica viral (Ebola) • Infecções entéricas por *Shigella sp.,* rotavírus e *Clostridium difficile* • Infecção por vírus sincicial respiratório • Microrganismos multirresistentes – MRSA, VRE, VISA/VRSA, enterobactérias ESBL, *S. pneumoniae* e outras bactérias de interesse de acordo com as definições da CCIH local • Pacientes aguardando resultado de cultura de vigilância para investigação de colonização para bactéria multirresistente

AIDS: síndrome da imunodeficiência adquirida; CCIH: centro de controle de infecção hospitalar; MRSA: *Staphylococcus aureus* resistente à meticilina; VRE: enterococo resistente à vancomicina; VISA: *Staphylococcus aureus* com resistência intermediária à vancomicina; VRSA: *Staphylococcus aureus* resistente à vancomicina; ESBL: β-lactamases de espectro estendido.

Questões de autoavaliação

1. São causas transplacentárias de infecção relacionada com a assistência à saúde, *exceto*:
   - (A) Bolsa rota > 18 h
   - (B) Cerclagem
   - (C) Febre materna nas últimas 48 horas
   - (D) Trabalho de parto em gestação com menos de 37 semanas
2. Pode-se dizer que é um fator de risco para infecção neonatal:
   - (A) Peso de nascimento > 1.500 g
   - (B) Uso de ventilação não invasiva
   - (C) Inserção de cateter vascular central
   - (D) Idade gestacional próxima ao termo
3. As precauções-padrão devem ser adotadas em unidades neonatais sempre que houver:
   - (A) Suspeita de colonização por microrganismos multirresistentes
   - (B) Risco de exposição profissional a sangue e fluidos corporais
   - (C) Isolamento de vírus respiratório em aspirado traqueal
   - (D) Uso de fármacos antirretrovirais
4. São doenças onde está indicada a precaução para aerossóis:
   - (A) Meningite e pneumonia bacteriana
   - (B) Herpes-vírus simples e pneumonia bacteriana
   - (C) Varicela e herpes-zóster disseminado
   - (D) Coqueluche e varicela
5. Dentre os cuidados para a prevenção de infecção do sistema urinário em recém-nascido gravemente enfermo que utiliza cateter vesical de demora, pode-se citar:
   - (A) Obtenção de amostras de urina; usar técnica asséptica
   - (B) Troca de sondas e circuitos de rotina a cada 15 dias
   - (C) Irrigação vesical periodicamente
   - (D) Bolsa coletora em sistema aberto

REFERÊNCIAS BIBLIOGRÁFICAS

Afsar FS. Skin care for preterm and term neonates. Clin Exp Dermatol. 2009; 34(8):855-8.

Brasil. Agência Nacional de Vigilância Sanitária (Anvisa). Gerência de Vigilância e Monitoramento em Serviços de Saúde (GVIMS). Gerência Geral de Tecnologia em Serviços de Saúde (GGTES). Critérios diagnósticos de infecção associada à assistência à saúde neonatologia. Brasília: Anvisa, 2017.

Brasil. Agência Nacional de Vigilância Sanitária (Anvisa). Medidas de Prevenção de Infecção Relacionada à Assistência à Saúde. Brasília: Anvisa, 2017.Brasil. Ministério da Saúde. Portaria MS/GM nº 930, de 10 de maio de 2012. Dispõe sobre as diretrizes e objetivos para a organização da atenção integral e humanizada ao recém-nascido grave ou potencialmente grave e os critérios de classificação e habilitação de leitos de Unidade Neonatal no âmbito do Sistema único de Saúde (SUS). Brasília: Ministério da Saúde, 2012.

Infusional Nurses Society Brasil (INS). Diretrizes Práticas para Terapia Infusional. 3. ed. São Paulo: INS, 2018.

Infusion Nursing Society. Infusion nursing standards of practice. J Infus Nurs. 2006; 29(1 Suppl):S1-92.

Johnson DE. Extremely preterm infant skin care a transformation of practice aimed to prevent harm. Adv Neonatal Care. 2016;16(5S):26-32. Disponível em: https://insights.ovid.com/pubmed?pmid=27676111. Acesso em: 02/02/2018.

Organização Pan-Americana da Saúde (OPAS). Centro Latino-Americano de Perinatologia, Saúde da Mulher e Reprodutiva. Prevenção de infecções relacionadas à assistência à saúde em neonatologia. Montevidéu: CLAP/SMR-OPS/OMS, 2016. Sathiyamurthy S, Banerjee J, Godambe SV. Antiseptic use in the neonatal intensive care unit – a dilemma in clinical practice: an evidence based review. World J Clin Pediatr. 2016; 5(2):159-71.

Gabarito das questões: 1 – letra D; 2 – letra C; 3 – letra B; 4 – letra C; 5 – letra A.

35
Cuidados Paliativos em Neonatologia

Adriana Teixeira Reis • José Antonio de Sá Neto •
Kátia Aparecida Andrade Coutinho • Priscilla Rodrigues Menezes

INTRODUÇÃO

Os avanços tecnológicos ocorridos na área neonatal nas últimas três décadas contribuíram para o aumento da sobrevida de neonatos gravemente enfermos, diminuindo a taxa de mortalidade decorrente de complicações de prematuridade extrema, hipoxia neonatal e patologias graves incompatíveis com a vida, possibilitando a elevação na expectativa de vida de crianças com doenças crônicas.

A Unidade de Terapia Intensiva Neonatal (UTIN) caracteriza-se pelo aparato tecnológico de que dispõe e por proporcionar à sua clientela variados procedimentos complexos, invasivos e muitas vezes dolorosos em prol de sua recuperação e/ou manutenção de sua vida (Rocha et al.; 2015).

Por ser um ambiente onde os pacientes são classificados como graves e de risco, a equipe de saúde que ali atua convive diariamente com a angústia e o estresse decorrentes do cuidado prestado a recém-nascidos (RNs) com doenças graves e/ou incuráveis, prognóstico limitado, vivenciando a morte e o luto no seu dia a dia profissional (Souza, 2019).

Embora a UTIN concentre seus recursos no suporte ininterrupto às funções vitais dos RNs internados, o ambiente possui um componente agressor, tenso e traumatizante para os profissionais da saúde, que, na maioria das vezes, focam a tecnologia em detrimento das necessidades humanas e emocionais, em especial da família do recém-nascido (RN).

Os cuidados com os RNs internados em uma UTIN aumentam a expectativa de vida dessas crianças, porém não diminuem a incidência de sequelas graves, bem como o comprometimento motor e neurológico (Souza, 2019).

Assim, torna-se necessário o engajamento da equipe no tratamento oferecido, respeitando os princípios bioéticos da autonomia, beneficência, não maleficência e justiça, promovendo o melhor cuidado em benefício do paciente, sendo urgente o desenvolvimento das competências da equipe multiprofissional, a fim de assistir o RN e sua família, pautado nos princípios dos cuidados paliativos (CPs) (Souza, 2019; World Health Organization/Organização Mundial da Saúde[WHO/OMS], 2019).

DEFINIÇÃO

A Association for Children with life-Threatening or Terminal Conditions and their Families (ACT) e o Royal College of Paediatrics and Child Health (RCPCH) definem CPs como "abordagem de cuidado total e ativo, englobando os elementos físico, emocional, social e espiritual". Centra-se no aumento de qualidade de vida para a criança e oferece suporte para a família, incluindo controle dos sintomas angustiantes, provisão de substitutos para os cuidados durante o processo de morte e luto (Souza, 2019).

A OMS define CP pediátrico como cuidado ativo e integral prestado à criança e à sua família. Tem início com o diagnóstico da doença e continua independentemente de haver ou não tratamento para ela. Nesse contexto, os profissionais da saúde devem avaliar e aliviar o sofrimento físico, psicológico e social da criança (Souza, 2019). Com base no conceito da OMS, pode-se inferir que os cuidados – curativo e paliativo – não são excludentes e incompatíveis, e sim complementares, conforme apresentado na Figura 35.1.

Termos e definições usados no CP (Brasil, 2012):

- **Cuidados paliativos (CPs)**: cuidados ativos, coordenados e globais fornecidos por unidades e equipes de saúde, em uma unidade de saúde ou no domicílio. São oferecidos para pacientes com doença incurável ou grave, em fase avançada e progressiva, e para familiares desse paciente também. O objetivo dos CPs é promover bem-estar, qualidade de vida, prevenção e alívio da dor e do sofrimento (psicológico, social e espiritual)
- **Ações paliativas**: medidas terapêuticas isoladas, praticadas por profissionais da saúde, sem fins curativos, podendo ser realizadas em ambiente hospitalar ou no domicílio com o objetivo de melhorar a qualidade de vida do paciente e de seus familiares
- **Obstinação diagnóstica e terapêutica**: procedimentos terapêuticos e diagnósticos fúteis e sem benefícios para o paciente, causando sofrimento durante sua realização
- **Integração dos cuidados**: conjunto de intervenções de saúde (avaliação e planejamento) e apoio psicossocial e espiritual

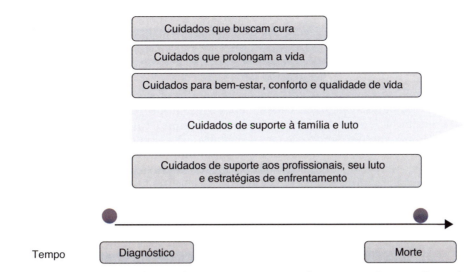

Figura 35.1 Modelo conceitual de cuidados – componentes complementares e síncronos. (Fonte: Souza, 2019.)

- **Multidisciplinaridade**: equipe com profissionais da saúde de diferentes especialidades que atuam para proporcionar bem-estar, conforto e qualidade de vida ao paciente
- **Interdisciplinaridade**: objetivos comuns entre as equipes de saúde e seus profissionais.

CUIDADOS PALIATIVOS | BRASIL *VERSUS* MUNDO

O CP foi implantado no Brasil em 1980, com os primeiros centros de atendimento na Santa Casa de Misericórdia do Rio Grande do Sul, de São Paulo, de Santa Catarina e do Paraná. Em 1998, foi inaugurado no Instituto Nacional do Câncer (INCA), do Ministério da Saúde, o hospital Unidade IV de cuidados paliativos. Somente em fevereiro de 2005, foi criada a Academia Nacional de Cuidados Paliativos (ANCP). Desde então, o Ministério da Saúde passou a criar portarias e leis formalizando os CPs no Brasil. A primeira definição de CPs foi instituída em 1990 pela OMS como cuidados ativos e totais aos pacientes quando a doença não responde aos tratamentos curativos; tornando-se prioritário o controle da dor e de outros sintomas psicológicos, sociais e espirituais, cujo objetivo é alcançar a melhor qualidade de vida para pacientes e familiares (Vicensi *et al.*, 2016).

Os CPs são complementares e amplos, tendo como foco principal o cuidado integral e individualizado, realizado por uma equipe de saúde qualificada, habilidosa e preparada, com médicos, enfermeiros, técnicos de enfermagem, fonoaudiólogos, fisioterapeutas, nutricionistas, psicólogos e assistentes sociais. Essa assistência pode ser oferecida em hospitais, centros de saúde e no domicílio (Garcia-Schinzari e Santos, 2014).

O Atlas Global de Cuidados Paliativos, publicado em 2014 pela OMS com o objetivo de avaliar o desenvolvimento de CPs ao redor do mundo, atribuiu ao Brasil a classificação 3A– irregular, em virtude de o país não receber apoio, suas fontes de financiamento serem dependentes de doações, pelo fornecimento limitado de morfina e por ter um número insuficiente de serviços de CP, em comparação ao menor tamanho da sua população. Nesta mesma classificação, encontram-se Angola, Bangladesh, Congo, Moçambique e Irã.

Quando se comparam níveis mais elevados de serviços prestados, em que a oferta de CP é generalizada, com fontes de financiamento, disponibilidade de morfina, centros de treinamentos e maior número de serviços disponíveis, classifica-se o país em 3B. Argentina, Bósnia, Costa do Marfim, Índia, Portugal e Turquia encontram-se nessa classificação.

Em países onde os serviços paliativos são integrados ao sistema de saúde, obtêm-se melhores recursos profissionais, estruturais e até mesmo farmacológicos para alívio da dor. Com esse nível de serviço prestado, destacam-se Chile, Uruguai, Costa Rica, Porto Rico, Dinamarca, Israel, Quênia, Holanda, Eslováquia, China, Zâmbia e Zimbábue (ANCP, 2018).

Em novembro de 2018, a ANCP promoveu um congresso internacional de CP em Belo Horizonte, contando com mais de 79 palestrantes (nacionais e internacionais) e mais de 2.197 participantes. Embora o assunto esteja sendo discutido em congressos, ainda são escassos o acesso aos *Hospices* e os estudos que abordam a temática, principalmente em neonatologia.

Ainda incipientes, as políticas públicas que abordam os CPs são: Portaria nº 741, de 19 de dezembro de 2005, e Portaria nº 140, de 27 de Fevereiro de 2014 (atualização da nº 741), que dispõem sobre a prática dos CPs em Unidades de Assistência de Alta Complexidade em Oncologia e Centros de Referência de Alta Complexidade em Oncologia; Portaria nº 483, de 1º de abril de 2014, que estabelece a Rede de Atenção à Saúde das Pessoas com Doenças Crônicas no âmbito do Sistema Único de Saúde (SUS) e cria diretrizes para a organização do cuidado. Em 2018, foi criada a Resolução nº 41, da Comissão Intergestores Tripartite (CIT), contendo as diretrizes para a organização dos CPs, dos cuidados continuados, no âmbito do SUS (ANCP, 2018).

O código de ética profissional do Conselho Federal de Medicina (CFM), Resolução CFM nº 1.805/2006, destaca que, na fase terminal de enfermidades graves e incuráveis, é permitido ao médico limitar ou suspender procedimentos e tratamentos que prolonguem a vida do paciente, garantindo-lhes os cuidados necessários para aliviar os sintomas que levam ao sofrimento, na perspectiva de uma assistência integral, tendo como princípio básico a autonomia, prevalecendo a vontade do paciente ou de seu representante legal. No código de ética do Conselho Federal de Enfermagem, dentre os deveres dos profissionais de enfermagem, estão: prestar assistência promovendo a qualidade de vida ao paciente e à sua família no processo de nascer, viver, morrer e no luto. Em parágrafo único, nos casos de doenças graves incuráveis e terminais com risco iminente de morte, em consonância com a equipe multiprofissional, devem-se fornecer todos os CPs disponíveis para assegurar o conforto físico, psíquico, social e espiritual, respeitando-se a vontade do paciente e/ou familiar.

Para o avanço no âmbito dos CPs, são disponibilizados cursos em variadas áreas da saúde e, atualmente, existem 12 residências de medicina paliativa, além de um crescente número de cursos de pós-graduação e especialização em CPs. O próximo passo deve ser a criação de regulamentações específicas, Portarias que determinem estratégias de saúde e que atendam os objetivos da Resolução (ANCP, 2018).

FILOSOFIA

É possível dizer que os CPs reafirmam a morte como processo natural da vida, não acelerando nem retardando esse momento. Além disso, são práticas de apoio ao paciente, para que ele viva tão ativamente quanto possível até o momento de sua morte, e à família, para que possa enfrentar a doença e o luto, incluindo-a nos cuidados ao seu ente querido por meio de uma abordagem assistencial multi e interdisciplinar. Os CPs podem ser empregados na fase inicial e no decurso de quaisquer doenças crônico-degenerativas (Freitas e Carreiro, 2018).

Na filosofia do CP, a equipe deve ser composta por médicos, enfermeiros, psicólogos, psiquiatras, nutricionistas, fisioterapeutas, fonoaudiólogos, assistentes sociais, farmacêuticos, terapeutas ocupacionais, conselheiros espirituais e sacerdotes. A participação de cada um desses profissionais é extremamente importante, uma vez que a medicina paliativa objetiva identificar e dirimir os problemas relacionados com a internação, no contexto biopsicossocial e espiritual (Freitas e Carreiro, 2018).

Nesta perspectiva assistencial, torna-se importante ressaltar que todo paciente faz parte do trinômio paciente–família–equipe e, portanto, são de fundamental relevância a inserção de familiares e membros da equipe assistente em todas as fases desses cuidados e a comunicação dos objetivos, dos riscos e das limitações da terapêutica (Freitas e Carreiro, 2018).

IMPORTÂNCIA

Adotar a prática dos CPs aos pacientes tem sido o grande desafio para consolidação dessa filosofia assistencial, e, embora haja por parte dos profissionais o aprimoramento da consciência da importância de um cuidado compreensivo com familiares e crianças com prognóstico difícil relacionado com sua condição de saúde, o CP ainda permanece pouco desenvolvido no contexto da pediatria (Souza, 2019).

O grande avanço tecnológico na área da saúde modificou o prognóstico de crianças com diversas patologias, sustentando suas vidas diante de situações consideradas inviáveis; no entanto, para algumas enfermidades, não conseguiu evitar seu agravamento ou proporcionar a cura, emergindo, então, um grupo de crianças com graves sequelas, doenças crônicas, dependentes de tecnologias.

Antigamente, falar em CPs a crianças remetia apenas às doenças oncológicas; porém, atualmente essas práticas têm ajudado crianças que apresentam outras condições de saúde que limitam sua vida.

As causas de morte em crianças diferem das do adulto. Muitas são acometidas por doenças congênitas incompatíveis com a vida, patologias degenerativas neuromusculares, distúrbios metabólicos, alterações cromossômicas, além das doenças oncológicas e imunodeficiências (Calasans e Amaral, 2019).

A iminência da morte pode não se apresentar necessariamente em algumas patologias, mas estas podem seguir um curso longo, gerando situações incapacitantes e demandando cuidado contínuo. Por essa razão, o CP deve ser iniciado imediatamente após o diagnóstico, com o objetivo de melhoria na qualidade de vida durante o curso da doença, seguindo para a assistência que objetiva a cura da doença (Silva *et al.*, 2017; Calasans e Amaral, 2019).

Os CPs à criança devem seguir um modelo de atenção interdisciplinar e centrado na família. O trabalho da equipe deve ser em conjunto, a fim de gerenciar o controle de sintomas como dor, fadiga e estresse respiratório, náuseas e vômito, e convulsões, porém o manejo desses sintomas não deve atender a uma perspectiva curativa. Além disso, a equipe deve estar sensível às necessidades da família, visando à preservação da qualidade de vida da criança (Calasans e Amaral, 2019).

Na área pediátrica, os CPs podem ser considerados nas seguintes condições: crianças cujo tratamento curativo seja possível (em momentos de incerteza ou falha na cura); crianças que necessitem de tratamento intensivo por tempo prolongado; crianças para as quais não há esperança de melhora, sendo o objetivo do tratamento totalmente paliativo e podendo durar meses e até anos; crianças com lesões neurológicas graves, que levam à vulnerabilidade e ao aumento de complicações; RNs com esperança de vida limitada (Silva *et al.*, 2017).

ADEQUAÇÃO TERAPÊUTICA E PACIENTES ELEGÍVEIS

Atualmente, existem muitas discussões que relacionam a "futilidade" de alguns procedimentos e a necessidade de se criarem parâmetros adequados para a limitação dos tratamentos que apenas sustentam a vida. Assim, deve-se atentar para discussões em equipe relacionadas com a limitação do tratamento intensivo e a adoção dos CPs plenos, pautadas na ética e na benevolência (WHO, 2019).

A tomada de decisão para se optar pela linha de CP deve ser dividida em 3 estágios:

- **Decisão médica**: as deliberações que precedem o planejamento terapêutico, que podem contemplar limitação de medidas invasivas, devem envolver todos os profissionais da saúde e ser organizadas em dois níveis – o médico responsável pelo paciente deverá discutir seus pontos de vista com outro médico consultor com quem não possua vínculo hierárquico, além de iniciar e formalizar o diálogo com a equipe para que cada membro possa expressar seu ponto de vista
- **Deliberação**: é imperativo o respeito à autonomia dos pais, sempre considerando se o desejo deles está em conformidade com o que é melhor para a criança. Os pais devem receber informações coerentes de todos os envolvidos, e as discussões sobre a abreviação da vida devem ser individualizadas e personalizadas. A fim de particularizar essa comunicação com os pais, criou-se um modelo com critérios a serem valorizados pela equipe de saúde com o acrônimo *SOBPIE*:
  - **S – situação:** a criança está em morte iminente ou há chance de sobrevida?
  - **O – opiniões e opções:** quais os preconceitos dos profissionais e as opções potenciais que podem ser oferecidas aos pais?

- B – interações básicas: onde, quando, como e com quem será a reunião?
- P – pais: quais suas histórias, preocupações, necessidades e metas?
- I – informações: há equilíbrio para fornecer as informações de que os pais necessitam?
- E – emoções: sensibilidade aos aspectos emocional e relacional da tomada de decisão, apoio social aos pais, sua capacidade de lidar com a incerteza, sua adaptação ao inevitável e sua resiliência

- **Efetivação da decisão**: esta fase do processo também deve envolver os pais; porém, algumas condições podem oferecer barreiras, como expectativas e esperanças dos pais, reconhecimento e/ou aceitação da morte por parte dos profissionais, inconsistência nas práticas da UTIN. Para minimizar os conflitos profissionais e familiares para a tomada de decisão, torna-se importante oferecer à equipe e à família "educação" sobre o processo de cuidado à criança na terminalidade ou cronicamente enferma, melhorar o suporte aos profissionais envolvidos nesse cuidado, melhorar a comunicação entre os profissionais na UTIN e entre estes e a família, adotando um protocolo de CP (WHO, 2019).

Especificamente para a clientela neonatal, algumas diretrizes podem ser consideradas a fim de limitar adequadamente o tratamento, seja por não dar início a determinado tratamento ou por retirar o suporte de vida já instituído. São elas:

- RNs em estado vegetativo permanente (quando há dano cerebral irreversível). Ex.: RNs com asfixia grave
- Situações cujo prognóstico não aponta possibilidade de cura/malformações incompatíveis com a vida. Ex.: anencefalia
- Situações "sem propósito" (a sobrevida da criança implica comprometimento neurológico tão grave, tornando-se irracional fazê-la passar por tal situação). Ex.: prematuridade extrema, ou seja, ≤ 23 semanas de idade gestacional
- Situações consideradas "insuportáveis" (quando a família percebe que, diante da doença progressiva e irreversível, tratamentos adicionais não são mais tolerados). Ex.: síndrome de Zellweger (WHO, 2019).

A FAMÍLIA E OS CUIDADOS PALIATIVOS EM NEONATOLOGIA

No decorrer dos tempos, o conceito de família vem se modificando devido às mudanças culturais e sociais que interferem na estrutura familiar. No cuidado à criança, em especial às que possuem doenças crônicas e progressivas, é necessário considerar família as pessoas que possuem maior proximidade e uma relação de confiança, além da responsabilidade legal sobre a criança (Garcia-Schinzari e Santos, 2014).

Diante de uma situação de doença de uma criança, toda a família encontra-se envolvida, sofrendo juntos e, portanto, necessitando do acolhimento da equipe de saúde.

Estudos apontam que os pais ou responsáveis por uma criança hospitalizada em estágio terminal de uma doença sofrem com a falta de informações precisas em relação à doença e ao prognóstico de seus filhos. Sofrem também por não terem participação na tomada de decisão que é exclusivamente médica, com o ambiente hostil decorrente do aparato tecnológico e a falta de sensibilidade da equipe em relação à rigidez de normas e rotinas institucionais (Garcia-Schinzari e Santos, 2014).

A situação vivenciada propõe uma troca de posições a fim de tentar imaginar o que aquele familiar gostaria que fosse realizado por eles, flexibilizar normas e rotinas preestabelecidas nas instituições buscando atender às necessidades da criança e da família. Essa atitude representa prestar um cuidado não meramente tecnicista e mecânico, mas sim um cuidado integral com base nos fundamentos dos CPs (Souza, 2019).

A Academia Americana de Pediatria recomenda princípios básicos para uma abordagem integral de cuidados paliativos respeitando a dignidade da criança e de seus familiares, dentro das possibilidades de seus desejos. Ainda prevê a garantia de que a criança terá acesso ao CP em um serviço competente e compassivo, que lhe proporcione acesso às terapias que visem à qualidade de vida, uma vez que o tratamento curativo já não tem mais finalidade (Garcia-Schinzari e Santos, 2014).

Pesquisas apontam que, para garantir o bem-estar da criança que está em fim de vida, o cuidado deve ser individual, e, se for necessário, deve-se alterar os protocolos institucionais com o objetivo de promover o cuidado nas dimensões biopsicossociais e espirituais (Souza, 2019).

A empatia é apontada como fator essencial na construção de comunicação efetiva entre profissional e família, e o diálogo, por sua vez, é o instrumento fundamental para estabelecer uma relação entre profissionais e família, garantindo que o cuidado a pacientes terminais seja realizado atendendo às suas reais necessidades. Portanto, o estabelecimento de uma relação dialógica entre profissionais e família concretiza e aponta a diferença entre o cuidado integral e o mero cumprimento de protocolos (Souza, 2019).

Estudos mostram que os pais se sentem seguros em relação à equipe quando a comunicação entre eles acontece regularmente, criando possibilidades de troca. Quando não ocorre o diálogo e as informações não são suficientes, os pais perdem a confiança e a espera por informações torna-se angustiante. Portanto, a comunicação, como uma tecnologia leve, viabiliza o estabelecimento de relações e vínculos, e facilita o acolhimento. O envolvimento da família no cuidado com o RN deve ser estimulado mesmo quando este iniciar CP (Silva *et al.*, 2017).

A proximidade da morte do RN desperta compaixão no profissional, e isso, de certa forma, estimula mais empatia na relação entre os profissionais e os que vivenciam o luto. É necessário que a equipe conheça a família da criança e, no momento da dor, possa demonstrar respeito e compreensão, proporcionando ajuda para o enfrentamento do luto (Rocha *et al.*, 2015).

Após a morte, o cuidado com o corpo do neonato e/ou da criança tem grande importância na humanização do cuidado; no entanto, deve-se atentar para o fato de que, na UTIN, o paciente não é somente o neonato/a criança, mas também sua mãe e sua família (Souza, 2019).

Após o óbito, os pais continuam necessitando de cuidados, ainda que sejam sobre as orientações relacionadas com o funeral e a certidão de óbito, e nesse cenário, uma boa comunicação entre os envolvidos é fundamental. Estudos apontam que os pais sentem a necessidade de um encontro com o neonatologista para discutir a morte, e esse encontro pode acontecer algumas semanas ou meses mais tarde, e solicitar informações em relação às gestações futuras (WHO, 2019).

O PAPEL DA ENFERMAGEM

Em relação à enfermagem, é perceptível o amadurecimento profissional do enfermeiro em relação à morte, quando este compreende que o seu trabalho não findou com a morte da criança, e sim quando ele passa a voltar às suas atividades para o acolhimento da família (Souza, 2019).

Esse acolhimento se dá quando o enfermeiro favorece a aproximação da família com a criança, promovendo a despedida, permitindo que a família tenha um último contato, ainda que o óbito tenha sido constatado, garantindo privacidade, ambiente calmo e respeitando o tempo necessário para a despedida, tentando, assim, proporcionar à família uma experiência menos dolorosa em relação à morte (Souza, 2019).

Vale ressaltar que também existe a necessidade de encaminhamento dos pais para apoio emocional à equipe de saúde envolvida diretamente nos cuidados desses RNs, que, muitas vezes, permanecem longos períodos com a equipe e o envolvimento torna-se inevitável.

Autores apontam que os profissionais que atuam com a clientela neonatal e pediátrica têm dificuldade de estabelecer limites entre o profissional e o emocional, além de problemas em lidar com a terminalidade por questões relacionadas com a cultura ocidental, e, portanto, relatam um sentimento de impotência, que é angustiante e estressante (Garcia-Schinzari e Santos, 2014). A carga emocional de trabalho de profissionais que atuam em UTIN implica desenvolvimento de mecanismos de resiliência, enfrentamento (*coping*) e superação, mas também pode causar sofrimento e desgaste no profissional. Em estudo etnográfico, Cricco-Lizza (2014) refere a enfermagem como "o coração do cuidado na UTIN", sinalizando que testemunhou muitos exemplos de excelência profissional e compaixão em seu cotidiano cuidado à beira do leito. Os enfermeiros também foram testemunhas fiéis e companheiros leais às famílias que vivenciam resultados trágicos e milagrosos. Conviver com a demanda emocional dos pacientes e de suas famílias requer profissionais que consigam dar suporte à sua própria carga emocional, para oferecer o melhor ao outro.

Neste contexto, como membro da equipe que participa das 24 horas dos cuidados à criança e à sua família, o enfermeiro assume o papel de articulador dos diferentes olhares profissionais, buscando alcançar os recursos necessários e possíveis para oferecer conforto e alívio ao sofrimento, e dignidade diante da morte (Freitas e Carreiro, 2018).

Para a enfermagem, integrar uma equipe que atue na perspectiva do cuidado paliativo em neonatologia propicia crescimento pessoal e profissional, possibilita o exercício em relação ao planejamento e à organização da assistência, favorece as habilidades de comunicação e a relação interpessoal, além de transformar o cuidado individual para coletivo ao atender às necessidades biopsicossociais e espirituais da criança e da família.

ASPECTOS ÉTICOS E LEGAIS

Embora os avanços tecnológicos, o conhecimento científico e a qualificação dos profissionais da saúde tenham contribuído para o aumento da sobrevida dos RNs, a maioria deles acaba morrendo em decorrência de prematuridade extrema, malformações e outras complicações associadas ao período perinatal. Muitas das terapias instituídas na unidade neonatal e a própria condição patológica do RN desencadeiam sua mortalidade ou comorbidade, justificando a necessidade de serem abordados alguns aspectos éticos e bioéticos relacionados com a conduta terapêutica, a tomada de decisões e os CPs na neonatologia.

Apesar de alguns países reconhecerem os CPs como um direito humano de todos e uma obrigação legítima e integrada ao sistema nacional de saúde, em outros países, especialmente no Brasil, o cuidado paliativo neonatal (CPPN) é um tema polêmico e com pouca visibilidade, que requer decisões complexas, dilemáticas e conflituosas associadas à incerteza do prognóstico; ao imperativo tecnológico e científico arraigado às práticas dos profissionais da saúde; à dificuldade da família em reconhecer e aceitar a doença da criança; à indisponibilidade dos profissionais da saúde; à alocação de recursos; aos conflitos entre família e profissionais sobre o objetivo terapêutico; à escassez de evidências científicas e falta de diretrizes com orientações para a prática clínica e de formação específica para a prestação de CPPN (Torres *et al.*, 2013; Bezerra *et al.*, 2014; SNOEP, 2016; Silva, 2018).

Vários são os conflitos vivenciados pela equipe de saúde no que se refere aos CPPN e à dificuldade para a tomada de decisões em situações que envolvem o limite entre a vida e a morte. Embora existam alguns preditores de sobrevivência em RNs, ainda não há consenso entre os profissionais acerca do emprego de CP que possa propiciar conforto e bem-estar ao RN, evitando práticas intervencionistas desnecessárias.

Dentre as principais dificuldades encontradas pela equipe de saúde na tomada de decisão destacam-se: uso excessivo e inapropriado da tecnologia; falta de amparo legal em iniciar ou retirar o suporte vital; incerteza do prognóstico; ausência de amparo legal, normas e diretrizes para a condução do CPPN; falta de discussão ética sobre a morte na formação profissional e a postura preventiva nos processos judiciais; resposta à solicitação familiar para manutenção da vida do RN; conflitos pessoais e interpessoais consigo mesmo, com os pais e a equipe; além de questões culturais, sociais e religiosas (Bezerra *et al.*, 2014; Alves e Silva, 2016).

No Brasil, não existem diretrizes e aparatos legais que regulamentem os CPPNs, e sim preditores de limites de viabilidade neonatal, bem como princípios éticos que norteiam as decisões terapêuticas, evitando o prolongamento da vida, sem perspectiva de melhora ou de cura. São considerados preditores de mortalidade e morbidade neonatal a prematuridade extrema, entre RN com peso inferior a 500 g e idade gestacional ≤ 23 semanas; malformações congênitas graves; RNs que desenvolvem complicações irreversíveis durante o curso neonatal ou em situações inesperadas, como a asfixia perinatal grave. Um dos maiores conflitos ocorre na sala de parto, que é iniciar ou não as manobras de reanimação neonatal, haja vista a possibilidade de prognóstico ruim. A sala de parto não é o melhor local para ser decidido entre iniciar ou manter as medidas de suporte à vida (Bezerra *et al.*, 2014; Alves e Silva, 2016; Heart 2016). As decisões devem ser antecipadas e com envolvimento das famílias, a fim de acarretar o menor risco possível de consequências futuras à criança.

Do ponto de vista ético, O CPPN tem como princípio beneficiar, aliviar o sofrimento e assegurar o bem-estar físico, psicológico e espiritual, não provocando nenhum dano ou sofrimento para o RN e sua família. Portanto, limitar ou suspender o suporte vital não significa abandonar o RN, mas preservar a sua dignidade frente à aproximação da morte, evitando o prolongamento do seu sofrimento. No entanto, o processo de decisão entre manter os cuidados intensivos ou iniciar os CPPNs deverá ser compartilhado com a família, após aconselhamento e consentimento informado (Torres *et al.*, 2013).

As decisões devem respeitar o princípio da autonomia da criança, que neste caso é deliberado aos pais ou aos tutores, que têm a responsabilidade de defender o seu bem-estar e sua qualidade de vida. É necessário avaliar individualmente cada caso, buscando o equilíbrio nas decisões entre a família e a equipe multiprofissional, evitando obstinação e futilidade terapêutica.

Outro princípio é o da justiça distributiva, que significa fazer o que é justo para todos, tratando as pessoas de acordo com as suas necessidades e/ou capacidades. Tem como base fundamental a distribuição equitativa dos recursos disponíveis, garantindo atendimento ao paciente, de acordo com as suas necessidades e prioridades. Quando não existem consenso e evidências científicas que comprovem se determinado tratamento beneficia o RN, ou a relação risco-benefício é desfavorável, não há diferença relevante entre não ofertar ou retirar o suporte vital, desde que a família e os profissionais da saúde aceitem ou recusem o tipo de conduta sem julgamento ou penalidade (Sá Neto, 2015; Kaempf, 2018).

Do ponto de vista legal, não existe diferença entre os deveres do profissional da saúde em relação ao paciente adulto ou neonatal, tendo a mesma obrigação jurídica de realizar ações que beneficiem e não causem danos ao paciente. Deve-se entender que medidas de suporte à vida que não curam, melhoram ou aliviam as condições do paciente, mas impedem sua morte, é simplesmente adiar ou prolongar a vida em situações limítrofes. Nesses casos, uma das alternativas é a criação de Comissões Hospitalares de Bioética Clínica, de preferência por uma equipe multiprofissional de saúde, médicos, enfermeiros, terapeutas, incluindo religiosos e bioeticistas, que auxiliem as equipes e familiares na tomada de decisões e orientações (Torres *et al.*, 2013; Sá Neto, 2015; Kaempf, 2018).

Diante disso, é preciso evitar práticas intervencionistas desnecessárias, adotando medidas paliativas integradas à abordagem interdisciplinar e à tomada de decisão compartilhada, que visem ao apoio afetivo e emocional da família, ao conforto e à qualidade de vida do RN.

Questões de autoavaliação

1. Pode-se definir cuidado paliativo a neonato como o cuidado:
   (A) Que se inicia com o diagnóstico da doença e se encerra quando não há perspectiva de cura
   (B) Ativo e integral prestado à criança e à sua família que tem início com o diagnóstico da doença e continua independentemente de haver ou não tratamento para ela
   (C) Que prolonga a vida, independentemente da perspectiva de cura
   (D) Terapêutico isolado e praticado por profissionais da saúde sem fins curativos
2. Trata-se de elemento essencial para construção de uma relação efetiva entre o profissional da saúde e a família que atenda às reais necessidades:
   (A) Simpatia
   (B) Autoridade
   (C) Empatia
   (D) Autonomia
3. A filosofia dos cuidados paliativos prevê a participação de:
   (A) Médicos
   (B) Enfermeiros
   (C) Equipe multiprofissional
   (D) Psicólogos
4. Vários são os conflitos vivenciados pela equipe de saúde no que se refere aos cuidados paliativos neonatais e à dificuldade para a tomada de decisões em situações que envolvem o limite entre a vida e a morte. Dentre as dificuldades, pode-se citar:
   (A) Uso assertivo das tecnologias neonatais
   (B) Normas e rotinas já bem definidas sobre o tema
   (C) Disponibilidade de medicamentos neonatais
   (D) Falta de discussão do tema "morte" entre profissionais da saúde
5. Pode-se considerar fator preditor de limite de viabilidade neonatal no Brasil:
   (A) Malformações congênitas graves
   (B) Idade gestacional ≤ 28 semanas
   (C) Peso inferior a 800 g
   (D) Doenças genéticas detectadas ao nascimento

REFERÊNCIAS BIBLIOGRÁFICAS

Academia Nacional de Cuidados Paliativos (ANCP). Análise situacional e recomendações para estruturação de programas de cuidados paliativos no Brasil. 2018. Disponível em: https://paliativo.org.br/wp-content/uploads/2018/12/ANALISE-SITUACIONAL_ANCP-18122018.pdf. Acesso em: 15/6/2020.

Alves R, Silva RV. Dilemas bioéticos em neonatologia. Residência Pediátrica. Publicação Oficial da Sociedade Brasileira de Pediatria. 2016;6(Suppl 1):59-62.

Bezerra AL *et al*. Ética na decisão terapêutica em condições de prematuridade extrema. Rev Bioét. 2014;22(3):569-74. Disponível em: http://www.scielo.br/scielo.php?script=sci_arttext&pid=S1983-80422014000300021&lng=en&nrm=iso. Acesso em: 02/05/2019.

Brasil. Lei nº 52, de 5 de setembro de 2012. Lei de Bases dos Cuidados Paliativos. Disponível em: https://www.apcp.com.pt/uploads/leidebasesdoscp.pdf. Acesso em: 02/07/2020.

Calasans MTA, Amaral JB. Enfermagem e os cuidados paliativos pediátricos. In: Silva RS, Amaral JB, Malagutti W. Enfermagem em Cuidados Paliativos – Cuidando para uma Boa Morte. 2. ed. São Paulo: Martinari; 2019. pp. 183-92.

Cricco-Lizza R. The need to nurse the nurse: emotional labor in neonatal intensive care. Qual Health Res. 2014; 24(5):615-28.

Freitas GCC, Carreiro MA. Cuidados paliativos na Unidade de Terapia Intensiva: a ética na assistência do enfermeiro intensivista. Revista Pró-Univer SUS [Internet]. 2018;9(1):86-92. Disponível em: http://editora.universidadedevassouras.edu.br/index.php/RPU/article/view/1236/944. Acesso em: 01/05/19.

Garcia-Schinzari NR, Santos FS. Assistência à criança em cuidados paliativos na produção científica brasileira. Escola de Enfermagem de Ribeirão Preto da Universidade de São Paulo (USP), Ribeirão Preto, SP, Brasil. Rev Paul Pediatr, 2014;32(1):99-106. Disponível em: http://www.scielo.br/pdf/rpp/v32n1/0103-0582-rpp-32-01-00099.pdf ou http://www.sbp.com.br/fileadmin/user_upload/DiretrizesSBPReanimacaoPrematuroMenor34semanas26jan2016.pdf. Acesso em: 20/01/19.

Kaemph JW, Dirsken K. Extremely premature birth, informed written consent, and the Greek ideal of sophrosyne. J Perinatol. 2018; 38:306-10.

Rocha MCP, Souza AR, Rossato LM *et al*. A experiência do enfermeiro no cuidado paliativo ao neonato/criança: a interface com o processo de morrer e do luto. Saúde Rev. 2015;15(40):37-48. Disponível em: https://www.metodista.br/revistas/revistas-unimep/index.php/sr/article/view/2524. Acesso em: 20/04/2020.

Gabarito das questões: 1 – letra B; 2 – letra C; 3 – letra C; 4 – letra D; 5 – letra A.

Sá Neto JA, Rodrigues BMRD. A ação intencional da equipe de enfermagem ao cuidar do RN na UTI neonatal/The intentional action of nursing team to caring for the newborn in the NICU. Ciência, Cuidado e Saúde. 2015; 14(3):1237-44. Disponível em: http://periodicos.uem.br/ojs/index.php/CiencCuidSaude/article/view/22320. Acesso em: 5/07/2020.

Silva IN, Salim NR, Regina Szylit *et al*. Conhecendo as práticas de cuidado da equipe de enfermagem em relação ao cuidado na situação de final de vida de recém-nascidos. Escola Anna Nery Revista de Enfermagem [Internet]. 2017; 21(4):1-8. Disponível em: https://www.redalyc.org/articulo.oa?id=127752022032. Acesso em:

Sociedade Brasileira de Pediatria (SBP); Branco MF, Guinsburg R. Reanimação do recém-nascido < 34 semanas em sala de parto: Diretrizes 2016 da Sociedade Brasileira de Pediatria. 2016.

Disponível em: Soua J. cd L. Cuidado paliativo na UTI Neonatal. In: Moriz RD (Org.). Cuidados Paliativos nas Unidades de Terapia Intensiva. São Paulo: Atheneu; 2012. pp. 85-94.

Souza JL. Cuidado paliativo em neonatologia. In: Rubio AV, Souza JL (Org.). Cuidado Paliativo Pediátrico e Perinatal. Rio de Janeiro: Atheneu; 2019. pp. 300-9.

Torres TJC, Goya JLH, Rubia NH *et al*. Recomendaciones sobre tomada de decisiones y cuidados al final de la vida en neonatologia. Anales de pediatria da Asociacion Espanhola de Pediatria. An Pediatr. 2013;78(1):190-e14. Disponível em: http://www.analesdepediatria.org/es/pdf/S1695403312003396/S300/. Acesso em: 15/03/2020.

Vicensi MC *et al*. Enfermagem em cuidados paliativos. Florianópolis: Conselho Regional de Enfermagem de Santa Catarina: Letra Editorial, 2016. 60 p.

World Health Organization (WHO). Definition of palliative care for children. 2019. Disponível em: https://www.who.int/cancer/palliative/definition/en/. Acesso em: 28/04/2019.

Apêndice

Exames Complementares

Luciane Pereira de Almeida • Marcele Zveiter

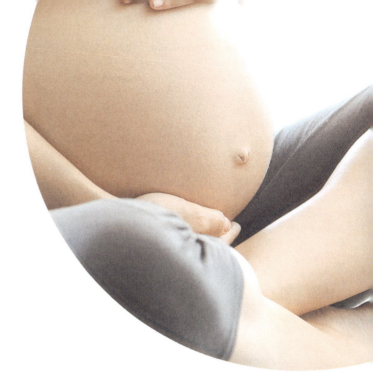

INTRODUÇÃO

Na prática obstétrica, existem muitos exames diagnósticos que podem ser necessários para uma avaliação complementar ao histórico da mulher, aos achados do exame físico, do estado atual de saúde e dos fatores de risco identificados na anamnese inicial e ao longo da gravidez. A solicitação desses exames dependerá das necessidades de cada gestante.

A enfermeira deverá explicar a indicação de cada exame, apontando a sua importância para a saúde da mulher e do bebê. Além disso, devem ser esclarecidas implicações, limitações, riscos de falso-positivos ou falso-negativos (Brasil, 2016). Quanto ao detalhamento da execução dos exames complementares, eventualmente alguns irão requerer preparo prévio.

EXAME ULTRASSONOGRÁFICO

A ultrassonografia (USG) é um método de diagnóstico por imagem que utiliza radiação não ionizante e, na maioria das vezes, auxilia outras técnicas de rastreamento. As suas aplicações baseiam-se na detecção e na demonstração da energia acústica refletida das interfaces que o eco encontra dentro do corpo. A interação do feixe acústico com o meio produz efeitos sonoros, como: reflexão, refração, difração, atenuação, interferência e espalhamento. Desse modo, a imagem ecográfica é composta pelos efeitos acústicos resultantes da interação da onda sonora com o meio, em especial a capacidade de reflexão do som pelos tecidos com impedância acústica* distinta (Lima *et al.*, 2013).

Embora não existam evidências que demonstrem a redução da morbidade e da mortalidade perinatal ou materna associada à solicitação rotineira de USG, ela tem sido realizada em ampla escala no acompanhamento das gestações. Além de não ser um exame invasivo, não são conhecidos efeitos colaterais. Alguns argumentos reiteram a necessidade da USG precoce (< 24 semanas de idade gestacional); são eles: auxílio na determinação da idade gestacional, detecção precoce de gestações múltiplas e diagnóstico de malformações fetais clinicamente não suspeitas.

Contudo, mesmo nessas situações ainda há controvérsias (Brasil, 2016). Assim, a USG deve ser solicitada rotineiramente nos serviços em que seja possível sua realização no início da gravidez; porém, se houver indisponibilidade, isso não constituirá omissão nem redução da qualidade do pré-natal (Brasil, 2012).

Com a USG, são obtidas imagens dinâmicas, em tempo real, possibilitando estudo do movimento de algumas estruturas fetais (Lima *et al.*, 2013). A partir dessas imagens, é possível deduzir a idade gestacional do feto, confirmar sua posição, malformações, anomalias genéticas, maturidade e posição da placenta, dentre outras.

A USG pode ser realizada por duas vias. A via transvaginal é indicada no primeiro trimestre, por proporcionar melhor visualização do concepto, e a via abdominal é mais útil a partir do segundo trimestre.

Roteiro do exame ultrassonográfico obstétrico

• *Primeiro trimestre*

Ao final da 4ª semana de gestação, o blastocisto ainda não pode ser identificado no exame ultrassonográfico, pois mede apenas 1 mm. Identifica-se, nessa fase, somente o saco gestacional. O limiar para identificação do saco gestacional é de 2 a 3 mm, pela via transvaginal, correspondendo ao período de 4 semanas e 1 dia a 4 semanas e 3 dias de idade gestacional.

A vesícula vitelina é a primeira estrutura anatômica identificada no saco gestacional, sendo visível pela via transvaginal por volta do início da 5ª semana de idade gestacional.

O limiar para identificação do embrião se dá quando o disco embrionário atinge 1 a 2 mm, dependendo do profissional examinador. Isso ocorre entre 5 e 6 semanas de gestação, podendo a atividade cardíaca do embrião ser percebida quando ele alcança o tamanho de 4 a 5 mm (em torno de 6 semanas de idade gestacional).

O saco gestacional é o primeiro sinal diagnóstico de gestação intrauterina, podendo ser visualizado no exame ultrassonográfico transvaginal com 4 semanas e 3 dias a partir da data da última menstruação e, nesse período, mede entre 2 e 4 mm. O saco gestacional cresce aproximadamente 1 mm por dia.

---

* *Impedância acústica* é a propagação do som de um meio, com características específicas, para outro meio com propriedades diferentes. Tal diferença se relacionará com a energia que será refletida na interface dos meios em questão como consequência da densidade e da velocidade do som nesses meios.

A vesícula vitelina é a segunda estrutura a ser identificada ao exame ultrassonográfico, após o saco gestacional. Ela tem funções nutricionais, endócrinas, metabólicas, imunológicas e excretoras do embrião. No início da 5ª semana de gestação, com um saco gestacional de 8 a 10 mm, a vesícula vitelina apresenta uma constituição circular, com conteúdo líquido, bem definido, medindo aproximadamente de 3 a 4 mm de diâmetro.

Embora o embrião já exista ao final da 4ª semana de gestação, ele ainda não é visualizado ao exame ultrassonográfico no final da 5ª semana de gestação. Com 6 semanas, auscultam-se os batimentos cardiofetais.

Na 7ª semana de gestação, o tamanho do embrião varia de 7 a 12 mm, e o diâmetro da vesícula vitelina mede em torno de 5 mm. A partir dessa fase, o embrião cresce aproximadamente 1 mm por dia. Quando alcança o tamanho de 12 mm, já é possível distinguir a cabeça do tronco.

Na 8ª semana gestacional, o comprimento do embrião varia de 13 a 20 mm, e os membros já podem ser visualizados.

Na 9ª semana, o embrião assume a forma de um "C", e a medida do comprimento cabeça–nádega (CCN) é maior que 20 mm. Na 10ª semana, esse comprimento aumenta para 32 a 41 mm.

A partir da 11ª semana, a calota craniana já pode ser identificada. Podem também ser visualizados os ossos longos dos membros superiores e inferiores, assim como a maxila e a mandíbula.

O primeiro exame ultrassonográfico é, em geral, realizado antes da 24ª semana e denomina-se USG precoce. Dentre outros objetivos, ele visa (Ministério da Saúde, 2016):

- Obter melhor estimativa da idade gestacional, evitando o pós-datismo e as induções desnecessárias
- Excluir a possibilidade de gestação ectópica (fora do útero)
- Diagnosticar as gestações múltiplas com estabelecimento da corionicidade
- Reduzir a mortalidade perinatal (em lugares e casos em que a interrupção da gestação seja permitida).*

A translucência nucal (TN) é uma avaliação feita por USG que vem sendo utilizada em ampla escala desde a década de 1990 (Amorim e Melo, 2009). Idealmente, ela deve ser realizada entre a 11ª e a 14ª semana de gestação, quando se considera a espessura da região da nuca fetal. Valores superiores a 2,5 mm são sugestivos de malformações congênitas e anomalias cromossômicas como, por exemplo, a síndrome de Down. A indicação desse exame deve estar sujeita à disponibilidade local de recursos e ao desejo da gestante de se submeter ao exame. Deve-se ponderar sobre a qualificação da equipe responsável pelo rastreamento, além da necessidade de complementar o exame com pesquisa de cariótipo fetal nos casos de TN aumentada, implicação psicológica do teste positivo – incluindo falso-positivos – e impacto no nascimento de portadores da síndrome genética (Amorim e Melo, 2009; Brasil, 2016).

▪ Segundo trimestre

Apesar do avanço das técnicas e dos equipamentos de USG e de o estudo do volume do líquido amniótico ser um procedimento

___

* Alguns autores consideram que o uso da USG precoce de rotina na gestação não se justifica, pois não modifica nenhum desfecho clínico importante. Além disso, a detecção precoce de malformações fetais, sem suspeita clínica, tem utilidade limitada, uma vez que a interrupção provocada da gestação é proibida.

de rotina no pré-natal, ainda não é possível fazer este cálculo da idade gestacional com precisão. Além disso, não há consenso sobre qual é o melhor método para a avaliação do volume do líquido amniótico, pois ele muda de acordo com a idade gestacional, aumentando progressivamente a partir de 8 semanas até cerca de 33 a 34 semanas de gestação. Após este período, ocorre leve declínio até o termo da gestação (Kobayashi, 2005).

Os principais métodos de avaliação do volume do líquido amniótico são o método subjetivo (totalmente dependente da experiência do ultrassonografista) e os métodos semiquantitativos, descritos a seguir:

- **Medida do maior bolsão vertical**: é a medida do maior bolsão no eixo vertical, livre de cordão e partes fetais (Figura A.1)
- **Índice de líquido amniótico (ILA)**: utiliza a medida do maior bolsão vertical em cada um dos quatro quadrantes do útero que não contenha cordão umbilical ou extremidades fetais; o ILA é o resultado da soma desses bolsões em cm (ver Quadro A.1).

De acordo com os resultados da avaliação da quantidade do líquido amniótico, são empregados os seguintes termos:

- **Polidrâmnio**: aumento do volume de líquido amniótico que pode estar associado a complicações perinatais
- **Normodrâmnio**: volume de líquido amniótico normal
- **Oligoidrâmnio**: redução do volume de líquido amniótico.

O exame ultrassonográfico da placenta é de extrema importância na investigação de sua textura, grau de maturidade, localização e espessura. Se a sua inserção for baixa, verifica-se a sua relação com o orifício interno do colo do útero, diagnosticando, por exemplo, casos de placenta prévia. No caso de gestação múltipla, deve ser relatado no laudo o número de placentas.

Em geral, a USG morfológica é solicitada entre a 20ª e a 22ª semana da gravidez por ser o período com maior taxa de detecção das malformações congênitas (Amorim e Melo, 2009). O laudo do exame ultrassonográfico morfológico deve incluir biometria fetal e relação entre órgãos e estruturas examinadas. A biometria fetal é composta de: diâmetro biparietal (DBP), circunferência cefálica (CC), circunferência abdominal (CA), comprimento do fêmur (CF), peso estimado e percentil para a idade gestacional.

▪ Terceiro trimestre

O exame ultrassonográfico no terceiro trimestre de gestação, em geral, é realizado entre a 34ª e a 36ª semana.

Nesse período da gestação, os ossos longos são os principais parâmetros para se avaliar a idade gestacional e o crescimento fetal, porém existem outros dados a serem verificados, como: posição e apresentação fetal; anormalidades estruturais fetais;

Quadro A.1 Valores de referência do índice de líquido amniótico (ILA) e da medida do maior bolsão vertical.

	Polidrâmnio	Normodrâmnio	Oligodrâmnio
Valores de referência no ILA	> 25 cm	5,1 a 25 cm	0 a 5 cm
Valores de referência na medida do maior bolsão vertical	< 10 cm	2 a 10 cm	> 2 cm

Fonte: Garrido *et al.*, 2019.

diagnóstico diferencial dos sangramentos do primeiro ao terceiro trimestre; volume do líquido amniótico; inserção e maturidade placentária; diagnóstico/confirmação do óbito fetal.

O grau de maturidade placentária aumenta com o desenvolvimento da gestação, os depósitos hiperecogênicos, possivelmente calcificações, áreas hipoecoicas ou anecoicas, e as irregularidades na placa corial são achados comuns (Onari *et al.*, 2010). Essas mudanças dependem da idade gestacional e são a base para a classificação proposta por Grannum *et al.* (1979), descrita a seguir:

- **Grau 0**:
  - 1º e 2º trimestres
  - Mais comum até a 31ª semana de idade gestacional
  - Placenta com parênquima finamente granular e homogêneo, sem calcificações
- **Grau I**:
  - A partir da 32ª semana, até o termo da gestação
  - Placenta com alterações de textura, pequenas calcificações intraplacentárias
- **Grau II**:
  - A partir de 36 semanas, podendo permanecer até o termo (em 45% das gestantes)
  - Placenta com calcificações em forma de vírgula na placa basal, delimitando incompletamente o cotilédone, e calcificações lineares na placa basal
- **Grau III**:
  - Aproximadamente em 15% dos casos após a 38ª semana gestacional
  - Apresenta septo hiperecogênico ligando a placa corial até a basal, dividindo a placenta em compartimentos ou cotilédones.

DOPPLERVELOCIMETRIA

A gestação apresenta algumas regiões de interesse para observação da velocidade de fluxo sanguíneo: artérias uterinas da circulação materna; artérias umbilicais da circulação fetoplacentária; artéria cerebral média, aorta abdominal, artérias renais, ducto venoso e seio transverso na circulação fetal.

Na obstetrícia, a Dopplervelocimetria é muito importante na avaliação materno-fetal em gestações de alto risco. É um exame útil nos casos de fetos com restrição de crescimento intrauterino (RCIU), hipoxia fetal, hipertensão arterial materna (Silveira *et al.*, 2016), oligoidrâmnio e redução dos movimentos fetais (MFs).

Na RCIU, o Doppler é útil na definição do grau de comprometimento cardiovascular na gestação de risco, uma vez que a gravidade da redistribuição do fluxo sanguíneo fetal reflete o nível de adaptação fetal e fornece dados que sugerem quanto tempo a gravidez ainda pode ser mantida (Silveira *et al.*, 2016).

A Dopplervelocimetria das artérias umbilicais possibilita a identificação da insuficiência placentária no sofrimento fetal que apresenta alto índice de morbimortalidade neonatal. Em condições normais, o estudo da artéria umbilical do feto mostra um componente sistólico e outro diastólico. Este último, com a evolução da gravidez, apresenta aceleração em seu fluxo (aumentando a velocidade do fluxo diastólico). Quando esse fenômeno não ocorre ou acontece o contrário, há forte indicativo de disfunção placentária grave. Assim, estabelecem-se as seguintes definições: diástole zero (DZ) – sonogramas de artérias umbilicais que exibem ausência de velocidade de fluxo durante a diástole; diástole reversa (DR) – sonogramas

de artérias umbilicais com velocidade de fluxo reverso durante a diástole (Pires *et al.*, 2010).

Na fase compensada da hipoxia, a resistência placentária aumenta e as artérias umbilicais elevam seus índices de resistência. Na sequência, observa-se redução progressiva da resistência vascular cerebral, evoluindo para a "centralização", ou seja, há desvio do fluxo sanguíneo fetal da periferia para sistema nervoso central, coração e suprarrenal. Entende-se que ocorre uma adaptação no organismo fetal, preservando o fluxo sanguíneo cerebral e diminuindo o abdominal. Esse fenômeno antecede o grave comprometimento fetal, com acidose fetal e maior morbimortalidade perinatal. Por esse motivo, o termo "centralização" significa sofrimento fetal e, frente a esse diagnóstico, muitas vezes o parto pode ser indicado mesmo com todas as consequências da prematuridade.

Com a evolução desfavorável, a resistência vascular vai piorando, e o fluxo diastólico desaparece (DZ). Assim, utiliza-se o termo "descentralização" quando se classifica um estágio posterior à centralização, com edema cerebral e insuficiência cardíaca fetal, caracterizando um colapso cardiovascular generalizado.

CARDIOTOCOGRAFIA

Consiste no monitoramento externo pelo abdome gravídico do registro gráfico simultâneo da frequência cardíaca fetal (FCF), dos MFs e, em alguns casos, do registro das contrações uterinas, o que possibilita avaliar a vitalidade do concepto (Melo *et al.*, 2011). Ou seja, a cardiotocografia (CTG) tem como objetivo principal a análise das repercussões das contrações uterinas na FCF, considerando que a reatividade dos batimentos cardíacos é um dos primeiros parâmetros a se alterar durante o período de hipoxia (Figura A.1).

A posição da gestante durante a realização da CTG é, preferencialmente, o repouso em decúbito lateral em semi-Fowler, com o dorso fetal voltado para a superfície na qual ela se apoia. Assim, beneficia-se a melhor captação da FCF e evita-se a síndrome de hipotensão supina decorrente da compressão da veia cava inferior pelo útero gravídico.

Após o posicionamento da gestante, um transdutor é instalado sobre o abdome materno, na altura do fundo do útero, sendo, desse modo, possível realizar a captação da contração uterina e da FCF. A obtenção desta última se dá pela USG com Doppler, colocada sobre o foco fetal, com uma pequena camada de gel. Antes de instalar os transdutores, a enfermeira realiza a palpação obstétrica determinando posição, situação e apresentação do feto.

A aferição dos parâmetros vitais da gestante é necessária antes e durante o procedimento, já que a alteração da pulsação materna pode estar associada às situações de bradicardia ou taquicardia fetal. Do mesmo modo, a elevação dos níveis tensionais e da temperatura da mãe pode causar alterações nos parâmetros de avaliação, provocando taquicardia fetal.

O tempo de realização do exame é variável, porque tanto o padrão normal como o patológico podem ser diagnosticados em poucos minutos. Contudo, para os casos suspeitos, é aconselhável que o exame seja realizado por um período mínimo de 20 minutos.

A linha de base representa a média aproximada da FCF com aumento aproximado de 5 bpm, durante um intervalo de 10 minutos, excluindo-se mudanças periódicas ou episódicas. Deve-se obter uma linha de base de pelo menos 2 minutos em um registro de 10 minutos.

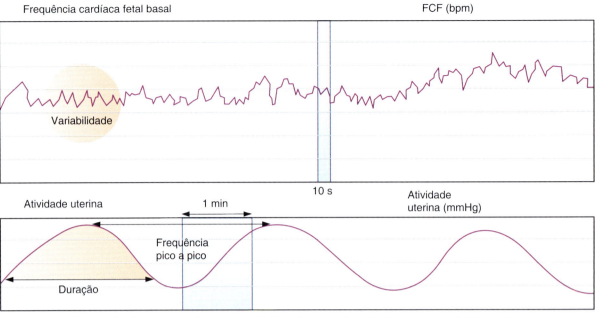

Figura A.1 Cardiotocografia – registro da frequência cardíaca fetal basal e da atividade uterina.

Principais parâmetros da FCF para o diagnóstico do bem-estar ou do sofrimento fetal:

- **Acelerações normais:**
  - Aumentos transitórios na FCF de no mínimo 15 bpm
  - Associam-se à atividade uterina ou à movimentação fetal
  - Sinais de bem-estar fetal (reservas metabólicas)
  - O feto é *reativo* quando há, ao menos, 2 picos de amplitude de 15 bpm e duração de no mínimo 15 segundos em um traçado de 20 minutos
- **Taquicardia:**
  - FCF basal > 160 bpm por mais de 10 minutos
  - Pode associar-se a maior movimentação fetal
  - Pode representar alteração clínica quando associada a desacelerações ou a redução de suas oscilações, sendo frequentemente relacionada com outras causas, como infecção materna e fetal (corioamnionite), uso de betamiméticos e taquirritmias
- **Bradicardia:**
  - FCF basal < 120 bpm por mais de 10 minutos
  - Sinal de hipoxia na maior parte das vezes, embora seja também observada em doenças cardíacas fetais
  - Deve-se descartar o uso de drogas ilícitas pela mãe
- **Perda da oscilação:**
  - < 10 bpm (padrão comprimido) associa-se, com frequência, a sofrimento fetal agudo
  - Deve-se excluir o uso de medicação sedativa ou de atropina pela mãe
- **Desaceleração intraparto (DIP):**
  - DIP 0:
    - Queda rápida e de pequena amplitude da FCF, relacionada, principalmente, com os MFs
    - É mais comum no oligoidrâmnio ou circulares de cordão
    - Não apresenta significado clínico importante
  - DIP I ou DIP cefálico:
    - Desaceleração precoce
    - Redução temporária da FCF simultânea à contração uterina
    - É fisiológica durante o trabalho de parto e resulta do reflexo vagal que ocorre quando a apresentação cefálica é comprimida pela metrossístole no canal de parto, no período expulsivo
    - É frequente após a ruptura das membranas ovulares e, na maioria dos casos, não se associa a sofrimento fetal
    - Na CTG anteparto, pode ser considerada como uma alteração devido a oligoidrâmnio grave
  - DIP II ou DIP placentário:
    - Desaceleração tardia
    - O intervalo que separa o início da metrossístole e o princípio da desaceleração é > 30 segundos (período de latência)
    - Representa a reposta cardíaca do feto à hipoxia, uma economia de consumo de O_2 pelo miocárdio
    - É indicativo de sofrimento fetal agudo
  - DIP III ou DIP umbilical:
    - Desaceleração variável
    - Não tem relação com as metrossístoles
    - Varia de aspecto ao longo do exame
    - Geralmente resulta de compressão do cordão umbilical
  - DIP umbilical desfavorável:
    - Maior risco de hipoxia fetal
    - Não melhora com a correção da postura da gestante, dos distúrbios da contratilidade ou com administração de O_2 à mãe
    - Dura mais que 30 segundos
    - Perde a aceleração inicial ou final
    - Não retorna à FCF basal inicial ou recupera-se lentamente.

Na prática obstétrica, a CTG é normalmente indicada para mulheres que desenvolvem uma gestação de risco – por exemplo, as síndromes hipertensivas e o diabetes –, na qual pode haver diminuição da oxigenação fetal, causada pelo comprometimento do fluxo uteroplacentário.

Para a realização da CTG há preparo; contudo, cabe à enfermeira o esclarecimento à gestante sobre hábitos que podem desencadear alterações nos parâmetros de avaliação do exame. São eles:

- Jejum prolongado – pode causar hipoglicemia materna e hipoatividade fetal
- Se tabagista, a gestante não deve fumar pelo menos 2 horas antes do exame, uma vez que a nicotina provoca taquicardia fetal
- Em situações em que a gestante use regularmente alguma medicação, esta deve ser mantida, e o exame deve ser realizado pouco antes da próxima dose do medicamento, quando seus níveis séricos estarão mais baixos.

REFERÊNCIAS BIBLIOGRÁFICAS

Amorim MMR, Melo ASO. Avaliação dos exames de rotina no pré-natal (Parte 2). Rev Bras Ginecol Obstet. 2009;31(7):367-74. Disponível em: https://www.scielo.br/pdf/rbgo/v31n7/v31n7a08.pdf. Acesso em: 18/06/2020.

Brasil. Ministério da Saúde. Atenção ao pré-natal de baixo risco. Cadernos de Atenção Básica, 32. Brasília: Editora do Ministério da Saúde, 2012. Disponível em: http://bvsms.saude.gov.br/bvs/publicacoes/cadernos_atencao_basica_32_prenatal.pdf. Acesso em: 17/06/2020.

Brasil. Ministério da Saúde. Instituto Sírio-Libanês de Ensino e Pesquisa. Protocolos da atenção básica: saúde das mulheres. Brasília: Ministério da Saúde, 2016. Disponível em: https://bvsms.saude.gov.br/bvs/publicacoes/protocolos_atencao_basica_saude_mulheres.pdf. Acesso em: 16/06/2020.

Garrido AG, Silva Filho ETS, Silva Netto JP *et al*. Avaliação ecográfica do líquido amniótico: técnicas e valores de referência. Rev. Femina 2019;47(1):46-51. Disponível em: http://docs.bvsalud.org/biblioref/2019/12/1046489/femina-2019-471-46-51.pdf. Acesso em: 17/06/2020.

Grannum PAT, Berkowitz RL, Hobbins JC. The ultrasonic changes in the maturing placenta and their relation to fetal pulmonic maturity. Am J Obstet Gynecol. 1979;133(8):915-22.

Kobayashi S. Avaliação ultra-sonográfica do volume do líquido amniótico. Radiol Bras. 2005;38(6):5-6. Disponível em: http://www.rb.org.br/detalhe_artigo.asp?id=1463&idioma=Portugues. Acesso em: 17/06/2020.

Lima JLS, André A, Santos AC. Reprodução e estudo de artefatos no ultrassom. Rev Bras Física Médica. 2013;7(3):205-8. Disponível em: http://www.rbfm.org.br/rbfm/article/view/274. Acesso em: 18/06/2020.

Melo ASO, Souza ASR, Amorim MMR. Avaliação biofísica complementar da vitalidade fetal. Femina. 2011;39(6):303-12. Disponível em: http://files.bvs.br/upload/S/0100-7254/2011/v39n6/a2693.pdf. Acesso em: 20/06/2020.

Onari N, Gadelha PS, Costa AG *et al*. Contribuição da ecografia na avaliação da placenta. Rev Bras Ultrassonografia. 2010;9(12):30-5. Disponível em: https://sbus.org.br/wp-content/uploads/2015/09/rbus-marco-de-20101.pdf. Acesso em: 20/06/2020.

Pires P *et al*. Dopplervelocimetria fetoplacentária em gestantes hipertensas e resultados perinatais segundo a idade gestacional. Radiol Bras. 2010;43(3):155-60. Disponível em: https://www.scielo.br/pdf/rb/v43n3/05.pdf. Acesso em: 20/06/2020.

Silveira CF, Amaral WN, Marot RP *et al*. Doppler obstétrico na vigilância do bem-estar fetal. Rev Bras Ultrassonografia. 2016. pp. 7-14. Disponível em: https://sbus.org.br/wp-content/uploads/2016/03/marco.pdf. Acesso em: 19/06/2020.

Índice Alfabético

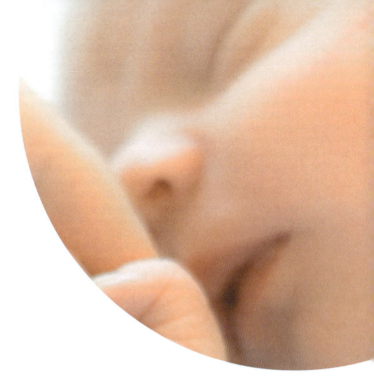

A

A termo, 188
Abdome, 21, 196
Abortamento(s), 129
- apresentações clínicas do, 130
- completo, 130
- eletivo previsto em lei, 132
- espontâneos, 129
- habitual, 131
- incompleto, 130
- inevitável, 130
- infectado, 131
- precoces, 129
- provocados, 129
- recorrente, 131
- retido, 131
- séptico, 131
- - tipo I, 131
- - tipo II, 131
- - tipo III, 131
- tardios, 129
Aborto, 60, 129
Abscesso mamário, 118
Absorção, 252
Achados
- de probabilidade, 8
- patológicos do líquido amniótico, 139
- presuntivos, 8
Ações
- educativas no pré-natal, 64
- paliativas, 324
Acrônimo ABC, 240
Adaptações
- fisiológicas no período puerperal, 99
- maternas, 208
- neonatais à vida extrauterina, 182
Adesivos, 205
Administração
- de fármacos em neonatologia, 217
- de glicose, 216
- de medicamentos ao recém-nascido, 251
- de surfactante, 274
- de vitamina K, 228
Adoção de boas práticas, 251
Adolescência, prevenção de gravidez indesejada na, 53

Afecções cirúrgicas e malformações congênitas no período neonatal, 302
Água morna, 92, 95
AIDS, 120
Álcool a 70%, 204
Aleitamento materno, 110, 123, 176
- benefícios do, 231
- benefícios para recém-nascidos e lactentes de alto risco, 124
- classificação do, 110
- complementado, 110
- complicações do, 118
- desafios no contexto de alto risco, 124
- estratégias facilitadoras no contexto de alto risco, 125
- exclusivo, 110
- incentivo ao, 230
- misto, 110
- parcial, 110
- predominante, 110
- vantagens do, 110
Alergias cutâneas, 235
Alimentação, 101, 314
- do recém-nascido prematuro, 263
- por leite artificial, 231
- por mamadeira, 266
- por sucção, 264
Aloimunização materna do Rh, 141
Alojamento conjunto, 98, 102
Alterações
- anatômicas, 130
- cardiovasculares e hematopoéticas, 183
- das mamas na gestação, 12
- plásticas do colo do útero, 79
Altura dos planos da apresentação, 72
Alvéolo, 111
Amamentação, 217
- contraindicações para a, 120
- início da, 114
- intercorrências na, 116
Ambiente, 247
- térmico neutro, 222
Ameaça de abortamento, 130
Amniorrexe, 81
Amniotomia, 76, 81
Amniótomo, 81
Anamnese, 25, 59

Anatomia da pele do recém-nascido
- a termo, 202
- prematuro, 202
Androide, 68
Anemia
- da prematuridade, 300
- falciforme, 233
- fetal, 296
- neonatal, 300
Anencefalia, 286
Anomalias
- anorretais, 306
- congênitas, 302
Anormalidades cromossômicas, 129
Antecedentes
- ginecológicos, 59
- pessoais, 59
Anticoncepcional
- hormonal injetável, 51
- injetável combinado mensal, 51
Antropoide, 68
Apagamento do colo do útero, 77, 79
Aplicação e remoção de adesivos, 205
Apneia, 277
- central, 277
- da prematuridade, 270, 277
- mista, 277
- obstrutiva, 277
- primária, 277
- secundária, 277
Apojadura, 101, 112
Apresentação do feto, 70
- cefálica, 71
- - fletida, 71
- córmica (transversa), 71
- pélvica, 71
Aréola secundária, 12
Armazenamento e degelo do leite humano, 119
Asfixia perinatal, 270, 286
Aspectos legais
- da violência sexual, 37
- e assistenciais da consulta de enfermagem ginecológica, 18
- e éticos dos cuidados paliativos, 328
Assaduras, 235
Assento ativo, 93

338 Enfermagem na Prática Materno-Neonatal

Assistência
- ao pré-natal de baixo risco, 56
- de enfermagem nos principais distúrbios neonatais, 269
- ventilatória, 177
Atenção
- à saúde da mulher, 56
- ao pré-natal de baixo risco, 107
Atitude(s)
- fetal, 70
- relacionais e posturas corpóreo-afetivas, 91
Atividade
- motora, 214
- muscular, 220
Atonia uterina, 103
Atresia
- esofágica, 303
- tricúspide, 311
Audição, 193, 247
Autoexame das mamas, 20
Avaliação
- clínica no período puerperal, 101
- da dor do recém-nascido, 214
- das mamadas, 116
- de peso, medidas e exame físico, 232
- de sinais vitais e medidas antropométricas, 196
- do abdome, 21
- do aspecto geral, 189
- do estado nutricional da gestante, 60
- do índice de Apgar, 227
- do recém-nascido em sala de parto, 238
- e manejo da dor no recém-nascido, 213
- e registro de outros dados, 62
- neurológica, 199

B

Baby blues, 208
Bacteriúria assintomática, 153
Baixa luminosidade, 83
Banco de leite humano, 125
- para recém-nascidos e lactentes de alto risco, 123
Banco/vaso, 93
Banho
- de imersão ou chuveiro, 92
- desvantagens do, 203
Banqueta meia-lua, 93
Bebê fantasmático, 209
Berço aquecido, 176
Bicos intermediários, 116
Bilirrubina, 297
Biodisponibilidade de um fármaco, 252
Blue syndrome, 107
Boa pega do lactente ao seio materno, 115
Bocejo, 199
Bola suíça, 92
Boletim de Apgar, 239
- ampliado, 240
Bombas infusoras, 178
Brevidade de cordão, 136
Broncoaspiração, 314
Busca, 199

C

Cabeça, 192
Cabelos/pelos, 194
Cálcio, 261, 263
Cálculo da idade gestacional, 188
Calendário básico de vacinação da criança, 235
Calor do feto, 219

Camada
- germinativa ou basal, 202
- granular, 202
- lúcida, 202
- malpighiana ou espinhosa, 202
Canal
- do parto, 67
- lactífero, 111
Canalículo, 111
Câncer do colo do útero, 23
Candida albicans, 22
Candidíase, 22
Cânula nasal, 278
Capacete, 278
Características individuais, 58
Carboidratos, 263
Cardiopatias congênitas, 308, 309
Cateter(es)
- central de inserção periférica, 256
- periféricos, 321
- umbilical, 256
- venoso
- - central, 321
- - periférico, 256
Cateterismo vesical, 261
Cavalinho, 93
Cavidade pélvica, 68
Caxumba, 120
Cedilanide®, 313
Cerclagem, 132
Chegada de um novo membro na família, 208
Chlamydia trachomatis, 22
Choro, 214
- persistente, 235
Chucas, 116
Chupetas, 116
Cianose, 189
Ciclo
- menstrual, 5
- ovariano, 5, 6
- uterino, 5, 6
Circulação
- fetal, 182, 184
- neonatal, 182, 184
Circunferência
- da cabeça, 198
- do tórax, 198
Circunstância de risco (*reportable circumstance*), 169
Cistite, 153
Cistocele, 50
Citrato de fentanila, 217
Clampeamento do cordão umbilical, 226
Clitóris, l, 4
Clorexidina alcoólica e aquosa, 204
CMV, 120
Coagulação intravascular disseminada, 137
Coarctação de aorta, 310
Cóccix, 3
Cócoras sustentadas, 93
Coito interrompido, 47
Colchão térmico, 223
Coleta de sangue para triagem neonatal, 232
Cólicas, 235
Colo do útero, 13, 79, 100
Coloração da pele, 189
Colostro, 113, 230
Começo da gravidez, 7
Complexidades do período gestacional, 128
Comprimento, 197
Comunicação
- interatrial, 309
- interventricular, 309

Concepções desmedicalizadas, 91
Condição(ões)
- socioeconômica, 59
- sociodemográficas desfavoráveis, 58
Condução, 221
Conduta ativa/com intervenções, 84
Conforto térmico, 83
Conhecimentos, 91
Conjugata
- anatômica, 68
- *diagonalis*, 68
- *exitus*, 69
- obstétrica, 68
Constipação intestinal, 235
Consulta
- de enfermagem
- - em ginecologia, 18
- - - aspectos legais e assistenciais da, 18
- - na prevenção de gravidez indesejada na adolescência, 53
- - no pré-natal, 56, 57
- - puerperal na unidade básica em saúde, 108
- - subsequentes, 62
Contato pele a pele, 174, 216, 222
Contenção facilitada, 174, 216
Contracepção de emergência, 52
Contraceptivos
- hormonais injetáveis, 51
- injetáveis, 51
Contrações
- de Braxton Hicks, 12, 76
- de treinamento, 76, 77
Contratilidade uterina, 11, 137
Controle
- da glicemia capilar e do hematócrito por meio de microtécnica, 262
- da temperatura corporal, 219
- vasomotor, 220
Convecção, 221
Convulsão, 285
Copinho, 266
Cordão umbilical, 226
Coriocarcinoma, 134
Coto umbilical, 205, 230
Crânio fetal, 73
Crescimento físico do RN, 197
Cuidado(s)
- com os pais, 316
- de enfermagem
- - ao recém-nascido, 226
- - centrado na família em unidades neonatais, 209
- - voltados para o desenvolvimento neurocomportamental do recém-nascido, 246
- do recém-nascido, 165
- - imediatos, 226
- - mediatos, 226, 229
- paliativos, 324
- - adequação terapêutica e pacientes elegíveis, 326
- - aspectos éticos e legais, 328
- - Brasil *versus* mundo, 325
- - em neonatologia, família e, 327
- - enfermagem, 327
- posturais, 248
Curativo do coto umbilical, 230
Curvatura do tronco, 200

D

Deambulação, 92
- precoce, 102

Índice Alfabético **339**

Débito urinário, 285
Decisão médica, 326
Decúbito lateral com as pernas flexionadas, 93, 94
Defeito(s)
- congênitos, 302
- da parede abdominal, 306
- de fechamento do tubo neural, 286
- de septo
- - interatrial, 309
- - interventricular, 309
- do tubo neural, 286
Defesas contra hipotermia, 220
Deficiência de biotinidase, 233
Deflexão
- de 1º grau, 71
- de 2º grau, 71
- de 3º grau, 71
- moderada, 71
- total, 71
Deliberação, 326
Dengue, 120
Depressão
- pós-parto, 107
- puerperal, 208
Derivação ventriculoperitoneal, 289
Dermatite, 235
Derme, 202
Descida
- da apresentação fetal, 86
- do polo cefálico, 85
Descolamento prematuro de placenta, 136
Descompressão gástrica, 314
Desconforto respiratório, 270
Desenvolvimento
- da audição, 247
- da visão, 247
- do olfato e paladar, 247
- do vínculo família-recém-nascido, 210
- dos sistemas sensoriais, 247
- neurocomportamental do recém-nascido, 246
Desidratação, 260
Deslanosídeo, 313
Desprendimento
- da cabeça, 86, 87
- das espáduas, 87
Diabetes, 148
- gestacional, 147
- - diagnóstico de, 149
- - interrupção da gestação e, 149
- tipo I, 148
- tipo II, 148
Diafragma, 49
Diagnóstico
- da gravidez, 7, 57
- de alterações do tubo neural, 287
- de diabetes gestacional, 149
- hormonal, 9
Diâmetro
- anteroposterior, 68, 69
- da pelve verdadeira, 68
- oblíquo, 68
- transverso, 68, 69
Diarreia, 235
Dietas enterais, 264
Digoxina, 313
Dilatação do colo do útero, 77, 80
Dinâmica uterina, 79
Disforia pós-parto, 107
Displasia broncopulmonar, 270, 277
Dispositivo(s)
- intrauterino (DIU), 23, 52
- - de cobre, 52

- - hormonal, 52
- intravasculares usados em neonatologia, 256
Distribuição, 252
Distúrbio(s)
- associados aos defeitos do tubo neural, 287
- auditivos, 271
- cardiovasculares, 271
- da (des)regulação térmica, 223
- do equilíbrio hidreletrolítico, 260
- do sistema hematológico, 271
- eletrolíticos, 261
- gastrintestinais, 291
- hematológicos, 295
- metabólicos e hidreletrolíticos, 270
- neonatais, 269
- neurológicos, 281, 287
- nutricionais, 271
- oftalmológicos, 271
- respiratórios, 270, 273
- urológicos, 287
Dobutamina, 313
Doença(s)
- da membrana hialina, 273
- da urina em xarope de bordo, 233
- de Hirschsprung, 306
- hemolítica perinatal, 141
- hipertensiva, 142
- preexistentes, 58
- trofoblástica gestacional, 134
- tromboembólica, 106
Dopamina, 313
Dor
- à ovulação, 47
- aguda, 213
- controle da, 315
- crônica, 213
- fantasma, 213
- intratável, 213
- no meio, 47
- no recém-nascido, 213
- - estratégias e intervenções para minimizar e tratar, 215
- no trabalho de parto, 77
Ducto lactífero, 111
Duração, 79

E

Eclâmpsia, 143, 145
Edema cerebral, 285
Efetivação da decisão, 327
Efetividade, 256
Eixo de sustentação, 15
Ejaculação extravaginal, 47
Elasticidade, 11
Embolia pulmonar, 106
Embriologia da pele, 202
Emissões otoacústicas evocadas, 232
Emolientes, 205
Empatia, 327
Emphaty, 173
Encaixamento, 85, 86
Encefalocele, 287
Encefalopatia, 286
- bilirrubínica, 297
- hipóxico-isquêmica, 284
Endométrio, 74
- menstrual, 6
- proliferativo, 6
- secretor, 6
Energia/calorias, 263

Enfermagem
- materna, 1
- na unidade neonatal, 165
Enfrentamento da violência contra a mulher, 33
Engatinhar, 200
Engrossment, 209
Enrolamento, 174
Enterocolite necrosante, 291
Epiderme, 201
Episiorrafia, 84
Episiotomia, 76, 83
Equilíbrio, 247
- hidreletrolítico, 259, 314
- nutricional, 259, 263
- térmico, 219
Equipamentos
- para assistência ventilatória, 177
- para fototerapia, 177
Eritema tóxico, 194
Erros
- de medicação, 256
- genéticos e inatos do metabolismo, 233, 235
Escala(s)
- de avaliação de flebite, 322
- de dor neonatal (NIPS), 215
- de perfil de dor do prematuro (PIPP), 215, 216
- de Silverman-Andersen, 197
- multidimensionais de dor no neonato, 214
Escore de avaliação do estado da pele do neonato, 206
Espermicida, 49
Espinha bífida, 287
Espirro, 199
Esquema de vacina, 62
- recomendado na gestação, 63
Estabilidade térmica no recém-nascido, 219
Estado civil, 59
Estágio de sono, 190
Estática fetal, 70
Estenose
- aórtica, 310
- pulmonar, 311
Esterilização
- feminina, 53
- masculina, 53
Estímulo
- à alimentação e ingestão de líquidos, 92
- à deambulação, 92
- a movimentos de bamboleio da pelve, 92
- à posição
- - de cócoras, 93
- - de pé, 95
- - de quatro apoios, 95
- - lateral, 94
- - semivertical, 94
- - verticalizada, 94
- à respiração consciente, 93
Estrato córneo, 201
Estreito
- inferior, 69
- médio, 68
- superior, 68
Estremecimento, 200
Estrogênio, 16, 112
Evaporação, 221
Eventos adversos, 169, 256
- nas unidades neonatais, 169
- potenciais, 169
Exame(s)
- básicos/complementares e de imagem, 62
- clínico, 26
- - para triagem neonatal, 232
- colpocitológico, 24

340 Enfermagem na Prática Materno-Neonatal

- das mamas, 20, 26
- - inspeção, 21
- - palpação, 21
- especular, 26
- físico, 19, 25, 59
- - do recém-nascido, 192
- - neonatal, 188
- obstétrico, 59
Excreção, 252
Exsanguineotransfusão, 298
Extravasamento de hidratação venosa, 206

F

Face, 192
Falência renal, 260
Família na unidade neonatal, 208
Farmacocinética, 252
Fase(s)
- ativa, 81
- de dequitação, 81
- de dilatação, 79
- de expulsão, 81
- de Greenberg, 81
- folicular, 6
- latente, 81
- lútea, 6
- mecânicas do parto, 85, 86
- pré-ovulatória, 47
- transição, 81
Fatores
- de risco
- - associados à infecção puerperal genital, 105
- - e encaminhamento
- - - à urgência/emergência obstétrica, 58
- - - ao pré-natal de alto risco, 58
- - - e realização do pré-natal pela equipe de atenção básica, 58
- - gestacional, 58
- mecânicos do parto, 66
- relacionados com
- - a gravidez atual, 58
- - a história reprodutiva anterior, 58
- - características individuais e condições sociodemográficas desfavoráveis, 58
- - doenças preexistentes, 58
Fendas palatina e labial, 303
Fenilcetonúria (PKU), 233
Ferida pós-operatória, 315
Ferro, 263
Fertilização, 5
Fibrose cística, 233
Filme transparente, 223
Fisioball, 92
Fisiologia da regulação térmica no neonato, 219
Fissura mamilar, 116
Flatulência, 235
Flebite, 322
Flebotomia/dissecção, 256
Flexão completa, 71
Folículos de Graaf, 5
Fonte(s)
- de calor radiante, 223
- potenciais de incidentes, 169
Fósforo, 263
Fototerapia, 177, 298
Frequência, 79
- cardíaca, 101
- respiratória, 101, 197
Função
- digestiva do recém-nascido, 263
- renal, 271

- respiratória, 313
Funcionamento intestinal, 101
Furosemida, 313

G

Galactopoese, 113
Galactosemia, 233
Ganho de peso durante a gestação, 60
Gardnerella vaginalis, 22
Gastróclise, 266
Gastrosquise, 306
Gastrostomia, 265
Gavagem simples, 264
Genitália, 196
- feminina, 22
- - externa, 4
- - interna, 4
Gerânio, 92
Gestação
- a termo, 7, 189
- - inicial, 189
- - tardio, 189
- alterações anatômicas e fisiológicas, 11
- pós-termo, 7, 189
Ginecoide, 68
Glândulas de Bartholin, 4
Glicemia, 285
Glicose, 216, 261
Globo de segurança de Pinard, 81, 100
Golfadas, 235
Gonadotrofina coriônica humana, 8, 15
Grande(s)
- bacia, 67
- lábios, 4
Grau de escolaridade, 59
Gravidez
- atual, 58
- ectópica, 133
- indesejada na adolescência, 53
Grupo de risco para trabalho de parto prematuro, 150

H

Halo, 278
Hanseníase contagiante (virchowiana), 121
Hematoma(s)
- do canal de parto, 104
- retroplacentário, 137
Hemorragia, 137
- intraventricular ou intracraniana, 281
- puerperal, 103
- - primária ou precoce, 103
- - secundária ou tardia, 103
Hepatite
- tipo A, 121
- tipo B, 121, 228
- tipo C, 121
Hérnia
- diafragmática congênita, 304
- inguinal, 308
- umbilical, 307
Herpes simples tipos 1 e 2, 120
Herpes-vírus, 22
Hidrocefalia, 287, 288
Hidrocele, 308
Hidroclorotiazida, 313
Higiene
- em prematuros, 203, 204
- perineal, 102
Higienização corporal, 229

Hímen, 4
Hiperbilirrubinemia, 185
- neonatal, 295
Hiperêmese gravídica, 140
Hiperglicemia, 186
Hipertensão
- crônica, 142, 143
- gestacional, 142
- pulmonar persistente, 275
- transitória da gravidez, 142
Hipertermia, 224
Hipertonia/hipotonia do pós-parto, 137
Hipertrofia, 11
Hipocalcemia, 271
Hipoderme, 202
Hipoglicemia, 186, 270
Hipomagnesemia, 271
Hipotálamo, 219
Hipotermia, 220, 223, 235
- corporal total, 286
- seletiva da cabeça, 286
- terapêutica, 286
Hipotireoidismo congênito, 233
História
- obstétrica, 60
- reprodutiva anterior, 58
Histórico de saúde perinatal, 189
HIV, 156
Hormônio(s), 82, 111
- foliculestimulante, 5
- lactogênio placentário, 148
HTLV-1 E -2, 120
Humanização, 77, 89

I

Icterícia, 185, 235, 271
- fisiológica, 295
- neonatal, 298
- patológica, 296
Idade, 59
Identificação do neonato, 227
IgA, 186
IgG, 186
IgM, 186
Íleo meconial, 306
Ilhotas de Langerhans, 148
Ílio, 3
Iluminação do ambiente, 247
Imaturidade
- da pele no recém-nascido prematuro, 202
- hepática, 296
Incentivo à presença do acompanhante, 91
Incidente
- com dano, 169
- sem dano (*no harm incident*), 169
Incompatibilidade
- de ABO, 141, 296
- de Rh, 296
Incompetência istmocervical, 132
Incubadora(s), 223
- e incubadora de transporte, 176
- neonatais, 171
Indicadores para monitoramento de infecções em unidades neonatais, 320
Índice
- de Apgar, 239
- de Pearl, 44
- do líquido amniótico, 139
Indocid®, 313
Indometacina, 313
Infecção(ões), 271

- congênitas, 186
- em pequenos procedimentos cirúrgicos, 321
- neonatal, 318, 320
- puerperal, 104
- - genital, 105
- relacionadas com a assistência à saúde
- - no período neonatal, 318
- - precoce, 318
- - tardia, 318
- relacionadas com o uso de cateteres, 321
- TORCHS, 186
- urinária, 153, 321
- virais, 153
Influenza A (H1N1), 154
Ingestão hídrica, 101
Ingurgitamento mamário, 117
Inibição láctea, 121
Início da amamentação, 114
Inserção de placenta
- baixa, 135
- viciosa, 135
Insinuação, 85, 86
Insuficiência
- cardíaca congestiva, 313
- renal
- - aguda, 260
- - neonatal e, 261
Insulina, 148
Intensidade, 79
Intercorrências, 59
Interpretação do índice de Apgar, 240
Interrupção da gestação e diabetes
  gestacional, 149
Intervenções
- de enfermagem, 25
- - frente à doença tromboembólica, 106
- - frente à hemorragia, 104
- - frente à infecção puerperal, 106
- - no período puerperal, 102
- farmacológicas, 217
- gerais e de enfermagem nos estágios clínicos
  do parto, 82
- não farmacológicas, 215
Introito vaginal, 4
Intubação traqueal, 242
Invitation, 173
Involução do útero, 99
Isolamento térmico, 220
Isoproterenol, 313
Ísquio, 3, 67
Isuprel®, 313

J

Jejunostomia, 265

K

Kernicterus, 296, 297
Knowledge, 173

L

Lacerações de trajeto, 104
Lactação, preparo das mamas para a, 114
Lactogênese
- fase I, 112
- fase II, 113
- fase III, 113
Lactogênio placentário humano, 16
Lactose, 113
Lanatosídeo C, 313

Laranja, 92
Lasix®, 313
Lavanda, 92
Leite humano
- armazenamento e degelo do, 119
- de transição, 114
- empedrado, 117
- maduro, 114
- materno, 230
- - composição do, 113
- - tipos de, 113
- pré-termo, 114
- riscos dos substitutos do, 124
Lesões
- cutâneas em recém-nascido, 203
- de pele em recém-nascido sob oxigenoterapia
  (CPAP e tubo endotraqueal), 205
Leucinose, 233
Linguagem não verbal, 83
Linha *nigra*, 14
Lipídios, 263
Líquido amniótico, 139
- achados patológicos do, 139
Lóquios, 100, 101
- alvos, 101
- rubros, 101
- sanguinolentos, 101
- serosos, 101
- serossanguinolento, 101

M

Má rotação intestinal, 306
Magnésio, 146
Malformação(ões), 302
- congênitas no período neonatal, 303
- de Arnold-Chiari do tipo II, 287
Mamadas
- avaliação das, 116
- término das, 115
Mamadeiras, 116
Mama(s), 11, 20, 99
- anatomia da, 111
- ingurgitadas, 117
- preparo para a lactação, 114
Mamilo, 20, 111
- falso, 112
- invertido, 112
- protruso, 112
- pseudoinvertido, 112
- semiprotruso, 112
Manchas
- mongólicas, 194
- salmão, 194
Manejo do recém-nascido cirúrgico, 313
Manobra
- de Fabre (ou pescador), 84
- de Jacob-Dublin, 84
- de Kristeller, 76, 104
- de Leopold-Zweifel, 60-62
- de Ritgen, 84
Mantas térmicas, 223
Manutenção
- da temperatura corporal, 227
- das vias respiratórias pérvias, 226
Marcha, 200
- anserina, 15
Massagem, 93
- cardíaca, 243
Mastite, 117
Maternagem, 210
Maternity blue, 107

Maturidade, 59
Mecanismos
- de excreção da bilirrubina, 185
- de perda(s)
- - de calor, 221
- - hídricas, 259
- do parto e nascimento, 76
Mecônio, 186
Medicações, 243
Medidas
- antropométricas, 196, 197
- de prevenção, 320
- de suporte vital, 285
Megacólon congênito, 306
Menacme, 23
Meningocele, 287
Metabolismo da bilirrubina, 295
Metabolização, 252
Método(s)
- *billings*, 47
- canguru, 205, 222
- contraceptivos, 44
- - categorias para elegibilidade do, 45
- - cirúrgicos, 53
- - comportamentais ou naturais, 45
- - de barreiras física, química ou
    físico-química, 48
- - hormonais, 50
- de Capurro, 188
- - somático, 189
- de lactação e amenorreia, 47
- de proteção térmica e reaquecimento, 222
- do "coito interrompido", 47
- Ogino-Knaus, 45
- sintotérmico, 47
Mielomeningocele, 287
Mília, 194
Milrinona, 313
Mímica facial, 214
Mínimo manejo, 205
Minipílula, 51
Miomatose uterina, 137
Miométrio, 74
Mittelschmerz, 47
Modelo
- humanizado à desmedicalização da
    assistência à mulher, 90
- medicalizado ao humanizado, 89
Modificações fisiológicas na gestação, 11
Mola
- hidatiforme
- - completa, 134
- - parcial, 134
- invasora, 134
Monitoramento de infecções em unidades
  neonatais, 320
Monitores multiparamétricos, 177
Morbimortalidade materno-infantil, 128
Morfina, 217
Morte
- fetal, 137
- materna por causa obstétrica, 128
- - direta, 128
- - indireta, 128
Motor, 74
Movimentos de bamboleio da pelve, 92
Muco cervical, 47
Mucosa(s)
- ocular do recém-nascido, 205
- vaginal e perineal, 100
Multidisciplinaridade, 325
Multigesta, 78

342 Enfermagem na Prática Materno-Neonatal

Multípara, 78
Músculo
- elevador do ânus, 66
- transverso do períneo, 66

N

Naloxona, 217
Não invasão, conceito de, 90
Nascimento, 76
Natureza do atendimento, 39
Necessidades do recém-nascido
- de água e eletrólitos, 259
- nutricionais, 263
- psicoafetivas, 210
Neisseria gonorrhoeae, 22
Neonatal infant pain scale (NIPS), 215
Neonatologia, cuidados paliativos em, 324
Neuroproteção, 285
Nevo flâmeo, 194
New ballard score (NBS), 188
Níveis pressóricos, 101
Nomenclaturas obstétricas, 78
Norepinefrina, 313
Nuligesta, 78
Nulípara, 78
Nutrição
- do recém-nascido, 110
- parenteral, 266, 267

O

Obstrução
- intestinal, 306
- nasal, 235
Ocitocina, 112
Ocupação, 59
Olfato, 193, 247
Olho de boneca, 199
Oligodramnia, 140
Oligoelementos, 263
Onfalite, 235
Onfalocele, 306
Ordenha manual, 119
- no domicílio, preparação e técnica de, 119
Organismo feminino, 3
Órgãos e sentidos, 192
Orientações para o período puerperal, 101
Ossos púbicos, 67
Óstio externo, 12
Ovários, 5, 13
Ovo, 7
Ovulação, 5
Óxido nítrico, 276
Oxigenação, 285
Oxigenoterapia, 278, 280
Oxihood, 278
Oxímetro de pulso, 177

P

Paladar, 193, 247
Papel parental, 209
Papila, 111
Papilomavírus humano, 22
Paracetamol, 217
Partes do útero, 5
Parto, 76
- distócico, 78
- espontâneo, 78
- eutócico, 78
- fases mecânicas, 85

- - primeira, 85
- - segunda, 85
- - terceira, quarta e quinta, 87
- fatores mecânicos do, 66
- induzido, 78
- intervenções gerais e de enfermagem nos estágios clínicos do, 82
- normal, 78
- operatório, 78
- período clínico do, 79
- - primeiro, 79, 83
- - quarto, 81, 84
- - segundo, 81, 83
- - terceiro, 81, 84
- trajeto do, 66
- verdadeiro, trabalho de, 78
Partograma, 78
Parturiente, 78
Patologias respiratórias do período neonatal, 273
Pele, 194
- anatomia da, 201
- do recém-nascido, 201, 202
- - a termo e prematuros, 203
- e a ferida pós-operatória, 315
- embriologia da, 202
- funções e características da, 201
- no desenvolvimento neurológico, 205
Pelve
- falsa, 67
- humana, 66
- tipos de, 67
- verdadeira, 67
- - diâmetros da, 68
Pequena
- bacia, 67
- deflexão, 71
Pequenos lábios, 4
Perception, 173
Perda, 211
- de calor, 221
- de peso, 101
- hídrica insensível, 259
- insensível de água, 259, 260
- transepidermal, 203
Perimétrio, 74
Períneo, 13
Perineorrafia, 84
Período(s)
- clínicos do parto, 79
- da gestação, 7
- de Greenberg, 82
- de reatividade, 190
- puerperal, 98
- - adaptações fisiológicas no, 99
- - avaliação clínica no, 101
- - intervenções de enfermagem no, 102
Persistência de canal arterial, 310
Pescoço, 194
Peso, 198
- ao nascimento, 189
Pielonefrite, 153
Pílula
- contraceptiva oral combinada, 50
- do dia seguinte, 52
Placenta prévia, 135
- parcial, 135
- total ou completa (centro–total), 135
Planejamento reprodutivo, 44
Planos
- de De Lee, 72
- paralelos de Hodge, 72
Platipeloide, 68

Plurigesta, 78
Pneumonia, 276
Pneumotórax, 276
Policitemia, 299
Polidramnia, 139
Política Nacional de Atenção Integral à Saúde da Mulher (PNAISM), 18, 56
Polivinilpirrolidona-iodo, 204
Pós-parto *blues*, 208
Pós-termo, 188
Posição
- de cócoras, 93
- - sustentadas, 94
- de pé, 95
- de quatro apoios, 95
- fetal, 70
- genupeitoral, 93, 94
- lateral, 94
- verticalizada, 94
Posicionamento
- da mãe e da criança, 115
- em rede e terapia aquática (ofurô), 248
Postura(s), 189
- alternativas, 248
- da mulher grávida, 15
Potássio, 261
PPN para pós-parto normal, 102
Práticas alternativas do cuidado, 78
Pré-eclâmpsia, 143, 147
- grave, 144
- leve, 144
- sobreposta à hipertensão crônica, 143
Pré-natal de alto risco, 58
Pré-termo ou prematuro (RNPT), 188
Precauções, 322
- em unidades neonatais, 320
- específicas, 323
- padrão, 322
Preensão, 199
Prematuridade, 269, 270
Preparo
- da pele para procedimentos, 204
- das mamas para a lactação, 114
Preservativo
- feminino, 48
- masculino, 48
Pressão
- arterial, 197
- inspiratória máxima, 279
- média das vias respiratórias, 279
- positiva, 279
- - ao final da expiração, 279
- - contínua nas vias respiratórias, 278
Prevenção
- contra infecções respiratórias, 321
- contra lesões de pele, 321
- de broncoaspiração, 314
- de danos, 247
- de gravidez indesejada na adolescência, 53
Primacor®, 313
Primeira
- consulta de pré-natal, 58
- fase mecânica do parto, 85
Primeiro
- período
- - clínico do parto, 79, 83
- - de reatividade, 190
- trimestre de gestação, 63
Primigesta, 78
Primigrávida, 78
Primípara, 78
Privacidade, 82

Índice Alfabético **343**

Problemas da prematuridade, 270
Processo
- de alta hospitalar, 234
- de descolamento, 137
Profilaxia oftálmica, 229
Profissão, 59
Progesterona, 16
Programa
- de Assistência Integral à Saúde da Mulher (PAISM), 18
- Nacional de Triagem Neonatal, 232
Projeto Sala Lilás, 36, 39
Prolactina, 16, 112
Promoção
- de cuidados e manejo individualizados, 247
- do encontro entre pais e recém-nascido na UTIN, 210
Prostaglandina E1, 313
Prostin®, 313
Proteção
- de vísceras expostas, 314
- térmica, 222
Proteínas, 263
Protetor de mamilo, 116
Protocolo(s)
- de atenção básica, 62
- de manejo da dor neonatal, 175
Psicose puerperal, 208
Púbis, 3
Pudendo feminino, 13
Puerpério patológico, 103

Q

Quarto período clínico do parto, 81, 84
"Quase-erro" ("near-miss"), 169

R

Radiação, 221
Rastreamento (screening) neonatal, 232
Reações da família, 209
Reanimação
- do recém-nascido, 239
- - na sala de parto, 238
- neonatal, 238
Reaquecimento, 222
Rebozo, 93
Recém-nascido, 163
- administração de medicamentos ao, 251
- avaliação da dor do, 213, 214
- classificação do, 188
- cuidados de enfermagem ao, 226
- de risco, 123
- estabilidade térmica no, 219
- exame físico do, 192
- mucosa ocular do, 205
- necessidades psicoafetivas do, 210
- orientações para o cuidado com o, 234
- pele do, 201, 202
- predisponentes à incapacidade de termorregulação, 220
- reanimação do, 239
Rede de Haller, 12
Redução das perdas de água e calor transepidérmicas, 205
Reflexo(s), 111
- anocutâneo, 200
- corneano, 199
- de Babinski, 199
- de Galant, 200
- de Moro, 199

- pupilar, 199
- uteromamário, 99
Refluxo gastresofágico, 293
Registro de evolução de enfermagem, 25
Regulação
- da temperatura corporal, 219
- térmica insuficiente, 271
Rejeição, 209
Relaxina, 16
Respiração consciente, 93
Respostas
- comportamentais, 213
- fisiológicas, 213
Retenção de restos placentários, 104
Retocele, 50
Retração uterina intensa, 137
Risco, 256
Rolha de Schroeder, 13, 79
Rotação
- externa da cabeça, 87
- - simultânea com a rotação interna das espáduas, 87
- interna
- - da cabeça, 85, 86
- - das espáduas, 87
Rubéola, 120, 154
Ruptura prematura das membranas ovulares, 149, 151, 152

S

Sacos de poliuretano, 223
Sacro, 67
Sala Lilás, projeto, 36, 39
Sangramento no período gestacional, 129
Sarampo, 120
Secção do cordão umbilical, 226
Segunda fase mecânica do parto, 85
Segundo
- período
- - clínico do parto, 81, 83
- - de reatividade, 190
- trimestre de gestação, 63
Segurança, 256
- do paciente, 256
- - em unidades neonatais, 169
- sensação de, 82
Sensibilidade tátil, 247
Sequência ABC, 241
Setting, 173
Sífilis, 154
- primária, 154
Sinal(is)
- de certeza, 9, 57
- de Chadwick, 8, 13, 57, 60
- de Goodell, 13, 57
- de Hegar, 8
- de Homans, 106, 107
- de Jacquemier, 8, 57, 60
- de Kluge, 8, 13, 57, 60
- de Nobile-Budin, 8
- de Piskacek, 8, 12
- de presunção, 8, 57
- de probabilidade, 57
- de provável gravidez, 8
- diagnósticos de gravidez, 57
- vitais, 196, 197
Síndrome(s)
- congênita associada ao vírus Zika, 284
- de aspiração de mecônio, 275
- do coração esquerdo hipoplásico, 312
- do desconforto respiratório, 273

- do pulmão úmido, 274
- hipertensivas, 136, 142
Sínfise púbica, 66
Singulto, 235
Sistema(s)
- auditivo, 247
- cardiovascular, 182, 195
- circulatório, 13
- de codificação
- - da atividade facial neonatal, 215
- - facial neonatal, 215
- digestório, 14, 185
- endócrino, 15, 186
- hematopoético, 183
- hepático, 185
- imunológico, 186
- metabólico, 186
- musculoesquelético, 15
- nervoso central, 139
- neurológico, 186
- olfativo/gustativo, 247
- reprodutor feminino, 3
- respiratório, 14, 183, 195
- sensoriais, 247
- tegumentar, 14
- urinário, 14, 185
- vestibular (equilíbrio), 247
Sistematização da assistência de enfermagem neonatal, 166
Situação
- de perda, 211
- de resfriamento, 220
- fetal, 70
- longitudinal, 70
- oblíqua, 70
- transversal, 70
Sódio, 261
Sofrimento fetal, 137
Soluço, 235
Sonda vesical, 321
Sondagem
- oro/nasogástrica, 265
- transpilórica, 265
Strategy e summary, 173
Sucção, 199
- não nutritiva, 175, 216
Sulfato de magnésio, 146
Suporte
- farmacológico, 315
- nas situações de perda, 211
- ventilatório, 178
Surdez no recém-nascido, 233
Surfactante, 139, 274

T

Tampão mucoso, 13, 79
Taquipneia transitória do RN, 274
Tato, 194
Tecido celular subcutâneo, 202
Técnica(s)
- da medida da altura de fundo uterino, 61
- de administração de oxigênio, 278
- de avaliação do sinal de Homans, 107
- de expressão mamilar para avaliar descarga papilar, 21
- de ordenha manual, 119
Tecnologias(s)
- abertas, 90
- de conforto, 90
- de cuidados ao recém-nascido e à família na unidade neonatal, 171

344 Enfermagem na Prática Materno-Neonatal

- do trabalho em saúde, 90
- duras, 91, 176
- - nas unidades neonatais, 172
- instituintes, 90
- leve-dura, 175
- - nas unidades neonatais, 172
- leves, 91
- - nas unidades neonatais, 171
- não invasivas de cuidado, 78
- - da enfermagem obstétrica, 89, 90
- potencializadoras, 90
- relacionais, 90
- vivas, 90
Tegumento, 194
Temperatura, 101
- corporal, 197
- - basal, 46
- - do neonato, 219
Tempo máximo de tentativa de reanimação, 244
Terapia
- aquática (ofurô), 248
- intravenosa e segurança do paciente, 255
Terceira, quarta e quinta fases mecânicas do parto, 87
Terceiro
- período clínico do parto, 81, 84
- trimestre de gestação, 63
Término da mamada, 115
Termogênese não espasmogênica, 220
Termorregulação, 219, 313
Teste
- da nitrazina, 151
- da orelhinha, 232
- de cristalização, 151
- do coraçãozinho, 233
- do olhinho, 232
- do pezinho (PKU), 232
- imunológico de gravidez, 8
Tetralogia de Fallot, 311
Tipos de papila (mamilo), 112
TNICEO
- no cuidado às mulheres durante o trabalho de parto e parto, 91
- utilizadas durante o trabalho de parto promoção de ambiente acolhedor, 91
- utilizadas no período expulsivo do parto, 94
Tonicidade do pescoço, 200
Tônus, 189
Toque(s)
- parado, 174
- positivo, 173
- vaginal, 26
- - repetitivo, 76
Tórax, 194
Tosse, 199
Toxoplasma gondii, 157
Toxoplasmose, 157
Trabalho de parto, 76
- prematuro, 149, 151, 152
Trajeto do parto, 66

Transição da circulação fetal para a neonatal, 182
Translactação, 266
Translucência nucal, 63
Transmissão vertical
- da toxoplasmose, 157
- do HIV, 156
Transporte, 315
Transposição
- das grandes artérias, 312
- dos grandes vasos, 312
Transtornos
- do humor, 107
- psíquicos do pós-parto, 107
Transverso (bi-isquiático ou bituberoso), 69
Treponema pallidum, 154
Trichomonas vaginalis, 22
Tricomoníase, 22
Tristeza puerperal, 107
Tromboembolismo, 106
Tromboflebite, 106
Trombose, 106
Tronco arterial, 312
Tubas uterinas, 5, 13
Tubérculos de Montgomery, 12
Tuberculose pulmonar, 121

U

Unhas, 194
Unidade(s)
- de calor radiante (UCR), 223
- de cuidados intensivos (UCIS), 223
- neonatais, 165
- - tecnologias utilizadas nas, 172
Urgência/emergência obstétrica, 58
Uso
- da água morna, 92, 95
- da bola suíça ou *fisioball*, 92
- de aromas, 92
- do cavalinho (assento ativo), 93
Útero, 4, 11
- de Couvelaire, 138
- durante a gestação, 12
- gravídico a termo, 12
- não gravídico, 12

V

Vacinação
- contra a hepatite tipo B, 228
- do recém-nascido prematuro, 236
Vacinas, 234
Vagina, 4, 13
Variação do tempo do trabalho de parto, 80
Varicela-zóster, 120
Variedade de posição, 73
Ventilação por pressão positiva, 242
Verdadeiro trabalho de parto, 78
Vérnix caseoso, 202

Versão adaptada da escala de condição da pele do recém-nascido, 206
Vestimentas, 223
Via(s)
- cutânea, 253
- de administração de medicamentos, 252
- e métodos de administração de dietas enterais, 264
- enteral, 253
- intramuscular, 253
- intravenosa, 253
- nasal, 253
- ocular, 253
- respiratórias pérvias, 226
- retal, 253
- transplacentária, 318
- urinárias, 101
Violência, 28
- como um problema de saúde pública, 28
- conjugal, 30
- contra a(s) mulher(es), 29
- - enfrentamento da, 33
- - lésbicas, bis e trans, 31
- - magnitude da, 30
- - na gestação, 31
- - no parto e no puerpério, 32
- - no período perinatal, 31
- - tipos e manifestações da, 30
- contra mulheres negras, 31
- de gênero na internet, 31
- doméstica/intrafamiliar, 30, 31
- e saúde da mulher, 28
- entre os parceiros íntimos, 30
- física, 31
- institucional, 31
- moral, 31
- nível
- - comunitário, 29
- - individual, 28
- - relacional, 29
- - social, 29
- obstétrica, 31, 32
- ocorrida na comunidade, 31
- patrimonial, 31
- psicológica, 31
- sexual, 31, 37
- - abordagem da enfermagem na, 36
- - aspectos legais da, 37
- - contexto histórico, 36
Vírus Zika, 153
Visão, 192, 247
Vitamina(s), 263, 264
- K, 186, 228
- lipossolúveis, 263
Vólvulo, 306
Vômito, 199
Vulva, 4

Z

Zika, 121